디지털의료영상 평가기법

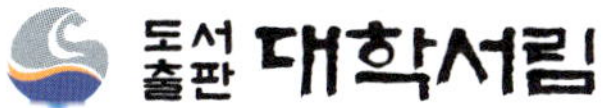

디지털의료영상 평가기법

대한방사선과학회 전문화 교육연구회

저자

가, 나, 다 순

강성진 • 안산대학교

김성철 • 가천대학교

김승철 • 고려대학교

김정수 • 동남보건대학교

김태윤 • 국립암센터

류재광 • 서울아산병원

민정환 • 신구대학교

백금문 • 서울아산병원

윤용수 • 동서대학교

안　현 • 동의대학교

이기백 • 충북보건과학대학교

이수민 • 분당서울대학교병원

이영준 • 퍼듀대학교

이주아 • 광주보건대학교

정회원 • 백석문화대학교

조평곤 • 대구가톨릭대학교

Preface

머리말

인류의 세 번째 인공지능에 대한 발표가 있었다. 2016년 스위스 다보스포럼에서 인공지능에 대한 이야기가 나오면서 현재 의료영상에 대한 관심이 높아지고 있다. 또한, 기술적인 측면에서 인공지능의 알고리즘에 대한 해석을 위한 소프트웨어의 개발이 급성장하고 있는 추세이다. 그러므로 의료분야에서는 프로그래밍 속도와 개발에 예의주시하고 있으며, 의료분야의 일원인 방사선사는 자연스럽게 의료영상 인공지능 발전과 더불어 딥러닝에 대한 관심을 가지게 되었다. 이유컨대, 인공지능의 눈부신 발전에 따라 의료영상 판독이 가능해질 수 있기 때문이다. 하지만, 인공지능은 공학의 기초지식을 바탕으로 하고 있어 전문가가 아닌 경우, 쉽게 접근할 수 없는 실정이다. 이를 활용해야 하는 방사선사도 예외가 아니다. 또 다른 이유는 방사선학 교육과정은 공학을 기초로 하는 알고리즘으로 구성하고 있지 않다. 따라서 본 저자는 이러한 프로그램을 활용하여 의료영상에 접근하기 쉬운 방법을 모색하였으며, 기초적인 내용을 담고자 하였다.

예컨대, 22장 푸리에 변환(Fourier Transform, FT)을 살펴보면 이론에 대해 쉽게 정리하고자 하였으며, 독자들이 이론을 토대로 풀이하는 과정에서 쉽게 이해할 수 있도록 구성하였다. 또한, 22~24장은 디지털에 관한 내용을 쉽게 입문할 수 있도록 하였으며, 이는 공학을 학습한 분들이라면 정말 간단히 이해할 수 있는 기본적인 기초이론이라 생각하기 때문이다. 그러므로 공학을 전공하신 분들께서는 보건계열 및 방사선 관련 종사자가 병원업무 환경에서 보다, 편히 볼 수 있도록 작성한 내용이니 너무 책 내용에 대해서 나무라지 않으셨으면 하며, 널리 이해해주시길 바래 본다.

기초이론 뿐만 아니라 1장~4장에 구성한 실습을 통하여 디지털 특성곡선(Digital Curve), 변조전달함수(Modulation Transfer Function, MTF), 잡음전력 스펙트럼(Noise Power Spectrum, NPS), 양자검출효율(Detective Quantum Efficiency, DQE), 그리고 수신자응답특성곡선(Receiver Operating Characteristics, ROC)에 대한 정량적 평가 실습을 해 보시기 바란다. 더욱이, 엑셀과 ImageJ를 이용해서 보다 편리하게 실습할 수 있도록 하였으며 누구나 따라 하면서 습득할 수 있을 것으로 생각이 된다.

5장부터는 방사선 의료영상 기기에 대한 내용으로 논문을 쓰는 방법 구현이라고 생각하시면 좋을 듯 하며, 책 내용은 IEC규격에 맞는 내용을 바탕으로 디지털 방법에서의 차트, 엣지 방법을 이용하였다. 특히, CR, DR, Mammography, CT, MRI, 치료의 LINAC, 그리고 RI PET 등을 이용해서 영상의학과, 방사선종양학과, 핵의학과 병원 환경 내에서 누구나 편리하게 접근할 수 있을 것으로 사료된다. 또한, 노출지수(EI), 편차지수(DI)에 대한 개념을 포함하고 있으므로 의료장비에 대한 품질관리를 잘할 수 있을 것으로 생각한다. 26장에서는 최근 ICRP에서 권고하는 메쉬형 참조 계산 팬텀을 이용한 선량관리에 대한 전산모사내용으로 의료에 필요한 선량관리에 대한 내용을 포함하고 있다.

마지막으로, 의료영상에 대한 알고리즘 이해와 방사선사가 직무를 수행함에 있어 학문적, 기술적으로 많은 도움이 될 수 있으리라 생각한다. 아울러, 발간에 즈음하여 원고 집필 및 편집에 힘써주신 여러 교수님들과 임상에 계신 선생님들께 고개 숙여 감사드리며, 마지막으로 책의 출간을 맡아주신 대학서림 윤진영 회장님께 깊은 사의를 표한다.

2026년 2월

대한방사선과학회 전문화 교육연구회 저자일동

Contents

차 례

Chapter 1

디지털 방사선(Digital Radiology, DR) 영상시스템과 입·출력 특성

1.1. 영상 시스템의 입 · 출력 특성

영상 시스템의 입 · 출력 특성이란 X선 노출량과 Raw 데이터에서 나타나는 디지털 값과의 관계를 나타낸다. 이러한 입 · 출력 특성은 검출기의 입사 X선량에 대한 데이터 응답을 나타내며 시스템 선형성, 계조도(Gray Scale Level) 및 동적 범위 등의 정보를 획득할 수 있다.

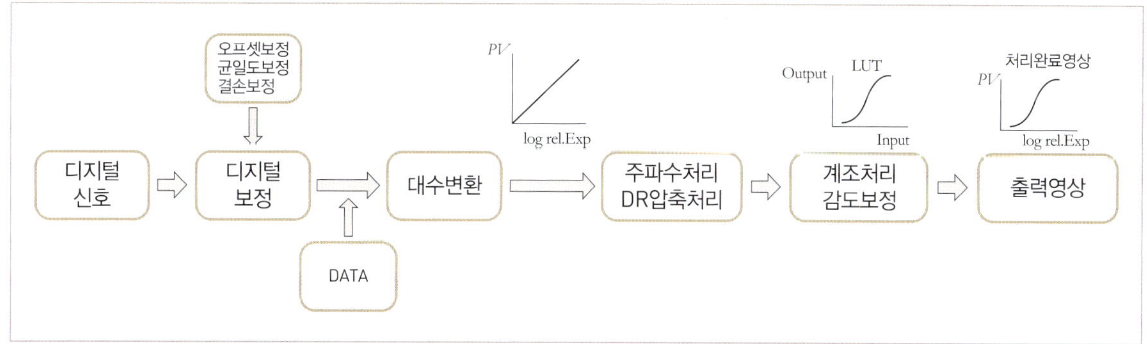

Fig.1.1 디지털 영상처리 과정

CR(Computed Radiography)이나 간접 방식 DR(Indirect Digital Radiography)인 경우 입력된 X선을 빛으로 변환하여 디지털 신호로 변환시키게 된다. 이렇듯 비선형 특성이 있는 경우 MTF(Modulation Transfer Function)나 NNPS(Normalized Noise Power Spectrum)의 측정을 위해서는 입 · 출력 특성을 이용하여 디지털 신호를 노출된 X선량으로 변환이 필요하다.

Fig.1.1은 디지털 영상의 처리과정을 나타낸 것이다. 검출기에 입력된 신호는 A/D 변환 후 초기값, 균일도, 결손 보정 등의 영상처리가 실시된다. 그 다음 대수적 변환이 이루어지고, 주파수처리 등을 실시한 후 LUT(Look Up Table)에 의해 계조가 조정된다. 이 과정에서 입 · 출력 특성에서 취급하는

데이터는 Raw 데이터이며, 균일도 조정을 실시한 데이터인 경우가 많다.

1.2. 입 · 출력 특성과 영상 데이터

디지털 영상장치에서 제공되는 Raw 데이터는 크게 3가지 유형이 있다. 첫 번째는 'Raw DATA'의 형식으로 검출기 보정이 되지 않은 상태로, 이것을 측정에 이용할 경우 자체 보정 처리가 필요한 데이터이다. 두 번째는 'Original DATA'로 보정처리(초기값 보정, 균등도 보정, 결손 보정)가 이루어진 데이터로 디지털 의료 방사선 영상기기의 평가를 위한 IEC 62220 시리즈에 정의되어 있는 데이터이다. 이 데이터는 특성곡선을 측정하기에 가장 적합하다. 세 번째는 처리된 영상 데이터로 주파수 강조 처리가 되어 있어 데이터만으로는 선형성을 정확하게 측정할 수 없어 실제 평가에는 사용할 수 없다. 따라서, 디지털 영상장치에서 Raw DATA를 이용하려면 어떤 처리가 되어 있는지 확인 할 필요가 있다.

1.3. 입 · 출력 특성의 형식

DR 시스템은 입사선량과 출력 값과의 관계가 크게 두 가지로 구분된다. 하나는 직접 방식 DR에 적용되는 것으로 검출기에 입사되는 선량과 출력 값과의 관계가 직선성을 나타내는 것이고 다른 하나는 CR과 간접 방식 DR에 적용되는 것으로 입사되는 선량과 출력 값 과의 관계가 지수적 비례 관계를 나타내는 것이다.

Fig.1.2는 선량증가에 따른 출력이 되는 디지털 픽셀 값의 관계를 나타낸 것이다. 직접 방식 DR은 선량 증가에 따라 출력되는 디지털 값이 비례하여 증가하다가 특정 값 이상부터는 더 이상 증가하지 않고 일정한 값을 나타낸다(a). Fig.1.2에서 CR과 간접 방식 DR은 선량 증가에 따라 출력 디지털 값은 증가하지만 그 간격이 이산적(離散的) 간격이 아닌 선량의 지수적(指數的) 증가에 따라 비례관계가 성립된다[b, c]. (b)와 (c)는 같은 데이터를 사용하였지만 축의 간격을 이산적으로 한 것과 지수적으로 한 것의 차이를 나타낸 것이다[Fig.1.2].

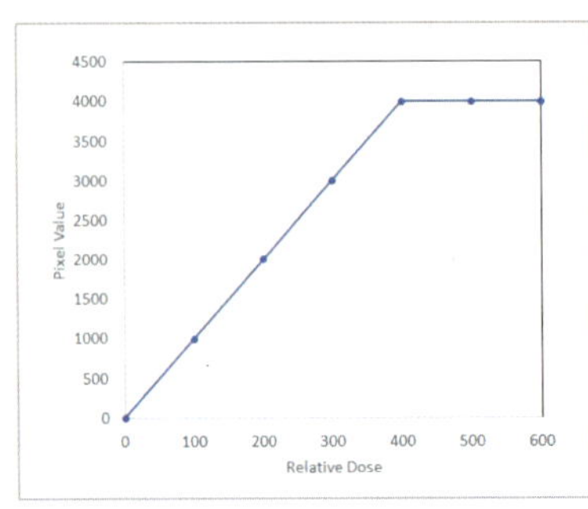

(a) 직접 방식 DR

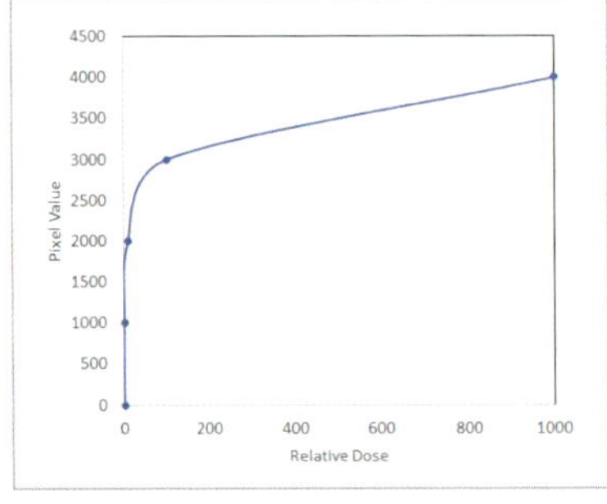

(b) CR, 간접 방식 DR(이산적 간격)

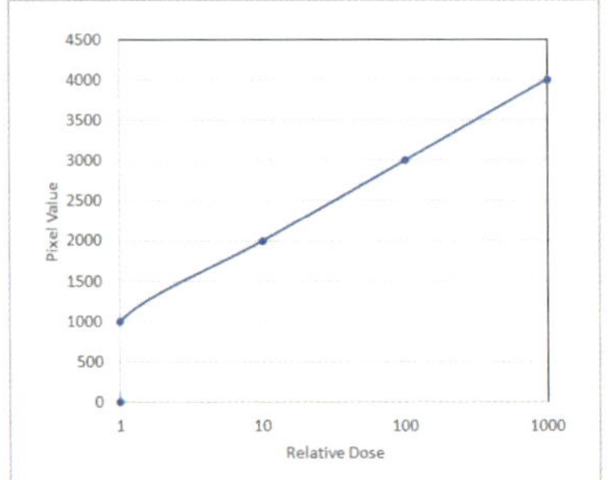

(c) CR, 간접 방식 DR(지수적 간격)

Fig.1.2 상대 노출량과 Pixel Value

1.4. DR 시스템의 입 · 출력 특성 측정 방법

Table 1.1은 입 · 출력 특성의 각 측정 방법과 특징을 나타낸다. 이들은 아날로그 시스템과 유사한 방식으로 몇 가지 새로운 문제점이 있다.

타임 스케일 법은 촬영 시간을 변화시켜 노출을 변화시키는 방법으로, DR 시스템은 상반칙불궤가 성립하지 않기 때문에 쉽게 적용할 수 있는 방법이다. 데이터를 수집할 때 선량을 측정하기 위해(모니터링하기 위해) 선량계를 동시에 사용한다. 이 경우 낮은 선량 상태에서 영상 데이터를 얻기 위해 짧은 시간 노출되어 선량계에서 측정오차가 발생할 수 있다.

Table 1.1 디지털 X선 영상시스템의 입 · 출력 특성 방법과 각각의 특징

방법	특징
타임 스케일법	노출 시간(t)을 변화시키는 방법 – 노출 시간과 노출 X선량은 비례관계(단시간) – 출력 선량의 모니터링이 필수적
거리법	거리 역자승법칙을 이용한 선량의 변화 – 넓은 다이나믹 레인지를 확인하기 위해서는 수십미터의 거리가 필요 – 거리를 변화시킬 수 없거나, 제한이 있는 장치에 대해서는 사용할 수 없음
부트 스트랩법	알루미늄 스텝 웨지를 이용한 노출 변화 – 노출 범위가 제한(불충분) – 입 · 출력 특성을 바르게 측정하려면 여러 단계를 반복해야 함

거리법은 거리역자승의 법칙을 이용한 측정 방법이다. 거리역자승의 법칙은 X선의 강도가 거리 제곱에 반비례한다는 법칙으로 거리 D_1에서 조사선량 I_1, D_2에서 조사선량 I_2의 관계는 식[Eq.1.1]과 같다.

$$\frac{I_2}{I_1} = (\frac{D_1}{D_2})^2 \qquad \text{Eq.1.1}$$

거리법은 넓은 다이나믹 레인지의 측정을 위해서는 수십 미터 이상의 거리가 필요할 수도 있고, DR 장비에 따라, 초점 영상수용체간 거리(Source Image Receptor Distance, SID) 변경이 불가능한 시스템에 있어서 일반적인 적용이 어려운 측정 방법이다.

부트 스트랩 방법은 알루미늄 스텝 웨지를 1배 노출과 2배 노출로 촬영 각 단계의 신호 값을 측정한다(노출은 명확하다면 두 배가 되지 않아도 된다). 이 방법은 2개의 스텝의 동일한 단계의 노출 비율이 항상 2배인 것을 이용하는 방법으로 노출 비율이 2배의 경우 대수의 상대 노출 축에서 0.3 간격($\log_{10}2 \fallingdotseq 0.3$)의 데이터가 얻어진다. 알루미늄 스텝의 두께 차이로 노출 범위가 정해지기 때문에 충분한 범위를 얻기가 어렵고, 촬영은 간단하지만 입 · 출력 특성을 얻기 위한 과정이 복잡하다.

1.5. 타임 스케일에 의한 입 · 출력 특성의 측정 방법

1.5.1. 측정 전 준비

CR Reader의 유형이나 FPD(Flat Pannel Detetor)에 따라 커버, 그리드, 포토 타이머(자동 노출 기구, Auto Exposure) 등 검출기 앞에 있어서 X선을 흡수(산란)할 가능성이 있는 기구를 제거한다. SID 측정시 검출기까지의 거리를 정확하게 측정해야 한다(일부 장치는 장비 입사점과 디텍터 사이 거리가 2~10 cm 정도 간격이 있다). 또한, 측정에 사용 선량계는 정기적으로 교정된 것을 사용해야 한다. X선 출력의 안정성이 확보되지 않으면 실험의 정확성이나 신뢰성에 영향을 주기 때문에 충분한 주의가 필요하다. 가급적 mA는 고정을 하고 sec를 변화시켜 측정을 하도록 한다. 검사 전 다른 검사로 인하여 잔상이 남지 않도록 주의해야 한다.

1.5.2. X선 질과 입사 표면 선량의 결정

실제 영상 데이터 취득 전에 X선질이나 X선량을 미리 측정하는 임상 조건에서 평가를 하는 경우 그 목적에 맞는 검사 조건을 이용하면 좋지만, MTF와 NNPS를 측정하고, DQE까지 계산하려면 IEC 61267 및 IEC 62220 시리즈에 규정되어 있는 선질을 사용할 필요가 있다. 이러한 규정은 일반 촬영 영역은 RQA5 등 4종류의 X선질을 사용하고 유방촬영장치에서는 RQA M2 등의 몰리브덴/몰리브덴 필터(Mo/Mo)의 4종류와 기타 여러 가지 X선 질이 권장되고 있다. Table 1.2 및 Table 1.3은 IEC 62220-1-1에서 규정하는 RQA의 선질과 IEC 62220-1-2에 규정되어 있는 유방촬영장치의 RQA M X선질에 대해 보여준다. 이러한 선질은 인체 투과 후 선질과 동일한 두께의 알루미늄 부가 필터를 사용하기 때문에 알루미늄의 산란선의 영향을 최대한 적게 한다. 또한, IEC 62220 시리즈는 X선질 당 입사 광자수가 기록되어 있어서, IEC 선질을 이용하면, X선 조사선량에서 입사 광자수를 구할 수 있어 DQE를 구할 때 매우 유용하다.

1.5.3. 입 · 출력 특성 영상 데이터의 획득

X선관 초첨으로부터 영상 수용체까지의 거리는 150 cm 이상으로 한다[Fig. 1.2]. 콜리메이터(조사야 조절기) 앞에 부가필터를 설치 한다. 모니터링을 위해 면적 설량계를 설치할 경우 부가 필터 앞쪽에 위치시키는 것이 좋다. 조사야는 160×160 mm^2 이상으로 한다. 선량은 DR 표면에 1 mR이 입사되는 것을 기준(중앙값)으로 범위를 정한다.

DR 시스템에서 지연 효과(Lag Effect)가 발생할 수 있으므로 검사 후에는 데이터를 충분히 초기화 시킬 수 있도록 한다(DR의 경우 Offset 시간을 충분히 확보한다. CR은 초기화용 광원의 밝기가 충분한지 확인한다).

Table 1.2 일반촬영영역에서 권장하는 선질(IEC 62220-1-1)

표준선질 (IEC 61267)	관전압 [kV]	반가층 [mmAl]	부가필터 [mmAl]	Photon 수 [1/(mm^2 · μGy)]
RQA3	50	3.8	10.0	20,673
RQA5	70	6.8	21.0	29,653
RQA7	90	9.2	30.0	32,490
RQA9	120	11.6	40.0	31,007

Table 1.3 유방촬영영역에서 권장하는 선질(IEC 62220-1-2)

표준선질 (IEC 61267)	필터 (mm)	관전압 [kV]	반가층 [mmAl]	부가필터 [mmAl]	Photon 수 [1/(mm^2 · μGy)]
Mo/Mo (RQA-M1)	0.032	25	0.56	2	4,639
Mo/Mo (RQA-M1)	0.032	28	0.60	2	4,981
Mo/Mo (RQA-M1)	0.032	30	0.62	2	5,303
Mo/Mo (RQA-M1)	0.032	35	0.68	2	6,325
Mo/Rh	0.025	28	0.65	2	5,439
Rh/Rh	0.025	28	0.74	2	5,944
W/Rh	0.050	28	0.75	2	5,975
W/Al	0.050	28	0.83	2	6,575

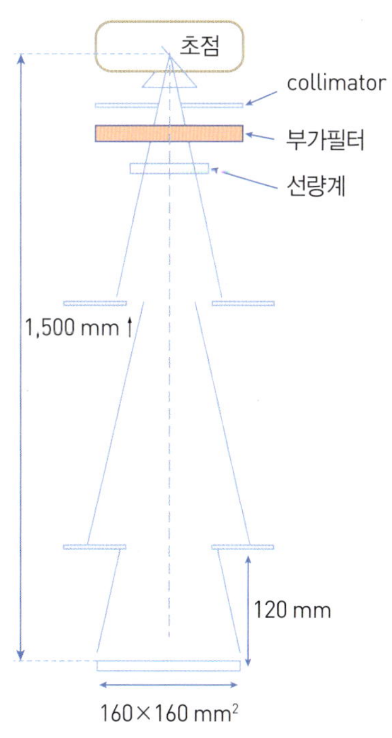

Fig.1.3 일반촬영 입 · 출력 특성 측정 배치

1.5.4. 실험 방법

1) 초점 영상수용체 거리(Focus Image Receptor Distance, FID)는 150 cm 이상으로 한다 [Fig.1.1~1.3 참고].
2) 선량계는 콜리메이터 앞에 위치시킨다(면적 선량계 사용 시). 면적 선량계가 없다면 영상에 지장을 주지 않는 범위에서 조사야 가운데 위치시킨다. 선량계에 후방 산란의 영향을 최소화하기 위해 초점 선량계 거리(Focus Chamber Distance)는 100 cm 이상으로 한다.
3) 부가 필터는 IEC 62220-1-1의 RQA3, 5, 7, 9 선질을 사용한다[Table 1.2]. 4개의 선질 모두 사용하지만 부득이 하나의 선질만을 선택할 경우 RQA5를 선택하여 실험한다.
4) 선량을 변화시켜가면서 영상을 획득한다. 선량을 2배 혹은 1/2배로 조절하면 지수적 변환 특성으로 0.3 간격으로 측정할 수 있고, 3.2배 혹은 1/3.2배로 조절하면 0.5 간격으로 측정할 수 있다.
5) 선량의 범위는 상수용체(Image Receptor)에서 측정할 수 있는 최소 값부터 선량을 증가시켜도 픽셀 값(Pixel Value)이 더 이상 변하지 않는 범위까지를 측정하도록 한다. 일반적으로 DR 시스템은 다이나믹 레인지가 10^4 범위 이상이다.
6) X축은 선량, Y축은 픽셀 값으로 그래프를 작성한다.

1.5.5. 특성곡선 작성 예(DATA 제공)

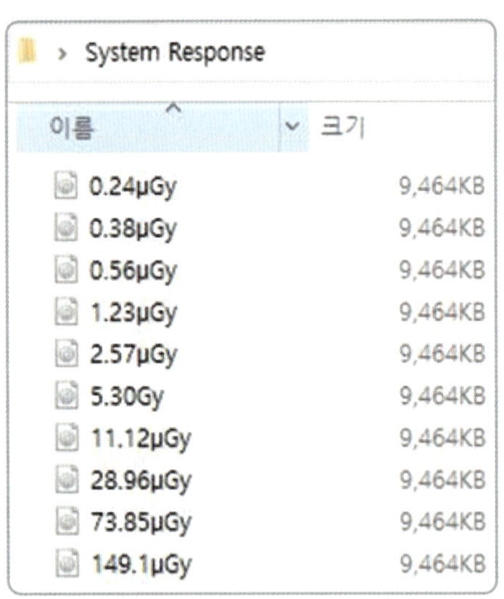

1 특성곡선 실험을 위해 제공되는 데이터는 다음과 같다.

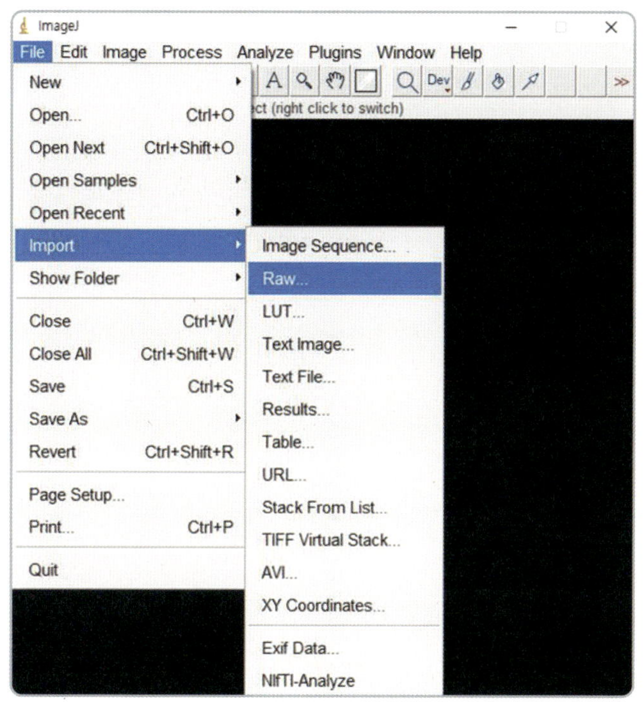

2 ImageJ를 실행하여 영상 File을 연다. [File] – [Import] – [Raw]를 실행시킨다.

3 제공된 파일 중 '0.24 μGy'를 선택한다(파일 이름은 조사된 선량을 의미한다).

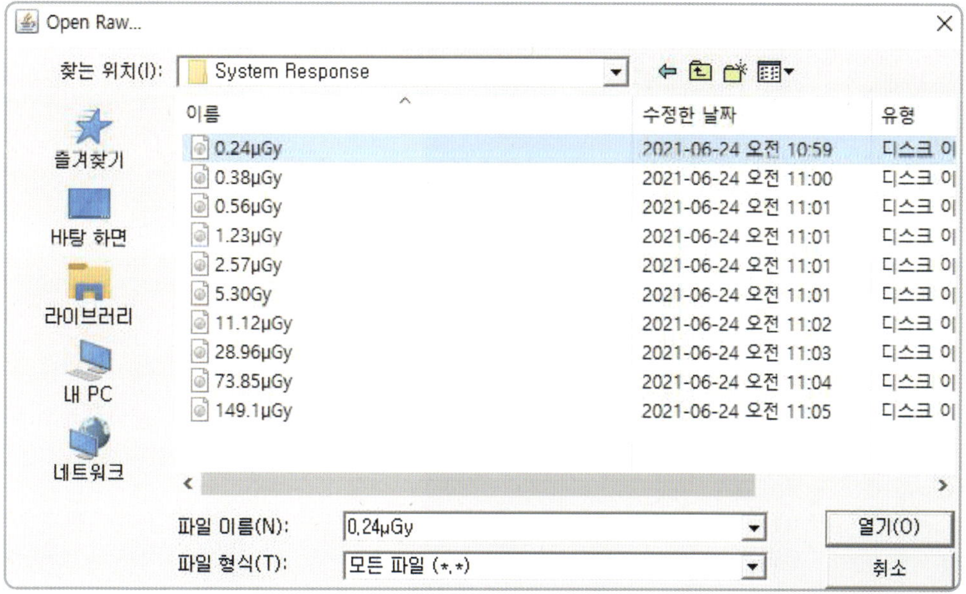

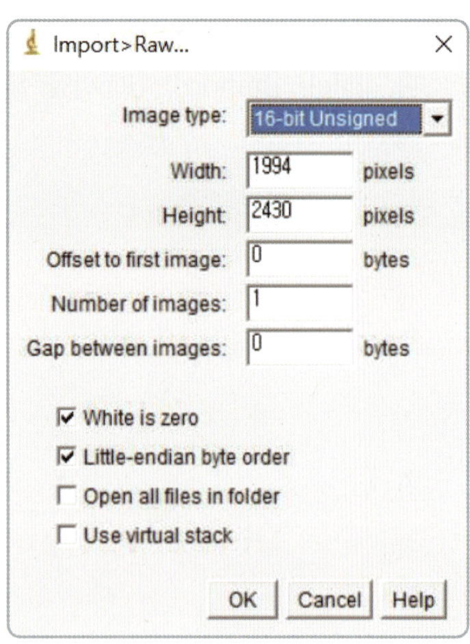

4 다음과 같은 조건을 선택하고, 'OK'를 클릭한다.

5 다음과 같이 영상을 열 수 있다(왼쪽 아래 하얗게 보이는 것은 선량계이다).

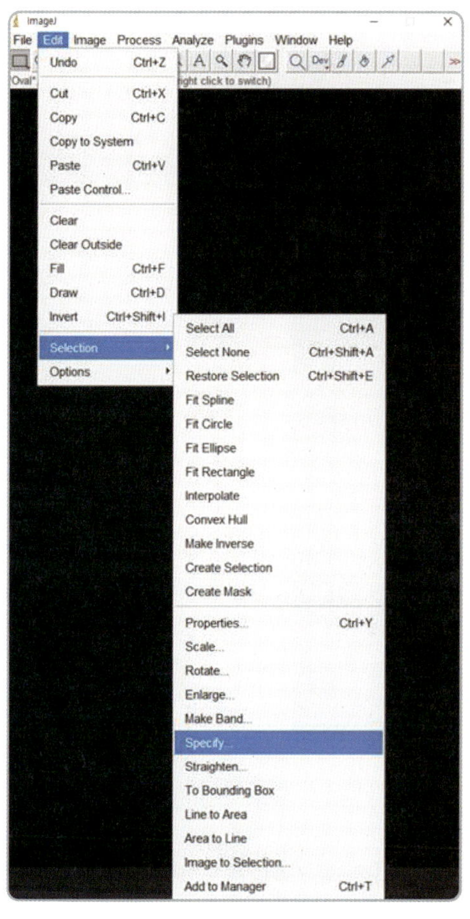

6 ROI를 선택을 한다. 항상 일정한 값을 지정해야 하기 때문에 [Edit] – [Selection] – [Specify]를 사용한다.

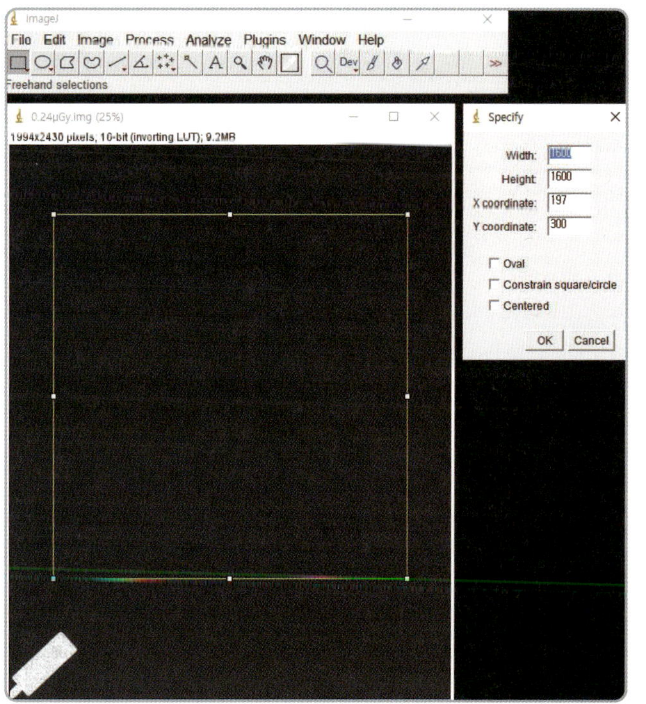

7 ROI의 크기는 전체 면적 중 대략 2/3 이상을 지정한다(신랑게니 다른 영상에 지장을 주는 것이 포함되면 안된다).

8 평균을 구하기 위해 먼저 옵션을 선택한다.

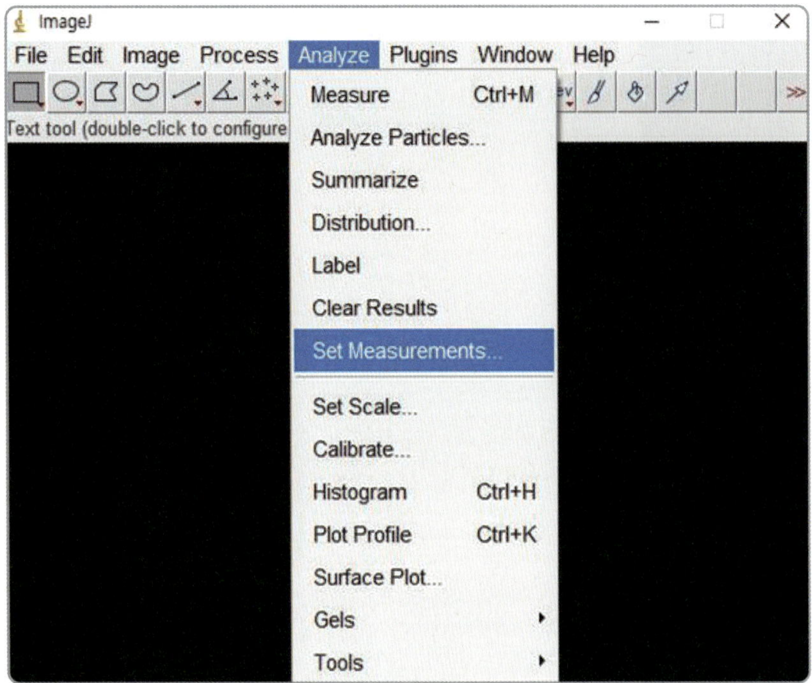

9 다음과 같이 체크한다.

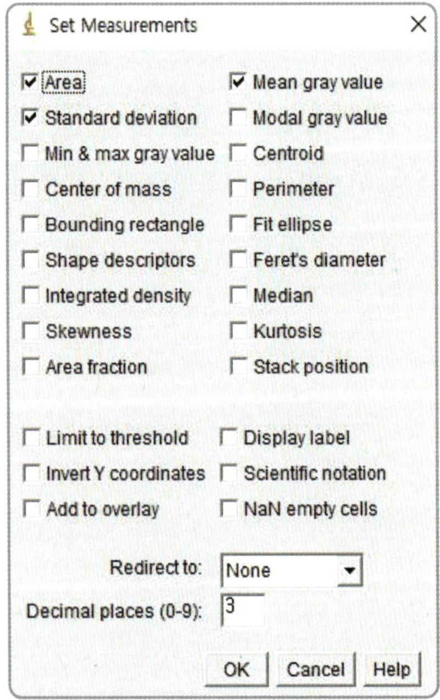

Area: ROI의 크기(면적)
Mean Gray Value: ROI 내 평균
Standard Deviation: 표준편차

10 [Analyze] – [Measure]를 선택하여 평균을 구한다.

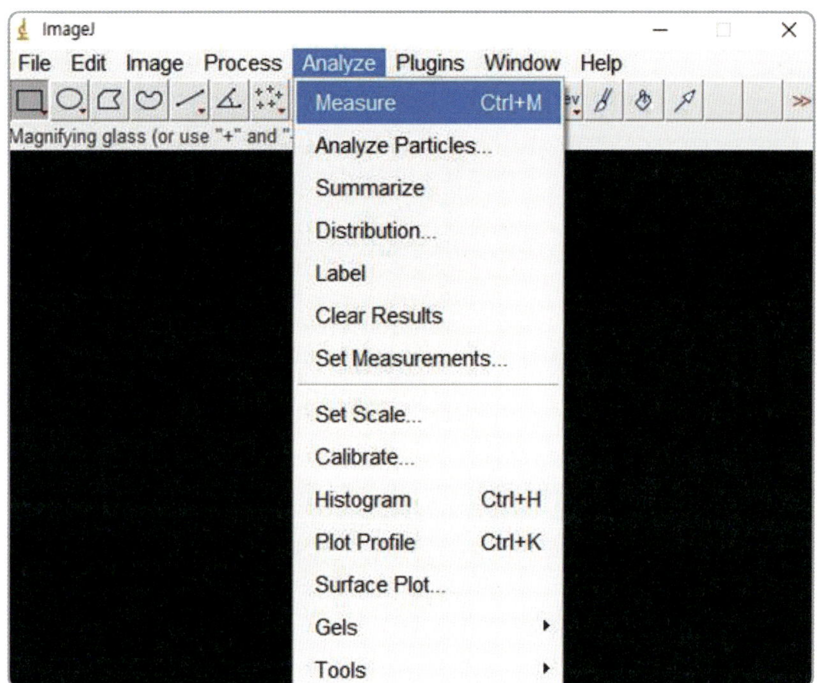

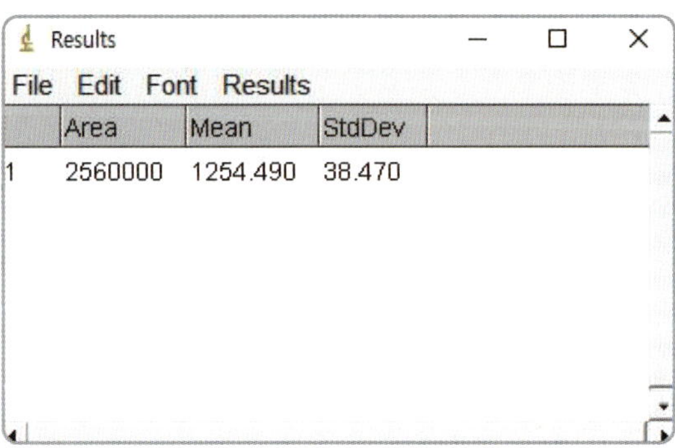

11 다음과 같은 결과가 나온다.

12 다음 영상을 선택하여 동일하게 평균값을 구하는 작업을 시행한다.

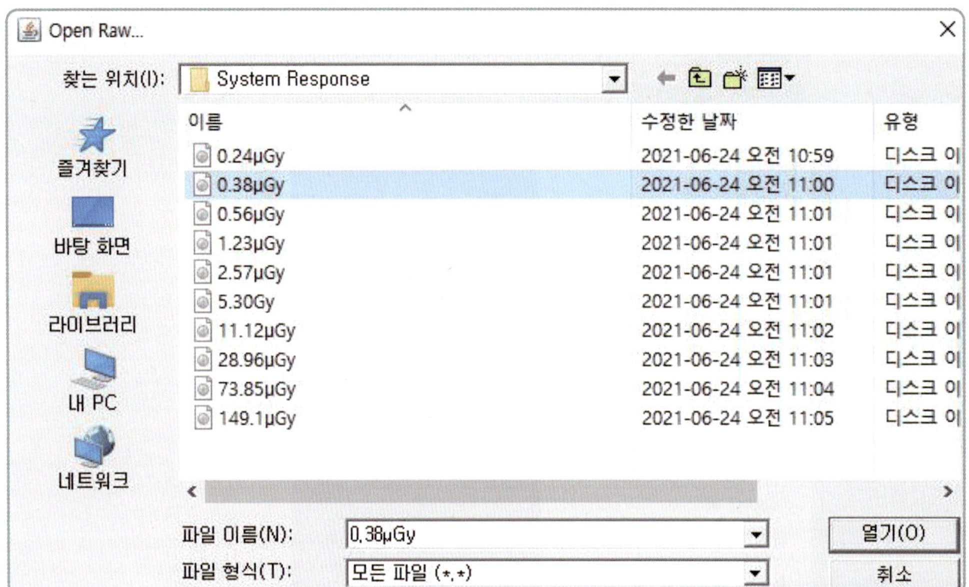

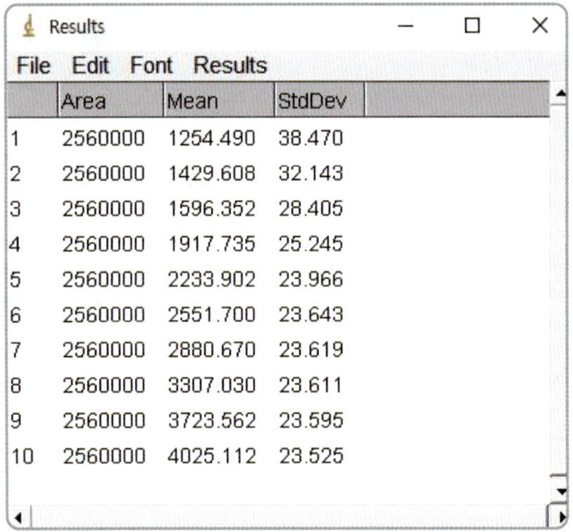
Results

File Edit Font Results

	Area	Mean	StdDev
1	2560000	1254.490	38.470
2	2560000	1429.608	32.143
3	2560000	1596.352	28.405
4	2560000	1917.735	25.245
5	2560000	2233.902	23.966
6	2560000	2551.700	23.643
7	2560000	2880.670	23.619
8	2560000	3307.030	23.611
9	2560000	3723.562	23.595
10	2560000	4025.112	23.525

13 모든 데이터의 평균을 구한다.

14 Excel에 구한 결과를 Copy하여 붙여 넣는다.

	A	B	C	D	E	F	G
1							
2		1	2560000	1254.49	38.47		
3		2	2560000	1429.608	32.143		
4		3	2560000	1596.352	28.405		
5		4	2560000	1917.735	25.245		
6		5	2560000	2233.902	23.966		
7		6	2560000	2551.7	23.643		
8		7	2560000	2880.67	23.619		
9		8	2560000	3307.03	23.611		
10		9	2560000	3723.562	23.595		
11		10	2560000	4025.112	23.525		
12							

	A	B	C	D	E
1			Area	Mean	StdDev
2		1	2560000	1254.49	38.47
3		2	2560000	1429.608	32.143
4		3	2560000	1596.352	28.405
5		4	2560000	1917.735	25.245
6		5	2560000	2233.902	23.966
7		6	2560000	2551.7	23.643
8		7	2560000	2880.67	23.619
9		8	2560000	3307.03	23.611
10		9	2560000	3723.562	23.595
11		10	2560000	4025.112	23.525

15 각각의 데이터에 데이값의 이름을 넣는다.

16 'B'열 데이터는 삭제하고, 'C1'에는 'Dose'를 쓴다. 'C'열에 각각의 선량값을 입력한다(선량값은 각각의 파일 이름이다).

	A	B	C	D	E
1			Dose	Mean	StdDev
2			0.24	1254.49	38.47
3			0.38	1429.608	32.143
4			0.56	1596.352	28.405
5			1.23	1917.735	25.245
6			2.57	2233.902	23.966
7			5.3	2551.7	23.643
8			11.12	2880.67	23.619
9			28.96	3307.03	23.611
10			73.85	3723.562	23.595
11			149.1	4025.112	23.525

17 그래프를 그리기 위해 데이터를 선택한다.

	A	B	C	D	E
1			Dose	Pixel Value	StdDev
2			0.24	1254.49	38.47
3			0.38	1429.608	32.143
4			0.56	1596.352	28.405
5			1.23	1917.735	25.245
6			2.57	2233.902	23.966
7			5.3	2551.7	23.643
8			11.12	2880.67	23.619
9			28.96	3307.03	23.611
10			73.85	3723.562	23.595
11			149.1	4025.112	23.525
12					

18 [삽입]에서 [그래프] 중 [분산형]을 선택한다.

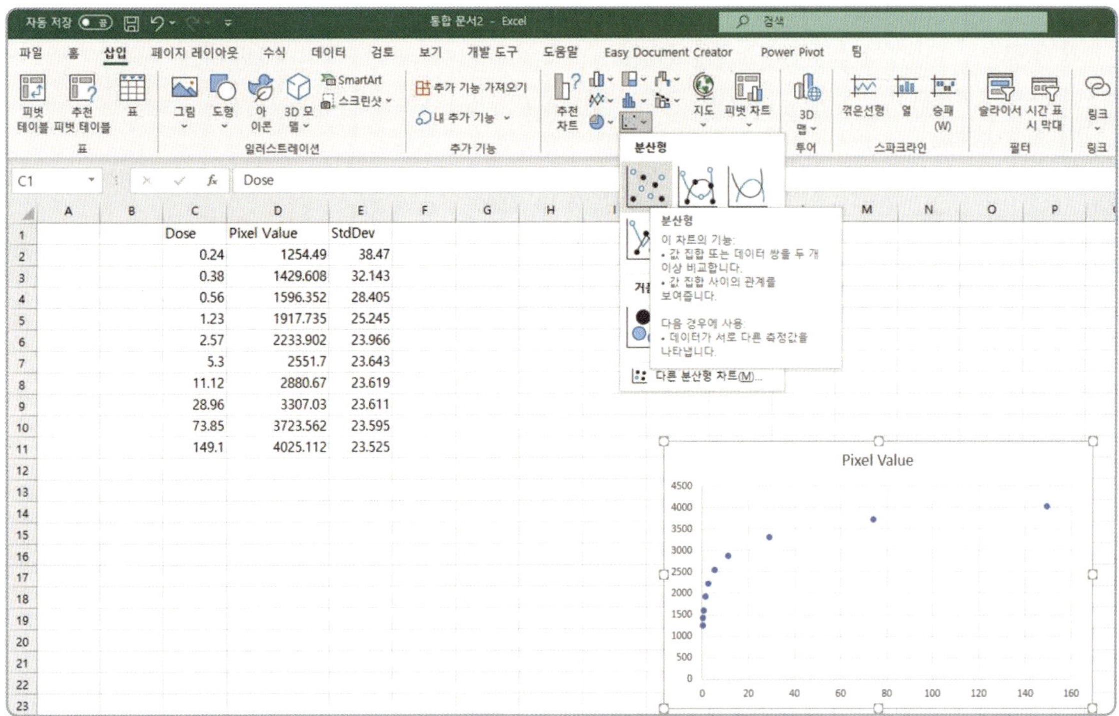

Dose	Pixel Value	StdDev
0.24	1254.49	38.47
0.38	1429.608	32.143
0.56	1596.352	28.405
1.23	1917.735	25.245
2.57	2233.902	23.966
5.3	2551.7	23.643
11.12	2880.67	23.619
28.96	3307.03	23.611
73.85	3723.562	23.595
149.1	4025.112	23.525

19 다음과 같은 그래프가 나온다.

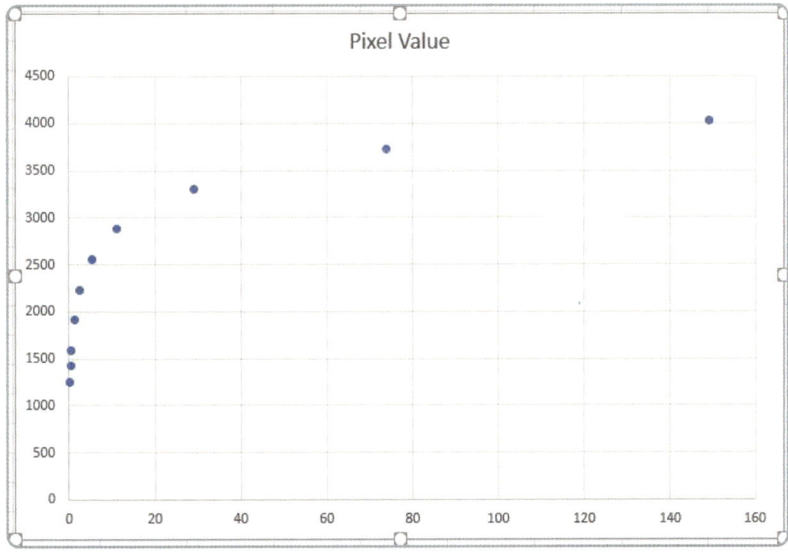

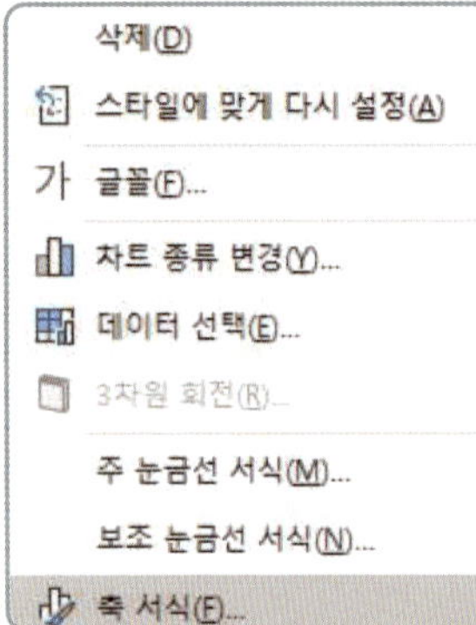

[축서식]이 옆에 표시되면 '축 값'에 0.1을 입력한다.
(X 축과 Y축이 만나는 점을 표시)
'로그 눈금 간격'을 체크한다.

20 그래프에서 아래 축을 클릭 후 [축 서식]을 선택한다.

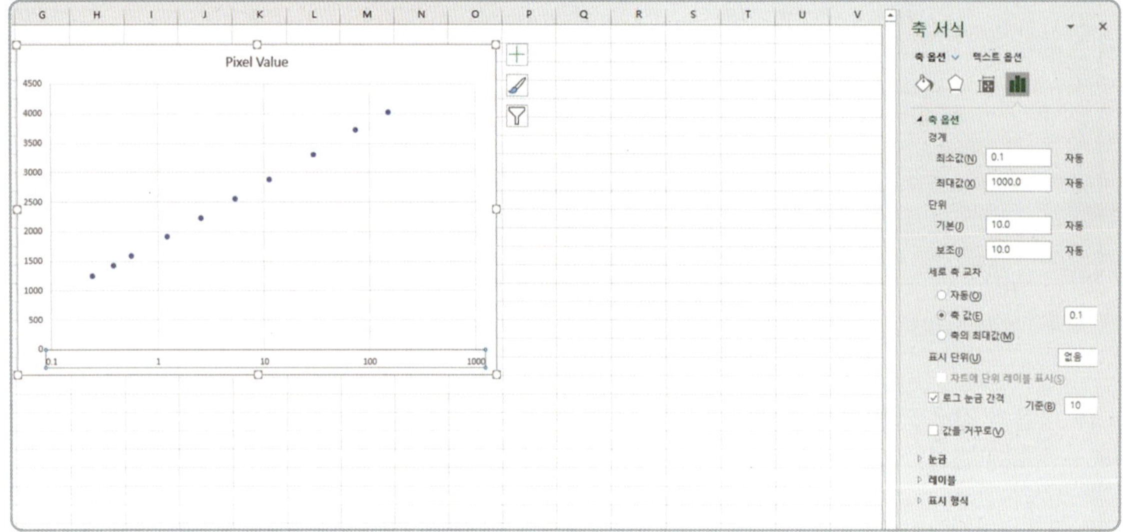

21 다음과 같이 그래프가 표시된다.

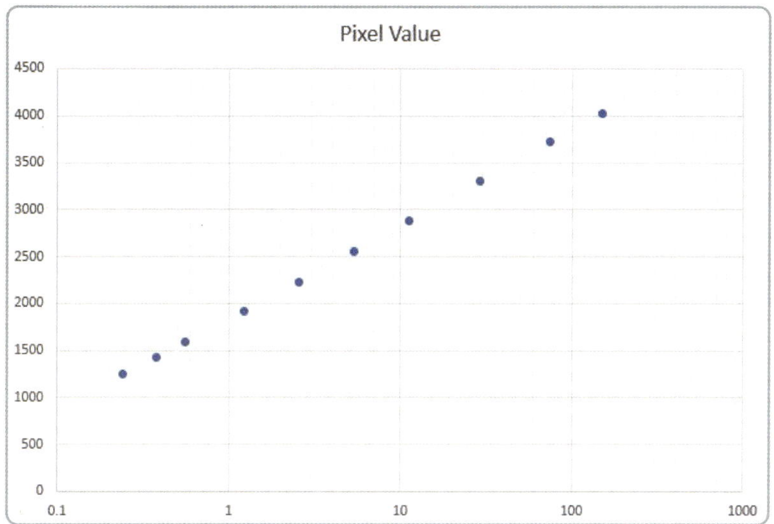

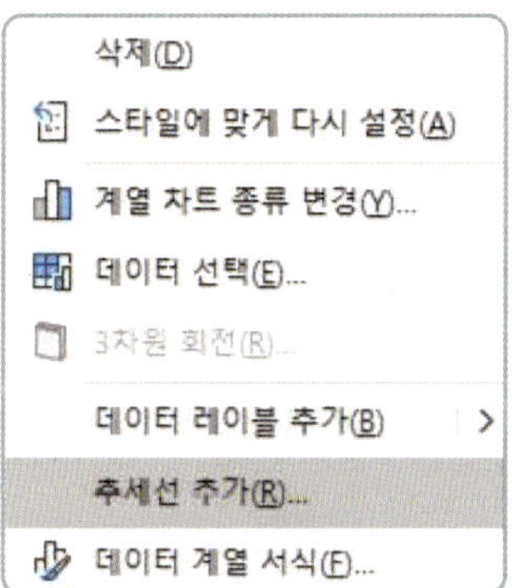

추세선 옵션은 로그를 체크하고 '수식을 차트에 표시'와 'R-제곱 값을 차트에 표시'를 각각 선택한다.

22 그래프의 특성을 파악하기 위해 추세선을 추가한다. 그래프에서 데이터를 선택하고 마우스 오른쪽을 클릭한 후 '추세선 추가'를 선택한다.

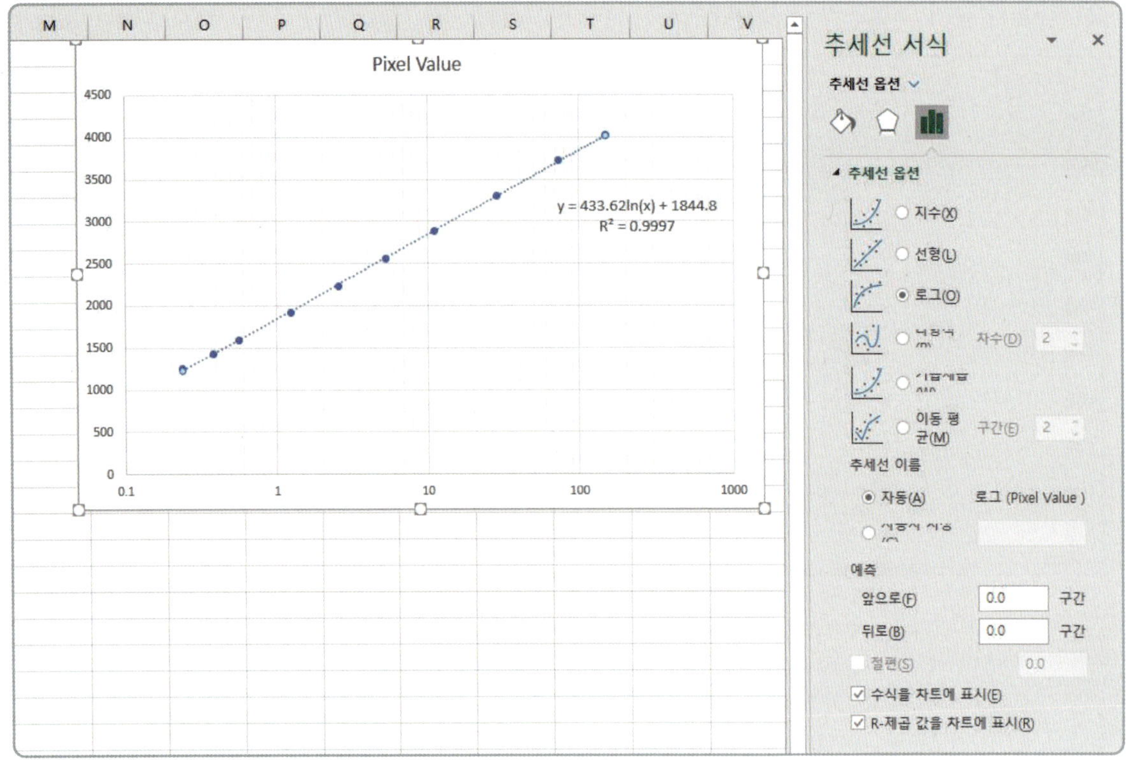

23 선량과 픽셀 값을 서로 바꾸어 그래프를 그릴 수도 있다.

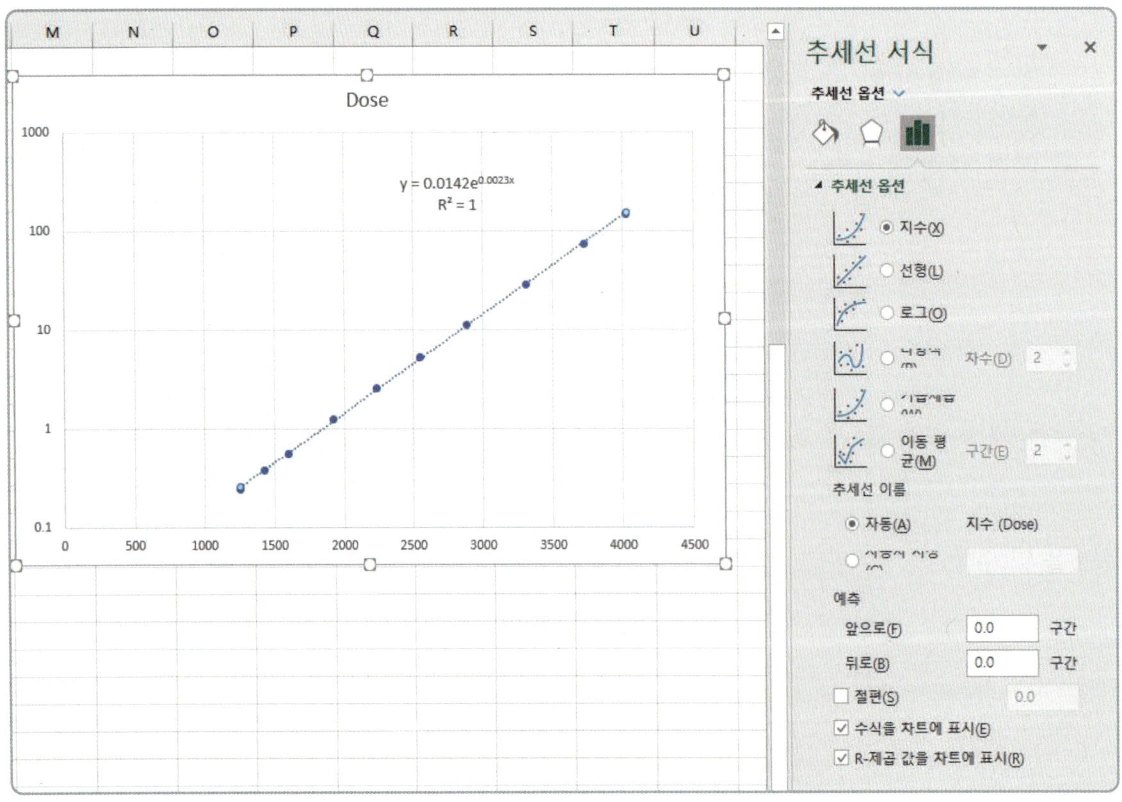

24 특성곡선을 다음과 같이 표기할 수도 있다.

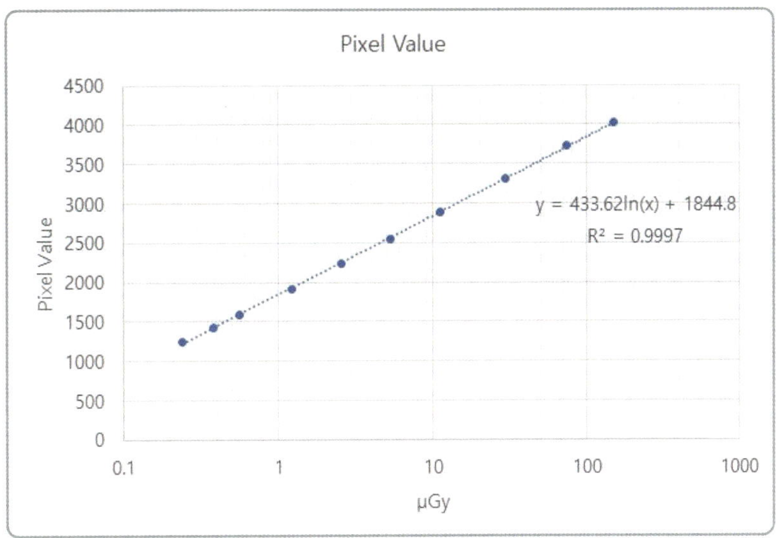

a. 선량–픽셀 값 그래프

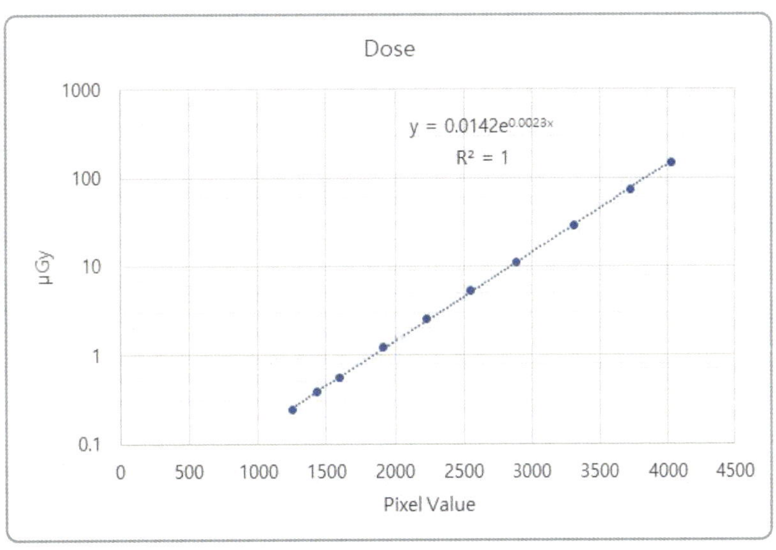

b. 픽셀 값–선량 그래프

입력되는 선량이 증가함에 따라 디지털 픽셀 값이 증가하는 것을 알 수 있다. 선량과 픽셀 값과의 관계는 비례하지만, 이산적 비례가 아닌 선량의 지수적 증가에 의해서 픽셀 값이 이산적으로 증가하는 것을 알 수 있다.

Chapter 2

해상력 특성과 변조전달함수(Modulation Transfer Function, MTF)

2.1. 해상력(Resolution) 특성

해상력 특성(Resolution Property)이란, 영상의 선명함(선예도)을 나타내는 특성이며, 광학 전달함수(Optical Transfer Function, OTF)를 이용해 완전하게 나타낼 수가 있다.

스크린 필름 시스템에서 해상력(Resolution) 특성의 저하는 증감지에 흡수된 X선에 의해 발광한 빛의 산란이 주된 원인이다. 그리고 디지털 영상 시스템에서는 X선 영상의 검출, 기록, 표시 등의 기본적인 구성요소가 독립적이며 A/D 변환기나 신호처리 시스템 등의 조합되어 있다.

2.2. 확산함수

확산함수(Spread Function)란 매우 작은 영역의 신호를 시스템에 입력할 때 그 신호가 어느 정도 퍼져 출력되는지를 나타내기 때문에 그 자체가 시스템의 해상력(Resolution) 특성을 나타내고 있다. δ(델타)로 표현되는 임펄스를 시스템에 입력하였을 때 얻을 수 있는 확산함수를 2차원에서 표현한 것을 점확산함수(Point Spread Function, PSF)라 한다. PSF가 등방인 시스템에서는 1차원으로 나타낸 것이 가능하고 선확산함수(Line Spread Function, LSF)라 한다.

Fig.2.1은 PSF와 LSF와의 관계를 나타낸 것이다. LSF 임의의 위치에서의 값은 PSF의 원점으로부터 x축 방향으로 같은 거리만큼 떨어진 위치에서 y축에 평행한 면의 단면적과 일치한다. 수식으로 표현하면 Eq.2.1과 같다.

$$LSF(x) = \int_{-\infty}^{\infty} PSF(x, y)\,dy \qquad \text{Eq.2.1}$$

Fig.2.2은 고선명 시스템과 저선명 시스템으로부터 얻은 LSF를 비교한 것이다. 고선명 시스템에서 X선 강도 분포가 가운데에 집중되어 있는 것을 확인할 수 있다.

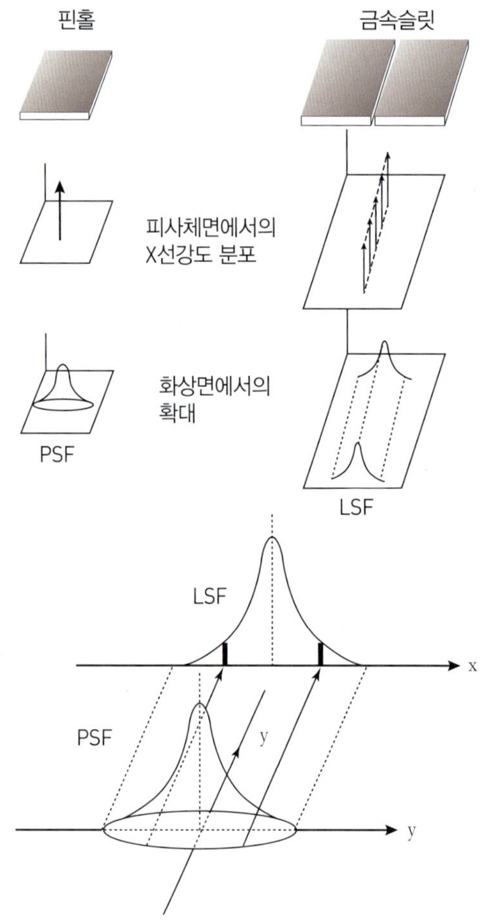

Fig.2.1 **PSF와 LSF와의 관계**

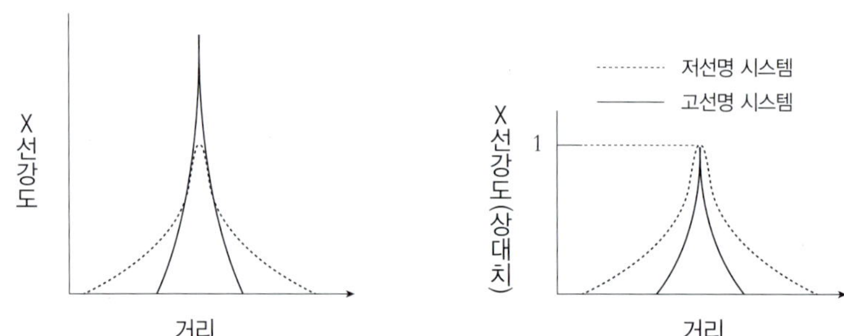

Fig.2.2 **고선명 시스템과 저선명 시스템으로부터 획득한 LSF 비교**

2.3. MTF의 정의와 측정 방법

MTF는 두 가지 정의가 있다.

첫 번째는 PSF의 푸리에 변환을 통한 구현이다. PSF는 기술적으로 구현이 어렵기 때문에 금속 슬릿을 통해 LSF를 획득하고 이를 푸리에 변환을 통해 MTF를 구하는 방법이다(슬릿법).

두 번째는 여러 주기를 가지는 사인파에 입력에 대한 출력 측 사인파의 콘트라스트 비를 조사하는 것이다. 여러 주기를 가지는 사각파 테스트 패턴을 촬영하여 측정한다.

위 두 종류의 정의에 근거하는 MTF는 이론적으로 일치한다.

2.4. Edge Method에 의한 MTF(Modulation Transfer Function)

MTF(Modulation Transfer Function) 측정의 전제조건에는 선형성(Linearity)과 위치불변성(Shift Invarience)이 있다. 양자가 성립되는 시스템에서는 δ(델타)함수 입력에 대한 출력의 선확산함수(Line Spread Function, LSF)의 푸리에 변환으로 정보전달계수를 구할 수 있다. 이 정보전달계수를 OTF(Optical Transfer Function)라고 한다. OTF는 복소함수로서 진폭과 위상성분으로 분리되며 진폭분을 MTF라고 하고 위상분을 PTF(Phase Transfer Function)라고 한다. X선 촬영시스템의 MTF를 측정하는 방법으로 후지타는 아날로그계에서 사용하던 슬릿법을 그대로 디지털계에서 사용할 수 있는 방법과 엣지를 이용하여 프리샘플링 MTF를 보정하는 법이 있다. X선 촬영시스템의 표준 MTF 측정 방법은 후지타의 슬릿법과 함께 Buhr의 엣지법이다. IEC 규격에서는 엣지법을 DQE 신출시 MTF측정이 표준으로 사용하였으며 보정방법에 따라 결과는 다르게 나타날 수 있다. 슬릿법은 폭이 아주 좁은 슬릿(10 μm)을 사용하여 LSF(Line Spread Function)을 얻고 이 LSF을 푸리에 변환하여 MTF를 얻는다. 슬릿법에서는 슬릿의 위치 조정(Alignment)을 위하여 기구의 제작이나 슬릿을 두과 하기 위한 충분한 선량을 확보해야 하며, 유한한 슬릿폭에 대한 보정도 하여야 하고, 저 공간 주파수 영역의 응답을 추정하기 위한 산기슭부분의 외삽을 위한 배수노광이나 다항식 보정 등의 기법이 필요하다. 그러므로, 엣지법에서는 나이프 엣지를 가진 W(텅스텐)의 판을 사용해서 ESF(Edge Spread Function)를 측정하고 이 ESF를 미분하고 합성하여 LSF를 만든다. 다시, 이 LSF을 FFT하여 MTF커브를 핏팅한다. 엣지법의 장점으로는 크기가 큰 엣지를 촬영하기 때문에 슬릿법 보다도 측정이 용이하며 폭 10 μm의 슬릿보다도 이론적으로 델타함수에 가깝다고 할 수 있다.

2.4.1. 디지털 특성곡선

MTF를 측정하고자 하는 경우 선형화의 수단으로 정확한 특성곡선을 구할 필요가 있다. X선 검출기에 입사한 상대노광량의 대수를 횡축에 잡고, A/D 변환 후의 디지털 값을 종축에 나타낸 입 · 출력 특성을 디지털 특성곡선이라고 한다. 디지털의 경우 증감지/필름계와 달리 상반법칙이 성립하기 때문에 Time Scale법에 의한 측정을 하여도 무방하다. CR이나 FPD는 10^4 이상의 다이나믹 레인지를 가지고 있기 때문에 넓은 범위로 선량을 변화시킬 필요가 있다. MTF의 계산에서는 슬릿상의 디지털 값을 상대노광량으로 변화해야 하기 때문에 횡축에 디지털 값, 종축에 상대노광량을 잡은 그래프도 그리고 근사함수를 작성한다.

Fig.2.3은 DR 시스템의 디지털 특성곡선을 나타낸 것이다. IEC 62220-1-1의 RQA5 조건으로 검사하였으며 Time-Scale 방법을 사용하였다. 0.24 μGy부터 141.9 μGy 범위의 Dynamic Range를 가지며 선량의 지수적 증가에 따라 Pixel Value는 산술적 증가함을 알 수 있다. Pixel Value의 출력 범위는 0~4,095로 12 bit 범위의 값을 갖는다.

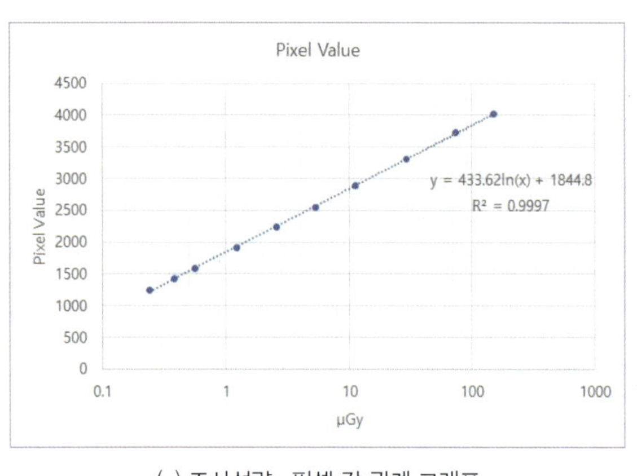

(a) 조사선량-픽셀 값 관계 그래프

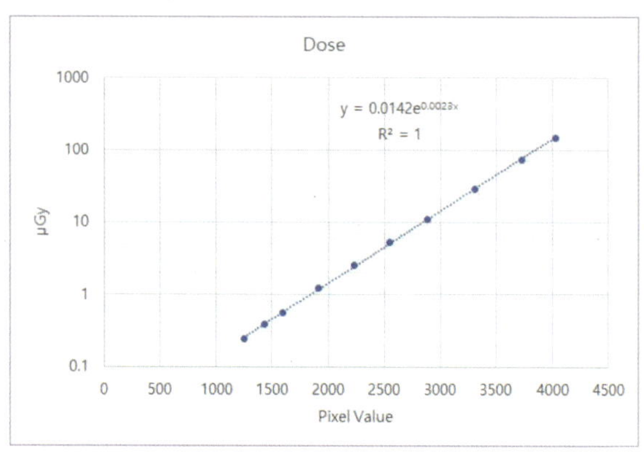

(b) 픽셀 값-조사선량 관계 그래프

Fig.2.3 DR 시스템의 디지털 특성곡선(RQA5)

2.4.2. Edge영상의 획득

엣지 영상의 획득방법은 슬릿영상의 획득방법과 근본적으로 같다. 최대 픽셀 값과 영상의 픽셀 값을 고려하여 촬영조건을 슬릿촬영조건 보다 1/5~1/10 정도 적게 주면 된다. Fig.2.4는 실험 배치도이다. X선관 초점부터 검출기 표면까지 거리는 150 cm이고 Double-Collimation을 하여 산란선의 영향을 최소화 한다.

텅스텐의 엣지를 촬영하는 경우 슬릿법에서와 같이 수광면에 엣지판을 밀착시켜 수광면의 수직 축에 대하여 경사시키는 Miss Alignment가 중요하다. 촬영한 엣지 각도가 약 1.5~3° 이내라면 MTF의 오차도 약 2.5% 이내로 구할 수 있다. 촬영조건은 Center Alignment의 픽셀 값이 최고 디지털 값의 80% 정도가 되도록 한다. 실험에서 촬영한 엣지 각도는 2.07°이다.

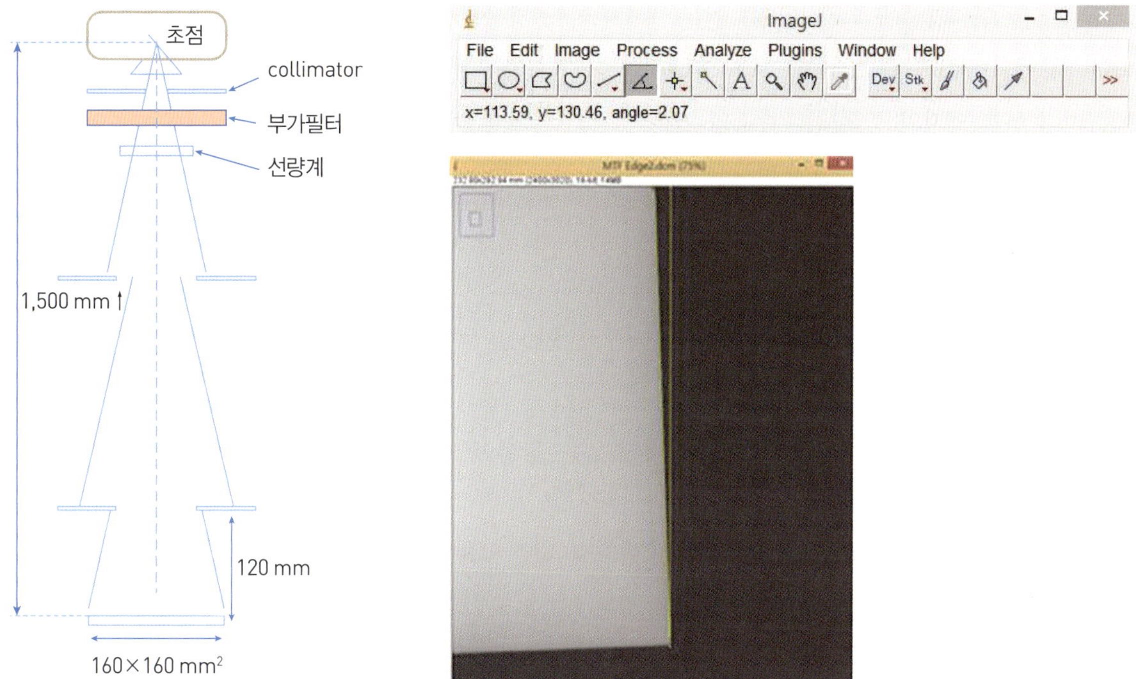

Fig.2.4 실험 배치도 및 Edge의 각도

2.4.3. 합성 Edge Spread Function의 작성

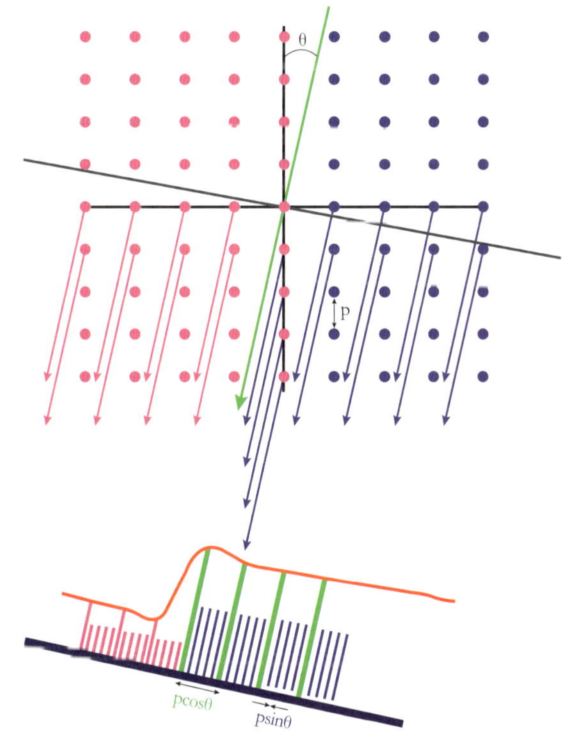

Fig.2.5 Edge 각도의 방향에 따른 1차원 서브 Pixel 배열의 재구성

Fig.2.5는 엣지영상에 의한 ESF을 얻는 방법이며 엣지상의 디지털 데이터로부터 추정한 엣지각도에 따라 1차원의 서브픽셀의 배열로 재 투영해서 얻어진다. 엣지는 픽셀의 배열에 대하여 2~3° 경사지게 배치하여야 하며 엣지와 중복되는 각각의 열은 엣지의 위치에 대하여 상대적으로 어긋나 있다. 그렇기 때문에 위치를 이동시킨 많은 열의 평균은 엘리어싱이 없는 합성 ESF을 얻는데 이용할 수 있다.

만약 개개의 픽셀 열이 엣지 각도에 따라서 재 투영된다면 엣지로부터의 거리 X의 함수로 나타낸 합성은 Eq.2.1으로 표본화할 수 있다.

$$E_j^i = \int ESF(X)\delta(X + ipsin\theta - jpcos\theta)\,dx \qquad \text{Eq.2.1}$$

여기서, E_j^i는 edge로부터의 거리가 i번째에 있는 픽셀에 대한 함수의 이산샘플로서 i는 픽셀의 열 번호, j는 픽셀의 행 번호이다.

특히, P는 픽셀사이즈로서 양쪽의 직교방향으로 같은 사이즈라고 가정하고 있다. θ는 재투명각도 (Edge각도)이다. 다른 픽셀 열 i와 일치하는 E는 Fig.2.5에서 나타낸 바와 같이 거리 X(i)가 변화하는데 따라서 다르게 잡는다. n열이 재 투영될 때 샘플링 점은 X축에 모이고 세밀한 Pitch로 ESF의 이산샘플의 합성 패턴 ESF_k[Eq.2.3]이 형성된다.

일반적으로 이들 샘플은 X축상에 일정간격으로 분포하고 있지 않다.

합성 Sampling Pitch는 픽셀 사이즈 P, 화상배열의 크기 n, 재투영각도 θ에 의존하며,

$$\Delta X = Ptan\theta = \frac{P}{n} \qquad \text{Eq.2.2}$$

의 식으로 나타낼 수 있다.

E_j^i의 샘플은 재정리해서 다음 식으로 표시하는 합성 Sampling Pitch ΔX의 폭의 용기에 모을 수 있다.

$$ESF_k = \frac{1}{N_k}\sum_{ij} E_j^i bin(X(i,j) - k\Delta X) \qquad \text{Eq.2.3}$$

여기서 E_j^i는 재정리된 E의 샘플이고, N_k는 Edge로부터 거리 $X(i,j)$가 $\left(\frac{k-1}{2}\right)\Delta X$로부터 $\left(\frac{k+1}{2}\right)\Delta X$이내 들어가는 픽셀의 수로서

$$N_k = \frac{P}{\Delta X} = \frac{1}{\tan\theta} \qquad \text{Eq.2.4}$$

이다.

k는 그때에 결정되는 임의의 정수이다. 그렇기 때문에 $bin(X(i, j) - k\Delta X)$는 $(X(i, j) - k\Delta X) \leq \Delta\frac{x}{2}$의 범위에서 1, 그 외의 범위에서는 0을 갖는다고 정의되는 구형 함수이다.

2.4.4. 인접차분과 Line Spread Function

그 후에 인접차분을 하게 되는데 인접차분에 의한 LSF_k는

$$LSF_k = (ESF_k - ESF_{k+1})/(X_k - X_{k+1}) = (ESF_k - ESF_{k+1})/\Delta X \qquad \text{Eq.2.5}$$

가 된다. 한 점의 선량데이터로부터 다음 점의 선량데이터를 빼서 합성 Sampling Pitch ΔX로 나누어 구한다.

LSF의 데이터는 한쪽의 요동이 큰 데이터를 버리고 반대측 데이터 LSF_k만을 투영하여 작성한다. 이 합성 LSF를 3번 이상 구해서 평균화하면 요동이 작(적)은 합성 LSF를 구할 수 있다.

2.4.5. LSF의 푸리에 변환

Line Spread Function이 만들어진 이산 푸리에 변환은 슬릿상의 프로파일에 대한 푸리에 변환과 같다. 일반적으로 푸리에 변환을 할 때에는 FFT(Fast Fourier Transform)를 이용한다. FFT는 지수의 데이터만을 계산할 수 있기 때문에 합성 LSF의 데이터 범위의 결정에 주의가 필요하다. 또한, 계산에 사용하는 데이터 개수와 데이터의 Pitch(거리)로 구하는 공간주파수 Pitch가 다른 점도 주의가 필요하다. 여기에서는 FFT법을 이용하여 엣지상의 256×256 매트릭스의 데이터를 가지고 MTF를 산출하였다. 다음으로 엣지법 각도에서 1/tanθ의 값에 가장 가까운 정수 값(N_k=20)을 얻을 수 있다. 이산 푸리에 변환은 합성 LSF법에 의해 샘플링 간격을 좁게 하여도 이산적 분포임으로 이산 푸리에 변환(Discrete Fourier Transform, DFT)을 하여야 하며 다음과 같이 표현한다.

$$OTF(\mu) = \frac{1}{N}\sum_{n=0}^{N-1} LSF(F)\, e^{-n\mu\left(\frac{2\pi}{N}\right)} \qquad \text{Eq.2.6}$$

(μ=0, 1, 2, ……, N−1)

Eq.2.6을 실수부와 허수부로 나누어 표시하면

$$a = \frac{1}{N}\sum_{n=0}^{N-1} LSF(n) \cdot \cos\left(\frac{2\pi\mu n}{N}\right) \qquad \text{Eq.2.7}$$

$$b = \frac{1}{N}\sum_{n=0}^{N-1} LSF(n) \cdot \sin\left(\frac{2\pi\mu n}{N}\right) \qquad \text{Eq.2.8}$$

(μ: 공간주파수, n: LSF의 위치, N: 세그멘트 수)

MTF는 아날로그와 마찬가지로 실수부와 허수부의 크기로 Eq.2.9식과 같이 된다.

$$MTF = |OTF| = \sqrt{a^2 + b^2} \qquad \text{Eq.2.9}$$

MTF는 스펙트럼의 진폭을 구하는 것이기 때문에 이 경우 각각의 주파수 성분의 초기 위상은 모르게 된다. 즉 a^2과 b^2의 합에 루트를 얻으면 MTF가 구해지는 것이다.

다음으로 0 주파수로 정규화하면 이것을 가(仮) 프리샘플링 MTF라고 한다.

최종적으로 SINC보정을 하여 가(仮) 프리샘플링 MTF에 곱하면 진(眞) 프리샘플링 MTF가 얻어진다.

2.4.6. Edge MTF 작성

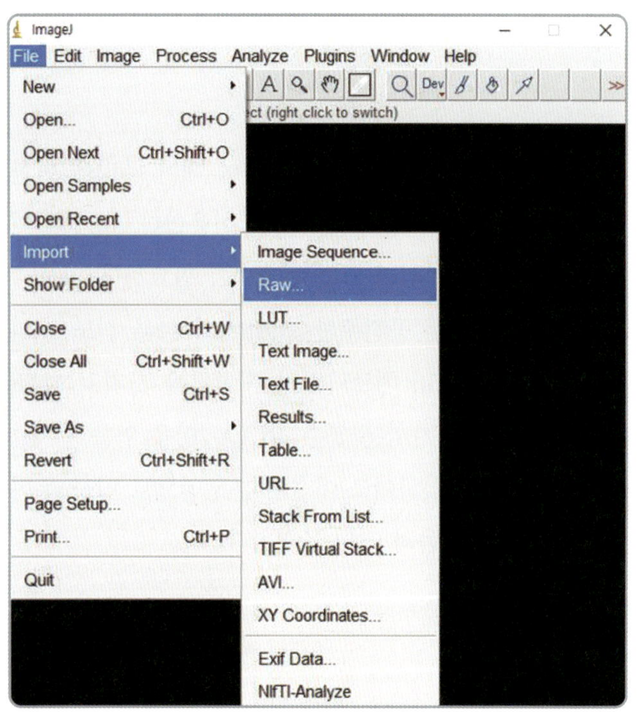

1 영상 데이터를 읽는다.

ImageJ를 실행하여 영상 File을 연다. [File] – [Import] – [Raw]를 실행시킨다.

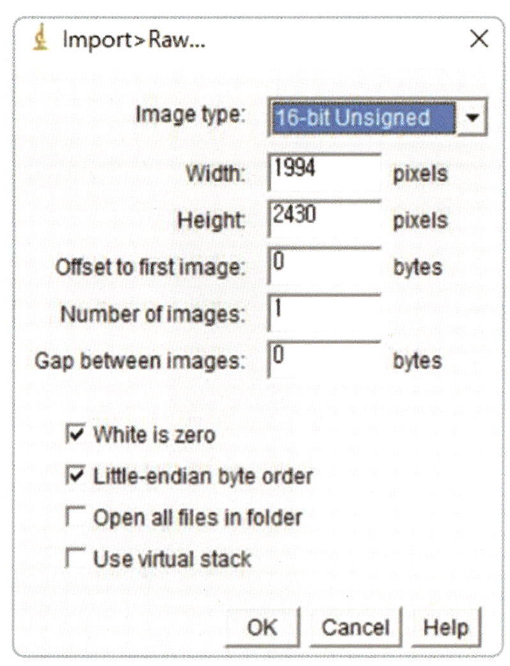

2 다음과 같은 조건을 선택하고, 'OK'를 클릭한다.

3 다음과 같이 영상을 열 수 있다(영상에서 Edge 부분의 각도를 측정한다[1.86°]).

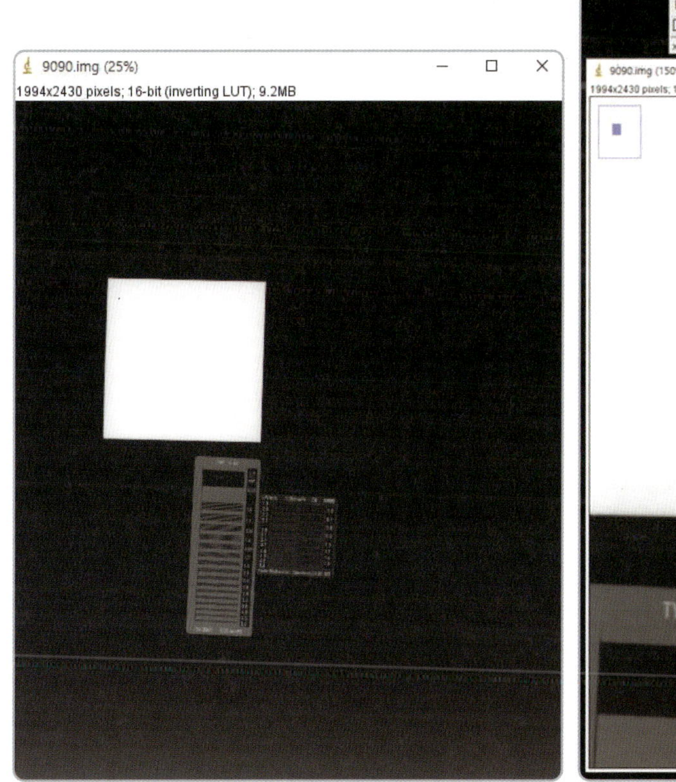

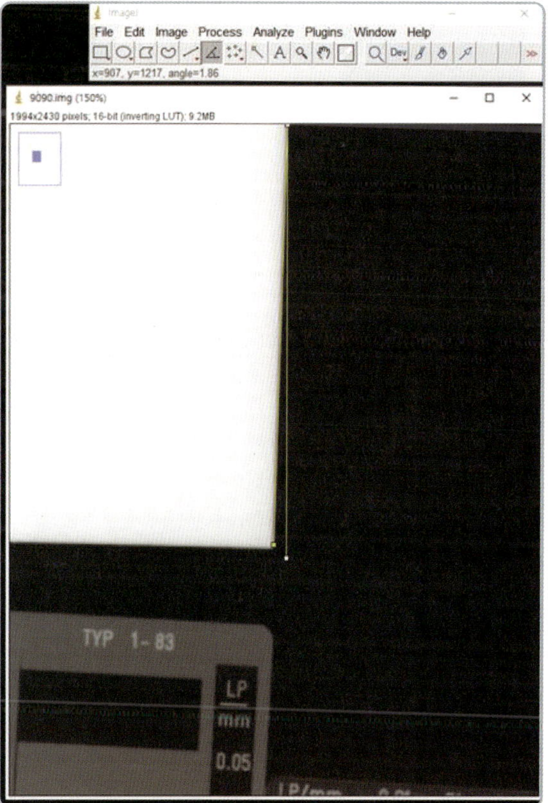

4 Edge 부분에 ROI를 선택을 한다(Width: 200, Height: 200, X Coordinate 804, Y Coordinate 999).

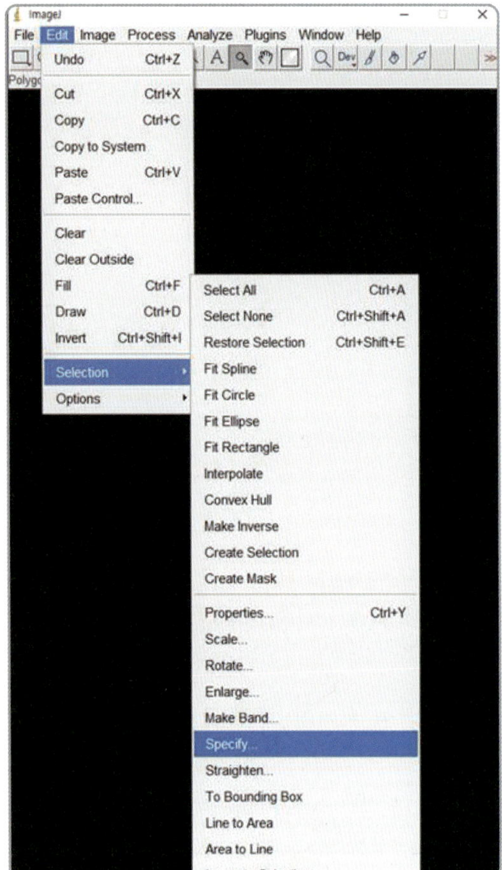

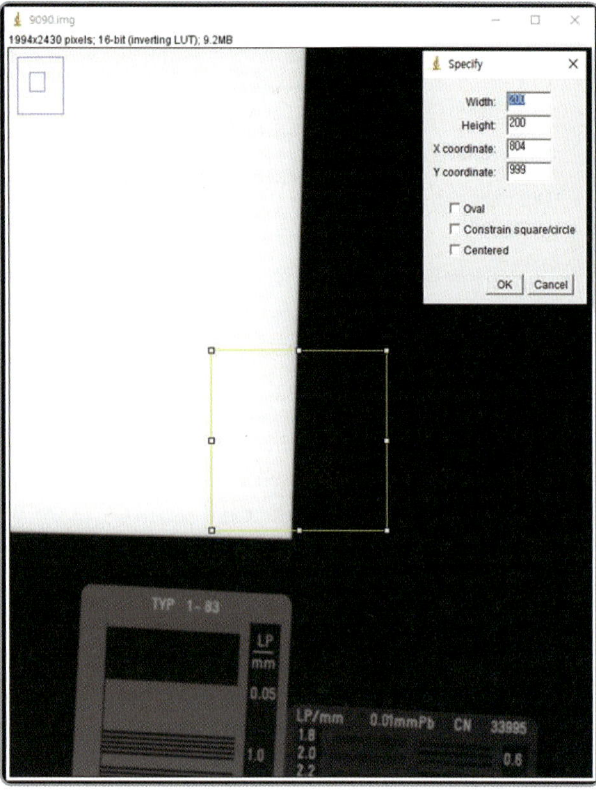

5 선택된 부분을 따로 복사하여 새로운 파일을 생성한다. [Image] – [Duplicate] – OK

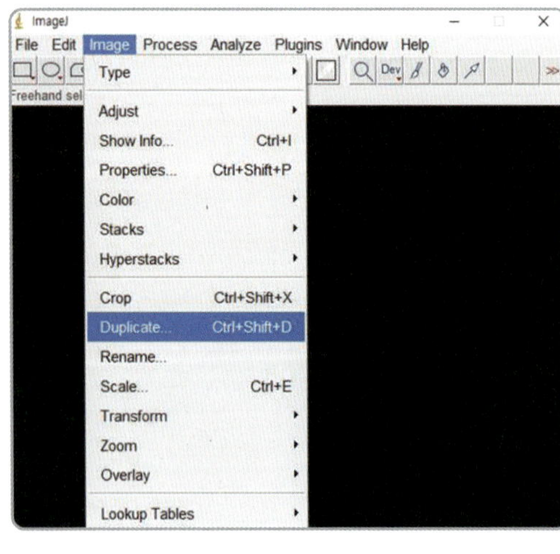

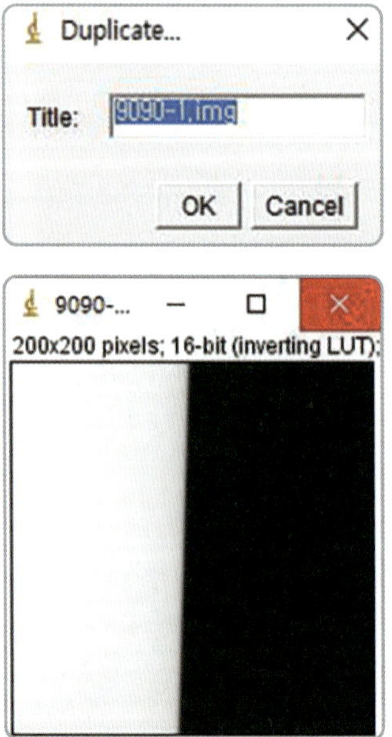

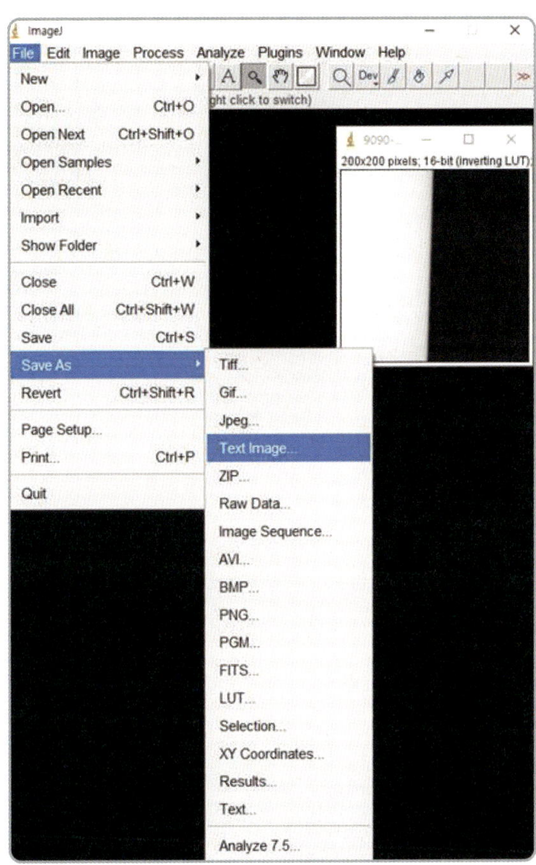

6 파일을 Text Image로 저장을 한다.

[File] – [Save As] – [Text Image]

7 저장된 파일을 Excel로 읽어 들인다. 파일 형식은 [모든 파일]로 해야 한다.

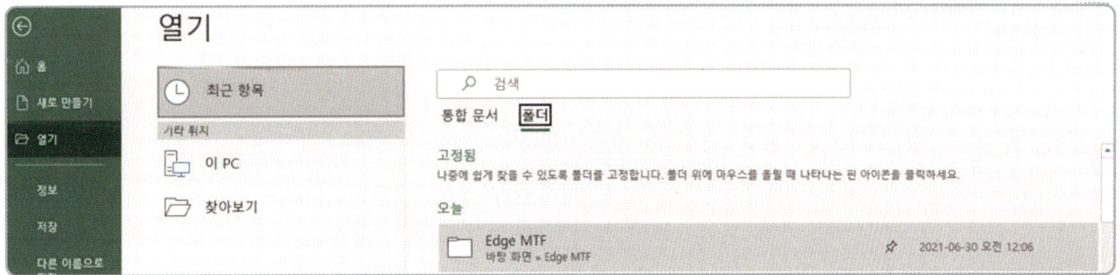

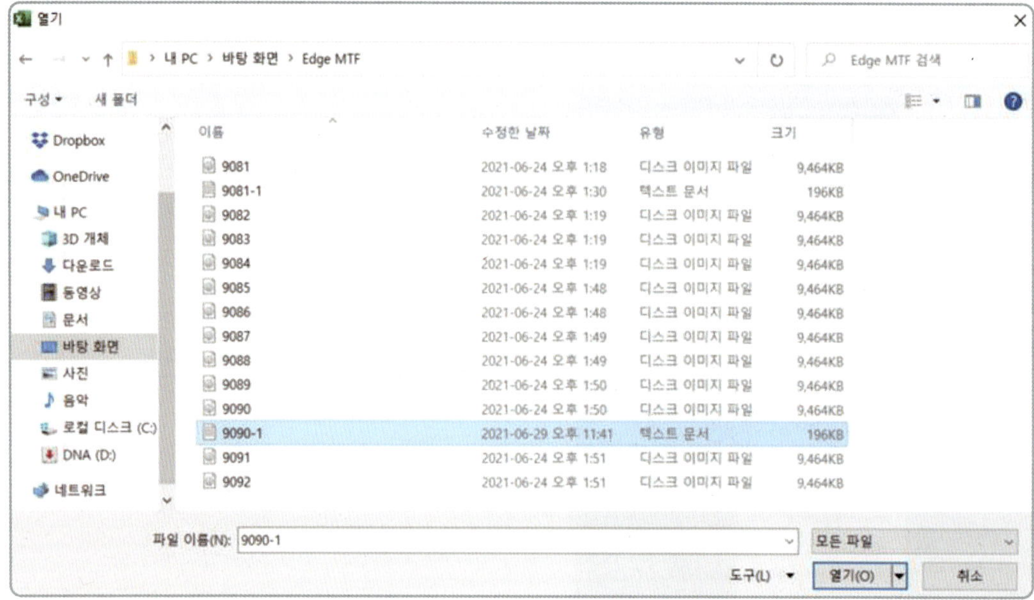

8 평균을 구하기 위해 먼저 옵션을 선택한다.

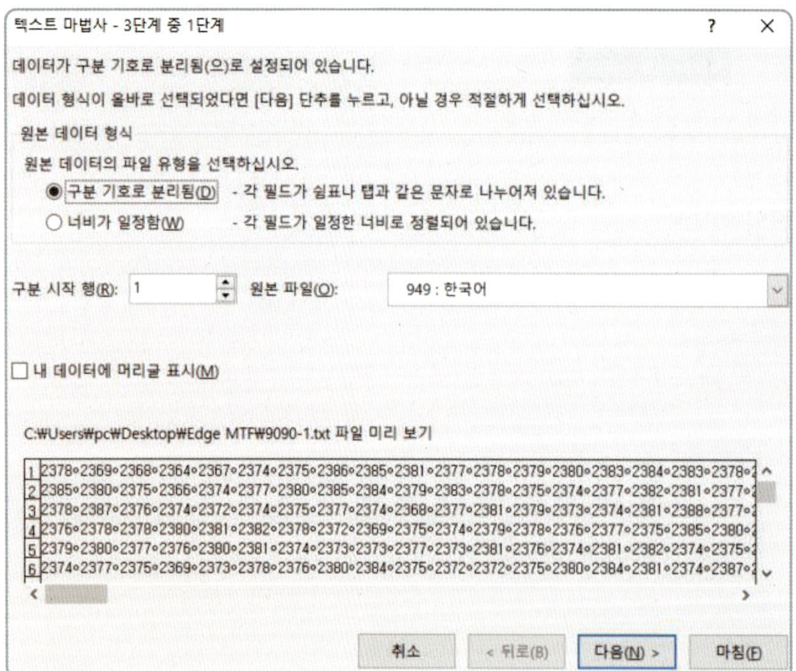

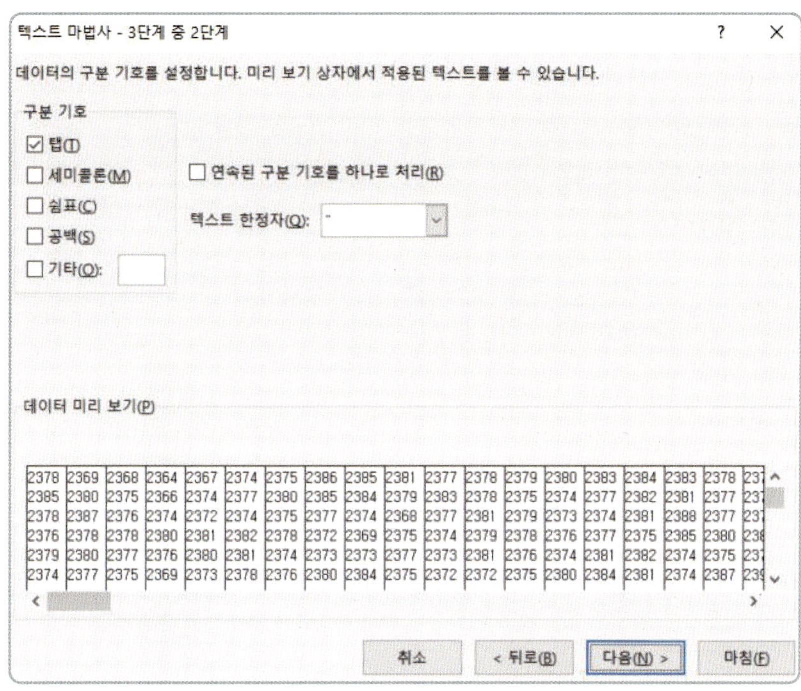

	A	B	C	D	E	F	G	H	I	J	K	L	M	N	O
1	2378	2369	2368	2364	2367	2374	2375	2386	2385	2381	2377	2378	2379	2380	2383
2	2385	2380	2375	2366	2374	2377	2380	2385	2384	2379	2383	2378	2375	2374	2377
3	2378	2387	2376	2374	2372	2374	2375	2377	2374	2368	2377	2381	2379	2373	2374
4	2376	2378	2378	2380	2381	2382	2378	2372	2369	2375	2374	2379	2378	2376	2377
5	2379	2380	2377	2376	2380	2381	2374	2373	2373	2377	2373	2381	2376	2374	2381
6	2374	2377	2375	2369	2373	2378	2376	2380	2384	2375	2372	2372	2375	2380	2384
7	2369	2372	2374	2361	2374	2378	2380	2381	2382	2383	2379	2383	2382	2386	2388
8	2363	2367	2377	2363	2380	2385	2384	2386	2376	2378	2376	2382	2386	2386	2380
9	2362	2363	2376	2372	2379	2379	2370	2383	2381	2377	2383	2384	2383	2374	2378
10	2372	2370	2378	2378	2380	2382	2375	2380	2386	2378	2381	2381	2378	2371	2377
11	2373	2368	2377	2378	2383	2376	2377	2387	2384	2370	2369	2375	2384	2374	2379
12	2375	2374	2376	2373	2371	2377	2379	2381	2374	2370	2365	2373	2380	2375	2383
13	2379	2378	2378	2377	2379	2380	2381	2374	2377	2376	2372	2368	2376	2376	2381
14	2372	2374	2369	2371	2374	2373	2374	2377	2377	2388	2378	2375	2377	2381	2379
15	2374	2375	2373	2372	2380	2376	2376	2374	2376	2381	2378	2376	2382	2385	2384
16	2375	2376	2379	2382	2379	2384	2377	2380	2382	2371	2375	2376	2382	2384	2390
17	2381	2385	2387	2378	2378	2380	2377	2370	2388	2376	2373	2374	2381	2386	2381
18	2384	2386	2382	2375	2380	2376	2375	2376	2377	2377	2383	2378	2379	2385	2379
19	2381	2386	2381	2375	2372	2372	2372	2372	2379	2382	2387	2380	2371	2379	2376
20	2385	2381	2379	2384	2378	2369	2368	2375	2378	2379	2377	2373	2370	2379	2385

9 영상 데이터 내부에 Edge 부분을 체크한다(값의 범위가 2400부터 3500에 걸쳐 있어서 대략적인 중간 값 3000을 기준으로 Edge 부분을 체크한다).

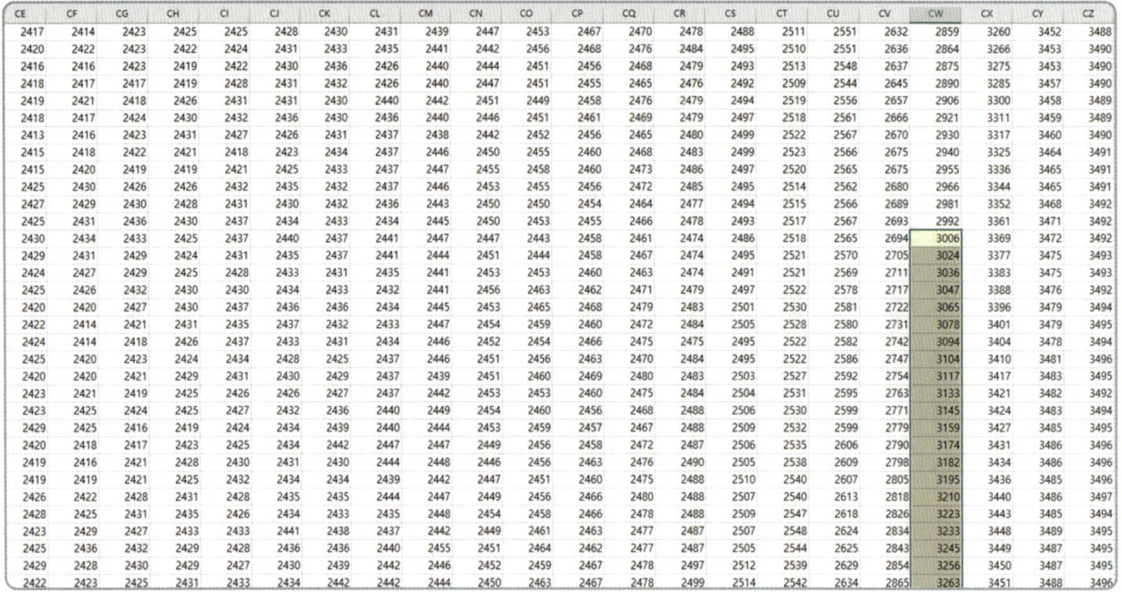

CE	CF	CG	CH	CI	CJ	CK	CL	CM	CN	CO	CP	CQ	CR	CS	CT	CU	CV	CW	CX	CY	CZ
2417	2414	2423	2425	2425	2428	2430	2431	2439	2447	2453	2467	2470	2478	2488	2511	2551	2632	2859	3260	3452	3488
2420	2422	2423	2422	2424	2431	2433	2435	2441	2442	2456	2468	2476	2484	2495	2510	2551	2636	2864	3266	3453	3490
2416	2416	2423	2419	2422	2430	2436	2426	2440	2444	2451	2456	2468	2479	2493	2513	2548	2637	2875	3275	3453	3490
2418	2417	2417	2419	2428	2431	2432	2426	2440	2447	2451	2455	2465	2476	2492	2509	2544	2645	2890	3285	3457	3490
2419	2421	2418	2426	2431	2431	2430	2440	2442	2451	2449	2458	2476	2479	2494	2519	2556	2657	2906	3300	3458	3489
2418	2417	2424	2430	2432	2436	2430	2436	2440	2446	2451	2461	2469	2479	2497	2518	2561	2666	2921	3311	3459	3489
2413	2416	2423	2431	2427	2426	2431	2437	2438	2442	2452	2456	2465	2480	2499	2522	2567	2670	2930	3317	3460	3490
2415	2418	2422	2421	2418	2423	2434	2437	2446	2450	2455	2460	2468	2483	2499	2523	2566	2675	2940	3325	3464	3491
2415	2420	2419	2419	2421	2425	2433	2437	2447	2455	2458	2460	2473	2486	2497	2520	2565	2675	2955	3336	3465	3491
2425	2430	2426	2426	2432	2435	2432	2437	2446	2453	2455	2456	2472	2485	2495	2514	2562	2680	2966	3344	3465	3491
2427	2429	2430	2428	2431	2430	2432	2436	2443	2450	2450	2454	2464	2477	2494	2515	2566	2689	2981	3352	3468	3492
2425	2431	2436	2430	2437	2434	2433	2434	2445	2450	2453	2455	2466	2478	2493	2517	2567	2693	2992	3361	3471	3492
2430	2434	2433	2425	2437	2440	2437	2441	2447	2447	2443	2458	2461	2474	2486	2518	2565	2694	3006	3369	3472	3492
2429	2431	2429	2424	2431	2435	2437	2441	2444	2451	2444	2458	2467	2474	2495	2521	2570	2705	3024	3377	3475	3493
2424	2427	2429	2425	2428	2433	2431	2435	2441	2453	2453	2460	2463	2474	2491	2521	2569	2711	3036	3383	3475	3493
2425	2426	2432	2430	2430	2434	2433	2432	2441	2456	2463	2462	2471	2479	2497	2522	2578	2717	3047	3388	3476	3492
2420	2420	2427	2430	2437	2436	2436	2434	2445	2453	2465	2468	2479	2483	2501	2530	2581	2722	3065	3396	3479	3494
2422	2414	2421	2431	2435	2437	2432	2433	2447	2454	2459	2460	2472	2484	2505	2528	2580	2731	3078	3401	3479	3495
2424	2414	2418	2426	2437	2433	2431	2434	2446	2452	2454	2466	2475	2475	2495	2522	2582	2742	3094	3404	3478	3494
2425	2420	2423	2424	2434	2428	2425	2437	2446	2451	2456	2463	2470	2484	2495	2522	2586	2747	3104	3410	3481	3496
2420	2420	2421	2429	2431	2430	2429	2437	2439	2451	2460	2469	2480	2483	2503	2527	2592	2754	3117	3417	3483	3495
2423	2421	2419	2425	2426	2426	2427	2437	2442	2453	2453	2460	2475	2484	2504	2531	2595	2763	3133	3421	3482	3492
2423	2425	2424	2425	2427	2432	2436	2440	2449	2454	2460	2456	2468	2488	2506	2530	2599	2771	3145	3424	3483	3494
2429	2425	2416	2419	2424	2434	2439	2440	2444	2453	2459	2457	2467	2488	2509	2532	2599	2779	3159	3427	3485	3495
2420	2418	2417	2423	2425	2434	2442	2447	2447	2449	2456	2458	2472	2487	2506	2535	2606	2790	3174	3431	3486	3496
2419	2416	2421	2428	2430	2431	2430	2444	2448	2446	2456	2463	2476	2490	2505	2538	2609	2798	3182	3434	3486	3496
2419	2419	2421	2425	2432	2434	2434	2439	2442	2447	2451	2460	2475	2488	2510	2540	2607	2805	3195	3436	3485	3496
2426	2422	2428	2431	2428	2435	2435	2444	2447	2449	2456	2466	2480	2488	2507	2540	2613	2818	3210	3440	3486	3497
2428	2425	2431	2435	2426	2434	2433	2435	2448	2454	2458	2466	2478	2488	2509	2547	2618	2826	3223	3443	3485	3494
2423	2429	2427	2433	2433	2441	2438	2437	2442	2449	2461	2463	2477	2487	2507	2548	2624	2834	3233	3448	3489	3495
2425	2436	2432	2429	2428	2436	2436	2440	2455	2451	2464	2462	2477	2487	2505	2544	2625	2843	3245	3449	3487	3495
2429	2428	2430	2429	2427	2430	2439	2442	2446	2452	2459	2467	2478	2497	2512	2539	2629	2854	3256	3450	3487	3495
2422	2423	2425	2431	2433	2434	2442	2442	2444	2450	2463	2467	2478	2499	2514	2542	2634	2865	3263	3451	3488	3496

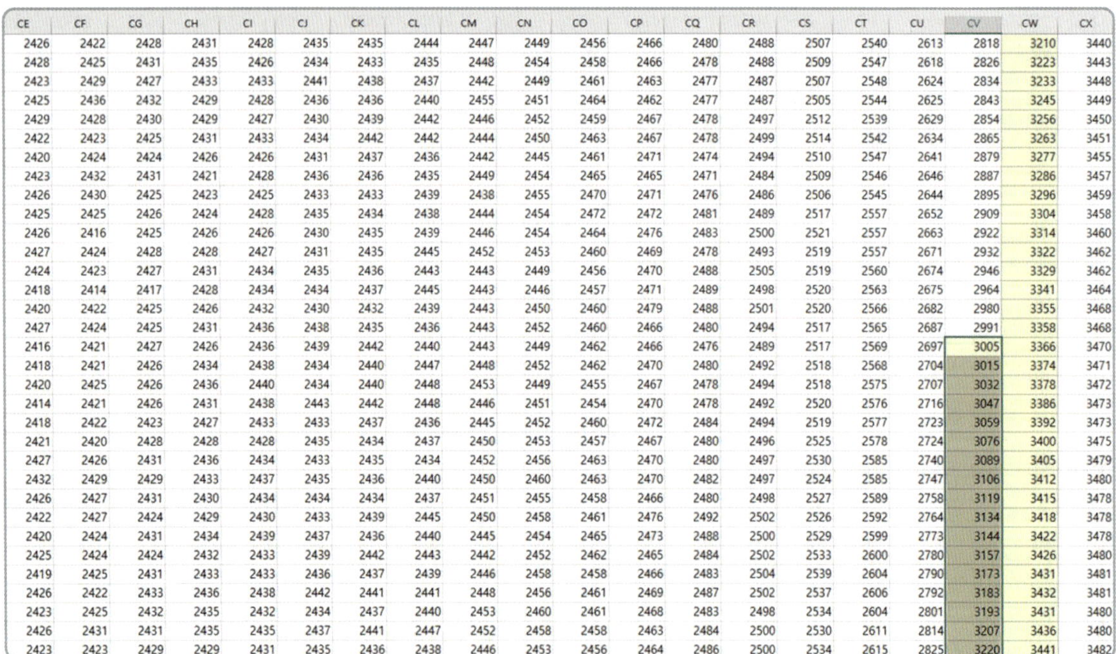

CE	CF	CG	CH	CI	CJ	CK	CL	CM	CN	CO	CP	CQ	CR	CS	CT	CU	CV	CW	CX
2426	2422	2428	2431	2428	2435	2435	2444	2447	2449	2456	2466	2480	2488	2507	2540	2613	2818	3210	3440
2428	2425	2431	2435	2426	2434	2433	2435	2448	2454	2458	2466	2478	2488	2509	2547	2618	2826	3223	3443
2423	2429	2427	2433	2433	2441	2438	2437	2442	2449	2461	2463	2477	2487	2507	2548	2624	2834	3233	3448
2425	2436	2432	2429	2428	2436	2436	2440	2455	2451	2464	2462	2477	2487	2505	2544	2625	2843	3245	3449
2429	2428	2430	2429	2427	2430	2439	2442	2446	2452	2459	2467	2478	2497	2512	2539	2629	2854	3256	3450
2422	2423	2425	2431	2433	2434	2442	2442	2444	2450	2463	2467	2478	2499	2514	2542	2634	2865	3263	3451
2420	2424	2424	2426	2426	2431	2437	2436	2442	2445	2461	2471	2474	2494	2510	2547	2641	2879	3277	3455
2423	2432	2431	2421	2428	2436	2436	2435	2449	2454	2465	2465	2471	2484	2509	2546	2646	2887	3286	3457
2426	2430	2425	2423	2425	2433	2433	2439	2438	2455	2470	2471	2476	2486	2506	2545	2644	2895	3296	3459
2425	2425	2426	2424	2428	2435	2434	2438	2444	2454	2472	2472	2481	2489	2517	2557	2652	2909	3304	3458
2426	2416	2425	2426	2426	2430	2435	2439	2446	2454	2464	2476	2483	2500	2521	2557	2663	2922	3314	3460
2427	2424	2428	2428	2427	2431	2435	2445	2452	2453	2460	2469	2478	2493	2519	2557	2671	2932	3322	3462
2424	2423	2427	2431	2434	2435	2436	2443	2443	2449	2456	2470	2488	2505	2519	2560	2674	2946	3329	3462
2418	2414	2417	2428	2434	2434	2437	2445	2443	2446	2457	2471	2489	2498	2520	2563	2675	2964	3341	3464
2420	2422	2425	2426	2432	2430	2432	2439	2443	2450	2460	2479	2488	2501	2520	2566	2682	2980	3355	3468
2427	2424	2425	2431	2436	2438	2435	2436	2443	2452	2460	2466	2480	2494	2517	2565	2687	2991	3358	3468
2416	2421	2427	2426	2436	2439	2442	2440	2443	2449	2462	2466	2476	2489	2517	2569	2697	3005	3366	3470
2418	2421	2426	2434	2438	2434	2440	2447	2448	2452	2462	2470	2480	2492	2518	2568	2704	3015	3374	3471
2420	2425	2426	2436	2440	2434	2440	2448	2453	2449	2455	2467	2478	2494	2518	2575	2707	3032	3378	3472
2414	2421	2426	2431	2438	2443	2442	2448	2446	2451	2454	2470	2478	2492	2520	2576	2716	3047	3386	3473
2418	2422	2423	2427	2433	2433	2437	2436	2445	2452	2460	2472	2484	2494	2519	2577	2723	3059	3392	3473
2421	2420	2428	2428	2428	2435	2434	2437	2450	2453	2457	2467	2480	2496	2525	2578	2724	3076	3400	3475
2427	2426	2431	2436	2434	2433	2435	2434	2452	2456	2463	2470	2480	2497	2530	2585	2740	3089	3405	3479
2432	2429	2429	2433	2437	2435	2436	2440	2450	2460	2463	2470	2482	2497	2524	2585	2747	3106	3412	3480
2426	2427	2431	2430	2434	2434	2434	2437	2451	2455	2458	2466	2480	2498	2527	2589	2758	3119	3415	3478
2422	2427	2424	2429	2430	2433	2439	2445	2450	2458	2461	2476	2492	2502	2526	2592	2764	3134	3418	3478
2420	2424	2431	2434	2439	2437	2436	2440	2445	2454	2465	2473	2488	2500	2529	2599	2773	3144	3422	3478
2425	2424	2424	2432	2433	2439	2442	2443	2442	2452	2462	2465	2484	2502	2533	2600	2780	3157	3426	3480
2419	2425	2431	2433	2433	2436	2437	2439	2446	2458	2458	2466	2483	2504	2539	2604	2790	3173	3431	3481
2426	2422	2433	2436	2438	2442	2441	2441	2448	2456	2461	2469	2487	2502	2537	2606	2792	3183	3432	3481
2423	2425	2432	2435	2432	2434	2437	2440	2453	2460	2461	2468	2483	2498	2534	2604	2801	3193	3431	3480
2426	2431	2431	2435	2435	2437	2441	2447	2452	2458	2458	2463	2484	2500	2530	2611	2814	3207	3436	3480
2423	2423	2429	2429	2431	2435	2436	2438	2446	2453	2456	2464	2486	2500	2534	2615	2825	3220	3441	3482

10 체크를 다하고 화면 크기를 조절하면 다음과 같이 체크되어 있는 것을 확인할 수 있다. 색칠이 되어 있는 부분이 Edge 부분이다.

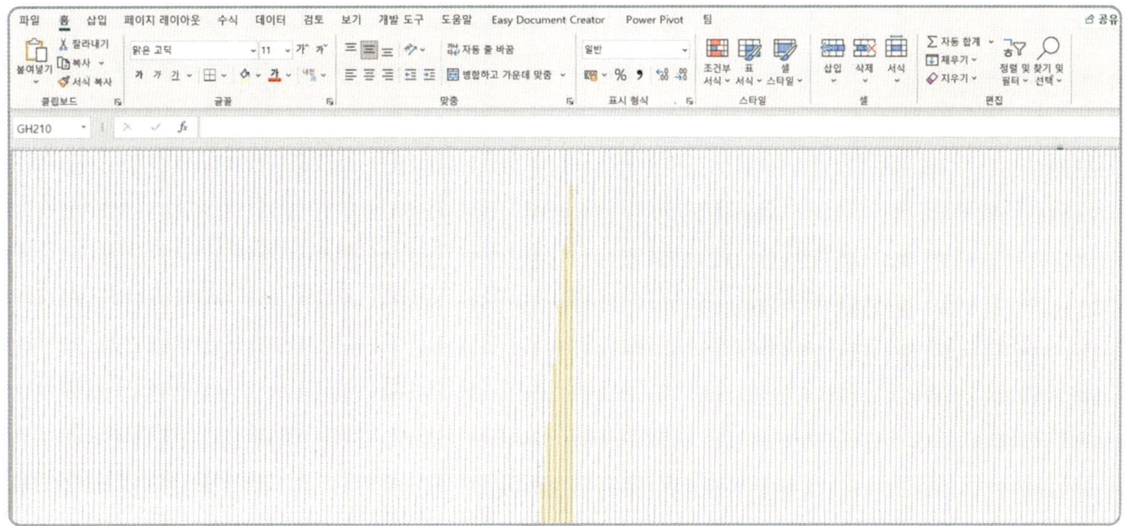

11 색칠되어 있는 부분이 Edge 부분으로 한 줄의 길이를 알아본다. 위 3)에서 측정한 Angle은 1.86° 였고, 이때 tan 1.86°은 0.033이다. tan의 역수를 구하면 약 30.71이라는 값이 나오고 이것이 ROI에서 Edge 부분의 길이가 된다(DATA Pixel의 수가 정수이어야 하기에 31로 간주하면 된다).

31R x 1C | 3011

	CL	CM	CN	CO	CP	CQ	CR	CS	CT	CU	CV	CW	CX	CY	CZ
76	2447	2444	2456	2463	2474	2490	2509	2551	2655	2919	3309	3459	3488	3495	3499
77	2443	2444	2456	2468	2484	2495	2515	2556	2660	2932	3319	3460	3488	3495	3498
78	2441	2450	2452	2462	2475	2487	2510	2555	2666	2943	3330	3463	3489	3497	3500
79	2448	2455	2451	2458	2475	2491	2514	2551	2668	2954	3338	3464	3488	3496	3500
80	2441	2445	2451	2457	2475	2493	2509	2557	2675	2970	3345	3467	3489	3495	3499
81	2446	2447	2455	2466	2473	2493	2513	2563	2686	2983	3354	3460	3490	3496	3499
82	2439	2449	2460	2470	2472	2497	2519	2569	2693	2997	3361	3470	3492	3497	3499
83	2443	2448	2462	2469	2479	2503	2526	2570	2700	3011	3368	3469	3491	3495	3498
84	2447	2457	2462	2473	2485	2499	2526	2578	2707	3026	3377	3469	3489	3496	3499
85	2448	2456	2465	2470	2479	2504	2524	2576	2713	3040	3384	3471	3489	3495	3500
86	2452	2454	2459	2467	2478	2500	2520	2580	2719	3052	3389	3472	3488	3498	3499
87	2445	2454	2460	2463	2476	2495	2523	2580	2726	3068	3393	3472	3490	3498	3500
88	2448	2453	2462	2465	2477	2494	2518	2582	2734	3082	3401	3476	3491	3498	3499
89	2443	2451	2452	2459	2479	2502	2524	2585	2742	3094	3403	3476	3492	3496	3500
90	2446	2452	2453	2463	2482	2500	2525	2590	2750	3107	3407	3476	3492	3496	3500
91	2451	2452	2460	2468	2479	2500	2531	2591	2754	3119	3411	3477	3492	3496	3500
92	2449	2450	2457	2467	2477	2498	2529	2589	2761	3132	3415	3478	3491	3495	3500
93	2446	2454	2463	2471	2474	2500	2525	2589	2771	3142	3419	3478	3489	3495	3499
94	2449	2459	2466	2473	2481	2503	2525	2593	2778	3154	3421	3478	3491	3494	3497
95	2451	2460	2467	2470	2480	2502	2530	2597	2785	3168	3424	3480	3494	3496	3497
96	2450	2460	2462	2467	2475	2497	2532	2603	2796	3184	3430	3481	3492	3494	3495
97	2455	2458	2462	2470	2480	2502	2539	2607	2808	3200	3436	3481	3492	3493	3496
98	2456	2453	2457	2470	2485	2500	2537	2611	2815	3213	3441	3482	3491	3495	3499
99	2452	2455	2457	2473	2482	2503	2537	2614	2825	3222	3439	3479	3492	3494	3499
100	2449	2458	2458	2469	2481	2508	2537	2617	2835	3233	3441	3480	3491	3496	3500
101	2448	2454	2460	2472	2482	2502	2535	2625	2849	3249	3447	3483	3492	3496	3500
102	2445	2452	2465	2472	2483	2506	2537	2630	2861	3260	3448	3483	3492	3496	3498
103	2457	2463	2470	2471	2479	2502	2545	2635	2875	3273	3452	3484	3491	3496	3498
104	2456	2463	2470	2476	2492	2510	2544	2642	2884	3280	3452	3483	3490	3496	3500
105	2454	2458	2469	2477	2490	2506	2544	2645	2892	3287	3450	3481	3491	3497	3500
106	2454	2457	2461	2473	2489	2510	2547	2648	2902	3296	3452	3483	3492	3497	3498
107	2447	2459	2465	2480	2485	2505	2545	2652	2913	3308	3457	3487	3494	3499	3501
108	2450	2465	2471	2476	2485	2507	2551	2654	2923	3315	3459	3487	3494	3496	3499
109	2454	2460	2468	2470	2488	2508	2557	2662	2935	3323	3459	3484	3490	3494	3497
110	2454	2457	2464	2473	2487	2507	2554	2669	2946	3331	3459	3484	3489	3492	3495
111	2456	2458	2460	2472	2489	2509	2558	2671	2963	3343	3463	3486	3490	3493	3497
112	2456	2456	2458	2472	2487	2509	2557	2679	2979	3353	3465	3486	3492	3494	3497
113	2459	2458	2461	2479	2493	2514	2559	2679	2989	3357	3464	3486	3493	3494	3496
114	2456	2459	2460	2476	2490	2518	2563	2690	3003	3366	3466	3488	3494	3495	3496
115	2451	2456	2469	2481	2495	2515	2559	2693	3018	3371	3467	3488	3495	3497	3498
116	2450	2459	2467	2483	2496	2521	2564	2700	3034	3377	3469	3490	3495	3498	3500
117	2449	2458	2471	2478	2491	2517	2564	2709	3046	3384	3471	3490	3494	3497	3500

DATA에서 ROI를 표시한 것과 비교하니 31로 각도를 통해 계산한 것과 동일하게 나타났다(※angle에 대한 오차가 있을 수 있기에 30~32 사이에서 최적의 DATA영역을 찾도록 해야 한다).

12 MTF를 측정하기 위한 DATA는 1024개(210) 이상이 필요하다. 이는 푸리에 변환이 Excel에서는 2^n개로 할 수 있기 때문이다. 1024÷31은 약 33.0이다. 그 이상의 DATA가 필요하기에 Edge 표시되어 있는 부분을 중심으로 세로 31 가로 34(31×34)의 ROI를 선택한다.

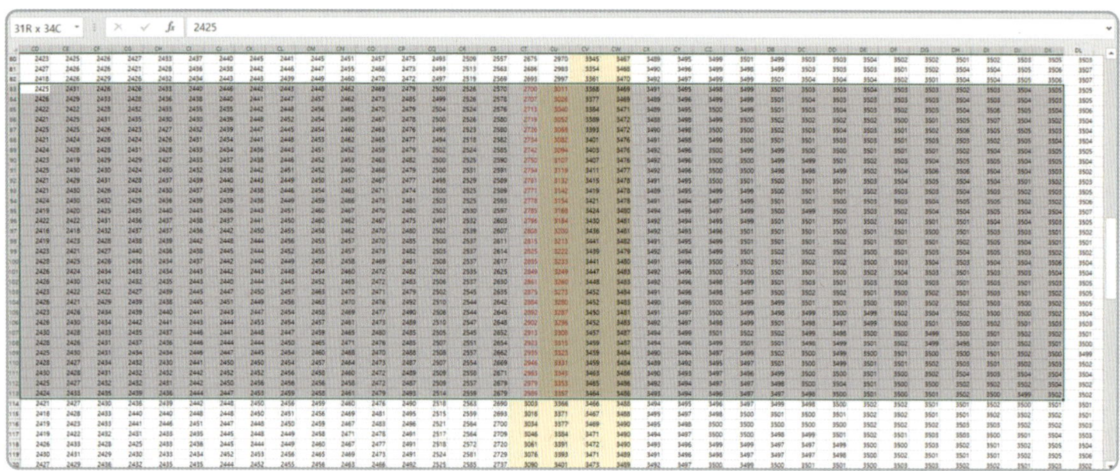

31R x 34C | 2425

13 선택된 ROI를 다른 Sheet에 붙여 넣는다.

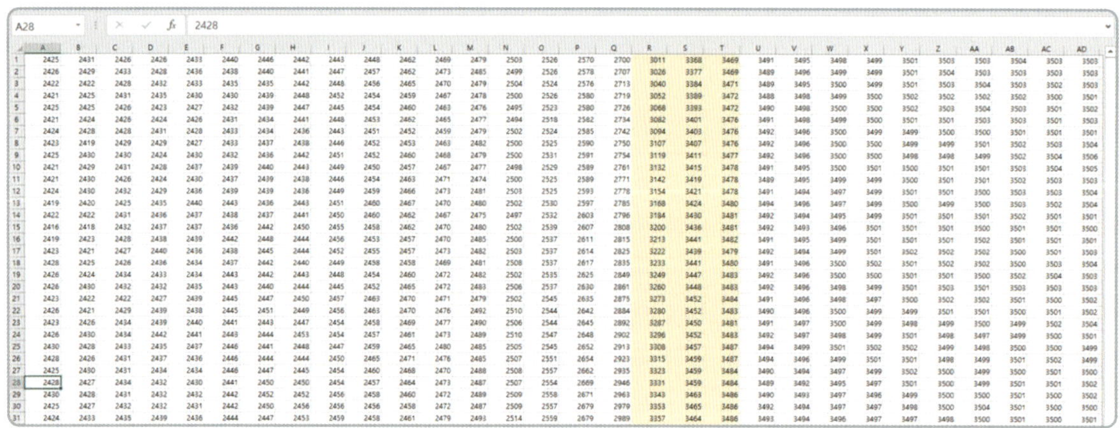

A28 | 2428

	A	B	C	D	E	F	G	H	I	J	K	L	M	N	O
1	2425	2431	2426	2426	2433	2440	2446	2442	2443	2448	2462	2469	2479	2503	2526
2	2426	2429	2433	2428	2436	2438	2440	2441	2447	2457	2462	2473	2485	2499	2526
3	2422	2422	2428	2432	2433	2435	2435	2442	2448	2456	2465	2470	2479	2504	2524
4	2421	2425	2431	2435	2430	2430	2439	2448	2452	2454	2459	2467	2478	2500	2526
5	2425	2425	2426	2423	2427	2432	2439	2447	2445	2454	2460	2463	2476	2495	2523
6	2421	2424	2426	2424	2426	2431	2434	2441	2448	2453	2462	2465	2477	2494	2518
7	2424	2428	2428	2431	2428	2433	2434	2436	2443	2451	2452	2459	2479	2502	2524
8	2423	2419	2429	2429	2427	2433	2437	2438	2446	2452	2453	2463	2482	2500	2525
9	2425	2430	2430	2424	2430	2432	2436	2442	2451	2452	2460	2468	2479	2500	2531
10	2421	2429	2431	2428	2437	2439	2440	2443	2449	2450	2457	2467	2477	2498	2529
11	2421	2430	2426	2424	2430	2437	2439	2438	2446	2454	2463	2471	2474	2500	2525
12	2424	2430	2432	2429	2436	2439	2439	2436	2449	2459	2466	2473	2481	2503	2525
13	2419	2420	2425	2435	2440	2443	2436	2443	2451	2460	2467	2470	2480	2502	2530
14	2422	2422	2431	2436	2437	2438	2437	2441	2450	2460	2462	2467	2475	2497	2532
15	2416	2418	2432	2437	2437	2436	2442	2450	2455	2458	2462	2470	2480	2502	2539
16	2419	2423	2428	2438	2439	2442	2448	2444	2456	2453	2457	2470	2485	2500	2537
17	2423	2421	2427	2440	2436	2438	2445	2444	2452	2455	2457	2473	2482	2503	2537
18	2428	2425	2426	2436	2434	2437	2442	2440	2449	2458	2458	2469	2481	2508	2537
19	2426	2424	2434	2433	2434	2443	2442	2443	2448	2454	2460	2472	2482	2502	2535
20	2426	2430	2432	2432	2435	2443	2440	2444	2445	2452	2465	2472	2483	2506	2537
21	2423	2422	2422	2427	2439	2445	2447	2450	2457	2463	2470	2471	2479	2502	2545
22	2426	2421	2429	2439	2438	2445	2451	2449	2456	2463	2470	2476	2492	2510	2544
23	2423	2426	2434	2439	2440	2441	2443	2447	2454	2458	2469	2477	2490	2506	2544
24	2426	2430	2434	2442	2441	2443	2444	2453	2454	2457	2461	2473	2489	2510	2547
25	2430	2428	2433	2435	2437	2446	2441	2448	2447	2459	2465	2480	2485	2505	2545
26	2428	2426	2431	2437	2436	2446	2444	2444	2450	2465	2471	2476	2485	2507	2551
27	2425	2430	2431	2434	2434	2446	2447	2445	2454	2460	2468	2470	2488	2508	2557
28	2428	2427	2434	2432	2430	2441	2450	2450	2454	2457	2464	2473	2487	2507	2554
29	2430	2428	2431	2432	2432	2442	2452	2452	2456	2458	2460	2472	2489	2509	2558
30	2425	2427	2432	2432	2431	2442	2450	2456	2456	2456	2458	2472	2487	2509	2557
31	2424	2433	2435	2439	2436	2444	2447	2453	2459	2458	2461	2479	2493	2514	2559

	P	Q	R	S	T	U	V	W	X	Y	Z	AA	AB	AC	AD
1	2570	2700	3011	3368	3469	3491	3495	3498	3499	3501	3503	3503	3504	3503	3503
2	2578	2707	3026	3377	3469	3489	3496	3499	3499	3501	3504	3503	3503	3503	3503
3	2576	2713	3040	3384	3471	3489	3495	3500	3499	3501	3503	3504	3503	3502	3503
4	2580	2719	3052	3389	3472	3488	3498	3499	3500	3502	3502	3502	3502	3500	3501
5	2580	2726	3068	3393	3472	3490	3498	3500	3500	3502	3503	3504	3503	3501	3502
6	2582	2734	3082	3401	3476	3491	3498	3499	3500	3501	3501	3503	3503	3501	3503
7	2585	2742	3094	3403	3476	3492	3496	3500	3499	3499	3500	3500	3501	3501	3501
8	2590	2750	3107	3407	3476	3492	3496	3500	3500	3499	3499	3501	3502	3503	3504
9	2591	2754	3119	3411	3477	3492	3496	3500	3500	3498	3498	3499	3502	3504	3506
10	2589	2761	3132	3415	3478	3491	3495	3500	3501	3500	3501	3501	3503	3504	3505
11	2589	2771	3142	3419	3478	3489	3495	3499	3499	3500	3501	3501	3502	3503	3503
12	2593	2778	3154	3421	3478	3491	3494	3497	3499	3501	3501	3500	3503	3503	3504
13	2597	2785	3168	3424	3480	3494	3496	3497	3499	3500	3499	3500	3503	3502	3504
14	2603	2796	3184	3430	3481	3492	3494	3495	3499	3501	3501	3501	3502	3501	3501
15	2607	2808	3200	3436	3481	3492	3493	3496	3501	3501	3501	3500	3501	3501	3500
16	2611	2815	3213	3441	3482	3491	3495	3499	3501	3501	3501	3502	3501	3501	3501
17	2614	2825	3222	3439	3479	3492	3494	3499	3501	3502	3502	3502	3500	3501	3503
18	2617	2835	3233	3441	3480	3491	3496	3500	3502	3501	3502	3502	3500	3503	3504
19	2625	2849	3249	3447	3483	3492	3496	3500	3500	3501	3501	3500	3502	3504	3503
20	2630	2861	3260	3448	3483	3492	3496	3498	3499	3501	3503	3501	3503	3503	3503
21	2635	2875	3273	3452	3484	3491	3496	3498	3497	3500	3502	3502	3501	3500	3502
22	2642	2884	3280	3452	3483	3490	3496	3500	3499	3499	3501	3501	3500	3501	3502
23	2645	2892	3287	3450	3481	3491	3497	3500	3499	3498	3499	3500	3499	3502	3504
24	2648	2902	3296	3452	3483	3492	3497	3498	3499	3501	3498	3497	3499	3500	3501
25	2652	2913	3308	3457	3487	3494	3499	3501	3502	3502	3499	3498	3500	3500	3499
26	2654	2923	3315	3459	3487	3494	3496	3499	3501	3501	3498	3499	3501	3502	3499
27	2662	2935	3323	3459	3484	3490	3494	3497	3499	3502	3500	3499	3500	3501	3500
28	2669	2946	3331	3459	3484	3489	3492	3495	3497	3501	3500	3499	3501	3501	3502
29	2671	2963	3343	3463	3486	3490	3493	3497	3496	3499	3500	3500	3501	3500	3502
30	2679	2979	3353	3465	3486	3492	3494	3497	3497	3498	3500	3504	3501	3500	3500
31	2679	2989	3357	3464	3486	3493	3494	3496	3497	3497	3498	3500	3501	3500	3501

14 A열의 데이터 밑에 이어서 B열의 데이터, B열 데이터 밑에 C열 데이터, 이러한 과정을 반복하여 모든 데이터를 한 줄로 정열한다.

	A	B	C	D	E	F	G	H	I	J	K	L	M	N	O	P	Q	R	S	T
1	2425	2431	2426	2426	2433	2440	2446	2442	2443	2448	2462	2469	2479	2503	2526	2570	2700	3011	3368	3469
2	2426	2429	2433	2428	2436	2438	2440	2441	2447	2457	2462	2473	2485	2499	2526	2578	2707	3026	3377	3469
3	2422	2422	2428	2432	2433	2435	2435	2442	2448	2456	2465	2470	2479	2504	2524	2576	2713	3040	3384	3471
4	2421	2425	2431	2435	2430	2430	2439	2448	2452	2454	2459	2467	2478	2500	2526	2580	2719	3052	3389	3472
5	2425	2425	2426	2423	2427	2432	2439	2447	2445	2454	2460	2463	2476	2495	2523	2580	2726	3068	3393	3472
6	2421	2424	2426	2424	2426	2431	2434	2441	2448	2453	2462	2465	2477	2494	2518	2582	2734	3082	3401	3476
7	2424	2428	2428	2431	2428	2433	2434	2436	2443	2451	2452	2459	2479	2502	2524	2585	2742	3094	3403	3476
8	2423	2419	2429	2429	2427	2433	2437	2438	2446	2452	2453	2463	2482	2500	2525	2590	2750	3107	3407	3476
9	2425	2430	2430	2424	2430	2432	2436	2442	2451	2452	2460	2468	2479	2500	2531	2591	2754	3119	3411	3477
10	2421	2429	2431	2428	2437	2439	2440	2443	2449	2450	2457	2467	2477	2498	2529	2589	2761	3132	3415	3478
11	2421	2430	2426	2424	2430	2437	2439	2438	2446	2454	2463	2471	2474	2500	2525	2589	2771	3142	3419	3478
12	2424	2430	2432	2429	2436	2439	2439	2436	2449	2459	2466	2473	2481	2503	2525	2593	2778	3154	3421	3478
13	2419	2420	2425	2435	2440	2443	2436	2443	2451	2460	2467	2470	2480	2502	2530	2597	2785	3168	3424	3480
14	2422	2422	2431	2436	2437	2438	2437	2441	2450	2460	2462	2467	2475	2497	2532	2603	2796	3184	3430	3481
15	2416	2418	2432	2437	2437	2436	2442	2450	2455	2458	2462	2470	2480	2502	2539	2607	2808	3200	3436	3481
16	2419	2423	2428	2438	2439	2442	2448	2444	2456	2453	2457	2470	2485	2500	2537	2611	2815	3213	3441	3482
17	2423	2421	2427	2440	2436	2438	2445	2444	2452	2455	2457	2473	2482	2503	2537	2614	2825	3222	3439	3479
18	2428	2425	2426	2436	2434	2437	2442	2440	2449	2458	2458	2469	2481	2508	2537	2617	2835	3233	3441	3480
19	2426	2424	2434	2433	2434	2443	2442	2443	2448	2454	2460	2472	2482	2502	2535	2625	2849	3249	3447	3483
20	2426	2430	2432	2432	2435	2443	2440	2444	2445	2452	2465	2472	2483	2506	2537	2630	2861	3260	3448	3483
21	2423	2422	2422	2427	2439	2445	2447	2450	2457	2463	2470	2471	2479	2502	2545	2635	2875	3273	3452	3484
22	2426	2421	2429	2439	2438	2445	2451	2449	2456	2463	2470	2476	2492	2510	2544	2642	2884	3280	3452	3483
23	2423	2426	2434	2439	2440	2441	2443	2447	2454	2458	2469	2477	2490	2506	2544	2645	2892	3287	3450	3481
24	2426	2430	2434	2442	2441	2443	2444	2453	2454	2457	2461	2473	2489	2510	2547	2648	2902	3296	3452	3483
25	2430	2428	2433	2435	2437	2446	2441	2448	2447	2459	2465	2480	2485	2505	2545	2652	2913	3308	3457	3487
26	2428	2426	2431	2437	2436	2446	2444	2444	2450	2465	2471	2476	2485	2507	2551	2654	2923	3315	3459	3487
27	2425	2430	2431	2434	2434	2446	2447	2445	2454	2460	2468	2470	2488	2508	2557	2662	2935	3323	3459	3484
28	2428	2427	2434	2432	2430	2441	2450	2450	2454	2457	2464	2473	2487	2507	2554	2669	2946	3331	3459	3484
29	2430	2428	2431	2432	2432	2442	2452	2452	2456	2458	2460	2472	2489	2509	2558	2671	2963	3343	3463	3486
30	2425	2427	2432	2432	2431	2442	2450	2456	2456	2456	2458	2472	2487	2509	2557	2679	2979	3353	3465	3486
31	2424	2433	2435	2439	2436	2444	2447	2453	2459	2458	2461	2479	2493	2514	2559	2679	2989	3357	3464	3486
32																				
33																				
34																				

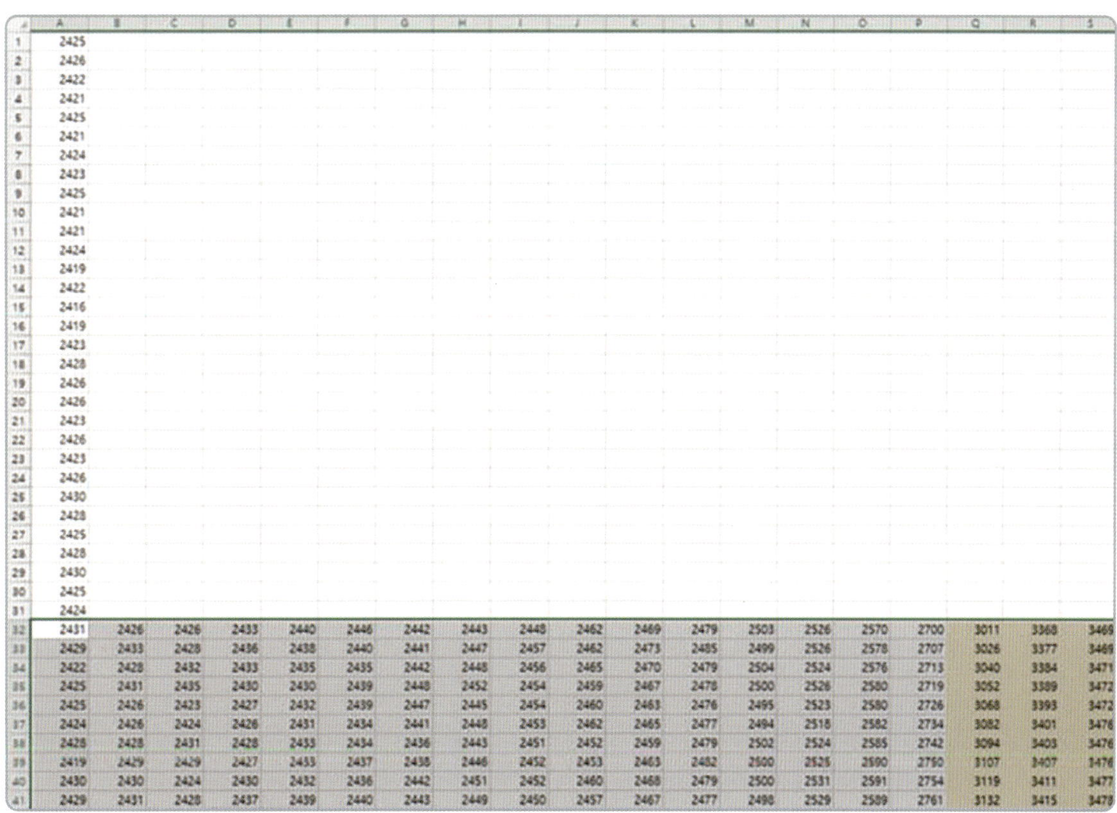

	A	B	C	D	E	F	G	H	I	J	K	L	M	N	O	P	Q	R	S
1	2425																		
2	2426																		
3	2422																		
4	2421																		
5	2425																		
6	2421																		
7	2424																		
8	2423																		
9	2425																		
10	2421																		
11	2421																		
12	2424																		
13	2419																		
14	2422																		
15	2416																		
16	2419																		
17	2423																		
18	2428																		
19	2426																		
20	2426																		
21	2423																		
22	2426																		
23	2423																		
24	2426																		
25	2430																		
26	2428																		
27	2425																		
28	2428																		
29	2430																		
30	2425																		
31	2424																		
32	2431	2426	2426	2433	2440	2446	2442	2443	2448	2462	2469	2479	2503	2526	2570	2700	3011	3368	3469
33	2429	2433	2428	2436	2438	2440	2441	2447	2457	2462	2473	2485	2499	2526	2578	2707	3026	3377	3469
34	2422	2428	2432	2433	2435	2435	2442	2448	2456	2465	2470	2479	2504	2524	2576	2713	3040	3384	3471
35	2425	2431	2435	2430	2430	2439	2448	2452	2454	2459	2467	2478	2500	2526	2580	2719	3052	3389	3472
36	2425	2426	2423	2427	2432	2439	2447	2445	2454	2460	2463	2476	2495	2523	2580	2726	3068	3393	3472
37	2424	2426	2424	2426	2431	2434	2441	2448	2453	2462	2465	2477	2494	2518	2582	2734	3082	3401	3476
38	2428	2428	2431	2428	2433	2434	2436	2443	2451	2452	2459	2479	2502	2524	2585	2742	3094	3403	3476
39	2419	2429	2429	2427	2433	2437	2438	2446	2452	2453	2463	2482	2500	2525	2590	2750	3107	3407	3476
40	2430	2430	2424	2430	2432	2436	2442	2451	2452	2460	2468	2479	2500	2531	2591	2754	3119	3411	3477
41	2429	2431	2428	2437	2439	2440	2443	2449	2450	2457	2467	2477	2498	2529	2589	2761	3132	3415	3478

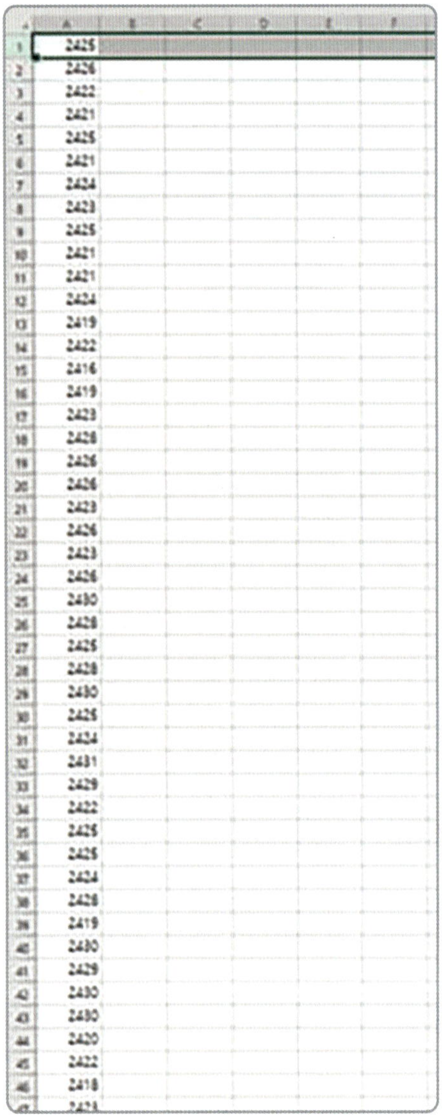

	A	B	C	D	E	F
1	2425					
2	2426					
3	2422					
4	2421					
5	2425					
6	2421					
7	2424					
8	2423					
9	2425					
10	2421					
11	2421					
12	2424					
13	2419					
14	2422					
15	2416					
16	2419					
17	2423					
18	2428					
19	2426					
20	2426					
21	2423					
22	2426					
23	2423					
24	2426					
25	2430					
26	2428					
27	2425					
28	2428					
29	2430					
30	2425					
31	2424					
32	2431					
33	2429					
34	2422					
35	2425					
36	2425					
37	2424					
38	2428					
39	2419					
40	2430					
41	2429					
42	2430					
43	2430					
44	2420					
45	2422					
46	2418					
47	[illegible]					

	A	B	C	D
1	Pixel Value			
2	2425			
3	2426			
4	2422			
5	2421			
6	2425			
7	2421			
8	2424			
9	2423			
10	2425			
11	2421			
12	2421			
13	2424			

15 1행 삽입하고 A열 1행에 'Pixel Value'(픽셀 값)을 써 넣는다.

	A	B	C	D
1	No	Pixel Value		
2	1	2425		
3	2	2426		
4	3	2422		
5	4	2421		
6	5	2425		
7	6	2421		
8	7	2424		
9	8	2423		
10	9	2425		
11	10	2421		
12	11	2421		
13	12	2424		

16 A열을 삽입하고 A1에는 'No'를 입력하고, A2부터 DATA를 파악하기 쉽게 하기 위해 순서대로 숫자를 입력한다.

17 이 실험에서 사용되는 DATA 영상의 Pixel Size는 0.175 mm이고 Edge Angle 1.86°이다. 따라서, 1/tanθ로 나타내는 ROI의 길이는 31 Pixel이다. 하나의 Pixel(0.17 mm)을 31(1/tanθ)로 나누면 분석에서 적용될 수 있는 가상의 샘플링 간격을 구할 수 있다. 실험에서 적용된 가상 샘플링 간격은 0.00565 mm이다.

B열을 삽입하고 B1에 'Pixel Spacing'을 입력한다. B2부터는 처음에는 0, 두 번째는 0.00565 이러한 순으로 입력을 한다.

B1과 B2 두 셀을 선택한 다음 두 셀의 오른쪽 아래쪽에 마우스를 위치시키면 조그마한 십자 모양이 나오고 이를 더블 클릭하면 두 데이터의 비율로 추가적인 데이터가 쭉 밑으로 이어져 채워진다.

	A	B	C	D	E	F	P	Q
1	No	Pixel Spacing	Pixel Value				pixel size	0.175
2	1	0.00000	2425				1/tan	31
3	2	0.00565	2426				Pixel Spacing	0.00565
4	3	0.01130	2422					
5	4	0.01695	2421					
6	5	0.02260	2425					
7	6	0.02825	2421					
8	7	0.03390	2424					
9	8	0.03955	2423					
10	9	0.04520	2425					
11	10	0.05085	2421					
12	11	0.05650	2421					
13	12	0.06215	2424					

18 D1에 'Dose'를 입력한다. D열에는 Pixel DATA를 선량(Dose)로 변환시킨 DATA를 나타낸다. 선량으로 변화시킬 때는 특성곡선에서 구한 관계식을 이용하면 된다.

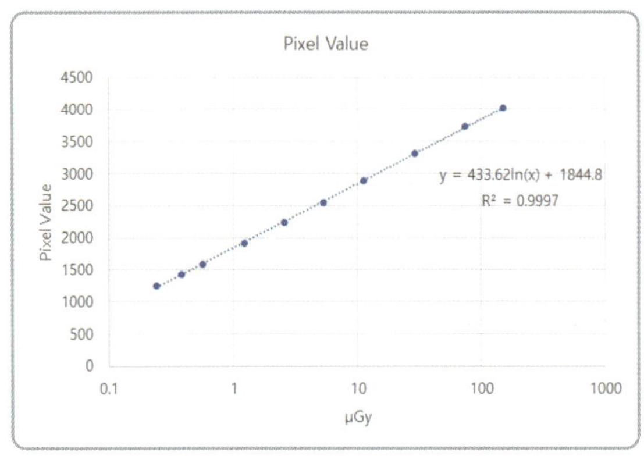

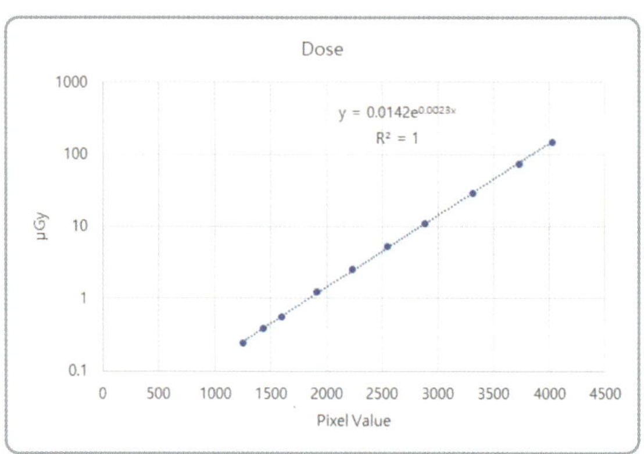

Pixel DATA를 선량(Dose)로 변화시켜야 하기에 $\mu = 0.0142e^{0.0023x}$ 를 적용하면 된다.

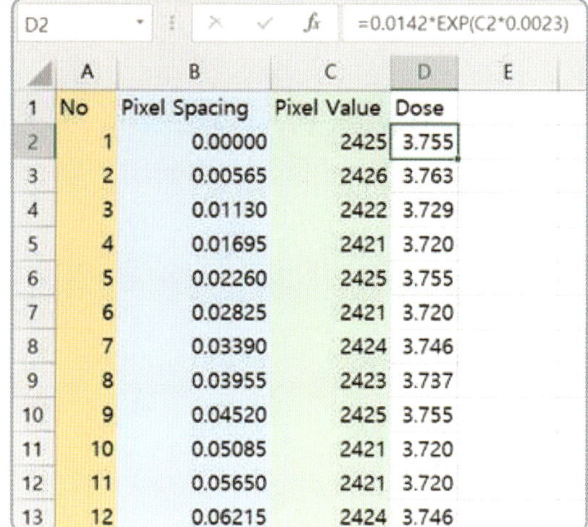
D2 =0.0142*EXP(C2*0.0023)

	A	B	C	D	E
1	No	Pixel Spacing	Pixel Value	Dose	
2	1	0.00000	2425	3.755	
3	2	0.00565	2426	3.763	
4	3	0.01130	2422	3.729	
5	4	0.01695	2421	3.720	
6	5	0.02260	2425	3.755	
7	6	0.02825	2421	3.720	
8	7	0.03390	2424	3.746	
9	8	0.03955	2423	3.737	
10	9	0.04520	2425	3.755	
11	10	0.05085	2421	3.720	
12	11	0.05650	2421	3.720	
13	12	0.06215	2424	3.746	

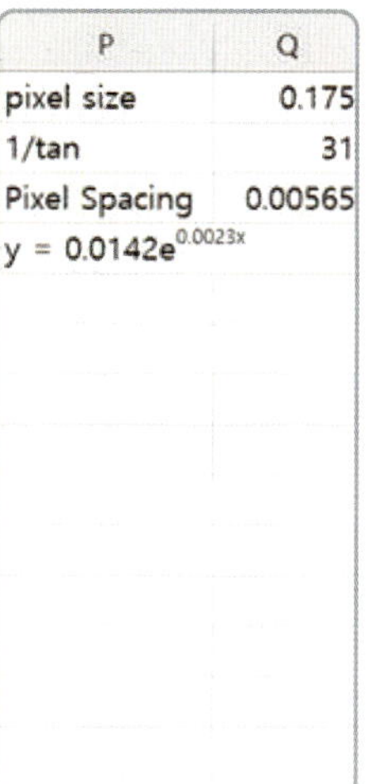

P	Q
pixel size	0.175
1/tan	31
Pixel Spacing	0.00565
$y = 0.0142e^{0.0023x}$	

Pixel Value와 Dose를 비교하여 나타낸 ESF(Edge Spread Function)이다.

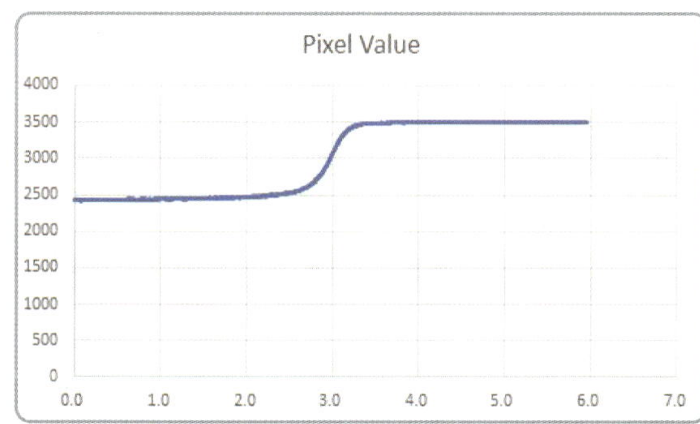

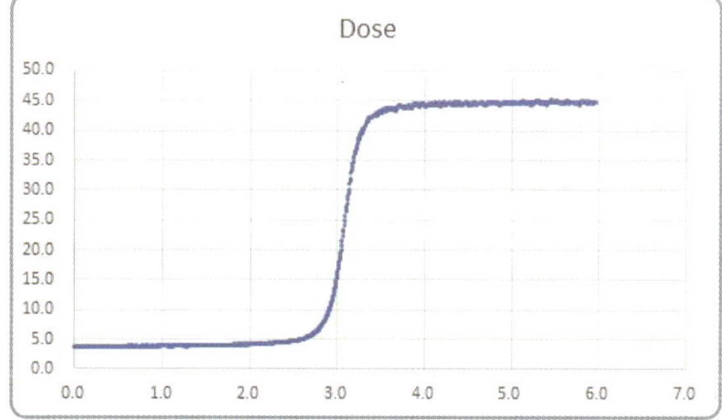

Pixel Value를 나타내었을 때보다 Dose로 나타내었을 때가 그 차이가 보다 명확해 진다.

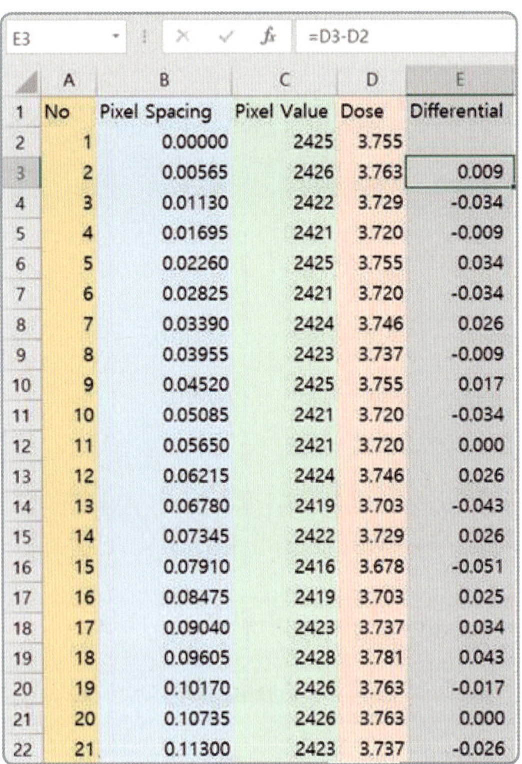

E3 | f_x =D3-D2

	A	B	C	D	E
1	No	Pixel Spacing	Pixel Value	Dose	Differential
2	1	0.00000	2425	3.755	
3	2	0.00565	2426	3.763	0.009
4	3	0.01130	2422	3.729	-0.034
5	4	0.01695	2421	3.720	-0.009
6	5	0.02260	2425	3.755	0.034
7	6	0.02825	2421	3.720	-0.034
8	7	0.03390	2424	3.746	0.026
9	8	0.03955	2423	3.737	-0.009
10	9	0.04520	2425	3.755	0.017
11	10	0.05085	2421	3.720	-0.034
12	11	0.05650	2421	3.720	0.000
13	12	0.06215	2424	3.746	0.026
14	13	0.06780	2419	3.703	-0.043
15	14	0.07345	2422	3.729	0.026
16	15	0.07910	2416	3.678	-0.051
17	16	0.08475	2419	3.703	0.025
18	17	0.09040	2423	3.737	0.034
19	18	0.09605	2428	3.781	0.043
20	19	0.10170	2426	3.763	-0.017
21	20	0.10735	2426	3.763	0.000
22	21	0.11300	2423	3.737	-0.026

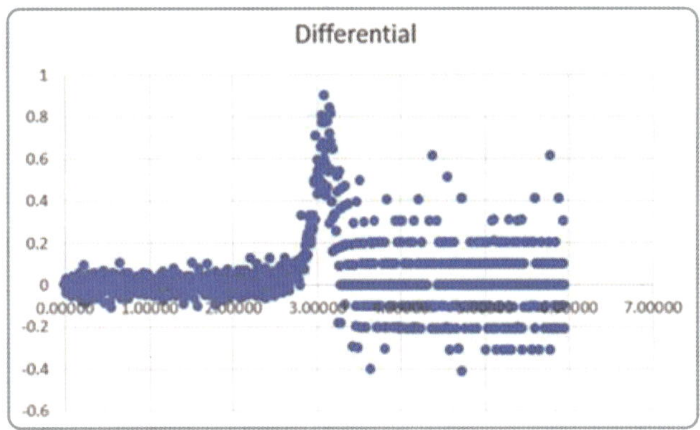

19 인접한 셀과의 차를 구해 미분을 한다. 이때 그래프를 구한다.

20 오른쪽 부분은 비교적 차이가 크지 않으나 왼쪽부분은 그 차가 매우 커서 정확한 분석이 어렵다. 왼쪽 부분이 상대적으로 낮은 선량을 나타내기에 계산을 할 때 유효 자리수에 따라 오차가 커지기도 한다. 이를 해결하기 위해 Dose 값에 평활화 필터를 적용하여 데이터를 다시 수집하여 분석한다.

D(Dose)와 F(Differential) 사이에 행을 삽입하여 Kernel이라 입력을 한다. 평활화를 위해 11개의 데이터를 평균해서 적용을 한다. 이때, Average 함수를 이용한다.

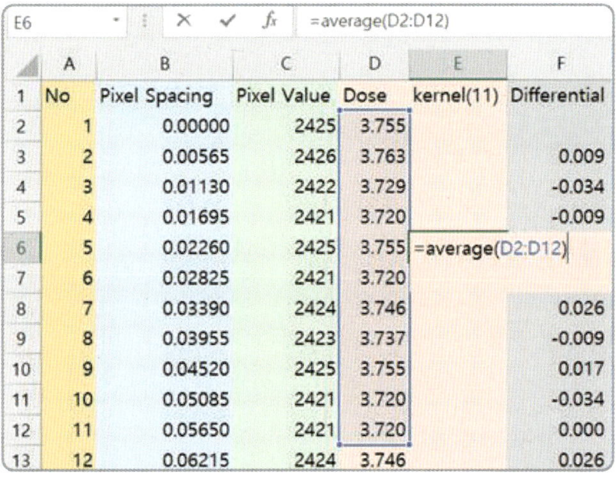

E6 =average(D2:D12)

	A	B	C	D	E	F
1	No	Pixel Spacing	Pixel Value	Dose	kernel(11)	Differential
2	1	0.00000	2425	3.755		
3	2	0.00565	2426	3.763		0.009
4	3	0.01130	2422	3.729		-0.034
5	4	0.01695	2421	3.720		-0.009
6	5	0.02260	2425	3.755	=average(D2:D12)	
7	6	0.02825	2421	3.720		
8	7	0.03390	2424	3.746		0.026
9	8	0.03955	2423	3.737		-0.009
10	9	0.04520	2425	3.755		0.017
11	10	0.05085	2421	3.720		-0.034
12	11	0.05650	2421	3.720		0.000
13	12	0.06215	2424	3.746		0.026

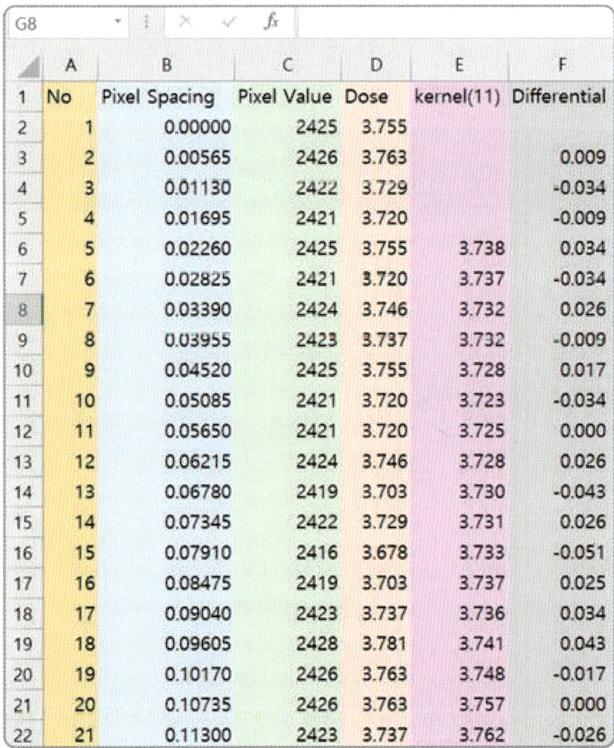

G8

	A	B	C	D	E	F
1	No	Pixel Spacing	Pixel Value	Dose	kernel(11)	Differential
2	1	0.00000	2425	3.755		
3	2	0.00565	2426	3.763		0.009
4	3	0.01130	2422	3.729		-0.034
5	4	0.01695	2421	3.720		-0.009
6	5	0.02260	2425	3.755	3.738	0.034
7	6	0.02825	2421	3.720	3.737	-0.034
8	7	0.03390	2424	3.746	3.732	0.026
9	8	0.03955	2423	3.737	3.732	-0.009
10	9	0.04520	2425	3.755	3.728	0.017
11	10	0.05085	2421	3.720	3.723	-0.034
12	11	0.05650	2421	3.720	3.725	0.000
13	12	0.06215	2424	3.746	3.728	0.026
14	13	0.06780	2419	3.703	3.730	-0.043
15	14	0.07345	2422	3.729	3.731	0.026
16	15	0.07910	2416	3.678	3.733	-0.051
17	16	0.08475	2419	3.703	3.737	0.025
18	17	0.09040	2423	3.737	3.736	0.034
19	18	0.09605	2428	3.781	3.741	0.043
20	19	0.10170	2426	3.763	3.748	-0.017
21	20	0.10735	2426	3.763	3.757	0.000
22	21	0.11300	2423	3.737	3.762	-0.026

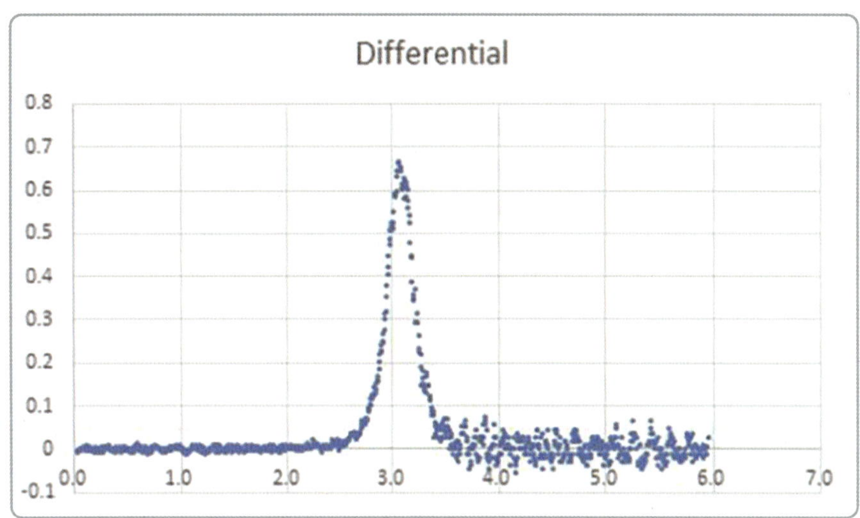

21 평활화가 적용된 미분그래프는 여전히 왼쪽에 오차가 큰 데이터를 나타내고 있다. 이는 Edge를 투과한 부분의 선량이 낮아서 발생되는 것으로 이를 해결하기 위해 일부 분석자들은 최고값을 기준으로 오차가 적은 부분의 DATA를 적용하여 해결한다.

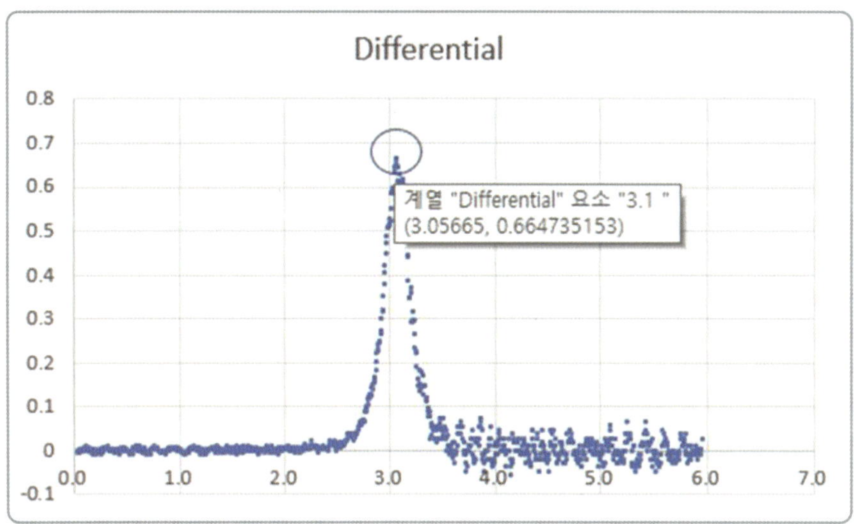

533	532	3.00015	3068	16.476	16.990	0.527
534	533	3.00580	3082	17.015	17.502	0.512
535	534	3.01145	3094	17.491	18.027	0.525
536	535	3.01710	3107	18.022	18.578	0.551
537	536	3.02275	3119	18.526	19.164	0.585
538	537	3.02840	3132	19.089	19.757	0.593
539	538	3.03405	3142	19.533	20.344	0.588
540	539	3.03970	3154	20.079	20.943	0.599
541	540	3.04535	3168	20.736	21.576	0.633
542	541	3.05100	3184	21.514	22.221	0.645
543	542	3.05665	3200	22.320	22.886	0.665
544	543	3.06230	3213	22.998	23.549	0.663
545	544	3.06795	3222	23.479	24.202	0.653
546	545	3.07360	3233	24.080	24.848	0.645
547	546	3.07925	3249	24.983	25.493	0.645
548	547	3.08490	3260	25.623	26.108	0.614
549	548	3.09055	3273	26.401	26.709	0.602
550	549	3.09620	3280	26.829	27.318	0.608
551	550	3.10185	3287	27.265	27.948	0.630
552	551	3.10750	3296	27.835	28.561	0.614
553	552	3.11315	3308	28.614	29.144	0.582

미분 그래프에서 최고값을 나타낸 부분을 찾는다.

F1 fx Differential

	A	B	C	D	E	F
1	No	Pixel Spacing	Pixel Value	Dose	kernel(11)	Differential
2	1	0.00000	2425	3.755		
3	2	0.00565	2426	3.763		
4	3	0.01130	2422	3.729		
5	4	0.01695	2421	3.720		
6	5	0.02260	2425	3.755	3.738	
7	6	0.02825	2421	3.720	3.737	-0.001
8	7	0.03390	2424	3.746	3.732	-0.005
9	8	0.03955	2423	3.737	3.732	0.000
10	9	0.04520	2425	3.755	3.728	-0.004
11	10	0.05085	2421	3.720	3.723	-0.005
12	11	0.05650	2421	3.720	3.725	0.002
13	12	0.06215	2424	3.746	3.728	0.003
14	13	0.06780	2419	3.703	3.730	0.002
15	14	0.07345	2422	3.729	3.731	0.001
16	15	0.07910	2416	3.678	3.733	0.002
17	16	0.08475	2419	3.703	3.737	0.004
18	17	0.09040	2423	3.737	3.736	-0.001
19	18	0.09605	2428	3.781	3.741	0.005
20	19	0.10170	2426	3.763	3.748	0.006
21	20	0.10735	2426	3.763	3.757	0.009
22	21	0.11300	2423	3.737	3.762	0.005
23	22	0.11865	2426	3.763	3.766	0.004
24	23	0.12430	2423	3.737	3.767	0.002
25	24	0.12995	2426	3.763	3.766	-0.001
26	25	0.13560	2430	3.798	3.765	-0.002
27	26	0.14125	2428	3.781	3.771	0.006
28	27	0.14690	2425	3.755	3.774	0.002
29	28	0.15255	2428	3.781	3.773	-0.001
30	29	0.15020	2430	3.798	3.772	-0.001
31	30	0.16385	2425	3.755	3.768	-0.004

DATA에서는 543열의 0.665이다. DATA를 기준으로 위에 있는 DATA를 모두 선택한다(B열과 F열). 선택된 DATA를 다른 셀에 붙여 넣는다.

	A	B
1	Pixel Spacing	Differential
2	0.00000	
3	0.00565	
4	0.01130	
5	0.01695	
6	0.02260	
7	0.02825	-0.001
8	0.03390	-0.005
9	0.03955	0.000
10	0.04520	-0.004
11	0.05085	-0.005
12	0.05650	0.002
13	0.06215	0.003
14	0.06780	0.002
15	0.07345	0.001
16	0.07910	0.002
17	0.08475	0.004
18	0.09040	-0.001
19	0.09605	0.005
20	0.10170	0.006
21	0.10735	0.009
22	0.11300	0.005
23	0.11865	0.004
24	0.12430	0.002
25	0.12995	-0.001
26	0.13560	-0.002
27	0.14125	0.006
28	0.14690	0.002
29	0.15255	-0.001
30	0.15820	-0.001
31	0.16385	-0.004
32	0.16950	-0.003
33	0.17515	0.002
34	0.18080	-0.007
35	0.18645	0.000

22 복사된 DATA를 선택한 다음 [데이터]에서 필터를 클릭을 하면 화살표 모양의 표시가 보인다. 여기서 화살표를 클릭해 내림차순으로 정렬을 하면 A를 기준으로 내림차순 정리가 되는데 B열도 A열 값에 따라 정렬된다.

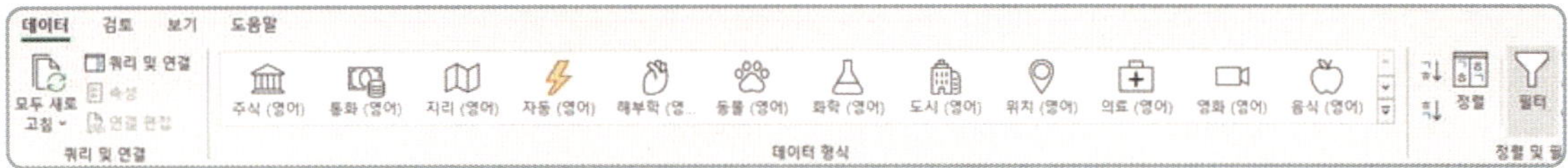

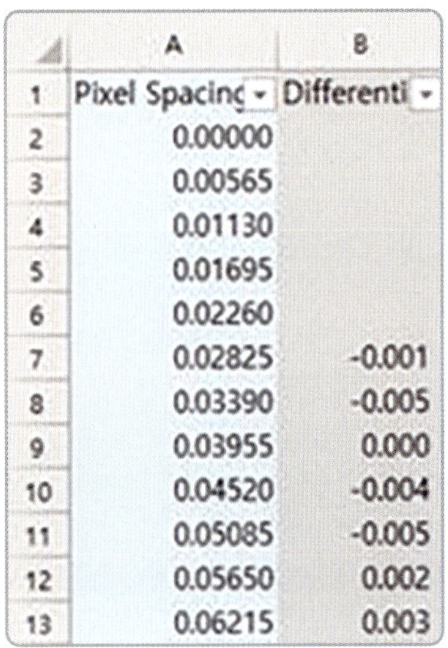

	A	B
1	Pixel Spacing	Differenti
2	0.00000	
3	0.00565	
4	0.01130	
5	0.01695	
6	0.02260	
7	0.02825	-0.001
8	0.03390	-0.005
9	0.03955	0.000
10	0.04520	-0.004
11	0.05085	-0.005
12	0.05650	0.002
13	0.06215	0.003

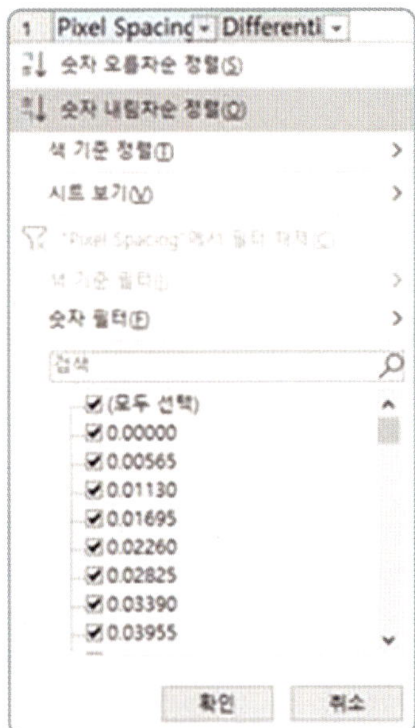

	A	B
1	Pixel Spacing	Differenti
2	5.94945	0.027
3	5.94380	0.005
4	5.93815	-0.009
5	5.93250	0.004
6	5.92685	0.003
7	5.92120	0.003
8	5.91555	-0.009
9	5.90990	0.000
10	5.90425	-0.019
11	5.89860	0.009
12	5.89295	-0.009
13	5.88730	0.000

23 이렇게 내림차순으로 정렬된 데이터 중 B열을 선택하여 복사한 후 다시 DATA 시트에서 선택된 최고값 셀의 오른쪽 한 칸, 뒤 한 칸에 붙여 넣는다.

	A	B	C	D	E	F	G
529	528	2.97755	3011	14.451	14.934	0.487	
530	529	2.98320	3026	14.959	15.441	0.507	
531	530	2.98885	3040	15.448	15.948	0.508	
532	531	2.99450	3052	15.880	16.463	0.515	
533	532	3.00015	3068	16.476	16.990	0.527	
534	533	3.00580	3082	17.015	17.502	0.512	
535	534	3.01145	3094	17.491	18.027	0.525	
536	535	3.01710	3107	18.022	18.578	0.551	
537	536	3.02275	3119	18.526	19.164	0.585	
538	537	3.02840	3132	19.089	19.757	0.593	
539	538	3.03405	3142	19.533	20.344	0.588	
540	539	3.03970	3154	20.079	20.943	0.599	
541	540	3.04535	3168	20.736	21.576	0.633	
542	541	3.05100	3184	21.514	22.221	0.645	
543	542	3.05665	3200	22.320	22.886	0.665	
544	543	3.06230	3213	22.998	23.549	0.663	0.665
545	544	3.06795	3222	23.479	24.202	0.653	0.645
546	545	3.07360	3233	24.080	24.848	0.645	0.633
547	546	3.07925	3249	24.983	25.493	0.645	0.599
548	547	3.08490	3260	25.623	26.108	0.614	0.588
549	548	3.09055	3273	26.401	26.709	0.602	0.593
550	549	3.09620	3280	26.829	27.318	0.608	0.585
551	550	3.10185	3287	27.265	27.948	0.630	0.551
552	551	3.10750	3296	27.835	28.561	0.614	0.525
553	552	3.11315	3308	28.614	29.144	0.582	0.512
554	553	3.11880	3315	29.078	29.730	0.586	0.527
555	554	3.12445	3323	29.618	30.339	0.610	0.515
556	555	3.13010	3331	30.168	30.959	0.620	0.508
557	556	3.13575	3343	31.012	31.562	0.604	0.507
558	557	3.14140	3353	31.734	32.124	0.562	0.487
559	558	3.14705	3357	32.027	32.702	0.578	0.474

최고값 위쪽의 셀은 F행의 값을 그대로 복사한다.

F543 | =F543

	A	B	C	D	E	F	G
529	528	2.97755	3011	14.451	14.934	0.487	
530	529	2.98320	3026	14.959	15.441	0.507	
531	530	2.98885	3040	15.448	15.948	0.508	
532	531	2.99450	3052	15.880	16.463	0.515	
533	532	3.00015	3068	16.476	16.990	0.527	
534	533	3.00580	3082	17.015	17.502	0.512	
535	534	3.01145	3094	17.491	18.027	0.525	
536	535	3.01710	3107	18.022	18.578	0.551	
537	536	3.02275	3119	18.526	19.164	0.585	
538	537	3.02840	3132	19.089	19.757	0.593	
539	538	3.03405	3142	19.533	20.344	0.588	
540	539	3.03970	3154	20.079	20.943	0.599	
541	540	3.04535	3168	20.736	21.576	0.633	
542	541	3.05100	3184	21.514	22.221	0.645	
543	542	3.05665	3200	22.320	22.886	0.665	=F543
544	543	3.06230	3213	22.998	23.549	0.663	0.665
545	544	3.06795	3222	23.479	24.202	0.653	0.645
546	545	3.07360	3233	24.080	24.848	0.645	0.633
547	546	3.07925	3249	24.983	25.493	0.645	0.599
548	547	3.08490	3260	25.623	26.108	0.614	0.588
549	548	3.09055	3273	26.401	26.709	0.602	0.593
550	549	3.09620	3280	26.829	27.318	0.608	0.585
551	550	3.10185	3287	27.265	27.948	0.630	0.551
552	551	3.10750	3296	27.835	28.561	0.614	0.525
553	552	3.11315	3308	28.614	29.144	0.582	0.512
554	553	3.11880	3315	29.078	29.730	0.586	0.527
555	554	3.12445	3323	29.618	30.339	0.610	0.515
556	555	3.13010	3331	30.168	30.959	0.620	0.508
557	556	3.13575	3343	31.012	31.562	0.604	0.507
558	557	3.14140	3353	31.734	32.124	0.562	0.487
559	558	3.14705	3357	32.027	32.702	0.578	0.474

G7 =F7

	A	B	C	D	E	F	G
1	No	Pixel Spacing	Pixel Value	Dose	kernel(11)	Differential	LSF
2	1	0.00000	2425	3.755			
3	2	0.00565	2426	3.763			
4	3	0.01130	2422	3.729			
5	4	0.01695	2421	3.720			
6	5	0.02260	2425	3.755	3.738		
7	6	0.02825	2421	3.720	3.737	-0.001	-0.001
8	7	0.03390	2424	3.746	3.732	-0.005	-0.005
9	8	0.03955	2423	3.737	3.732	0.000	0.000
10	9	0.04520	2425	3.755	3.728	-0.004	-0.004
11	10	0.05085	2421	3.720	3.723	-0.005	-0.005
12	11	0.05650	2421	3.720	3.725	0.002	0.002
13	12	0.06215	2424	3.746	3.728	0.003	0.003
14	13	0.06780	2419	3.703	3.730	0.002	0.002
15	14	0.07345	2422	3.729	3.731	0.001	0.001
16	15	0.07910	2416	3.678	3.733	0.002	0.002
17	16	0.08475	2419	3.703	3.737	0.004	0.004
18	17	0.09040	2423	3.737	3.736	-0.001	-0.001
19	18	0.09605	2428	3.781	3.741	0.005	0.005
20	19	0.10170	2426	3.763	3.748	0.006	0.006
21	20	0.10735	2426	3.763	3.757	0.009	0.009
22	21	0.11300	2423	3.737	3.762	0.005	0.005
23	22	0.11865	2426	3.763	3.766	0.004	0.004
24	23	0.12430	2423	3.737	3.767	0.002	0.002
25	24	0.12995	2426	3.763	3.766	-0.001	-0.001
26	25	0.13560	2430	3.798	3.765	-0.002	-0.002
27	26	0.14125	2428	3.781	3.771	0.006	0.006
28	27	0.14690	2425	3.755	3.774	0.002	0.002
29	28	0.15255	2428	3.781	3.773	-0.001	-0.001
30	29	0.15820	2430	3.798	3.772	-0.001	-0.001
31	30	0.16385	2425	3.755	3.768	-0.004	-0.004
32	31	0.16950	2424	3.746	3.765	-0.003	-0.003

24 이렇게 구한 값의 제일 첫 번째 칸(G1)에 'LSF'라고 쓴다. B열과 G열을 선택하여 LSF 그래프를 작성한다.

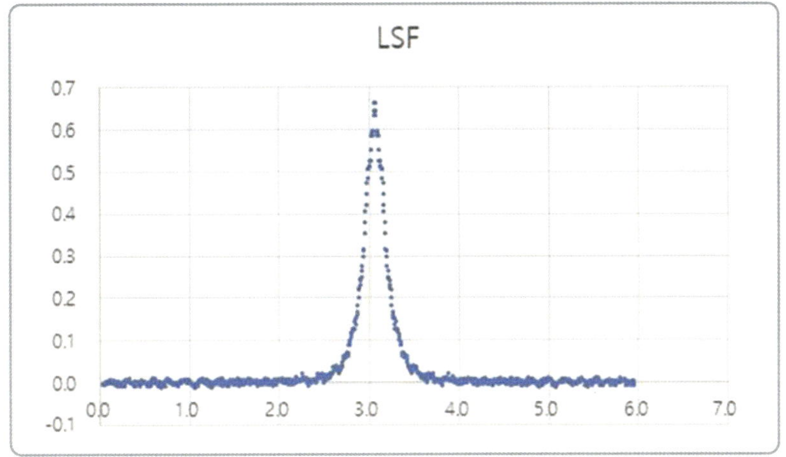

25 구해진 DATA를 가지고 푸리에 변환을 해야 한다. 먼저 푸리에 변환이 가능한지 Excel에서 체크를 해야 한다. [데이터]에서 [데이터 분석]이 조회되는지 확인한다.

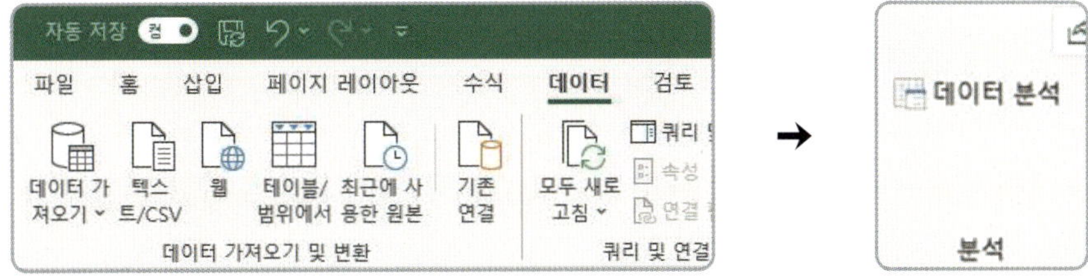

조회되지 않는다면 추가 기능에서 분석도구를 추가한다.

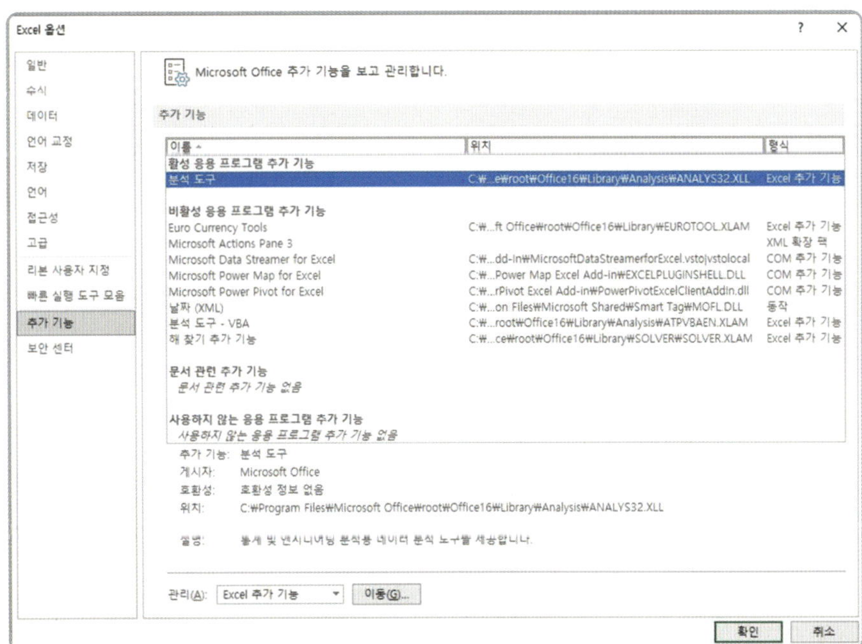

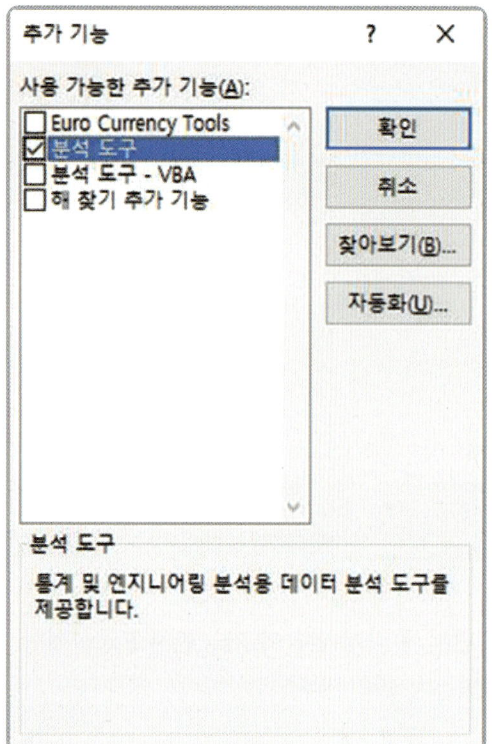

26 데이터 분석을 클릭을 한다.

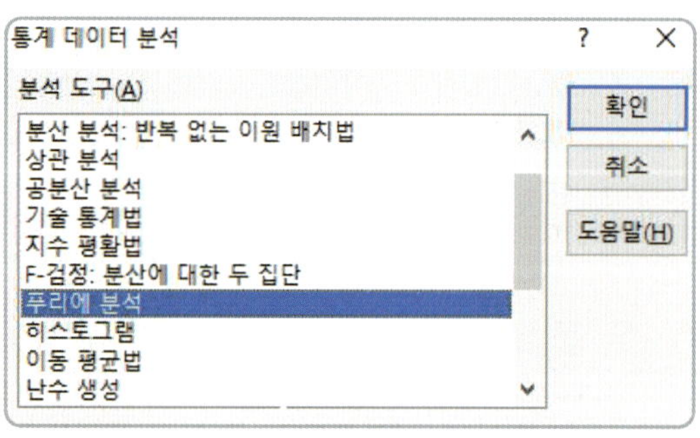

데이터 분석의 창에서 분석 도구를 체크한다. 그 후 푸리에 분석을 선택을 한다.

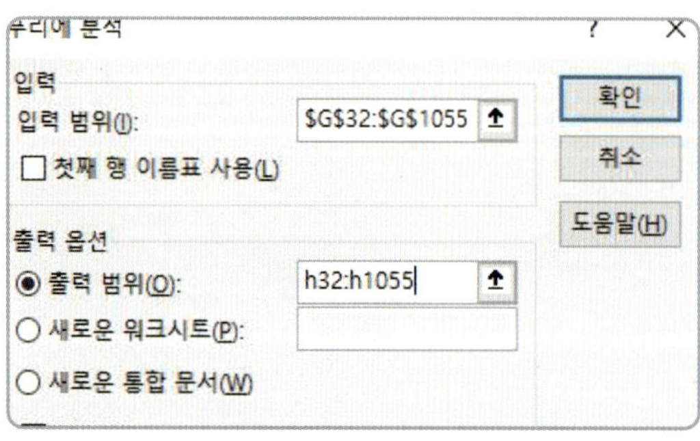

푸리에 분석의 범위를 설정한다.

27 푸리에 변환이 되어 출력이 된다. 이때 출력되는 값은 복소수(허수) 값을 포함한다.

	A	B	C	D	E	F	G	H	I
26	25	0.13560	2430	3.798	3.765	-0.002	-0.002		
27	26	0.14125	2428	3.781	3.771	0.006	0.006		
28	27	0.14690	2425	3.755	3.774	0.002	0.002		
29	28	0.15255	2428	3.781	3.773	-0.001	-0.001		
30	29	0.15820	2430	3.798	3.772	-0.001	-0.001		
31	30	0.16385	2425	3.755	3.768	-0.004	-0.004		
32	31	0.16950	2424	3.746	3.765	-0.003	-0.003	38.2355854740888	
33	32	0.17515	2431	3.807	3.767	0.002	0.002	-36.263706425825-0.111256006971251i	
34	33	0.18080	2429	3.789	3.760	-0.007	-0.007	33.5206497962507+0.205682712433407i	
35	34	0.18645	2422	3.729	3.760	0.000	0.000	-30.5326824183272-0.281027224850766i	
36	35	0.19210	2425	3.755	3.763	0.003	0.003	27.296064630676+0.33498992629016i	
37	36	0.19775	2425	3.755	3.768	0.005	0.005	-24.2194477469913-0.371550818999299i	
38	37	0.20340	2424	3.746	3.767	-0.001	-0.001	21.2213029839167+0.390680980744336i	
39	38	0.20905	2428	3.781	3.760	-0.007	-0.007	-18.5655210819989-0.398769444170648i	
40	39	0.21470	2419	3.703	3.760	0.000	0.000	15.9825774586065+0.392350254357949i	
41	40	0.22035	2430	3.798	3.755	-0.005	-0.005	-13.7170523892826-0.378846789895084i	
42	41	0.22600	2429	3.789	3.753	-0.002	-0.002	11.7173461360591+0.35959650629865i	
43	42	0.23165	2430	3.798	3.751	-0.002	-0.002	-10.2959638703662-0.347595805793936i	
44	43	0.23730	2430	3.798	3.749	-0.002	-0.002	8.64382941872548+0.318371089639054i	
45	44	0.24295	2420	3.712	3.752	0.004	0.004	-7.60525754482775-0.30348522738254i	
46	45	0.24860	2422	3.729	3.752	0.000	0.000	6.54656068226824+0.281357392730301i	
47	46	0.25425	2418	3.695	3.747	-0.006	-0.006	-5.58632776916426-0.257261218012097i	
48	47	0.25990	2423	3.737	3.740	-0.007	-0.007	4.77014516823211+0.234342205058284i	
49	48	0.26555	2421	3.720	3.737	-0.003	-0.003	-4.13181843508446-0.215692032554896i	
50	49	0.27120	2425	3.755	3.745	0.008	0.008	3.33573834676506+0.184397993019127i	
51	50	0.27685	2424	3.746	3.749	0.005	0.005	-3.13019878239658-0.18267020574016i	
52	51	0.28250	2430	3.798	3.756	0.006	0.006	2.51568910187839+0.15455476264867i	
53	52	0.28815	2422	3.729	3.761	0.006	0.006	-2.6012233289247-0.167821783723154i	
54	53	0.29380	2421	3.720	3.766	0.005	0.005	1.91196118230635+0.129244437158332i	
55	54	0.29945	2426	3.763	3.768	0.002	0.002	-1.57647439811232-0.111425943245427i	
56	55	0.30510	2430	3.798	3.770	0.002	0.002	1.29788431991754+9.57376990406154E-002i	
57	56	0.31075	2428	3.781	3.773	0.002	0.002	0.967625988936774-7.43618582884092E-002i	

28 결과값이 복소수이기에 절대값으로 바꾸어 준다. 이때, 사용하는 것은 IMABS 함수이다.

38.2355854740888	=IMABS(H32)	
-36.263706425825-0.111256006971251i		
33.5206497962507+0.205682712433407i		
-30.5326824183272-0.281027224850766i		
27.296064630676+0.33498992629016i		
-24.2194477469913-0.371550818999299i		
21.2213029839167+0.390680980744336i		
-18.5655210819989-0.398769444170648i		
15.9825774586065+0.392350254357949i		
-13.7170523892826-0.378846789895084i		

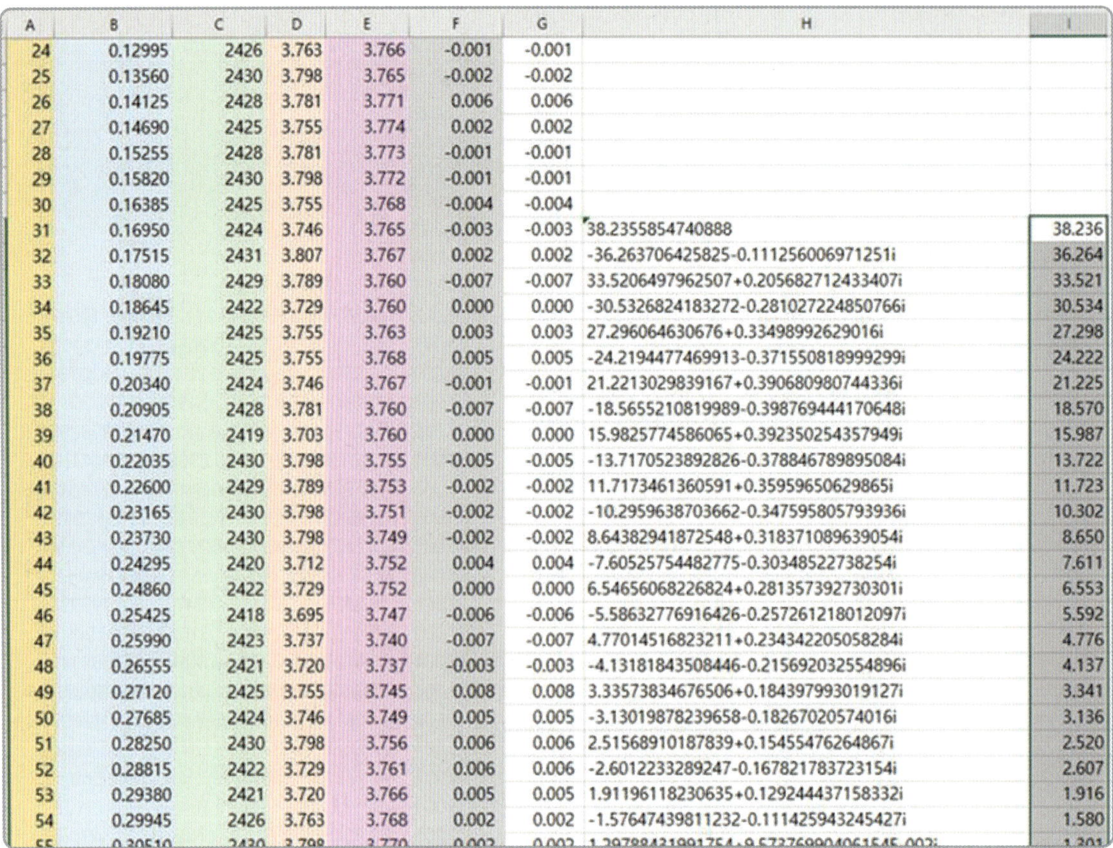

A	B	C	D	E	F	G	H	I
24	0.12995	2426	3.763	3.766	-0.001	-0.001		
25	0.13560	2430	3.798	3.765	-0.002	-0.002		
26	0.14125	2428	3.781	3.771	0.006	0.006		
27	0.14690	2425	3.755	3.774	0.002	0.002		
28	0.15255	2428	3.781	3.773	-0.001	-0.001		
29	0.15820	2430	3.798	3.772	-0.001	-0.001		
30	0.16385	2425	3.755	3.768	-0.004	-0.004		
31	0.16950	2424	3.746	3.765	-0.003	-0.003	38.2355854740888	38.236
32	0.17515	2431	3.807	3.767	0.002	0.002	-36.263706425825-0.11125600697125li	36.264
33	0.18080	2429	3.789	3.760	-0.007	-0.007	33.5206497962507+0.205682712433407i	33.521
34	0.18645	2422	3.729	3.760	0.000	0.000	-30.5326824183272-0.281027224850766i	30.534
35	0.19210	2425	3.755	3.763	0.003	0.003	27.296064630676+0.33498992629016i	27.298
36	0.19775	2425	3.755	3.768	0.005	0.005	-24.2194477469913-0.371550818999299i	24.222
37	0.20340	2424	3.746	3.767	-0.001	-0.001	21.2213029839167+0.390680980744336i	21.225
38	0.20905	2428	3.781	3.760	-0.007	-0.007	-18.5655210819989-0.398769444170648i	18.570
39	0.21470	2419	3.703	3.760	0.000	0.000	15.9825774586065+0.392350254357949i	15.987
40	0.22035	2430	3.798	3.755	-0.005	-0.005	-13.7170523892826-0.378846789895084i	13.722
41	0.22600	2429	3.789	3.753	-0.002	-0.002	11.7173461360591+0.35959650629865i	11.723
42	0.23165	2430	3.798	3.751	-0.002	-0.002	-10.2959638703662-0.347595805793936i	10.302
43	0.23730	2430	3.798	3.749	-0.002	-0.002	8.64382941872548+0.318371089639054i	8.650
44	0.24295	2420	3.712	3.752	0.004	0.004	-7.60525754482775-0.30348522738254i	7.611
45	0.24860	2422	3.729	3.752	0.000	0.000	6.54656068226824+0.281357392730301i	6.553
46	0.25425	2418	3.695	3.747	-0.006	-0.006	-5.58632776916426-0.257261218012097i	5.592
47	0.25990	2423	3.737	3.740	-0.007	-0.007	4.77014516823211+0.234342205058284i	4.776
48	0.26555	2421	3.720	3.737	-0.003	-0.003	-4.13181843508446-0.215692032554896i	4.137
49	0.27120	2425	3.755	3.745	0.008	0.008	3.33573834676506+0.184397993019127i	3.341
50	0.27685	2424	3.746	3.749	0.005	0.005	-3.13019878239658-0.18267020574016i	3.136
51	0.28250	2430	3.798	3.756	0.006	0.006	2.51568910187839+0.15455476264867i	2.520
52	0.28815	2422	3.729	3.761	0.006	0.006	-2.6012233289247-0.167821783723154i	2.607
53	0.29380	2421	3.720	3.766	0.005	0.005	1.91196118230635+0.129244437158332i	1.916
54	0.29945	2426	3.763	3.768	0.002	0.002	-1.57647439811232-0.111425943245427i	1.580
55	0.30510	2430	3.798	3.770	0.002	0.002	[illegible]	1.301

29 MTF 축은 가상 샘플링간격에 푸리에 변환을 실시한 데이터의 수를 곱해 역수를 위해 구할 수 있다.

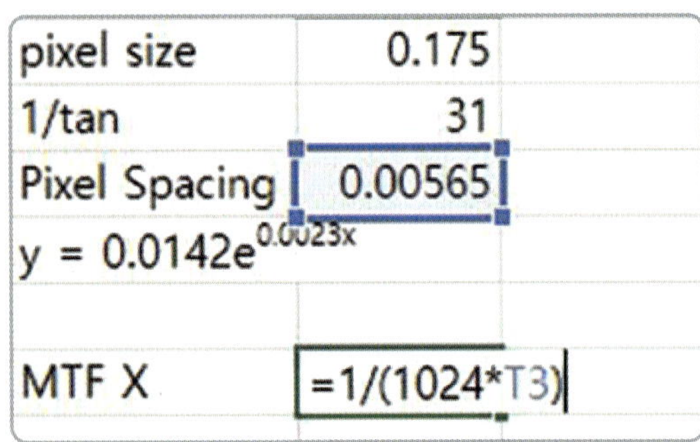

pixel size	0.175
1/tan	31
Pixel Spacing	0.00565
$y = 0.0142e^{0.0023x}$	
MTF X	=1/(1024*T3)

pixel size	0.175
1/tan	31
Pixel Spacing	0.00565
$y = 0.0142e^{0.0023x}$	
MTF X	0.17299

30 MTF는 푸리에 변환 후 절대값으로 변환된 값을 최대치를 기준으로 상대적 값으로 나타낸 것이다.

			MTF
38.2355854740888	38.236	0	=I32/$I$32
-36.263706425825-0.111256006971251i	36.264	0.17299	
33.5206497962507+0.205682712433407i	33.521		
-30.5326824183272-0.281027224850766i	30.534		
27.296064630676+0.33498992629016i	27.298		

31 MTF의 축과 MTF 값을 구한 것을 그림과 같이 선택 후 MTF축이 3 정도까지 나타내면 된다. [정확히 1/(Nyquist(나이키스트) 주파수×2)로 실험에서 Pixel Size는 0.175 mm이기 때문에 1/(0.175×2)≒2.86 이상 표현될 수 있으면 된다.]

		MTF	
38.2355854740888	38.236	0	1
-36.263706425825-0.111256006971251i	36.264	0.17299	0.94843
33.5206497962507+0.205682712433407i	33.521		
-30.5326824183272-0.281027224850766i	30.534		
27.296064630676+0.33498992629016i	27.298		
-24.2194477469913-0.371550818999299i	24.222		
21.2213029839167+0.390680980744336i	21.225		
-18.5655210819989-0.398769444170648i	18.570		
15.9825774586065+0.392350254357949i	15.987		
-13.7170523892826-0.378846789895084i	13.722		
11.7173461360591+0.35959650629865i	11.723		
-10.2959638703662-0.347595805793936i	10.302		
8.64382941872548+0.318371089639054i	8.650		
-7.60525754482775-0.30348522738254i	7.611		
6.54656068226824+0.281357392730301i	6.553		
-5.58632776916426-0.257261218012097i	5.592		
4.77014516823211+0.234342205058284i	4.776		
-4.13181843508446-0.215692032554896i	4.137		
3.33573834676506+0.184397993019127i	3.341		

32 조회된 값을 기준으로 MTF 그래프를 작성하면 된다.

	A	B	C	D	E	F	G	H	I	J	K
28	27	0.14690	2425	3.755	3.774	0.002	0.002				
29	28	0.15255	2428	3.781	3.773	-0.001	-0.001				
30	29	0.15820	2430	3.798	3.772	-0.001	-0.001				
31	30	0.16385	2425	3.755	3.768	-0.004	-0.004				MTF
32	31	0.16950	2424	3.746	3.765	-0.003	-0.003	38.2355854740888			1
33	32	0.17515	2431	3.807	3.767	0.002	0.002	-36.263706425825-0.111256006971251i			0.948433
34	33	0.18080	2429	3.789	3.760	-0.007	-0.007	33.5206497962507+0.205682712433407i			0.876704
35	34	0.18645	2422	3.729	3.760	0.000	0.000	-30.5326824183272-0.281027224850766i		0.51897	0.798575
36	35	0.19210	2425	3.755	3.763	0.003	0.003	27.296064630676+0.33498992629016i	27.298	0.69196	0.713945
37	36	0.19775	2425	3.755	3.768	0.005	0.005	-24.2194477469913-0.371550818999299i	24.222	0.86495	0.633501
38	37	0.20340	2424	3.746	3.767	-0.001	-0.001	21.2213029839167+0.390680980744336i	21.225	1.03794	0.555109
39	38	0.20905	2428	3.781	3.760	-0.007	-0.007	-18.5655210819989-0.398769444170648i	18.570	1.21093	0.485668
40	39	0.21470	2419	3.703	3.760	0.000	0.000	15.9825774586065+0.392350254357949i	15.987	1.38392	0.418129
41	40	0.22035	2430	3.798	3.755	-0.005	-0.005	-13.7170523892826-0.378846789895084i	13.722	1.55691	0.358888
42	41	0.22600	2429	3.789	3.753	-0.002	-0.002	11.7173461360591+0.35959650629865i	11.723	1.7299	0.306596
43	42	0.23165	2430	3.798	3.751	-0.002	-0.002	-10.2959638703662-0.347595805793936i	10.302	1.90289	0.26943
44	43	0.23730	2430	3.798	3.749	-0.002	-0.002	8.64382941872548+0.318371089639054i	8.650	2.07588	0.226221
45	44	0.24295	2420	3.712	3.752	0.004	0.004	-7.60525754482775-0.30348522738254i	7.611	2.24887	0.199064
46	45	0.24860	2422	3.729	3.752	0.000	0.000	6.54656068226824+0.281357392730301i	6.553	2.42186	0.171374
47	46	0.25425	2418	3.695	3.747	-0.006	-0.006	-5.58632776916426-0.257261218012097i	5.592	2.59485	0.146258
48	47	0.25990	2423	3.737	3.740	-0.007	-0.007	4.77014516823211+0.234342205058284i	4.776	2.76784	0.124907
49	48	0.26555	2421	3.720	3.737	-0.003	-0.003	-4.13181843508446-0.215692032554896i	4.137	2.94083	0.108209
50	49	0.27120	2425	3.755	3.745	0.008	0.008	3.33573834676506+0.184397993019127i	3.341	3.11382	0.087375
51	50	0.27685	2424	3.746	3.749	0.005	0.005	-3.13019878239658-0.18267020574016i	3.136	3.28681	0.082005
52	51	0.28250	2430	3.798	3.756	0.006	0.006	2.51568910187839+0.15455476264867i	2.520	3.4598	0.065918
53	52	0.28815	2422	3.729	3.761	0.006	0.006	-2.6012233289247-0.167821783723154i	2.607	3.63279	0.068173
54	53	0.29380	2421	3.720	3.766	0.005	0.005	1.91196118230635+0.129244437158332i	1.916	3.80578	0.050119
55	54	0.29945	2426	3.763	3.768	0.002	0.002	-1.57647439811232-0.111425943245427i	1.580	3.97877	0.041333
56	55	0.30510	2430	3.798	3.770	0.002	0.002	1.29788431991754+9.57376990406154E-002i	1.301	4.15176	0.034037
57	56	0.31075	2428	3.781	3.773	0.002	0.002	-0.967625988936774-7.43618582884092E-002i	0.970	4.32475	0.025382
58	57	0.31640	2426	3.763	3.776	0.003	0.003	0.584342229836387+4.67103383790775E-002i	0.586	4.49774	0.015331
59	58	0.32205	2430	3.798	3.785	0.009	0.009	-1.1053849443512-9.17745241880947E-002i	1.109	4.67073	0.029009
60	59	0.32770	2427	3.772	3.787	0.002	0.002	0.848073659565898+7.30317369981436E-002i	0.851	4.84372	0.022262
61	60	0.33335	2428	3.781	3.788	0.001	0.001	-5.11484054325625E-002-4.56276463044585E-003i	0.051	5.01671	0.001343

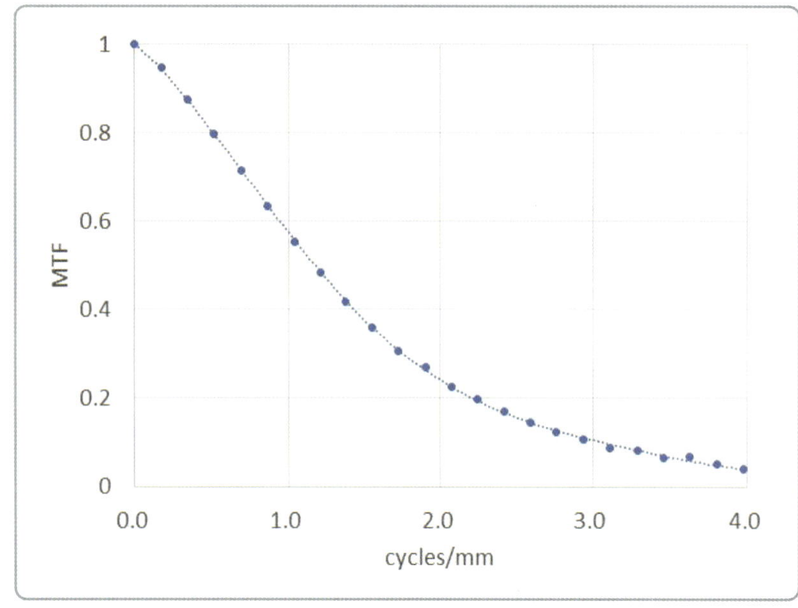

MTF의 해석은 그래프를 가지고 하는 것이 최선이다. 그렇지만 그래프의 직접적인 비교가 어렵다면 MTF가 0.1일 때를 해상력의 한계로 보고 장비의 제원과 비교하는 것이 좋다.

실험에 사용된 시스템은 MTF 0.1이 대략 3.0 cycles/mm로 Nyquist(나이키스트) 주파수로 확인할 수 있는 해상력의 한계(2.86 cycles/mm)보다 좋거나 유사하게 나타났기에 적정하게 MTF를 나타낸 것을 확인할 수 있다.

Chapter 3

잡음 특성과 위너스펙트럼(Wiener Spectrum, WS)

3.1. 잡음(노이즈) 특성

X선을 조사하여 얻을 수 있는 의료영상은 흑백의 분포가 일정하지 않다. 의료영상을 주의 깊게 보면, 흑백의 Mottle이 불규칙하게 변화되는 모양을 관찰할 수 있다. 이렇듯 영상의 불규칙한 입상에 대해 입상이 보이는 성질을 입상성 혹은 노이즈 특성이라고 한다. 잡음(노이즈) 특성을 입상도(Root Mean Square, RMS)나 위너스펙트럼(Wiener Spectrum)등의 방법으로 평가한 것을 Granularity(물리적 입상도)라 한다. RMS 입상도에 의한 노이즈의 평가는 비교적 간편한 방법으로서 자주 이용되지만, 위너스펙트럼은 공간 주파수 영역에서의 노이즈의 분석을 실시하기 때문에 보다 자세한 노이즈의 평가와 해석이 가능하다. 특히, 디지털 환경에서는 위너스펙트럼을 이용하여 잡음 특성을 평가한다(IEC 62220-1-1, 62220-1-2, 62220-1-3).

3.2. 디지털 X선 영상시스템의 노이즈 특성의 평가

디지털 X선 영상시스템의 노이즈 특성의 평가도, 증감지/필름계와 같이, RMS 입상도에 의한 간편한 방법이나, 위너스펙트럼을 이용한 방법이 도움이 된다.

Fig.3.1은 CR 및 DR 시스템의 주된 노이즈의 요인을 나타낸 것이다. 디지털 X선 영상시스템의 구성은 증감지/필름계와 비교해 복잡하고, 노이즈의 주된 원인인 X선 양자 반점 외에도, X선 검출기의 구조 노이즈, 형광 발광의 광량자 노이즈, 전기계 노이즈, 양자화 노이즈 등 많은 인자가 존재한다. 이러한 가운데, X선 검출기의 구조 노이즈, 전기계 노이즈, 양자화 노이즈는, 촬영선량에 의존하지 않고 일정한 값을 나타내므로 고정 노이즈로 불린다. 한층 더 나가, 시스템 전체의 노이즈 특성은 영상표시부의 노이즈도 포함된다.

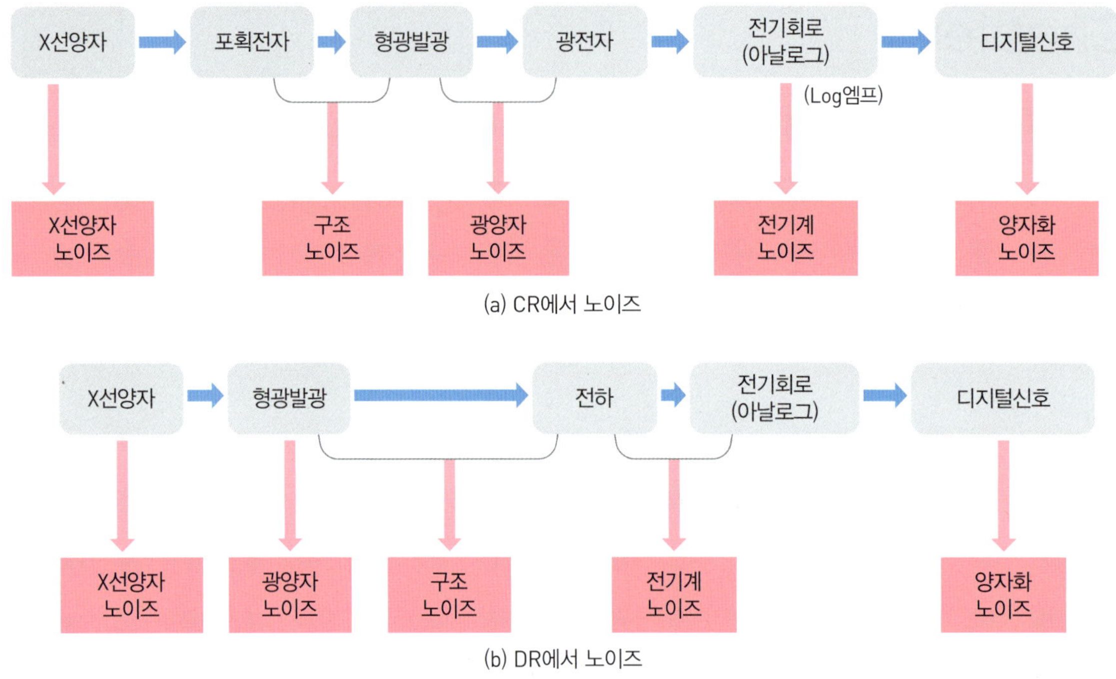

Fig.3.1 **디지털 영상시스템의 주된 노이즈**

3.3. 위너스펙트럼(Wiener Spectrum, WS)

이산화되고 양자화된 데이터의 나열이 디지털영상이다. X선이 발생하고 형광체에 흡수되고 다시 발광하는 모든 과정은 불규칙하다. X선 광자 또는 빛광자가 흡수되는 위치나 밀도에는 통계적인 변화가 있으며 이들이 의료영상에서는 잡음(노이즈)으로 나타난다. 오래전부터 X선상에서의 잡음에 관한 연구가 있었으나 증감지/필름계에 있어서는 필름의 입자를 무한소로 볼 수 있었기 때문에 아날로그계의 노이즈는 X선 광자 모틀(Mottle)과 증감지의 모틀이 전부라 해도 무방하였다. 그리고 이 두 가지는 피할 수 없는 과정이므로 증감지/필름계의 노이즈에 대한 평가는 현재의 디지털계 보다는 덜 중요하게 여겨져 왔다. 그러나 디지털계로 넘어오면서 사정은 달라져 검출, 기록, 표시단계에서 많은 잡음의 발생요인이 생겼다. 즉, 검출부의 픽셀이 아주 크고, 전기계의 잡음, 데이터의 압축에 따른 손실, 디스플레이계 자체의 노이즈가 더해지면서 노이즈에 의한 영상 품질감소요인이 대폭 증가한다.

노이즈를 평가하는 방법은 RMS 입상도, 자기상관함수(Autocorrelation Function, ACF), 위너스펙트럼(Wiener Spectrum, WS)이 있다. RMS입상도는 광자데이터의 표준편차로 나타내며, 자기상관함수는 거리변화에 따른 1차원함수를 중적분하여 얻어진다. 그리고 자기상관함수를 푸리에 변환하면 노이즈 파워스펙트럼(Noise Power Spectrum, NPS)이 되고 화상에서는 이것을 위너스펙트럼이라고 한다. 위너스펙트럼은 노이즈 자체만을 표현할 뿐 아니라 해상 특성을 나타내는 MTF와 함께 DQE를 산출하는 중요한 요인이 된다.

3.3.1. 위너스펙트럼의 산출과정

1) 위너스펙트럼을 위한 촬영

위너스펙트럼을 위한 촬영 자체는 간단하다. 피사체를 놓지 않고 촬영하고 그때의 선량을 기록하기만 하면 된다. 단, 측정 목적에 따라 설정이나 정확도는 크게 변화한다. 선질은 IEC규격을 준용한다. IEC규격에서는 RQA5(약 70 kVp, Al 부가 필터 21 mm, Al 반가층 6.8 mm)를 추천하고 있다(IEC 62220-1-1, 62220-1-2, 62220-1-3).

이러한 실험에서는 Al 부가필터와 Al 반가층이 요구항목이므로 관전압을 조정하여 선질을 결정한다.

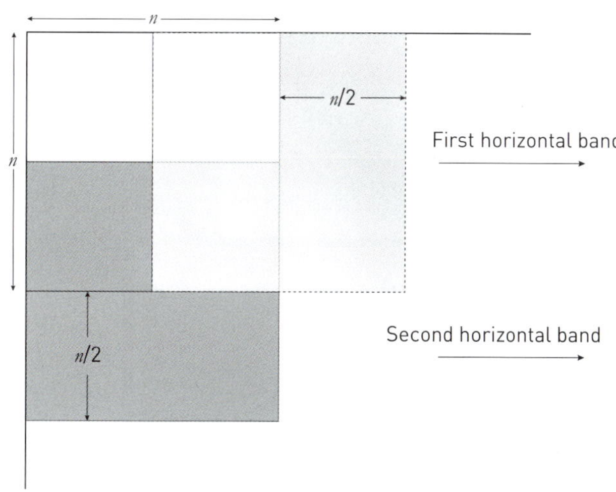

The size of the ROIs shall be n=256.

Fig.3.2 위너스펙트럼의 ROI 선택

Fig.3.2에서는 위너스펙트럼의 디지털 이미지를 표현한 것이다. X선 영상시스템에서 획득된 White 영상의 ROI를 각각 256×256로 하여 분석 DATA를 획득한다. 총 ROI가 100여개 이상이 되면 오차의 확률이 5% 이내로 낮아지기에 ROI의 위치를 변경시켜가면서 영상을 획득한다. ROI의 위치를 변경할 때는 128 Pixel씩 중복하면서 이동하며 ROI를 선택한다[Fig.3.2].

2) 디지털 특성곡선

디지털의 경우 증감지/필름계와 달리 상반법칙이 성립하기 때문에 타이머자체의 오차가 크지 않는다면 Time Scale법에 따라 방사선을 노출하여 작은 오차의 데이터를 얻을 수 있다.

촬영 영상 각각에 대하여 측정 영역 화소 값의 평균값을 구한다. 화소 값의 평균값을 종축에, 횡축에는 상용대수 축으로 그리거나 또는, 그 반대의 방법으로 그래프를 그리면 특성곡선이 얻어진다. 방사선노출과 출력 평균값의 직선 경사 G를 구한다. 시스템에 따라 이산적 비례 혹은 지수적 비례관계가 성립될 수 있다. 지수적 비례관계일 때는 Eq.3.1이 성립될 수 있다.

$$\frac{\Delta E}{E} = \frac{\Delta PV(X,Y)}{G(\log_{10} e)} \quad \text{Eq.3.1}$$

$$PV = G(\log_{10} e) + a \quad \text{Eq.3.2}$$

Eq.3.2는 특성곡선 선량과 픽셀 값의 관계를 나타내는 Look Up Table과 같은 것이므로 이 역함수를 이용하면 비선형의 영상데이터를 선형데이터로 변환할 수 있다.

3) 위너스펙트럼 이미지로부터 ROI 선택

Fig.3.2와 같은 방식으로 영상으로부터 계산에 필요한 관심 영역을 잡아서 Fig.3.3과 같이 ROI를 선택을 한다. 여기서 획득된 ROI 영상 분석을 실시하게 된다.

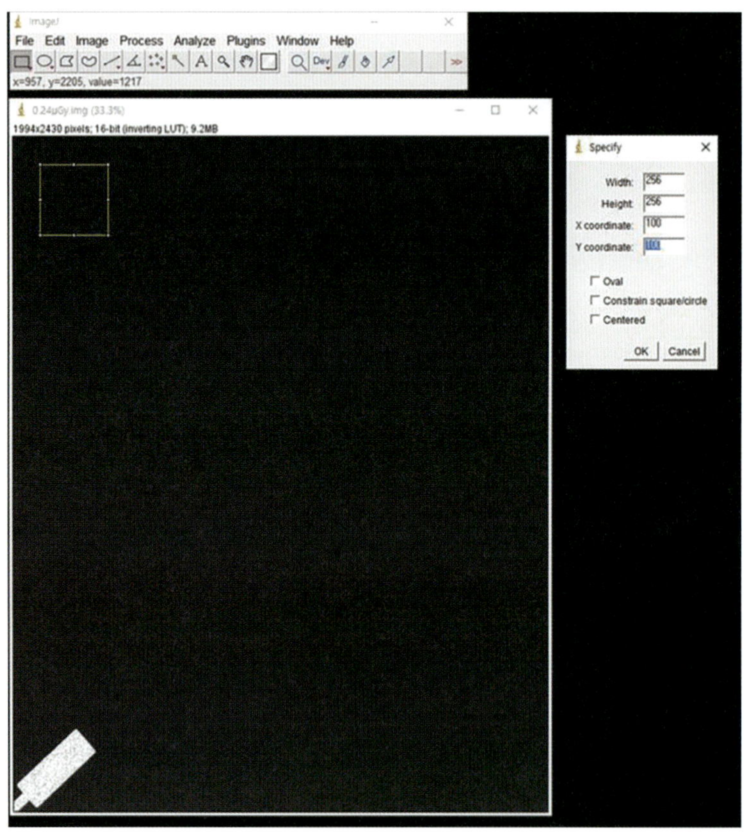

Fig.3.3 촬영된 위너스펙트럼 영상에서 ROI의 선택

4) 정규화(Normalization)

디지털 위너스펙트럼은 노이즈의 파워 스펙트럼 확률밀도함수로서 선형데이터를 이용한 식이나 또는, 비선형 데이터를 이용한 식으로 주어진다.

$$WS_{\frac{\Delta E}{E}}(u_j, u_k) = \lim_{N_x N_y \to \infty} \left| DFT^2 \cdot \frac{\Delta X(X_s, Y_t)}{E} \right|^2$$

$$= \lim_{N_x N_y \to \infty} \frac{\Delta X \Delta Y}{M \cdot N_x \cdot N_y} \sum_{m=1}^{U} \left| DFT^2 \cdot \frac{\Delta X(X_s, Y_t)}{E} \right|^2 \qquad \text{Eq.3.3}$$

$$WS_{\frac{\Delta E}{E}}(u_j, u_k) = \frac{1}{G^2(\log_{10} e)^2} \lim_{M, N_x N_y \to \infty} \frac{\Delta X \Delta Y}{M \cdot N_x \cdot N_y} \sum_{m=1}^{U} \left| DFT^2 \cdot \frac{\Delta X(X_s, Y_t)}{E} \right|^2 \qquad \text{Eq.3.4}$$

$$F(u_j, u_k) = DFT^{2D}\{f(X_s, X_t)\} = \sum_{s=0}^{S-1} \sum_{t=0}^{T-1} f(X_s, X_t) e^{-2\pi(u_j X_s + u_T Y_t)} \qquad \text{Eq.3.5}$$

$$W_{out}(u_j, u_k) = \frac{\Delta X \Delta Y}{M \times 256 \times 256} \sum_{m=1}^{M} \left| \sum_{i=1}^{256} \sum_{j=1}^{256} (I(x_i, y_j) - S(x_i, y_j)) \cdot e^{-2\pi i(u_n u_i + u_k y_j)} \right|^2 \qquad \text{Eq.3.6}$$

$\Delta X \Delta Y$ is the pixel spacing in respectively the horizontal and vertical direction

M is the number of ROIs

$S(x_i, y_j)$ is the optionally fitted two-dimensional polynominal

$I(x_i, y_j)$ is the linearized data

여기에서, WS는 위너스펙트럼이고 M은 평균 횟수로서 관심영역의 수이다. Nx, Ny는 각각 x, y방향의 화소수는 각각 x, y방향의 화소 핏치, U, V는 삭삭 x, y방항의 공간 주파수를 나타내며, 2차원 이산푸리에 변환을 나타낸다. 통상은 2차원 고속 푸리에 변환(2D Fast Fourior Transform, FFT)을 이용한다.

Eq.3.3, Eq.3.4, Eq.3.5, Eq.3.6은 다소 복잡하게 보이나 실제로는 계산기가 실행하는 다수의 2차원 DFT결과의 평균에 계수 배의 곱셈을 할 뿐이다. Eq.3.6식에서와 같이 2차원 DFT 자체는 많은 프로그램에서 실행이 가능하다.

3.3.2. 위너스펙트럼(Wiener Spectrum)의 작성 예

1 위너스펙트럼을 구할 파일을 연다. [System Response]를 구했던 File을 사용하면 된다. 먼저 0.24 μGy File을 ImageJ를 사용한다.

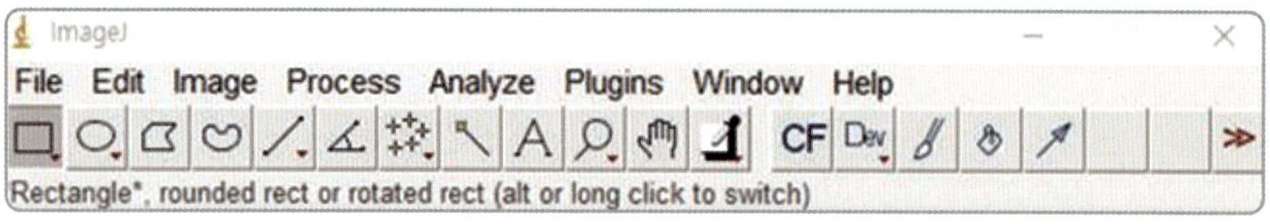

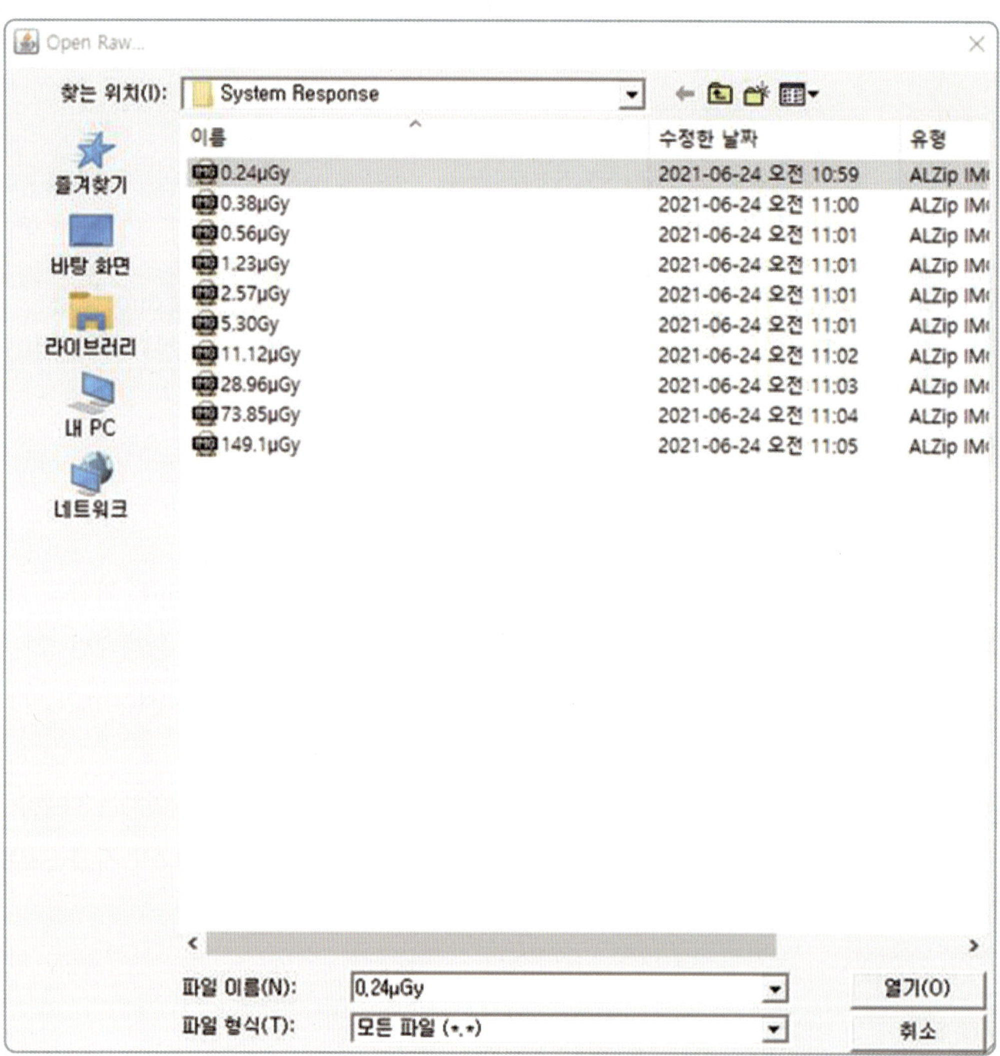

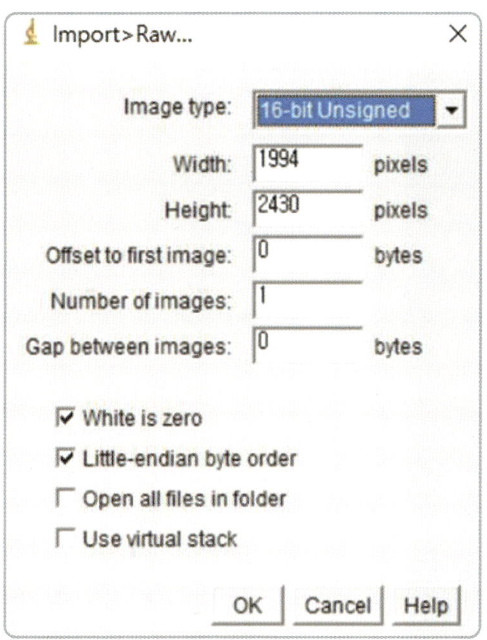

2 다음과 같은 조건을 선택하고, 'OK'를 클릭한다.

3 다음과 같이 영상을 열 수 있다.

4 ROI를 선택한다.

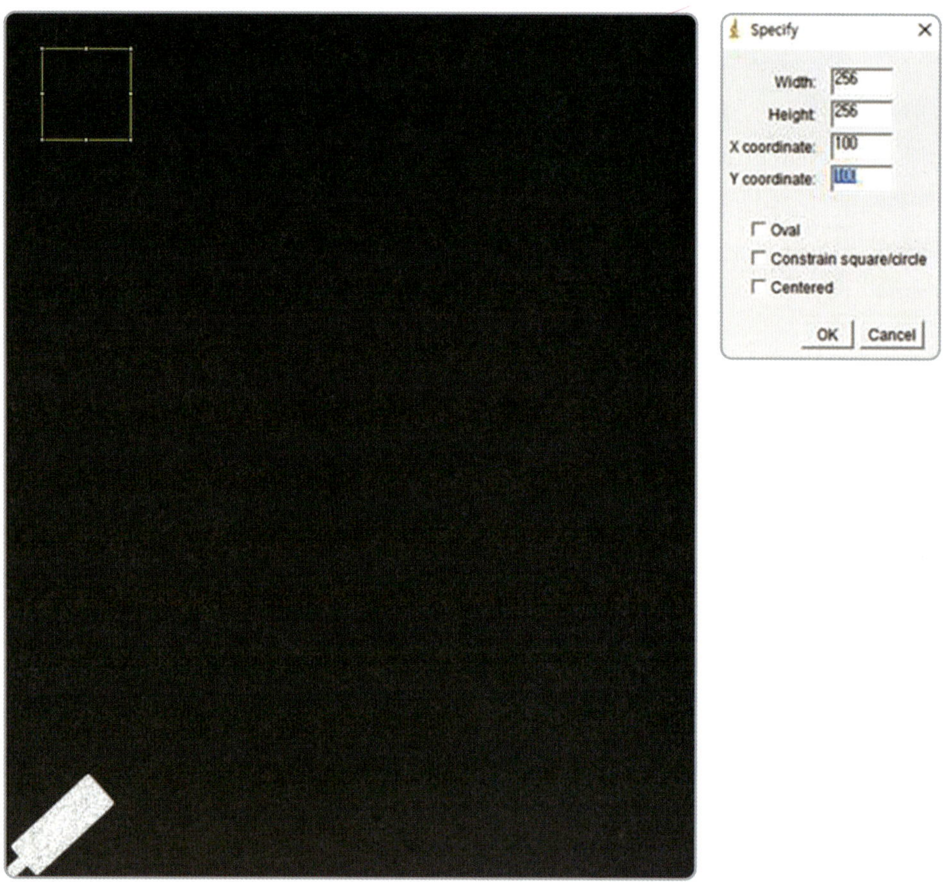

5 ROI를 별도의 영상으로 분리한다.

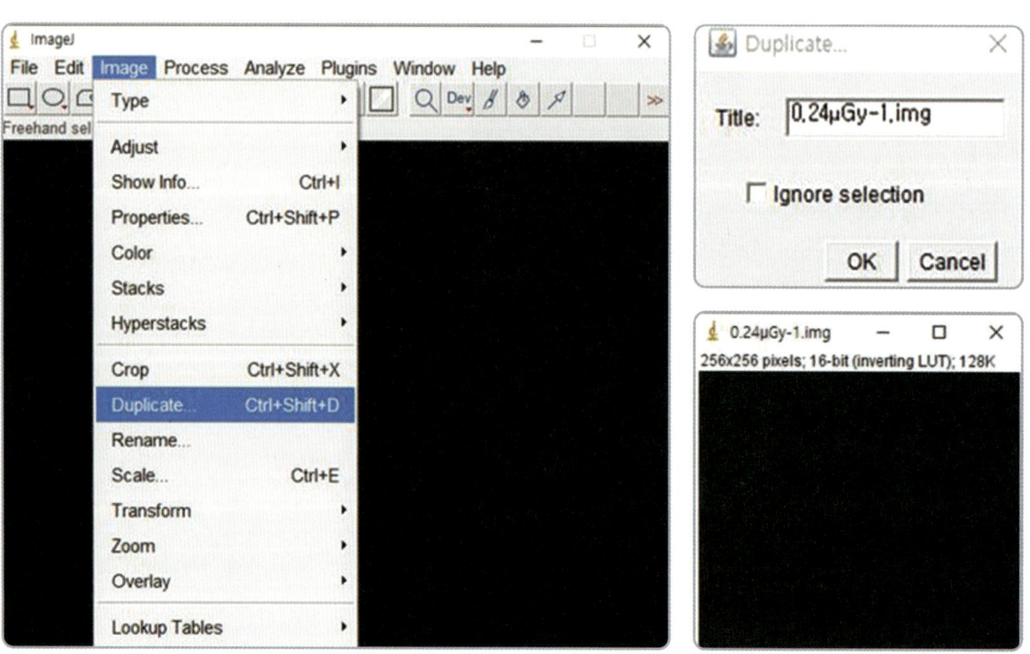

6 디지털 영상에서 잡음에 일정한 경향이 있는 신호가 포함되어 있다. 때로는 이러한 패턴은 한쪽으로 치우친 값의 분포를 나타내기에 이를 제거해야 한다. 이때 사용하는 것이 Polynomial이다. [ImageJ] – [Plugins] – [Filter] – [Fit Polynomial]을 선택한다.

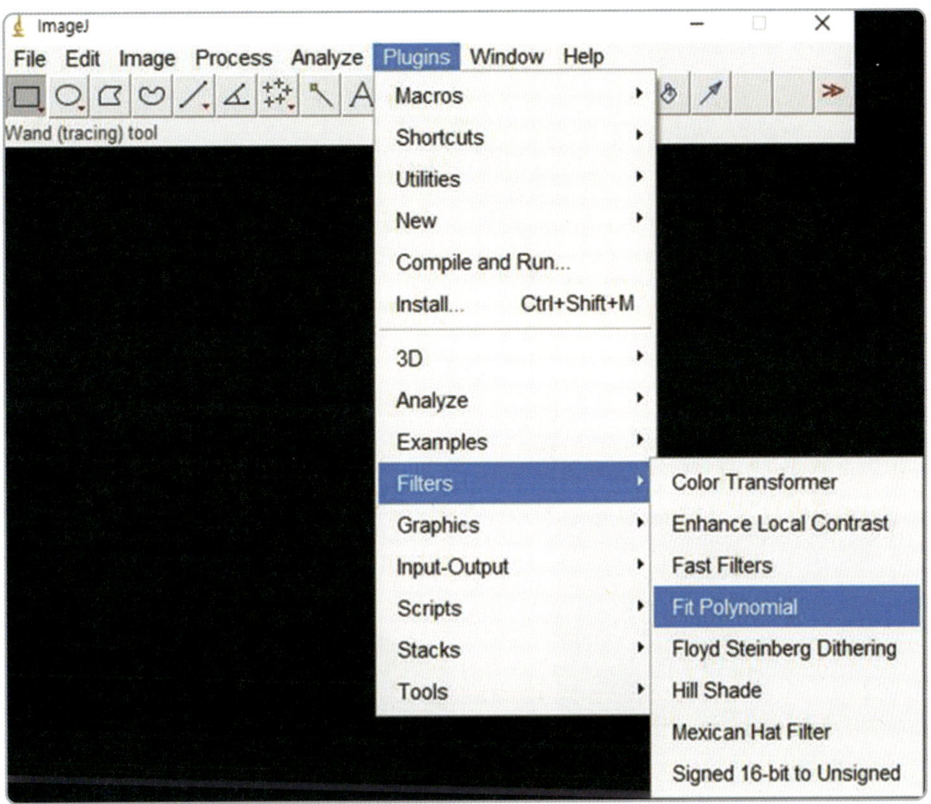

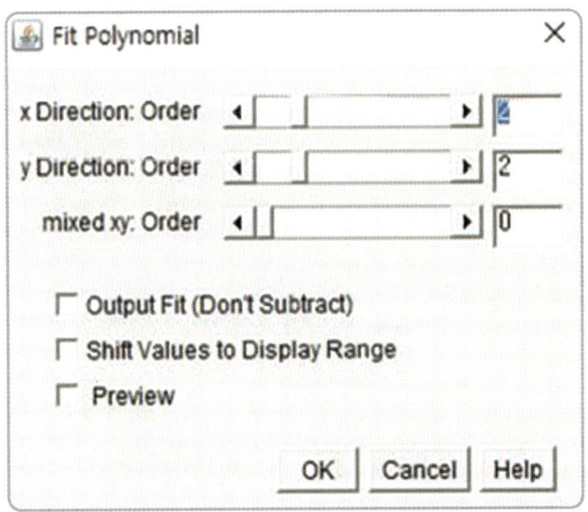

다음과 같은 창이 나오고 첫 번째와 두 번째에 각각 2를 입력한다.

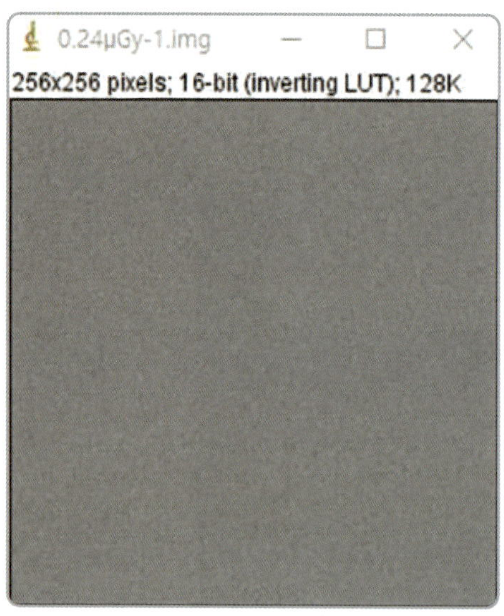

이렇게 하면 영상에 있던 신호의 치우침이 제거된 영상을 얻을 수 있다.

원본 영상에서 [Fit Polynomial]을 뺀 영상(왼쪽)과 그것을 3차원(오른쪽)으로 표현한 영상이다.

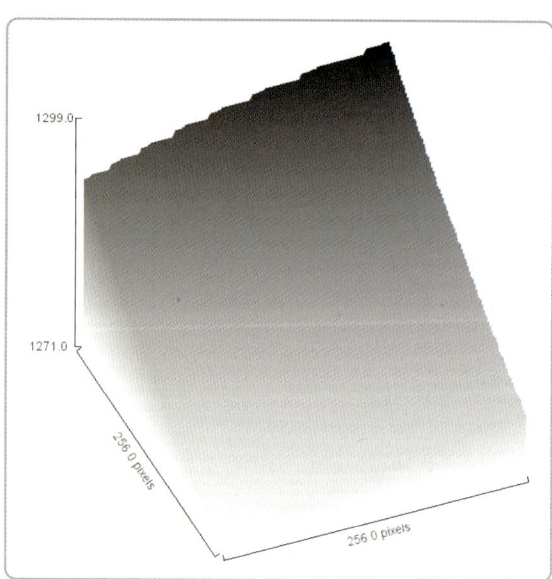

7 [Fit Polynomial]을 시행한 영상을 FFT(Fast Fourier Transform)을 시행한다. 먼저 FFT 후 출력 값은 허수(복소수)가 포함되어 있기에 그 자체로는 계산을 할 수 없어 FFT Options에서 Power 값을 나타낼 수 있도록 선택을 한다(Power를 제곱된 값을 의미한다).
[Process] – [FFT] – [FFT Options]에서 위쪽 두 개의 박스 모두 체크가 되어야 한다.

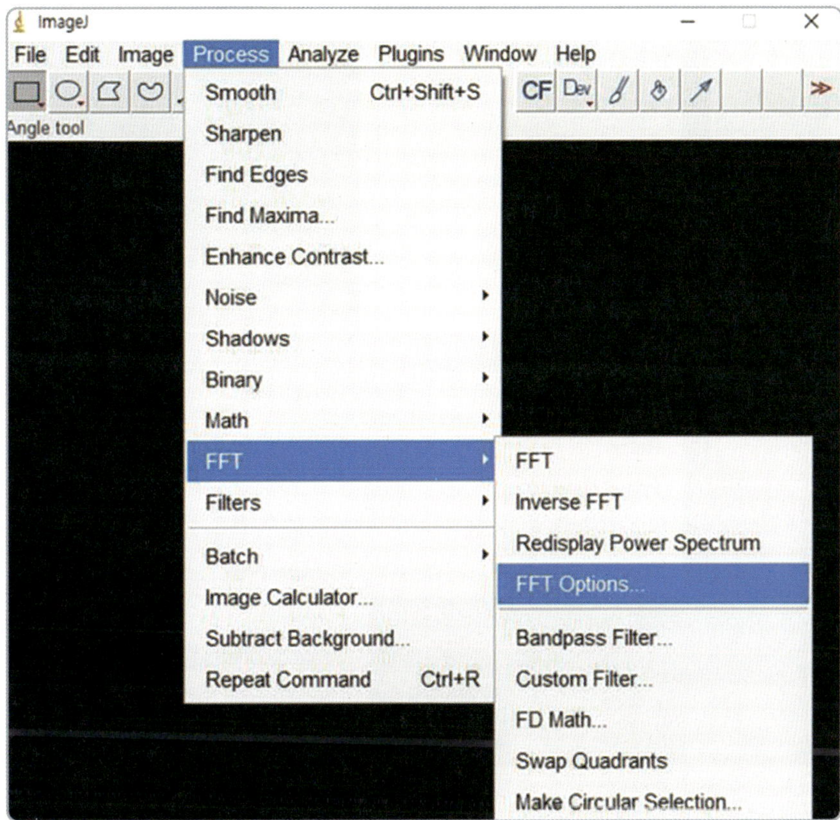

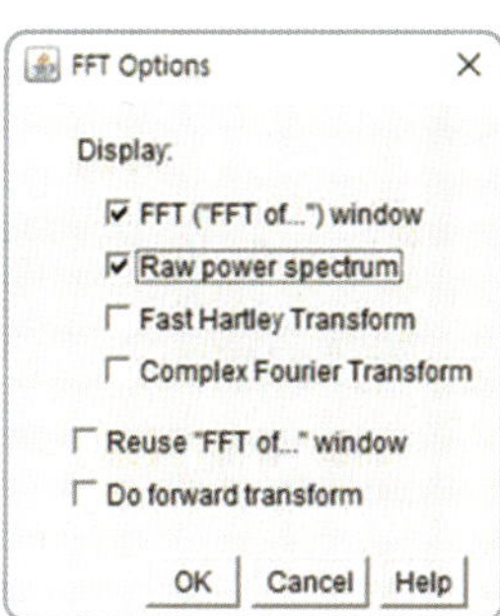

8 FFT를 시행한다. [Process] – [FFT] – [FFT]를 시행한다.

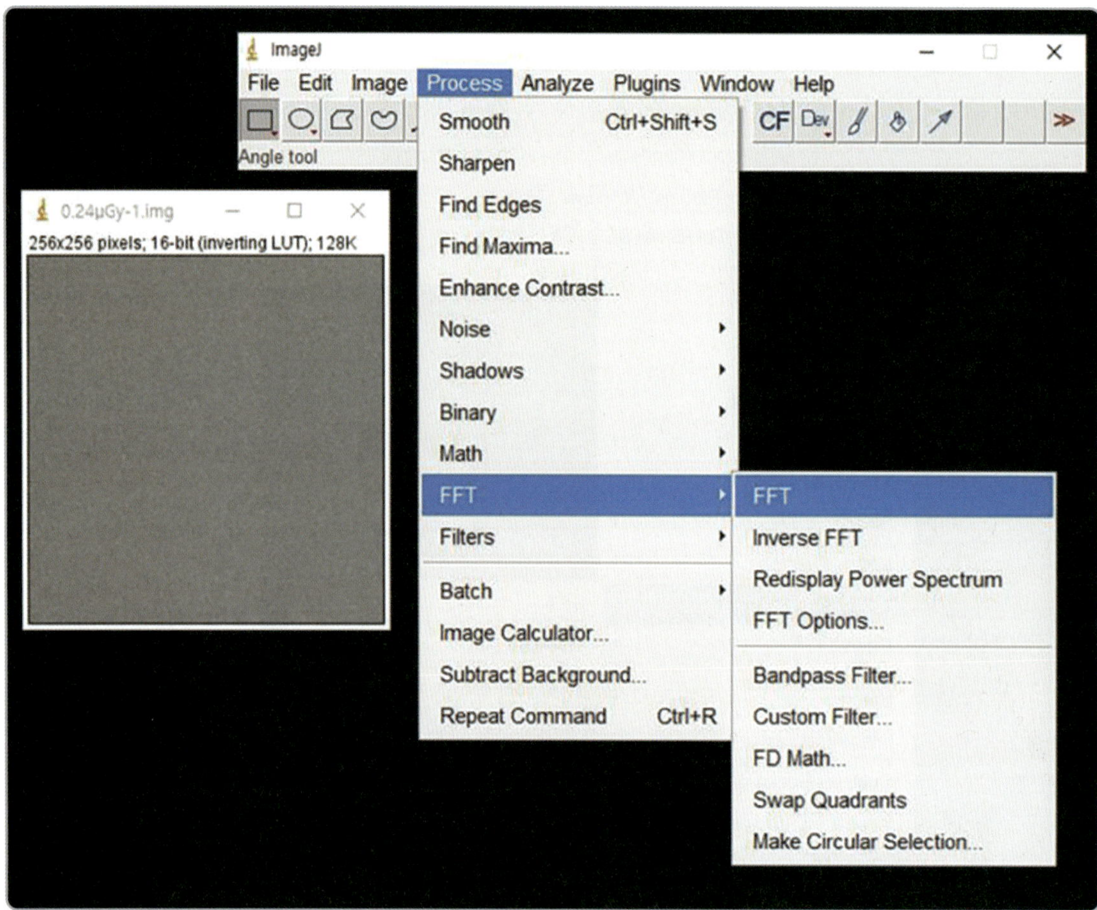

9 원본영상과 함께 3개의 영상을 확인할 수 있다.

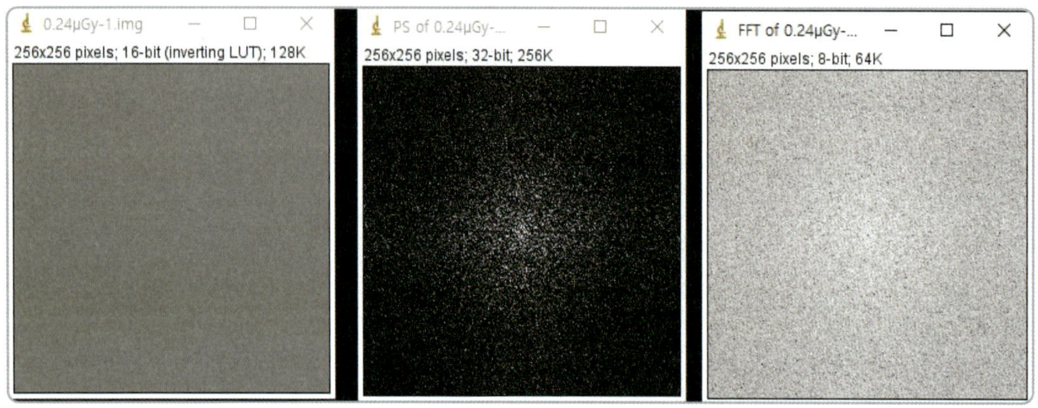

이 영상 중 가운데 영상이 분석을 할 영상(32–bit)이다.

가장 왼쪽 영상은 원본(16–bit)이고, 가장 오른쪽(8–bit)은 허수가 포함된 영상이다.

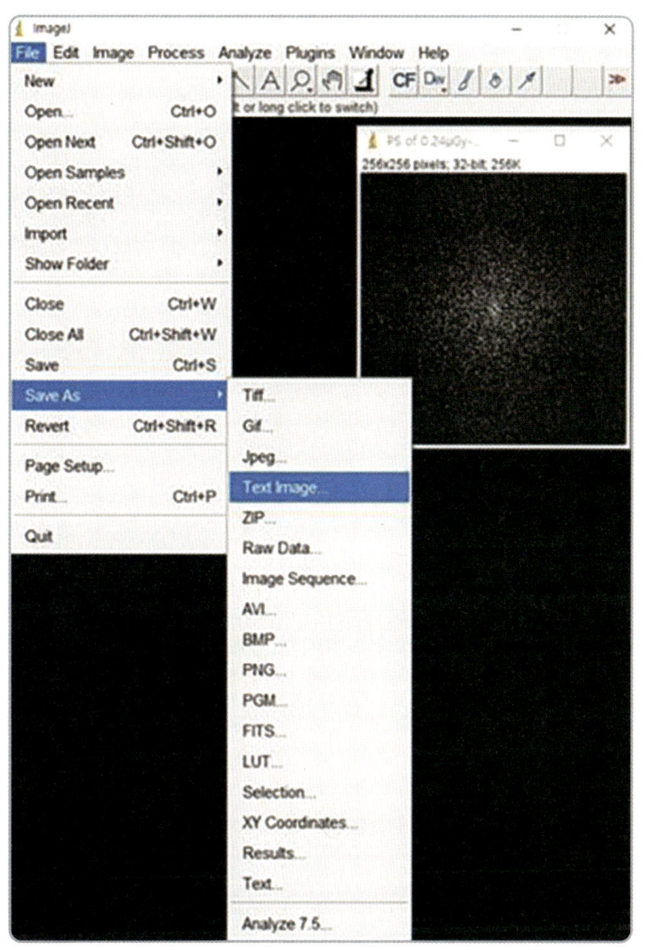

10 32-bit 영상을 Text Image로 저장한다. [File]-[Save As]-[Text Image]

11 저장된 File을 Excel로 연다.

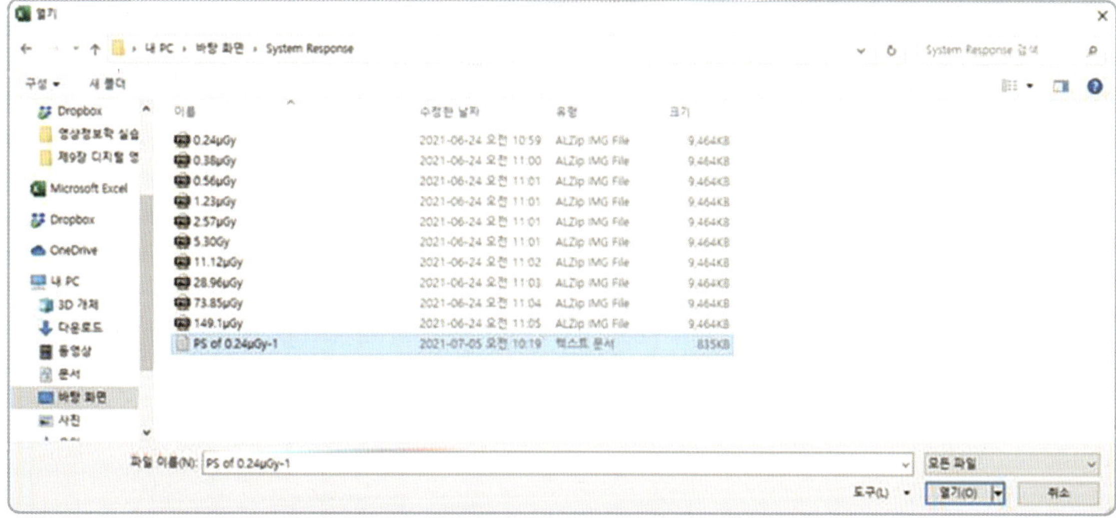

12 다음과 같은 단계를 거쳐 연다.

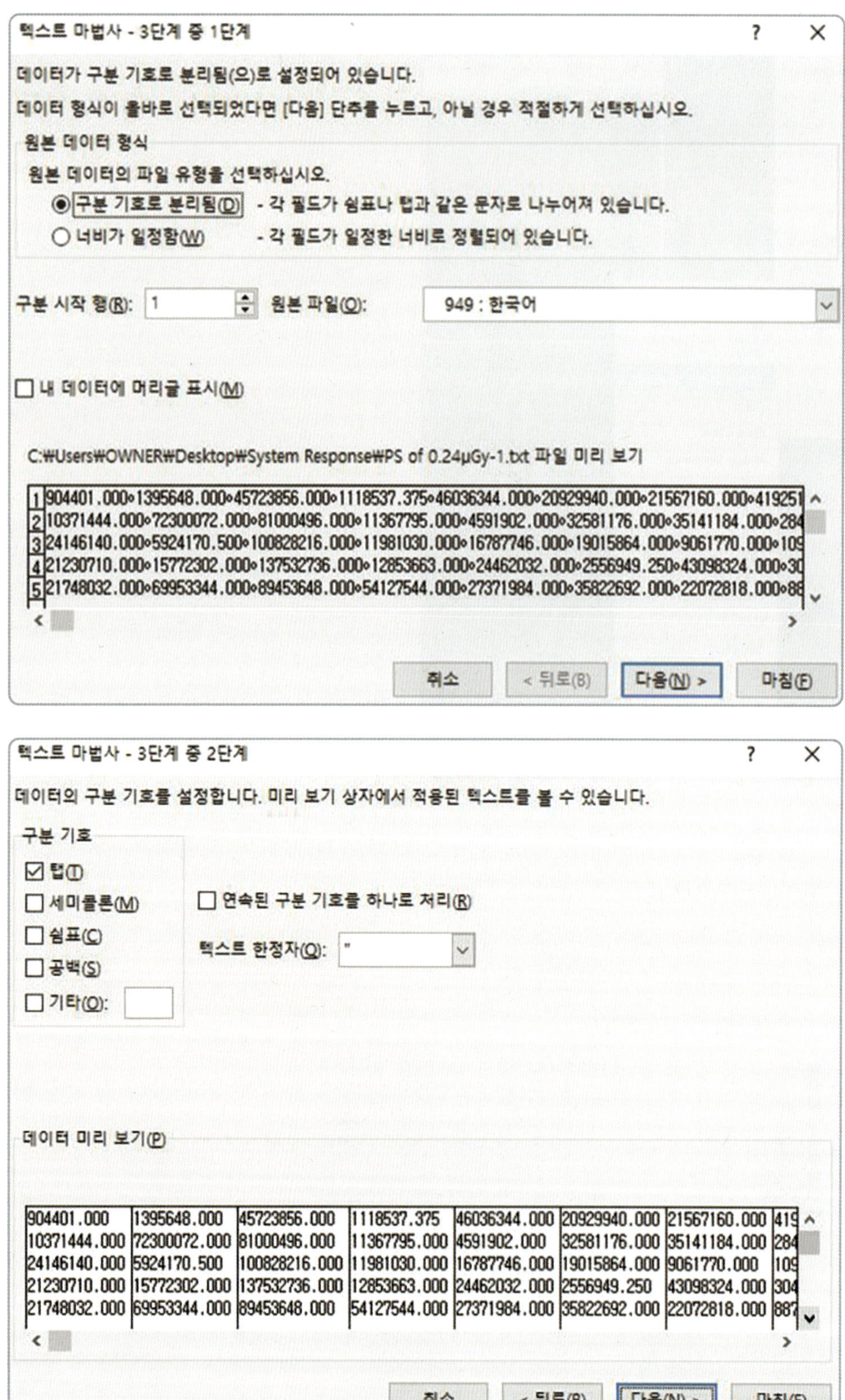

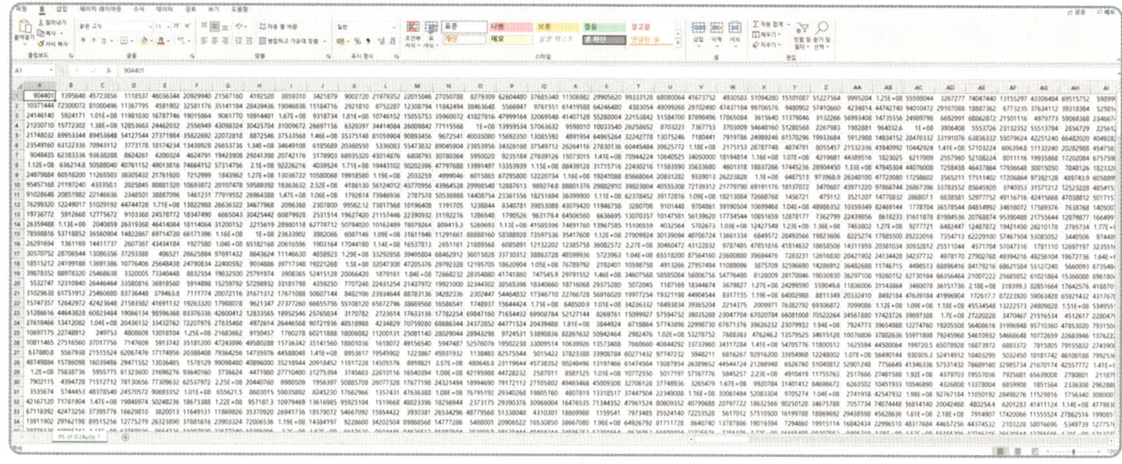

13 DY129를 분명하게 표시를 한다. DY129가 가장 중앙 DATA이다.

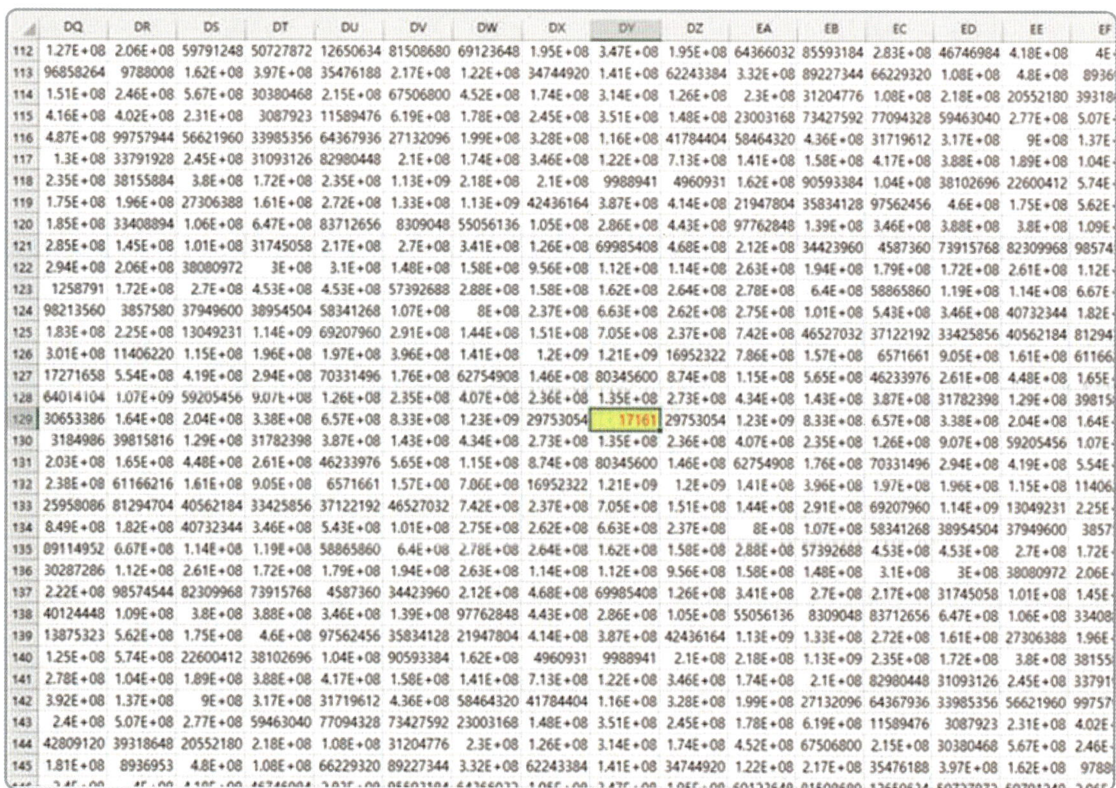

	DQ	DR	DS	DT	DU	DV	DW	DX	DY	DZ	EA	EB	EC	ED	EE	EF
112	1.27E+08	2.06E+08	59791248	50727872	12650634	81508680	69123648	1.95E+08	3.47E+08	1.95E+08	64366032	85593184	2.83E+08	46746984	4.18E+08	4E
113	96858264	9788008	1.62E+08	3.97E+08	35476188	2.17E+08	1.22E+08	34744920	1.41E+08	62243384	3.32E+08	89227344	66229320	1.08E+08	4.8E+08	8936
114	1.51E+08	2.46E+08	5.67E+08	30380468	2.15E+08	67506800	4.52E+08	1.74E+08	3.14E+08	1.26E+08	2.3E+08	31204776	1.08E+08	2.18E+08	20552180	39318
115	4.16E+08	4.02E+08	2.31E+08	3087923	11589476	6.19E+08	1.78E+08	2.45E+08	3.51E+08	1.48E+08	23003168	73427592	77094328	59463040	2.77E+08	5.07E
116	4.87E+08	99757944	56621960	33985356	64367936	27132096	1.99E+08	3.28E+08	1.16E+08	41784404	58464320	4.36E+08	31719612	3.17E+08	9E+08	1.37E
117	1.3E+08	33791928	2.45E+08	31093126	82980448	2.1E+08	1.74E+08	3.46E+08	1.22E+08	7.13E+08	1.41E+08	1.58E+08	4.17E+08	3.88E+08	1.89E+08	1.04E
118	2.35E+08	38155884	3.8E+08	1.72E+08	2.35E+08	1.13E+09	2.18E+08	2.1E+08	9988941	4960931	1.62E+08	90593384	1.04E+08	38102696	22600412	5.74E
119	1.75E+08	1.96E+08	27306388	1.61E+08	2.72E+08	1.33E+08	1.13E+09	42436164	3.87E+08	4.14E+08	21947804	35834128	97562456	4.6E+08	1.75E+08	5.62E
120	1.85E+08	33408894	1.06E+08	6.47E+08	83712656	8309048	55056136	1.05E+08	2.86E+08	4.43E+08	97762848	1.39E+08	3.46E+08	3.88E+08	3.8E+08	1.09E
121	2.85E+08	1.45E+08	1.01E+08	31745058	2.17E+08	2.7E+08	3.41E+08	1.26E+08	69985408	4.68E+08	2.12E+08	34423960	4587360	73915768	82309968	98574
122	2.94E+08	2.06E+08	38080972	3E+08	3.1E+08	1.48E+08	1.58E+08	9.56E+08	1.12E+08	1.14E+08	2.63E+08	1.94E+08	1.79E+08	1.72E+08	2.61E+08	1.12E
123	1258791	1.72E+08	2.7E+08	4.53E+08	4.53E+08	57392688	2.88E+08	1.58E+08	1.62E+08	2.64E+08	2.78E+08	6.4E+08	58865860	1.19E+08	1.14E+08	6.67E
124	98213560	3857580	37949600	38954504	58341268	1.07E+08	8E+08	2.37E+08	6.63E+08	2.62E+08	2.75E+08	1.01E+08	5.43E+08	3.46E+08	40732344	1.82E
125	1.83E+08	2.25E+08	13049231	1.14E+09	69207960	2.91E+08	1.44E+08	1.51E+08	7.05E+08	2.37E+08	7.42E+08	46527032	37122192	33425856	40562184	81294
126	3.01E+08	11406220	1.15E+08	1.96E+08	1.97E+08	3.96E+08	1.41E+08	1.2E+09	1.21E+09	16952322	7.86E+08	1.57E+08	6571661	9.05E+08	1.61E+08	61166
127	17271658	5.54E+08	4.19E+08	2.94E+08	70331496	1.76E+08	62754908	1.46E+08	80345600	8.74E+08	1.15E+08	5.65E+08	46233976	2.61E+08	4.48E+08	1.65E
128	64014104	1.07E+09	59205456	9.07E+08	1.26E+08	2.35E+08	4.07E+08	2.36E+08	1.35E+08	2.73E+08	4.34E+08	1.43E+08	3.87E+08	31782398	1.29E+08	39815
129	30653386	1.64E+08	2.04E+08	3.38E+08	6.57E+08	8.33E+08	1.23E+09	29753054	17161	29753054	1.23E+09	8.33E+08	6.57E+08	3.38E+08	2.04E+08	1.64E
130	3184986	39815816	1.29E+08	31782398	3.87E+08	1.43E+08	4.34E+08	2.73E+08	1.35E+08	2.36E+08	4.07E+08	2.35E+08	1.26E+08	9.07E+08	59205456	1.07E
131	2.03E+08	1.65E+08	4.48E+08	2.61E+08	46233976	5.65E+08	1.15E+08	8.74E+08	80345600	1.46E+08	62754908	1.76E+08	70331496	2.94E+08	4.19E+08	5.54E
132	2.38E+08	61166216	1.61E+08	9.05E+08	6571661	1.57E+08	7.06E+08	16952322	1.21E+09	1.2E+09	1.41E+08	3.96E+08	1.97E+08	1.96E+08	1.15E+08	11406
133	25958086	81294704	40562184	33425856	37122192	46527032	7.42E+08	2.37E+08	7.05E+08	1.51E+08	1.44E+08	2.91E+08	69207960	1.14E+09	13049231	2.25E
134	8.49E+08	1.82E+08	40732344	3.46E+08	5.43E+08	1.01E+08	2.75E+08	2.62E+08	6.63E+08	2.37E+08	8E+08	1.07E+08	58341268	38954504	37949600	3857
135	89114952	6.67E+08	1.14E+08	1.19E+08	58865860	6.4E+08	2.78E+08	2.64E+08	1.62E+08	1.58E+08	2.88E+08	57392688	4.53E+08	4.53E+08	2.7E+08	1.72E
136	30287286	1.12E+08	2.61E+08	1.72E+08	1.79E+08	1.94E+08	2.63E+08	1.14E+08	1.12E+08	9.56E+08	1.58E+08	1.48E+08	3.1E+08	3E+08	38080972	2.06E
137	2.22E+08	98574544	82309968	73915768	4587360	34423960	2.12E+08	4.68E+08	69985408	1.26E+08	3.41E+08	2.7E+08	2.17E+08	31745058	1.01E+08	1.45E
138	40124448	1.09E+08	3.8E+08	3.88E+08	3.46E+08	1.39E+08	97762848	4.43E+08	2.86E+08	1.05E+08	55056136	8309048	83712656	6.47E+08	1.06E+08	33408
139	13875323	5.62E+08	1.75E+08	4.6E+08	97562456	35834128	21947804	4.14E+08	3.87E+08	42436164	1.13E+09	1.33E+08	2.72E+08	1.61E+08	27306388	1.96E
140	1.25E+08	5.74E+08	22600412	38102696	1.04E+08	90593384	1.62E+08	4960931	9988941	2.1E+08	2.18E+08	1.13E+09	2.35E+08	1.72E+08	3.8E+08	38155
141	2.78E+08	1.04E+08	1.89E+08	3.88E+08	4.17E+08	1.58E+08	1.41E+08	7.13E+08	1.22E+08	3.46E+08	1.74E+08	2.1E+08	82980448	31093126	2.45E+08	33791
142	3.92E+08	1.37E+08	9E+08	3.17E+08	31719612	4.36E+08	58464320	41784404	1.16E+08	3.28E+08	1.99E+08	27132096	64367936	33985356	56621960	99757
143	2.4E+08	5.07E+08	2.77E+08	59463040	77094328	73427592	23003168	1.48E+08	3.51E+08	2.45E+08	1.78E+08	6.19E+08	11589476	3087923	2.31E+08	4.02E
144	42809120	39318648	20552180	2.18E+08	1.08E+08	31204776	2.3E+08	1.26E+08	3.14E+08	1.74E+08	4.52E+08	67506800	2.15E+08	30380468	5.67E+08	2.46E
145	1.81E+08	8936953	4.8E+08	1.08E+08	66229320	89227344	3.32E+08	62243384	1.41E+08	34744920	1.22E+08	2.17E+08	35476188	3.97E+08	1.62E+08	9788

14 DY129를 기준으로 위로 7칸, 밑으로 7칸 DZ부터 끝(IV)까지 표시를 한다.

DY	DZ	EA	EB	EC	ED	EE	EF	EG	EH	EI	EJ	EK	EL
3.47E+08	195299744	64366032	85593184	283341760	46746984	418165120	399618208	240117424	52284952	102502088	371785088	11990925	201512672
1.41E+08	62243384	331776992	89227344	66229320	108356968	479986560	8936953	181115392	4879113	31888874	421084480	84802240	50206344
3.14E+08	125619312	229903376	31204776	107853832	217682768	20552180	39318648	42809120	215370240	68519872	294857728	328078080	452719968
3.51E+08	148178784	23003168	73427592	77094328	59463040	277238272	507067168	240234864	163110304	240985792	323804032	11640170	101291920
1.16E+08	41784404	58464320	436470176	31719612	317154112	899821312	137230416	391708128	887144064	163359072	18890090	95546288	143745120
1.22E+08	713065152	140538624	158421472	416783968	388243488	188784256	104154288	277769344	25189526	119370416	45259244	55295248	308165440
9988941	4960930.5	162329152	90593384	104232848	38102696	22600412	573899520	124957312	136964448	322093472	135671808	162519040	67984800
3.87E+08	414119488	21947804	35834128	97562456	459945952	175467888	562040768	13875323	134680592	119668224	196211712	3689790.75	43381936
2.86E+08	443022560	97762848	138733600	346019584	387698496	379958048	109208192	40124448	164109248	708908160	135318336	3517559	129608576
69985408	467624000	211547408	34423960	4587359.5	73915768	82309968	98574544	222332736	487866528	11840211	84592432	68863120	183932608
1.12E+08	114200288	262668064	193651376	178585440	171786768	260528400	111943192	30287286	59159632	52980092	215538368	113686720	28581682
1.62E+08	263835440	278490208	639837184	58865860	118540376	114174376	667301760	89114952	9029254	409947616	65884576	128444688	207382864
6.63E+08	262111360	274619040	100897440	543060096	346316768	40732344	182088272	849400832	223940512	113736888	91328920	89531000	243377856
7.05E+08	237200880	741891008	46527032	37122192	33425856	40562184	81294704	25958086	52913588	236893728	364139392	562913472	71885728
1.21E+09	16952322	785809408	157278848	6571660.5	904558144	160843232	61166216	238381952	62170000	344736064	543757568	557655936	319883520
80345600	873671168	114906072	564870144	46233976	261142976	448473408	165137760	203134960	24868308	219459808	14774611	59798116	23798602
1.35E+08	272883072	433925344	142798480	386503264	31782398	128816880	39815816	3184985.5	10997579	244645984	51743952	39202360	219044800
17161	29753054	1227882624	832540352	657039488	337580160	204271456	164077712	30653386	60894552	39542328	285487744	51405632	25831106
1.35E+08	236352304	407305024	235115104	125522672	907439040	59205456	1071686592	64014104	466697.438	455533536	458818720	265526688	510146432
80345600	145979648	62754908	176039584	70331496	294328672	418516064	554026496	17271658	125520800	25313266	27495676	185854656	341263872
1.21E+09	1198167296	140879072	396336640	196982928	195891008	114579280	11406220	300564928	426797504	309070208	33312818	265938400	38338792
7.05E+08	151284960	143624896	291053856	69207960	1136335616	13049231	224959072	183000720	11924510	90796152	129170072	88380032	119354008
6.63E+08	236896512	800045696	106518152	58341268	38954504	37949600	3857579.5	98213560	244072320	93878352	271508576	196335824	206140944
1.62E+08	157716224	288441984	57392688	453228128	452815488	269684320	171672640	1258791	93761000	266049840	170232160	252992592	402664736
1.12E+08	955615040	157667936	148436800	310005536	299954304	38080972	205582992	293554720	194508672	63901212	101819008	118710208	7721922
69985408	125862432	341464640	270404000	216528288	31745058	101375128	145068720	285037152	29909952	488440192	95694064	66151228	61067040
2.86E+08	104865184	55056136	8309047.5	83712656	647336960	105775144	33408894	184992672	248370000	120976376	145362144	54925764	21583222
3.87E+08	42436164	1132532992	132518440	272407744	161394688	27306388	196472800	175187232	146650048	21186320	13821570	131539168	70921168
9988941	210161552	217826560	1131892480	234572032	171898752	379671168	38155884	235098016	312236736	300054176	235063072	372219424	602527680
1.22E+08	345673280	174226816	209650080	82980448	31093126	245215120	33791928	130196792	248824448	133528592	395199616	228169664	295669440
1.16E+08	328341568	199442304	27132096	64367936	33985356	56621960	99757944	487187712	61168376	270155168	1455883.63	48055808	78662000
3.51E+08	244508960	177551712	619448576	11589476	3087923.25	231331632	401830624	415680032	247178144	89693896	100750104	339134784	20918692
3.14E+08	174377840	451948096	67506800	215100272	30380468	567455424	246457488	151151936	102490264	29162586	1857944.75	6992313	21519068
1.41E+08	34744920	122221096	216804560	35476188	396905152	161733216	9788008	96858264	76896072	89653544	207354928	67021220	49988296

15 DY129를 분명하게 표시를 한다. DY129가 가장 중앙 DATA이다.

7	111547680	114200288	262668064	193651376	178585440	171786768
6	161829376	263835440	278490208	639837184	58865860	118540376
5	663219968	262111360	274619040	100897440	543060096	346316768
4	705179328	237200880	741891008	46527032	37122192	33425856
3	1208616192	16952322	785809408	157278848	6571661	904558144
2	80345600	873671168	114906072	564870144	46233976	261142976
1	134625632	272883072	433925344	142798480	386503264	31782398
0	17161	29753054	1227882624	832540352	657039488	337580160
1	134625632	236352304	407305024	235115104	125522672	907439040
2	80345600	145979648	62754908	176039584	70331496	294328672
3	1208616192	1198167296	140879072	396336640	196982928	195891008
4	705179328	151284960	143624896	291053856	69207960	1136335616
5	663219968	236896512	800045696	106518152	58341268	38954504
6	161829376	157716224	288441984	57392688	453228128	452815488
7	111547680	955615040	157667936	148436800	310005536	299954304

DY열과 129행은 회색으로 표시된 부분이다.

16 특성곡선의 기울기, 픽셀 샘플링 간격, ROI의 크기를 입력한다.

G10 =1/(G6*G8)

	A	B	C	D	E	F	G
1							
2							
3							
4	A.	특성곡선의 기울기					433.62
5							
6	B.	픽셀 샘플링 간격(mm)					0.175
7							
8	C.	ROI의 크기(예 256 X 256의 경우 256)					256
9							
10	D.	공간주파수 간격		1 ÷ (ROI 크기(C) X 샘플링 간격(B))			0.022

특성곡선의 기울기에 해당하는 값은 특성곡선 그래프에서 산출할 수 있다.

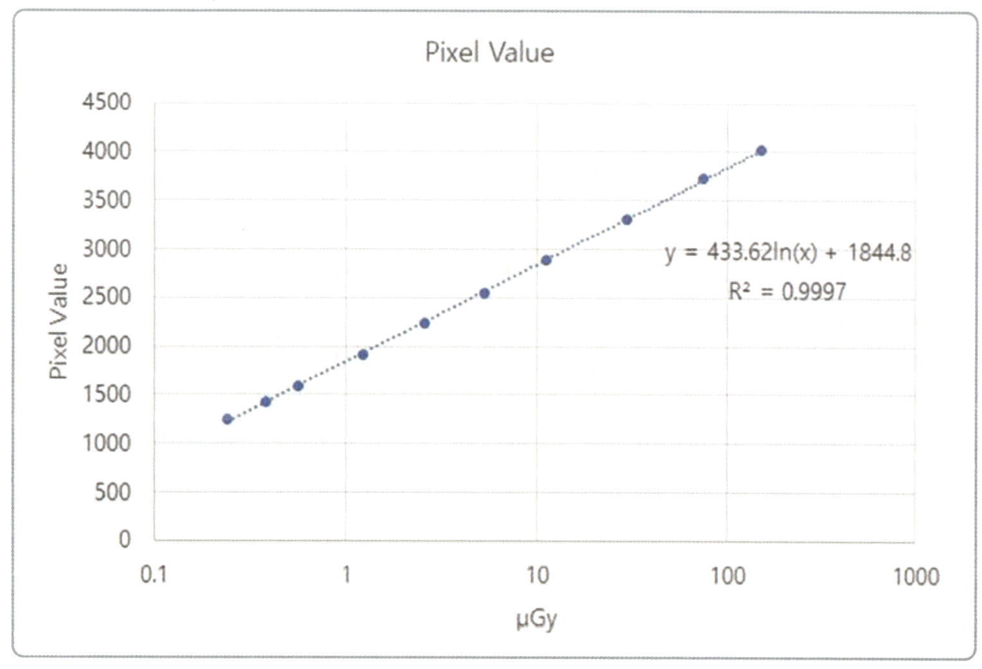

픽셀 샘플링 간격은 픽셀의 크기를 입력하고, ROI 크기는 위너스펙트럼 작성을 위해 설정한 ROI 크기로 하면 된다. ROI가 256×256일 경우 256으로 하면 된다.

공간주파수 간격은 1÷(ROI 크기×샘플링 간격)으로 1÷(256×256×0.175)을 계산한 값으로 대략 0.022이다.

17 복사한 DATA 두 줄 위에 DATA No를 0부터 127까지 입력을 한다. 복사한 DATA 바로 위 줄에는 공간주파수와 DATA No를 곱한 값을 넣고 DATA No 127까지 드래그해서 수식을 복사한다.

IF | =$G$10*D13

	A	B	C	D	E	F	G
1							
2							
3							
4	A.	특성곡선의 기울기					433.62
5							
6	B.	픽셀 샘플링 간격(mm)					0.175
7							
8	C.	ROI의 크기(예 256 X 256의 경우 256)					256
9							
10	D.	공간주파수 간격		1÷(ROI 크기(C) X 샘플링 간격(B))			0.022
11							
12							
13	DATA No.	0	1	2	3	4	5
14	공간 주파수	0	0.022	=$G$10*D13	0.067	0.089	0.112
15	7	111547680	114200288	262668064	193651376	178585440	171786768
16	6	161829376	263835440	278490208	639837184	58865860	118540376
17	5	663219968	262111360	274619040	100897440	543060096	346316768
18	4	705179328	237200880	741891008	46527032	37122192	33425856
19	3	1208616192	16952322	785809408	157278848	6571661	904558144
20	2	80345600	873671168	114906072	564870144	46233976	261142976
21	1	134625632	272883072	433925344	142798480	386503264	31782398
22	0	17161	29753054	1227882624	832540352	657039488	337580160
23	1	134625632	236352304	407305024	235115104	125522672	907439040
24	2	80345600	145979648	62754908	176039584	70331496	294328672
25	3	1208616192	1198167296	140879072	396336640	196982928	195891008
26	4	705179328	151284960	143624896	291053856	69207960	1136335616
27	5	663219968	236896512	800045696	106518152	58341268	38954504
28	6	161829376	157716224	288441984	57392688	453228128	452815488
29	7	111547680	955615040	157667936	148436800	310005536	299954304

18 각 공간주파수별로 DATA를 평균을 낸다. 단. 가운데 값은 빼고 계산을 한다. 그림에서는 C30에 C15부터 C29까지 평균을 구하되 C22는 제외하였다. 이렇게 구한 수식을 DATA No. 127까지 적용시킨다.

C30 | =AVERAGE(C15:C21,C23:C29)

	A	B	C	D
13	DATA No.	0	1	2
14	공간 주파수	0	0.022	0.045
15	7	111547680	114200288	262668064
16	6	161829376	263835440	278490208
17	5	663219968	262111360	274619040
18	4	705179328	237200880	741891008
19	3	1208616192	16952322	785809408
20	2	80345600	873671168	114906072
21	1	134625632	272883072	433925344
22	0	17161	29753054	1227882624
23	1	134625632	236352304	407305024
24	2	80345600	145979648	62754908
25	3	1208616192	1198167296	140879072
26	4	705179328	151284960	143624896
27	5	663219968	236896512	800045696
28	6	161829376	157716224	288441984
29	7	111547680	955615040	157667936
30	Average	437909111	365919037	349502047

19 각 행의 32열에 평균값을 픽셀 값과 ROI의 제곱을 곱한 값으로 나눈다. 이 수식을 DATA No. 127까지 적용시킨다.

IF | =C30/($G$6*($G$8^2))

	A	B	C	D	E	F	G
2							
3							
4	A.	특성곡선의 기울기					433.62
5							
6	B.	픽셀 샘플링 간격(mm)					0.175
7							
8	C.	ROI의 크기(예 256 X 256의 경우 256)					256
9							
10	D.	공간주파수 간격		1÷(ROI 크기(C) X 샘플링 간격(B))			0.022
11							
12							
13	DATA No.	0	1	2	3	4	5
14	공간 주파수	0	0.022	0.045	0.067	0.089	0.112
15	7	111547680	114200288	262668064	193651376	178585440	171786768
16	6	161829376	263835440	278490208	639837184	58865860	118540376
17	5	663219968	262111360	274619040	100897440	543060096	346316768
18	4	705179328	237200880	741891008	46527032	37122192	33425856
19	3	1208616192	16952322	785809408	157278848	6571661	904558144
20	2	80345600	873671168	114906072	564870144	46233976	261142976
21	1	134625632	272883072	433925344	142798480	386503264	31782398
22	0	17161	29753054	1227882624	832540352	657039488	337580160
23	1	134625632	236352304	407305024	235115104	125522672	907439040
24	2	80345600	145979648	62754908	176039584	70331496	294328672
25	3	1208616192	1198167296	140879072	396336640	196982928	195891008
26	4	705179328	151284960	143624896	291053856	69207960	1136335616
27	5	663219968	236896512	800045696	106518152	58341268	38954504
28	6	161829376	157716224	288441984	57392688	453228128	452815488
29	7	111547680	955615040	157667936	148436800	310005536	299954304
30	Average	437909111	365919037	349502047	232625238	181468748	370947994
31		38183	$G$8^2))	30474	20283	15823	32344

13	DATA No.	0	1
14	공간 주파수	0	0.022
15	7	111547680	114200288
16	6	161829376	263835440
17	5	663219968	262111360
18	4	705179328	237200880
19	3	1208616192	16952322
20	2	80345600	873671168
21	1	134625632	272883072
22	0	17161	29753054
23	1	134625632	236352304
24	2	80345600	145979648
25	3	1208616192	1198167296
26	4	705179328	151284960
27	5	663219968	236896512
28	6	161829376	157716224
29	7	111547680	955615040
30	Average	437909111	365919037
31		38183	31906
32			
33			=C31/$B$31

20 19)에서 구한 값을 공간주파수 0을 기준으로 각 공간주파수에서 구한 값을 나눈다.

21 20)에서 구한 값을 특성곡선의 기울기의 제곱과 loge의 제곱을 곱한 값으로 나누면 위너스펙트럼을 구할 수 있다.

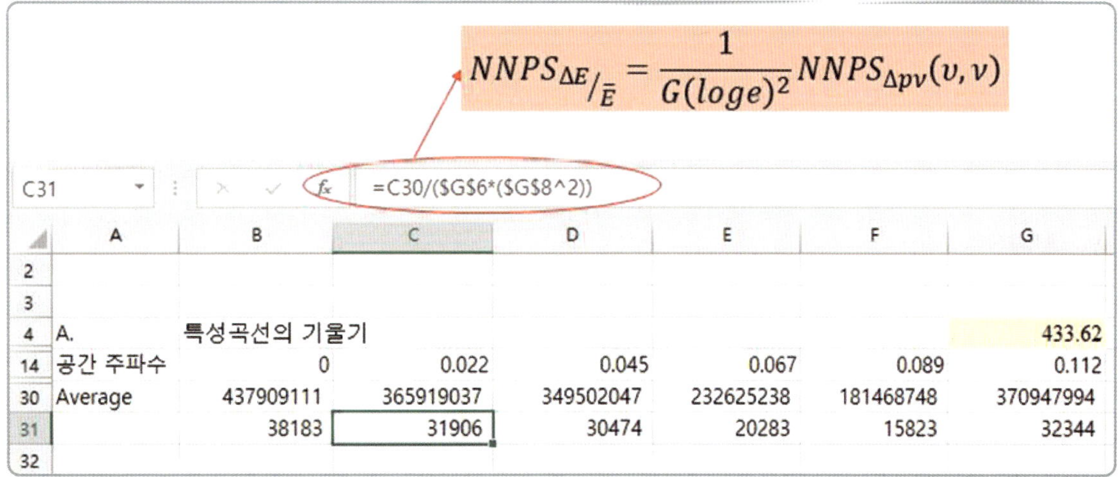

$$NNPS_{\Delta E/\bar{E}} = \frac{1}{G(loge)^2} NNPS_{\Delta pv}(v, \nu)$$

C31 =C30/($G$6*($G$8^2))

	A	B	C	D	E	F	G
2							
3							
4	A.	특성곡선의 기울기					433.62
14	공간 주파수	0	0.022	0.045	0.067	0.089	0.112
30	Average	437909111	365919037	349502047	232625238	181468748	370947994
31		38183	31906	30474	20283	15823	32344
32							

22 이렇게 구한 위너스펙트럼과 공간주파수를 이용하여 그래프를 작성한다.

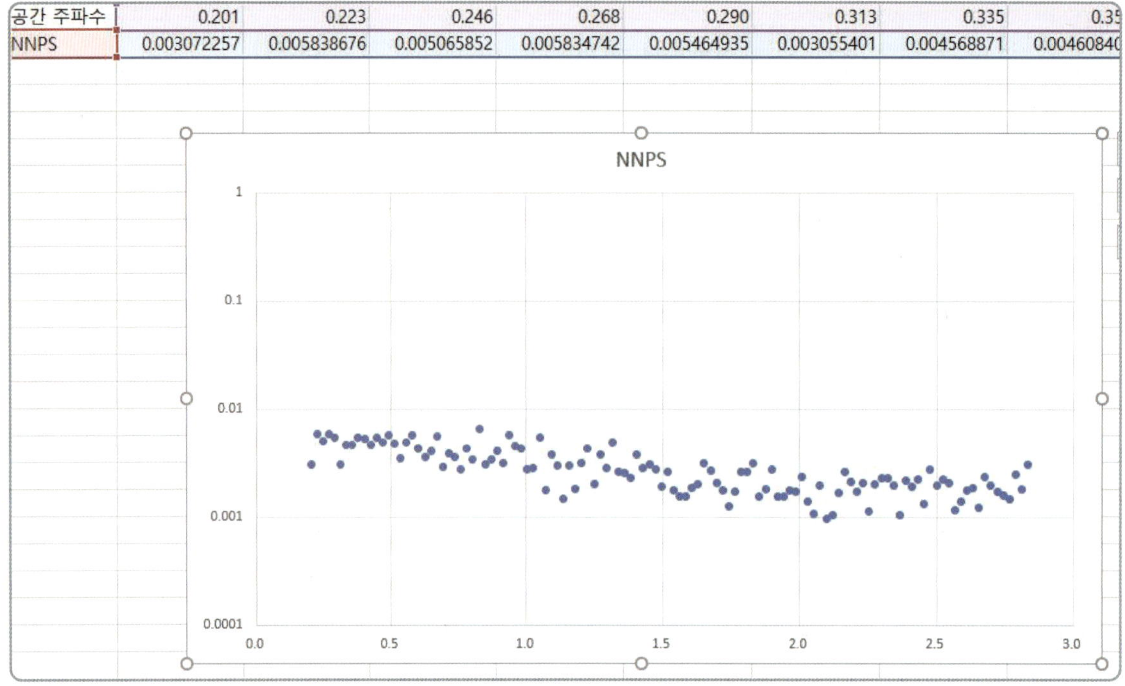

공간 주파수	0.201	0.223	0.246	0.268	0.290	0.313	0.335	0.35
NNPS	0.003072257	0.005838676	0.005065852	0.005834742	0.005464935	0.003055401	0.004568871	0.0046084

23 X선량이 변화하면 잡음의 정도가 변화하고 위너스펙트럼도 변화하게 된다. 서로 X선량을 조사한 자료를 비교하면 보다 효과적인 비교가 될 수 있다. 다음의 그래프는 0.24 *μGy*와 2.57 *μGy*를 비교하여 나타낸 그래프이다. 선량이 증가할수록 잡음이 감소되는 것을 알 수 있다.

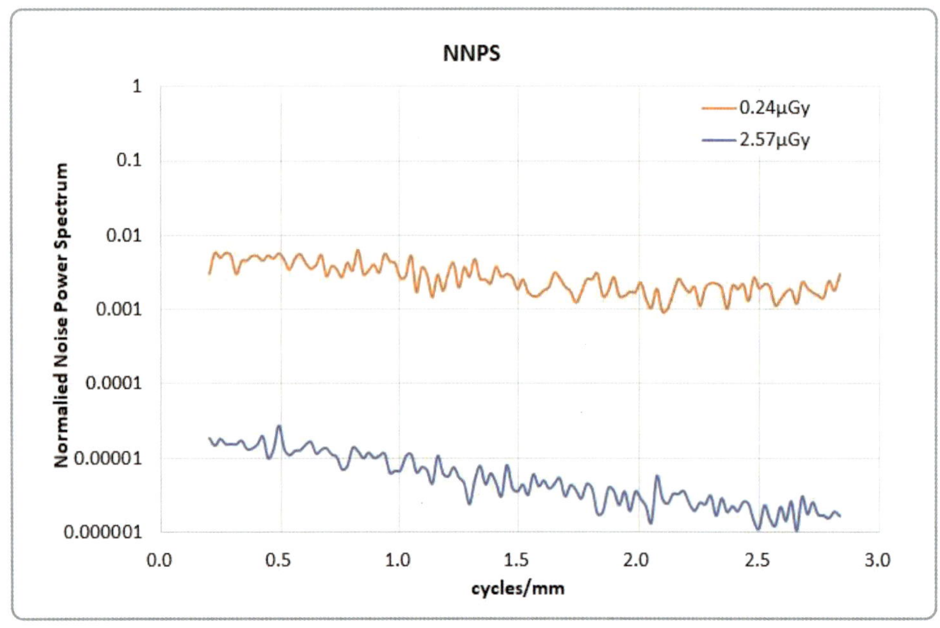

Chapter 4

양자검출효율(Detective Quantum Efficiency, DQE)과 수신자응답특성(Receiver Operating Characteristics, ROC)

4.1. DQE의 정의

양자검출효율(Detective Quantum Efficiency, DQE)은 신호대잡음비(Signal-to-Noise Ratio, SNR)의 개념으로부터 유래된 영상의 물리적 평가 중 하나이다. DQE는, 시스템에 입력한 SNR의 제곱에 대한 출력의 SNR의 제곱으로 정의된다.

$$DQE = \frac{(SNR_{out})^2}{(SNR_{in})^2} \qquad \text{Eq.4.1}$$

입력은 시스템 단위면석 A에 입사한 X선광자수 q_A라고 하면, Eq.4.2와 같이, 노이즈는 $\sqrt{q_A}$로 나타낼 수가 있다. 즉, 시스템에서의 입력측에서 SNR의 제곱비는

$$(SNR_{in})^2 = \left[\frac{q_A}{\sqrt{q_A}}\right]^2 = q_A \qquad \text{Eq.4.2}$$

가 된다.

출력측에서 SNR의 제곱은, 영상을 형성하기 위해서 기여한 X선광자수를 신호성분이라고 생각하여, 이것을 q'_A로 하면, 노이즈 성분은 같이 $\sqrt{q'_A}$이 되어, 출력측의 SNR의 제곱은,

$$(SNR_{out})^2 = \left[\frac{q'_A}{\sqrt{q'_A}}\right]^2 = q'_A \qquad \text{Eq.4.3}$$

가 된다. 출력측의 SNR의 제곱은, 잡음 등가량 지수(Noise Equivalent Quanta, NEQ)로 불리고 있다. 여기서, Eq.4.1, Eq.4.2, Eq.4.3을 정리하면,

$$DQE = \frac{(SNR_{out})^2}{(SNR_{in})^2} = \frac{\left(\frac{q'_A}{\sqrt{q'_A}}\right)^2}{\left(\frac{q_A}{\sqrt{q_A}}\right)^2} = \frac{q'_A}{q_A} = \frac{NEQ}{q_A} \qquad \text{Eq.4.4}$$

를 얻을 수 있다. 이와 같이 DQE는 NEQ를 시스템에 입사한 단위면적 당의 광자수로 나누어 계산하여 구할 수 있다. 여기서, NEQ는 노이즈 특성을 나타내는 위너스펙트럼(WS)의 역수로 표현되지만, 시스템의 입 · 출력 특성의 기울기를 나타내는 그래디언트 G와 시스템의 해상 특성을 나타내는 MTF에 의해 변조되므로,

$$NEQ(u) = \frac{G^2 \cdot MTF^2(u)}{WS(u)} \qquad \text{Eq.4.5}$$

라고 표현할 수 있다. 위너스펙트럼은 공간 주파수와 촬영에 이용한 선량의 함수인 것으로부터 NEQ도 같이 공간 주파수(u)와 선량의 함수가 된다. Eq.4.5를 Eq.4.4에 대입하면

$$DQE(u) = \frac{G^2 \cdot MTF^2(u)}{q_A \cdot WS(u)} \qquad \text{Eq.4.6}$$

를 얻을 수 있다.

4.2. DQE의 측정

DQE는 입 · 출력 특성곡선의 기울기(그래디언트), MTF(해상 특성), 그리고, 위너스펙트럼(노이즈 특성) 등의 기본적인 화질 특성과 시스템에 입사한 단위면적 당의 X선광자수를 통해 Eq.4.6을 적용해 구할 수 있다.

DQE는 X선이 시스템에 입사했을 때에, 얼마 만큼의 X선광자가 영상형성에 적용되었는지를 나타내는 지표이며, 이상적인 시스템에서는 최대치인 1.0이 되지만, 현실의 시스템에서는 1.0을 넘는 일은 없다.

4.3. DQE의 해석과 주의점

NEQ는 촬영에 이용한 X선량에 의존하여, 선량이 증대하면 그 값은 커진다. 증감지/필름계에서는 X선량이 정해지면 사진 농도가 정해지기 때문에, 일정한 사진 농도를 얻는 것을 전제로, 다른 시스템을 비교하는 것은 유용한 평가 수단의 하나였다. 그러나, 디지털 X선 영상시스템에서는 촬영에 이용한 X선량이 있는 범위 내에서 많아도 적어도 영상의 형성이 가능한 것으로부터 다른 디지털 X선 영

상시스템에 대해서, 선량을 고정하지 않고 NEQ를 측정해 얻을 수 있던 결과를 직접 비교하는 것은 곤란하다.

DQE를 구할 때는, 시스템에 입사한 단위면적 당의 X선광자수를 고려하고 있기 때문에, 촬영 조건의 영향을 받기 어렵다고 말할 수 있다. 이러한 이유로부터 DQE는, 다른 디지털 X선 영상시스템의 X선 검출기로서의 종합적인 화질 특성의 비교를 실시할 수 있는 방법으로 화질 특성의 평가에 이용되고 있다.

주의할 점은 비록 같은 DQE를 얻을 수 있다고 해도, 디지털 X선 영상시스템에서는 간단하게 출력 화상을 변화시키는 것이 가능하기에, 최종적인 영상의 평가를 할 수 없는 것이 문제이다. 영상을 출력할 경우에, 윈도우 레벨 처리를 하면 영상이 변화하는 것이 그 예이다. 또한, 영상을 관찰하는 관찰자의 특성도 고려해야 한다.

4.3.1. DQE작성 예

1 DQE는 Eq.4.6을 적용하여 구할 수 있다.

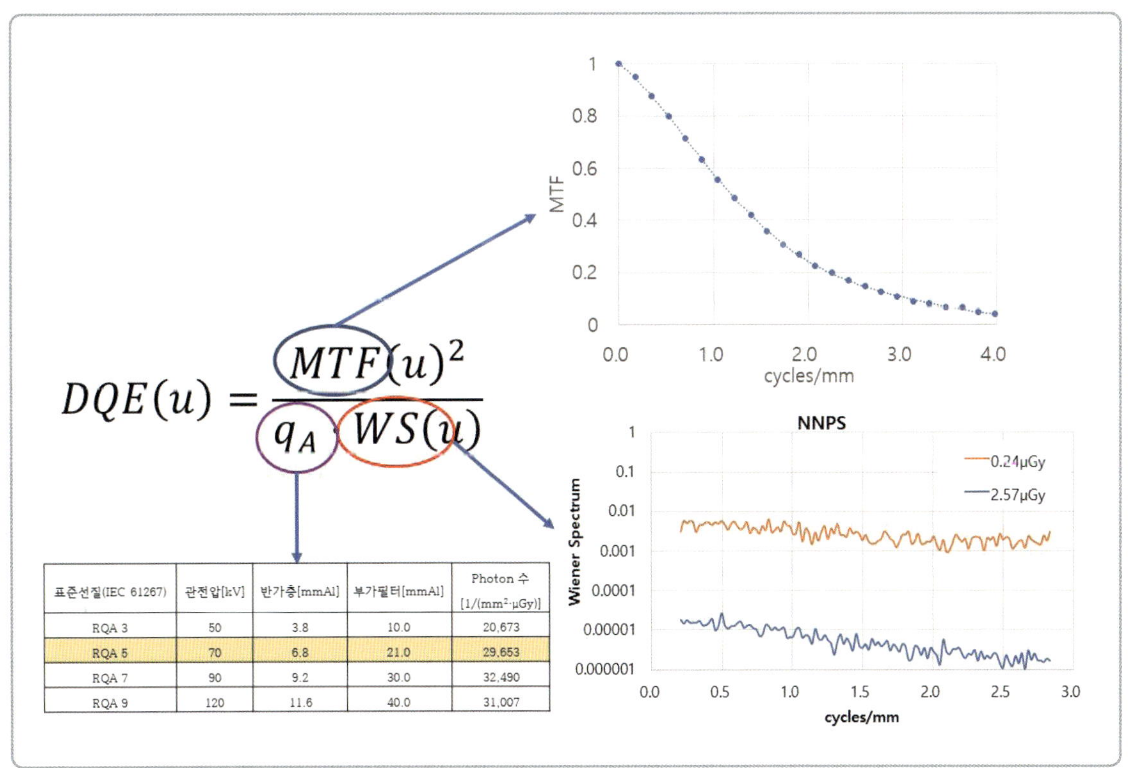

표준선질(IEC 61267)	관전압[kV]	반가층[mmAl]	부가필터[mmAl]	Photon 수 [1/(mm²·μGy)]
RQA 3	50	3.8	10.0	20,673
RQA 5	70	6.8	21.0	29,653
RQA 7	90	9.2	30.0	32,490
RQA 9	120	11.6	40.0	31,007

MTF DATA

	MTF
0.17	0.9484
0.35	0.8767
0.52	0.7986
0.69	0.7139
0.86	0.6335
1.04	0.5551
1.21	0.4857
1.38	0.4181
1.56	0.3589
1.73	0.3066
1.90	0.2694
2.08	0.2262
2.25	0.1991
2.42	0.1714
2.59	0.1463
2.77	0.1249

WS DATA

	WS	
	0.24μGy	2.57μGy
0.022	0.010219	2.18E-05
0.045	0.009761	1.14E-05
0.067	0.006497	1.78E-05
0.089	0.005068	1.27E-05
0.112	0.01036	1.27E-05
0.134	0.004279	1.7E-05
0.156	0.007085	1.86E-05
0.179	0.004782	2.04E-05
0.201	0.003072	1.88E-05
0.223	0.005839	1.49E-05
0.246	0.005066	1.84E-05
0.268	0.005835	1.56E-05
0.290	0.005465	1.57E-05
0.313	0.003055	1.56E-05
0.335	0.004569	1.74E-05
0.357	0.004608	1.34E-05

2 각각의 Graph DATA를 Table로 나타낸다.

	MTF	WS	
		0.24μGy	2.57μGy
0.17	0.9484	0.0048	2.0372E-05
0.35	0.8767	0.0046	1.5378E-05
0.52	0.7986	0.0048	1.3385E-05
0.69	0.7139	0.0029	1.3711E-05
0.86	0.6335	0.0034	1.1952E-05
1.04	0.5551	0.0041	1.0948E-05
1.21	0.4857	0.0031	5.7142E-06
1.38	0.4181	0.0023	6.2819E-06
1.56	0.3589	0.0015	6.1309E-06
1.73	0.3066	0.0012	3.7190E-06
1.90	0.2694	0.0028	3.6562E-06
2.08	0.2262	0.0019	5.7893E-06
2.25	0.1991	0.0011	2.5438E-06
2.42	0.1714	0.0022	2.5896E-06
2.59	0.1463	0.0014	2.2526E-06
2.77	0.1249	0.0017	2.8665E-06

3 MTF와 WS의 DATA의 주파수가 맞지 않기에 MTF를 기준으로 주파수를 맞춘 데이터를 정리한다.

4 1)에서 제시된 식을 통해 DQE를 계산한다.

COUNT | =(B3^2)/($G$2*$E$2*C3)

	A	B	C	D	E	F	G
1		MTF	WS		DQE		Photon
2			0.24μGy	2.57μGy	0.24	2.57	29,653
3	0.17	0.9484	0.0048	2.0372E-05	C3)	0.579	
4	0.35	0.8767	0.0046	1.5378E-05	0.024	0.656	
5	0.52	0.7986	0.0048	1.3385E-05	0.019	0.625	
6	0.69	0.7139	0.0029	1.3711E-05	0.025	0.488	
7	0.86	0.6335	0.0034	1.1952E-05	0.017	0.441	
8	1.04	0.5551	0.0041	1.0948E-05	0.011	0.369	
9	1.21	0.4857	0.0031	5.7142E-06	0.011	0.542	
10	1.38	0.4181	0.0023	6.2819E-06	0.011	0.365	
11	1.56	0.3589	0.0015	6.1309E-06	0.012	0.276	
12	1.73	0.3066	0.0012	3.7190E-06	0.011	0.332	
13	1.90	0.2694	0.0028	3.6562E-06	0.004	0.261	
14	2.08	0.2262	0.0019	5.7893E-06	0.004	0.116	
15	2.25	0.1991	0.0011	2.5438E-06	0.005	0.204	
16	2.42	0.1714	0.0022	2.5896E-06	0.002	0.149	
17	2.59	0.1463	0.0014	2.2526E-06	0.002	0.125	
18	2.77	0.1249	0.0017	2.8665E-06	0.001	0.071	

5 DQE를 그래프로 완성한다.

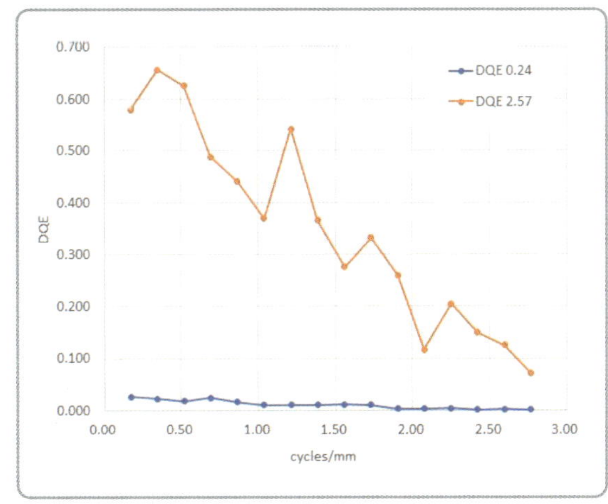

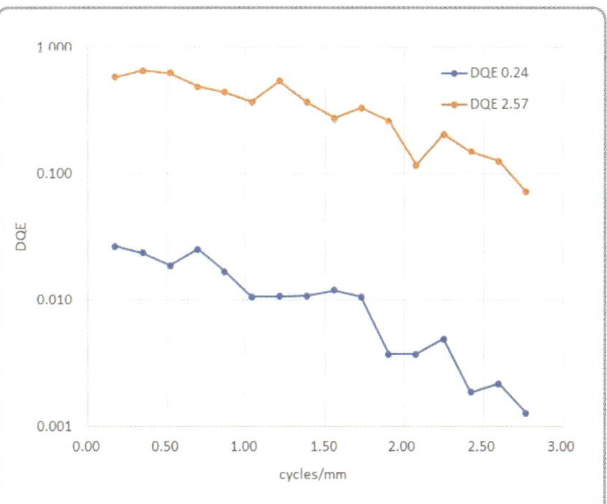

4.4. ROC 평가란

의료 시스템에서 임상연구의 평가는, 단순히 시스템의 성능 평가 및 관찰자의 실험만으로 달성하는 것은 아니고, 어떤 질병의 진단, 치료법 등을 여러 가지 관점에서 검토해야 할 필요성이 있다. 시스템의 성능 평가에는 앞서 소개한 물리적(정량적) 평가를 통해, 선예도, 입상성, 노이즈 등 해당하는 지표의 성능을 평가할 수 있지만, 병원 환경, 특히 의료영상 평가의 관점에 있어서는 물리적 성능이 뛰어나다고 해서 반드시 질병의 진단에 우수하다고 할 수 없으며, 주로 영상을 판독하는 의사 및 관련 종사자들의 주관적인 평가도 반영되어 복합적인 평가가 이루어져야 한다.

이번 장(Chapter)에서 소개하는 수신자응답특성(Receiver Operating Characteristics, ROC) 평가는 의료 영상의 주관적 평가기법 중 대표적인 방법으로, 통계적 결정 이론과 전기공학으로부터 발전한 신호검출이론, 그리고 그 이론으로부터 발생된 ROC 평가를 의료 분야에 도입한 것은 Lusted의 이론으로서, 의료에 있어서의 의사결정을 논리적 구조로 해석하는 데 활용하고자 시도하였다. 그 뒤 여러 다양한 학자들에 의해 해석이 의료영상평가에 유용하다는 것이 증명되었다.

신호검출이론에 기반한 실험법으로는 1) Yes-No 실험, 2) 강제선택실험 3) 평정실험과 같은 3가지 종류가 있다. 이 중에서 가장 일반적으로 널리 사용되는 실험법은 평정실험이며, 평정 실험에는 평정 확신도법과 연속확신도법이 있다. 이번 장에서는 평정 확신도 법에 대해 간단히 설명하고, 실제 잡음만 있는 영상과 신호+잡음이 함께 있는 영상 세트를 활용해 ROC 곡선을 구해보는 것을 목표로 한다.

4.5. 평정실험 · 평정확신도법

평정확신도법은 관찰자의 반응(확신도)를 Yes-No실험 또는 강제선택실험과 같이 신호가 있는지, 없는지의 2지 선다로 응답하는 것이 아니라, 수단계의 카테고리를 사용하여 평가하는 방법이다.

다음과 같이 5단계 정도의 카테고리를 설정하는 것이 일반적이다.

1) 신호가 절대로 없다.
2) 신호가 아마도 없다.
3) 잘 모르겠다.
4) 신호가 아마도 있다.
5) 신호가 절대로 있다.

교재에서는 [신호+잡음영상] 50장과 [잡음영상] 50장 총 100장의 영상 세트를 관찰자에게 보여주고, 위의 5단계 카테고리로 영상에 신호가 있는지 없는지 응답을 받음으로써 주관적 평가를 실시하고자 한다. 관찰자의 응답을 분석하여, 진양성률(True Positive Fraction, TPF)와 위양성률(False

Positive Fraction, FPF)를 산출하여 ROC 곡선을 Fitting하고자 한다. 실습은 교재에서 제공되는 영상 세트와, Microsoft Excel 파일을 사용한다.

4.6. 실습

4.6.1. 관찰실험을 실시 할 영상의 구성

실험에 앞서, [신호+잡음영상]과 [잡음영상]이 어떤 식으로 구성되어 있는지 학습하고, 어떤식으로 응답을 하는지를 학습한다. 영상은 아래 Fig.4.1과 같은 식으로 구성되어 있다.

Fig.4.1 [잡음영상] (왼쪽)과 [신호+잡음영상] (오른쪽)의 예시

Fig.4.1의 [신호+잡음영상]에는, 중간에서 약간 오른쪽에 동그란 신호가 위치하고 있으며, 신호는 원형이며 그 직경은 1~5 cm까지 5종류로 다양한 크기로 구성되어 있고 신호물질의 감약계수는 작은 값부터 높은 값까지 5종류의 신호 강도로 구성되어 있다. 위의 예시는 가장 신호가 잘 나타나는 대표적인 예시를 나타낸다.

4.6.2. 평정확신도법 트레이닝

실제 100장의 영상 데이터 세트를 가지고 관찰실험을 실시하기에 앞서, 실험에 대한 관찰자의 미숙련도가 실험 결과에 영향을 미치지 않도록 영상 관찰 트레이닝을 실시한다. 제공된 파일 중 "4_TRAINING_IMAGE_DATA.pptx" 파일을 열고, 슬라이드를 처음부터 한 장씩 넘겨가며 예시 영상 4장을 5단계 응답 (1-5) 중 본인이 영상을 보고 판단한 대로 1-5 중 한 숫자를 정해 메모장에 기입한다. 4장 모두 기입 후 제공 자료의 "1_TRAINING정답.xlsx" 파일에서 확인하고, 영상의 어느 부분에 신호가 있는지는 "5_TRAINING_IMAGE_DATA_정답.pptx" 파일을 통해 확인하고 학습함으로써 관찰 실험에 대비한다.

4.6.3. 관찰 실험

1) 관찰자 응답 기입 파일 확인

우선 제공된 엑셀 파일 중 Fig.4.2와 같이 "2_ROC응답입력파일.xlsx"을 열면, 아래와 같은 입력 시트가 열리게 된다. B열에는 관찰 실험에서 평가할 영상 100매가 순서대로 1번부터 100번까지 기입되어 있으며, C열에는 영상을 보고 관찰자가 그 영상에 신호가 있는지 없는지를 5단계 카테고리로 응답을 기입하도록 되어 있다. 관찰 트레이닝 실험에서 했던 것처럼, 영상을 보고 1) 신호가 절대로 없다, 2) 신호가 아마도 없다, 3) 잘 모르겠다, 4) 신호가 아마도 있다, 5) 신호가 절대로 있다. 이 5개중 1개의 응답을 선택하여 C3 셀부터 차례대로 Fig.4.2와 같이 기입해 나가고 저장을 하면 된다. (C열의 응답은 1부터 5 중의 숫자만을 기입할 것). 이때, 유의사항은 너무 응답을 확신에 찬 나머지 1 또는 5로 극단적으로 2지 선다와 같이 응답을 기입할 것이 아니라, 1부터 5사이의 응답이 어느정도는 골고루 분포할 수 있도록 해야한다는 점이다.

	A	B	C	D
1				
2		영상번호	응답 (1-5)	
3		1	2	
4		2	4	
5		3	5	
6		4	1	
7		5	2	
8		6	1	
9		7	3	
10		8	5	
11		9	4	
12		10		
13		11		
14		12		
15		13		

Fig.4.2 "2_ROC응답입력파일.xlsx"을 실행 후 영상을 보고 관찰자 응답을 기입해 나가는 예시

2) 영상 세트를 보며 관찰 실험 실시

제공된 파일 중 Fig.4.3과 같이 "6_IMAGESET.pptx" 파일을 실행하면, 총 100장의 영상이 무작위로 저장되어 있다. 이 영상 세트는 [신호+잡음영상] 50장과 [잡음영상] 50장 총 100장으로 구성되어 있다.

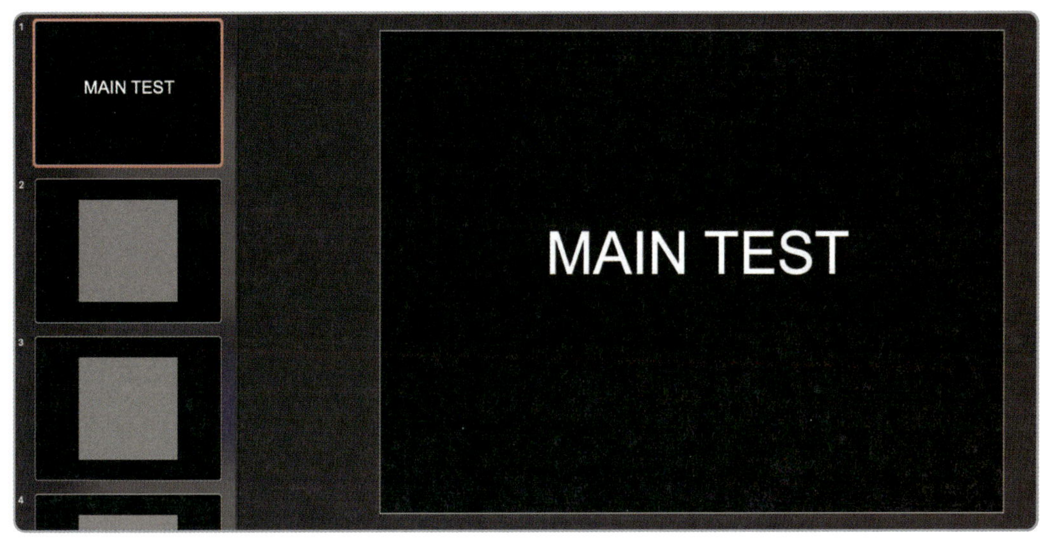

Fig.4.3 "6_IMAGESET.pptx" 파일을 실행 후 표시되는 관찰 영상 세트

3) 응답 결과를 바탕으로 데이터 정리

100장의 영상에 대한 응답을 마쳤으면, ROC 곡선을 그리기 위한 데이터를 정리해야 한다. 제공된 파일 중 Fig.4.4와 같이 "3_ROC응답정답파일.xlsx"을 열게 되면, 아래와 같은 시트를 확인할 수 있다.

	A	B	C	D	E
1					
2		영상번호	응답 (1-5)	정답	
3		1		×	
4		2		○	
5		3		×	
6		4		×	
7		5		×	
8		6		×	
9		7		×	
10		8		○	
11		9		×	
12		10		○	
13		11		○	
14		12		○	
15		13		○	

Fig.4.4 "3_ROC응답정답파일.xlsx"을 열게 되면 나타나는 표

여기서, D열에 기입되어 있는 것이 해당 영상의 정답이 되어 [신호+잡음영상]의 경우에는 ○, [잡음영상]의 경우에는 ×로 표기되어 있다. "3_ROC응답정답파일.xlsx"의 노란색으로 표시된 D열 응답(1−5) 부분에, 3−3−2.에서 영상을 보며 "2_ROC응답입력파일.xlsx"의 노란색으로 표시된 B열에 입력해 두었던 100개의 응답을 복사하여 붙여넣기를 실시한다[Fig.4.5].

	B	C	D
1			
2	영상번호	응답 (1-5)	정답
3	1	2	×
4	2	4	○
5	3	3	×
6	4	3	×
7	5	2	×
8	6	1	×
9	7	4	×
10	8	5	○
11	9	2	×
12	10	2	○
13	11	4	○
14	12	4	○

Fig.4.5 "3_ROC응답정답파일.xlsx"의 B열에 앞서 응답을 작성해 두었던 "2_ROC응답입력파일.xlsx"의 B열 값을 붙여넣기 한 모습

4) 진양성률 및 위양성률 계산

ROC 곡선의 X축이 되는 진양성률(TPF)과 위양성률(FPF)을 구하기 위해, 우선 [신호+잡음영상] 50장의 응답만을 분류하여, 1부터 5까지 총 5가지 카테고리 각각의 갯수를 구한다. 우선 "3_ROC응답정답파일.xlsx"의 D2셀의 정답 옆에 위치한 아래화살표 모양의 버튼을 클릭하면 새로 창이 하나 뜨게 되고, 거기서 모두 선택을 해제하고 ○에만 체크를 선택하게 되면 아래 Fig.4.6과 같이, 정답이 ○인 영상만이 위에서부터 차례대로 재나열하게 된다. 재정렬된 ○의 영상 갯수는 50개이며, 본인이 응답한 대답 중 1, 2, 3, 4, 5의 갯수를 세어 메모해 둔다. 위 방법과 마찬가지로, [잡음영상] 50장의 응답만을 분류하여 1부터 5까지 총 5가지 카테고리 각각의 갯수를 구한다. 정답이 ×인 영상만을 위에서부터 차례대로 재나열하는 방법은 Fig.4.7과 같으며, 마찬가지로 ×영상 50장의 응답 중 1, 2, 3, 4, 5의 갯수를 세어 메모해 둔다.

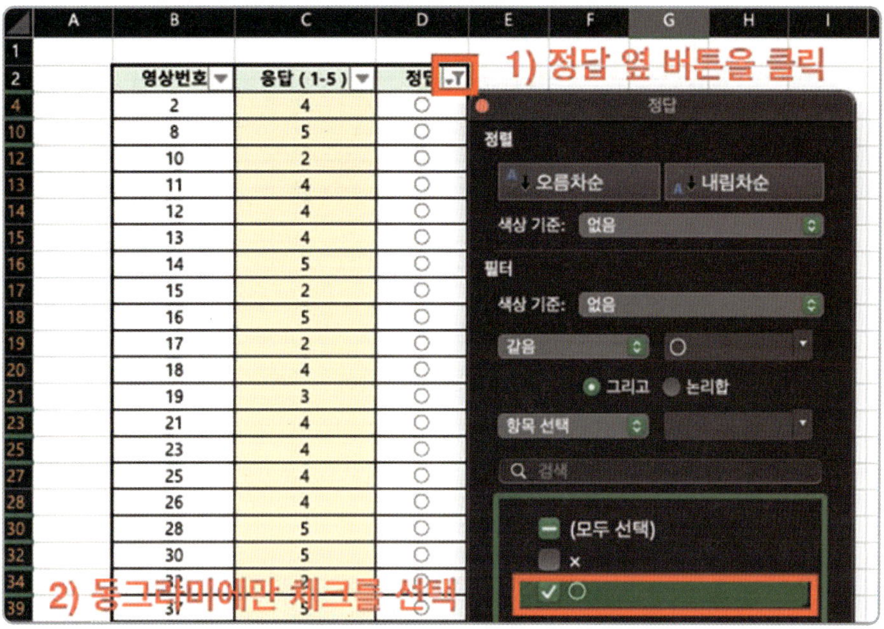

	영상번호	응답 (1-5)	정답
4	2	4	○
10	8	5	○
12	10	2	○
13	11	4	○
14	12	4	○
15	13	4	○
16	14	5	○
17	15	2	○
18	16	5	○
19	17	2	○
20	18	4	○
21	19	3	○
23	21	4	○
25	23	4	○
27	25	4	○
28	26	4	○
30	28	5	○
32	30	5	○

Fig.4.6 정답이 ○인 영상만을 골라내 재정렬한 모습

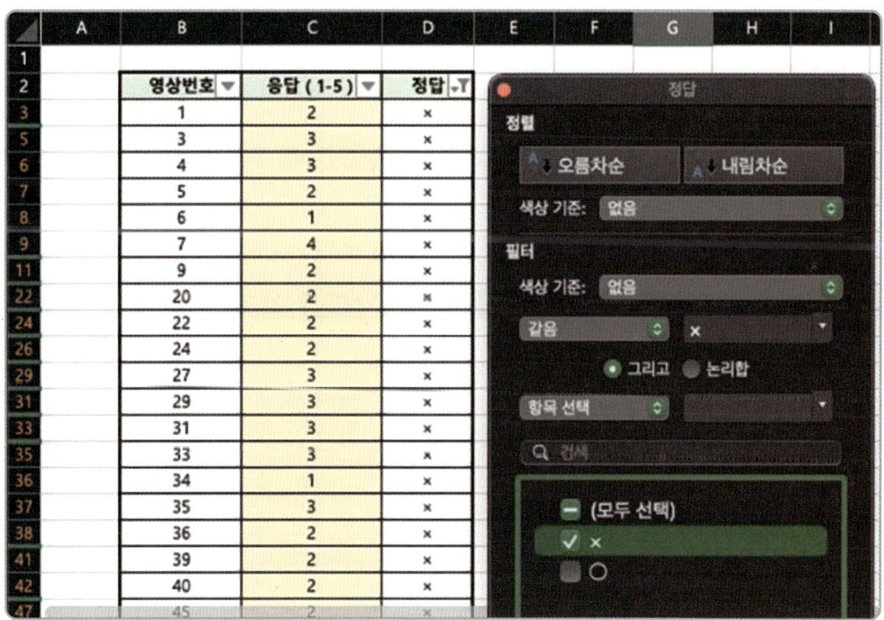

	영상번호	응답 (1-5)	정답
3	1	2	×
5	3	3	×
6	4	3	×
7	5	2	×
8	6	1	×
9	7	4	×
11	9	2	×
22	20	2	×
24	22	2	×
26	24	2	×
29	27	3	×
31	29	3	×
33	31	3	×
35	33	3	×
36	34	1	×
37	35	3	×
38	36	2	×
41	39	2	×
42	40	2	×
47	45	2	×

Fig.4.7 정답이 ×인 영상만을 골라내 재정렬한 모습

5) ROC 곡선 작도

[신호+잡음영상] 50장의 1에서 5까지의 응답, [잡음영상] 50장의 1에서 5까지의 응답을 가지고, 제공된 파일의 "7_ROC 곡선 작도.xlsx" 파일을 열어 그 각각의 응답을 입력해 ROC 곡선을 그린다.

우선 [신호+잡음영상]의 1에서 5까지의 응답은, 노란색으로 표시된 D4부터 H4에 각자 입력하고, [잡음영상] 의 1에서 5까지의 응답은, 노란색으로 표시된 D7부터 H7에 각자 입력한다[Fig.4.8].

구분		1	2	3	4	5
	카테고리분류	1	2	3	4	5
신호+잡음 (s=50)	관찰자 응답 빈도(횟수)					
	판정기준의 오른쪽 총 수 S	0	0	0	0	0
	P(S|s) = 진양성률 (TPF)	0	0	0	0	0
잡음영상 (n=50)	관찰자 응답 빈도(횟수)					
	판정기준의 오른쪽 총 수 N	0	0	0	0	0
	P(S|n) = 위양성률 (FPF)	0	0	0	0	0

Total
50

본 실험에서 본인이 관찰한 응답으로 작도한 ROC 곡선

	좌표	1	2	3	4	5
가로축	TPF	0	0	0	0	0
세로축	FPF	0	0	0	0	0

저자가 동일한 조건으로 영상을 관찰 후 응답한 결과로 작도한 ROC 곡선

	좌표	1	2	3	4	5
가로축	TPF	0.28	0.8	0.9	1	1
세로축	FPF	0	0.02	0.26	0.9	1

Fig.4.8 "7_ROC 곡선 작도.xlsx" 파일에 응답을 입력하는 부분
(노란색 셀, [신호+잡음영상]은 D4부터 H4, [잡음영상]은 D7부터 H7

예를 들어, [신호+잡음영상]에서는 카테고리 1이 2개, 카테고리 2는 8, 카테고리 3은 7, 카테고리 4는 23, 카테고리 5는 10의 응답을 했고, [잡음영상]에서는 카테고리 1이 3개, 카테고리 2는 29, 카테고리 3은 15, 카테고리 4는 2, 카테고리 5는 1의 응답을 했다면 "7_ROC 곡선 작도.xlsx"에는 그림 9와 같이 입력해야 할 것이다[Fig.4.9].

구분		1	2	3	4	5
	카테고리분류	1	2	3	4	5
신호+잡음 (s=50)	관찰자 응답 빈도(횟수)	2	8	7	23	10
	판정기준의 오른쪽 총 수 S	50	48	40	33	10
	P(S|s) = 진양성률 (TPF)	1	0.96	0.8	0.66	0.2
잡음영상 (n=50)	관찰자 응답 빈도(횟수)	3	29	15	2	1
	판정기준의 오른쪽 총 수 N	50	47	18	3	1
	P(S|n) = 위양성률 (FPF)	1	0.94	0.36	0.06	0.02

Total
50

본 실험에서 본인이 관찰한 응답으로 작도한 ROC 곡선

	좌표	1	2	3	4	5
가로축	TPF	0.2	0.66	0.8	0.96	1
세로축	FPF	0.02	0.06	0.36	0.94	1

저자가 동일한 조건으로 영상을 관찰 후 응답한 결과로 작도한 ROC 곡선

	좌표	1	2	3	4	5
가로축	TPF	0.28	0.8	0.9	1	1
세로축	FPF	0	0.02	0.26	0.9	1

Fig.4.9 "7_ROC 곡선 작도.xlsx" 파일에 예시 응답을 입력한 모습

Fig.4.9에서 입력한 값은 단순히 예시이므로, 노란색으로 표시된 셀에 정상적으로 독자의 관찰 실험 응답 결과를 잘 입력했을 경우, 오른쪽에는 2개의 ROC 곡선이 자동으로 그려지게 된다 [Fig.4.10]. 독자의 ROC 곡선을 평가하기 위해, 저자가 미리 동일한 영상 100매를 관찰하여 ROC 곡선을 입력해 둔 것이 하늘색으로 표시된 ROC 곡선이고, 독자가 실습서를 바탕으로 그린 ROC 곡선이 주황색 곡선으로 표시된다. ROC 곡선을 평가하는 방법은 이 책에서 다루지 않지만, ROC 곡선이 왼쪽 위로 올라갈수록 관찰자의 능력이 준수함을 나타내기 때문에, 저자의 하늘색 ROC 곡선과 독자의 ROC 곡선의 형태 및 위치를 비교하는 것으로, 관찰 실험의 결과를 분석해 보는 것을 권장한다.

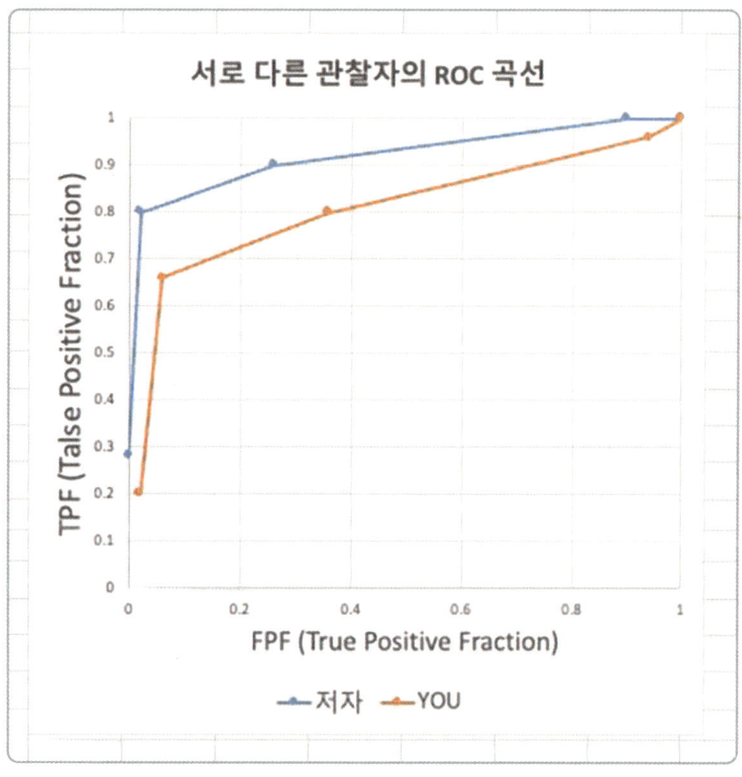

Fig.4.10 최종적으로 그려진 ROC 곡선의 모습(예시)

Chapter 5

CsI(Tl) Indirect Flat Panel Detector의 선질에 따른 물리적 영상 평가

Performance characteristic of a CsI(Tl) Flat Panel Detector Radiography System

Abstract

The purpose of this work was to evaluate an amorphous silicon cesium iodide based indirect flat-panel detector(FPD) in terms of their modulation transfer function(MTF), Wiener spectrum(WS, or noise power spectrum, NPS) and detective quantum efficiency(DQE). Measurements were made on flat-panel detector using the International Electrotechnical Commission(IEC) defined RQA3, RQA5, RQA7 and RQA9 radiographic technique. The MTFs of the systems were measured using an edge method. The WS(NPS) of the systems were determined for a range of exposure levels by two-dimensional(2D). Fourier analysis of uniformly exposed radiographs. The DQEs were assessed from the measured MTF, WS(NPS), exposure and estimated ideal signal-to-noise ratios. Characteristic curve in the RQA3 showed difference in the characteristic curve from RQA5, RQA7, RQA9. MTFs were not differences according to x-ray beam quality. WS(NPS) was reduced with increasing dose, and RQA3, RQA5, RQA7, RQA9 as the order is reduced. DQE represented the best in the 1 mR, RQA3, RQA5, RQA7, RQA9 decrease in the order. The physical imaging characteristics of FPD may also differ from input beam quality. This study gives an initial motivation that the physical imaging characteristics of FPD is an important issue for the right use of digital radiography system.

keyword Flat-Panel Detector, Modulation Transfer Function, Wiener Spectrum, Noise Power Spectrum, Detective Quantum Efficiency

초록

간접방식 CsI Flat-Panel Detector(FPD)의 해상 특성(Modulation Transfer Function, MTF), 잡음 특성(Wiener Spectrum or Noise Power Spectrum, NPS), 양자검출효율(Detective Quantum Efficiency, DQE)을 측정하고 평가하기 위하여 실험을 실시하였다. International Electrotechnical Commission(IEC)에서 권고한 실험 방법에 따라 RQA3, RQA5, RQA7, RQA9의 방사선 선질을 사용하였다. MTF는 Egde법을 사용하였다. WS은 조사 영역내에서 획득한 영상의 푸리에 변환을 통하여 구하였다. DQE는 MTF, WS(NPS), X선 입력 및 입력 광자량을 사용하여 평가하였다. 특성곡선은 RQA3와 RQA5, RQA7, RQA9과는 차이가 발생하였다. MTF는 X선 선질과는 상관없이 일정하였다. WS(NPS)은 X선 양이 증가 할수록 감소하였으며, RQA3, RQA5, RQA7, RQA9순으로 감소하였다. DQE는 1 mR에서 가장 우수했으며, RQA3, RQA5, RQA7, RQA9순으로 감소하였다. FPD의 물리적 영상 특성을 입력 선질에 따라 다를 수 있다. 연구를 통하여 디지털 방사선 시스템의 바르게 사용하려면 FPD의 물리적 영상 특성을 이해하는 것이 중요함을 인식하게 되었다.

중심단어 Flat-Panel Detector, 해상 특성, 잡음 특성, 양자검출효율

I. 서론

방사선은 1895년 뢴트겐에 의해 처음 발견된 이후, 의학의 발전에 중요한 역할을 담당하고 있다. 지난 50년간 핵의학을 비롯한 초음파, CT, MRI 및 Digital Radiography 등 다양한 의료영상기기들이 발전하였으며 영상 진단 또한 매우 높은 수준으로 성장하였다.[1]

디지털 방사선영상시스템으로써 처음으로 성공적인 개발을 이룬 것은 Computed Radiography(CR, Fuji Photo Film, Sonoda et al., 1983)이었다.[2] CR은 Barium Fluorohalide로 도포되어 있는 Image Plate에 X선 영상신호가 형상되고 이를 레이저 조사를 통하여 디지털 영상신호를 획득하는 시스템이다. 하지만, CR 시스템은 낮은 양자 검출효율(Low Detective Quantum Efficiency)로 인하여 필름 시스템보다 낮은 영상의 질을 나타내었다.[3]

두 번째로 개발된 디지털 방사선영상시스템은 Flat-Panel Detector(FPD)이다. 이 시스템은 Self-Scanning, 2차원적 Solid-State 영상 장치를 갖춘 최적의 디지털 X선 영상 장치이다. FPD는 크게 두 가지로 나누어진다. 하나는 Direct FPD라고 불리는 것으로 X선에 반응하는 광전도체에 Se이 덮여있는 Thin Film Transistor(TFT)를 사용하여 X선 신호를 전기신호로 바꾸어 주는 장치이다.[4] 다른 하나는 Indirect FPD라 하며 CsI(Tl)같은 형광체를 TFT위에 덮은 것으로 X선 신호를 빛 신호로 바꾸어 디지털 신호를 획득하는 방식이다.[5-8] Direct FPD는 높은 해상력을 나타내며, Indirect FPD

는 상대적으로 높은 에너지 흡수로 기인해서 높은 양자 검출효율을 나타낸다.

디지털 방사선영상시스템의 평가는 관능적 평가와 물리적 평가를 통하여 평가하게 된다. 관능적 평가는 수신자응답특성(Receiver Operating Characteristics, ROC)로 대표되는 평가법으로 평가자의 주관적 평가를 나타낸 것이며, 물리적 평가는 응답특성(Response Function), Modulation Transfer Funcrtion(MTF), Wiener Spectrum(WS, 혹은 Noise Power Spectrum, NPS), 및 Detective Quantum Efficiency(DQE)로 평가하게 된다.[9-12] 하지만, 초기 디지털 방사선영상시스템은 동일한 검사 기준이 정해져 있지 않아 연구자들마다 서로 다른 기준으로 측정, 평가하였다. 그리고 국제전기기술위원회(International Electrotechnical Commission, IEC)에서는 보고서를 발행하여 표준적인 실험기준을 제시하였다.[13]

IEC의 보고서는 RQA3, RQA5, RQA7, RQA9의 네 가지 선질을 가지고 평가하기를 권하였으며 그 중 RQA5만을 가지고 평가해도 된다고 하였다.[13, 14] 그로 인하여 대부분의 보고서는 RQA3, RQA5, RQA7, RQA9의 모든 선질을 평가하지는 않았다.[15, 16] 만약 선질 변화에 따른 물리적 특성의 변화가 발생된다면 이를 정확하게 평가하기는 어려울 것이다. 따라서 저자들은 Indirect FPD(Pixium4600, Trixel)의 보다 정확한 영상 특성을 파악하고자 IEC에서 제시한 모든 선질(RQA3, RQA5, RQA7, RQA9 등)을 사용하여 선질 변화에 따른 영상의 물리적 특성을 평가하였다.

II. 실험 재료

실험에 사용된 의료 영상시스템은 UNI-DR(Listem, Korea)이다. Image Device는 Indirect FPD인 Pixium 4600(Trixell, France)을 사용하였다. Pixium 4600은 가로×세로 17×17 inch (Matrix 3001×3001)이고, 14 bit로 Processing을 수행한다.

IEC에서 제시한 부가 필터를 구현하기 위하여 Aluminum Filter(100 mm×100 mm×1 mm×5, 100 mm×100 mm×19 mm×2)를 제작 사용하였다. MTF측정용 Edge Test Device는 텅스텐(Tungsten 100 mm×100 mm×1 mm, Nilaco)으로 제작하여 실험에 사용하였다. 실험에 사용된 선량계는 전리조형(Ionization Chamber 50 cc, Capintec, USA)을 사용하였다.

획득된 영상 및 데이터의 분석을 위해 Matlab 7.0(Mathwork, USA), Excel 2007(Microsoft, USA) 및 R 2.15(R Foundation for Statistical Computing, Austria)를 사용하였으며, Spectrum의 Simulation을 위해 SRS-78(IPEM, UK)을 사용하였다.

III. 실험 방법

3-1. 영상의 획득

X선관과 Detector의 표면까지의 거리를 150 cm로 맞추었다. 실험을 하면서 동시에 조사선량을 측정하였으며 산란선의 영향은 적게 받으려고 X선관으로부터 1 m 거리(Detector로부터 50 cm)에 선량계를 위치시켰다. 실험에 사용된 선질은 RQA3, RQA5, RQA7, RQA9로 사용하였으며 각 실험 조건마다 선량을 변화시켜가면서(Range 0.01 mR ~ 30.0 mR) 영상을 획득하였다.[13, 14, 17] [Fig.5.1, Table 5.1]

3-2. 영상처리

실험에 의해 획득된 영상은 Raw Data로 이 데이터로 바로 영상의 물리적 특성을 측정하기에는 적합하지 않다. 먼저 Offset DATA를 획득하여 획득된 DATA로 교정을 실시하였다. 다음 Detector간 서로 다른 신호를 조절(Gain)하여 교정을 하였다. 그 후에 남아 있는 영상 잡음은 결손보정을 실시하였다. 이렇게 작성된 영상 데이터를 사용하여 영상특성을 구현하였다[Fig.5.2].

3-3. MTF

Edge Test Device를 Detector 위치하고 중심축으로부터 2~3° 기울여 영상을 획득하였다.[18, 19] 먼저 Edge Spread Function(ESF)을 구한 다음 미분하여 Line Spread Function(LSF)를 구하였다. LSF을 Fast Fourier Transform(FFT)를 실시하여 MTF를 획득하였다.

3-4. WS(NPS)

각 선량별로 획득된 영상을 가로 256×세로 256의 관심영역을 설정하였다(Region of Interest, ROI). 처음 관심영역을 설정한 후 다음 관심영역은 옆으로 128 픽셀만큼 이동하여 관심영역을 설정하였다[Fig.5.3].[12, 13] 이러한 방식으로 가로, 세로 모든 방향에서 관심영역을 설정하여 100개 이상의 DATA를 확보하였다. 그리고 다음의 Eq.5.1을 적용하여 WS(NPS)를 구하였다.

$$W_{out}(U_n, V_k) = \frac{\Delta x \Delta y}{M \cdot 256 \cdot 256} \sum_{m=1}^{M} \left| \sum_{i=1}^{256} \sum_{j=1}^{256} (I(x_i, y_j) - S(x_i, y_j)) \exp(-2\pi i(u_n x_i + v_k y_j)) \right|^2 \quad \text{Eq.5.1}$$

$\Delta x \Delta y$ is the pixel spacing in respectively the horizontal and vertical direction;

M is the number of ROIs;

$I(x_i, y_j)$ is the linearized data;

$S(x_i, y_j)$ is the optionally fitted two-dimensional polynomial.

3-5. DQE

획득된 Wiener Spectrum과 MTF에 입사된 광자의 수를 곱하여 Eq.5.2, Eq.5.3을 이용해서 DQE를 구한다[Fig.5.4, Table 5.2].[13]

$$DQE(u,v) = MTF^2(u,v)\frac{W_{in}(u,v)}{W_{out}(u,v)} \qquad \text{Eq.5.2}$$

$MTF(u,v)$ is the pre-sampling Modulation Transfer Function of the Digital X-ray Imaging Device

$W_{in}(u,v)$ is the Noise Power Spectrum of the radiation field at the Detector Surface

$W_{out}(u,v)$ is the Noise Power Spectrum at the output of the Digital X-ray Imaging Device

$$W_{in}(u,v) = K_a \cdot SNR^2_{in} \qquad \text{Eq.5.3}$$

K_a is the measured AIR KERMA, unit: μGy;

SNR_{in} is the squared signal-to-noise ratio per AIR KERMA, unit: $1/(mm^2 \cdot \mu Gy)$ as given in IEC 62220-1-1

IV. 결과

4-1. 응답특성

Fig.5.5는 선질별로 특성곡선을 나타낸 것이다. 신호를 표시하는 최저 선량 0.04 mR이고 최고 선량 8.0 mR이며 선량의 지수적 증가에 비례한 이신적 신호의 증가가 나타났다. 0.04 mR 미만의 선량에서는 신호를 나타내지 못하기에 분석데이터에서는 제거되었다. 0.04 mR이 문턱치를 이루고 그 이상의 X선 조사에서부터 신호를 나타내었다. 8.0 mR 이상의 선량에서는 신호가 포화되어 조사선량이

증가하더라도 출력 신호 변동은 없었다.

RQA3와 RQA5, 7, 9는 서로 구분되는 경향이 나타났다. RQA3는 $1335.7\times\log(\chi)+5123$의 관계식을 나타내었다. RQA5($1388.7\times\log(\chi)+5770$), RQA7($1430.9\times\log(\chi)+5890$), RQA9($148.3\times\log(\chi)+5786$)의 그래프와는 구분되는 경향을 나타내었다[Fig.5.5].

4-2. MTF

Spatial Frequency 0.8(cycles/mm)에서는 RQA3, 5, 7, 9 모두 동일한 값(0.54)을 나타내었다. Spatial Frequency가 증가하면서 각 선질별로 점차 다른 MTF를 나타내었다. Spatial Frequency 0.2(cycles/mm)에서는 RQA5가 2.59로 가장 작고 RQA3는 2.56으로 가장 좋은 값으로 나타났다. Spatial Frequency 0.1(cycles/mm)에서는 RQA3는 3.65, RQA5는 3.50, RQA7는 3.42, RQA9는 3.49로 나타났다[Fig.5.6, Table 5.3].

4-3. WS(NPS)

RQA3, 5, 7, 9 모든 선질에서 선량이 증가하면서 WS(NPS)는 점차 감소하였으며, Spatial Frequency 2.5(cycles/mm)에서 부분적으로 WS(NPS)가 상승하였다[Fig.5.7]. RQA3에서 3 mR일 때 WS(NPS)는 최소 1×10^{-5}까지 감소하였다. RQA5에서 3 mR일 때 WS(NPS)는 최소 5.7×10^{-5}까지 감소하였다. RQA7에서 3 mR일 때 WS(NPS)는 최소 6.8×10^{-5}까지 감소하였다. RQA9에서 3 mR일 때 WS(NPS)는 최소 6.8×10^{-5}까지 감소하였다.

4-4. DQE

RQA3, 5, 7, 9 모든 선질에서 DQE는 0.5 mR에서 최고치를 이루다가 선량이 증가하면서 점차 감소하였으며, Spatial Frequency 2.5(cycles/mm)에서 부분적으로 DQE가 감소하였다[Fig.5.8]. RQA3에서 1.0 mR, 1.5 mR일 때 가장 높은 DQE를 나타내었으며, Spatial Frequency 0.5(cycles/mm)일 때 최고 0.8을 나타내었다. RQA5에서는 0.5 mR, 1.0 mR일 때 가장 높은 DQE를 나타내었으며, Spatial Frequency 0.5(cycles/mm)일 때 최고 0.7을 나타내었다. RQA7에서는 0.5 mR, 1.0 mR일 때 가장 높은 DQE를 나타내었으며, Spatial Frequency 0.5(cycles/mm)일 때 최고 0.6을 나타내었다. RQA9에서는 0.5 mR, 1.0 mR일 때 가장 높은 DQE를 나타내었으며, Spatial Frequency 0.5일 때 최고 0.5을 나타내었다.

V. 고찰

특성곡선에서 차이가 발생되는 것은 CsI의 에너지 흡수 효율에 기인한다고 생각해 볼 수 있다. CsI는 32 keV에서 에너지 흡수율의 차이가 발생된다.[20] 이는 K흡수단에 의한 에너지 흡수이며 이로 인해 에너지 흡수에 대한 효율이 크게 바뀌게 된다. 다른 실험조건 보다 RQA3는 이 부분의 에너지의 비율이 상대적으로 높아 특성곡선의 차이가 눈에 띠게 발생된다고 볼 수 있다. 이러한 특성을 분석도구인 R[21]을 사용하여 같은 경향인지 아니면 서로 분리되는 경향인지를 분석하였다. 두 그래프를 같은 분산으로 가정하여 분석한 결과 p-Value가 2.2×10^{-16}으로 통상적인 p-Value 검증 치인 0.05 이하를 나타내므로 RQA3와 RQA5, RQA7, RQA9은 다른 특성을 가진 두 그래프로 분류된다. 그러나 이러한 특성은 MTF에는 그 영향력이 없는 것으로 Simulation 결과 보고 되었다.[22]

WS(NPS)는 Spatial Frequency 2.5(cycles/mm)에서 증가되는 것이 관찰되었다. 실험에 사용된 Image Processing System의 알고리즘상의 문제라 판단된다. Pixum 4,600 Detector의 경우 14 bit 출력을 나타냈다. 하지만, 실험에 사용된 시스템은 모든 영상 전처리 과정을 거친 영상의 경우 13 bit(최대값 7555)를 나타낸다[Fig.5.5]. 이것은 Detector에서 발생되는 Noise를 처리하고 영상처리에 적합한 영상을 만들도록 시행하는 전처리과정에서 Data의 손실이다. 이러한 과정에서 일부 데이터의 손실이 발생되어 생기는 것이라 판단된다. CR의 WS(NPS)[23] 및 동일한 Detector를 사용한 다른 결과에서는 이러한 내용을 찾아볼 수 없다.[15, 16] 하지만, 이 결과만을 가지고 평가하기는 어렵고 좀 더 많은 연구가 필요하다고 판단된다.

DQE는 모든 선질(RQA3, 5, 7, 9)의 Spatial Frequency 2.5(cycles/mm)에서 감소하였다. 이는 WS(NPS)가 Spatial Frequency 2.5(cycles/mm)에서 일시적 증가에 기인한 현상이라 판단된다. 또한, 선질의 증가함에 따라 그 효율성이 감소하였다.

RQA3에서는 WS(NPS), DQE에서는 좋은 특성을 나타내었으나 특성곡선에서 다른 선질들과는 다른 특성이 나타났기에 실제 검사에 사용될 경우 피폭선량 및 영상의 질에 대한 주의가 필요하다. WS(NPS)와 DQE를 가지고 평가한 결과 RQA3를 제외하고는 RQA5가 가장 우수한 선질 특성을 나타내었다[Fig.5.7, 5.8].

VI. 결론

5-1. 응답특성

RQA3를 제외한 나머지 선질(RQA5, RQA7, RQA9)은 하나의 특성곡선을 나타내었다[Fig.5.5]. 1 mR을 조사하였을 경우 RQA3에서 Pixel Value는 5,130을 나타내었다. 하지만, RQA5, RQA7,

RQA9는 1 mR을 조사하였을 때 Pixel Value는 각각 5,795, 5,735, 5,786을 나타냈다. RQA3에서가 나머지 선질(RQA5, RQA7, RQA9)보다 동일한 선량에서 더 낮은 Pixel Value를 나타내었다.

5-2. MTF

Spatial Frequency 0.5(cycles/mm)에서는 동일하게 나타났으며, 0.2(cycles/mm)에서는 0.003 이내의 오차가 발생하였다. 0.1(cycles/mm)에서는 RQA3는 3.65, RQA5는 3.50, RQA7는 3.42, RQA9는 3.49이며 이는 Nyquist Frequency인 3.50과 비교하여 보면 ±0.15의 범위에 포함되어 있다.

5-3. WS(NPS)

동일 선량일 때(1 mR)를 비교하였다[Fig.5.9]. Spatial Frequency 0.5(cycles/mm)에서 WS(NPS)는 3×10^{-5}를 나타내고 Spatial Frequency가 증가하거나 선질이 증가함에(RQA3에서 RQA9로) 따라 점차 감소한다. 그러다가 Spatial Frequency 2.5(cycles/mm)에서 모든 조건에서 동일하게 WS(NPS)가 증가하였다. RQA3일 때 WS(NPS)가 가장 높았고, RQA9일 때 가장 낮았다. Spatial Frequency 0.5에서 WS(NPS)는 RQA3일 때 3.45×10^{-5}, RQA9는 3.56×10^{-5}로 나타났으며 Spatial Frequency 3.0에서는 WS(NPS)는 RQA3일 때 9.5×10^{-6}, RQA5일 때 7.4×10^{-6}으로 나타났다.

5-4. DQE

동일 선량일 때(1 mR)를 DQE를 비교하였다[Fig.5.10]. Spatial Frequency 0.5(cycles/mm)에서 DQE는 모든 선질에서 최고를 나타내고 RQA3는 0.78, RQA5는 0.68, RQA7는 0.59, RQA9는 0.47를 나타내었다. 선질이 증가함에 영향을 받아 DQE가 점차 감소하였다. 하지만, 이러한 DQE는 점차 그 값이 줄어 3.0(cycles/mm)일 때 RQA3는 0.09, RQA5는 0.09, RQA7는 0.08, RQA9는 0.06를 나타내었다. Spatial Frequency 2.5(cycles/mm)에서 모든 조건에서 동일하게 DQE가 감소하였다.

선질에 따른 WS의 차이는 Spatial Frequency 0.5(cycles/mm)에서는 17.3%의 차이가 발생하였으나[Fig.5.9] DQE는 39%의 차이가 발생하였다[Fig.5.10]. NPS의 차이는 크지 않으나 DQE의 차이는 크게 발생하였다. Spatial Frequency 3.0(cycles/mm)에서도 15%의 차이가 발생하였으나 32%의 차이가 발생하였다.

위 실험 결과를 통해 보면, 각 검사 및 Detector의 특성에 맞는 정확한 X선 선질의 선택이 중요하다고 할 수 있다. 또한, 영상 장비마다 동일한 Detector를 사용한다 하더라도 영상처리 알고리즘에 따라 서로 다른 물리적 특성을 나타낼 수 있으므로 각 장비를 사용함에 있어서 정확한 영상장비의 특성을 파악해야 할 것이다.

Reference

[1] Doi K: Diagnostic imaging over the last 50 years: research and development in medical imaging science and technology. Phys Med Biol. 51(13), R5-R27, 2006.

[2] Sonoda M, Takano M, Miyahara J, and Kato H: Computed radiography utilizing scanning laser stimulated luminescence Radiology, 148(3), 833-838, 1983.

[3] Dobbins JT, Ergun DL, Rutz L, Hinshaw DA, Blume H and Clark DC: DQE (f) of four generations of computed radiography acquisition devices Med. Phys. 22(10), 1581-1593, 1995.

[4] Zhao W and Rowlands JA: X-ray imaging using amorphous selenium: feasibility of a flat panel self-scanned detector digital radiology Med. Phys. 22(10), 1595-1604; 1995.

[5] Antonuk LE, Boudry J, and Huang W et al.: Demonstration of megavoltage and diagnostic X-ray imaging with hydrogenated amorphous silicon arrays Med. Phys. 19(6), 1455-1466, 1992.

[6] Granfors PR and Aufrichtig R: Performance of a 41×41 cm^2 amorphous silicon flat panel X-ray detector for radiographic imaging applications. Med. Phys. 27(6), 1324-33, 2000.

[7] Finc C, Hallscheidt PJ, and Noeldge G et al.: Clinical comparative study with a large-area amorphous silicon flat-panel detector: image quality and visibility of anatomic structures on chest radiography. Am. J. Roentgenol. 178(2), 481-486, 2001.

[8] Bacher K, Smeets P, Bonnarens K, De Hauwere A, Verstraete K and Thierens H: Dose reduction in patients undergoing chest imaging: digital amorphous silicon flat-panel detector radiography versus conventional filmscreen radiography and phosphor-based computed radiography. Am. J. Roentgenol. 181(4), 923-929, 2003.

[9] ICRU (International Commission on Radiation Units and Measurements) Report No 41. Modulation Transfer Function of Screen-Film Systems, Bethesda, 1986.

[10] ICRU (International Commission on Radiation Units and Measurements) Report No 54. Medical Imaging: The Assessment of Image Quality, Bethesda, 1996.

[11] ICRU (International Commission on Radiation Units and Measurements) Report No 70. Image Quality in Chest Radiography, Bethesda, 2003.

[12] 김정민, 이기성, 김유현: 디지털 의료영상에서 위너스펙트럼(Wiener spectrum)의 보정방법. 방사선기술과학, 32(1), 17-24, 2009.

[13] IEC (International Electrotechnical Commission) 62220-1. Medical electrical equipment-Characteristics of digital X-ray imaging devices-Part 1: determination of the detective quantum efficiency. Geneva, 2003.

[14] IEC(International Electrotechnical Commission) 61267 -Medical diagnostic X-ray equipment - Radiation conditions for use in the determination of characteristics, Geneva, 1994.

[15] Illers H, Buhr E, and Hoeschen C: Measurement of the detective quantum efficiency (DQE) of digital X-ray detectors according to the novel standard IEC 62220-1. Radiat. Prot. Dosimetry, 114(1-3), 39-44, 2005.

[16] Samei E, Flynn MJ: An experimental comparison of detector performance for direct and indirect digital radiography systems. Med Phys, 30(4), 608-622, 2003.

[17] 김정민: 디지털 특성곡선의 작도법. 방사선기술과학, 30(1), 67-73, 2007.
[18] Fujita H, Tasai D-Y, and Itoh T, et al.: A simple method for determining the modulation transfer function in digital radiography. IEEE Trans Med Imaging 11(1). 34-39, 1992.
[19] 김정민, 디지털 의료영상에서 Edge method에 의한 Modulation Transfer Function 보정방법과 특이성, 방사선기술과학, 30(3), 251-257, 2007.
[20] R. K. Swank. Absorption and noise in X-ray phosphors. J. Appl. Phys, 44(9), 4199 -4203, 1973.
[21] Team RDC. R: A language and environment for statistical computing. Vienna, Austria: R Foundation for Statistical Computing, 2012.
[22] 박민석, X-선 스펙트럼 변화에 의한 CsI(Tl) 디지털 X-선 검출기 MTF의 에너지 의존성 평가, 고려대학교, 2012.
[23] 김정민, 민정환, 정회원, 임은경, 양한준: Regius 150 Computed Radiography 시스템의 Noise 평가에 관한 연구, 방사선기술과학, 29(4), 237-240, 2006.

Table Captions.

Table 5.1 Radiation Quality (IEC 61267) for the determination of Detective Quantum Efficiency and corresponding parameters

Table 5.2 Parameters mandatory for the application of this standard

Table 5.3 Modulation Transfer Function

Table 5.1

Radiation Quality No.	Approximate X-ray Tube Voltage	Half-Value Layer (HVL)	Additional Filtration
	kV	mm Al	mm Al
RQA3	50	4.0	10.0
RQA5	70	7.1	21.0
RQA7	90	9.1	30.0
RQA9	120	11.5	40.0

Table 5.2

	RQA3	RQA5	RQA7	RQA9
The Inherent Filtration	50	4.0		10.0
kVp	70	7.1		21.0
Mean Photon Energy (keV)	90	9.1		30.0
Air Kerma (μGy per mAs at 750 mm)				
Photon Number $\frac{1}{(mm^2 \cdot \mu Gy)}$	120	11.5		40.0

Table 5.3

	Spatial Frequency (cycles/mm)			
	0.8	0.5	0.2	0.1
RQA3	0.54	1.18	2.56	3.65
RQA5	0.54	1.17	2.48	3.50
RQA7	0.54	1.15	2.50	3.42
RQA9	0.54	1.16	2.53	3.49

Figure Captions.

Fig.5.1 Geometry for exposing the Digital X-ray Imaging Device in order to determine the Conversion Function, the Noise Power Spectrum and the Modulation Transfer Function(IEC 62220-1-1)

Fig.5.2 Digital Image Correction

Fig.5.3 Geometric arrangement of the ROIs(IEC 66620-1)

Fig.5.4 RQA3, RQA5, RQA7 and RQA9 Spectrum Simulation

Fig.5.5 System Response(Characteristic Curve)

Fig.5.6 Modulation Transfer Function

Fig.5.7 Wiener spectrum

Fig.5.8 Detective quantum efficiency

Fig.5.9 NPS at 1 mR

Fig.5.10 DQE at 1 mR

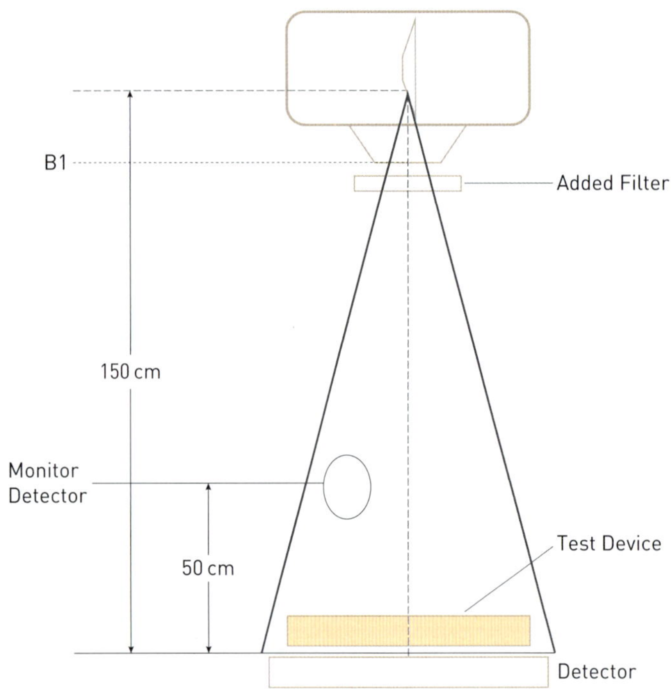

Fig.5.1

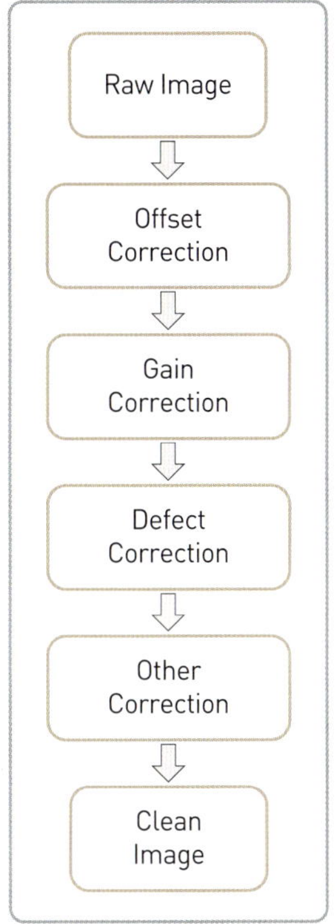

Fig.5.2

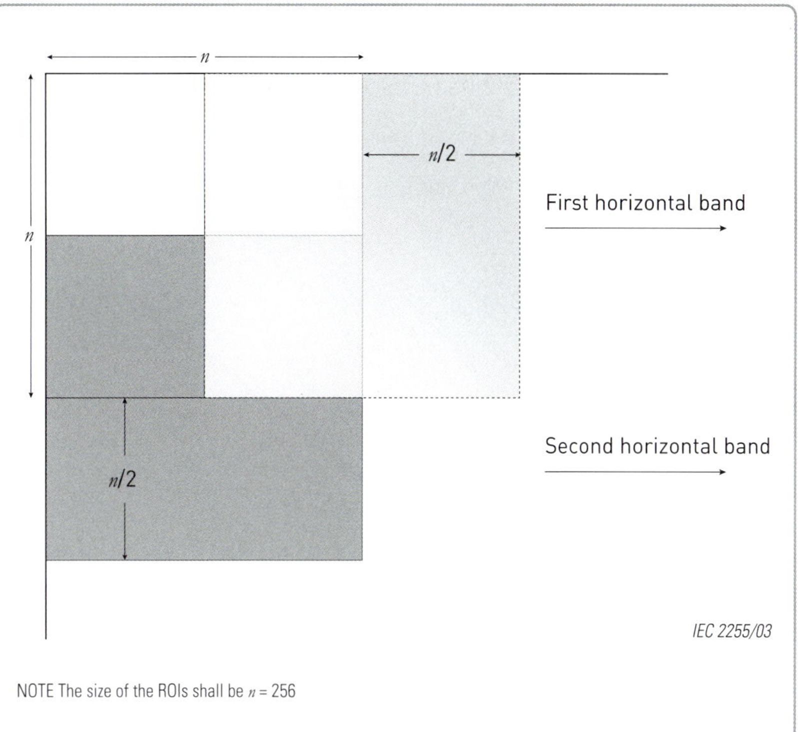

Fig.5.3

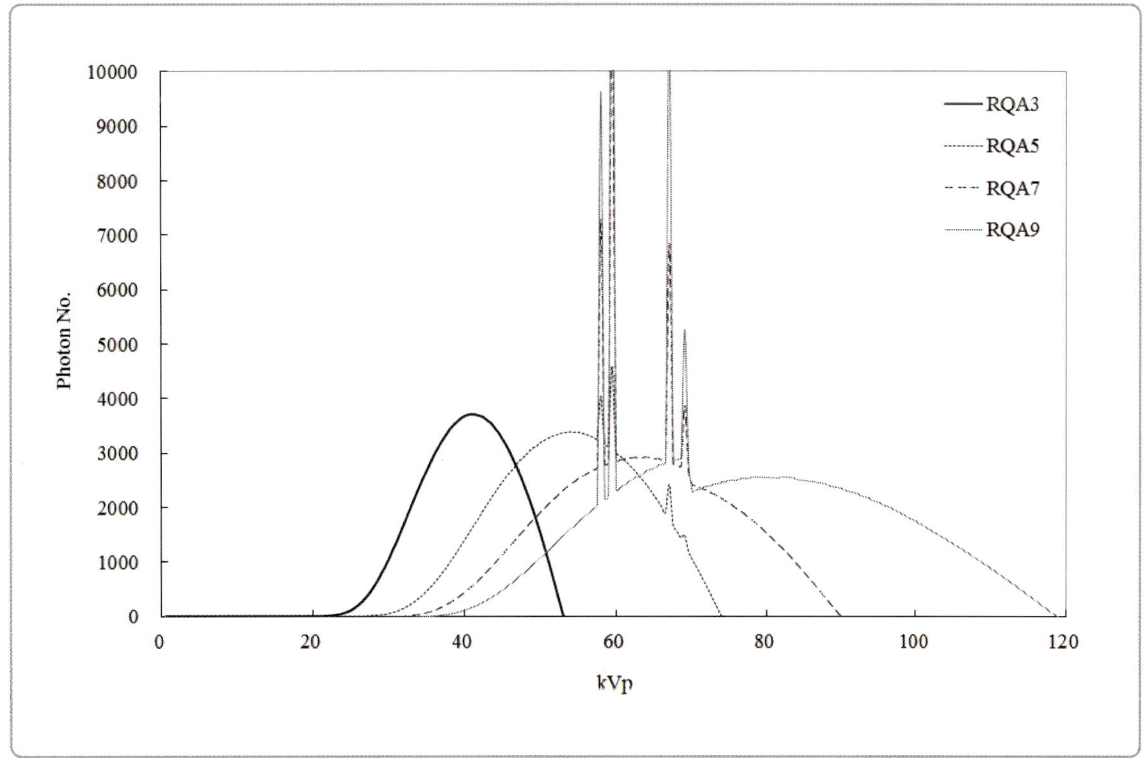

Fig.5.4

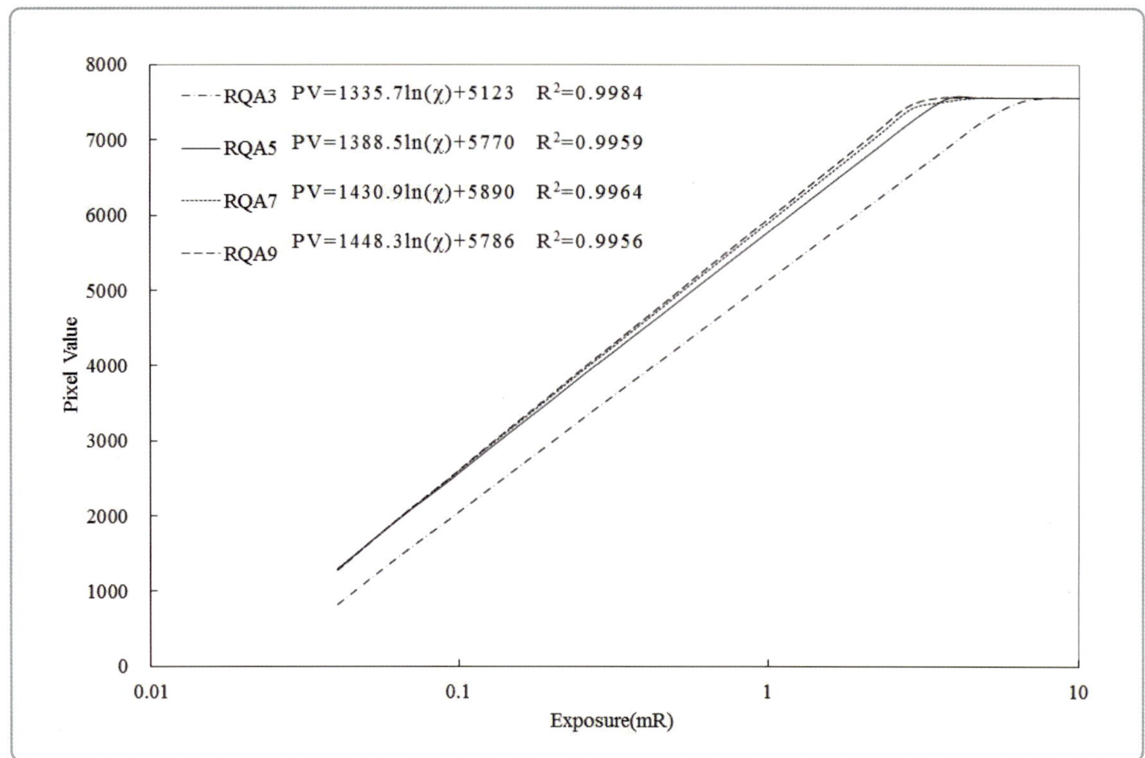
RQA3 PV=1335.7ln(χ)+5123 R²=0.9984
RQA5 PV=1388.5ln(χ)+5770 R²=0.9959
RQA7 PV=1430.9ln(χ)+5890 R²=0.9964
RQA9 PV=1448.3ln(χ)+5786 R²=0.9956
Pixel Value
Exposure(mR)

Fig.5.5

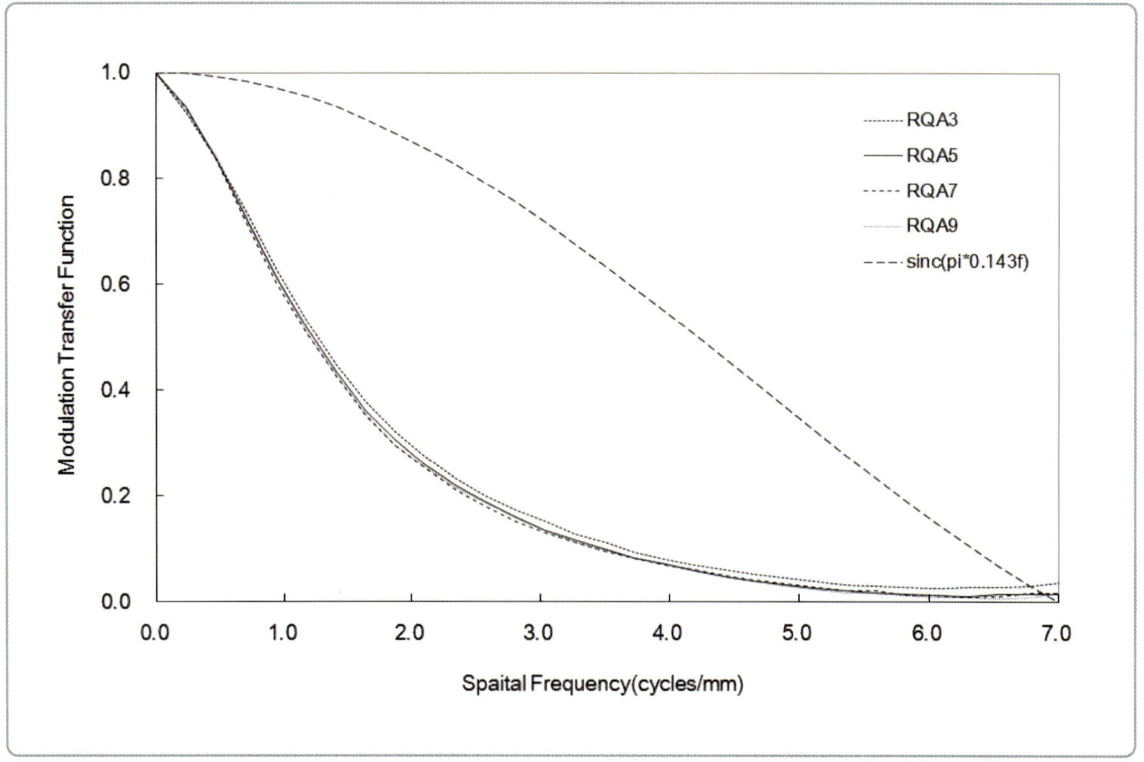
RQA3
RQA5
RQA7
RQA9
sinc(pi*0.143f)
Modulation Transfer Function
Spaital Frequency(cycles/mm)

Fig.5.6

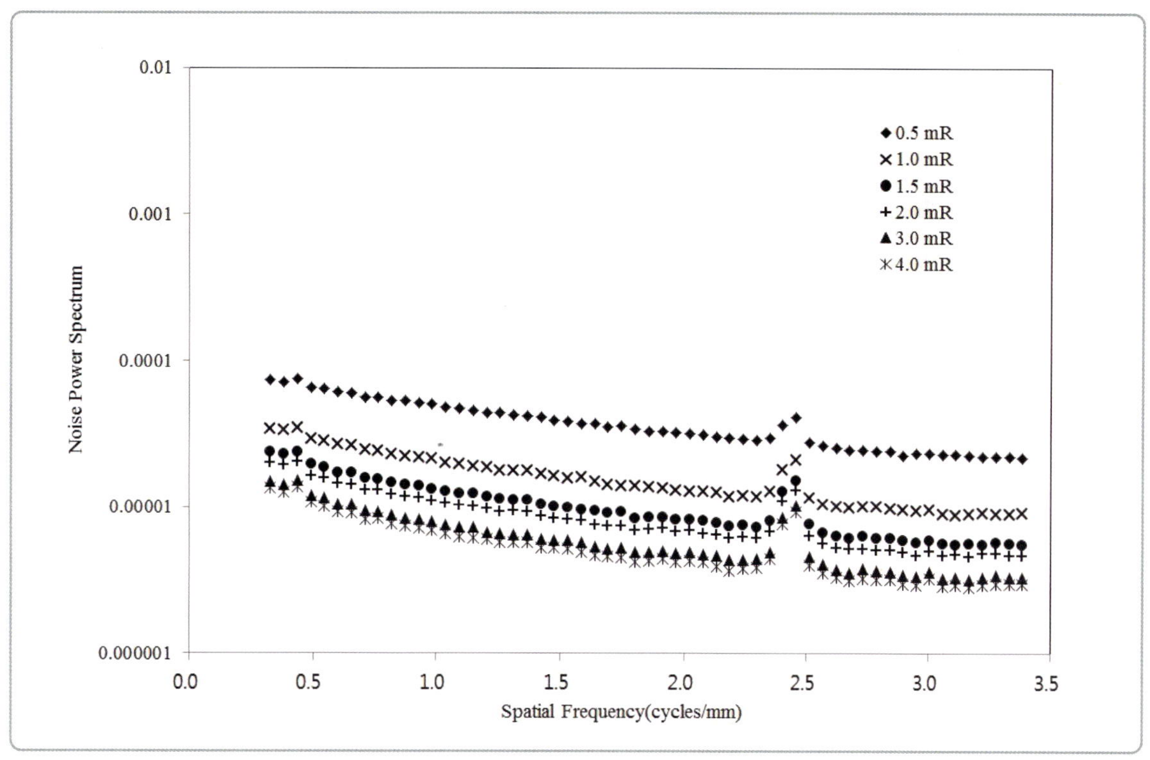
0.01
0.001
0.0001
0.00001
0.000001
Noise Power Spectrum
0.0
0.5
1.0
1.5
2.0
2.5
3.0
3.5
Spatial Frequency(cycles/mm)
0.5 mR
1.0 mR
1.5 mR
2.0 mR
3.0 mR
4.0 mR

a. RQA3

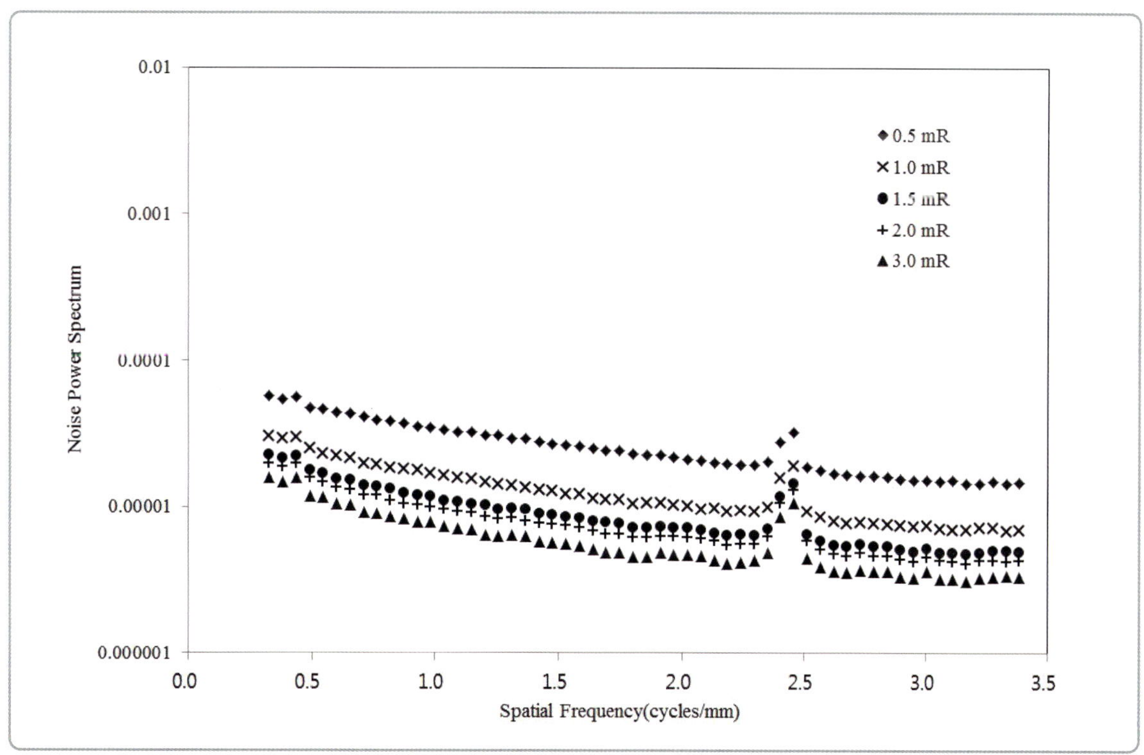
0.01
0.001
0.0001
0.00001
0.000001
Noise Power Spectrum
0.0
0.5
1.0
1.5
2.0
2.5
3.0
3.5
Spatial Frequency(cycles/mm)
0.5 mR
1.0 mR
1.5 mR
2.0 mR
3.0 mR

b. RQA5

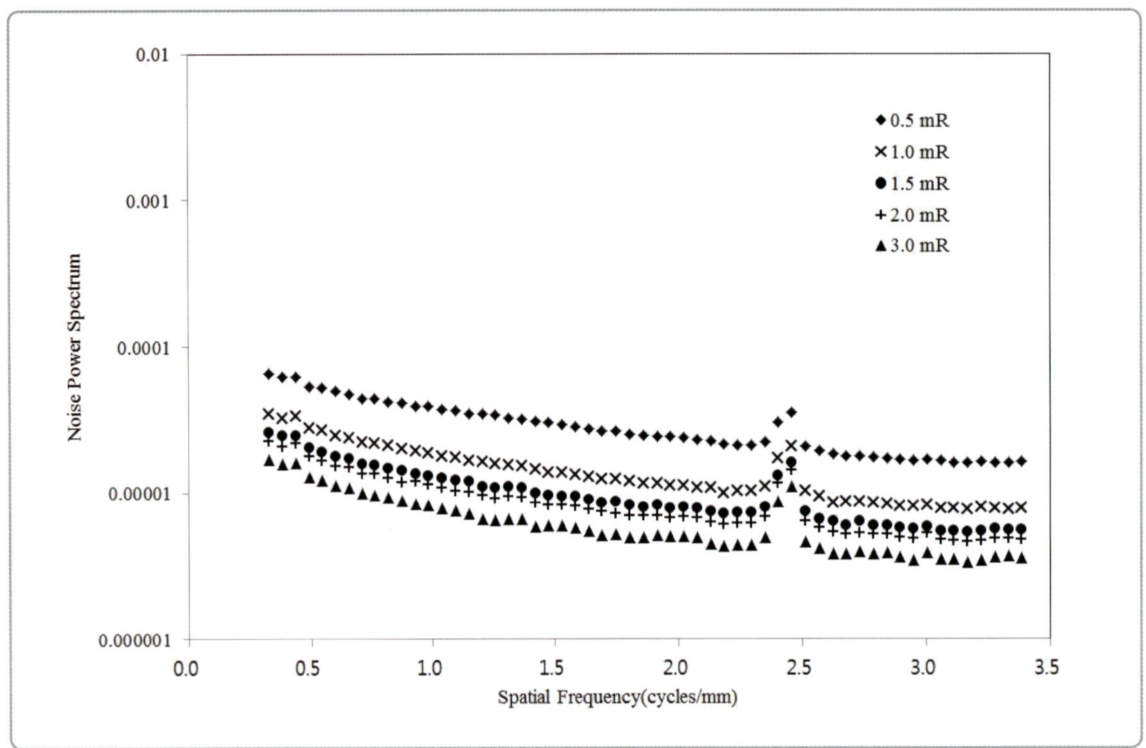

c. RQA7

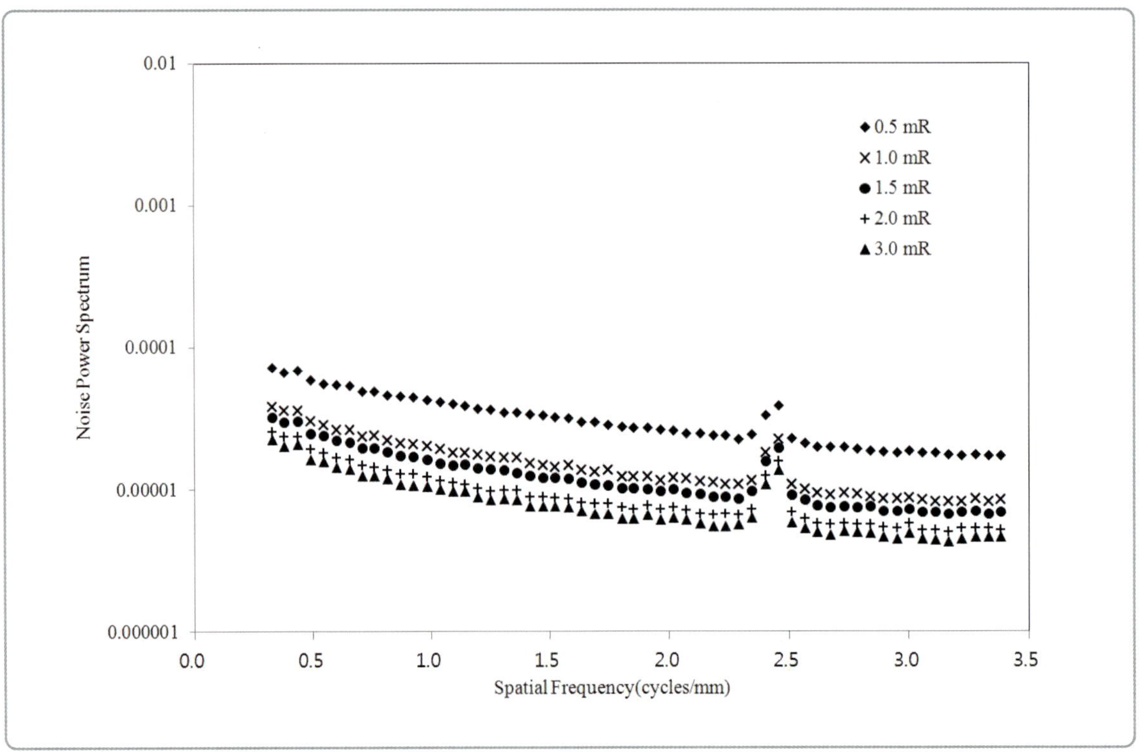

d. RQA9

Fig.5.7

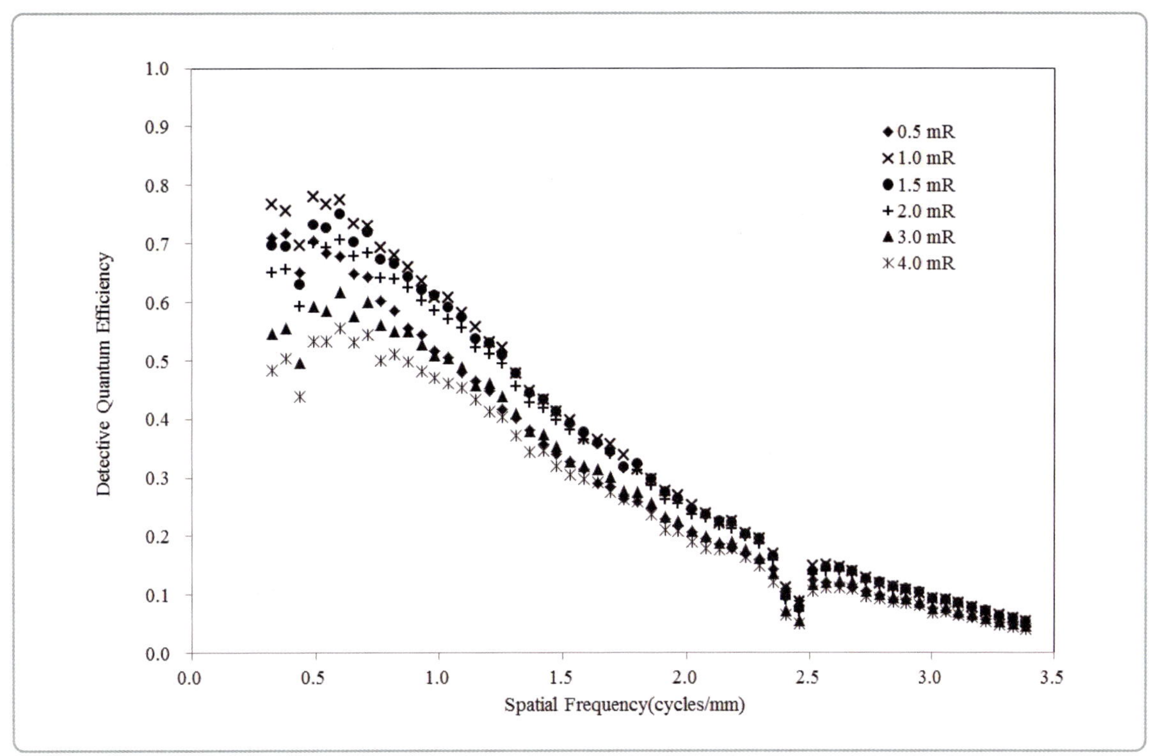
1.0
0.9
0.8
0.7
0.6
0.5
0.4
0.3
0.2
0.1
0.0
Detective Quantum Efficiency
0.0
0.5
1.0
1.5
2.0
2.5
3.0
3.5
Spatial Frequency(cycles/mm)
0.5 mR
1.0 mR
1.5 mR
2.0 mR
3.0 mR
4.0 mR

a. RQA3

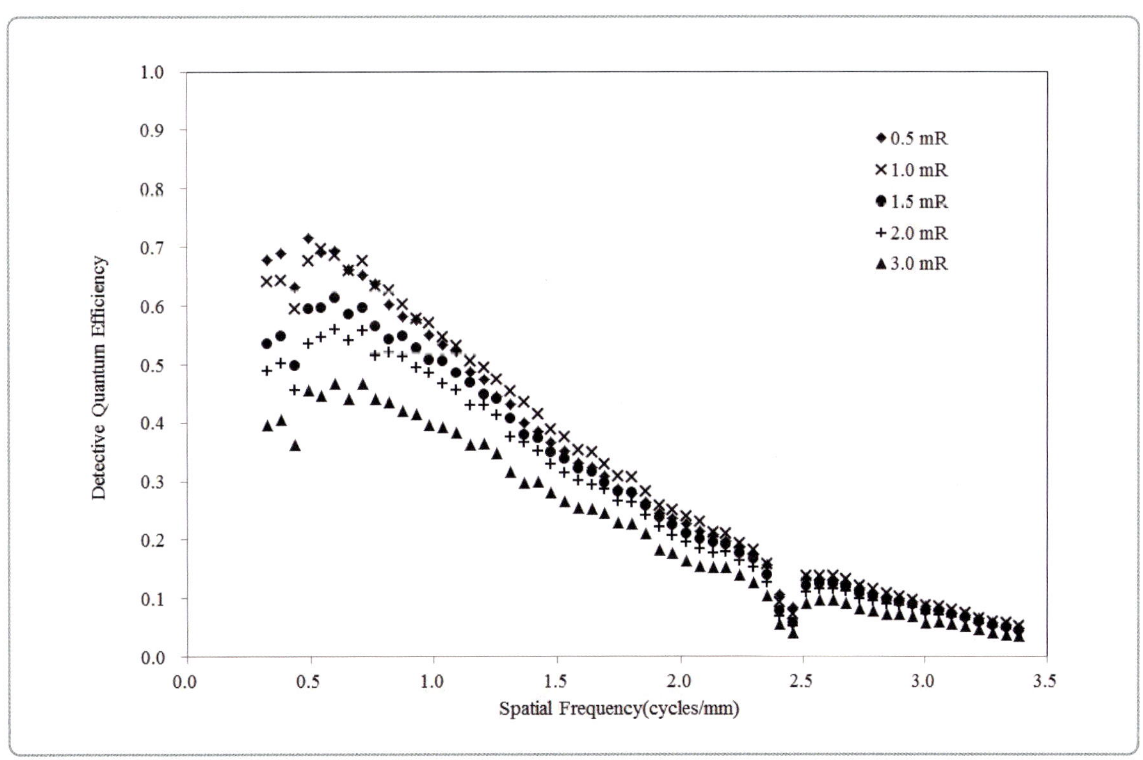
1.0
0.9
0.8
0.7
0.6
0.5
0.4
0.3
0.2
0.1
0.0
Detective Quantum Efficiency
0.0
0.5
1.0
1.5
2.0
2.5
3.0
3.5
Spatial Frequency(cycles/mm)
0.5 mR
1.0 mR
1.5 mR
2.0 mR
3.0 mR

b. RQA5

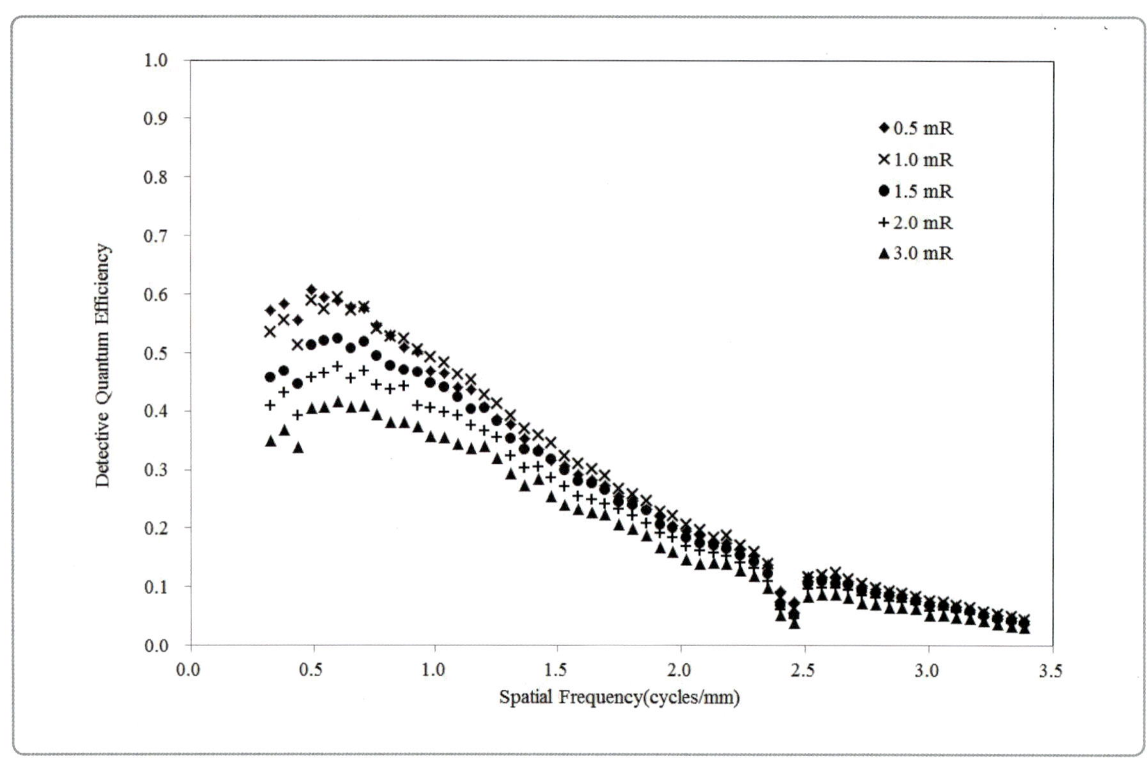

c. RQA7

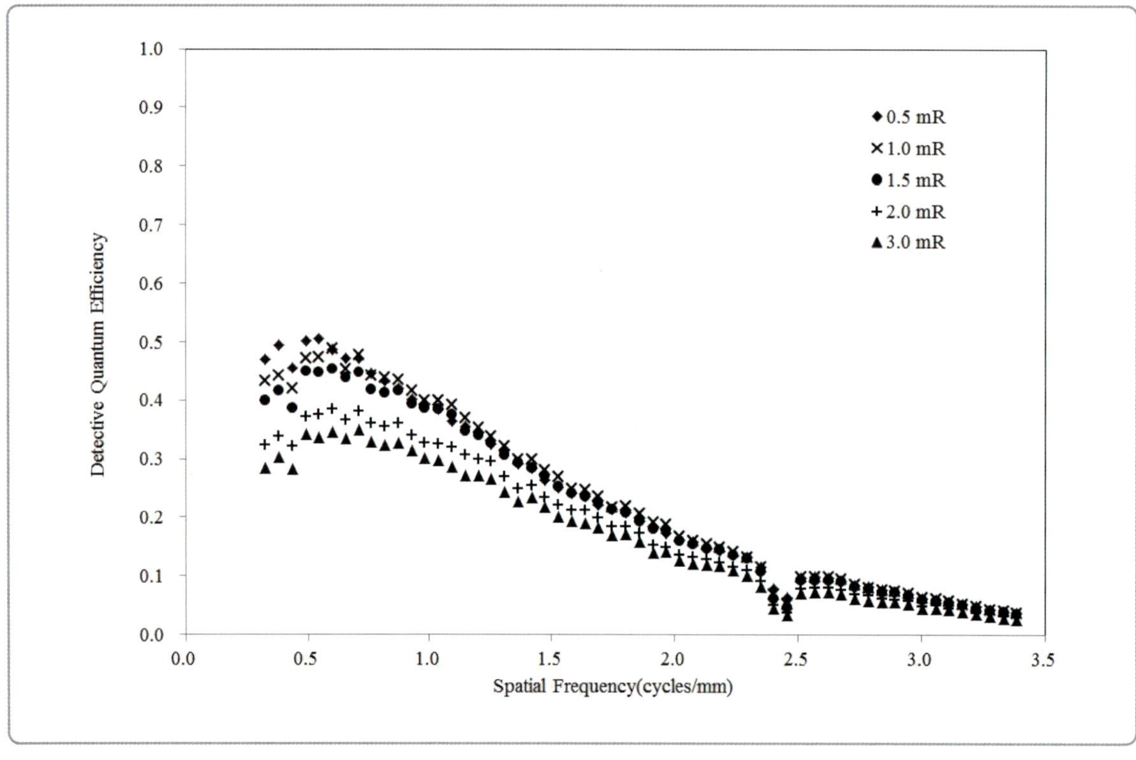

d. RQA9

Fig.5.8

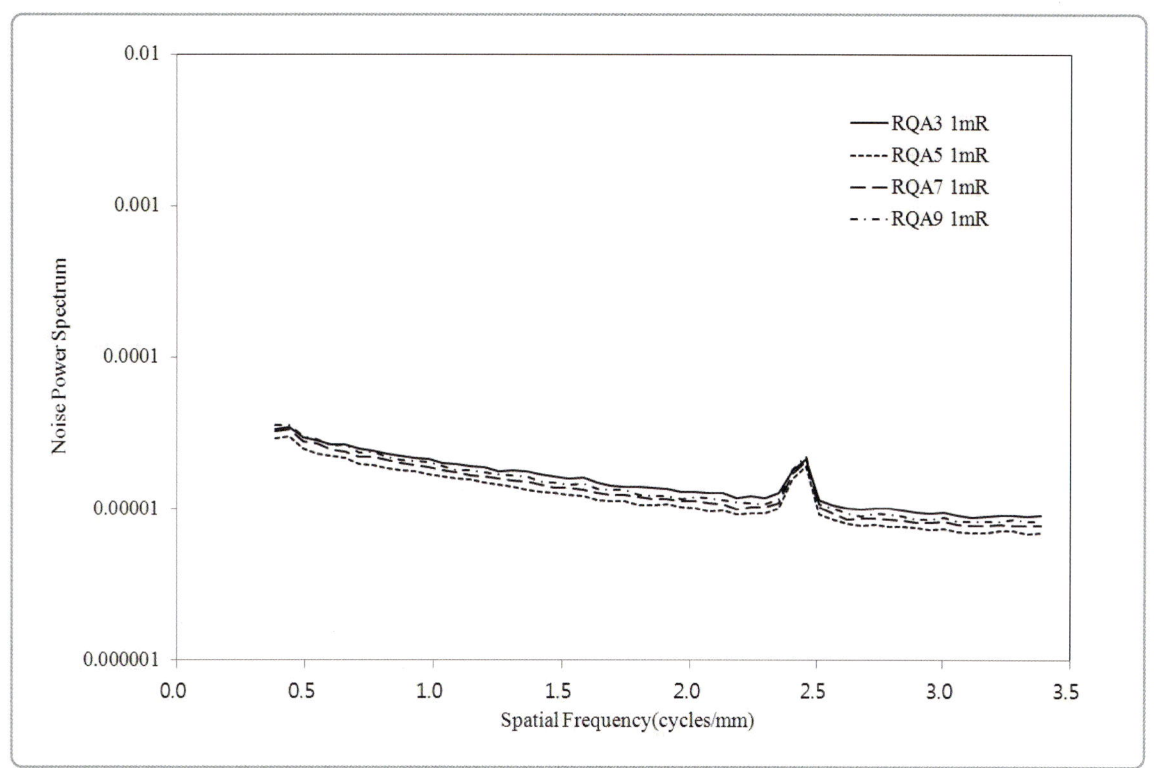

Fig.5.9

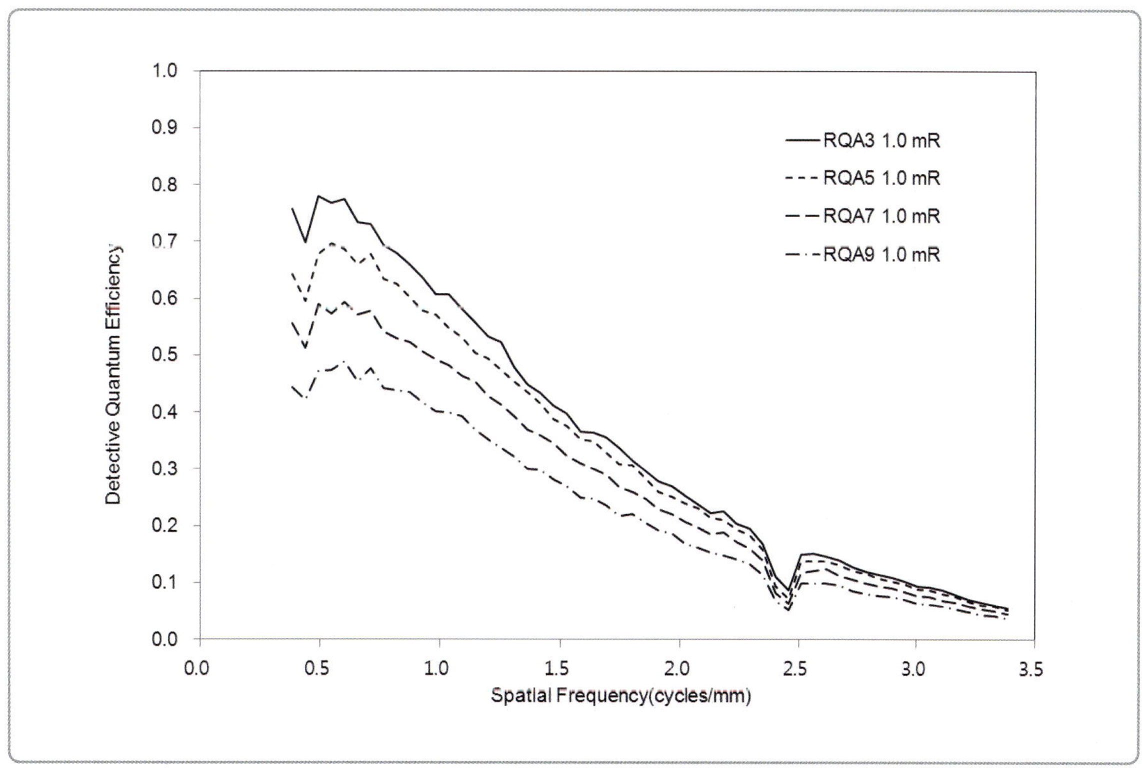

Fig.5.10

Chapter 6

Evaluation of Image Quality for Various Electronic Portal Imaging Devices in Radiation Therapy

Abstract

In megavoltage(MV) radiotherapy, delivering the dose to the target volume is important while protecting the surrounding normal tissue. The purpose of this study was to evaluate the modulation transfer function(MTF), the noise power spectrum(NPS) and the detective quantum efficiency(DQE) using an edge block in megavoltage X-ray imaging(MVI).

We used an edge block, which consists of tungsten with dimensions of 19(thickness)×10(length)×1(width) cm^3 and measured the pre-sampling MTF at 6 MV energy. Various radiation therapy(RT) devices such as TrueBeam™(Varian), BEAMVIEWPLUS(Siemens), iViewGT(Elekta) and Clinac® iX(Varian) were used. As for MTF results, TrueBeamTM(Varian) flattening filter free(FFF) showed the highest values of 0.46 mm^{-1} and 1.40 mm^{-1} for MTF 0.5 and 0.1. In NPS, iViewGT(Elekta) showed the lowest noise distribution. In DQE, iViewGT(Elekta) showed the best efficiency at a peak DQE and 1 mm^{-1} DQE of 0.0026 and 0.00014, respectively.

This study could be used not only for traditional QA imaging but also for quantitative MTF, NPS and DQE measurement for development of an electronic portal imaging device(EPID).

keyword Modulation Transfer Function(MTF), Noise Power Spectrum(NPS), Detective Quantum Efficiency(DQE), Electronic Portal Imaging Device(EPID)

초록

MV방사선 치료는 둘러싸여 있는 정상조직의 피폭선량을 최소화하면서, Target Volume 내에 정확하게 선량을 전달하는데 있다. 연구에서는 방사선 치료의 높은 정확성을 유지하기 위하여 Megavoltage X-ray Imaging(MVI)에서 Edge Block을 사용한 Digital Radiography(DR) System 검출기의 변조전달함수(Modulation Transfer Function, MTF), 잡음전력스펙트럼(Noise Power Spectrum, NPS) 양자검출효율(Detective Quantum Efficiency, DQE)를 측정하고자 한다.

텅스텐으로 구성된 19(thickness)×10(length)×1(width) cm^3의 Edge Block을 사용하였으며, 다음과 같은 Setting들로 Pre-Sampling Modulation Transfer Function(MTF)를 계산하였다. 6Megavolt(MV) Energy를 사용하고, 다양한 Radiotherapy장비인 TrueBeam™(Varian), BEAMVIEW^{PLUS}(Siemens), iViewGT(Elekta), Clinac® iX(Varian)를 사용하였다. MTF결과에서 Varian TrueBeam™ Flattening Filter Free(FFF)가 MTF의 50%(mm^{-1})에서 0.46, 10%(mm^{-1})에서 1.40로 가장 Highest Value를 보였다. Noise 분포는 Elekta iViewGT가 가장 낮은 분포를 보였다. DQE에서는 Elekta iViewGT가 Peak DQE에서 0.0026 그리고 1 mm^{-1} DQE에서 0.00014로 가장 높았다. 연구는 Edge Method를 이용하여 MTF와 DQE산출을 재현하였으며, 현재 임상에서 사용되는 DR 시스템 측정의 높은 정확성을 유지할 수 있었으며 이러한 연구는 전통적인 QA 영상화뿐만 아니라 검출기 개발 연구에 있어서 정량적인 MTF, NPS, DQE 측정에 더욱더 효율적으로 사용될 수 있다는 것을 알 수 있다.

Ⅰ. INTRODUCTION

Digital radiography(DR) is a common worldwide technology and has gained popularity in megavoltage X-ray imaging(MVI).[1] In the last few years, other digital technologies, most notably the solid-state-based flat-panel detector technology, have gained popularity.[2] The terbium-doped gadolinium-oxysulfide granular phosphor(Gd_2O_2S:Tb) screen is the most popular X-ray converter. In addition, the Gd_2O_2S:Tb screen is very cost-effective, because of its easy technical handling, thickness, bulkiness and flexibility.[3, 4] In Megavoltage(MV) radiotherapy, delivering the dose to the target volume is important while protecting the surrounding normal tissue. The verification of patient alignment in radiotherapy is necessary to ensure that a high dose is delivered to the tumor while the healthy tissue is spared. Portal imaging is one of the most frequently used tools for such verification. Discrepancies in field placement frequently occur and they can influence the outcome of a treatment.[5, 6] With the increase of verification, localization errors are decreased.[7, 8] The measurement used to evaluate the fundamental performance of imaging systems is the modulation transfer function(MTF), which describes the signal transfer characteristics of the system as a function of spatial frequency. An accurately measured MTF is used to describe the imaging performance of the overall radiograph and it is essential to decide the detective quantum efficiency(DQE) of the imaging device.[9] The noise power spectrum(NPS) is one of the most common methods regarding the measurements of the noise and the quality of the image acquired with a uniform radiation field.[10] Various performance methods based on bar patterns, slits and edges have been suggested to calculate the pre-sampled MTF of the digital radiograph system.[11-17] Edge methods are generally used and preferred for various reasons, including their having a simple construction and less sensitivity with respect to misalignment. Therefore, methods to determine the edge method are acceptable for MTF measurements. Imaging devices designed for radiotherapy should meet the requirements concerning the position and the dose verification at the same time. To be profitable they ought to be used in daily routine to quickly check the patients' alignment as well as the dose and to allow a quick correction if it is necessary.[18]

The purpose of this study was to evaluate the MTF, the NPS, and the DQE using an edge block in electronic portal imaging device(EPID) and meet the requirements concerning the position and the dose verification at the same time.

II. MATERIALS AND METHODS

1. Edge Block

We made an edge block, which consists of tungsten with dimensions of 19(thickness) $\times$ 10(length) $\times$ 1(width) cm^3 and has a density of 19.3 g/cm^3, higher than steel($\sim$7.9 g/cm^3). In order to obtain MTF measurements, the focus and size of 3 mm and 1 monitor unit(MU) MV X-ray(according to calibration established by our clinic for this linear accelerator(LINAC), 1 MU corresponds to a dose of 0.8 cGy deposited in water at a source-to-detector distance equal to 100 cm, with 10 cm overlying water, for a field size of 10 $\times$ 10 cm^2 at the iso-center, i.e., at 100 cm.) should be restricted and the source must be perpendicular to the edge boundary's surface center[Fig.6.1].

2. The X-ray Imaging System

For the measurements, we used four DR MVI systems which are clinically used. In DR MVI systems, a first-generation lens-coupled video electronic EPID BEAMVIEW^{PLUS}(Siemens), an indirect detection a-Si flat-panel EPID iViewGT(Elekta) and an aS1000(Varian) which set up as Clinac® iX and TrueBeam™(Varian) were used. EPID systems use phosphor screens(Lanex Fast-Back) and they are indirect types of detectors that have fundamental modes due to the Gd_2O_2S:Tb granular phosphor material or CsI fluorescence.[19] The BEAMVIEW^{PLUS} is set up as a PRIMUS Linac, which has a phosphor detector combined with a mirror and the lens of a camera system, and the source-detector distance(SDD) is 132 cm. Elekta iviewGT has a 41×41 cm^2 sensitive area, and a 1024×1280 photodiode array, and it is set up as precise Linac(Elekta). The aS1000 of Clinac® iX(Varian) is set up to operate in a stand-alone configuration so that the Varian aS1000 can be used independently from the clinical imaging on the treatment unit. The imaging panel(IDU 20) includes a 1mm Cu build up plate, a Gd_2O_2S:Tb scintillating phosphor layer, and a 1024×768 array of photodiodes switched by thin-film transistors deposited on a glass substrate. The pixel dimension is 0.39 mm and the panel has a sensitive area of 40×30 cm^2. The TrueBeam™(Varian) Portal Vision imager has an imaging area of 40×30 cm^2 at a SDD and an array of 1024×768 pixels. The performance evaluation of Varian TrueBeam™ was performed as flattening filter and flattening filter free. The SDD of the four DR devices are 132 cm. In all MVI units, a change is caused by magnification because the edge block is projected to be close to the minimum iso-center. Thus, the magnified dose distribution is not uniform. Table 6.1 lists the characteristics of the DR detectors used in our study.

3. Measurements

The MTF measurement was performed using the pre-sampled MTF method described by Fujita et al..[12, 20-22] The MTF describes the resolution of the detector. The MTF was measured using the slant-edge(2~3°) method to avoid aliasing because of the relatively large sampling interval of the detector. The exact angle of the edge line in the region of interest(ROI) was determined by a least-square fit to the edge transition data. The acquired edge spread function(ESF) was differentiated to obtain the line spread function(LSF). The MTF in the direction perpendicular to the original edge line was computed by performing a fast Fourier transfer(FFT) of the LSF and normalizing its value to unity at a zero spatial frequency.

The NPS as function of spatial frequency measures the variations in the noise amplitude, and it describes the noise and spatial frequency properties within the image. The method for computing the NPS, spectrum, as it is used in our quality assurance(QA) algorithm can be described by using recommendations by the IEC 62220-1-1 for the standardization of NPS.[10] In order to assess the NPS, white images are obtained by projecting onto detectors without an object. Then, 1024×512 2D white images were used and each NPS data was calculated. We applied two-dimensional FFTs in order to obtain ROI images and we performed a scale revision using the average ROI extracted from the whole image. The matrix size was 1024×512 pixels, the pixel size was $0.172 \times 0.172\ mm^2$, and the field of view was $17.6 \times 8.80\ cm^2$. Image preprocessing as applied in normal clinical use of the detector consists of offset and gain corrections, as well as compensation for defective or nonlinear pixels. A pixel is a bit depth of 16 bits. Image data were acquired the central area of each image by overlapping from a 256×256 ROI size with a pixel sampling pitch of 0.172 mm and from image sections with 21 ROI slices.

DQE was calculated using MTF, normalized NPS(NNPS), and the following equation (6.1).

$$DQE(f) = \frac{MTF^2(f)}{q \times NNPS(f)} \qquad \text{Eq.6.1}$$

In equation 6.1, MTF^2 (f) is the MTF that depends on the frequency, NPS is that depends on the frequency and NNPS (f) is the normalized NPS that depends on the frequency and q is the number of X-ray photons. We used based on monte carlo simulation(MC) photon fluence(photons/mm^2). The DQE can be evaluated from the measured MTF and NPS.

III. RESULTS

1. Detector Response

Digital image communications of medicine(DICOM) images were then acquired, and gain and defective pixels were applied with standard corrections for X–ray heel effect and detector offset. Linear measurement is not affected by bad pixel and gain corrections. DR systems such as Varian TrueBeam^{TM} flattening filter, Varian TrueBeam^{TM} FFF, Varian Clinac$^{®}$ iX aS1000, Siemens BEAMVIEWPLUS and Elekta iviewGT respectively indicated the following values: 0.9967, 0.9975, 0.9980, 0.9975 and 0.9975. In Fig.6.2, The R^2 value close to 1 shows the stabilized linearity of the system. The results showed the linearity for MTF measurements in our experiments.

2. Modulation Transfer Function(MTF)

As for the MTF edge method, because ESF, LSF, and the windowing function affect the results, we used the standard method. Table 6.2 shows the spatial frequencies for 10% and 50% of the pre–sampling MTFs. The DR systems used in study were Siemens BEAMVIEW^{PLUS}, Elekta iViewGT, Varian TrueBeam^{TM} and Varian Clinac$^{®}$ iX aS1000, which are a–Si flat panel detectors.

The spatial frequencies corresponding to 50% of MTF for Varian TrueBeam^{TM} flattening filter free(FFF), Varian TrueBeam^{TM} flattening filter, Siemens BEAMVIEW^{PLUS}, Elekta iViewGT, and Varian Clinac$^{®}$ iX aS1000 were 0.46, 0.37, 0.26, 0.26 and 0.23 mm^{-1}, respectively[Fig.6.3]. The spatial frequencies corresponding to the 10% of MTF for Varian TrueBeamTM FFF, Varian TrueBeam^{TM} flattening filter, Siemens BEAMVIEW^{PLUS}, Elekta iViewGT, and Varian Clinac$^{®}$ iX aS1000 were 1.40, 1.07, 0.99, 0.93, and 0.78 mm^{-1}, respectively[Fig.6.3]. The MTF(1 mm^{-1}), for Varian TrueBeam^{TM} FFF, Varian TrueBeam^{TM} flattening filter, Siemens BEAMVIEW^{PLUS}, Elekta iViewGT, and Varian Clinac$^{®}$ iX aS1000 were 0.22, 0.16, 0.09, 0.08 and 0.05, respectively[Fig.6.3].

3. Noise Power Spectrum(NPS)

Fig.6.4 shows the NPS profiles and shows the effect of additional Gaussian noise for the DR detectors in each direction. NPS spectra of the DR group were limited to spatial fre–

quency of 1.2 mm^{-1} because of the small ROI and the big pixel size. DR detectors show a decreasing noise distribution with increase of the spatial frequency. Our study results, which indicate a decrease of noise distribution along with increase of spatial frequency, are similar to previous studies on in-direct detectors.[1] A low noise value means a better NPS results. The DR detectors we used are Varian TrueBeam™, Siemens BEAMVIEW^{PLUS}, Elekta iViewGT and Varian Clinac® iX aS1000. Elekta iViewGT showed the best noise distribution while the remaining detectors showed better noise distributions in the following order: Varian TrueBeam™ flattening filter, Varian TrueBeam™ FFF, Siemens BEAMVIEW^{PLUS} and Varian Clinac® iX aS1000[Fig.6.4].

4. Detective Quantum Efficiency(DQE)

Table 6.2 lists the peak DQE and the DQE at a spatial frequency of 1 mm^{-1} for the four detectors; our data are indicated in Fig.6.5. Our four DR detectors exhibited a high peak at a low spatial frequency, and they tended to decrease for spatial frequencies greater than 0.3 mm^{-1}.

The peak DQE for Varian TrueBeam™ flattening filter, Varian Truebeam™ FFF, Elekta iViewGT and Varian Clinac® iX aS1000 were 0.0009, 0.0010, 0.0026, 0.00026 and 5.07E-06, respectively[Fig.6.5]. The DQE of the Elekta iViewGT for a spatial frequency of 1 mm^{-1} shows the highest value of 0.00014, and while those for Varian TrueBeam™ FFF, Siemens BEAMVIEW^{PLUS}, Varian TrueBeam™ flattening filter and Varian Clinac® iX aS1000 were 4.32E-05, 2.32E-05, 2.29E-05 and 5.07E-06[Fig.6.5].

IV. DISCUSSION

Among the MTF results, some of the differences were caused by detector's characteristics, which resulted from the differences regarding the materials and the conditions used in measuring the MTF. However, these differences did not affect the comparison of the methods because the MTF results similarly affect all the methods. Unlike diagnostic imagers, reported MTF measurements for megavoltage imagers have typically included the loss of resolution due to the focal spot that effectively characterize the Linac head related to the imaging system. In diagnostic imaging, the MTF contribution from the focal spot can be easily quantified based on spot size and magnification by assuming a step function source profile. However, megavoltage imaging requires measurements of the X-ray source profile that includes an asymmetric 2D primary source distribution as well as scatter off the flattening filter and primary collimators specific to each Linac. In the results, although Varian Clinac® iX aS1000 and Varian TrueBeam™ were made by the same manufacturer, Varian TrueBeam™ had a higher resolution and efficiency than Varian Clinac® iX aS1000. Varian Clinac® iX aS1000 had an older date of manufacture compared to Varian TrueBeam™. Therefore, Varian TrueBeam™ showed higher resolution and efficiency. Because two EPID systems had the same phosphor screen, differences of MTF are caused by reading array of a-Si and characteristic of changed Linac.

In the results, Varian TrueBeam™ flattening filter and Varian TrueBeam™ FFF showed a similar noise distribution. However, Varian TrueBeam™ FFF had the higher amplitude of noise, compared to Varian TrueBeam™ flattening filter. These results are caused by beam softening because of the absence of the flattening filter. Noise indicates uncertainty and it affects diagnosis and treatment. This uncertainty in the data can be reduced by using the overlapping factor, which overlaps ROIs.

NPS methodologies in radiation therapy, there is a difference between the NPS method of the 2D dose distribution and the penumbra and the flatness of the 3D dose distribution. Thus, we suggest that the penumbra and the flatness can be measured in a similar way to the NPS process. Thus, the penumbra and the flatness have noise property characteristics similar to there of the NPS. The NPS is made of contributions from initial quantum noise, Poisson surplus noise, second quantum noise and additional electronic noise. Therefore, the two-dimensional NPS provides the noise response in every direction. The NPS is related to the pixel arrangement. The additional mechanical noise is generally "white" (i.e., it has unity as a spatial frequency function) and does not include MTF information of the detector. Additional mechanical noise is structural as the exposure function whereas quantum noise is normalized to the exposure at the detector's exit. However, noise hardly affects the measurements because noise is included in all detectors.[23] Therefore, the penumbra and the flatness were measured using the IEC 62220-1-1 RQA5 methodologies of the NPS and the normalized noise power spectrum(NNPS) was measured with the 2D FFT methods by using the white images. Thus, NPS is a very important element to describe the penumbra in the field of methodological MVI and noise properties of flatness in medical image systems. Thus, this study demonstrated the measurement of the NPS in the MVI field. Image processing is important to acquire an optimum radiation image. The NPS can be calculated by using identical methods that evaluate the quality.

The DQE of the digital MVI EPID was approximately 0.7~0.8 mm^{-1}.[24] For the MTF data, a greater variation can occur for the DQE because of the dosimeter calibration differences, the MTF^2 dependence and the influence of NNPS conditioning. However, our results were approximately 1.0 mm^{-1} according to the increase in the spatial frequency, which is comparable to the values reported in the literature. The data indicated that the systems assessed in the current study by a common methodology achieved similar performances with respect to the DQE when compared against values common a MVI EPID.

V. CONCLUSION

This study evaluated the MTF, NPS and DQE using edge block in MVI to maintain a high accuracy in delivering dose. In order to maintain such a high accuracy, we evaluated the performance of four DR systems which were used in clinic. Our results were approximately 1.0 mm^{-1} according to the increase in the spatial frequency, which is comparable to the values reported in the literature. In addition, MTF measurements allowed for fast computations of the DQE, a fundamental metric for detector image quality, and they allowed for inclusion of the DQE into routine clinical QA. The performance evaluation, such as MTF, NPS, and DQE, is important not only clinically but also as for the detector improvement. Therefore, this study could be incorporated into used in clinical QA requiring performance and EPID development research.

Reference

[1] Samei E, Flynn MJ. An experimental comparison of detector performance for direct and indirect digital radiography systems. Med Phys, 30, 608, 2003.

[2] Kim HK, Cho G, Lee SW, Shin YH, Cho HS. Development and evaluation of a digital radiographic system based on CMOS image sensor. IEEE Trans Nucl Sci, 3, 662, 2001.

[3] Jung-Whan Min, Ki-Won Kim, Jung-Min Kim et al: Evaluation of image quality by using a tungsten edge block in a megavoltage(MV) X-ray imaging. Korean Journal of Medical Physics, 23(3), 154, 2012.

[4] Hoi-Woun Jeong, Jung-Whan Min, Jung-Min Kim et al: Performance characteristic of a Cs I (Tl) Flat panel detector radiography system. Journal of Radiological Science and Technology, 35(2), 109, 2012.

[5] White JE, Chen T, McCracken J, Kennedy P, Seydel HG, Hartman G, et al. The influence of radiation therapy quality control on survival, response and sites of relapse in oat cell carcinoma of the lung: preliminary report of a Southwest Oncology Group study. Cancer, 50, 1084, 1982.

[6] Goitein M, Busse J. Immobilization errors: Some theoretical considerations. Radiology, 117, 407, 1975.

[7] Marks JE, Haus AG, Sutton GH, Griem ML. Localization error in the radiotherapy of Hodgkin's disease and malignant lymphoma with extended mantle fields. Cancer, 34, 83, 1974.

[8] Marks JE, Haus AG, Sutton GH, Griem ML. The value of frequent treatment verification films in reducing localization error in the irradiation of complex fields. Cancer, 37, 2755, 1976.

[9] Gopal A, Samant SS. Validity of the line-pair bar-pattern method in the measurement of the modulation transfer function(MTF) in megavoltage imaging. Med Phys, 35, 270, 2008.

[10] Min JW, Son JH, Jeong HW, Kim JM, Seoung YH, Son SY, et al. Comparison of Noise Power Spectrum Methodologies in Measurements by Using Megavoltage X-ray Energies. J Korean Phys Soc, 60, 129, 2012.

[11] Giger ML, Doi K. Investigation of basic imaging properties in digital radiography. 1. Modulation transfer function. Med Phys, 287, 11, 1984.

[12] Fujita H, Tsai DY, Itoh T, Doi K, Morishita J, Ueda K, et al. A simple method for determining the modulation transfer function in digital radiography. IEEE Trans Med Imaging, 11, 34, 1992.

[13] Samei E, Flynn MJ, Reimann DA. A method for measuring the presampled MTF of digital radiographic systems using an edge test device. Med Phys, 25, 102, 1998.

[14] Greer PB, van Doorn T. Evaluation of an algorithm for the assessment of the MTF using an edge method. Med Phys, 27, 2048, 2000.

[15] Cunningham A, Reid BK. Signal and noise in modulation transfer function determinations using the slit, wire and edge techniques. Med Phys, 19, 1037, 1992.

[16] Hillen W, Schiebel U, Zaengel T. Imaging performance of a digital storage phosphor system. Med Phys, 14, 744, 1987.

[17] Rogge F, Bosmans H, Marchal G. A practical method for detected quantum efficiency(DQE) assessment of digital mammography systems in the radiological environment. Proc SPIE, 4682, 645, 2002.

[18] Cremers F, Frenzel T, Kausch C, Albers D, Schonborn T, Schmidt R. Performance of electronic portal imaging devices(EPIDs) used in radiotherapy: image quality and dose measurements. Med Phys, 31, 985, 2004.

[19] Siewerdsen H, Antunuk LE, El-Mohri Y, Yorkston J, Huang W, Boudry JM, et al. Empirical and theoretical investigation of the noise performance of indirect detection, active matrix flat-panel imagers(AMFPIs) for diagnostic radiology. Med Phys, 24, 71, 1997.

[20] Min JW, Kim KW, Seoung YH, Kim JM, Choi IS, Jeong HW, et al. Performance of an Edge Block

Used in a Configuration Detector: Image Quality Measurements. J Korean Phys Soc, 64, 732, 2014.
[21] Min JW, Kim KW, Kim JM, Choi IS, Jeong HW, Son SY, et al. Evaluation of the Modulation Transfer Function of Megavoltage X-rays. J Korean Phys Soc, 65, 1969, 2014.
[22] Son SY, Choe BY, Lee JW, Kim JM, Jeong HW, Min JW, et al. Evaluation of an Edge Method for Computed Radiography and an Electronic Portal Imaging Device in Radiotherapy: Image Quality Measurements. J Korean Phys Soc, 65, 1976, 2014.
[23] Andrew G, Amit J, Daniel RB, Kenneth RH, Stephen R. Accurate MTF measurement in digital radiography using noise response. Med Phys. 37, 724, 2010.
[24] Gopal A, Samant SS. Use of a line–pair resolution phantom for comprehensive quality assurance of electronic portal imaging devices based on fundamental imaging metrics. Med Phys, 36, 2006, 2009.

Table Captions.

Table 6.1 DR configurations for portal localization

Table 6.2 Value of the MTF and the DQE for the DR systems studied; MTF was evaluated for 50% and 10% points in the MTF curves at 1 mm^{-1} and the peak DQE and the DQE were calculated at 1 mm^{-1} by using 1 MU.

Table 6.1

Imaging Systems	Detector Type	Detector Material	Array Size	Imaging Area
Siemens BEAMVIEW^{PLUS}	Indirect	a-Silicon	1024×1024	41×41, 24×31 at isocenter
Elekta iViewGT	Indirect	a-Silicon	1024×1280	41×41, 26×26 at isocenter
Varian Clinac® iX	Indirect	a-Silicon	1024×768	40×30 at isocenter
Varian TrueBeam™	Indirect	a-Silicon	1024×768	40×30 at isocenter

Table 6.2

Imaging Systems	Spatial Frequency for MTF 50% (mm^{-1})	Spatial Frequency for MTF 10% (mm^{-1})	MTF at 1 mm^{-1}	Peak DQE	DQE at 1 mm^{-1}
Siemens BEAMVIEW^{PLUS}	0.26	0.99	0.09	0.00026	2.32 E-05
Elekta iViewGT	0.26	0.96	0.08	0.0026	0.00014
Varian TrueBeam™ Flattening filter	0.37	1.07	0.16	0.0009	2.29 E-05
Varian TrueBeam™ Flattening filter free	0.46	1.40		0.0010	4.32 E-05
Varian Clinac® iX	0.23	0.78		0.00013	5.07 E-06

Figure Captions.

Fig.6.1 TG 45 graph for the penumbra and flatness according to the AAPM definition. The MTF was computed by performing a fast Fourier transfer(FFT) of the LSF and normalizing its value to unity at a zero spatial frequency. The one–dimensional NPS was expressed by averaging the axis direction from the bandwidth of the two dimensional NPS space, and the accumulation correction was calculated by extracted the ROI from the whole image size. The DQE was evaluated from the measured MTF and NPS.

Fig.6.2 The R^2 value close to 1 shows stabilized linearity of the system. DR systems according to various period of use showed linearity that closed to 1 for the MTF measurements.

Fig.6.3 MTF curves for DR detectors using the edge method and MTF 50% and 10%; Varian TrueBeam™ flattening filter free indicated the best resolution efficiency.

Fig.6.4 NPS spectrum of DR detectors by using overlapping. Elekta iViewGT indicated the best distribution, and Varian Clinac® iX aS1000 indicated the best noise distribution.

Fig.6.5 DQE was evaluated by using the measured MTF and NPS. Our DR detectors indicated high peaks at low spatial frequency whereas they indicated a decreasing aspect for frequencies greater than 0.3 mm^{-1}; Elekta iViewGT indicated the best efficiency for the DR detectors and Varian Clinac® iX aS1000 indicated the lowest efficiency. The efficiency sharply decreased at high spatial frequencies.

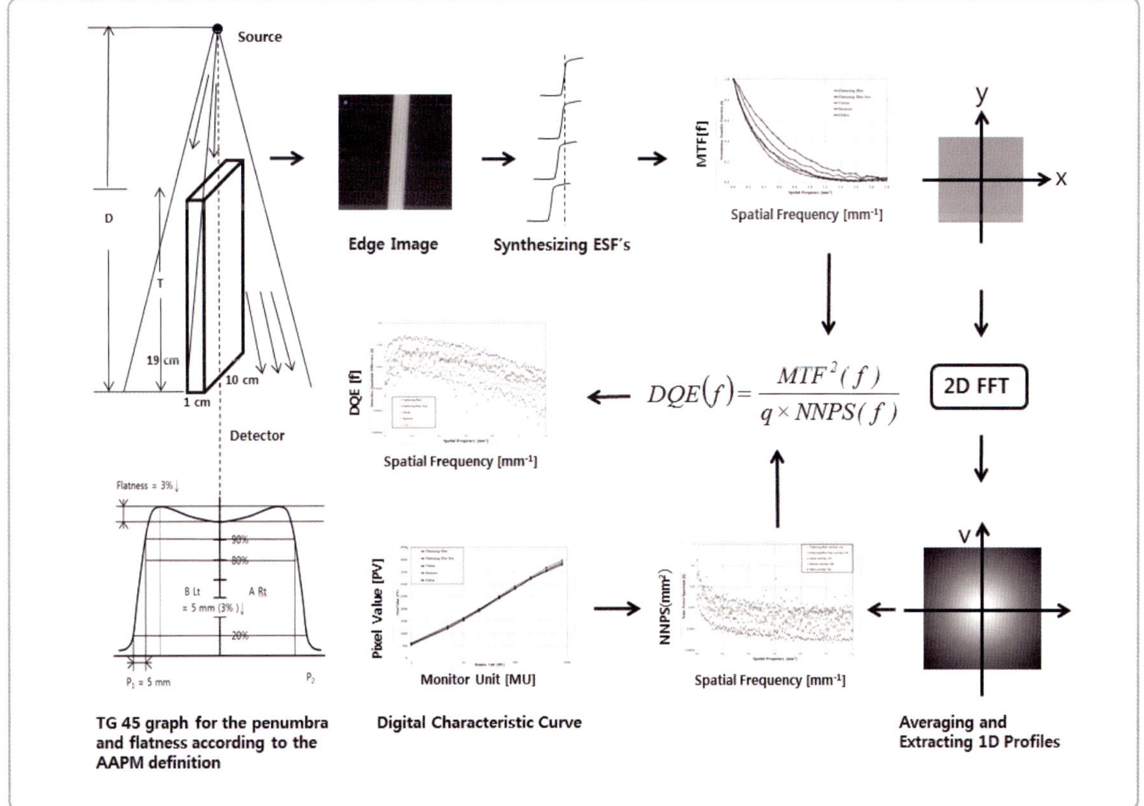

Fig.6.1

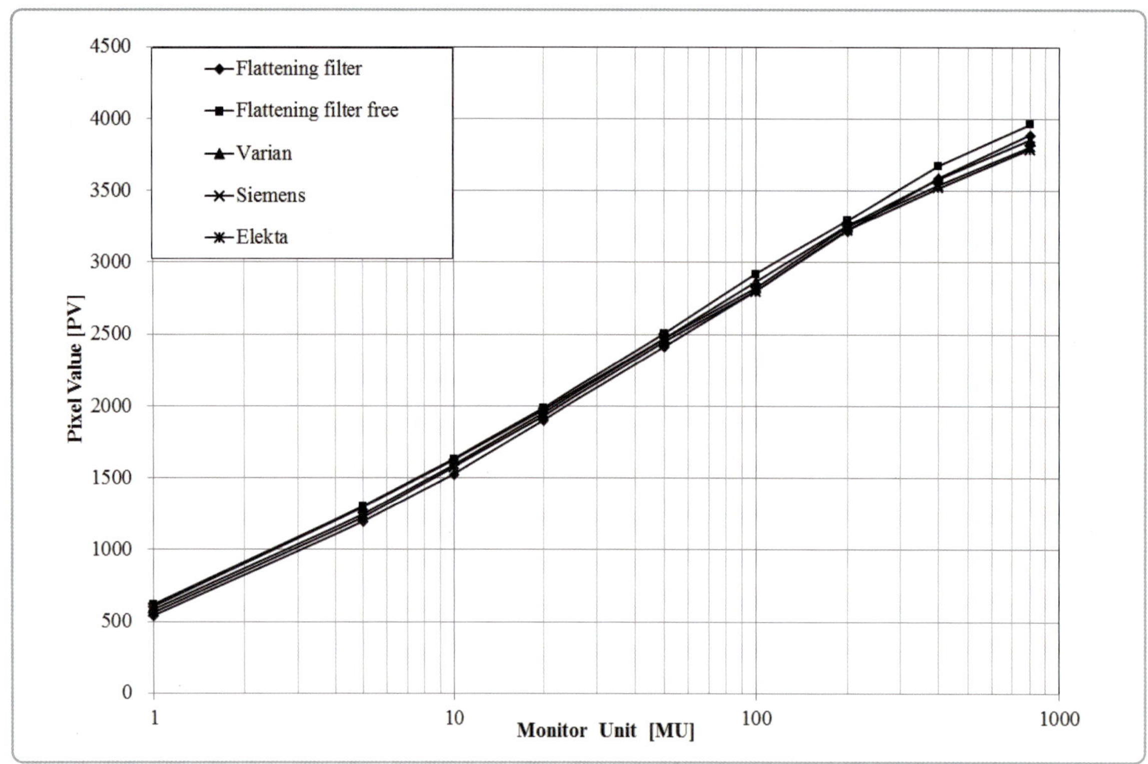
Flattening filter
Flattening filter free
Varian
Siemens
Elekta
Pixel Value [PV]
Monitor Unit [MU]
4500
4000
3500
3000
2500
2000
1500
1000
500
0
1
10
100
1000

Fig.6.2

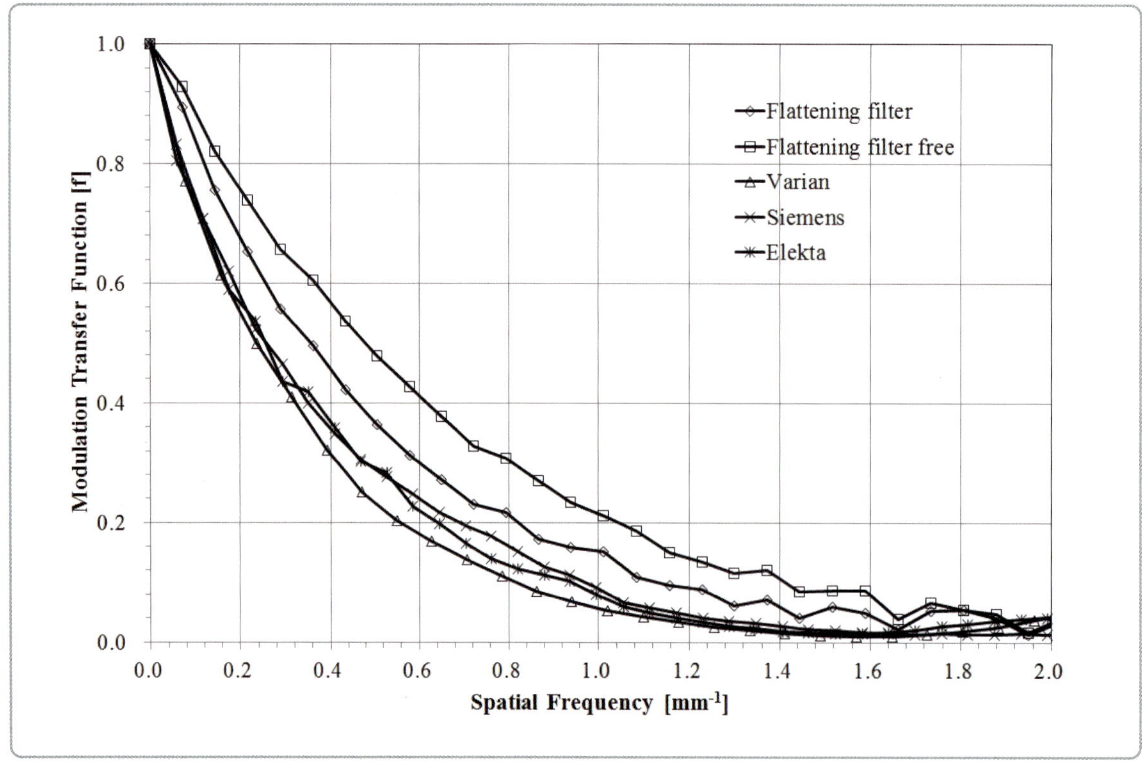
Flattening filter
Flattening filter free
Varian
Siemens
Elekta
Modulation Transfer Function [f]
Spatial Frequency [mm-1]
1.0
0.8
0.6
0.4
0.2
0.0
0.0
0.2
0.4
0.6
0.8
1.0
1.2
1.4
1.6
1.8
2.0

Fig.6.3

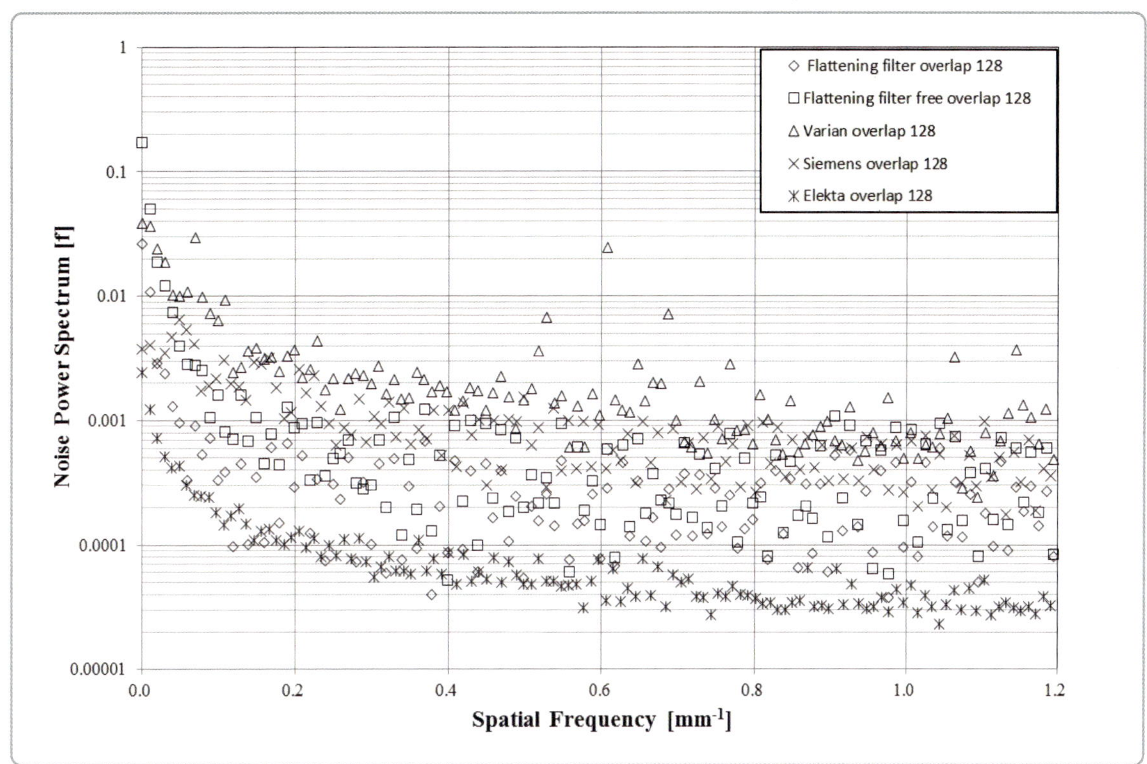

Flattening filter overlap 128
Flattening filter free overlap 128
Varian overlap 128
Siemens overlap 128
Elekta overlap 128
Noise Power Spectrum [f]
Spatial Frequency [mm-1]
1
0.1
0.01
0.001
0.0001
0.00001
0.0
0.2
0.4
0.6
0.8
1.0
1.2

Fig.6.4

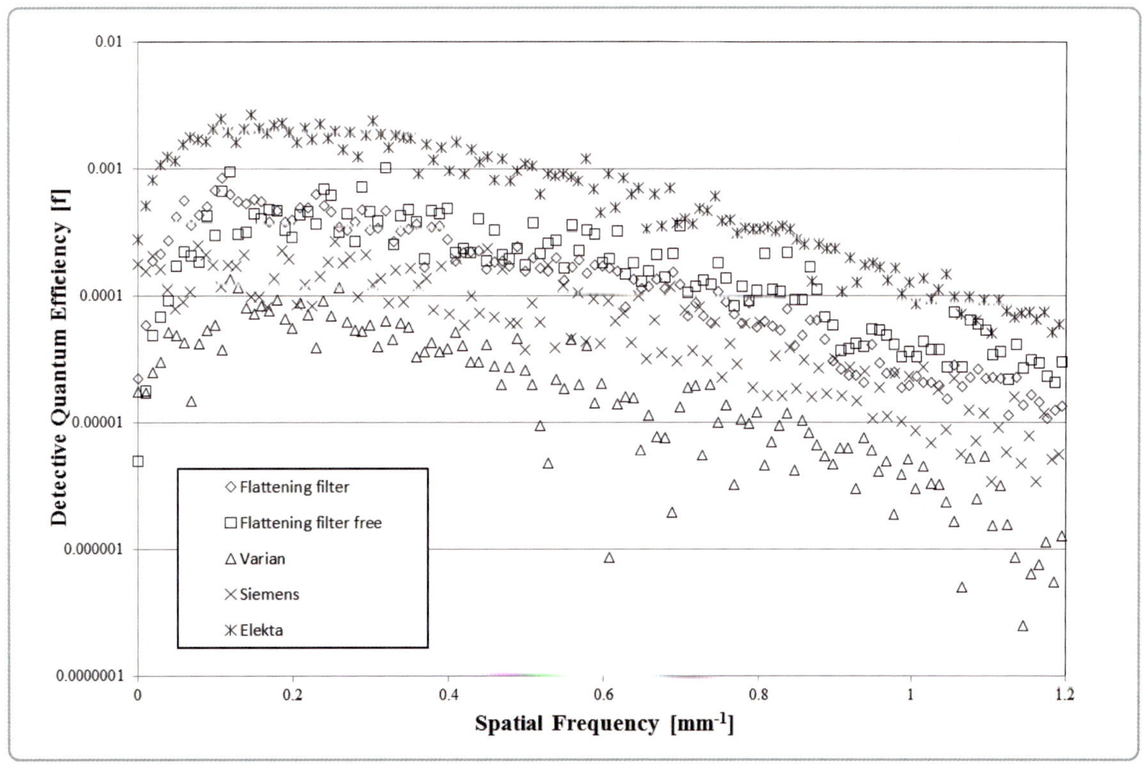

Flattening filter
Flattening filter free
Varian
Siemens
Elekta
Detective Quantum Efficiency [f]
Spatial Frequency [mm-1]
0.01
0.001
0.0001
0.00001
0.000001
0.0000001
0
0.2
0.4
0.6
0.8
1
1.2

Fig.6.5

Chapter 7

Measurement of Image Quality of Computed Radiography System according to Various Periods of Use

Abstract

The regular quality assurance(RQA) of X-ray images is essential for maintaining a high accuracy of diagnosis. This study was to evaluate the modulation transfer function(MTF), the noise power spectrum(NPS), and the detective quantum efficiency(DQE) of a computed radiography(CR) system for various periods of use from 2006 to 2015.

We measured the pre-sampling MTF using the edge method and RQA5 based on commission standard international electro-technical commission(IEC). The spatial frequencies corresponding to the 50% MTF for the CR systems in 2006, 2009, 2012 and 2015 were 1.54, 1.14, 1.12, and 1.38 mm^{-1}, respectively and the 10% MTF for 2006, 2009, 2012, and 2015 were 2.68, 2.44, 2.44, and 2.46 mm^{-1}, respectively. In the NPS results, the CR systems showed the best noise distribution in 2006, and with the quality of distributions in the order of 2015, 2009, and 2012. At peak DQE and DQE at 1 mm^{-1}, the CR systems showed the best efficiency in 2006, and showed better efficiency in order of 2015, 2009, and 2012. Because the eraser lamp in the CR systems was replaced, the image quality in 2015 was superior to those in 2009 and 2012.

This study can be incorporated into used in clinical QA requiring performance and evaluation of the performance of the CR systems.

keyword Modulation Transfer Function(MTF), Noise Power Spectrum(NPS), Detective Quantum Efficiency(DQE)

초록

진단의 높은 정확성을 유지하기 위하여 영상 품질의 정기적인 Quality Assurance(QA) 검사는 필수적이다. 이 연구의 목적은 2006년부터 2015년까지 시간에 따른 (2006, 2009, 2012, 2015) Computed Radiography(CR) System의 변조전달함수(Modulation Transfer Function, MTF), 잡음전력스펙트럼(Noise Power Spectrum, NPS) 양자검출효율(Detective Quantum Efficiency, DQE)를 측정하여 평가하는 것이다. Edge Method를 이용하여 Pre-Sampled MTF를 구하였고 International Electrotechnical Commission Standard IEC: 62220-1-1의 RQA5가 측정에 적용되었으며, X선관 초점으로부터 CR 표면까지의 거리는 150 cm이며, 부가필터 21 mmAl을 사용하였다. 관전압은 72±2 kVp였으며 관전압을 1~2 kVp조절하여 HVL이 7.1±1 mmAl되도록 하였다. 연구결과는 MTF의 공간주파수 50%(mm^{-1})에서 사용 기간 별로 2006년은 1.54, 2009년은 1.14, 2012년은 1.12, 2015년은 1.38이었고 공간주파수 10%(mm^{-1})에서 사용 기간 별로 2006년은 2.68, 2009년은 2.44, 2012년은 2.44, 2015년은 2.46이었다. 각각의 노이즈 분포는 2006년이 가장 낮은 노이즈 분포를 보였으며 2015, 2009, 2012 순으로 낮은 노이즈 분포를 나타내었다. Peak DQE와 1 mm^{-1}에서도 2006년이 가장 우수한 DQE를 보였으며 2015년, 2009년, 2012년 순으로 DQE값을 나타내었다. 정확한 진단을 위하여 주기적인 CR 시스템의 유지보수가 필요하며 연구는 CR 시스템의 QA 및 수행성능 평가에 기초가 될 것으로 생각된다.

중심단어 변조전달함수, 잡음전력스펙트럼, 양자검출효율

I. INTRODUCTION

Digital medical imaging has improved rapidly with the recent development of computed radiography(CR) and picture archiving and communication systems(PACS).[1] CR systems have a fundamental advantage in that CR detectors are generally not integrated into a given X-ray system and can be used with X-ray units from different suppliers. Other advantages of CR systems are convenient storage of radiological data, increased flexibility in image processing, and consistent reproducibility along with a greater dynamic range, wider exposure latitude and reduced patient exposure.[2, 3] The measurement used to evaluate the fundamental performance of imaging systems are the modulation transfer function(MTF), noise power spectrum(NPS) and detective quantum efficiency(DQE).[4, 5] The MTF describes the signal transfer characteristics of the system as a function of spatial frequency.

Various performance evaluation methods based on bar patterns, slits and edges have been suggested to calculate the pre-sampled MTF of the digital radiograph system.[6-8] The edge methods are generally used and preferred for various reasons, including having a simple construction and less sensitivity with respect to misalignment. Thus, methods for determining the edge response are acceptable for MTF measurements.[8, 9] An accurately measured MTF is used to describe the imaging performance of the overall radiograph and it is essential in order to decide the DQE of the imaging device.[4] The NPS is one of the most general methods regarding measurements of the noise and quality of the image acquired with a uniform radiation field. It describes the noise and spatial frequency properties within the image.[5]

Various studies based on these methods of performance evaluation have been reported for measuring the physical performance of the CR systems.[10-12] However, previous studies have conducted comparison among the manufacturers and performance according to the exposure time of the image plate(IP) without regard to the aging of the CR systems and did not have include the IP and IP reader according to period of use. Over prolonged repeated exposures of the CR plates, the image quality begins to degrade, making it increasingly difficult for physicians to determine anatomic structure. The latent images remain on the IP. Thus, erasing the IP with a light source of high density is needed before reusing the IP. This is accomplished using a high-pressure sodium or fluorescent lamp.[13] The time and level required to erase the IP depend upon the previous X-ray exposure and brightness of the lamp. The erasure rate is enhanced if the initial erasure is performed with a light spectrum that includes the ultraviolet(UV) range followed by a spectrum with the UV filtered out.[14] Thus, maintaining the CR systems, including the replacement of the erasing lamp, has an important role and is essential for accurate diagnosis. The purpose of this study is to evaluate the MTF, the NPS and the DQE of CR systems during various periods of use, from 2006 to 2015(specifically, during 2006, 2009, 2012 and 2015).

II. MATERIALS AND METHODS

1. Computed Radiography System

The Kodak Digital Science CR Systems consist of the storage phosphor reader, two types of storage phosphor screens, a bar code scanner for entering patient and exam information, and a workstation for reviewing the radiographs. The IP is a photo-stimulating-phosphor(PSP) based detector that stores X-ray energy characterized by high sensitivity and high sharpness for its image recording layers. The PSP material is a barium-strontium-fluoro-bromide/iodide(BaSrFBrI) compound doped with trace amounts of europium(Eu^{2+}). Its luminescence peak is around 400 nm. The size of the cassettes is $35 \times 43\ cm^2$, and the matrix size of the image is 2048×2500 pixels, with a pixel size of 0.172 mm. IPs are lead-backed to ensure optimal backscatter protection and to avoid the adverse effects of backscatter on the image quality. The CR systems with an IP were used for the measurements, as listed in Table 7.1. The five IPs exposed under 200 times were used in measurement. IPs were only used for measurement of this study.

2. Measurements

We used RQA 5 based on commission standard international electrotechnical commission (IEC). The source image distance(SID) was 150 cm, and an additional filtration of 21 mm Al was used. The tube voltage was 72 ± 2 kilovolt peak(kVp), and the half-value layer(HVL) was set to 7.1 ± 1 mmAl by adjusting 1~2 kVp. In order to obtain MTF measurements, should be restricted and the source must be perpendicular to the edge boundary's surface center[Fig.7.1].

3. MTF Measurements

The MTF measurement was performed using the pre-sampled MTF method described by Fujita et al..[6, 15-18] Fujita et al. developed a useful method for measuring the pre-sampling MTF and described it in.[6] Because the pre-sampling MTF does not include the aliasing error, the pre-sampling MTFs for analog films and screen systems or for different digital X-ray systems can be compared. The pre-sampling MTF is the most reliable method to evaluate the resolution characteristics. The MTF describes the resolution of the detector. The MTF was measured using the slant-edge consist of 1 mm tungsten (W) (2~3°) method to avoid aliasing because of the relatively large sampling interval of the detector. The edge spread function(ESF) thus acquired was differentiated to obtain the line spread function(LSF). The MTF in the direction perpendicular to the original edge line was computed by performing a fast Fourier transfer(FFT) of the LSF and normalizing its value to unity at a zero spatial frequency. The calculations of the MTF and NPS were performed by using Excel.

4. NPS Measurements

The NPS as a function of spatial frequency measures the variations in the noise amplitude and describes the noise and spatial frequency properties within the image. The method for computing the NPS as used in our QA algorithm, can be described by using recommendations by the IEC 62220-1-1 for the standardization of the NPS.

$$NPS(u,v) = \left(\frac{\Delta_x \Delta_y}{2I^2 N_x N_y}\right) | N_x N_y [\Delta I(x,y) - \Delta I]_e^{-j2\mu(ux+vy)} dxdy |^2 \quad \text{Eq.7.1}$$

In equation 7.1, where u and v indicate the spatial frequencies along the x and the y axes. Δx and Δy are the sizes of the detector pixels along the x and the y axes. Nx and Ny indicate the sizes of the open fields along the x and the y axes(in numbers of pixels). I indicates the average value of the pixel intensity regarding the open field image. $\Delta I(x,y)$ indicates the difference in images between two images for the same open fields. ΔI is the pixel intensity's average value regarding the other image's $\Delta I(x,y)$ difference.

For evaluating the NPS, white images are obtained by projecting onto detectors without imaging an object. We applied two-dimensional FFTs in order to obtain region of interest(ROI) images and performed a scale revision by using the average ROI extracted from the whole image. The matrix was 1024×1024 pixels, the pixel size was 0.172×0.172 mm^2, and the field of view was 17.6×17.6 cm^2. Image preprocessing as applied in normal clinical use of the detector consists of offset and gain corrections, as well as compensation for defective or nonlinear pixels. A pixel has a bit depth of 16 bits. The image data were acquired from the central area of each image by overlapping from a 256×256 ROI with a pixel sampling pitch of 0.172 mm.

5. DQE Measurements

DQE was calculated by using MTF, normalized NPS(NNPS), and the following equation 7.2.

$$DQE(f) = \frac{MTF^2(f)}{q \times NNPS(f)} \qquad \text{Eq.7.2}$$

In Equation 7.2, MTF^2 (f) is the MTF that depends on the frequency, NPS is the NPS that depends on the frequency and NNPS (f) is the normalized NPS that depends on the frequency and q is the number of X-ray photons. The DQE indicates the characteristic gradient of the image. In contrast, the NPS indicates the characteristic of noise and the number of X-ray photons per penetrated area in the system. We used RQA5 based on IEC photon fluence(photons/mm^2). The DQE can be evaluated from the measured MTF and NPS.

III. RESULTS

1. Detector Response

"For processing" digital image communication of medicine(DICOM) images were then acquired, with standard corrections for the X-ray heel effect, detector offset, gain, and defective pixels being applied. Linear measurement was not affected by bad pixel and gain corrections. This is clear because CR systems measured during various periods of use, 2006, 2009, 2012, and 2015, indicated values of 0.9960, 0.9972, 0.9975, and 0.9980, respectively. In Fig.7.2, the R^2 value close to 1 shows stabilized linearity of the system. The results also showed linearity for the MTF measurements in our experiments.

2. Modulation Transfer Function(MTF)

For the edge method for measuring MTF, because the ESF, LSF, and windowing function affect the results, we used the standard method. Table 7.2 shows the spatial frequencies for the 10% and the 50% pre-sampling MTFs. We evaluated the pre-sampling MTF of the CR systems during various periods of use, from 2006 to 2015(2006, 2009, 2012, and 2015).

In our results, the spatial frequencies corresponding to the 50% MTF for the CR systems in 2006, 2009, 2012 and 2015 were 1.54, 1.14, 1.12, and 1.38 mm^{-1}, respectively. The spatial frequencies corresponding to the 10% MTF for 2006, 2009, 2012 and 2015 were 2.68, 2.44, 2.44, and 2.46 mm^{-1}, respectively[Fig.7.3].

3. Noise Power Spectrum(NPS)

Fig.7.4 presents the NPS profiles and shows the effect of additional Gaussian noise for the CR systems during various periods of use, from 2006 to 2015(2006, 2009, 2012, 2015) in each direction. The NPS for the CR detector was observed up to a spatial frequency of 3.0 mm^{-1} and included a low Nyquist frequency. It was showed a uniform distribution with increasing spatial frequency. In the NPS results, the CR systems in 2006 showed the best noise distribution, and showed better noise distributions in the order of 2015, 2009, and 2012.

4. Detective Quantum Efficiency(DQE)

Table 7.2 lists the peak DQE and the DQE at a spatial frequency of 1 mm^{-1} for the CR systems for various periods of use, from 2006 to 2015(2006, 2009, 2012, 2015); our data are indicated in Fig.7.5. The peak DQE for the CR systems in 2006, 2009, 2012, and 2015 were 0.96, 0.024, 0.012, and 0.064, respectively. The CR systems showed the best efficiency in 2006, and showed better efficiency in the order of 2015, 2009, and 2012. The DQE of the CR systems in 2006, 2009, 2012, and 2015 for a spatial frequency of 1 mm^{-1} were 0.9, 0.0084, 0.0056, and 0.0048, respectively. The CR systems showed the best efficiency in 2006, and showed better efficiency in the order of 2015, 2009 and 2012.

IV. DISCUSSION

Generally, the image quality decreased with increasing time of use for the X-ray generator, IP cassette, reader and eraser lamp. According to the results of the MTF, the NPS and the DQE of the CR systems over the period of use from 2006 to 2015(measured in

2006, 2009, 2012, and 2015), the image quality measured in 2006 indicated the best performance. However, a noticeable point is that the results for MTF, NPS, and DQE in 2015 were superior to the results in 2009 and 2012. These results could be attributed to the deterioration of the CR systems and missing the replacement time of eraser lamp in 2009 and 2012. In Fig.7.3, the MTFs at 0~2.5 mm^{-1} in 2009 and 2012 were superior to the MTF at 0~2.5 mm^{-1} in 2015. However, the MTF at 2.5~3.5 mm^{-1} in 2015 was superior to the MTFs at 2.5~3.5 mm^{-1} in 2009 and 2012. These results indicated that, at low and high frequencies, the MTF is subject to deterioration of the CR systems and replacement time of the eraser lamp. Another factor is scan time. The PSL(photo-stimulated luminescence) signal from one pixel would not be completely decayed before the PSL from the next was initiated. Consequently, it would bleed into the next pixel and cause spatial blurring. To avoid this, several time constants should elapse between the readouts.

Present day CR systems are of two general types: cassette-based systems where the IP is enclosed in a light-tight cassette for the X-ray exposure, then subsequently moved by hand to the readout system; and integrated readout systems where the IPs are captive within the readout system, re-circulated and reused without handling. Both types use a flying spot readout system, in which a laser spot is scanned with a mirror over the exposed IP in a point-by-point raster pattern. The flying spot scanner is not the only possible approach, but is common in commercially available medical CR systems. For scanning of IPs, highly collimated beams produced by lasers are essential. A circular beam with a Gaussian intensity in cross section is desirable. This should be accomplished by using helium-neon gas lasers or solid-state laser diodes.[19] The advantages of solid-state laser diodes compared to continuous gas lasers are that solid-state lasers are more compact and energy-efficient, have a long operational lifetime, and have an output intensity that can be controlled electrically. Because the eraser lamp in the CR systems was replaced, the image quality in 2015 was superior to those in 2009 and 2012. There are three reasons for these results. First, over prolonged repeated exposures of the CR plates, the image quality begins to degrade, and latent images remain on the IP. Thus, erasing the IP with a light source of high density is required before reusing the IP. Before using the IP, measuring the number of uses of the IP is necessary. The time and level of erasing the IP are subject to previous exposure to X-rays and brightness of the lamp.[19] Second, the decreased image quality of the CR systems is caused by the deterioration of the eraser lamp and dust on the photomultiplier(PM) tube. Thus, the regular QA for physical characteristics should be performed. Third, during the read out, the intensity of the laser should remain steady so that the emission rate for images is maintained. The topical review for CR by Rowne-alds reported that the MTF decreases with an increase of the emission rate, is known as phosphor blunting.[20] However, MTF is increased with an increase of emission rate, which we call beam sharpening. Beam sharpening arises from the interaction of only the leading edges of the readout beam with the remaining latent image resulting in better MTF at high emission rates than at low. Thus, laser emission rate in the scanner of the CR systems should be maintained at constant intensity. If the factors that affect the emission rate are changed, the MTF, NPS, and DQE are affected although the same reader and IP are used. Generally, the replacement time of the eraser lamp that causes the deterioration is very important, and the MTF, NPS and DQE should be performed for QA. American association of physicists in medicine(AAPM) Report no. 93 recommended conducting the QA for the CR systems monthly, quarterly, and annually, doing things such as erasing the IP cassette, evaluating image quality using the QA program, and maintaining the work station.[21]

In this study, the DQE results in 2006 are superior to those in 2009, 2012, and 2015, and these results indicate that maintaining the CR systems is important as recommended by the AAPM, and R^2 value close to 1 shows stabilized linearity of the system. The results also showed linearity and reproducibility for the MTF measurements in our experiments.

V. CONCLUSION

This study was undertaken to evaluate the MTF, the NPS and the DQE of the CR systems for various periods of use, from 2006 to 2015(2006, 2009, 2012, and 2015), in order to maintain a high accuracy of diagnosis. The remaining latent image resulting in better MTF at high emission rates than at low. Thus, laser emission rate in the scanner of the CR systems should be maintained at constant intensity. With the progress of time, the deterioration in image quality and changes in general image quality were caused by practices in maintaining the CR systems. This study could be incorporated into used in clinical QA requiring performance and evaluation of the performance of the CR systems.

Reference

[1] Schaetzing R. Computed radiography technology. Proceeding of Radiological Society of North America, 10, 2003.

[2] Marshall NW, Monnin P, Bosmans H, Bochud FO, Verdun FR. Image quality assessment in digital mammography: part I. Technical characterization of the systems. Phys Med Biol, 56, 4201, 2011.

[3] Wandtke JC. Bedside chest radiology. State of the art. Radiology, 190, 1, 1994.

[4] Gopal A, Samant SS. Validity of the line-pair bar-pattern method in the measurement of the modulation transfer function(MTF) in megavoltage imaging. Med Phys, 35, 270, 2008.

[5] Jung-Whan Min, Hoi-Woun Jeong, Jung-Min Kim et al: Comparison of Noise Power Spectrum Methodologies in Measurements by Using Megavoltage X-ray Energies. J Korean Phys Soc, 60, 129, 2012.

[6] Fujita H, Tsai DY, Itoh T, Doi K, Morishita J, Ueda K, et al. A Simple Method for Determining the Modulation Transfer Function in Digital Radiography. IEEE Trans Med Imaging, 11, 34, 1992.

[7] Samei E, Flynn MJ, Reimann DA. A method for measuring the presampled MTF of digital radiographic systems using an edge test device. Med Phys, 25, 102, 1998.

[8] Greer PB, van Doorn T. Evaluation of an algorithm for the assessment of the MTF using an edge method. Med Phys, 27, 2048, 2000.

[9] Samei E, Flynn MJ. An experimental comparison of detector performance for direct and indirect digital radiography systems. Med Phys, 30, 608, 2003.

[10] Dobbins T, Ergun DL, Rutz L, Hinshaw DA, Blume H, Clark DC. DQE(f) of four generations of computed radiography acquisition devices. Med Phys, 22(10), 1581, 1995.

[11] Hillen W, Schiebel U, Zaengel T. Imaging performance of a digital storage phosphor system. Med Phys, 14, 744, 1987.

[12] Bradford CD, Peppler WW, Dobbins III JT. Performance characteristics of a Kodak computed radiography system. Med Phys, 26, 27, 1999.

[13] Seibert JA. The Expanding Role of Medical Physics in Diagnostic Imaging for AAPM ed G D Frey and P Sprawls, 37, 1997.

[14] Matsuda T, Arakawa S, Koda K, Torii S, Nakajima N. New technical developments in the FCR9000, Fuji Computed Radiography Technical Review No 2, 1993.

[15] Jung-Whan Min, Hoi-Woun Jeong, Jung-Min Kim et al: Performance of an Edge Block Used in a Configuration Detector: Image Quality Measurements. J Korean Phys Soc, 64, 732, 2014.

[16] Jung-Whan Min, Hoi-Woun Jeong, Jung-Min Kim et al: Evaluation of the Modulation Transfer Function of Megavoltage X-rays. J Korean Phys Soc, 65, 1969, 2014.

[17] Soon-Yong Son, Jung-Whan Min, Jung-Min Kim et al: Evaluation of an Edge Method for Computed Radiography and an Electronic Portal Imaging Device in Radiotherapy: Image Quality Measurements. J Korean Phys Soc, 65, 1976, 2014.

[18] Jung-Whan Min, Ki-Won Kim, Jung-Min Kim et al: Evaluation of image quality by using a tungsten edge block in a megavoltage(MV) X-ray imaging. Korean Journal of Medical Physics, 23(3), 154, 2012.

[19] Kengyelics SM, Launders JH, Cowen AR. Physical imaging performance of a compact computed radiography acquisition device. Med Phys, 25, 354, 1998.

[20] Rowlands JA. The physics of computed radiography. Phys Med Biol, 47, R123, 2002.

[21] Seibert JA, Bogucki TM, Ciona T, Huda W, Karellas A, Mercier JR, et al. Report of AAPM Task Group 10, 1, 2006.

Table Captions.

Table 7.1 Investigated CR imaging system and their principal characteristics

Table 7.2 Results of the MTF and DQE of the CR systems for various period of use; MTF was evaluated for 50% and 10% MTF curves at 1 mm^{-1} and then peak DQE and DQE at 1 mm^{-1} were calculated

Table 7.1

Model	IP Type	Imaging Area (cm^2)	Pixel Matrix	Pixel Size
Kodak GP-25	GP	35×43	2048×2500	0.172 mm

Table 7.2

Period of Use	Spatial Frequency for MTF 50% (mm^{-1})	Spatial Frequency for MTF 10% (mm^{-1})	MTF at 1 mm^{-1}	Peak DQE	DQE at 1 mm^{-1}
2006	1.54	2.68	0.75	0.96	0.9
2009	1.14	2.44	0.57	0.024	0.0084
2012	1.12	2.44	0.52	0.012	0.0056
2015	1.38	2.46	0.66	0.064	0.048

Figure Captions.

Fig.7.1 In order to obtain MTF measurements, should be restricted and the source must be perpendicular to the edge boundary's surface center. The MTF was computed by performing a fast Fourier transfer(FFT) of the LSF and normalizing its value to unity at a zero spatial frequency. The one-dimensional NPS was expressed by averaging the axis direction from the bandwidth of the two dimensional NPS space, and the accumulation correction was calculated by extracted the ROI from the whole image size. The DQE was evaluated from the measured MTF and NPS.

Fig.7.2 The R^2 value close to 1 shows stabilized linearity of the system. The CR systems measured at various periods of use showed a linearity that was close to 1 for the MTF measurements.

Fig.7.3 Comparison of MTF curves for the CR systems during various periods of use. The CR systems indicated that MTF curves are, from best to worst, 2006, 2015, 2009, 2012.

Fig.7.4 The NPS spectra of the CR systems during various periods of use. The CR systems indicated that noise distribution is, from best to worst, 2006, 2015, 2009, 2012.

Fig.7.5 The DQE of the CR systems during various periods of use. DQE was evaluated by measuring MTF and NPS. The CR systems indicated quantum efficiency was, from best to worst, 2006, 2015, 2009, 2012.

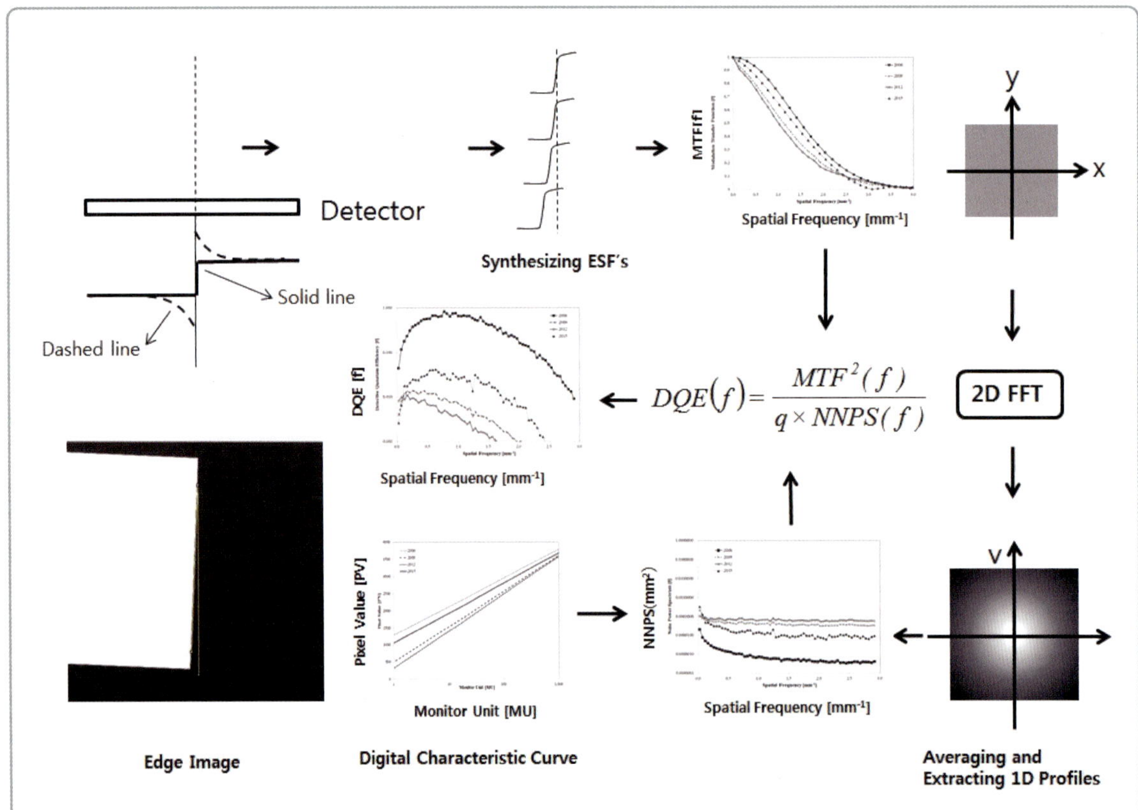

Fig.7.1

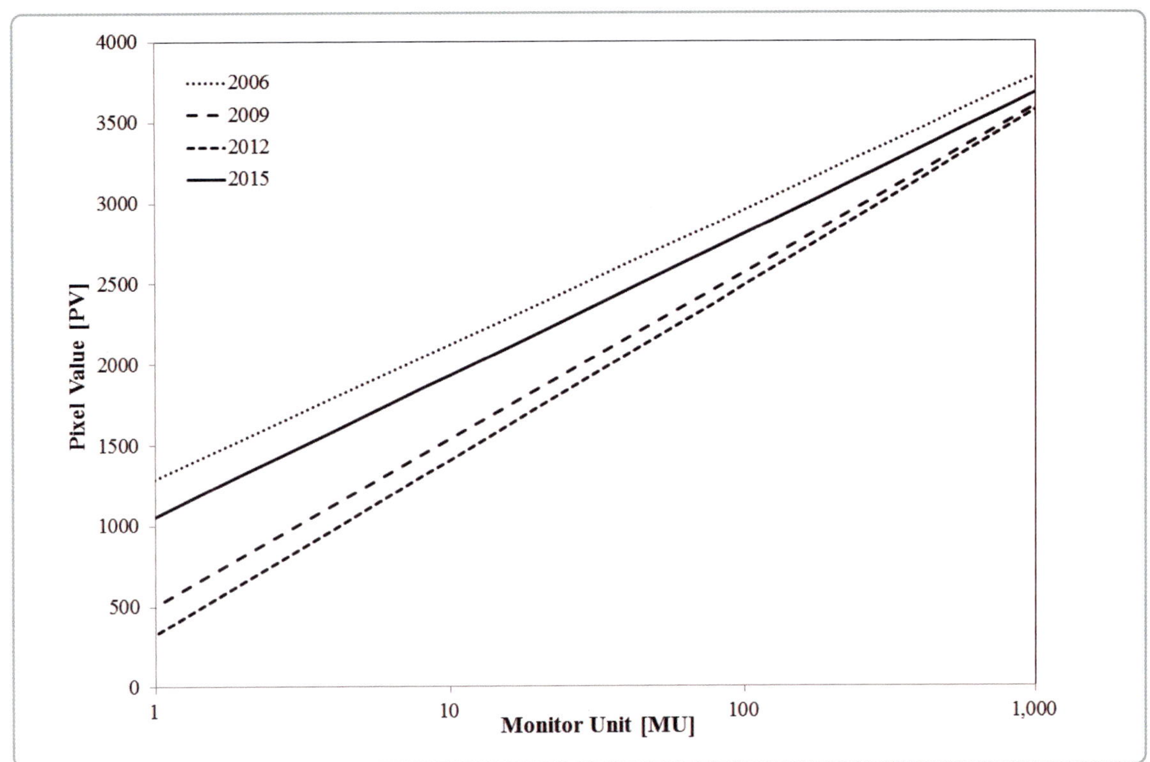

4000
3500
3000
2500
2000
1500
1000
500
0
Pixel Value [PV]
2006
2009
2012
2015
1
10
100
1,000
Monitor Unit [MU]

Fig.7.2

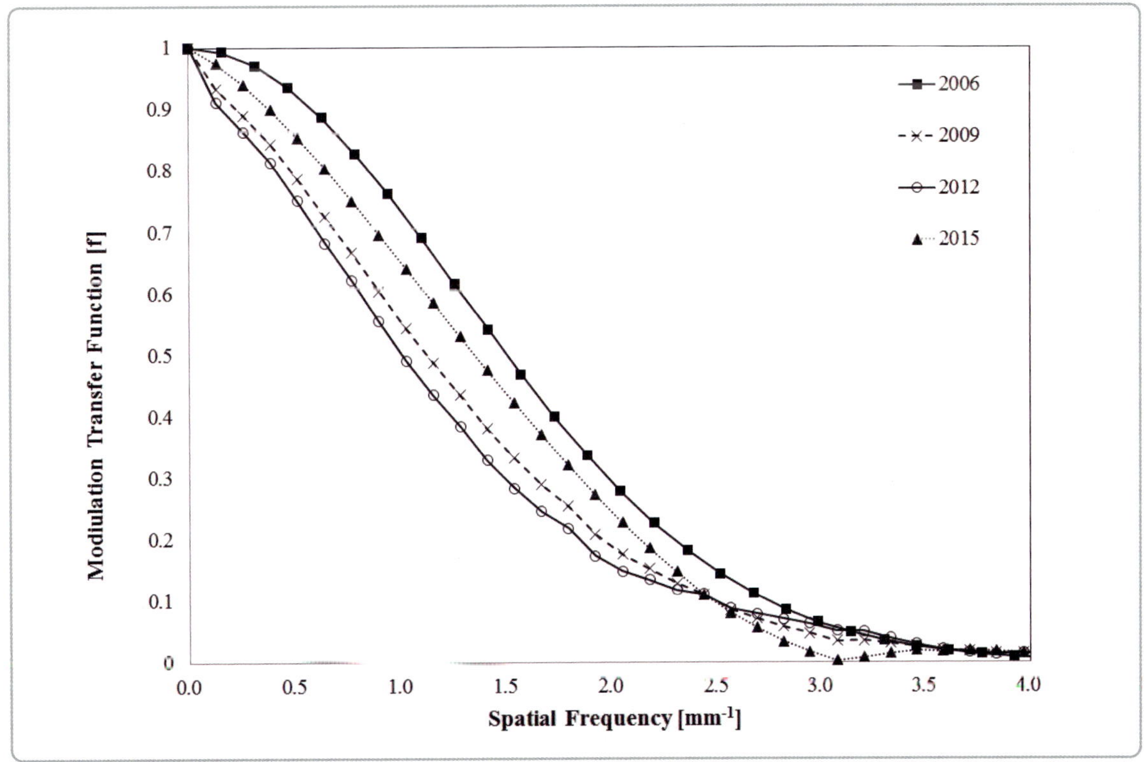

1
0.9
0.8
0.7
0.6
0.5
0.4
0.3
0.2
0.1
0
Modulation Transfer Function [f]
2006
2009
2012
2015
0.0
0.5
1.0
1.5
2.0
2.5
3.0
3.5
4.0
Spatial Frequency [mm-1]

Fig.7.3

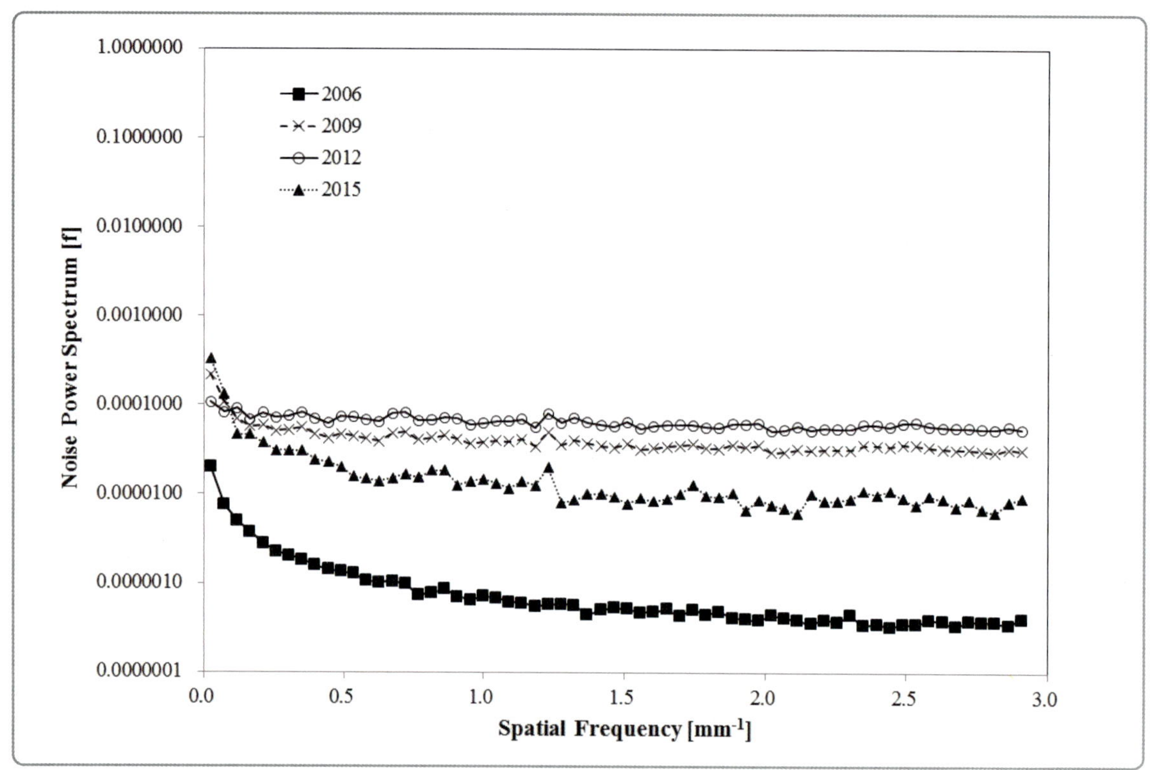
1.0000000
0.1000000
0.0100000
0.0010000
0.0001000
0.0000100
0.0000010
0.0000001
Noise Power Spectrum [f]
2006
2009
2012
2015
0.0
0.5
1.0
1.5
2.0
2.5
3.0
Spatial Frequency [mm-1]

Fig.7.4

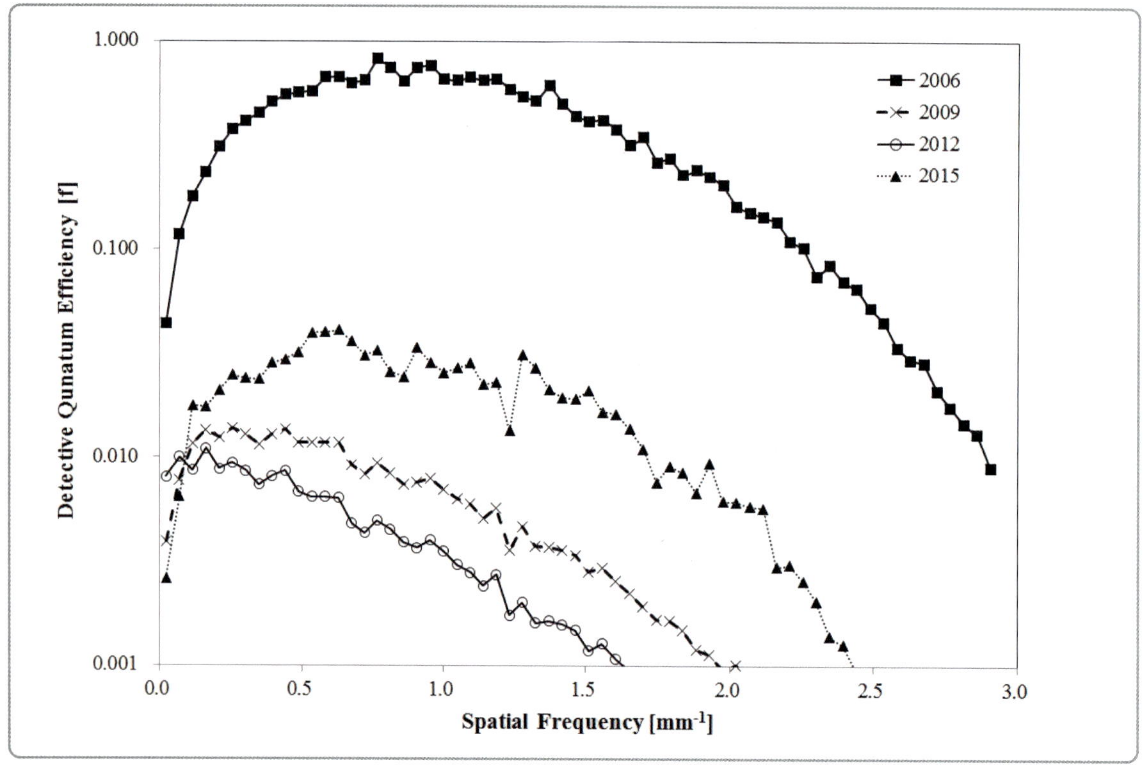
1.000
0.100
0.010
0.001
Detective Qunatum Efficiency [f]
2006
2009
2012
2015
0.0
0.5
1.0
1.5
2.0
2.5
3.0
Spatial Frequency [mm-1]

Fig.7.5

Chapter 8

디지털 방사선 시스템에서 발생하는 Artifact

Artifacts in Digital Radiography

Abstract

Digital Radiography is a big part of diagnostic radiology. Because uncorrected digital radiography image supported bad effect of Patient's health care. We must be manage more correctly digital radiography image. Thus, the artifact images can have effect to make a wrong diagnosis. We report types of occurrence by analyzing the artifacts that occurs in digital radiography system.

We had collected the artifacts occurred in digital radiography system of general hospital from 2007 to 2014. The collected data had analyzed and then had categorize as the occurred causes. The artifacts could be categorized by hardware artifacts, software artifacts, operating artifacts, system artifacts, and others. Hardware artifact from a Ghost artifact that is caused by lag effect occurred most frequently. The others cases are the artifacts caused by Radio Frequency(RF) noise and foreign body in equipments. Software artifacts are many different types of reasons. The uncorrected processing artifacts and the image processing error artifacts occurred most frequently. Exposure data recognize(EDR) error artifacts, the processing error of commissural line, and etc., the software artifacts were caused by various reasons. Operating artifacts were caused when the user didn't have the full understanding of the digital medical image system. System artifacts had appeared the error due to Digital Imaging and Communications in Medicine(DICOM) header information and the compression algorithm.

As your results, the obvious artifacts should be re-examined, and it could result in increasing the exposure dose of the patient. The unclear artifact leads to a wrong diagnosis and added examination. The ability to correctly determine artifact are required. We have to reduce the artifact occurrences by understanding its characteristic and providing sustainable education as well as the maintenance of the equipments.

keyword Artifact, Digital Radiography, Hardware, Software

초록

디지털 방사선 시스템은 영상의학에서 큰 비중을 차지하고 있다. 만약 잘못된 영상이 제공된다면 이는 환자의 건강에 나쁜 영향을 줄 수 있으며, 올바른 디지털 방사선 영상이 제공되어야만 한다. 또한, 영상 오류는 오진으로 이어질 수 있다. 그러므로 디지털 방사선 시스템에서 발생하는 오류를 종류별로 분석하여 그 결과를 보고한다.

연구에서 사용된 영상 오류는 서울의 종합병원급 의료기관에서 2007년부터 2014년까지 수집된 자료들이다. 수집된 자료는 발생 원인별로 구별하여 그 원인을 분석하였다. 영상 오류는 하드웨어적 오류, 소프트웨어적 오류, 사용자 오류, 시스템 오류 및 기타로 구분하였다. 하드웨어적인 오류는 Ghost가 가장 빈번하게 관찰되었으며, 이는 신호의 잔류에 의한 것이다. 다음은 RF 잡음에 의한 오류, 장비 내 이물질에 의한 오류이다. 소프트웨어 오류는 많은 원인이 있다. 부정확한 영상 교정에 의한 영상 오류가 가장 많았으며, EDR 인식오류, 접합면 처리 오류 등이 있으며, 소프트웨어에 의한 오류는 매우 다양한 경향을 나타낸다. 사용자 오류는 디지털 의료 영상시스템을 바르게 이해하지 못해 발생시킨 것들이 많았다. 아울러, 시스템 오류는 DICOM 헤더 정보 오류, 압축 오류가 있다.

결론적으로, 분명하게 나타나는 영상 오류는 재촬영의 원인이 되어 환자의 피폭을 증가시킨다. 또한, 불분명하게 나타나는 영상 오류는 오진을 유발시킬 수 있다. 따라서 이러한 영상 오류를 바로 구별할 수 있는 능력이 요구된다. 그러므로 영상 오류가 발생되는 원인과 그 특성을 분명하게 이해함으로 지속적인 교육과 안정적인 시스템 운영에 힘써야 할 것으로 사료된다.

중심단어 영상 오류, 디지털 방사선 시스템, 하드웨어, 소프트웨어

I. 서론

디지털 방사선 시스템은 1983년 개발된 Computed Radiography(CR)이 그 최초라 할 수 있다.[1] 우리나라는 1990년대 후반부터 Picture Archiving Communication System(PACS)의 보급과 동시에 급속히 확산되어 현재 우리나라의 경우 의료기관 중 80% 이상이 디지털 의료 영상시스템을 사용하고 있다.[2]

이러한 디지털 방사선 시스템은 영상 보관이 용이하고 기존의 필름 시스템에서는 불가능했던 영상의 후처리 및 영상 재구성이 가능해져 의료 영상 발전뿐만 아니라 의료 전반에 걸쳐 발전에 많은 기여를 하고 있다. 그렇지만 디지털 방사선 시스템은 필름 시스템과는 구별되는 특성으로 인하여 기존의 시스템과 다른 새로운 종류의 영상 오류(Artifact)가 발생되기 시작하였다. 임상 현장에서 자주 일어나는 발생 원인에 따라 하드웨어적 오류(Hardware Artifact), 소프트웨어적 오류(Software Artifact), 사용자 오류(Operating Artifact) 및 운영체제 오류(System Artifact) 등으로 여러 가지로 구

분되는 것이 보통 일반적인 오류 원인으로 알고 있다. 이러한 영상 오류는 진료에 장애를 초래하며 의료 영상의 질을 저하시킨다. 불분명하게 영상 오류가 발생된다면 이것은 오진과 이어지는 심각한 문제를 야기하게 될 것이고, 명확한 영상 오류 또한 재촬영으로 인한 시간적, 경제적 손실뿐만 아니라 환자에게 불필요한 방사선 피폭을 증가시키는 원인이 될 것이다.[3]

연구에서는 디지털 방사선 시스템에서 발생되는 영상 오류의 사례를 찾아 그 현상을 찾아보고, 그 원인을 분석하여 영상 오류의 예방과 지속적인 질 관리(Quality Control)에 적용할 수 있는 참고 자료를 제시하고자 한다.

II. 연구대상 및 방법

1. 연구대상

서울의 종합병원급 및 3차 병원 규모의 의료기관에서 디지털 의료 영상 시스템 및 각각의 디지털 방사선 장비에서 발생되는 영상들을 오류 분석하였다.

2. 방법

연구는 2007년부터 2014년까지 PACS에서 영상 검출되거나, 디지털 방사선 장비에서 검출된 영상 오류를 수집 후 분석하였으며, 영상의 전반적인 오류 획득은 CR, Flat Panel Detector(FPD)에서 생성된 영상을 대상으로 하였다. 획득된 영상은 발생 원인에 따라 하드웨어적 오류(Hardware Artifact), 소프트웨어적 오류(Software Artifact), 사용자 오류(Operating Artifact) 및 운영체제 오류(System Artifact) 및 기타 등으로 5가지로 구분하여 분석을 하였다.

III. 결과

영상 오류는 다양한 원인에 의해서 발생될 수 있다. 영상 오류의 발생 빈도 및 원인별로 하드웨어적 오류(Hardware Artifact), 소프트웨어적 오류(Software Artifact), 운영체제 오류(System Artifact), 사용자 오류(Operating Artifact) 및 기타 등 5가지로 크게 분류되었다[Table 8.1].

하드웨어 오류(Hardware Artifact)는 가장 많이 발생되며(42.5%) 영상을 획득하는 영상 장비의 원인이 대부분이다. 첫 번째로 Lag Effect에 의한 영상 오류이다. 영상 획득 과정에서 발생된 영상 오류이며, 존재하지 않는 허상이 검사된 영상과 함께 나타났다[Fig.8.1]. 두 번째는 RF Noise 혹은 Mi-crophonics Artifact이라고도 하며 영상 신호 전송 중 가로로 일정 간격의 선형 잡음이 발생하여 영상에 나타나는 영상 오류이다[Fig.8.2]. 세 번째는 Aliasing Error로 발생하는 Moiré Artifact이다[Fig.8.3]. 원본 영상에서는 발생하지 않으며 축소된 영상에서만 발생되었다. 네 번째는 영상 장비 내 이물질로 인하여 발생되는 오류이다[Fig.8.4]. 또한 결손 영상이 발생하는 특징이 있다.

소프트웨어 오류(Software Artifact)는 두 번째로 많이 발생하며(24.6%) 영상을 획득한 후 영상처리를 시행하는 과정에서 소프트웨어적인 결함으로 발생되는 것이 대부분이다. 첫 번째는 영상 교정 과정에서 오류로 인하여 발생되는 영상 오류이다. 원본 데이터 영상을 획득한 후 영상처리를 거치는 과정 중 영상을 교정하는 과정의 오류로 인하여 발생된다[Fig.8.5]. 두 번째는 영상처리가 정확하게 이루어지지 않아 영상 끝부분에 짙은 색의 띠가 형성된 영상 오류이다[Fig.8.6]. 세 번째는 영상의 위치가 부적절하여 Exposure Data Recognition(EDR)가 오류로 발생된 영상 오류이다[Fig.8.7]. 영상 위쪽은 EDR 오류 영상이고 아래쪽 영상은 이를 바로 교정하여 나타낸 영상이다. 네 번째는 영상의 중앙부에 선이 나타나는 영상 오류이다. 네 개의 검출기를 접합하여 하나의 검출기로 사용하는 장비에서 발생된 오류이다[Fig.8.8].

사용자 오류(Operating Error)는 세 번째로 많이 발생되었으며(21.8%), 환자나 방사선사가 원인이 되어 발생된 영상 오류를 나타낸 것이다. 첫 번째는 탈의 비협조로 발생되는 영상 오류이다. 검사를 시행하기 위해 탈의를 요청하였으나 이에 응하지 않고 자신의 의류를 착용하여 검사하여 발생된 것이다[Fig.8.9]. 의류에 있는 "THE ORIGINAL"이라는 문구가 선명하게 나타난다. 두 번째는 신체 부착 액세서리로 발생된 영상 오류이다. 복부에 액세서리를 착용하고 있는 환자의 경우이다[Fig.8.10]. 검사용 가운으로 갈아입었음에도 불구하고 신체에 부착되어 있는 액세서리를 인식하지 못하고 검사를 시행하여 발생된 것이다. 세 번째는 인체 삽입 의료기구의 예이다. 어깨에 금침 시술을 받은 환자의 경우이다[Fig.8.11]. 네 번째는 산란선에 의해 영상에 발생된 오류이다. 검사 전 혹은 후에 Image Receptor(IR)가 산란선에 노출되어 발생된 영상이다[Fig.8.12].

시스템 오류(System Artifact)는 4.5%에서 검출되었으며, 영상 획득 및 처리 과정에서 발생된 영상 오류가 아니라 PACS에서 발생된 오류이다. 첫 번째는 헤더 파일 오류로 발생되는 것이다. 헤더 정보의 오류로 서로 다른 영상이 하나로 겹쳐 발생한다[Fig.8.13]. 두 번째는 영상에 결손이 발생되어 나타난 것이다. 원본 데이터에서는 발생하지 않았으나 한 달 뒤 영상을 다시 조회하는 과정에서 영상 오류가 검출되었다[Fig.8.14].

그 밖에 여러 가지 복합적으로 발생된 영상 오류도 있으며[Fig.8.15], 발생빈도는 6.7%이다. CR에 분할 촬영을 시행하였는데 산란선의 영향을 받아 분할 촬영(Slit-Filed)인식 오류로 부정확한 영상처리가 시행된 것이다.

Ⅳ. 고찰 및 결론

하드웨어 오류 중 Fig.8.1은 Lag Effect는 영상 신호가 충분히 지워지지 않은 상태에서 다음 영상 신호가 입력되어 발생된 것이다.[4] CR은 데이터를 제거하는 Erase Mode에서 빛이 충분히 밝지 않은 경우 발생되고, FPD의 경우는 앞서 시행된 검사의 데이터를 제거하는 시간인 Offset Time을 짧게 설정 한 경우에서 발생된다.[5, 6] 원래 존재하지 않는 영상이 나타나기에 Ghost Image이라고도 한다.[7] 그리고 RF Noise(Microphonic Artifact)는 장비 내 영상 신호 전송 중 전기적 잡음이 발생하여 영상에 선 모양으로 발생한다. 또한, Fig.8.2는 장비 내에서 불규칙적으로 발생된 전기적 잡음이 원인이다.[8] Fig.8.3에서 Moiré Artifact은 잘못된 표본화 과정에서 발생된 영상 오류이다. 원 영상에서 선(혹은 물결무늬)이 검출되지 않지만 영상이 축소되어 표현되는 과정에서 Nyquist Frequency(나이키스트 주파수) 이하의 신호가 강조되어 나타나는 영상 오류이다. 저역필터를 사용하여 발생을 억제할 수 있으며, 원본 영상에서는 발생하지 않는다.[9] 장비 내 이물질(Foreign Body)에 의한 오류는 CR에서 많이 발생하였다. Fig.8.4는 CR의 PM Tube 앞에 이물질이 붙어서 발생되는 경우의 영상이다. Scan 방향으로 영상 오류가 발생되는 특징이 있다.

소프트웨어 오류 중 영상 교정 오류는 영상처리 소프트웨어의 오류에서 발생된 것이다. FPD의 오리지널 데이터는 많은 잡음을 포함하고 있다. 이를 교정해서 White Image를 생성 후 여기에 영상처리가 실행되어 PACS로 전송하게 된다.[5, 6] 그리고 Fig.8.5는 이런 영상 교정 과정에서 오류가 발생되어 발생된 영상이다. 또한, Fig.8.6은 영상처리 오류는 영상의 외곽에 불완전한 영상처리 과정으로 인하여 발생된다. Fig.8.7은 EDR 인식 오류 영상은 주로 일반화된 조사야 내에 영상이 위치하지 않는 경우이거나 적절하지 않은 노출 조건에 의해 히스토그램의 패턴이 바뀌어 Look Up Table(LUT)이 잘못 적용되어 발생하게 된다.[10] 접합면 영상 처리 오류는 FPD가 복수개의 Detector를 접합시켜 놓은 장비에서 발생된다. Fig.8.8에서의 접합면은 소프트웨어적 처리를 통하여 보이지 않게 하지만, 노출조건이 적정하지 않는 경우 Gain Correction의 오류가 발생되어 발생된 것이다.[5, 6]

사용자 오류로 분류되는 Fig.8.9의 영상 오류는 환자의 비협조로 인한 것들이 많은 비중을 차지하고 있다. 병원에서 검사를 위해 제공하는 가운이 아닌 개인 의상을 입고 검사에 임하는 경우 의상은 무늬가 없어야 한다. 일부 의류는 방사선 비 투과성 물질의 주성분을 이루는 도료를 사용하기에 영상에 나올 수 있다. Fig.8.10, 8.11 영상에서는 신체에 부착하는 의료기구나 액세서리의 경우에도 영상 오류로 이어질 수 있다. 또한, 산란선에 의한 영향도 영상 오류로 이어질 수 있다. CR의 경우 다이나믹 레인지(Dynamic Range)가 10^4배 이상으로 매우 넓다.[11] 이렇듯 넓은 다이나믹 레인지는 노출 조건 오류에 의한 재촬영의 빈도를 줄이는 역할을 할 수 있었다. 하지만, 이렇게 Fig.8.12의 영상처럼 넓은 다이나믹 레인지는 저 선량으로 인한 산란선에 민감하여 산란선에 의한 영상 품질저하가 발생된다.

시스템 오류의 대표적 예가 DICOM 헤더 오류이다. PACS의 영상은 DICOM 규격을 따른다. DI-

COM 데이터는 헤더 부분과 영상 부분으로 구분되며, 헤더 부분은 영상에 대한 각종 정보가 저장되게 된다. 하지만, Fig.8.13의 영상에서처럼 이 부분의 정보가 부정확하면 영상을 볼 수 없거나 왜곡된 영상으로 볼 수 있다.[12, 13] 압축 오류(Compression Error)는 영상의 저장은 무 손실 압축을 실시해야 원본 영상의 손실을 최소화할 수 있다. 하지만, Fig.8.14에서의 압축과정에서 손실이 발생하였고 이를 복구하는 과정에서 손실 부분을 복구하지 못하여 발생된 영상 오류이다.[14] 검사한 영상은 단기 저장장치에서 보관되며 일정 기간이 지난 영상은 중기 및 장기 저장장치에 저장되게 된다. 이 과정에서 파일 압축 시스템의 오류로 손실 압축이 이루어져 영상에 결손이 발생하였다.

그 밖에 복합적인 요인에 의한 영상 오류가 발생될 수 있다. CR은 분할 촬영(Slit-Field)를 인식하여 적합한 영상 처리를 시행하지만 분할 촬영을 인식하지 못할 경우는 부적합한 영상처리를 시행하여 영상의 품질을 저하시킨다. 필름 시스템에서는 Knee Lateral 검사의 검사는 하나의 필름을 나누어 분할 촬영하는 경우가 있었다. Fig.8.15에서 CR을 필름과 동일하게 분할 촬영할 경우 산란선에 의한 영향을 받아 분할 촬영 패턴인식에 어려움이 발생된다.

내용을 종합해 보면, 의료영상의 오류에 의해 발생되는 영상들은 효율적 관리를 위해서는 보다 철저하며, 적극적인 운영을 필요로 한다. 이는 곧 영상을 관리하는 우리들의 몫이며, 아래와 같은 영상관리의 교육목표가 필요하다고 사료된다. 첫째는 의료영상을 콘트롤 하기 위해서는 알고리즘에 관련되는 주파수의 푸리에 해석을 기본적으로 요구하고 있다. 이는 정량적인 평가를 위해서 무엇보다 임상에서 필요함을 알 수 있다. 두 번째는 공간필터와 공간주파수필터에 관련된 응용력이라고 할 수 있다. 이는 적산적분을 바탕으로 해서 필터 해석능력이 필요하며, 이는 Artifact를 해결 복구시키는 이점이 있다. 세 번째는 Moiré Artifact는 Cutoff Frequency와 같은 차단주파수에 대한 개념으로 일반영상에서 따라 다니는 이름이라고 이해하면 좋겠다고 할 수 있다. 비교해서 MRI에서 표현하는 같은 방법이지만 Aliasing Artifact라고 표현한다. 이는 영상 관리하는 방사선사의 교육과 무관하지 않다. 마지막으로 관심 있는 효율적인 영상관리를 위해서는 많은 관심과 교육적 노력이 필요할 것으로 사료된다. 연구에서 시사하는 바는 오랜 시간 동안에 의료영상의 질 관리를 위해서 주의와 관심이 필요하다는 의의를 가질 수 있으며, 다소간의 차이는 있으나, 향후 영상관리를 위한 기본적인 교육목표를 공유함으로써 양질의 교육 교과과정을 개발해야 할 것으로 사료된다.

결론적으로, 디지털 의료 영상 시스템에서는 필름 시스템과는 다른 경향의 영상 오류가 발생하게 된다. 이런 오류 영류가 명확하게 드러난 경우 재촬영으로 인한 경제적, 시간적 비용의 증가뿐만 아니라 환자의 피폭을 증가시키는 원인이 되어 의료 방사선의 품질을 저하시키게 된다. 명확하게 드러나지 않는다면 이는 오진으로 이어질 수 있어 더 큰 위해를 초래할 수 있다. 또한, 디지털 방사선 시스템은 필름이 없이 검사할 수 있어 경제적이라 판단되었다. 하지만, 이러한 특성은 재촬영 검사를 더욱 쉽게 만들었으며, 임의로 영상을 삭제하기에도 용이하여 그 정확한 특성을 분석하기에 더욱 어렵게 만들기도 하였다. 저자들은 자료 수집에서 정확한 발생 빈도를 산출할 수 없어서 수집된 오류를 보고 하게 되었다[Table 8.1]. 그 이유는 임의로 삭제된 영상들로 인하여 실제 발생된 영상 오류와 수집된 영상 오류의 차이가 발생하기 때문이다.

따라서, 미국의학물리학회(American Association of Physicists in Medicine, AAPM)에서는 디지털 방사선 시스템의 지속적인 질 관리 시스템의 필요성을 보고하였다.[15] 우리나라도 디지털 방사선 시스템의 보급 면에서는 세계적 수준을 자랑하고 있기에 이러한 필요성은 더욱 크다고 할 수 있다. 디지털 방사선 시스템의 특성을 더욱 정확히 파악하고 영상 오류를 특성을 지속적으로 교육 및 관리를 통하여 의료 영상 시스템을 더욱 발전시켜야 할 것이다.

Reference

[1] Sonoda M, Takano M, Miyahara J and Kato H. Computed radiography utilizing scanning laser stimulated luminescence Radiology. 148, 833-8, 1983.

[2] KFDA : A guide for general radiology of the patient dose recommend. 2012.

[3] American Association of Physicists in Medicine. Ongoing Quality Control in Digital Radiography. Report of the Task Group No. 151, AAPM, 2015.

[4] Chotas HG, Floyd C, Jr, Ravin CE. Memory artifact related to selenium-based digital radiography systems. Radiology. 203, 881-883, 1997.

[5] D.K. Shin. A Study on the Development of a Flat-Panel X-Ray Imaging System. Yonsei University 2005.

[6] Hoi-Woun Jeong, Jung-Min Kim, Jung-Whan Min et al., Performance Characteristic of a CsI(Tl) Flat Panel Detector Radiography System. Journal of Radiological Science and Technology. 35(2), 109-117, 2012.

[7] Overdick M, Solf T, Wischmann H-A. Temporal artifacts in flat dynamic x-ray detectors. Proc SPIE. 4320, 47-58, 2001.

[8] Drost WT, Reese DJ, Hornof WJ. Digital radiography artifacts. Vet Radiol Ultrasound. 49, S48-56, 2008.

[9] Dougherty, G. Digital image processing for medical applications. Cambridge University Press, New York. 2009.

[10] Samei E. Advances in Digital Radiography. Radiological Society of North America(RSNA) Publication. Categorical Course Syllabus, Oak Brook, IL, 2003.

[11] Jung-Min Kim. Measurement of Digital Curve. Journal of Radiological Science and Technology. 30(1), 67-73, 2007.

[12] Jung-Min Kim. World of Digital Imaging of Medical. Daihaks. 2006.

[13] Digital Imaging and Communications In Medicine(DICOM). http://dicom.nema.org.

[14] Seeram E, Seeram D. Image postprocessing in digital radiology_ A primer for technologists. Journal of Medical Imaging and Radiation Sciences. 39, 23-41, 2008.

[15] American Association of Physicists in Medicine. Report 151. Ongoing Quality Control in Digital Radiography. Madison, WI. Medical Physics Publishing, 2015.

Table Captions.

Table 8.1 Type of Artifact & Frequency variables

Table 8.1

Type of Error	Cause of Artifact	Frequency	Percentage (%)
1. Hardware	• Lag effect(Ghost image) • RF noise • Aliasing error • Foreign body	76	42.5%
2. Software	• Correction error • Image Processing error • EDR error • Commissural line	44	24.6%
3. Operating	• Clothe • Piercing • Gold needle • Scatter ray	39	21.8%
4. System	• DICOM Header error • Compression error	8	4.5%
5. etc	• Scatter ray + slit-filed error	12	6.7%

Figure Captions.

Fig.8.1 Ghost Artifact
Fig.8.2 RF Noise(Microphonic Artifact)
Fig.8.3 Aliasing artifact(Moiré artifact)
Fig.8.4 Foreign body Artifact(PM tube)
Fig.8.5 Correction Error Artifact
Fig.8.6 Image Processing Error Artifact
Fig.8.7 EDR Error Artifact
Fig.8.8 Processing error of commissural line
Fig.8.9 Foreign body Artifact(Clothe)
Fig.8.10 Foreign body Artifact(Piercing)
Fig.8.11 Foreign body Artifact(Gold needle)
Fig.8.12 Scatter ray Artifact
Fig.8.13 DICOM Header Error
Fig.8.14 Compression Error
Fig.8.15 Slit-filed error Artifact

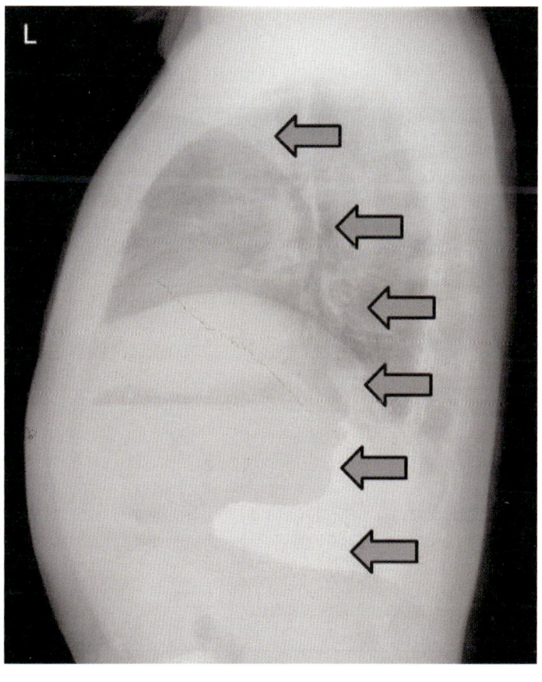

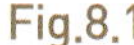
Fig.8.1

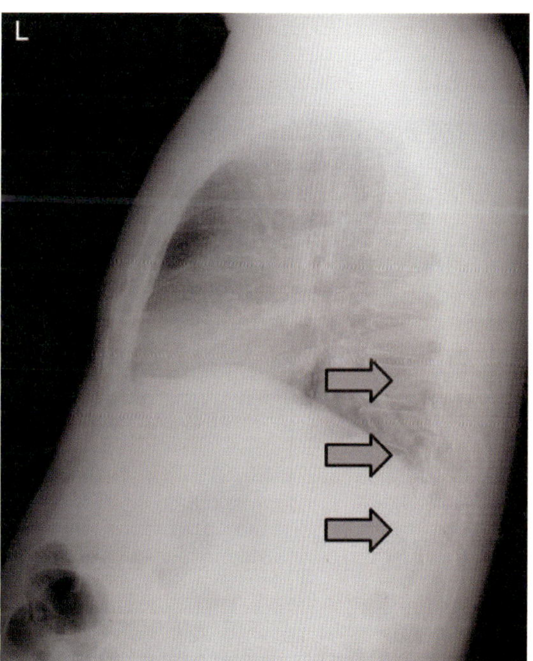

Fig.8.2

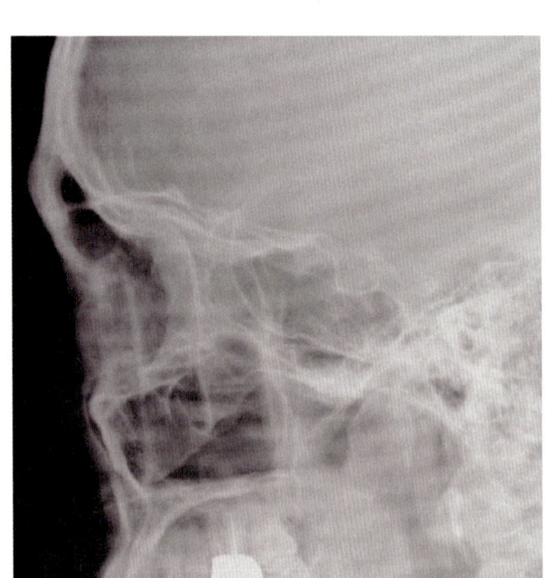

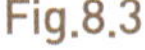

Fig.8.3

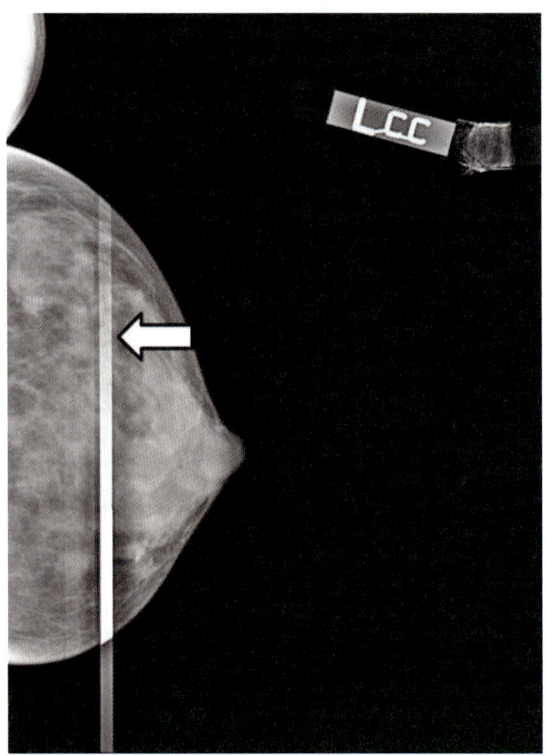

Fig.8.4

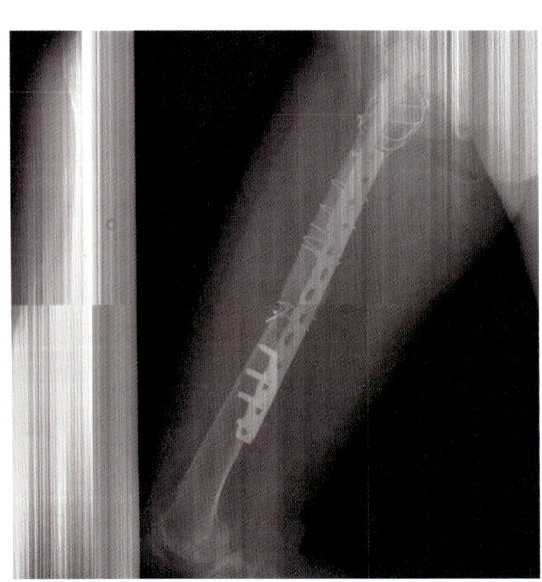

Fig.8.5

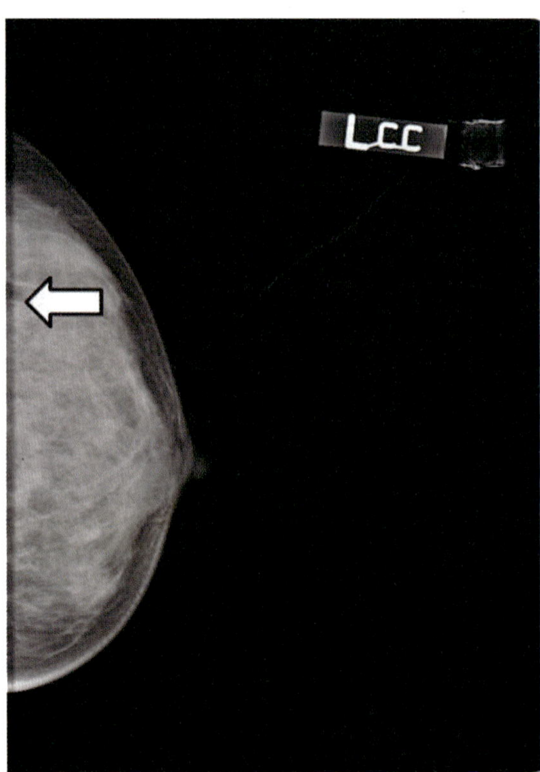

Fig.8.6

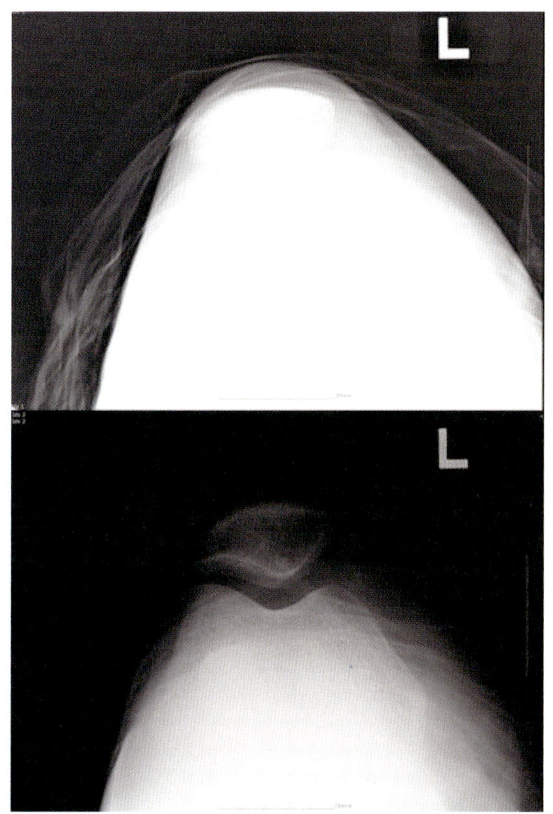

Fig.8.7

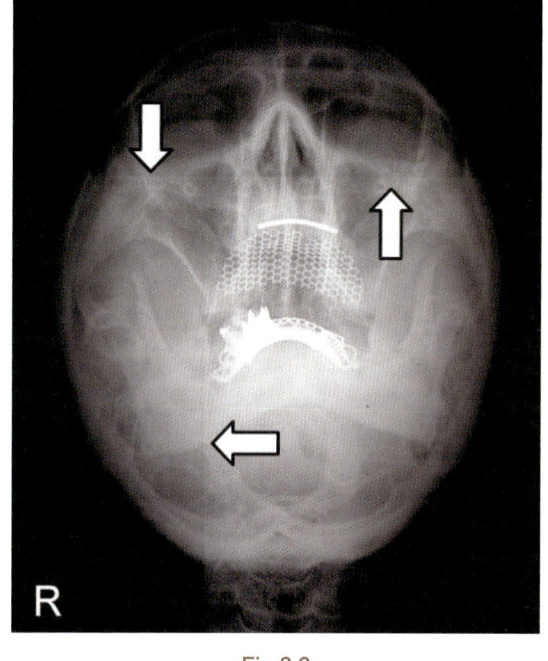

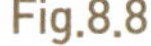

Fig.8.8

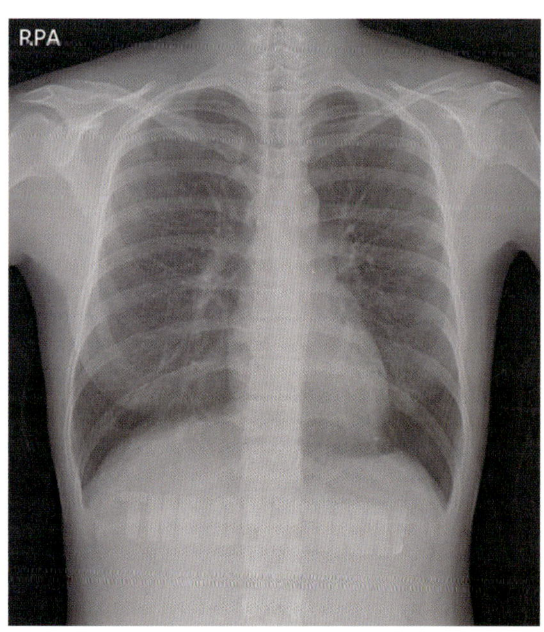

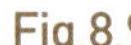

Fig.8.9

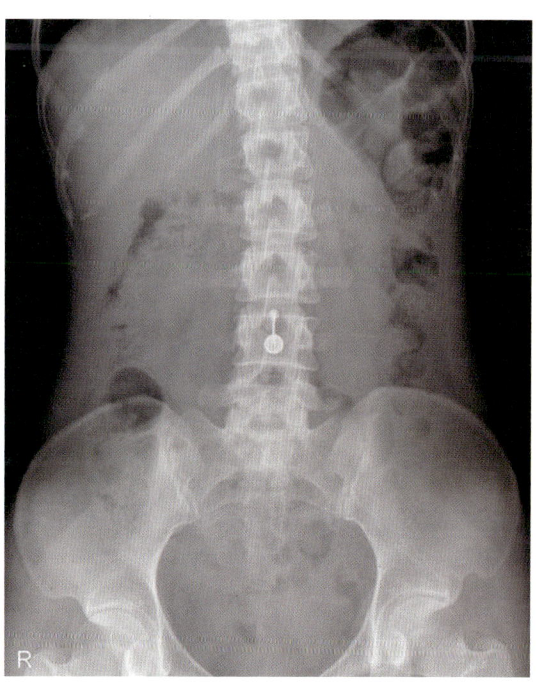

Fig.8.10

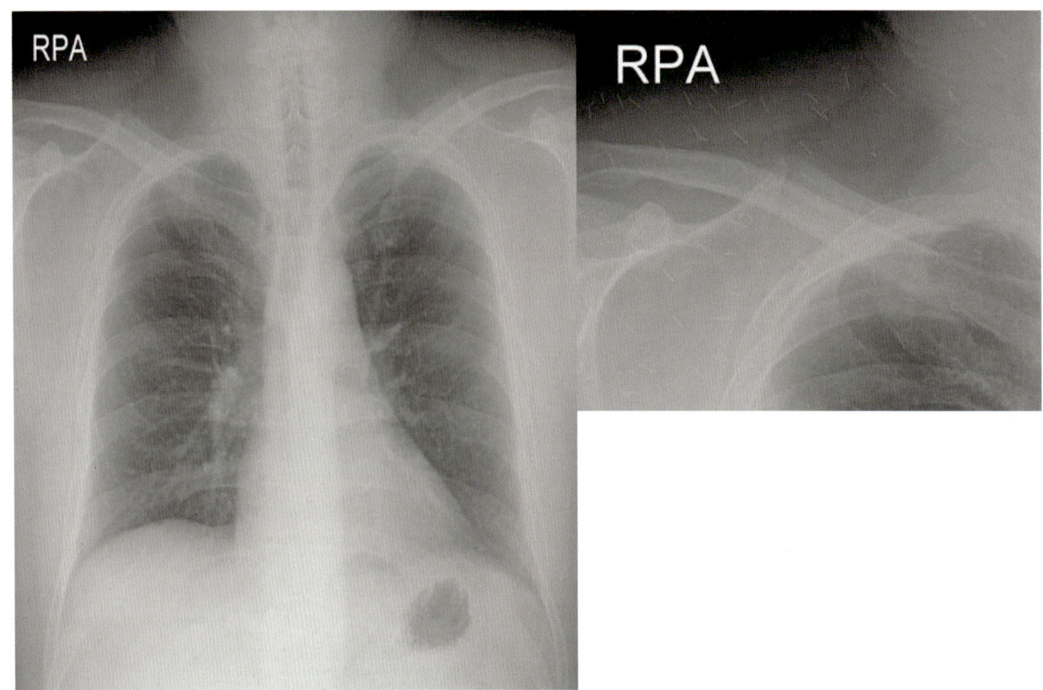

Fig.8.11

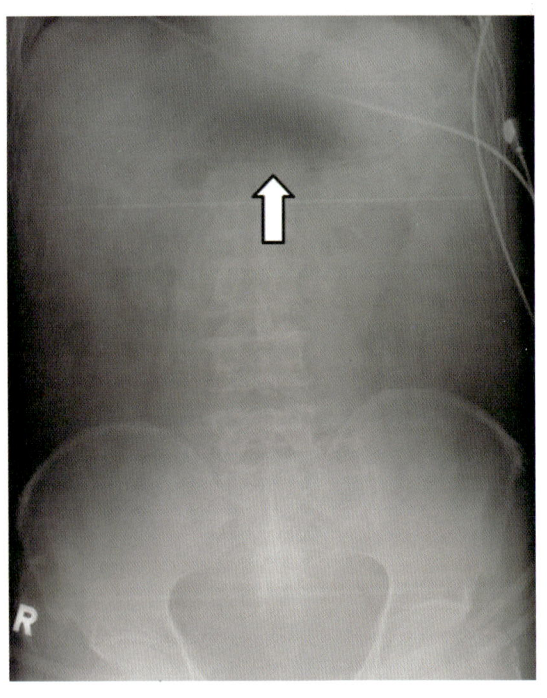

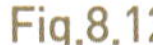

Fig.8.12

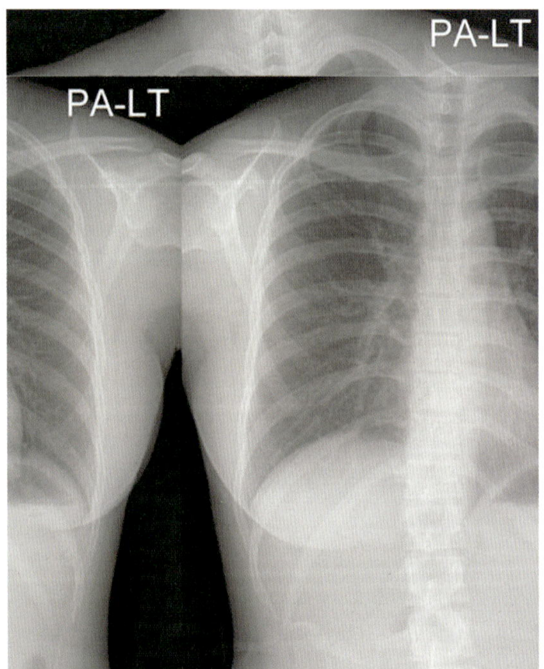

Fig.8.13

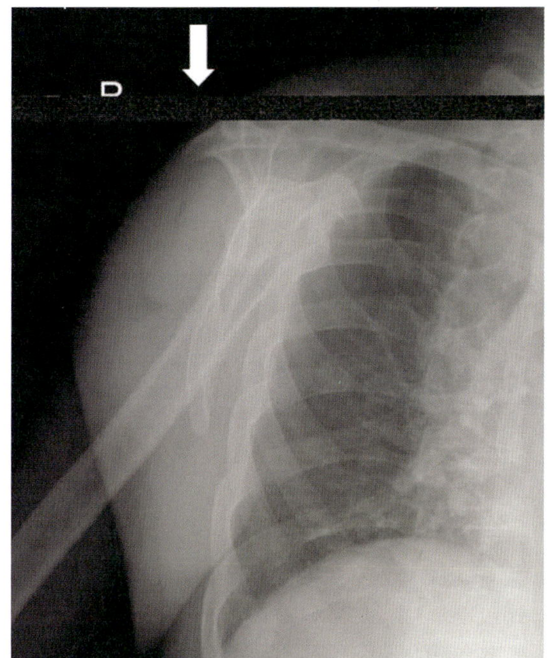

Fig.8.14

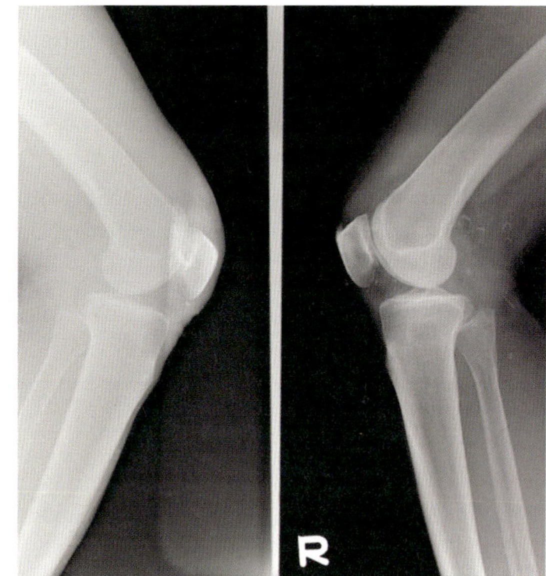

Fig.8.15

Chapter 9

방사선치료 시 전자포털영상장치를 이용한 잡음전력스펙트럼 방법론 측정비교

Comparison of noise power spectrum methodologies in measurements by using Various Electronic Portal Imaging Devices in Radiation Therapy

Abstract

The noise power spectrum(NPS) is one of the most general methods for measuring the noise amplitude and the quality of an image acquired from a uniform radiation field. The purpose of this study was to compare different NPS methodologies by using megavoltage X−ray energies.

The NPS evaluation methods in diagnostic radiation were applied to therapy using the International Electro−technical Commission standard(IEC 62220−1−1). Various radiation therapy(RT) devices such as TrueBeam™(Varian), BEAMVIEW^{PLUS}(Siemens), iViewGT(Elekta) and Clinac® iX(Varian) were used. In order to measure the region of interest(ROI) of the NPS, we used the following four factors: the overlapping impact, the non−overlapping impact, the flatness and penumbra.

As for NPS results, Elekta iViewGT had the higher amplitude of noise, compared to Siemens BEAMVIEW^{PLUS}, Varian TrueBeam™ flattening filter, Varian Clinac® iX aS1000 and Varian TrueBeam™ flattening filter free.

The present study revealed that various factors could be employed to produce megavoltage imaging(MVI) of the NPS and as a baseline standard for NPS methodologies control in MVI.

keyword Noise Power Spectrum(NPS), Electronic Portal Imaging Device(EPID), Megavoltage X−ray Imaging(MVI)

초록

잡음전력스펙트럼(Noise Power Spectrum, NPS)는 Noise 진폭의 측정과 균일한 방사선 영역으로부터 획득된 영상의 품질에 가장 일반적인 방법 중 하나이다. 이 연구의 목적은 Megavoltage X-ray 에너지를 사용하여 다른 잡음전력스펙트럼 방법론들을 비교하는 것이다.

진단 영역에서의 잡음전력스펙트럼 평가 방법들은 국제전기기술위원회 International Electrotechnical Commission(IEC 62220-1-1) 기준을 사용하여 치료 영역에 적용되었다. 우리가 사용한 전자포털영상장치(Electronic Portal Imaging Device, EPID)는 Varian TrueBeam™, Siemens BEAMVIEW^PLUS, Elekta iViewGT 그리고 Varian Clinac® iX aS1000이었다. 잡음전력스펙트럼의 관심영역을 측정하기 위해, 우리는 겹침(Overlapping), 비겹침(Non-Overlapping), 평탄도(Flatness), 반음영(Penumbra) 4가지 인자를 사용하였다.

결과적으로는 Siemens BEAMVIEW^PLUS, Varian TrueBeam™ flattening filter, Varian Clinac® iX aS1000, Varian TrueBeam™ Flattening Filter Free에서의 잡음(Noise) 분포는 기존의 첫 번째, 두 번째, 세 번째 실험 방법보다는 Elekta iViewGT보다 현격하게 높은 Noise 분포가 나타남을 알 수 있다.

이번 연구는 다양한 인자들이 잡음전력스펙트럼의 Mega-Voltage Imaging(MVI)영상에서 MVI영역에서 잡음전력스펙트럼의 기준의 방법론으로 사용되어질 수 있다는 것을 보여주었다.

중심단어 잡음전력스펙트럼, 전자포털영상장치, 메가볼트 영상

I. INTRODUCTION

디지털 영상에 관련된 환경은 컴퓨터 방사선 촬영 영상(Computed Radiography, CR)과 디지털 방사선 촬영 영상(Digital Radiography, DR)의 빠른 발전과 함께 급속하게 발전되어왔다. 방사선치료 영역에서도 전자포털영상장치(Electronic Portal Imaging Device, EPID) 장비의 영상의 질을 평가하고 장비 운영의 다양한 특성들을 비교하는 것이 가능해졌다.[1, 2] 디지털 방사선 촬영장치의 개발에 있어서 MegaVoltage X-ray Imaging(MVI)은 많은 의학 영상에서 인기를 얻어왔으며 또한, 이러한 변화와 함께 영상품질의 발전된 방법으로써 MVI 잡음전력스펙트럼(Noise Power Spectrum, NPS)에 대한 흥미가 증가하고 있다.[1, 2] 영상의 질을 평가하기 위해서 일반적으로 NPS, 변조전달함수(Modulation Transfer Function, MTF), 양자검출효율(Detective Quantum Efficiency, DQE)와 같은 3가지 측정 방법을 사용한다.[3-6] EPID는 방사선치료 분야의 DR에서 흔하게 사용되는 하나의 대중적인 장비이다. 그리고, 영상화 품질은 방사선치료 영역에서 진단영역의 검사와 QA 장비들의 절차에 매우 중요하다. 또한, 이러한 영상 품질을 위한 NPS는 직접 비교를 위한 정량적인 방법을 사용하여 측정되었으며, NPS는 영상 시스템의 잡음(Noise) 점유를 검출하는데 사용되는 방법 중

하나이다. 최근에 American Association of Physicists in Medicine(AAPM) and International Electrotechnical Commission(IEC)의 전문가들은 측정의 기준을 개발하였다.[7, 8] 그리고, NPS의 결과값들을 비교하기 위해 중요한 이론적 차이점들이 있다고 보고 되어졌다.[9] 방사선치료 영역에서 NPS 평가에 적용 되어질 수 있는 기준이 없기 때문에 우리는 진단 영역과 MVI영역의 Factor들을 비교하는 방법론을 제시한다. NPS는 이론적으로 MVI영역의 Penumbra와 Flatness 그리고 의학 영상화 시스템의 Noise 점유를 묘사하는 중요한 요소이다.[10] 따라서 Penumbra와 Flatness는 치료영역에서 Point Dose값과 3차원적 선량 분배로 표현 되어 진다. 또한, 진단영역에서의 NPS 측정들은 2차원적 Fast Fourier Transform(FFT)인 의학 영상으로부터의 White Images를 사용하는 방법들이다. 최근에 AAPM과 IEC는 Penumbra, Flatness, NPS 측정들을 기준화 하였다.[7, 11] 한편으로는 진단영역의 영상은 IEC의 기준 측정 방법으로 측정 되어져 왔다.[8] 그러나 치료영역에서 NPS 방법론들을 구체적으로 제안하는 방법이 없으며, 일반적으로 2D의 NPS 방법과 3D 선량 분배의 Penumbra와 Flatness는 차이가 있다. 따라서, 3D 선량 분포에 대해서 2D 화하는 촬영방법을 생각하게 되었다. Penumbra와 Flatness의 방법은 NPS 처리와 유사한 방법으로 측정될 수 있다고 보고 있다. 그러므로 Penumbra와 Flatness는 NPS와 유사한 Noise 점유 특성이 있다고 보여지며, 그래서 Penumbra와 Flatness는 IEC 62220-1-1 RQA5 방법들을 사용하여 측정되었고 Normalized Noise Power Spectrum(NNPS)는 White Image를 사용한 2D FFT 방법으로 측정되었다. 따라서 연구의 목적은 치료장비의 Mega-Voltage X선 에너지를 사용하여 측정에서 NPS 방법론들을 비교하는 것이다.

II. 연구대상 및 방법

1. Flatness and Penumbra

Field Size를 20×20 cm^2으로 연 후 중심 축의 입사표면의 중심에서 양쪽 수평 등거리 지점은 참고점으로 지정되었다. 참고점은 기준측정 선량이며 수치들은 양쪽 면에서 비교되었다. 기준 참고점은 20~90%에서 가로로 이동되었으며 추천 측정값은 5 mm 이하이다. 또한, Percentage Depth Dose(PDD)의 20~90% 지점에서의 Error는 반음영이었다[Fig.9.1].[11] 2D Profile은 진단 영역에서 NPS 측정의 White 2D 영상들로써 표현 되어진다[Fig.9.1].

가장 높고 낮은 선량 측정점은 Flatness 측정을 위한 필름을 사용하여 80% 이내의 관심영역으로 Field 크기의 중심축에서 확인이 되었다. 양쪽 측면들의 측징 선량 차이 비율은 기준선 값과 비교 되어졌다. 그러므로 Flatness와 Penumbra는 NPS 측정들의 White 2D 영상들로 표현된 전체 영역의 80% 영역에서 측정되었다.

2. Transmitted Radiation

진단영역에서의 Heel Effect는 선량이 기하학적으로 영상의 왼쪽에 있는 음극 쪽에 더 많이 분배된다. 그래서 Heel Effect는 전체 영상을 평균하는데 중요하다. 그러나 MVI는 각각의 Linear Accelerator에서 산란선을 제거하는 필터를 요구한다. 따라서, 치료영역에서는 특별한 특징이 있음을 알 수 있다.

첫째는 X선 방사선의 쪼개지는 전송으로 인하여 Detector 밑면에서 빛 Profile이 균일하지 않다. 두번째는, 쪼개짐이 기준선 분배를 보여준다. 이러한 분배의 효과에 대한 보상을 증가시키기 위해, 전송 방사선의 Profile 모양은 Mega-Voltage Energy Percentage Depth Dose(PDD) Profile모양에 근접할 것이며, Noise Errors는 기준평가의 정확성에 영향을 줄 것이라고 사료된다[Fig.9.1]. 세번째는 일반적으로 길이당 매우 높은 감쇠는 Detector의 밑면에서 입사에 의해 일어난다. 이상적으로, NPS 신호는 PDD에 의해 나타내어진 함수여야 한다. 하지만, Noise 오류들로 인한 이상적인 특성으로부터의 편차를 나타낸다. 위 사항에 대한 편차가 있으므로 인해서 잘못된 NPS 평가를 초래한다. 또한, Detector에 의한 감쇠는 효과를 최소화 하기 위해 다른 Detector와 비교하여야 효과적일 수 있다. 따라서, 정확한 NPS 측정을 위해 MV X선의 초점과 크기는 제한되어야 하며, 선원은 수직이어야 한다.[4, 5]

3. Other Consideration

Off-Axis Ratio(OAR) Factor는 측정점의 흡수선량을 제외한 깊이와 중심축의 흡수선량 비로 정의된다. 방사선치료 동안에 콜리메이터가 중심선속과 OAR의 치료위치에 따라 양쪽 면으로 균일하게 움직이는 것은 중요하다. 그러나 독립적으로 움직일 때 보통 콜리메이터로 부터 치료위치가 빈번하게 중심 축외로부터 바깥이 되기 때문에 치료선량은 균일하지 않게 분배된다. 그러므로, 방사선의 비균일성으로 인해 Error가 일어날 수 있다. 유사하게 2D 영상의 QA는 진단영역의 영상과 산란에 의해 획득된 2D 영상들의 바깥에서 같은 결과를 보여준다. 그래서 우리는 MVI 영역의 QA는 OAR Factor가 고려되어야 하며, 이런 영향 인자로부터의 NPS 측정은 Noise 점유율에 대한 NPS 측정을 가능하게 만들고 있다.[4, 5]

III. MATERIALS AND METHODS

1. The X-ray Imaging System

측정들은 실제 임상에서 사용되는 4개의 DR MVI 시스템을 사용하였다. DR MVI 시스템들은 1세

대 Lens-Copled Video Electronic Portal Imaging Device(EPID) Siemens BEAMVIEW^{PLUS}와 간접 검출 a-si 평판형 EPID Elekta iViewGT 그리고 Varian Clinac® iX와 Varian TrueBeam™ 장비의 Varian aS1000을 사용하였다. EPID 시스템들은 같은 타입의 형광 스크린(Lanex Fast-Back)을 활용하였으며, Gd_2O_2S 같은 과립 형광 물질 혹은 CsI 같은 구조를 지향하는 형광 물질로부터 만들어지는 원리를 가진 간접 검출 방식이다. Siemens BEAMVIEW^{PLUS}는 거울과 카메라 시스템의 렌즈가 결합되어 있는 41×41 cm^2의 감도영역과 1024×1024의 광전 다이오드 배열을 가지고 있는 형광 화면 검출기와 132 cm의 Source Detector Distance(SDD)를 두는 Siemens PRIMUS Linac에 Setup되어 있다. 또한, Elekta iviewGT는 41×41 cm^2의 감도영역과 1024×1280의 광전 다이오드 배열을 가지고 있고 Elekta Precise Linac에 Setup되어 있다. 그리고 Varian Clinac® iX의 aS1000은 임상적 영상화로부터 독립적으로 사용될 수 있도록 Setup되었으며, 영상화 판넬(IDU20)은 1 mm 구리 빌드업 판, Gd_2O_2S:Tb Scintillating 형광층 그리고 유리 기질에 있는 얇은 필름 트랜지스터들에 의해 변환된 1024×768 광전 다이오드 배열을 포함한다. 픽셀 면적은 0.39 mm^2이며 판넬은 40×30 cm^2의 감도 영역을 가지고 있다. Varian사의 TrueBeam™ Portal Vision의 판넬은 40×30 cm^2이며, 1024×768 광전 다이오드 배열을 포함한다. Varian TrueBeam™의 수행평가는 Flattening Filter(FF)와 Flattening Filter Free(FFF)로 진행하였다. 위와 같이 4개의 EPID 장비의 Source-Detector Distance(SDD)는 132 cm으로 하였다.

2. Image Acquisition

기존의 검출기와 동일하게 132 cm에서 EPID Systems의 출력을 측정하였다. NPS 값은 분해능과 연관이 있다. 예기치 못한 신호 편차에 의한 MV X선 영상 Projection 동안 NPS는 영상 보정을 수행할 수 있다. 특히, 획득된 Noise 진폭은 아티팩트로 인식될 수 있다. Fig.9.1에 위치한 MV X선 Profile의 검출기 디자인은 NPS의 기술적 배경을 설명한다. 기준 MV 에너지 선속의 중심축은 검출기 방향을 관통한다. 2D White 영상들은 감쇠와 산란에 의해 획득되었으며, 2D FFT에 의해서 획득된 영상을 평균하였다. Matrix는 작은 영역으로부터 다양한 측정 방법에 의한 자세한 처리를 겪으며 몇몇의 추출된 1D Profile들을 나타내게 된다[Fig.9.1].

3. Analysis of the NPS

NPS는 영상 시스템의 점유와 Noise 진폭들을 묘사한다. 평가를 위해 White 영상들은 획득되었으며 NPS는 공간주파수 도메인에서 변동으로 표현되었다. Noise는 영상 시스템 신호로부터 불확실성과 부정확성을 나타낸다. 이 연구에서 NPS 측정을 위한 실험들은 동일한 조건에서 실행되었다. 결과는 1D NPS 값을 대역대를 통한 2D NPS 공간으로부터의 축의 평균으로써 표현된다. 따라서, 영상으로부터 2D FFT는 ROI영상에서 실행되었으며 축적 보정은 전체 영상크기에 추출 ROI에 의해 계산되었다. NPS 분석의 중요한 요인들은 아래와 같이 비교된다. 우리는 2D White Images 사용하였고 NPS Data를 비교하였다.

NPS방법론으는 처음 영상 Data는 256×256으로부터의 각각 영상 Overlapping의 중심과 49장의 ROI Image Section으로부터 획득되었다. 진단 영역에서 우리는 검출기들에 따라서, IEC 62220-1-1 에 의해 정의된 방법을 사용하였고 공간주파수에 따라 Noise 변화에 관해 비교를 하였다[Fig.9.2].

두 번째로 영상 Data는 256×256으로부터의 각각 영상 Non-Overlapping의 중심과 16장의 ROI Image Section으로부터 획득되었다. 우리는 검출기에 따라서 일반적인 방법을 사용하였으며 공간주파수에 따라 Noise 변화에 대해서 비교를 하였다[Fig.9.3].

세 번째로 영상 Data는 256×256으로부터의 각각 영상 Non-Overlapping의 중심과 12장의 ROI Image Section으로부터 획득되었다. Flatness(평탄도)는 전체 2D 영역에서 Lateral의 20% 부분을 포함하지 않기 때문에 12개의 영상들은 오직 중간부분에서만 나타났다[Fig.9.4].

네 번째로 영상 Data는 256×256으로부터의 각각 영상 Overlapping의 중심과 36장의 ROI Image Section으로부터 획득되었다. 검출기들에 따라서 IEC 62220-1-1에 의해 정의된 방법을 사용하였으나 이론적으로 맞지 않았다. Bilateral은 반음영(Penumbra) 정의에 의해 기준화 되었으며, 2D Whithe 영상은 측면 부분 주변에 흡수와 산란에 의해 Data를 소실할 수 있다. 그러므로, 4구역으로 나누고 각각의 분면을 IEC 방법을 이용하여 양 방향으로 기준화 하였으며, 검출기에 따라서 공간주파수에 따른 Noise 변화를 비교하였다[Fig.9.5].

IV. RESULTS AND DISCUSSION

Noise가 기여한 White Noise 영상들은 2D FFT 영상들로 표현되었으며[Fig.9.1], Fig.9.2~9.5는 연구된 4개의 EPID 검출기들에서 각각의 방향에 NPS Profile들과 NPS에서의 추가적인 Gaussian 잡음의 효과를 나타낸다. NPS는 EPID 검출기들의 작은 Field of View(FOV)와 큰 Pixel Size로 인해 1.2 mm^{-1}까지로 제한되었다. 하지만, 이러한 차이점에도 불구하고 공간주파수가 증가할수록 검출기들은 Noise 분포의 하락을 보였다. 공간주파수가 증가할수록 Noise 분포가 하락하는 우리의 연구 결과는 다른 이전의 연구 결과인 간접 검출기의 NPS 분포에 대한 결과와 유사한 분포를 보였으며, 낮은 Noise 값은 NPS의 좋은 결과 값을 의미한다.[5]

사용한 EPID 검출기는 Siemens BEAMVIEW^{PLUS}와 간접 검출 a-si 평판형 EPID Elekta iView-GT 그리고 Varian Clinac® iX와 Varian TrueBeam™ 장비의 Varian aS1000이었다. 검출기로부

터 얻은 Fig.9.2~9.4는 즉 첫 번째, 두 번째, 세 번째 실험 방법에서의 결과값은 Elekta iViewGT가 가장 좋은 Noise 분포를 보였으며, Varian TrueBeam™ Flattening Filter, Varian TrueBeam™ Flattening Filter Free, Siemens BEAMVIEW^{PLUS}, Varian Clinac® iX aS1000순으로 좋은 Noise 분포를 보였다[Fig.9.2~9.4]. 하지만, Fig.9.5는 Siemens BEAMVIEW^{PLUS}, Varian TrueBeam™ Flattening Filter, Varian Clinac® iX aS1000, Varian TrueBeam™ Flattening Filter Free에서의 Noise 분포는 기존의 첫 번째, 두 번째, 세 번째 실험 방법보다는 Elekta iViewGT보다 현격하게 높은 Noise 분포가 나타남을 알 수 있다. 따라서, 네번째 방법론에서는 1 ~ 4 분 면마다 IEC 규격과 같이 실험을 한 것으로 Penumbra의 정의에 의해서 가장 좋지 않은 결과값을 얻을 수 있었다. 또한, 결과에서 Varian TrueBeam™ Flattening Filter와 Varian TrueBeam™ Flattening Filter Free는 비슷한 수준의 Noise를 보이고 있지만 Noise의 진동폭은 Varian TrueBeam™ Flattening Filter Free가 더 큰 것을 확인할 수 있는데 이는 Flattening Filter의 부재로 인해 선속 연화에 기인한다고 볼 수 있다. 그리고 Noise는 불확실성을 나타내고 이러한 불확실성은 진단과 치료에 영향을 미치게 되는데 연구에서는 Overlapping방법을 이용하여 ROI를 겹치게 함으로써 Data의 불확실성을 줄일 수 있다고 보여진다.

또, 다른 NPS의 특성은 선량과 공간주파수가 증가할 때 Noise 값은 감소하는 것이다. 에너지가 증가할 때 정량적인 평가는 약간 변화가 있는 것이 특징이다. NPS는 대조도와 연관이 있기 때문에 검출기의 신호값은 영상 진단 영역에서 초점이 맞춰져야 한다. 그러므로, 대조도 신호가 약함에도 불구하고, NPS는 영상 정보를 제공하는데 중요하다. 더해서, 신호검출 능력은 영상의 Noise Level에 상당히 영향을 받는다. 또한, Noise Level이 높을 때 낮은 대조도 신호는 Noise에 의해 포함되기 때문에 식별될 수 없다. 그리고 신호와 Noise 사이의 관계는 난시 Noise 진폭만으로 결정될 수 없다는 것이다. 신호는 Noise로부터의 공간주파수 경사의 차이점에 의해 영향을 받는다. 이는 Noise의 Property와 조건이 일반적으로 낮은 대조도 신호에 영향을 주기 때문에 영상 품질의 특성은 중요한 요소이다. 그러므로, NPS가 진단 영역에서 MVI의 동일한 영상을 제공하기 때문에 NPS 방법들은 방사선 치료 영역에 적용 되어질 수 있다고 보여진다. 따라서, 다양한 영역의 ROI와 영상 중앙의 ROI를 비교하였다. ROI Setting을 위해 NPS 커브들의 변화는 NPS 측정들의 실험으로부터 획득되었다. 저주파수 영역에서 시스템적 증가는 오류 처리 영상의 고정된 패턴으로 인해 관찰되었다. 또한, 고 주파수 영역에서 점차 감소하는 패턴이 관찰되었다. 0.3 mm^{-1} 이하의 ROI주파수에서 NPS는 시스템적 증가 패턴을 보였다. 그러므로 이 연구에서 0.3 mm^{-1} 이상의 주파수 ROI는 NPS 측정에 매우 적절하다는 것을 알았다[Fig.9.2~9.5].

Fig.9.2는 NPS의 가장 좋은 결과를 보여준다. 결과들은 ROI 크기가 완전히 NPS의 커브 모양에 영향을 주지 않는 것을 보여준다. 그러나 약간의 편차와 다양한 ROI의 NPS 커브를 획득하기 위해 큰 ROI를 제안한다. Overlapping ROI와 Non-Overlapping ROI 사이의 관계를 비교 하였을 때를 보

았듯이 모든 주파수 종류의 NPS Data가 약간의 차이를 만든다는 것을 보여준다. 그리고, 다양한 위치를 기초로 한 NPS 측정들에서 NPS 커브들은 크게 변하지 않았다. 그러므로 MVI에서의 QA 결과들은 Flatness 방법들과 동일한 결과를 보여주었다[Fig.9.4]. 그러나 Edge 영역 주변에 증가하는 Noise 점유가 있었다. 이는 MVI의 QA는 반음영과 유사한 방법으로 측정이 되었기 때문에 반음영 방법을 추천하지 않는다.

결론적으로, 영상 품질의 평가는 Modulation Transfer Function(MTF), Noise Power Spectrum (NPS), Noise Equivalent Quanta(NEQ), Detective Quantum Efficiency(DQE)들이 있다.[12, 13] 실험에서는 그 중 가장 중요한 잡음요소와 관련 있는 정량적 평가 방법을 이용하였다. 따라서, 결과를 종합해보면 NPS 커브의 모양은 공간주파수가 증가할 때 감소한다는 것을 보여준다. 다양한 NPS 분석 방법들은 측정된 NPS에서 적은 효과를 주었으며, 각각의 검출기들은 MV 에너지에 다른 NPS 결과값을 보였다. 결과들은 여러 장비를 비교할 수 있다고 보여지며, 연구에 사용된 검출기들은 MVI NPS 측정들에 작은 영향을 주었다고 생각한다. 또한, 일반적으로 선형적인 2D 선량 분포의 영상을 가지고 선량이 3D처럼 분포되어지기 때문에 NPS는 진단 영역에서와 같이 비교될 수 없다고 보여진다. 그러나 반음영과 평탄도를 측정하는 처리가 선량분배의 불균형과 산란의 결과를 만들었기 때문에 방법론적 NPS QA가 진단영역에서와 같이 적용하거나 새로운 방법들을 사용한다면 매우 적절하게 영상에 대한 품질평가를 할 수 있다는 것을 알았다. 그 결과, MVI 영상화에 있어서 진단 영역에서 방법과 우리가 제안한 방법이 방사선치료 영역에서 적용될 수 있다는 것을 확인할 수 있었다.

V. CONCLUSION

4종류의 측정에서, NPS는 방법론적 MVI 영역에서의 반음영과 평탄도의 의학 영상 시스템에서의 Noise 점유를 묘사하는데 중요한 요소이다. 따라서, MV 영역에서도 NPS 측정을 보여준 연구라고 할 수 있다. 이 연구는 MVI 영역에서 IEC 62220-1-1 RQA5 기준과 QA 방법들을 이용하는 NPS 방법을 사용하였으며, 새로운 방법에 대해서 제안하였다. 따라서, 결과는 다양한 처리 Factor들이 다른 방법론들의 MVI NPS 처리의 기준으로써 MVI NPS를 계산하는데 사용될 것이라고 제언한다.

Reference

[1] Gopal A, Samant SS. Use of a line-pair resolution phantom for comprehensive quality assurance of electronic portal imaging devices based on fundamental imaging metrics. Med Phys 36, 2006-2015 2009.

[2] Sawant A, Antonuk LE, El-Mohri Y. Slit Design for Efficient and Accurate MTF Measurement at Megavoltage X-ray Energies. Med Phys 34, 1535-1545, 2007.

[3] Jung-Min Kim, Jung-Whan Min, Hoi-Woun Jeong et al: Correction Method of slit Modulation Transfer function on Digital Medical Imaging System. Journal of Radiological Science and Technology, 29(3), 133-139, 2006.

[4] Jung-Whan Min, Ki-Won Kim, Jung-Min Kim et al: Evaluation of image quality by using a tungsten edge block in a megavoltage(MV) X-ray imaging. Korean Journal of Medical Physics, 23(3), 154-161, 2012.

[5] Soon-Yong Son, Hoi-Woun Jeong, Jung Whan Min et al: Evaluation of Image Quality for Various Electronic Portal Imaging Devices in Radiation Therapy. Journal of Radiological Science and Technology, 38(4), 451-461, 2015.

[6] Soon-Yong Son, Hoi-Woun Jeong, Jung Whan Min et al: Measurement of Image Quality According to the Time of Computed Radiography System. Journal of Radiological Science and Technology, 38(4), 365-374, 2015.

[7] Seibert JA, Bogucki TM, Ciona T, Huda W, Karellas A, Mercier JR, et al. Report of AAPM Task Group 10, 1, 2006.

[8] IEC(International Electrotechnical Commission), IEC 62220-1(2003).

[9] Cho HM, Kim HJ, Lee CL, et al: Imaging characteristics of the direct and mobile indirect digital radiographic systems. Proc IEEE M19-199, 3840-3846, 2007.

[10] H Illers, E Buhr, C Hoeschen: Measurement of the detective quantum efficiency(DQE) of digital X-ray detectors according to the novel standard IEC 62220-1. Radiat Prot Dosimetry 114(1-3), 39-44, 2005.

[11] Dobbins III JT, Samei E, Ranger NT, et al: Intercomparison of methods for image quality characterization. II. Noise power spectrum. Med Phys 33, 1466-1475, 2006.

[12] Fujita H, Tsai DY, Itoh T, et al: A simple method for determining the modulation transferfunction in digital radiography. IEEE Trans Med Imaging 11, 34-39, 1992.

[13] Hoi-Woun Jeong, Jung-Whan Min, Jung-Min Kim et al: Performance characteristic of a Cs I(TI) Flat panel detector radiography system. Journal of Radiological Science and Technology, 35(2), 109-117, 2012.

Figure Captions.

Fig.9.1 TG 45 graph for the penumbra and flatness according to the AAPM definition. The one–dimensional NPS was expressed by averaging the axis direction from the bandwidth of the two dimensional NPS space, and the accumulation correction was calculated by extracted the ROI from the whole image size.

Fig.9.2 Overlapping factor in a 256×256 ROI size and image sections with 49 slices. IEC 62220–1–1 method according to detectors, and comparing the spatial frequency of the noise changes.

Fig.9.3 Non–overlapping factor for a 256×256 ROI size and image sections with 16 slices. Selection of the common method according to detectors and comparison according to the spatial frequency of noise changes.

Fig.9.4 Non–overlapping factor for a 256×256 ROI size and image sections with 12 slices. Flatness defined as the area except 20% of the side in the total 2D area.

Fig.9.5 Overlapping factor for a 256×256 ROI size and image sections with 36 slices. Bilateralism defined as the standard by using the penumbra definition.

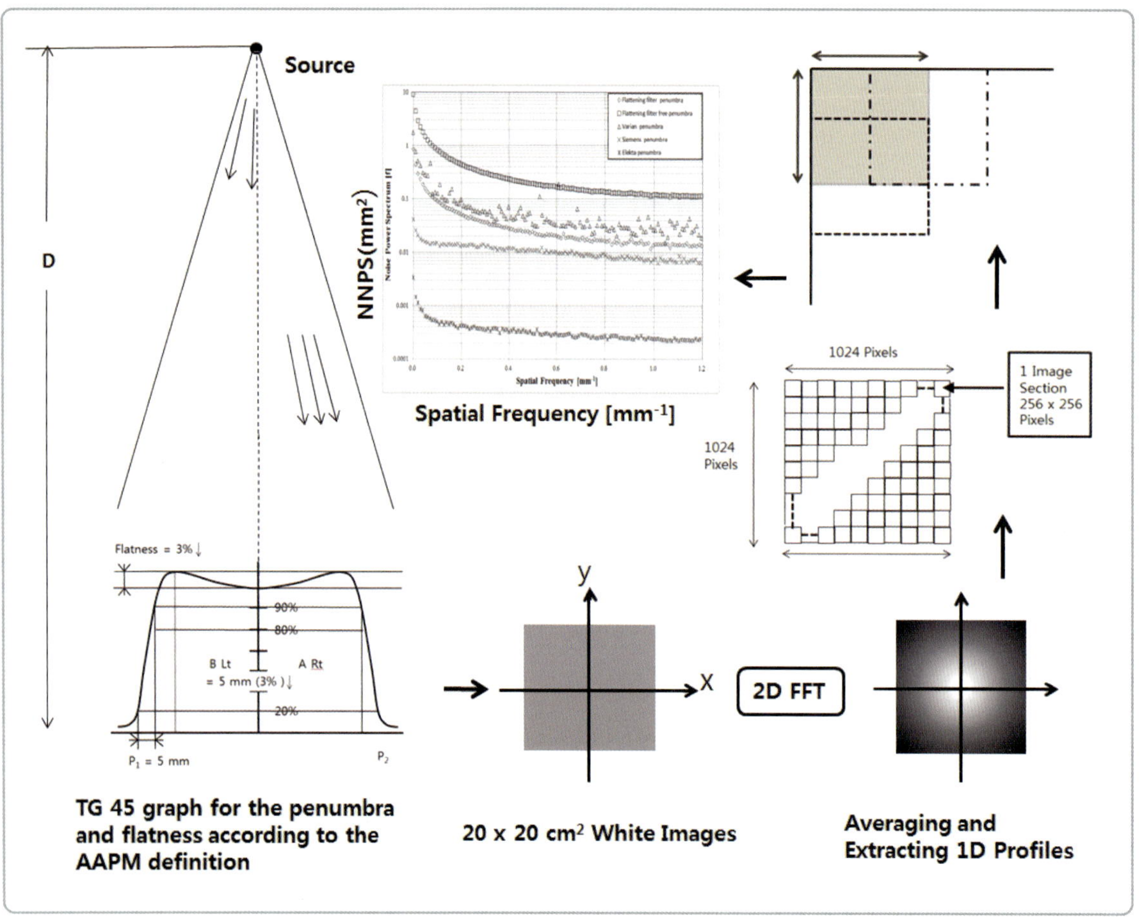

Fig.9.1

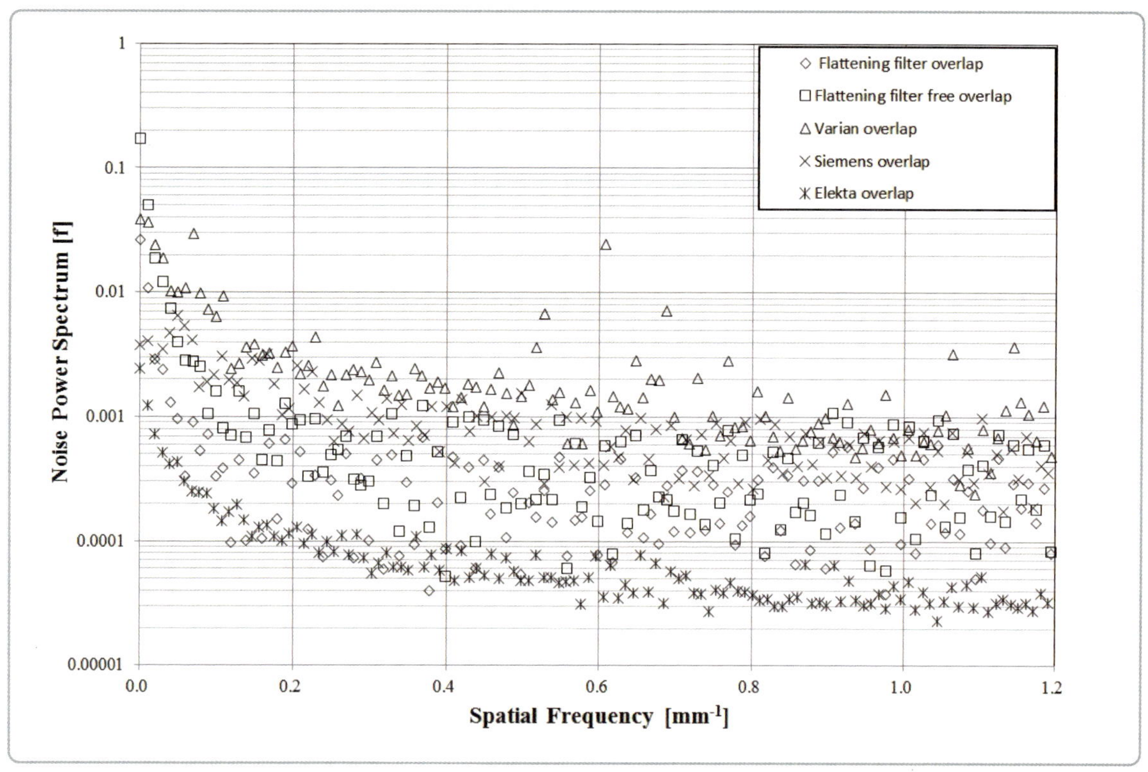
Flattening filter overlap
Flattening filter free overlap
Varian overlap
Siemens overlap
Elekta overlap
Noise Power Spectrum [f]
Spatial Frequency [mm-1]
1
0.1
0.01
0.001
0.0001
0.00001
0.0
0.2
0.4
0.6
0.8
1.0
1.2

Fig.9.2

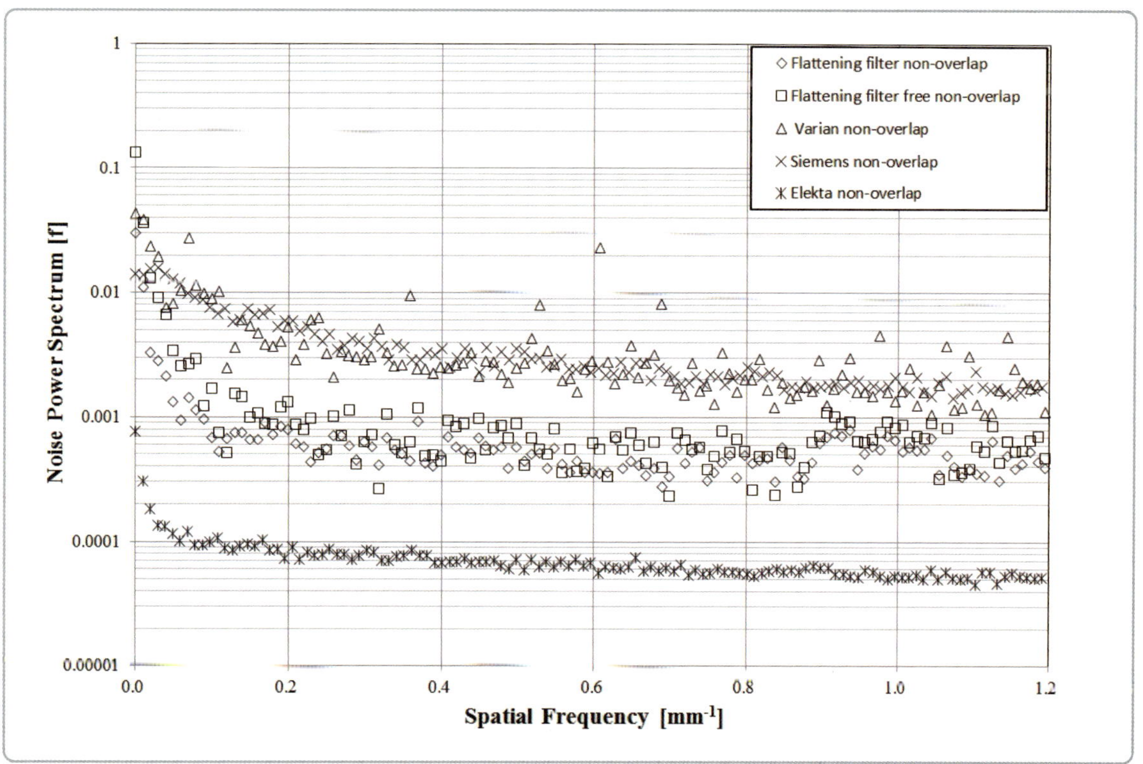
Flattening filter non-overlap
Flattening filter free non-overlap
Varian non-overlap
Siemens non-overlap
Elekta non-overlap
Noise Power Spectrum [f]
Spatial Frequency [mm-1]
1
0.1
0.01
0.001
0.0001
0.00001
0.0
0.2
0.4
0.6
0.8
1.0
1.2

Fig.9.3

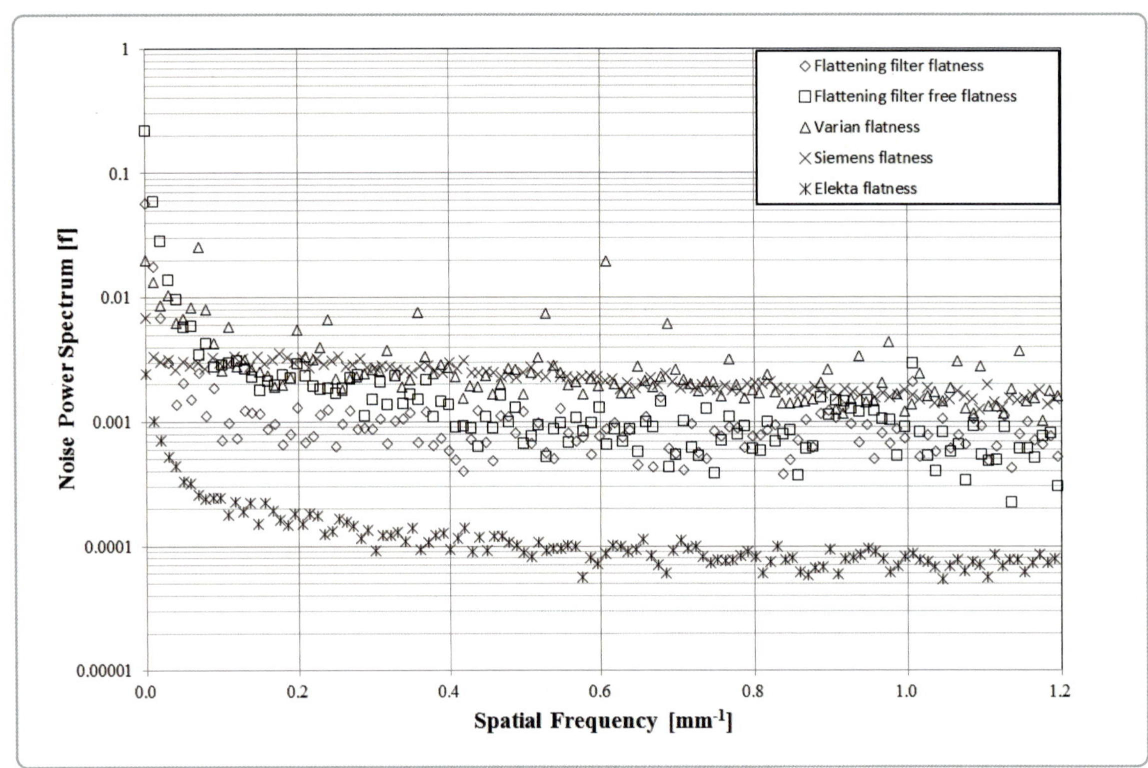

Flattening filter flatness
Flattening filter free flatness
Varian flatness
Siemens flatness
Elekta flatness
Noise Power Spectrum [f]
Spatial Frequency [mm-1]
1
0.1
0.01
0.001
0.0001
0.00001
0.0
0.2
0.4
0.6
0.8
1.0
1.2

Fig.9.4

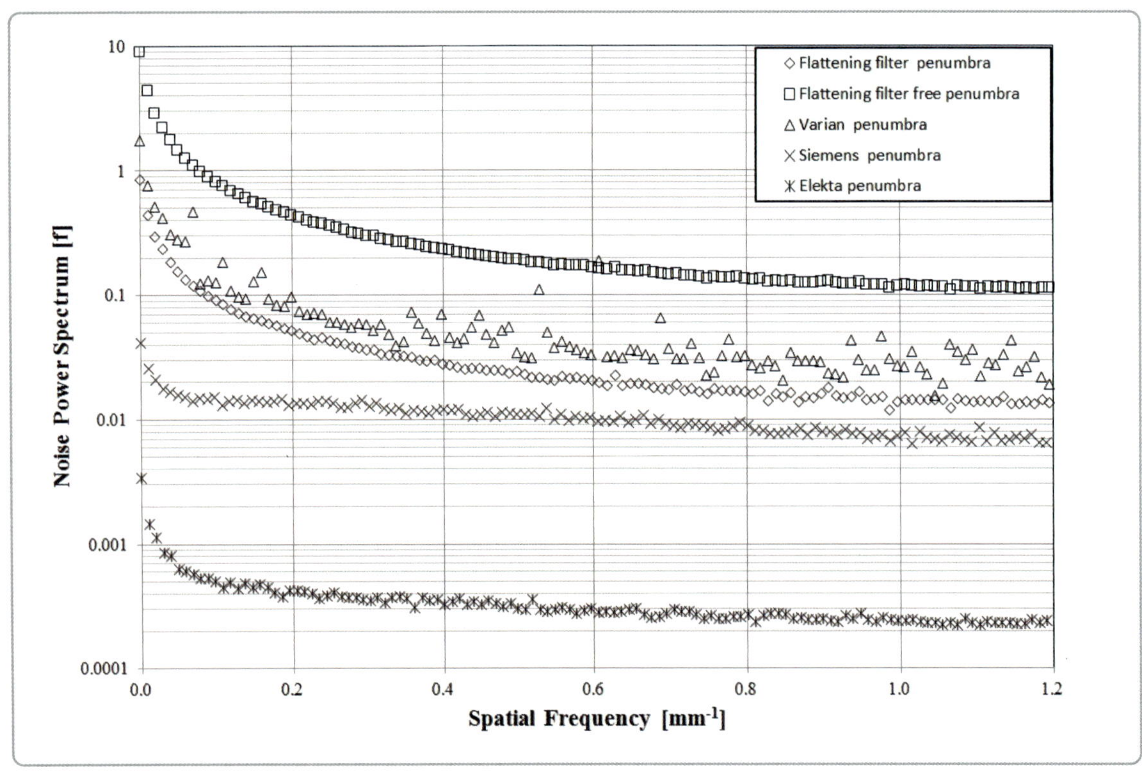

Flattening filter penumbra
Flattening filter free penumbra
Varian penumbra
Siemens penumbra
Elekta penumbra
Noise Power Spectrum [f]
Spatial Frequency [mm-1]
10
1
0.1
0.01
0.001
0.0001
0.0
0.2
0.4
0.6
0.8
1.0
1.2

Fig.9.5

Chapter 10

컴퓨터단층검사에서 AAPM Phantom을 이용한 변조전달함수 평가

Evaluation of the Modulation Transfer Function for Computed Tomography by Using American Association Physics Medicine Phantom

Abstract

In clinical computed tomography(CT), regular quality assurance(QA) has been required. This study is to evaluate the MTF for analyzing the spatial resolution using AAPM phantom in CT exam.

The dual source somatom definition flash(Siemens healthcare, forchheim, Germany), the brilliance 64(philips medical system Netherlands) and aquilion 64(Toshiba medical system, Japan) were used in this study. The quantitative evaluation was performed using the ImageJ(Wayne rasband national institutes of health, USA) and chart method which is measurement of modulation transfer function(MTF).

In MTF evaluation, the spatial frequencies corresponding to the 50% MTF for the CT systems were 0.58, 0.28, and 0.59 mm^{-1}, respectively and the 10% MTF for the CT systems were 1.63, 0.89, and 1.21 mm^{-1}, respectively.

This study could evaluate the characteristic of spatial resolution of MTF using chart method, suggesting the quantitative evaluation method using the data.

keyword Modulation Transfer Function(MTF), Spatial Resolution(SR)

초록

임상적으로 Computed Tomography(CT)에서 정기적인 Quality Assurance(QA)는 요구되는 사항이다. 논문에서는 CT 검사의 공간분해능에 대해서 AAPM Phantom을 이용하여 정확한 성능 분석을 위해 변조전달함수를 평가하고자 한다.

CT장비는 Dual Source Somatom Definition Flash(Siemens Healthcare, Forchheim, Germany), Brilliance 64(Philips Medical System Netherlands), Aquilion 64(Toshiba Medical System, Japan)를 사용하였으며, ImageJ(Wayne Rasband National Institutes of Health, USA)프로그램을 실행하여 변조전달함수의 측정 방법인 Chart Method를 이용하여 영상에 대해서 정량적인 평가방법을 시행하였다.

변조전달함수를 이용하여 평가한 결과, 공간주파수를 이용한 데이터 값이 높아짐에 따라 변조전달함수는 감소됨을 알 수 있었다. 그리고 CT장비에서 변조전달함수는 공간주파수(50%)에 있어서는 0.58, 0.28 0.59 mm^{-1}으로 나타났으며, 변조전달함수 공간주파수(10%)에 있어서는 1.63, 0.89 1.21 mm^{-1}으로 나타났다.

연구에서는 Chart Method를 이용하여 변조전달함수의 공간해상력에 대한 특성을 확인하고, 정량적인 평가방안을 제시하였다는 점에서 학술적 의의를 둘 수 있다.

중심단어 변조전달함수, 공간해상력

I. INTRODUCTION

임상적으로 Computed Tomography(CT)에서 정기적인 Quality Assurance(QA)는 적어도 최소한 '공간 분해능', '대조도 분해능', '방사선 선량 측정'이 포함되어야 한다. QA에 사용가능하고 임상에 사용하는 팬텀들은 대부분의 목적에 부합하며, 임상적 팬텀의 장점 중 하나는 디지털 CT영상 평가에 요구되는 중요한 이유 중에 하나인 것이다. 또한, 방사선치료에서도 모의치료는 방사선을 이용하여 암 치료 환자에게 치료계획을 세우기 위한 것으로 영상의학과에서 진단 목적으로 검사한 CT, Magnetic Resonance Image(MRI), Sonography 등의 영상을 이용해서 모의치료계획실에서 CT 치료 계획으로 사용하고 있으며, 최근 국내에서도 CT Simulator의 사용이 확대되면서 장비사용에 따른 QA가 필요하게 되었다.[1-5] 따라서, CT의 QA항목 중에서 영상의 질을 결정하는 중요한 요소인 공간분해능을 평가하기 위해 표준 팬텀인 American Association Physics Medicine(AAPM) CT Performance Phantom 76-410 모델로 영상검사를 수행한다.

표준 팬텀 화질평가의 검사항목으로는 '물의 CT감약계수', '노이즈', '균일도', '슬라이스 두께(5 mm 및 10 mm)', '공간분해능', '저대조도분해능', '인공물유무' 등이 있다. 공간분해능은 신호 대 잡음비

(Signal to Noise Ratio, SNR)와 대조도대잡음비(Contrast to Noise Ratio, CNR)를 이용하여 평가한다. 노이즈에 영향을 미치는 인자로는 '양자노이즈', '검출기의 전자적 노이즈', '피사체의 산란선의 크기와 산란선', '관전압과 필터', '재구성 알고리즘', '픽셀의 크기', '슬라이스 두께' 등이 있다. 하지만, 이러한 값들의 결과 값은 서로간의 독립적인 값으로 사용될 경우 시스템 전체의 정확한 성능 분석의 어려움이 따른다. 그러므로 정확한 방법으로 공간주파수의 전체 영역에서 신호에 대한 전달능력과 정량적 공간주파수를 측정하는 방법으로 변조전달함수(Modulation Transfer Function, MTF)를 이용하여 평가하는 것이 적당하다. 기존의 선행연구 노성순 등의 논문에서 AAPM Phantom을 이용한 CT 영상 평가 시 정량적 평가로 CNR을 사용하였고,[2] 또 다른 논문 이원정 등에서는 흉부 CT촬영에서 저 선량 프로토콜의 선량과 화질을 SNR과 CNR방법을 이용한 영상평가를 시행하였다.[3] 그 외 다른 논문 민정환 등에서는 SNR과 CNR방법을 이용하여 흉추 측면검사 영상을 평가하였다.[6] 위와 같은 선행논문들은 정량적 평가 지표인 CNR과 SNR의 대표적인 논문이라 할 수 있다. 하지만, 해상력과 대조도 분해능을 보는 방법론에서는 또 다른 방법론이 제시되고 있다. 정확성과 정량성을 확보하기 위해서 해상력에 관련된 공간분해능을 알 수 있는 변조전달함수라는 평가 툴을 이용하게 되었다. 따라서, 논문에서는 CT 검사에서 공간분해능에 대해서 AAPM Phantom을 이용하여 분석을 통한 변조전달함수를 평가하고자 한다.[7]

II. MATERIALS AND METHODS

1. The X-ray Imaging System

CT장비는 Dual Source Somatom Definition Flash(Siemens Healthcare, Forchheim, Germany), Brilliance 64(Philips Medical System Netherlands), Aquilion 64(Toshiba Medical System, Japan)를 사용하였으며, AAPM Phantom(Model #76-410 CT Phantom, Nuclear Associates)으로 획득한 영상을 사용하였다. 또한, ImageJ(Wayne Rasband National Institutes of Health, USA)프로그램을 실행하여 정량적인 평가 방법을 시행하였다.

2. Image Acquisition

공간분해능이란 고대조도 분해능과 거의 같은 개념으로 사용되고 있다. 원래는 영상이 나타나는 흐림의 정도를 구분하기 위해서 사용되는 용어지만 CT에서는 균일한 배경 하에서 미세한 크기의 신 흡수계수 차이가 큰 물질이 인접해 있을 때 장치가 이를 어느 정도까지 구별하여 식별할 수 있는가를 나타내는 능력을 의미하고 X축과 Y축의 해상능력 평가를 의미한다. 미국 의학물리학자 협의회에서 고안한 CT 성능평가용 팬텀인 AAPM Phantom을 사용하였다.[8] 이는 특수의료장비의 설치 및 운영에 관한 규칙에 의거한 CT 팬텀 영상검사의 표준 팬텀으로 사용되고 있으며, 정도 관리 검사에서도 필요한 팬텀이다. 직경이 21.6 cm인 아크릴 재질의 원통형이며, CT Number Calibration 블록, 슬라이스 두께측정 블록, 공간 분해능 측정용 블록, 대조도 분해능 측정용 블록, 그리고 Beam Alignment 및 노이즈 측정용 블록 5부분으로 구성되어 있다. 그 중 공간 분해능 측정용 블록에는 직경이 1.75 mm, 1.50 mm, 1.25 mm, 1.00 mm, 0.75 mm, 0.60 mm, 0.50 mm, 0.40 mm의 구멍이 4.3 mm 간격으로 5개씩 그룹화되어 있으며 총 8그룹의 구멍들로 구성되어 있다. 기준에는 Window Width는 300~400, Window Level은 −200~−100일 때 0.40 mm까지 보이고 1.0 mm에서까지 5개의 구멍이 모두 식별이 가능하게 보여야 한다[Fig.10.1]. 3개의 CT장비에서 공간분해능 측정용 블록의 중앙부를 10 mm 슬라이스 두께로 Single Slice Scan 해서 영상을 얻는다.[9]

3. MTF 측정

변조전달함수의 일반적인 처리 과정은 CT와는 달리 File을 Load 후 Edge Positioning하고 Gain Offset을 한다. Dead Pixel Correction을 한 뒤 Region of Interest(ROI)를 추출하고, Pre-Sam-Pling을 한다. 다음으로 ESF를 Smoothing하고 ESF Differentiation을 한 후 LSF를 Fourier 변환한다. 위 사항에서의 변조전달함수 측정 방법에는 'Slit Method', 'Chart Method', 'Edge Method'가 있다. Slit Method를 이용하여 Line Spread Function(LSF)를 구할 수 있고, Edge Method를 이용하여 Edge Spread Function(ESF)를 구하여 미분하면 Edge에 수직한 LSF를 구할 수 있고 LSF의 Fourier변환을 이용하여 변조전달함수를 구할 수 있다. 또한, 변조전달함수의 Chart Method는 영상의 형성 능력을 측정하기 위한 응답함수를 결정하는 것으로 정현파의 입력과 정현파의 출력과의 진폭의 비를 공간주파수의 함수로 표현한 것으로 정보전달 신호의 진폭 또는 강도, 양의 변화를 영상 시스템에서 정량적인 분해능을 관측할 수 있으며, X선 검출 시스템 정보 전달 능력과 기록 능력을 평가하는데 상당한 정확성을 제공한다.[10, 11]

CT MTF에서 Chart Method 방법을 이용하여 Fig.10.1에서의 Excel을 이용한 정량적인 평가 방법으로 산출하게 되었으며,[10] 팬텀의 공간분해능 측정 영상을 이용한 변조전달함수평가로는 AAPM Phantom으로 얻은 공간 분해능 측정 영상은 한 줄에 5개의 점으로 이루어진 8단계의 점이 있고 각각의 점은 주파수를 가지고 있으며 변조전달함수의 측정 방법인 Chart Method를 이용하여 영상평가를 시행 하였다. AAPM Phantom 영상을 이용하여 값을 구하고 표준편차 값이나 최대값, 최소값, 베이스값 등을 이용하여 평가 방법을 고려하였다. 그리고 공간분해능 측정 영상을 ImageJ(Wayne Rasband National Institutes of Health, USA)프로그램을 실행하여 각각의 점들이 가지는 주파수 데이터 값을 얻어 데이터 값을 입력하여 그래프로 나타내고 저주파에서 고주파까지 여러 가지 주파수의 정현파를 입력해 그 출력 정현파의 폭이 입력 정현파의 진폭에 대해 어떻게 변화하는지 확인하고 입력과 출력 정현파의 최대값과 최소값 차이의 진폭 비를 평가하였다[Fig.10.1].

III. RESULTS AND DISCUSSION

AAPM Phantom을 이용하여 얻은 공간주파수 데이터 값을 이용하여 변조전달함수를 구하였고 그래프의 횡축은 공간주파수를 종축은 변조전달함수값을 입력하였다[Fig.10.2]. 변조전달함수 그래프에서 100%(1.0)에 가까울수록 많은 정보를 수집할 수 있으며 50%(0.5)에 해당하는 공간주파수 값은 선예도를 나타내고, 10%(0.1)에 해당하는 공간주파수 값은 해상력을 나타낸다.[11-13] 결과값은 Siemens CT장비 8개의 공간해상력 단계에서, 변조전달함수는 공간주파수 0에서 1, 0.5에서 0.58, 0.1에서 1.63 mm^{-1}으로 나타났다. Philips CT장비에서 변조전달함수는 공간주파수 0에서 1, 0.5에서 0.28, 0.1에서 0.89 mm^{-1}으로 나타났다. Toshiba CT장비에서 변조전달함수는 공간주파수 0에서 1, 0.5에서 0.59, 0.1에서 1.21 mm^{-1}으로 나타났다. 따라서, CT의 정도 관리 항목에서 영상의 질을 결정하는 중요한 요소인 공간분해능을 평가하기 위해 표준 팬텀인 AAPM Phantom으로 영상검사를 수행한 후 공간분해능을 변조전달함수를 이용하여 평가한 결과 공간주파수를 이용한 데이터 값이 높아짐에 따라 변조전달함수는 감소됨을 알 수 있었다. 따라서, CT장비에서 변조전달함수는 공간주파수(50%)에 있어서는 0.58, 0.28 0.59 mm^{-1}으로 나타났으며, 변조전달함수 공간주파수(10%)에 있어서는 1.63, 0.89 1.21 mm^{-1}으로 나타났다.

CT에 대한 영상을 환자로부터 얻으려 할 때 검출기 간격은 환자로부터 X선 Profile로부터 X선 Profile을 Sampling한다. 또한, 사용된 재구성 알고리즘은 간격 매트릭스에 투영된 데이터를 역 투영 한다. 그러면, 재구성된 데이터는 선택된 Display Field of View(FOV)에 의존하는 Display된 매트릭스에(혹은 정리된) 덧붙여지게 된다. 일련의 과정 중 CT에서는, 영상 획득, 재구성, 디스플레이를 형성하는 많은 단계들이 있고 Data는 별개의 Sampling에 영향을 받게 되어 있다. 따라서, 이러한 처리는 변조전달함수에 대해 영향을 줄 수 있다. 또한, Display FOV가 충분히 작을 때(영상 매트릭스가 공간주파수를 제한하지 않기 위해), 여기에 기술한 것처럼 변조전달함수측정은 Raw 데이터 재구성 영상의 분해능 점유들을 반영함으로써 데이터에 적잖은 영향을 주게 된다. 그러므로 논문에서는 Raw 데이터를 이용해야 함에도 불구하고 Post Processing 되어 있는 데이터로 변조전달함수를 산출하게 되었다. CT Data File은 영상 분석을 위한 영상화 워크스테이션 PACS 서버로부터 변환되며, Digital Image Communicated of Medicine(DICOM) 화일이 PACS 기준으로 장점이 큰 반면 영상들은 연구 환경에서 덜 유용하게 만드는 다양한 Header들을 가지고 있다. 그러므로 DICOM영상들을 이용함에 있어서도 신중히 접근하는 것이 좋을 것으로 사료된다.

정량적인 방법으로 측정을 할 때 참고해야 할 사항이 있다. 팬텀 면적들에 적절한 가장 작은 Displayed FOV가 사용되어야 한다. 그렇지 않으면, Post-Sampling 픽셀 간격(영상 Display 매트릭스)는 분해능을 제한할 수 있으며, 변조전달함수산출에 영향을 줄 수 있다. 따라서, 작은 Display FOV가 바람직하기 때문에 팬텀의 면적들은 상대적으로 작아야만 한다는 의미를 가지고 있다. 그리고 CT에서 변조전달함수에 영향을 주는 수많은 Factor들이 있다. 검출기 폭과 간격, Focal Spot Size, 재구성 Kernel, Display FOV 각각은 공간 분해능에서 영향을 가진다. 재구성 Kernel은 강력하게 영상 특성들에 영향을 미친다. 하지만, CT장비 생산자들은 일반적으로 재구성 Kernel들의 실제적인 모양을 알려주지 않는다. 따라서, CT장비의 변조전달함수의 측정 결정은 각각의 이용 가능한 Kernel의 주파수 반응을 평가하는 쉬운 수단을 제공하기 위해서는 논문에서 쉽고 간단한 Chart Method를 이용하여 Sampling된 데이터를 이용하게 되었다.

의료 영상 평가에서 많은 평가 방법이 존재한다는 것은 절대적 평가 방법이 없다는 것을 의미한다. X선을 통해 의료영상을 생성하는 시스템의 화질 결정 요인은 다양하므로 변조전달함수 측정만으로 화질을 평가하기에는 무리가 따른다. 그리고 임상에서 의료장비의 절대적인 정량값을 측정하는 것도 실험 환경적인 문제와 실험 도구 등의 문제로 인해 어려움이 따르기 때문에 최적의 시스템을 위한 노력으로 변조전달함수평가와 임상 적용 시 실무자의 의한 변조전달함수 평가를 함께 병행하는 노력이 필요할 것으로 생각된다.

연구에서는 CT에서 AAPM Phantom을 이용한 변조전달함수 평가 방법이 보다 더 정확한 정량적인 평가 방법으로 확인할 수 있었으며, 변조전달함수를 이용하여 영상의 화질을 평가하는 것이 더욱 향상된 의료 영상의 특성에 대해서 알 수 있을 것이라고 사료된다.

IV. CONCLUSION

연구에서는 CT검사특성상 검출기 폭과 간격, Focal Spot Size, 재구성 Kernel, Display FOV에 의해서 특정 데이터에 영향을 미칠 수 있는 제한 점이 있다. 그럼에도 불구하고 CT장비에 있어서 정량적인 특성평가가 이루어졌으며, 향상된 의료영상의 특성을 확인하는 계기가 되어야 한다고 생각한다. 또한, 연구에서는 Chart Method를 이용하여 변조전달함수의 공간해상력에 대한 특성을 확인하고, 정량적인 평가방안을 제시하였다는 점에서 학술적 의의가 있다.

Reference

[1] Ho-Beom Lee, Kwan-Woo Choi, Jung-Whan Min, et al: Phase image of susceptibility weighted using high pass filter improved uniformity. Journal of the Korea Academia-Industrial Cooperation Society, 15(11), 6702-6709, 2014.

[2] Sung-Sun Noh, Hyo-Sik Um, Ho-Chul Kim: Development of Automatized Quantitative Analysis Method in CT Images Evaluation using AAPM Phantom. The institute of electronics and information engineers, 51(12), 2014.

[3] Won-Jeong Lee, Bong-Seon Ahn, Young-Sun Park: Radiation Dose and Image Quality of Low-dose Protocol in Chest CT: Comparison of Standard-dose Protocol. Journal of radiation protection and research, 37(2), 2012.

[4] Soon-Yong Son, Hoi-Woun Jeong, Jung Whan Min et al: Evaluation of Image Quality for Various Electronic Portal Imaging Devices in Radiation Therapy. Journal of Radiological Science and Technology, 38(4), 451-461, 2015.

[5] Soon-Yong Son, Hoi-Woun Jeong, Jung Whan Min et al: Comparison of noise power spectrum methodologies in measurements by using Various Electronic Portal Imaging Devices in Radiation Therapy. Journal of Radiological Science and Technology, 39(1), 97-104, 2016.

[6] Jung-Whan Min, Ki-Won Kim, Kwang-Yuel Ryu et al: Comparison Study on CNR and SNR of Thoracic Spine Lateral Radiography. Journal of Radiological Science and Technology, 36(4), 280-273, 2013.

[7] IEC(International Electrotechnical Commission), IEC 62220-1(2003).

[8] Keun-Jo Jang, Dae-Cheol Kweon: Case Study of Quality Assurance for MDCT Image Quality Evaluation Using AAPM CT Performance phantom. Journal of the Korea contents association, 7(7), 2007.

[9] Seong-min Ha, Sung-hee Jung, Hyuk-Jae Chang, Eun-Ah Park, Hack-joon Shim: Effects of Iterative Reconstruction Algorithm, Automatic Exposure Control on Image Quality, and Radiation Dose: Phantom Experiments with Coronary CT Angiography Protocols. PROGRESS in MEDICAL PHYSICS, 26(1), 2015.

[10] Jung-Min Kim, Jung-Whan Min, Hoi-Woun Jeong et al: Correction Method of slit Modulation Transfer function on Digital Medical Imaging System. Journal of Radiological Science and Technology, 29(3), 133-139, 2006.

[11] Soon-Yong Son, Hoi-Woun Jeong, Jung Whan Min et al: Measurement of Image Quality According to the Time of Computed Radiography System. Journal of Radiological Science and Technology, 38(4), 365-374, 2015.

[12] Willi A. Kalender. Computed Tomography: Fundamentals, System Technology, Image quality, Applications, Publicis Publishing, 2011.

[13] IEC 61223-3-5, Ed.1(2004-08) Evaluation and routine testing in medical imaging departments-Part 3-5: Acceptance tests-Imaging performance of computed tomography X-ray equipment.

Figure Captions.

Fig.10.1 MTF evaluation by using the chart method and spatial measurement image of AAPM phantom. The spatial resolution measurement image acquired AAPM phantom consist of 5 point on one line and 8 steps have each frequency. The evaluation for amplitude between max value and min value of input and output sine wave by using ImageJ(wayne rasband national institutes of health, USA) and acquiring the frequency data of each point. The data were on graph.

Fig.10.2 Comparison of MTF curves for the Siemens, Philips and Toshiba CT devices.

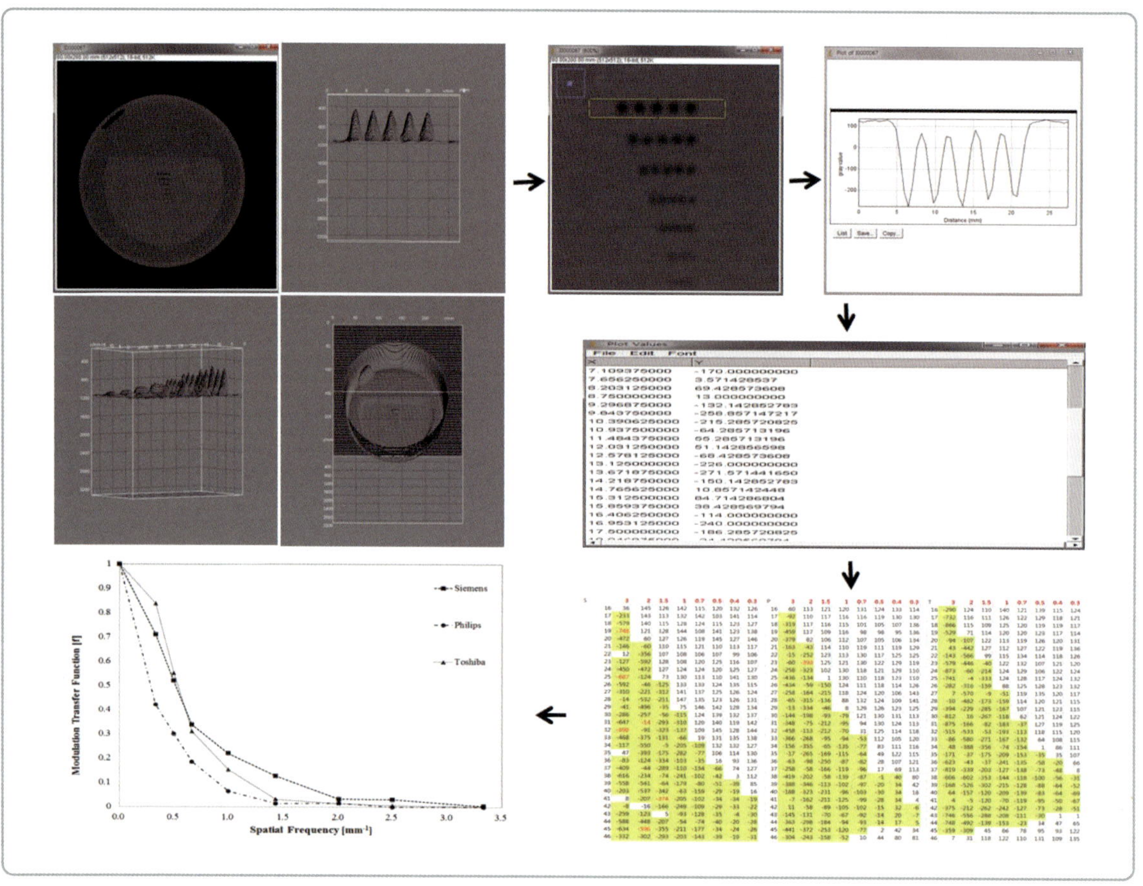

Fig.10.1

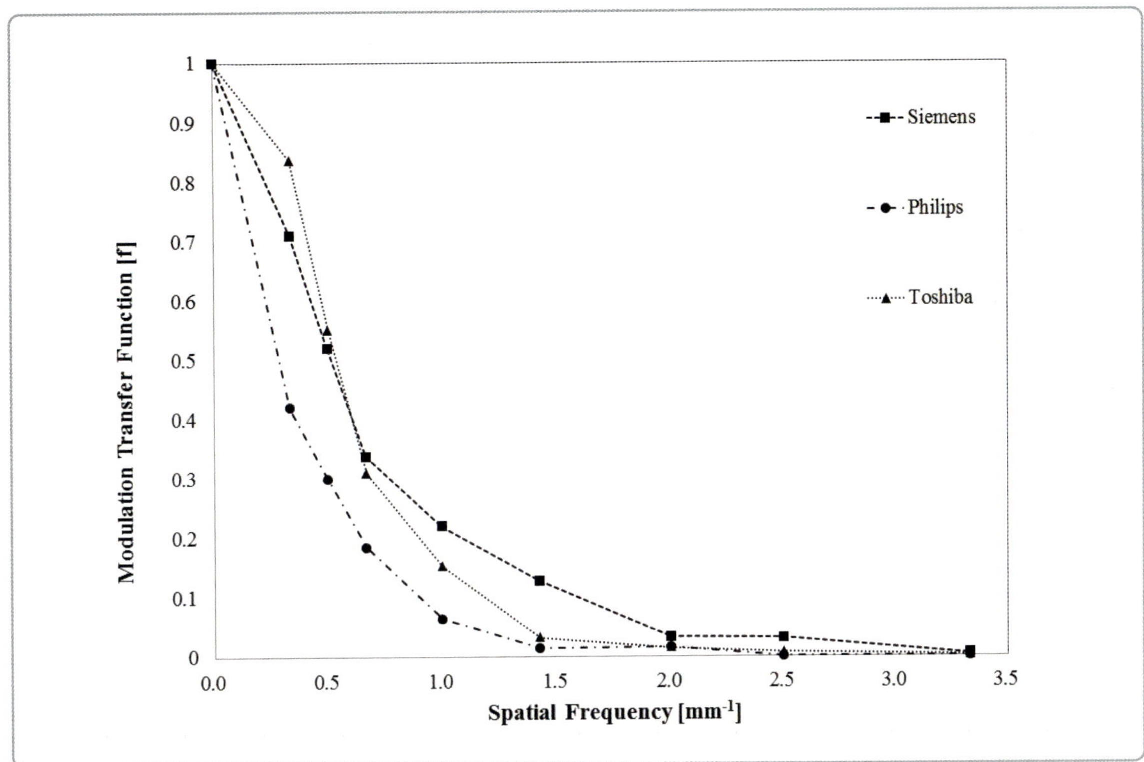
Modulation Transfer Function [f]
1
0.9
0.8
0.7
0.6
0.5
0.4
0.3
0.2
0.1
0
0.0
0.5
1.0
1.5
2.0
2.5
3.0
3.5
Spatial Frequency [mm-1]
Siemens
Philips
Toshiba

Fig.10.2

Chapter 11

뇌 수막종 및 낭종에서 자기공명영상 펄스시퀀스 변화에 따른 신호대잡음비의 통계적 접근

Statistical Approach of Measurement of Signal to Noise Ratio(SNR) in According to Change Pulse Sequence on Brain MRI Meningioma and Cyst Images

Abstract

The purpose of this study was to needed basis of measure MRI CAD development for signal to noise ratio(SNR) by pulse sequence analysis from region of interest(ROI) in brain magnetic resonance imaging(MRI) contrast. We examined images of brain MRI contrast enhancement of 117 patients, from January 2005 to December 2015 in a University-affiliated hospital, Seoul, Korea. Diagnosed as one of two brain diseases such as meningioma and cysts SNR for each patient's image of brain MRI were calculated by using ImageJ. Differences of SNR among two brain diseases were tested by SPSS Statistics21 ANOVA test for there was statistical significance($p<0.05$). We have analysis socio-demographical variables, SNR according to sequence disease, 95% confidence according to SNR of sequence and difference in a mean of SNR. Meningioma results, with the quality of distributions in the order of T1CE, T2 and T1, FLAIR. Cysts results, with the quality of distributions in the order of T2 and T1, T1CE and FLAIR. SNR of MRI sequences of the brain would be useful to classify disease. Therefore, this study will contribute to evaluate brain diseases, and be a fundamental to enhancing the accuracy of CAD development.

keyword Brain Magnetic Resonance Imaging(MRI), Signal to Noise Ratio(SNR)

초록

연구는 뇌 자기공명영상에서 질환 관심영역(ROI)을 설정하여 신호대잡음비(SNR)를 펄스 시퀀스 별로 분석하여 MRI CAD 개발에 필요한 기초자료를 활용하고자 하는 것이 연구의 목적이다. 연구대상은 2005년 1월부터 2015년 12월까지 서울소재 대학병원에서 뇌 조영자기공명영상(Brain MRI Contrast Enhancement)을 검사한 환자 117명이다. 측정이 용이한 질환 2종류 수막종(Meningioma), 낭종(Cyst)을 측정대상으로 하였고, 측정 방법은 ImageJ 프로그램을 사용하였다. 뇌질환의 SNR값을 측정하여 SPSS Statistics21 통계프로그램으로 ANOVA 분석을 하였으며 $p<0.05$에서 유의한 것으로 판단하였다. 표본의 인구사회학적 특성, 시퀀스별 SNR의 평균값, 95% 신뢰구간 값, SNR 평균차이 값 등을 분석하였다. 각 질환의 시퀀스별 분석결과는 Meningioma: T1CE>T2>T1, FLAIR($p<0.05$); Cyst: T2>T1, T1CE>FLAIR($p<0.05$)였다. SNR 수치로 시퀀스들의 특징을 조합하여 질환의 특성을 파악할 수 있어 향후 자기공명영상검사의 정확성과 편의성을 제공하고, 판독보조진단 프로그램 개발의 기초자료로 활용될 수 있을 것으로 기대된다.

중심단어 뇌 자기공명영상, 신호대잡음비

I. 서론

자기공명영상(Magnetic Resonance Imaging, MRI)은 질병의 진단과 함께 민감도가 높은 검사로 활용도가 높아지고 있다. 특히 뇌출혈, 뇌경색, 뇌종양 등 뇌질환 진단에 큰 강점이 있고 최근에는 뇌의 영역별 활성화 정도를 알 수 있는 기능적 자기공명영상(Functional Magnetic Resonance Imaging, fMRI) 검사도 가능하게 되었다.[1-4]

현재 의료영상 분야에서는 의료영상전송시스템(Picture Archiving Communications System, PACS)을 넘어 컴퓨터보조판독장치(Computed Aided Detection, CAD)분야에 관심이 늘어나고 있다. CAD는 컴퓨터가 정량적으로 분석한 결과를 토대로 이상 부위를 표시함으로서 영상판독의사의 과다한 판독 업무를 줄여줄 수 있는 보조 프로그램이다. 또한, 이상이 있는 것으로 판단되는 영상에 대해서는 정량적 분석결과를 참고로 의사가 최종 진단을 내리게 하는 유용한 진단 시스템이다. 전 세계적으로 유방암과 폐암의 급증으로 이 분야의 국가 보건적 관심으로 인하여 맘모CAD와 폐CAD의 연구가 활성화되고 있다. 특히 과거에는 고가로 치부되던 MRI 장비가 2000년 초부터 매년 급증하며 보급되고 있는 추세이고 전 세계적으로 뇌 연구 및 노년층의 증가에 따른 알츠하이머병과 같은 뇌 관련 질환의 관심으로 MRI 관련 CAD가 크게 활성화될 것이다.[5]

현재 영상의학과 의사는 MRI를 이용하여 뇌질환을 추적하여 정성적인 판독을 수행한다. 이때 뇌질환 영상에 대한 정량화 지표가 있다면 검사의 정확성과 편의성을 증진하고 진단의 보조적 역할에 기여할 것으로 기대된다. 따라서, 역할 수행을 위하여 자기공명 영상의 CAD개발이 향후 필요할 것으로 판단된다.

연구에서는 뇌 자기공명영상(Brain MRI)에서 질환 관심영역(Region of Interest, ROI)의 신호대잡음비(Signal to Noise Ratio, SNR)를[6, 7] 펄스 시퀀스 별로 분석하여 MRI CAD 개발에 필요한 기초자료를 활용하고자 한다.[8-10]

II. 실험 방법

1. 연구대상

2005년 1월부터 2015년 12월까지 서울소재 대학병원에서 뇌의 자기공명 조영증강 검사(Brain MRI Contrast Enhancement)한 영상 중에서 뇌질환의 표본수가 30개 이상이고 측정이 용이한 수막종(Meningioma), 낭종(Cyst) 등 2종류 검사를 수행한 환자를 대상으로 하였다. 18세 미만 환자의 영상이나 질환의 크기가 작고 경계가 불분명한 질환의 영상은 제외하였다. 전체 대상 영상 환자의 성별은 남자 50명, 여자 67명 총 117명이고, 연령은 20세에서 93세까지이며 평균나이는 55.2세이다.

2. 자료수집

연구의 자료 수집을 위해 사용된 영상획득 장비로 1.5 T 초전도 자기공명영상장치(Archieva, Philips Medical System)를 사용하었고 검사코일은 Brain Head 8 Channel Coil을 사용하였다. 검사 대상자의 영상은 T2, T1, FLAIR, T1CE이며, 조영제는 0.5 mmol/ml의 가돌리늄제제 MR Bester 15 ml를 주입하여 검사된 영상의 T2 Weighted Imaging(T2), T1, FLAIR, T1CE Dicom File을 추출하였다. 연구는 Brain MRI Contrast Enhancement검사한 영상 중 2종류의 뇌질환 영상을 선별하여 SNR값을 측정하는 후향적 관찰연구이다.

3. 분석방법

측정 방법은 수집된 Dicom File을 ImageJ 프로그램을 사용하여 $10 \times 10\ mm^2$의 ROI를 설정하여 뇌질환의 중심부 신호강도(Lesion SI)를 측정하였고[Fig.11.1], 영상에 근접한 대각선 방향 4곳의 백그라운드 신호강도의 표준편차(Background Noise SD)를 측정하여 평균값을 구하였다[Fig.11.2].

SNR은 측정된 Lesion SI를 Backgrounding Noise SD로 나누어 계산하였다[Eq.11.1].

$$SNR = \frac{Lesion\ SI}{Backgrounding\ Noise\ SD} \quad \text{Eq.11.1}$$

측정의 정확도를 높이기 위해 상대적으로 잡음(Noise)이 많은 대각선 방향의 왜곡이 많은 부분을 측정하여 평균값을 구하였다. 자료처리 방법은 통계프로그램 SPSS Statistics21을 사용하여 다음과 같은 방법으로 분석하였다.

첫째, 대상자의 인구사회학적 특성은 전체 표본과 질환별 표본을 구분하여 빈도와 백분율을 구하였다.

둘째, 2종류 질환의 펄스 시퀀스에 따른 SNR값의 평균과 95% 신뢰구간을 비교하기 위하여 ANOVA분석을 하였고, 펄스 시퀀스별로 통계적으로 유의한 차이를 분석하기 위해 사후분석을 실시하였으며, 사후분석은 Dunnett T3 Test 분석을 이용하였다.

4. 변수 정의 및 설명

연구의 종속변수는 SNR값이고, 독립변수는 T2 Axial, T1 Axial, FLAIR(Fluid Attenuated Inversion Recovery) Axial, T1CE(Contrast Enhanced) Axial Sequence이다. 각각의 펄스시퀀스의 파라메터인 반복시간(TR), 에코시간(TE), 화소배열수(Matrix), 여기횟수(NEX), 절편두께(Slice Thickness), 절편간격(Slice Gab), 영상영역(FOV), 검사시간(Scan Time), 숙임각(Filp Angle) 등은 모든 검사에서 동일하게 적용하였다. Brain MRI Contrast Enhancement검사 펄스 시퀀스 Sequence(독립변수)별 Protocol(통제변수)수치는 Table 11.1과 같다.

4.1 수막종(Meningioma)

연구에서 뇌 수막종에서는 경계가 뚜렷하고 균일한 신호강도를 보이는 부분을 관심영역으로 선정하였다. SNR 측정을 위한 ROI 선택이 쉽고 비교적 측정의 정확도가 높을 것이라 생각된다[Fig.11.3].

4.2 낭종(Cyst)

연구에서 뇌에 발생하는 낭종 중 가장 많은 표본을 차지하는 것은 지주막낭종(Arachnoid Cyst)이였다. MRI영상 소견으로는 지주막낭종의 구성물이 뇌 척수액(CSF)이기 때문에 T2강조영상에서 뇌 척수액과 같은 강한 고 신호강도를 보이고 T1조영강조영상과 FLAIR 영상에서는 저 신호강도를 보이며 조영증강은 되지 않는다[Fig.11.4].

5. 연구대상자의 인구사회학적 특성

전체 연구대상자의 연령별분포는 Table 11.2와 같고, 질환별 연구대상자의 연령별분포는 Table 11.3과 같다. 전체 연구대상자는 117명이고 성별은 남자 42.7%, 여자 57.3%이며 연령대는 40대와 60대가 17.9%로 가장 많고 평균연령은 50.8±18.4세였다. 질환별 연구대상자의 연령별분포는 수막종은 66명이고 여자가 72.7%를 차지하며 연령대는 70대가 24.2%로 가장 많고 평균연령은 63.6±15.3세였다. Cyst는 51명이고 남자가 62.7%를 차지하며 연령대는 30대가 31.4%로 가장 많고 평균연령은 44.4±17.8세였다.

III. 결과

1. 펄스 시퀀스별 SNR의 평균비교

ANOVA 분석결과 질환의 펄스 시퀀스별 SNR의 평균 비교는 Table 11.4와 같다. 질환의 펄스 시퀀스별 SNR값의 평균비교는 논문에서 알고자 하는 핵심사항이다. 질환의 판독은 시퀀스를 비교 분석하여 밝고 어둡의 차이를 기본적으로 참고하여 이루어지기 때문이고 SNR값은 밝을수록 크고 어두울수록 작다. 통계적으로 유의한(p<.001) 질환의 펄스 시퀀스별 SNR값의 평균을 비교하면, 수막종의 SNR은 펄스시퀀스 별로 T1CE, T2, T1, FLAIR 순으로 높게 나타났으며, 낭종은 SNR값에서 T2, T1, T1CE, FLAIR 순으로 높은 값을 갖는 특징을 가지고 있다.

2. 펄스 시퀀스별 SNR의 95% 신뢰구간비교

SNR의 평균값으로 시퀀스들 간의 차이를 분석한다는 것은 분산에 따라 영향을 받을 수 있다. 그래서 보다 정확한 비교를 위해 범위를 넓혀 95% 신뢰구간을 비교하였다[Table 11.5, Fig.11.5]. 95% 신뢰구간에서 하한값과 상한값이 겹쳐서 존재한다는 것은 평균값의 차이가 뚜렷하지 않다는 의미이고, 겹친 부분이 존재하지 않는 다는 것은 비교적 평균차이가 뚜렷하다는 의미이다. SNR 95% 신뢰구간을 살펴보면, 수막종에서 T1과 FLAIR가 겹친 부분이 존재하고, 낭종에서 T1과 T1CE가 겹친 부분이 존재한다.

3. 펄스 시퀀스별 SNR 평균차이

펄스 시퀀스별로 차이 있는 그룹을 알아보기 위해 펄스 시퀀스별 사후분석 결과값의 평균차이를 보면 Table 11.6, 11.7과 같고, 통계적으로 유의한(p<.05) 질환의 시퀀스를 높은 수치의 SNR을 가진 시퀀스(Standard Sequence)를 기준으로 정리해 보면, 수막종 SNR값에서는 T2가 T1이나 FLAIR보다 높고, T1CE는 T2, T1, FLAIR보다 높다. 낭종 SNR값에서는 T2가 T1, FLAIR, T1CE보다 높고, T1이 FLAIR보다 높다.

Ⅳ. 고찰 및 결론

연구는 Brain MRI Contrast Enhancement검사에서 특정 뇌질환의 펄스 시퀀스별 특성을 정량적으로 파악하고자 하였다. 또한, 성별로 질환을 비교하였을 때 낭종에서 남자가 많았고 수막종에서는 여성이 많았다. 연령별로 질환을 비교하였을 때 수막종은 평균 60대, 낭종은 40대였다. 이 중 특이할 만한 사항은 수막종은 여성에게 호발 하는 질환이라는 것과 일치하는 결과 값으로 나타났다.

연구의 결과는 크게 다음과 같은 측정값으로 요약할 수 있다.

1. 시퀀스별 SNR값

수막종: T1CE＞T2＞T1, FLAIR($p<0.05$)

낭종: T2＞T1, T1CE＞FLAIR($p<0.05$)

연구에서 궁극적인 목적이 되는 질환의 펄스 시퀀스별 SNR값에서 사후분석 결과 평균차이가 유의한 시퀀스들은 부등호 표시로 유의하지 않은 시퀀스들은 콤마로 표시하였다. 콤마로 표시된 시퀀스들은 95% 신뢰구간에서도 겹치는 부분이 존재하였다. 평균차이가 클수록 밝고 어둠의 정도가 크다는 의미이고 T1과 T1CE는 같은 종류의 펄스 시퀀스로서 조영제 사용 후 얻어지는 영상이 T1CE이다. 조영증강이 이루어지면 T1CE의 SNR값이 상승하게 되는데 위 펄스 시퀀스별 SNR결과 값에서 낭종은 T1과 T1CE의 차이가 유의하지 않아 조영증강이 되지 않음을 의미하고 수막종에서는 T1CE가 T1보다 유의하게 높아 조영증강이 이루어졌다고 해석할 수 있다.

연구의 제한점으로, 연구를 위한 적정 표본 수는 충족하였으나 모집단의 한계로 인하여 충분한 표본 수에는 미치지 못하였고, 연구에서 측정된 SNR의 수치가 질환을 완벽하게 감별할 수 있다고 말할 수는 없다. 이는 질환을 선택함에 있어 세부진단명까지 구분하지 못했고, 조직검사를 통한 병리학적 진단명이 아닌 영상의학 판독진단명을 이용하였다는 점 등의 한계점을 가지고 있기 때문이다. 또한, SNR수치로 펄스 시퀀스들의 특징을 조합하여 질환을 구분할 수 있었다. 연구의 결과를 활용하여 적용한다면 자기공명영상 검사의 정확성과 편의성 향상을 위한 프로그램 개발의 자료가 되고, 나아가 MRI CAD개발에 기초자료로 활용할 수 있을 것으로 생각한다.

결론적으로 연구에는 영상의학과 판독의사의 정성적인 판독과 비교 분석하지 못한 점, 뇌질환 종류가 다양하지 못한 점 등이 있다. 이와 같은 제한점을 보완한 후속연구의 진행으로 보다 정확하고 객관적인 정량적 수치를 확보한다면 향후, MRI검사와 판독의 정확성 및 편의성 향상에 기여할 수 있을 것이다.

Reference

[1] Bauer A, Stabler A, Bruning R et al: Diffusion-weighted MR imaging of bone marrow: differentiation of benign versuspathologic compression fractures. Radiology, 207(2), 349-356, 1998.

[2] DeLano MC, Cooper TG, Siebert JE et al: high-b value diffusion-weighted MR imaging of adult brain: image contrast and apparent diffusion coefficient map features. AJNR, 21(10), 1830-1836, 2000.

[3] Orel SG, Schnall MD, Li Volsi VA et al: Suspicious breast lesions: MR imaging with adiologic-pathologic correlation. Radiology, 190(2), 484-493, 1994.

[4] Sironi S, Colombo E, Villa G et al: Myometrial invasion by endometrial carcinoma: assessment with plain and gadolinium-enhanced MR imaging. Radiology, 185(1), 207-212, 1992.

[5] Gyeong-Sik Eom: Computer Aided Diagnosis, Seoul National University Medical Research Center IBMT, 2010.

[6] Jung-Whan Min, Ki-Won Kim, Kwang-Yuel Ryu et al: Comparison Study on CNR and SNR of Thoracic Spine Lateral Radiography. Journal of Radiological Science and Technology, 36(4), 280-273, 2013.

[7] Jung-Whan Min, Hoi-Woun Jeong, Ki-Won Kim et al: Evaluation of quantitative on T-spine exhalation technique and T-spine breathing technique of natural breathing. Journal of the Korea Academia-Industrial Cooperation Society, 14(9), 4429-4436, 2013.

[8] Kwan-Woo Choi, Soon-Yong Son, Jung-Whan Min et al: Usefulness of contrast agent involving high gadolium content for myocardial viability assessment. Journal of the Korea Academia-Industrial cooperation Society, 14(3), 1294-1300, 2013.

[9] Hyeon-Seung Lee, Hey-Young Moon, Yong-Min Chang et al: The Effect of Coating Material of Copper-wire RF Coil on the Signal-to-Noise Ratio in MR Images. Journal of the Korean society of magnetic resonance in medicine, 13(2), 171-176, 2009.

[10] Kwan-Woo Choi, Soon-Yong Son, Jung-Whan Min et al: A study on Evaluating Validity of SNR calculation using a Conventional two region method in MR images applied a multichannel coil and parallel imaging technique. Journal of Radiological Science and Technology, 38(4), 403-410, 2015.

Table Captions.

Table 11.1 Image acquisition Sequence and Protocol

Table 11.2 Socio-demographical variables

Table 11.3 Disease-specific gender and age distribution of the study subjects

Table 11.4 SNR according to sequence disease

Table 11.5 95% confidence according to SNR of sequence

Table 11.6 Difference in a mean of Meningioma SNR

Table 11.7 Difference in a mean of Cyst SNR

Table 11.1

	T2	T1	FLAIR	T1CE
반복시간(TR)	4425 ms	628 ms	11000 ms	628 ms
에코시간(TE)	100 ms	12 ms	140 ms	12 ms
화소배열수(Matrix)	256×512	256×512	256×512	256×512
여기횟수(NEX)	3회	2회	5 mm	2회
절편두께(Slice Thickness)	5 mm	5 mm	5 mm	5 mm
절편간격(Slice Gab)	1 mm	1 mm	1 mm	1 mm
영상영역(FOV)	220	220	220	220
검사시간(Scan Time)	2′03″	3′26″	3′40″	3′26″
숙임각(Filp Angle)	90°	90°	90°	90°

Table 11.2

N(%)

		N (%)	M±SD
Sex	M	50(42.7)	
	W	67(57.3)	
Age	20대	11(9.4)	50.8 ± 18.4
	30대	16(13.7)	
	40대	21(17.9)	
	50대	17(14.5)	
	60대	21(17.9)	
	70대	19(16.2)	
	80대	11(9.4)	
	90대	1(0.9)	
Total		117(100.0)	

Table 11.3

N(%)

		Meningioma	Cyst	Total
Sex	M	18(27.3)	32(62.7)	
	W	48(72.7)	19(37.3)	
Age	20대	2(3.0)	9(17.6)	
	30대		16(31.4)	
	40대	11(16.7)	10(19.6)	
	50대	13(19.7)	4(7.8)	
	60대	15(22.7)	6(11.8)	
	70대	16(24.2)	3(5.9)	
	80대	8(12.1)	3(5.9)	
	90대	1(1.5)		
M±SD		63.6±15.3	44.4±17.8	
Total		117(100.0)	51(100.0)	117

Table 11.4

N=117

Lesion	Sequence (Mean±SD)				F	P
	T2 SNR	T1 SNR	FLAIR SNR	T1CE SNR		
Meningioma	110.09±23.77	97.79±21.01	92.61±20.31	263.83±89.82	187.81	0.000
Cyst	309.10±93.28	60.16±23.56	39.31±42.41	58.04±21.81	292.749	0.000

Table 11.5

N=117

Lesion	N	Sequence	95% Confidence Interval	
			SNR Min.	SNR Max.
Meningioma	66	T2	104.29	115.78
		T1	92.55	102.92
		FLAIR	87.57	97.60
		T1CE	243.31	286.08
Cyst	51	T2	283.77	335.82
		T1	53.90	66.54
		FLAIR	27.97	50.75
		T1CE	52.36	63.99

Table 11.6

N=66

Standard Sequence (I)	Target Sequence (J)	Mean Difference (I–J)	Standard Error	P	95% Confidence Interval	
					Min.	Max
T2	T1	12.3033*	3.9061	.012	1.872	22.734
	FLAIR	17.4803*	3.8491	.000	7.200	27.760
	T1CE	−153.7379*	11.4378	.000	−184.616	−122.860
T1	T2	−12.3033*	3.9061	.012	−22.734	−1.872
	FLAIR	5.1770	3.5980	.625	−4.429	14.783
	T1CE	−166.0412*	11.3558	.000	−196.720	−135.363
FLAIR	T2	−17.4803*	3.8491	.000	−27.760	−7.200
	T1	−5.1770	3.5980	.625	−14.783	4.429
	T1CE	−171.2182*	11.3363	.000	−201.849	−140.587
T1CE	T2	153.7379*	11.4378	.000	122.860	184.616
	T1	166.0412*	11.3558	.000	135.363	196.720
	FLAIR	171.2182*	11.3363	.000	140.587	201.849

p<.05, Dunnett T3

Table 11.7

N=66

Standard Sequence (I)	Target Sequence (J)	Mean Difference (I–J)	Standard Error	P	95% Confidence Interval	
					Min.	Max
T2	T1	248.9345*	13.4721	.000	212.267	285.602
	FLAIR	269.7863*	14.3487	.000	230.989	308.584
	T1CE	251.0535*	13.4142	.000	214.524	287.583
T1	T2	−248.9345*	13.4721	.000	−285.602	−212.267
	FLAIR	20.8518*	6.7941	.017	2.535	39.169
	T1CE	2.1190	4.4960	.998	−9.939	14.177
FLAIR	T2	−269.7863*	14.3487	.000	−308.584	−230.989
	T1	−20.8518*	6.7941	.017	−39.169	−2.535
	T1CE	−18.7327*	6.6786	.038	−36.758	−.707
T1CE	T2	−251.0535*	13.4142	.000	−287.583	−214.524
	T1	−2.1190	4.4960	.998	−14.177	9.939
	FLAIR	18.7327*	6.6786	.038	.707	36.758

p<.05, Dunnett T3

Figure Captions.

Fig.11.1 Lesion SI of ROI of cyst T2 image

Fig.11.2 Backgrounding Noise SD of ROI of cyst T2 image

Fig.11.3 Meningioma images of set ROI

(a) T2-weighed images set ROI (b) T1-weighed images set ROI (c) FLAIR images set ROI (d) T1-weighed enhanced images set ROI

Fig.11.4 Cyst images of set ROI

(a) T2-weighed images set ROI (b) T1-weighed images set ROI (c) FLAIR images set ROI (d) T1-weighed enhanced images set ROI

Fig.11.5 Comparison of 95% confidence according to SNR of sequence

(a) Meningioma (b) Cyst

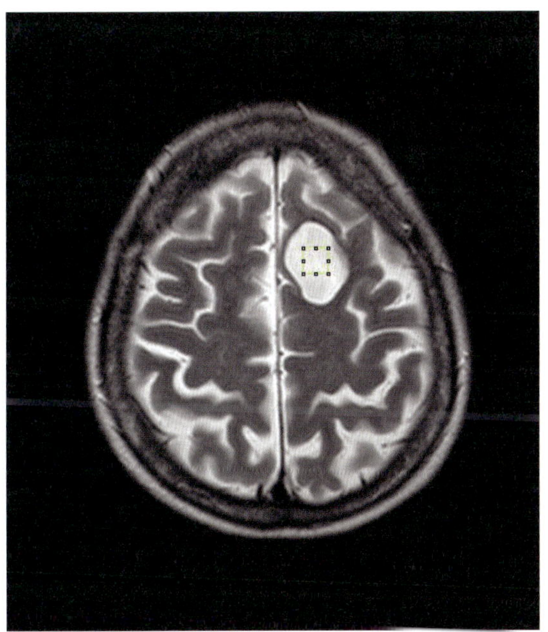

Fig.11.1

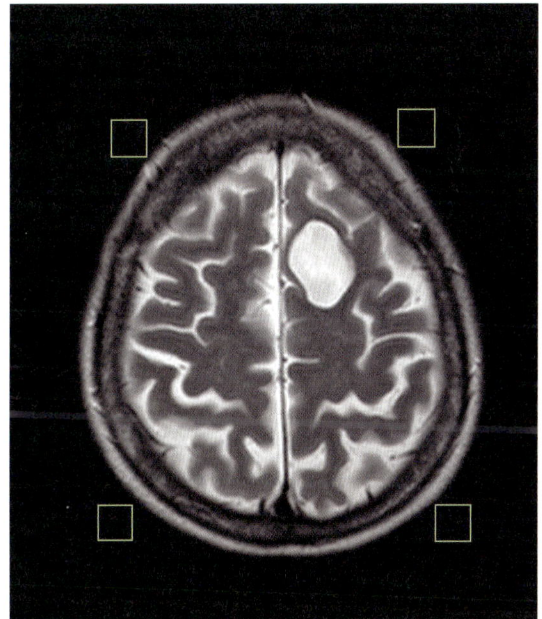

Fig.11.2

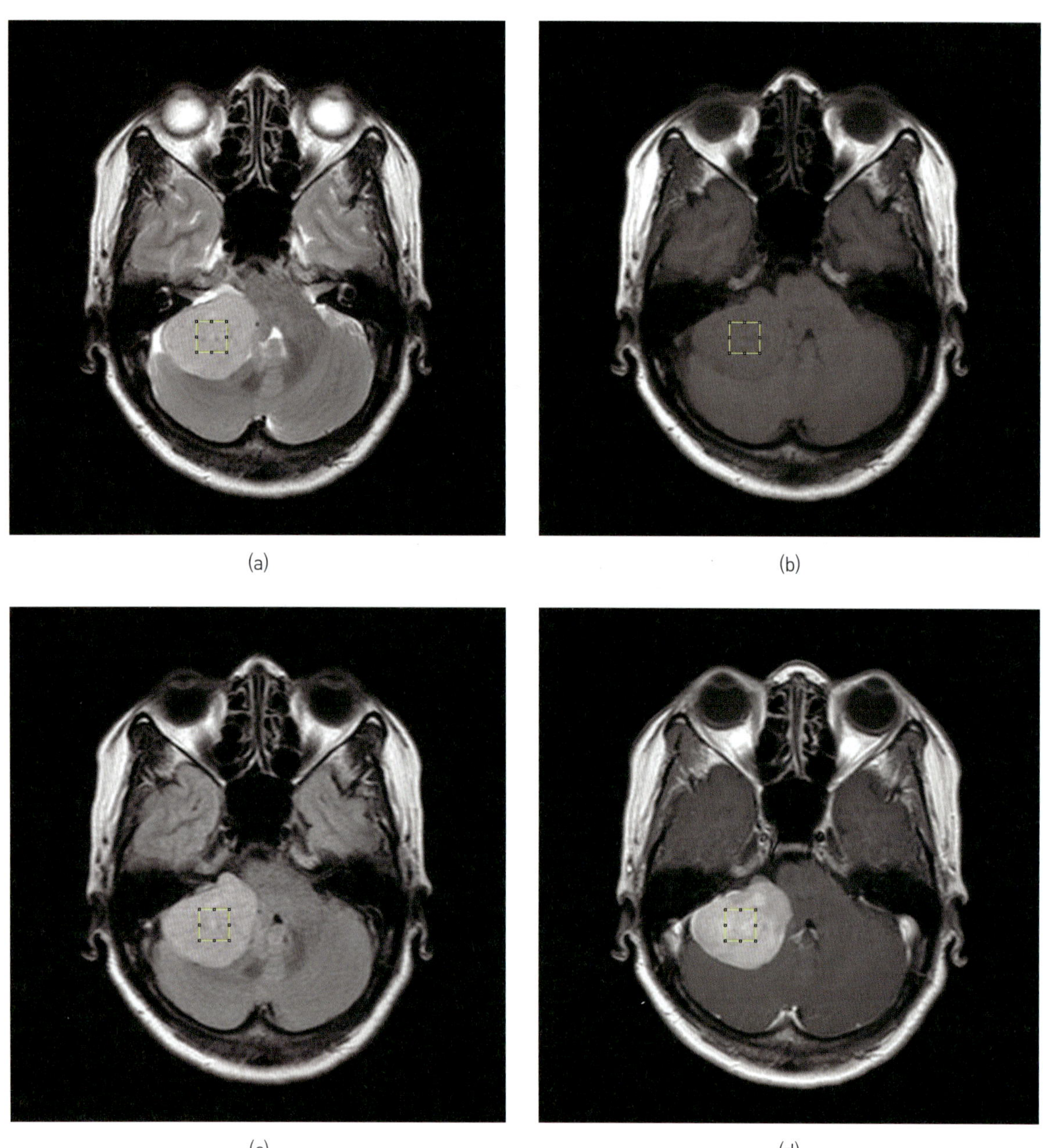
(a) (b) (c) (d)

Fig.11.3

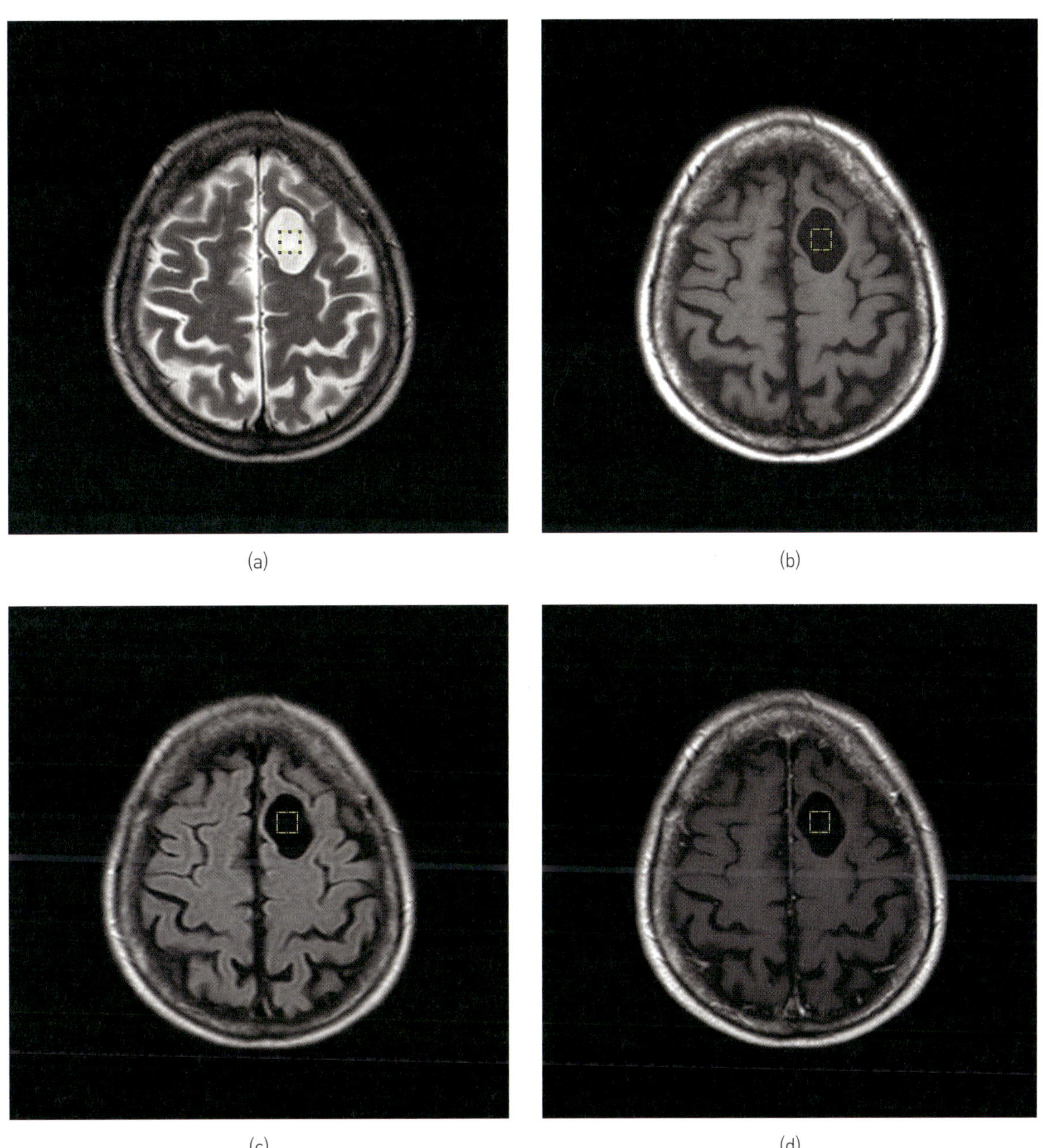

Fig.11.4

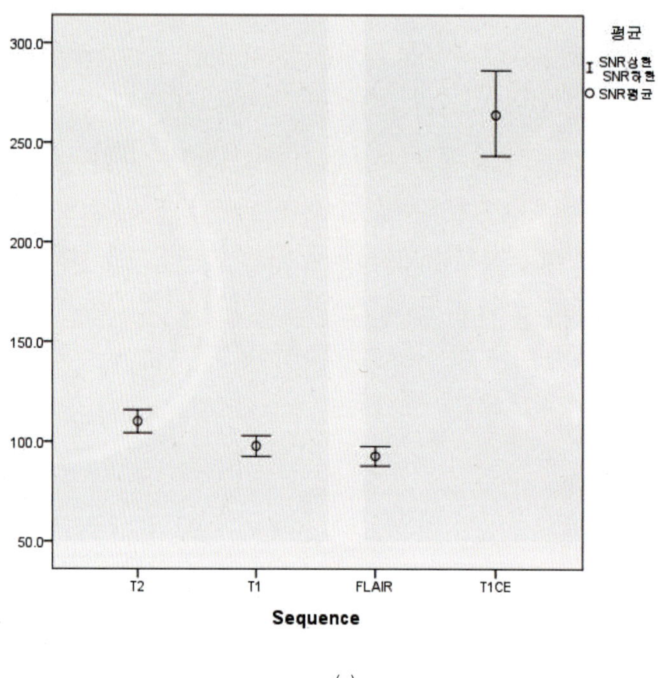
평균
SNR상한
SNR하한
SNR평균
300.0
250.0
200.0
150.0
100.0
50.0
T2
T1
FLAIR
T1CE
Sequence

(a)

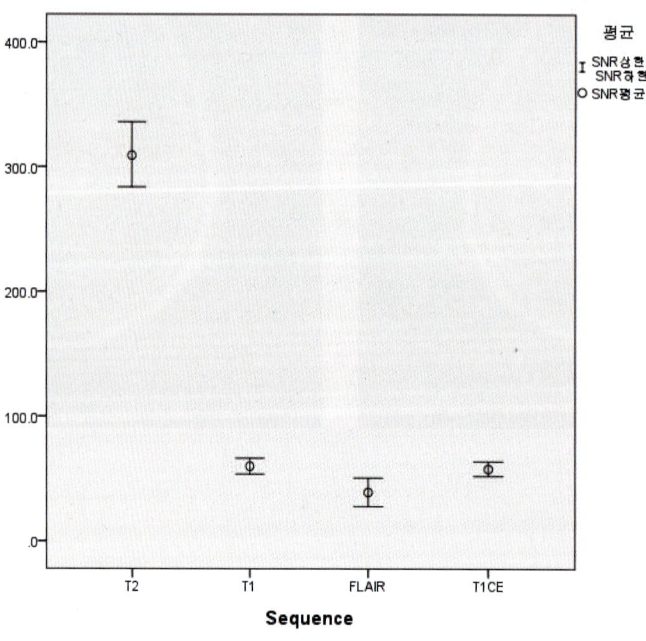
평균
SNR상한
SNR하한
SNR평균
400.0
300.0
200.0
100.0
.0
T2
T1
FLAIR
T1CE
Sequence

(b)

Fig.11.5

Chapter 12

맘모영상에서 엣지를 이용한 물리적 영상 평가

Evaluation of the Performance Characteristic for Mammography by Using Edge device

Abstract

The purpose of this study was to evaluation of the performance characteristic for mammography by using edge device that mammography equipment improves essential in the correct diagnosis for the maintenance. We measured the modulation transfer function(MTF), the noise power spectrum(NPS), and the detective quantum efficiency(DQE) using the 61267 RQA−M2 based on commission standard international electro−technical commission(IEC). As a results, spatial resolution of elenia demensions tomo and lorad selenia mammography were maintained at 10 mm^{-1} and NPS and DQE including the low nyquist frequency indicated to 6.0 mm^{-1}. Therefore, regulary QA of mammography system should be necessary. This study can be contribute to evaluate QA for performance characteristic of mammography of DDR system.

keyword Modulation Transfer Function(MTF), Noise Power Spectrum(NPS), Detective Quantum Efficiency(DQE)

초록

연구에서는 맘모그래피 장비에 대한 유지 보수에 대한 진단을 하는데 있어서 필수적인 정확성을 높이기 위해서 Edge방법을 이용한, 맘모영상의 물리적 특성에 대해서 알아보고자 한다. International Electronical Commission Standard IEC 61267의 RQA-M2 방법에 의해서 변조전달함수(Modulation Transfer Function, MTF), 잡음전력스펙트럼(Noise Power Spectrum, NPS), 양자검출효율(Detective Quantum Efficiency, DQE) 등을 측정하였다. 결과는 Selenia Demensions의 Tomography장비와 Lorad Selenia는 맘모 전형장비의 MTF는 10 mm^{-1}에서의 공간분해능을 유지하고 있었으며, NPS와 DQE는 낮은 Nyquist Frequency 포함하여 6.0 mm^{-1}까지 나왔다. 따라서, 정확한 진단을 위하여 주기적인 맘모시스템의 유지보수가 필요하며, 연구는 DDR 맘모시스템의 QA 및 수행성능 평가에 기초가 될 것으로 생각된다.

중심단어 변조전달함수, 잡음전력스펙트럼, 양자검출효율

I. 서론

맘모그래피는 스크린 필름 시스템에서 디지털 검출기로 변화되면서, 의료영상전송시스템(Picture Archiving Communication System, PACS)의 발전과 함께 증가되어 왔다. 맘모그래피는 10 혹은 12비트의 10 Mbyte 정도의 용량을 가지며, 스크린 필름 시스템과 비교하여, 디지털 검출기들은 지속적인 대조도와 큰 다이나믹 레인지를 제공하며, 넓은 노출 조건의 다양성을 제공한다. 대개 기존의 맘모그래피 장비와 함께 사용되며, 저장 형광판을 이용하는 Computed Radiography(CR) 장비 또는 a-si 광전 다이오드 배열과 결합한 CsI 신틸레이터를 기반으로 한 평판형 판넬 시스템, 고체판 검출기(si)를 기반으로 한 직접 광자검출기, 마지막으로 얇은 필름 트렌지스터 배열인 a-se의 광전도층을 기반으로 한 평판형 판넬 시스템이 대표적이라 할 수 있다.[1, 2]

일반적으로 CR 장비는 낮은 공간분해능과 양자검출효율(Detective Quantum Efficiency, DQE) 때문에 맘모 영상화에는 좋은 결과로 받아들여지지 않는다. 또한, 대조도 공간분해능에 대해서 스크린 필름과 엄격하게 비교되어야 하기 때문에 신호대잡음비(Signal to Noise Ratio, SNR)로 평가되어 왔다. 그러므로 디지털 맘모그래피는 직접적으로 객관적인 비교 평가를 하기 위해서는 영상 수행성능 특성을 비교함으로써 영상화에 좋은 결과를 갖는 것이 매우 중요한 사항이다. 따라서, 일반적으로 영상화의 기본적인 수행성과 측정은 변조전달함수(Modulation Transfer Function, MTF), 잡음전력스펙트럼(Noise Power Spectrum, NPS), 양자검출효율(Detective Quantum Efficiency, DQE) 등이 있다.[3-5] MTF 측정을 위해서 일반적이면서 단순한 구조와 다양한 이유에 의해서 선호되는 Edge 방법을 이용하게 되었다. 또한, 노이즈의 진폭을 측정하기 위해서 NPS측정을 하였으며, 맘모그래피 장비의 영상화 수행성능을 묘사하는데 필요한 DQE가 필수적이며, International Electrotechnical Commission Standard IEC: 61267의 RQA-M2 방법에 의해서 측정하였다.[6-9]

연구에서는 맘모그래피 장비에 대한 유지 보수에 대한 정확한 진단을 하는데 있어서 필수적인 정확성을 높이기 위해서 Edge방법을 이용한 맘모영상의 물리적 특성에 대해서 알아보고자 한다.

II. 실험 방법

1. 맘모그래피 장비

맘모그래피 장비는 Hologic Direct Digital Radiography(DDR: USA) 장비를 사용하였으며, Selenia Demensions의 Tomography장비와 Lorad Selenia는 맘모 전형장비로 두 가지 장비에 대한 물리적 특성을 알아보고자 하였다. Hologic Selenia는 a-Se/TFT Switch를 사용하고 있으며, Pixel Matrix는 3328×4096이다. Selenia Demensions장비의 Pixel Size는 0.065 mm이며, Lorad Selenia장비의 Pixel Size는 0.070 mm이다. 타켓과 필터는 Mo/Mo을 사용하였으며, 튜브 관전압 범위는 22~29 kVp이며, 거리는 660 mm에서 측정되었다. Fig.12.1은 실험장비에 대한 모든 부분을 설명한다.

2. 측정 방법

International Electronical Commission Standard IEC: 61267의 RQA-M2가 측정에 적용되었으며, Filter Thickness 0.032 mm, Nominal X-ray Tube Voltage 28 kV, HVL 0.60 mmAl, Added Filter 2 mm이다. X선관 초점으로부터 맘모장비 디텍터 표면까지의 거리는 660 mm이며, 부가필터 21 mmAl을 사용하였다[Fig.12.1].

MTF 측정은 Fujita et al., 이 기술한 Pre-Sampled MTF 방법으로 수행하였다.[10] MTF는 검출기의 분해 능력을 기술한다. MTF는 검출기의 비교적 큰 샘플링 간격으로 인한 Aliasing을 피하기 위해 Slant-Edge(2~3°) Method를 사용하여 측정하였다. 이는 Pixel과 Pixel의 구분을 위해서 물리적으로측정 하기 위한 방법으로 고안된 방법이다. 또한, 획득된 Edge Spread Function(ESF)는 Line Spread Function's(LSF's)를 획득하기 위해 미분되었다. 여기에서 ESF은 데이터를 표현하기에 부족함이 있다. 따라서, 근접한 데이터를 알기위한 방법으로는 미분을 통한 LSF을 구하는 것이 좋은 방법의 예라고 하겠다. 원래의 Edge Line에 수직 방향에서 MTF는 LSF의 Fast Fourier Transfer(FFT)를 수행하고 영점 주파수에서 그것의 값을 통합하기 위해 정규화 시킴으로써 산출되었다. 여기에서 보여주는 FFT의 개념은 K-Space에서 보여주는 저주파와 고주파의 관계를 보여주는 것과 같다고 생각하면 될 것이다.

NPS는 공간주파수의 함수로써 노이즈 진폭에서 변화를 측정하고 영상에서 노이즈와 공간분해능 점유들을 형성한다. Quality Assurance(QA) 알고리즘에서 사용된 NPS 스펙트럼 방법은 Fig.12.1에서 보여지며, NPS측정의 정규화를 위한 IEC: 61267의 RQA-M2 선속 품질을 사용하여 측정을 하였다. 그리고 NPS를 평가하기 위해 White 영상들은 Direct Detector에 피사체 없이 조사함으로써 획득되었다. DQE는 MTF, Normalized NPS(NNPS), 그리고 다음 식 Eq.12.1을 사용해서 단위 면적 φ 당 X선 광자 입사의 평균 숫자 측면에서 시스템에 대한 노출로 산출된다.

$$DQE = \frac{MTF^2}{\varphi NNPS} \qquad \text{Eq.12.1}$$

여기에서 중요한 부분은 NPS에 대한 내용이다. 피사체 없이 조사를 하기 때문에 Heel Effect와도 연관이 있다. 여기에서는 조사된 영상을 FFT해서 주파수영역대에서의 평가를 하기 위함이며 이때, MTF 표현방법인 주파수와 같은 K-Space와 같은 저주파수과 고주파의 관계로 나타내게 된다. 결국에는 같은 주파수대에서 MTF는 분해능을 NPS는 주파수대의 노이즈를 생각하면 된다. 따라서, 위 공식에서와 같이 DQE를 표현하기 위해서는 같은 주파수대별로 나누어주면 DQE그래프로 표현되게 된다. 그러므로 효율에 관련된 DQE의 그래프가 완성하게 된다.

III. 결과

1. 디지털 특성곡선

맘모 Data File은 영상 분석을 위한 영상화 워크스테이션으로부터 PACS 서버로부터 변환되어진 영상을 사용하였다. PACS로부터 Digital Image Communications of Medicine(DICOM) 파일 기준으로 크게 장점이 내 새워지는 반면, DICOM 파일의 영상들은 정량적 수행에 대한 객관적 연구 환경에서는 덜 유용하게 만드는 다양한 Header들을 가지고 있다. 그러므로, DICOM영상들을 이용함에 있어서도 신중히 접근하는 것이 좋을 것으로 사료된다. 아래 그림은 디텍터의 Response 함수를 보기 위한 그림으로 Selenia Demensions의 Tomography장비와 Lorad Selenia는 맘모 전형장비의 R^2 값은 1에 가까운 선형성을 가지고 있음을 볼 수 있다[Fig.12.2]. 또한, 조사선량에 대한 (mGy) Pixel Value 값은 선형성을 가지면서 증가하는 모습을 보고 있다.

2. 변조전달함수

영상처리 과정을 포함한 DICOM 파일을 사용하였다. Edge 방법인 MTF에서 ESF, LSF, Windowing 함수 같은 것들이 결과에 영향을 미치는 이유이기도 하다. Fig.12.3은 Sampling MTF의 10%와 50%의 공간주파수들을 보여준다. 맘모장비의 Sampling MTF의 결과들을 보면 근소한 차이는 있다. 저주파수대에서는 Lorad Selenia 맘모 전형장비가 Selenia Demensions의 Tomography 장비를 근소한 차이로 높아져 있지만, 고주파수의 공간주파수에서는 근소한 차이로 Selenia Demensions의 Tomography장비가 높아짐을 그림에서 볼 수 있다. 또한, 이 두 맘모 장비들의 MTF는 10 mm^{-1}에서의 공간분해능을 유지하고 있음을 볼 수 있다.

3. 잡음전력스펙트럼

Fig.12.4는 Selenia Demensions의 Tomography장비와 Lorad Selenia는 맘모 전형장비의 DDR 검출기들에서 각각의 방향에 NPS Profile들과 NPS에서의 추가적인 Gaussian 잡음의 효과를 나타낸다. 각각의 DDR 시스템의 NPS는 낮은 Nyquist Frequency 포함하여 6.0 mm^{-1}까지 나왔으며, 주로 0.0001~0.00001 사이에 분포한다. 주파수가 증가하여도 비교적 균일한 모양을 하고 있으며, 두 가지 맘모 장비에서의 서로 다른 선량을 비교해 보았을 때 약간의 근소한 차이로 노이즈 분포를 보였다. 각각의 노이즈 분포는 Lorad Selenia 1 mGy가 가장 낮은 노이즈 분포를 보였으며 Selenia Demensions 1 mGy, Selenia Demensions 0.5 mGy, Lorad Selenia 0.5 mGy순으로 높은 노이즈 분포를 나타내었다. 여기에서 노이즈에 대한 내용을 보면 노이즈가 작으면 작을수록 좋은 결과를 보여준다고 할 수 있다. 따라서, Lorad Selenia 1 mGy가 가장 낮은 노이즈 분포로 좋은 결과값을 보여주고 있다.

4. 양자검출효율

Fig.12.5는 0.8 mm^{-1}에서 두 가지 맘모 장비에서의 서로 다른 선량을 비교했던 DDR 검출기들의 Peak DQE를 보여준다. Peak DQE는 Selenia Demensions 0.5 mGy는 0.032, Lorad Selenia 0.5 mGy는 0.029, Lorad Selenia 1 mGy는 0.022, Selenia Demensions 1 mGy가 0.019로 가장 좋은 Peak DQE 수치를 보였다. 그리고 Selenia Demensions 0.5 mGy는 0.032로 가장 높은 Peak DQE수치를 나타내었다. 1 mm^{-1}에서의 DQE는 Peak DQE수치와 마찬가지로 같은 경향성을 보이고 있음을 그림을 통해서 볼 수 있다. 각각의 DR 시스템의 DQE는 낮은 Nyquist Frequency 포함하여 6.0 mm^{-1}까지 나왔으며, 주로 0.1~0.01 사이에 분포한다.

IV. 고찰 및 결론

Selenia Demensions의 Tomography장비와 Lorad Selenia는 맘모 전형장비의 R^2값은 1에 가까운 선형성을 가지고 있다. 이는 장비의 선형성으로 주기적인 검사를 할 수 있는 근거를 마련하게 되었다. 또한, 두 장비의 저주파수대와 고주파수대의 공간분해능 차이는 조금 있지만, MTF값은 10 mm^{-1}에서의 공간분해능을 유지하고 있음을 볼 수 있다. 이런 이유는 두 장비의 물리적인 Pixel Pitch인 0.065 mm와 0.070 mm에 비해서도 50 μm의 Pixel Pitch로 유지한다는 좋은 결과를 보여주는 대목이다. NPS와 DQE는 낮은 Nyquist Frequency 포함하여 6.0 mm^{-1}까지 나왔다. 특히, NPS에서는 Lorad Selenia 1 mGy가 가장 낮은 노이즈 분포로 좋은 결과값을 나타내었다는 것은 선량에서도 노이즈의 관계가 있음을 알 수 있다. 이 또한, 두 장비의 조건설정에 따르는 다소간의 차이는 있지만, 디지털 맘모영상장치의 IEC: 61267의 RQA-M2기준에 맞는 좋은 결과를 얻었다고 할 수 있다. 다만, 2005 Carton A.K 등의 논문과의 비교를 하면, Raw 데이터에 의한 정량적이 평가가 이루어졌다는 점에서 비교 대상이 될 수 없음을 알 수 있으며, 그 외적인 논문에서도 비교대상이 될 수 없음을 알 수 있다. 논문에서는 DICOM 파일을 이용해서 측정을 하였기 때문에 차이가 분명이 있을 것이라 생각이 된다. 또한, 2006 Jung-Min Kim, 2012 Hoi-Woun Jeong, 2016 Ki-Won Kim 등의 논문에서는 각기 다른 장비로 특성평가를 하였으므로 비교 대상이 될 수 없었으며, 주목할 만한 것은 DICOM 파일을 이용해서 특성방법을 설명하였다는데 의의를 들 수 있다. 또한, 특성방법의 전반적인 설명과 정량적인 평가 결과값을 제시하였다는데 있다.

맘모영상에서의 여러 가지 특징들 중에서 산란선과 대조도의 관계도 포함된다. 첫 번째는 맘모와 디텍터 사이에는 빈 공간이 존재하게 되어 있다. 이유로는 피사체로부터의 산란선은 빈공간의 감소로 인해 줄어든다. 빈 공간의 감소는 대조도를 증가시키지만 영상의 공간분해능을 감소시킨다. 따라서, 성능저하에 대한 장비에 대하여 특별한 원인으로 인한 성능저하까지 정량적인 평가로 확인하는 것이 우선이다. 그러므로 장비의 물리적 특성을 정기적으로 실시하여 장비의 성능저하를 체크해 보는 것이 바람직할 것이다. 또한, 두 번째로는 디지털 확대 맘모촬영술은 디지털 맘모촬영의 미세석회화를 진단하는데 널리 사용되고 있다. 여기에서 확대에 의해 증가된 기하학적 불선예도를 줄이기 위해 소초점을 사용하게 되는데 확대율이 증가함에 따라 기하학적 불선예도가 증가하고 공간분해능은 감소한다. 맘모는 디텍터 위에 고정된 Standard Support Platform 위에 위치된다. 그렇기 때문에 맘모와 디텍터 사이에는 빈 공간이 존재하게 된다. 디지털 확대 맘모촬영에서는 일반적으로 1.5에서 2.0 사이의 확대율이 쓰이고 있다. 따라서, 피사체로부터의 산란선은 빈공간의 감소로 인해 줄어든다. 빈 공간의 감소는 대조도를 증가시키지만 영상의 공간분해능을 감소시키는 이유이다.

연구에는 몇 가지 제한점을 가지고 있는데, 제한점으로 변조전달함수(MTF)는 영상장비에서의 공간분해능을 특성 짓는데 가장 일반적으로 사용되고 있는 측정법이지만, 피사체에서 기인한 산란선과,

초점 흐림, 기하학적 확대율에 의한, 실질적 성능에 반영하지 못한 점 등의 한계점을 가지고 있기 때문이다. 그리고 DICOM 파일의 영상들은 정량적 수행에 대한 객관적 연구 환경에서는 덜 유용하게 만드는 다양한 Header들을 가지고 있다. 그러므로, DICOM영상들을 이용함에 있어서도 신중히 접근하는 것이 좋을 것으로 생각된다.

주기적인 성능 평가를 위해서 맘모장비의 재현성과 직선성 그리고 정량적 평가 방법을 생각하여 주기적인 관찰이 필요할 것을 사료된다.

내용을 종합해보면, 몇 가지 제한점을 가지고 있지만, 정확한 장비의 성능을 평가하고 진단하기 위하여 주기적인 맘모장비의 유지보수가 필요하며, 연구는 DDR 맘모장비의 QA 및 수행성능 평가에 기초가 될 것으로 생각된다.

Reference

[1] Carton A K, Vandenbroucke D, Struye L, Maidment A D, Kao Y H, Albert M, Bosmans H and Marchal G: Validation of MTF measurement for digital mammography quality control. Medical Physics, 32, 1684–1695, 2005.

[2] Jung-Min Kim, Jung-Whan Min, Hoi-Woun Jeong et al: Correction Method of slit Modulation Transfer function on Digital Medical Imaging System. Journal of Radiological Science and Technology, 29(3), 133–139, 2006.

[3] Hoi-Woun Jeong, Jung-Whan Min, Jung-Min Kim et al: Performance characteristic of a Cs I(Tl) Flat panel detector radiography system. Journal of Radiological Science and Technology, 35(2), 109–117, 2012.

[4] Soon-Yong Son, Hoi-Woun Jeong, Jung Whan Min et al: Measurement of Image Quality According to the Time of Computed Radiography System. Journal of Radiological Science and Technology, 38(4), 365–374, 2015.

[5] Ki Won Kim, Hoi-Woun Jeong, Jung Whan Min et al: Evaluation of the Modulation Transfer Function for Computed Tomography by Using American Association Physics Medicine Phantom. Journal of Radiological Science and Technology, 39(2), 193–198, 2016.

[6] Sawant A, Antonuk L E, El-Mohri Y: Slit Design for Efficient and Accurate MTF Measurement at Megavoltage X-ray Energies. Medical Physics, 34, 1535–1545, 2007.

[7] Dobbins III J T, Samei E, Ranger N T and Chen Y: Intercomparison of methods for image quality characterization. II. Noise power spectrum. Medical Physics, 33, 1466–1475, 2006.

[8] Dobbins J T, Ergun D L, Rutz L, Hinshaw D A, Blume H and Clark D C: DQE(f) of four generations of computed radiography acquisition devices. Medical Physics, 22, 1581–1593, 1995.

[9] IEC(International Electrotechnical Commission) 2003 Medical electrical equipment-Characteristics of digital x-ray imaging devices: IEC 61267(Geneva: IEC).

[10] Fujita H, Tsai DY, Itoh T, Doi K, Morishita J, Ueda K, et al: A Simple Method for Determining the Modulation Transfer Function in Digital Radiography. IEEE Trans Medical Imaging, 11, 34, 1992.

Figure Captions.

Fig.12.1 1–D profile of the X–ray signal obtained at the boundary's surface of the edge platform mammography. Ideally, the signal should be an linearity, as indicated by the solid linearity line. MTF, NPS and DQE flowchart of the overall procedures. When measuring the ESF, the profile of the edge is normalized profile. We obtained the response function with the real edge image by using a edge device. The MTF was computed by performing a fast Fourier transfer(FFT) of the LSF and normalizing. The one–dimensional NPS was expressed by averaging the axis direction from the bandwidth of the two dimensional NPS space. The DQE was evaluated from the measured MTF and NPS.

Fig.12.2 The R^2 value close to 1 shows stabilized linearity of the system.

Fig.12.3 MTF curves for the DDR detector using the edge device for MTF 50% and 10%.

Fig.12.4 NPS spectrum of the DDR detector using IEC overlapping method.

Fig.12.5 DQE was evaluated by using the measured MTF and NPS. Our DDR detectors indicated high peaks at low spatial frequency whereas they indicated a decreasing aspect for frequencies greater than 0.8 mm^{-1}.

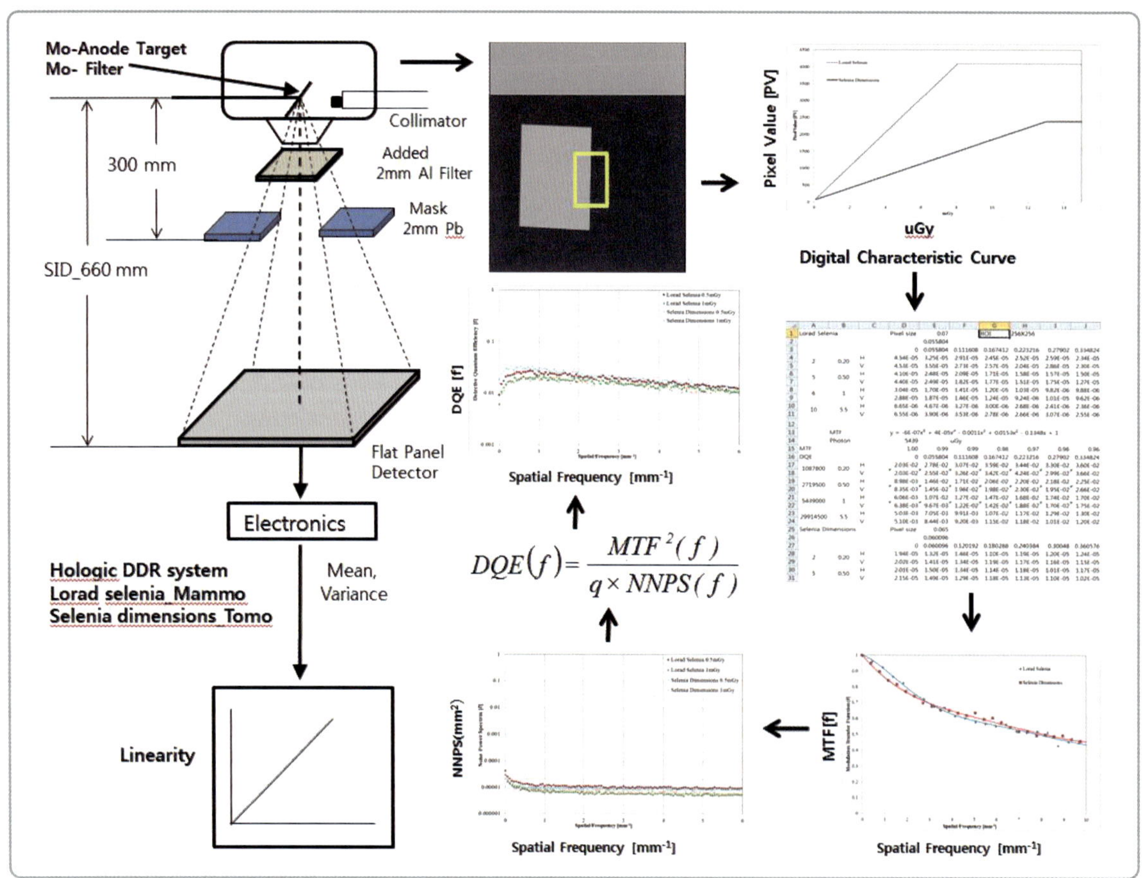

Fig.12.1

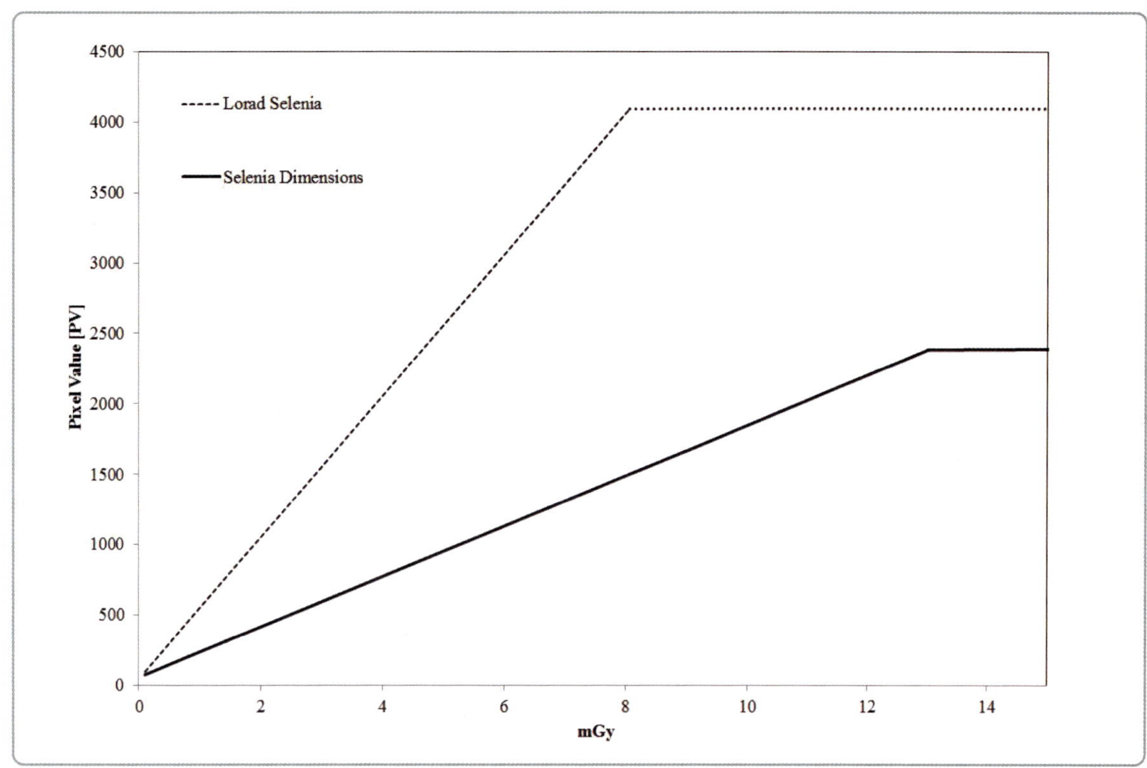

Fig.12.2

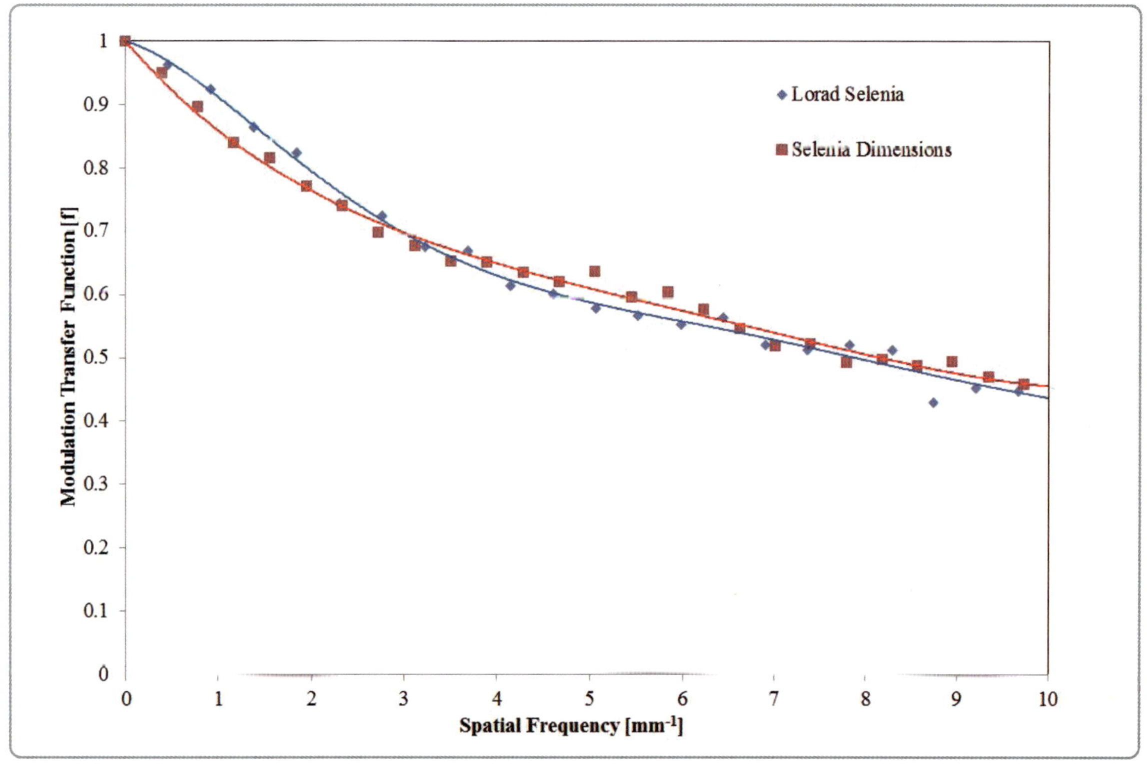

Fig.12.3

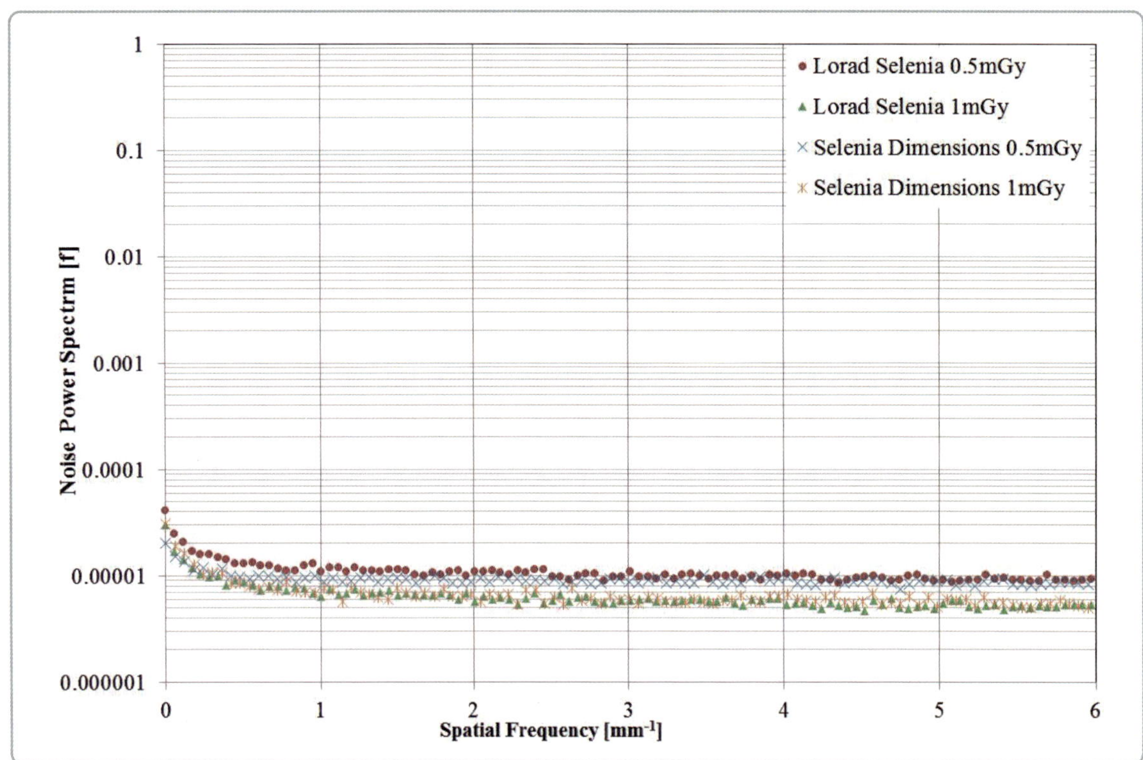

Fig.12.4

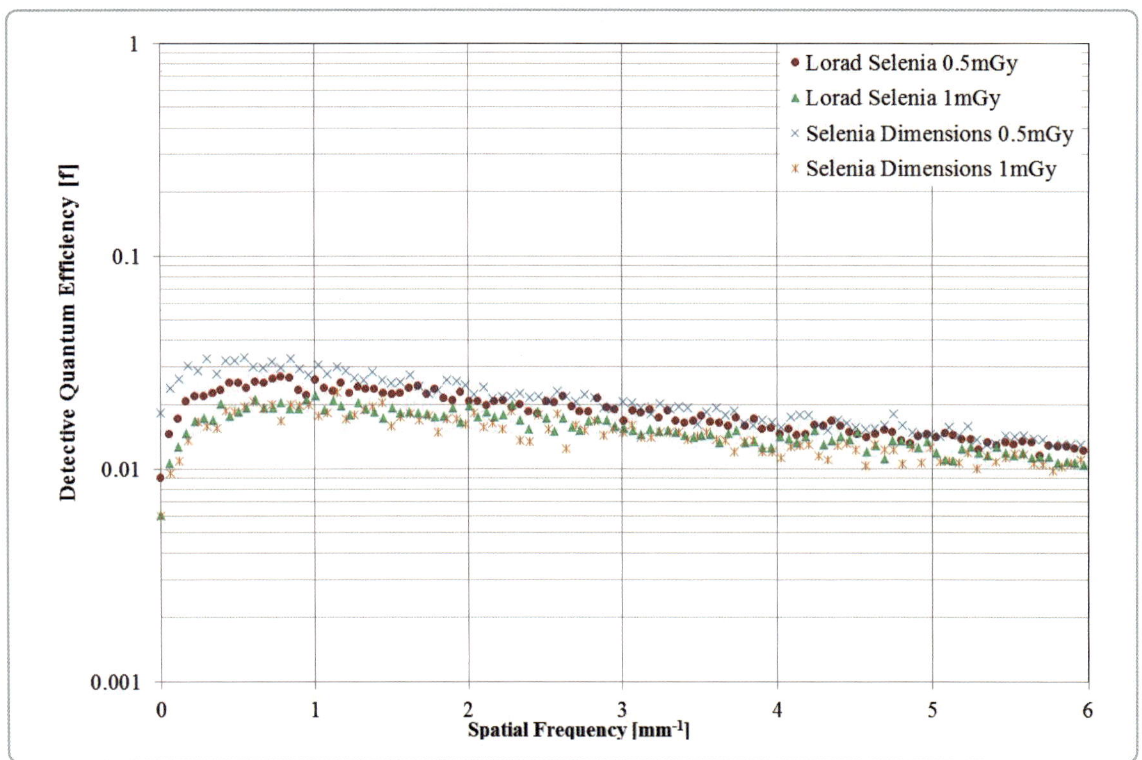

Fig.12.5

Chapter 13

Breast PET CT 영상 재구성 변화에 따른 대조도대잡음비와 신호대잡음비의 비교 평가

Evaluation and Comparison of Contrast to Noise Ratio and Signal to Noise Ratio According to Change of Reconstruction on Breast PET/CT

Abstract

The purpose of this study was to measure contrast to noise ratio(CNR) and signal to noise ratio(SNR) according to change of reconstruction from region of interest(ROI) in breast positron emission tomography–computed tomography(PET–CT), and to analyze the CNR and SNR statically. We examined images of breast PET–CT of 100 patients in a University–affiliated hospital, Seoul, Korea. Each patient's image of breast PET–CT were calculated by using ImageJ. Differences of CNR and SNR among four reconstruction algorithms were tested by SPSS Statistics21 ANOVA test for there was statistical significance($p<0.05$). We have analysis socio–demographical variables, CNR and SNR according to reconstruction images, 95% confidence according to CNR and SNR of reconstruction and difference in a mean of CNR and SNR. SNR results, with the quality of distributions in the order of PSF_TOF, Iterative and Iterative–TOF, FBP–TOF. CNR, with the quality of distributions in the order of PSF_TOF, Iterative and Iterative–TOF, FBP–TOF. CNR and SNR of PET–CT reconstruction methods of the breast would be useful to evaluate breast diseases.

keyword Breast, Positron Emission Tomography–Computed Tomography, Contrast to Noise Ratio, Signal to Noise Ratio

초록

연구는 양전자 컴퓨터 단층촬영(Positron Emission Computed Tomography, PET-CT) 유방암 영상에서 질환 관심영역(Region of Interest, ROI)의 대조도대잡음비(Contrast to Noise Ratio, CNR)와 신호대잡음비(Signal to Noise Ratio, SNR)를 재구성 기법별로 측정 평가하여 통계적 분석을 하고자 하였다. 연구대상은 서울소재 대학병원에서 유방 양전자 컴퓨터 단층촬영(Breast PET-CT)을 검사한 환자 100명이다. 측정 방법은 ImageJ 프로그램을 사용하여 표본의 인구사회학적 특성, 영상 재구성 기법별 유방암의 SNR과 CNR의 평균값, 95% 신뢰구간 값, SNR과 CNR의 평균차이 값 등을 분석하였다. 이때, SPSS Statistics21 통계프로그램으로 ANOVA 분석을 하였으며 $p<0.05$에서 유의한 것으로 판단하였다. 영상 재구성 기법별 분석결과는 CNR과 SNR 모두 TrueX_TOF, Iterative, Iterative-TOF, FBP-TOF 순으로 높은 값을 나타냈다($p<0.05$). CNR과 SNR수치로 영상 재구성 기법의 특징을 조합하여 PET/CT 검사의 정확성과 편의성을 제공할 것이라 사료된다.

중심단어 유방, 양전자 컴퓨터 단층촬영, 대조도대잡음비

I. 서론

최근 진단분야에서 양전자 컴퓨터 단층촬영(Positron Emission Computed Tomography, PET-CT)은 종양학 분야는 물론 심장외과, 신경외과 등 여러 가지 분야에서 널리 활용되고 있다.[1] 특히, 외과에서 주로 유방암을 진단하는데 있어서 단순유방 X선 촬영과 맘모초음파 검사가 대부분 함께 이루어지고 있지만 이러한 검사들은 높은 예민도를 나타내거나 양성 예측율의 저하, 맘모의 조직밀도가 증가되어 있는 경우 병변의 구별이 어려울 때가 많이 있다. 그러나 PET-CT는 맘모검사 진단에 도움을 주며, 새로운 진단 방법으로 추적하는 다양한 방법으로 사용되고 있다.[2]

PET-CT의 중요성이 높아짐에 따라 보급이 활발해지고 있고 영상의 질을 향상시키기 위해 지난 40년 동안 영상의 재구성에 관한 연구가 활발히 진행되고 있다.[3] 그 결과 필터역투영 재구성알고리즘(Filtered Back Projection Algorithms, FBP)으로부터 영상과 정량적 분석의 향상을 가져온 Fully 3D 중첩(Iterative) 기법으로의 전환이 있어 왔으며 Time of Flight(TOF)와 TrueX는 더욱 더 향상된 PET 영상에 크게 기여하였다.[4, 5] TOF 기법은 스캐너가 측정하는 감마선 검출 시간을 이용해 소멸 원점의 위치를 보다 정확히 파악할 수 있고 동시에 발생하는 두 감마선의 검출기 도달 시간의 실제 차이를 측정할 수 있다. 궁극적으로 영상 데이터 잡음이 줄어들고, 노이즈 대비하여 높은 대조도 회복 계수를 보이는 장점이 있다.[6] 또 다른 기법인 TrueX는 원형으로 생긴 검출기의 특성상 생기는 잘못된 Line of Response(LOR)의 위치를 Point Spread Function(PSF)을 이용하여 영상의 왜곡

을 보정해주는 특징이 있으며, PSF이라고 표현하기도 한다.[6] 이와 같은 재구성 기법의 발전에 따라 사전설정법과 재구성 프로토콜의 변화, Filter값의 적용에 따른 영상 품질 평가 및 유지보수에 대한 연구도 진행되고 있는 실정이다.[7-9] 따라서, 이들 4가지 기법의 영상들을 가지고 정량적 평가를 하기 위해서 연구에서는 PET/CT Breast Cancer 영상에서 질환 관심영역(Region of Interest, ROI)의 대조도대잡음비(Contrast to Noise Ratio, CNR)와 신호대잡음비(Signal to Noise Ratio, SNR)를 재구성 기법별로 측정 비교 평가하였으며, 비교 평가의 신뢰성을 위해 통계적 분석을 통하여 검증하였다.[10-12]

II. 실험 방법

1. 연구대상자의 특성

연구대상자의 연령별 분포는 Table 13.1과 같다. 전체적으로 유방암 환자 100명이고 연령대는 40대와 50대가 34%로 가장 많고, 평균 연령은 46.1±11.0세였다.

2. 연구 영상

연구의 영상 수집을 위해 사용된 영상획득 장비로 SIEMENS Biograph mCT 64(Siemens Healthineers, USA)를 사용하였다. 영상 재구성 기법은 Iterative, FBP-TOF, Iterative-TOF, True X-TOF를 사용하였다[Fig. 13.1].

3. 영상 분석방법

측정 방법은 수집된 DICOM File을 ImageJ(National Industries of Health, USA) 프로그램을 사용하여 164.896 mm^2 크기의 ROI를 설정하여 질환의 중심부 신호강도(Lesion SI)를 측정하였고[Fig. 13.2], 질환의 반대쪽 정상부위의 신호강도(Surrounding Tissues SI)를 측정하였으며[Fig. 13.3], 영상에 근접한 대각선 방향 4곳의 백그라운드 신호강도의 표준편차(Background Noise SD)를 측정하여[Fig. 13.4] 평균값을 구하였다. 그 이유는 디지털 영상 왜곡에 대한 편차를 줄이기 위해서 평균값을 사용하였다.

SNR은 측정된 Lesion SI를 Backgrounding Noise SD로 나누어 계산하였고[Eq. 13.1],[10, 11] CNR은 질환의 Lesion SI와 Surrounding Tissues SI의 차를 Backgrounding Noise SD로 나누어 계산하였다[Eq. 13.2].[10, 11]

$$SNR = \frac{Lesion\ SI}{Backgrounding\ Noise\ SD} \qquad \text{Eq.13.1}$$

$$CNR = \frac{Lesion SI - Surrounding Tissue\ SI}{Backgrounding\ Noise\ SD} \qquad \text{Eq.13.2}$$

또한, 측정의 정확도는 영상의 평가의 중요한 요소이기 때문에 상대적으로 잡음(Noise)이 많고 왜곡이 적어야 한다. 따라서 대각선 방향으로의 왜곡이 많은 부분을 포함하기 때문에 4방향을 정하여 측정 평균값을 구하여 사용하였다.

III. 결과

1. 영상 재구성 기법별 CNR, SNR의 평균비교

ANOVA 분석결과 영상 재구성 기법별 CNR과 SNR의 평균 비교는 Table 13.2와 같다. 영상 재구성 기법별 CNR과 SNR의 평균을 비교하면, CNR과 SNR모두 TrueX-TOF, Iterative, Iterative-TOF, FBP-TOF 순으로 높게 나타났다.

2. 영상 재구성 기법별 CNR과 SNR의 95% 신뢰구간비교

CNR과 SNR의 평균값으로 재구성 기법간의 차이를 분석하는 것은 분산에 따라 영향을 받을 수 있다. 따라서, 보다 정확한 비교를 위해 범위를 넓혀 95% 신뢰구간을 비교하였다[Table 13.3], [Fig.13.5]. 95% 신뢰구간에서 상한값과 하한값이 겹쳐서 나타나며, 일정 부분 겹치게 신뢰구간을 표현한다는 것은 평균값의 차이가 정확하게 뚜렷하지 않다는 의미이고, 겹친 부분이 조금이라도 존재하지 않는다는 것은 비교적 평균차이가 뚜렷하며, 이는 신뢰할 수 있는 의미를 뜻한다. 따라서, CNR과 SNR의 95% 신뢰구간을 살펴보면, CNR과 SNR 모두 Iterative, Iterative-TOF가 겹친 부분이 존재함을 볼 수 있다.

3. 영상 재구성 기법별 사후분석 CNR과 SNR평균차이

영상재구성 기법별로 차이 있는 그룹을 알아보기 위해 재구성 기법별로 사후분석 결과값의 평균차이를 보면 Table 13.4와 같고, 통계적으로 유의한($p < .05$) 영상 재구성 기법을 높은 수치의 CNR과 SNR을 가진 순으로 정리해 보면, CNR과 SNR 모두 TrueX-TOF는 Iterative, Iterative-TOF, FBP-TOF보다 높고, Iterative와 Iterative-TOF는 FBP-TOF보다 높다.

IV. 고찰 및 결론

연구는 PET-CT 유방암 검사에서 영상 재구성 기법별 특성을 정량적으로 파악하고자 하였다. 정량적인 평가에 관련된 기존의 논문들과 달리 영상의 왜곡에 대한 방법론에 있어서 왜곡된 부분을 평균화해서 평가하였다. 또한, 측정된 ROI에 대한 방법은 기존의 핵의학분야에서 김하균 등[8]은 반치폭(Full Width Half Maximum, FWHM)이라는 정량적인 평가지표를 가지고 측정하였다. 반치폭은 핵의학영상에서, 픽셀 사이즈가 커서 픽셀 사이즈의 50% 구간의 표준편차 값으로만 표시를 한다. 이때 정량적인 평가할시 픽셀들의 피크치만 가지고 평가하기에는 무리가 있다. 평가의 신뢰성을 확보하기 위해서는 일정영역의 ROI를 설정해서 분석하는 것이 좋을 것으로 생각한다. 이때, 픽셀사이즈가 크다는 점을 착안해서 ROI설정에 신중해야 하며, 왜곡에 대한 생각을 하는 것이 좋을 것으로 생각한다. 따라서, 픽셀을 설정하였으며 측정의 신뢰도를 더 높이기 위해서 유방암 환자 100명을 대상으로 PET-CT서 나온 영상을 핵의학에서 주로 사용하는 기능별로 6가지 재구성 기법중에서 4가지의 재구성 기법을 이용하였다는데 있다.[7] 또한, 이을규 등[12]은 MRI영상에서의 질환별 환자를 대상으로 시퀀스별 SNR을 측정하는 정량적인 방법에 있어서 측정이 용이한 방법이라고 보고하였으나, PET-CT 영상의 핵의학 영상의 재구성 기법별로 CNR을 추가적으로 평가하였다는데 차이점을 볼 수 있다. 그리고 민정환 등[11]은 정량적인 평가 방법에 의한 방법론만 제시하였고, 통계적인 유의성에 대해서 언급하지 못한점을 차이점으로 들 수 있다.

연구에서 연령은 평균 40대였고, 연구의 결과는 다음과 같은 측정값으로 요약할 수 있다. 영상재구성 기법별 CNR과 SNR은 TrueX_TOF, Iterative, Iterative-TOF, FBP-TOF 순으로 높은 값을 나타냈다($p<0.05$). 재구성 기법별로 차이가 있다는 것을 볼 수 있었으며, 연구에서 질환의 재구성 기법별 CNR과 SNR값에서 사후분석 결과 평균차이가 유의한 재구성 방법들은 95% 신뢰구간에서도 겹치는 부분이 존재하였다. 따라서, FBP-TOF는 전체적으로 가장 낮은 값으로 비교대상이 될 수 없으며, Iterative, Iterative-TOF 시퀀스에서는 다소 통계적으로 평균값은 유의하지만, 95% 신뢰구간에서는 정량적인 지표로 평가하기에는 조심스럽게 접근을 해야 한다고 사료된다. 하지만, 현재 임상에서 사용되는 PET-CT 영상 재구성 기법의 CNR과 SNR의 정량적인 평가에 있어서 기존의 핵의학에서 사용하는 방법과는 다른 방식으로 접근하였고 관심 영역의 초점을 환자 병변에 맞추어 재구성 기법별로 비교 평가를 하였다는데 학술적 의의가 있다.

연구의 제한점으로, 연구를 위한 적정 대상 수는 충족하였으나 대상자들의 영상에 대한 평가의 한계로 인하여 충분한 표본 수에는 미치지 못하였고, 연구에서 측정된 CNR과 SNR의 수치가 질환을 완벽하게 감별할 수 있다고 말할 수는 없다.

이와 같은 제한점을 보완하여 맘모 영상뿐만 아니라 다른 부위 영상의 후속 연구진행으로 보다 정확하고 객관적인 정량적 수치를 확보한다면 향후 PET-CT 검사와 판독의 정확성 및 편의성 향상에 기여할 수 있을 것으로 사료된다.

Reference

[1] Ortuno JE, Kontaxakis G, Rubio JL et al: Efficient Methodologies for System Matrix Modeling in Iterative Image Reconstruction for Rotating High-resolution PET. Physics in Medicine and Biology, 55(7), 1833-1861, 2010.

[2] Eun-Joo Lee: Comparison between Mammography, Ultrasonography and ^{99}mTC-MIBI Scintimammography in the Diagnosis of Breast Cancer, Journal of the Korean Society of Radiology, 42(1), 191-197, 2000.

[3] Alessio A, Kinahan P: PET Image Reconstruction. Nuclear Medicine 2nd Edition, 1-22.

[4] Il-Sang Moon, Hong Jae Lee, Jin Eui Kim et al: Quantitative Evaluation on Optimal Scan Time of PET/CT Studies Using TOF PET. The Korean Journal of Nuclear Medicine Technology, 16(1), 34-37, 2012.

[5] Karp JS, Surti S, Daube witherspoon ME et al: Benefit of Time of Flight in PET: Experimental and Clinical Results. Journal of Nuclear Medicine, 49(3), 462-532, 2008.

[6] Se-Moon Oh, Kye-Hwan Kim, Seung-Jeong Kim et al: The Evaluation of True X Reconstruction Method In Low Dose. The Korean Journal of Nuclear Medicine Technology, 15(2), 83-87, 2011.

[7] Dong-Seok Kim, Hee-Jae Yoo, Dong-Oh Sim et al: The Evaluation of Reconstructed Images in 3D OSEM According to Iteration and Subset Number. Journal of Nuclear Medicine, 15(1), 17-24, 2011.

[8] Ha-Gyun Kim, Soo-Mee Kim, Jae-Ryong Woo et al: The Evaluation of Images with Various Filters in I-131 SPECT/CT. Journal of Nuclear Medicine, 18(1), 62-68, 2014.

[9] Sun-Myung Park, Hyuk Lee, Gun-Chul Hong et al: Evalaution of the Image Quality According to the Pre-set Method in PET/CT Image. Journal of Nuclear Medicine, 15(2), 41-46, 2011.

[10] Jung-Whan Min, Ki-Won Kim, Kwang-Yuel Ryu et al: Comparison Study on CNR and SNR of Thoracic Spine Lateral Radiography. Journal of Radiological Science and Technology 36(4), 280-273, 2013.

[11] Jung-Whan Min, Hoi-Woun Jeong, Ki-Won Kim et al: Evaluation of quantitative on T- spine exhalation technique and T-spine breathing echnique of natural breathing. Journal of the Korea Academia-Industrial Cooperation Society, 14(9), 4429-4436, 2013.

[12] Eul-Kyu Lee, Kwan-Woo Choi, Jung-Whan Min: et al: Statistical Approch of Measurement of Signal to Noise Ratio in According to Change Pulse Sequence on Brain MRI Meningioma and Cyst Images. Journal of Radiological Science and Technology, 39(3), 345-352, 2016.

Table Captions.

Table 13.1 Socio–demographical variables

Table 13.2 CNR & SNR according to reconstruction methods

Table 13.3 95% confidence according to CNR & SNR of reconstruction methods

Table 13.4 Difference in a mean of CNR & SNR according to reconstruction methods

Table 13.1

		N (%)	M ± SD
Age	20 s	3(3)	46.1 ± 11.0
	30 s	10(10)	
	40 s	34(34)	
	50 s	34(34)	
	60 s	15(15)	
	70 s	3(3)	
	80 s	1(1)	
Total		100(100)	

Table 13.2

N=100

	Sequence (Mean ± SD)				F	P
	FBP–TOF	ITERATIVE	ITERATIVE–TOF	TrueX–TOF		
CNR	68.42 ± 18.23	2360.45 ± 1068.70	2073.79 ± 698.38	3241.18 ± 1908.22	136.342	.000
SNR	88.42 ± 22.53	2914.83 ± 1238.46	2540.08 ± 842.67	3813.21 ± 2068.49	155.559	.000

$p < .001$

Table 13.3

N=100

	N	Sequence	95% Confidence Interval	
			Min.	Max
CNR	100	FBP–TOF	64.81	72.04
		Iterative	2148.40	2572.51
		Iterative–TOF	1935.22	2212.37
		TrueX–TOF	2862.55	3619.81
SNR	100	FBP–TOF	83.96	92.90
		Iterative	2669.09	3160.57
		Iterative_TOF	2372.87	2707.29
		TrueX–TOF	3402.78	4223.65

Table 13.4

N=100

	Standard Sequence (I)	Target Sequence (J)	Mean Difference (I–J)	Standard Error	P	95% Confidence Interval	
						Min.	Max
CNR	FBP–TOF	Iterative	−2292.03*	106.89	.000	−2578.70	−2005.35
		Iterative–TOF	−2005.37*	69.87	.000	−2192.75	−1817.99
		TrueX–TOF	−3172.76*	190.83	.000	−3684.59	−2660.92
	Iterative	FBP–TOF	2292.03*	106.89	.000	2005.35	2578.71
		Iterative–TOF	286.66	127.67	.145	−53.00	626.32
		TrueX–TOF	−880.73*	218.71	.001	−1463.25	−298.21
	Iterative–TOF	FBP–TOF	2005.37*	69.86	.000	1817.99	2192.75
		Iterative	−286.66	127.67	.145	−626.31	53.01
		TrueX–TOF	−1167.39*	203.20	.000	−1710.21	−624.56
	TrueX–TOF	FBP–TOF	3172.76*	190.83	.000	2660.92	3684.59
		Iterative	880.73*	218.71	.001	298.21	1463.25
		Iterative–TOF	1167.39*	203.20	.000	624.56	1710.21
SNR	FBP_TOF	Iterative	−2826.40*	123.87	.000	−3158.63	−2494.18
		Iterative–TOF	−2451.65*	84.30	.000	−2677.75	−2225.56
		TrueX–TOF	−3724.79*	206.86	.000	−4279.61	−3169.96
	Iterative	FBP–TOF	2826.40*	123.87	.000	2494.18	3158.63
		Iterative–TOF	374.75	149.80	.077	−23.69	773.19
		TrueX–TOF	−898.38*	241.09	.002	−1540.19	−256.57
	Iterative–TOF	FBP–TOF	2451.65*	84.30	.000	2225.56	2677.75
		Iterative	−374.75	149.80	.077	−773.19	23.69
		TrueX–TOF	−1273.13*	223.36	.000	−1869.39	−676.88
	TrueX–TOF	FBP–TOF	3724.79*	206.86	.000	3169.96	4279.61
		Iterative	898.38*	241.09	.002	256.57	1540.19
		Iterative–TOF	1273.13*	223.36	.000	676.88	1869.39

$p < .05$, Dunnett T3

Figure Captions.

Fig.13.1 Lesion images of set ROI

(a) FBP_TOF images set ROI (b) Iterative images set ROI (c) Iterative–TOF images set ROI (d) TrueX–TOF enhanced images set ROI

Fig.13.2 LesionSI of ROI of breast image

Fig.13.3 Surrounding TissuesSI of ROI of breast image

Fig.13.4 Backgrounding NoiseSD of ROI of breast image

Fig.13.5 Comparison of 95% confidence according to SNR and CNR of reconstruction methods

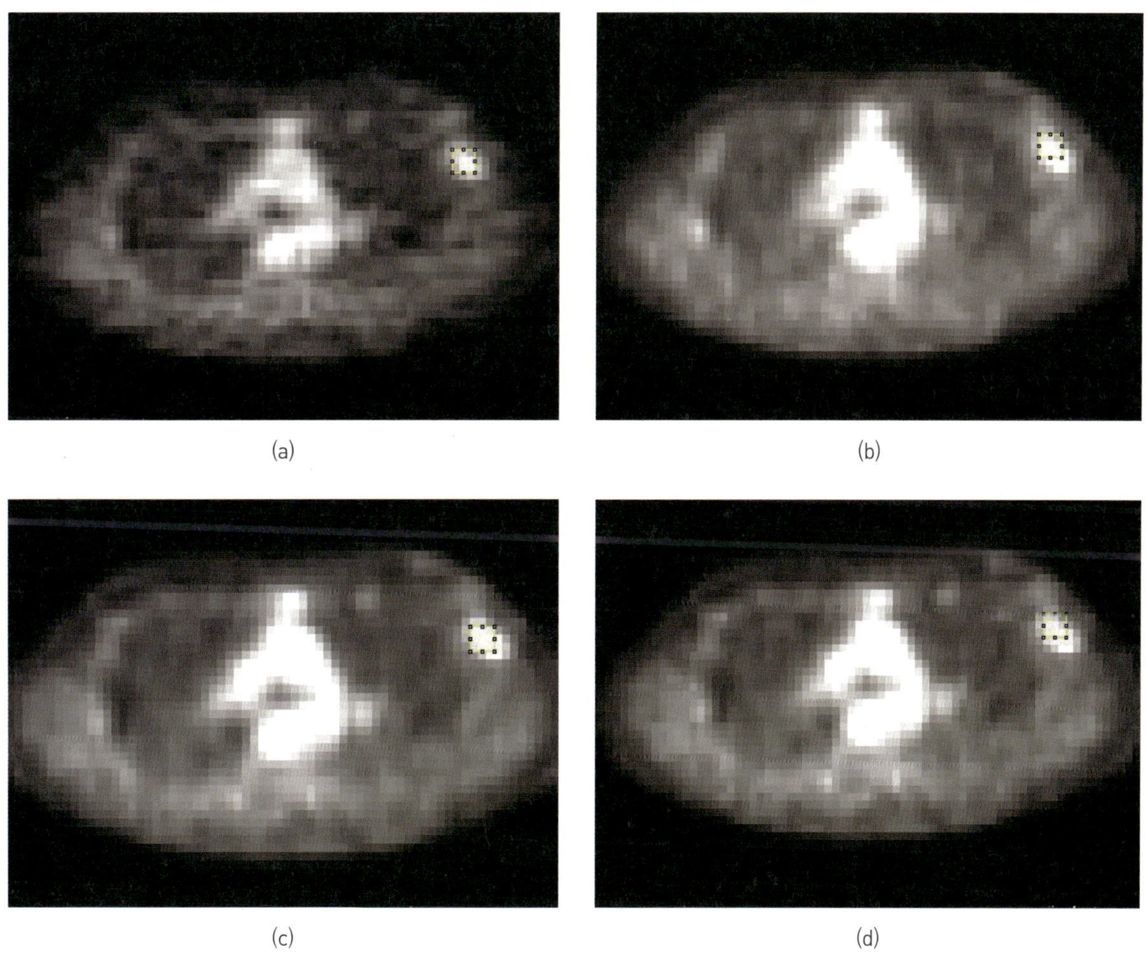

(a) (b) (c) (d)

Fig.13.1

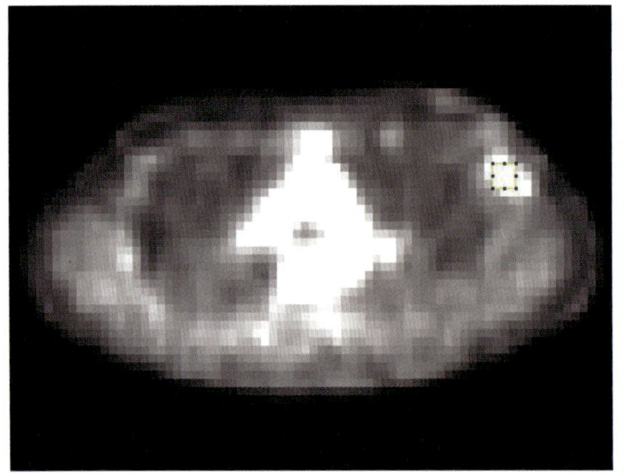

Fig.13.2

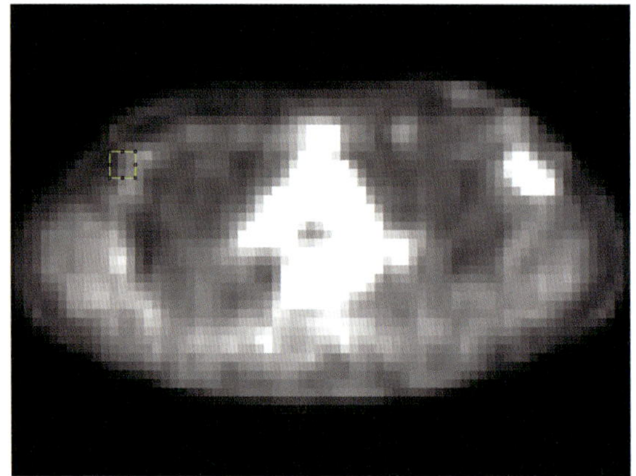

Fig.13.3

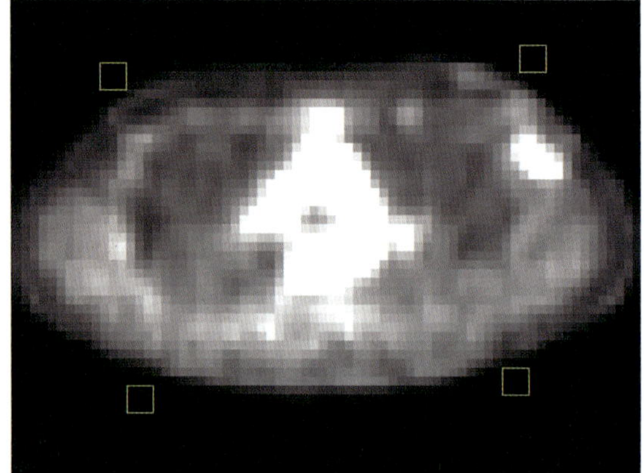

Fig.13.4

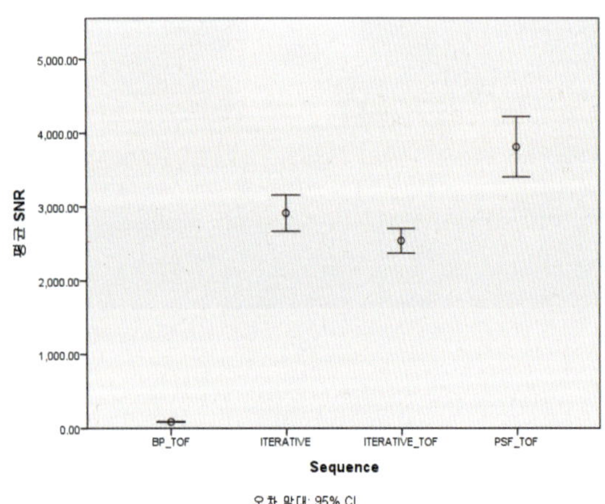

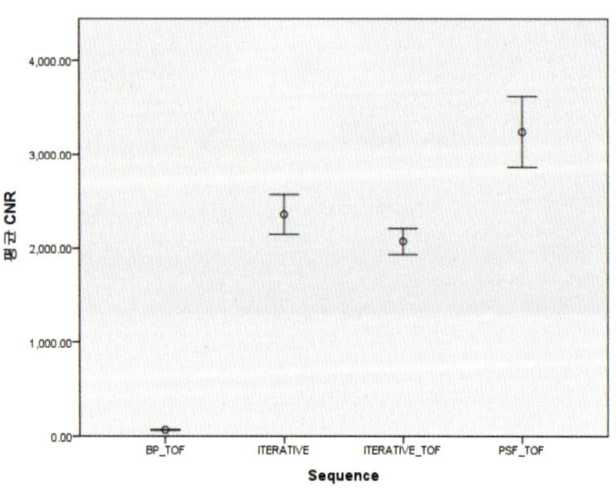

Fig.13.5

Chapter 14

다양한 디지털 방사선 시스템의 물리적 영상 특성 조사

Investigation of Physical Imaging Properties in Various Digital Radiography Systems

Abstract

We aimed to evaluate the physical imaging properties in various digital radiography systems with charged coupled device(CCD), computed radiography(CR), and indirect flat panel detector(FPD).

The imaging properties measured in this study were modulation transfer function(MTF) wiener spectrum(WS), and detective quantum efficiency(DQE) to compare the performance of each digital radiography system.

The system response of CCD were in a linear relationship with exposure and that of CR and FPD were proportional to the logarithm of exposure. The MTF of both CR and FPD indicated a similar tendency but in case of CCD, it showed lower MTF than that of CR and FPD. FPD showed the lowest WS and also indicated the highest DQE among three systems.

According to the results, digital radiography system with different type of image receptor had its own image characteristics. Therefore, it is important to know the physical imaging characteristics of the digital radiography system accurately to obtain proper image quality.

keyword Digital Radiography, Modulation Transfer Function, Wiener Spectrum, Detective Quantum Efficiency

초록

연구는 전하결합소자(Charged Coupled Device, CCD), CR(Computed Radiography), 평판형검출기(Flat Panel Detector, FPD) 등을 사용하는 다양한 디지털 방사선(Digital Radiography, DR) 시스템의 물리적 영상 특성의 평가를 실시한 것이다. 연구에서 적용된 영상 특성은 신호응답특성(System Response), 변조전달함수(Modulation Transfer Function, MTF), 잡음 특성(Wiener Spectrum, WS), 양자검출효율(Detective Quantum Efficiency, DQE) 등이며 이를 통하여 DR 시스템의 성능을 비교하였다. CCD의 신호응답특성은 입사선량에 비례하여 증가하였으며, CR과 FPD는 입사선량의 증가에 대수적 비례 관계를 보이면서 증가하였다. MTF는 CR과 FPD는 유사한 경향을 나타내었지만 CCD는 떨어지는 값을 나타내었다. WS는 FPD가 가장 낮았고, CR, CCD 순으로 증가하였다. DQE는 FPD, CR, CCD의 순으로 나타났다. DR 시스템은 영상수용체의 종류에 따라 서로 다른 영상 특성이 나타났다. 의료영상 획득 시 DR 시스템을 올바르게 사용하려면 영상의 물리적 특성을 정확히 알고 사용하는 것이 중요하다.

중심단어 디지털 방사선 시스템, 해상력 특성, 잡음 특성, 양자검출효율

I. 서론

디지털 방사선(Digital Radiography, DR) 시스템은 Computed Radiography(CR)과 Picture Archiving and Communications System(PACS)의 개발로 빠르게 발전되게 되어왔으며,[1] 국내 의료기관 중 80%이상에서 이러한 디지털 방사선 시스템이 사용되고 있다.[2]

CR은 1983년 처음 상용화되어 DR 시스템 중에서 가장 먼저 개발이 되었다.[1] CR은 Photo Stimulated Phospor(PSP)를 Image Plate(IP)로 사용하는 장치이다. IP에 피사체를 투과한 X선이 조사되면 잠상(Latent Image)이 형성되게 된다. IP에 형성된 잠상은 레이저 스캔을 통하여 디지털 신호로 변화 후 영상으로 획득되어진다. 하지만, CR은 증감지/필름계 방사선검사에 비하여 낮은 양자 검출 효율로 인하여 필름 시스템보다 낮은 영상의 질을 나타내는 문제점을 가지고 있다.[3]

전하결합소자(Charged Coupled Device, CCD) DR 시스템은 영상수용체(Image Receptor, IR)로 CCD를 사용하는 장치이며, 1990년대 초에 개발되었다. 43×43 cm^2에 이르는 Filed of View(FOV)를 2.5×2.5 cm^2 혹은 4.0×4.0 cm^2의 작은 CCD에 영상을 모아 표현하기 때문에 광학렌즈를 사용하게 되고, 이로 인하여 빛의 손실이 불가피하게 발생되지만 설치와 경제적 이유로 널리 사용되고 있다.[4]

평판형검출기(Flat Panel Detector, FPD)를 이용한 DR 시스템은 1990년대 중반에 개발되었다. FPD는 크게 두 가지로 나누어진다. 그 첫 번째가 직접방식(Direct Type) FPD로 X선에 반응하는 광

전도체에 Se이 덮여있는 Thin Film Transistor(TFT)를 사용하여 X선 신호를 전기신호로 바꾸어 주는 장치로 높은 해상도를 나타낸다.[5] 두 번째는 간접방식(Indirect Type) FPD로 CsI(Tl)같은 형광체를 TFT 위에 덮은 것으로 X선 신호를 빛 신호로 바꾸어 디지털 신호를 획득하는 방식이며 높은 에너지 흡수로 기인해서 높은 양자 검출효율을 나타낸다.[6-9]

이와 같이 DR 시스템은 서로 다른 세 가지 유형이 가장 널리 사용되고 있다. 그렇지만 이러한 DR 시스템 장치를 서로 비교할 수 있는 데이터가 많지 않다. 저자들은 국제전기기술위원회(International Electrotechnical Commission, IEC)에서 제시한 IEC 62220-1-1의 평가 방법을 이용하여 DR 시스템 장비의 영상 품질을 분석하고자 실험을 실시하였다. 각 장비마다의 동일한 실험을 실시하여 영상 특성을 비교, 분석하여 최적의 검사가 이루어질 수 있도록 자료를 제공하는 것이 연구를 실시한 목적이다.

II. 실험 도구 및 방법

1. 실험 도구

실험에 사용된 방사선 발생장치는 인버터 방식의 방사선 발생장치(AccuRay-650, DK Medical System, Korea)를 사용하였다. 영상수용체(Image Receptor, IR)는 CCD(Galaxy 900, Medien Intcrantional, Korea), CR(Elite CR 850, Creastream, USA) FPD(AeroDR, Konica Minolta, Japan)의 3 종류를 사용하였다.

CCD는 형광체로 $Gd_2O_2S:Tb$를 사용하였고, Pixel의 크기는 0.142 mm이며, 영상의 크기는 43×43 cm^2(2932×2940)이다. CR은 Image Plate에 $BaFX:Eu^{2+}$를 사용하였으며, Pixel의 크기는 0.168 mm이고, 영상의 크기는 35×43 cm^2(2048×2500)이다. FPD는 형광체로 CsI:Tl를 사용하였고, Pixel의 크기는 0.175 mm이며, 영상의 크기는 35×43 cm^2(1994×2430)이다. 3개 DR 시스템은 모두 출력은 16 bit(2 byte)이고, 출력의 범위는 0~4095(12 bit)이다[Table 14.1].

RQA5 선질을 맞추기 위해 알루미늄(Aluminium, Al) 부가 필터 1 mm(100×100×1 mm^3) 21개를 사용하였고, MTF 측정을 위해 텅스텐(Tungsten, W) Edge Device(100×100×1 mm^3)를 사용하였다. 선량측정을 위해 전리조형 선량계(Ionization Chamber 50 cc, Capintec, USA)를 사용하였다. 영상분석을 위해서는 Matlab 7.0(Mathwork, USA)과 Excel 2010(Microsoft, USA)을 사용하였다.

2. 실험 방법

1) 실험 배치

X선관과 IR과의 거리는 150 cm를 유지하였다. X선관 앞쪽에 부가 필터 21 mmAl을 설치하고, 관전압을 조절(74 kVp)하여 HVL이 7.1 mm가 되도록 하였다[Table 14.2].[20] X선관으로부터 1 m 떨어진 거리에 선량계를 위치하여 놓고 실험을 시행하면서 지속적으로 선량을 측정하였다. 조사된 선량은 최저 0.8 μGy부터 최고 130 μGy까지이며, 3가지 DR 시스템에 모두 동일한 실험 방법을 적용하였다.

2) 해상력 특성(Modulation Transfer Function, MTF) 측정

Edge Device를 IR중앙에 위치시키고, 정중선과 2~3° 이내의 범위에서 각도를 주어 영상을 획득하였다.[11-13] 획득된 Edge Spread Function(ESF) 영상을 Edge 각도에 따라 재투영[Eq.14.1]한 후, 이를 미분하여 Line Spread Function(LSF)을 구하였다[Eq.14.2]. 그 다음 이를 푸리에 변환을 실시하여 MTF를 구하였다[Eq.14.3].

$$E_j^i = \int ESF(x)\,\delta(x + i\sin\theta - j\cos\theta)\,dx \qquad \text{Eq.14.1}$$

$$LSF_k = \frac{(ESF_k - ESF_{k+1})}{(x_k - x_{k+1})} = \frac{(ESF_k - ESF_{k+1})}{\Delta x} \qquad \text{Eq.14.2}$$

$$MTF = \left| \int_{-\infty}^{\infty} LSF(x)\,e^{-2\pi i x}\,dx \right| \qquad \text{Eq.14.3}$$

3) 잡음 특성(Wiener Spectrum, WS) 측정

WS 측정을 위해 획득된 영상 중 전체의 중심부 80% 영역에 ROI를 설정하였다. ROI는 256×256의 크기로 128 Pixel이 중복이 되게 설정하였다. 전체 ROI는 100개 이상이 Data를 확보한 다음 [Eq.14.4]의 식을 적용하여 WS를 구하였다.[10, 14]

$$W_{out}(u_n, u_k) = \frac{\Delta x \Delta y}{M \times 256 \times 256} \sum_{m=1}^{M} \left| \sum_{i=1}^{256} \sum_{j=1}^{256} I(x_i, y_j) - S(x_i, y_j)) \cdot e^{-2\pi i (u_n u_i + u_k y_j)} \right|^2 \qquad \text{Eq.14.4}$$

$\Delta x \Delta y$ is the pixel spacing in respectively the horizontal and vertical direction

M is the number of ROIs

$S(x_i, y_j)$ is the linearized data

$I(x_i, y_j)$ is the optionally fitted two-dimensional polynomial.

4) 양자검출효율(Detective Quantum Efficiency, DQE) 측정

DQE는 측정된 MTF와 WS을 이용하여 다음의 식 Eq.14.5를 이용하여 구할 수 있다.[10]

$$DQE(X,u,v) = \frac{MTF}{q(X)\,WS(X,u,v)} = \frac{MTF^2(u,v)}{X \cdot SNR_{in}^2 \cdot WS(X,u,v)} \qquad \text{Eq.14.5}$$

X 입사된 선량

SNR_{in}^2 단위선량 당 입력되는 X선 광자의 수 [Table 14.2]

III. 결과

1. 신호응답 특성(System Response)

조사선량과 출력 신호값과의 관계를 나타낸 것이다. 획득된 전체 영상의 중심부 80%에 해당되는 부분의 신호값을 분석하였다. X선 발생장치 출력의 제한으로 최저 0.8 μGy부터 최고 130 μGy까지 범위에서 검사를 실시하였다.

CCD는 입력 X선량과 출력값이 직선적으로 비례하는 경향을 나타내었으며, CR과 FPD는 입력 X선량의 대수적(log) 변화에 직선적으로 비례하는 출력을 나타내었다. CCD, CR, FPD 모든 장비에서 조사선량과 출력 신호값은 높은 상관관계를 나타내었다($R^2 > 0.998$). CCD는 120 μGy 이상에서는 출력 신호값이 포화되어(4,095) 선량의 증가되어도 출력 신호값이 변하지 않았다[Fig.14.1].

2. MTF

CR과 FPD의 MTF는 명확한 차이가 발생하지는 않았지만, CCD의 경우는 다른 두 장비와 뚜렷이 구분되는 특징을 나타내었다[Fig.14.2].

MTF 값이 0.8의 경우에 공간주파수(Spatial Frequency)는 CCD는 0.25 cycles/mm, CR은 0.54 cycles/mm, FPD 는 0.60 cycles/mm이다. MTF 값이 0.5의 경우에 공간주파수는 CCD는 0.74 cycles/mm, CR은 1.30 cycles/mm, FPD는 1.23 cycles/mm이다. MTF 값이 0.2의 경우에 공간주파수는 CCD는 1.54 cycles/mm, CR은 2.45 cycles/mm, FPD는 2.45 cycles/mm이다. MTF 값이 0.1의 경우에 공간주파수는 CCD는 2.10 cycles/mm이고, CR은 3.80 cycles/mm, FPD는 3.80 cycles/mm이다[Table 14.3].

CCD의 Pixel 크기는 실험에 사용된 DR 시스템 중에서 가장 작다[Table 14.4]. 하지만, MTF를 비교하여 보면 CCD의 MTF가 가장 낮고, CR과 FPD는 거의 유사한 MTF를 나타내고 있다[Fig.14.2].

Pixel의 크기를 고려한 해상력을 비교하여 보면 CCD의 경우 3.52 mm이어여만 한다. 하지만, 이때의 MTF은 0.04로 매우 낮은 값을 나타내고 있다. CR과 FPD의 해상력은 각각 2.98과 2.86으로 이때의 MTF는 동일하게 0.15를 나타내고 있다.

3. WS

CCD, CR, FPD의 WS을 측정하였다. 각각의 영상 장치마다 입사선량이 각각 4.4 μGy(0.5 mR), 8.7 μGy(1 mR), 22.6 μGy(2.6 mR)일 때의 값을 측정하여 비교하였다[Fig. 14.3].

CCD의 WS은 10^{-4}~10^{-5}의 범위의 값을 가지고 있으며, 공간주파수가 증가할수록 점차 작아졌다. 선량이 증가됨에 따라 WS이 점차 감소하였지만 뚜렷이 구분될 수 있는 큰 차이가 발생되지는 않았다.

CR의 WS은 선량 변화에 따라 명확히 구분될 수 있는 값의 차이를 나타내었다. 입사 선량이 4.4 μGy일 때 10^{-5} 내외의 값을 가지며 8.7 μGy일 때는 10^{-5}~10^{-6}의 범위의 값을 나타내고 22.6 μGy일 때는 10^{-6} 내외의 값을 가지고, 공간주파수가 증가할수록 그 값이 작게 나타났다.

FPD의 WS은 10^{-5}~10^{-6}의 범위의 값을 나타내고 입사 선량이 증가됨에 따라 그 값이 점차 감소하였다. 공간주파수가 증가할수록 WS은 점차 그 값이 작게 나타났다.

선량에 변화에 따라 WS의 변화의 폭은 장비별로 다소 차이가 발생하였다. CR의 WS이 가장 큰 차이를 나타내어 10^{-5}~10^{-6} 범위의 값을 나타내었다. 그에 비해 CCD는 10^{-4} 내외의 높은 값을 FPD는 10^{-6} 내외의 낮은 값을 나타내었다[Fig. 14.3]. 선량의 증가할수록 CR의 잡음이 점차 감소하지만 CCD, FPD는 일정하다. 하지만, CCD는 높은 잡음 상태에서 변화가 적고 FPD는 낮은 상태에서 변화가 적었다. 즉 조사 조건이 증가하면 CCD는 높은 잡음을 유지하고, CR은 잡음이 점차 감소하며, FPD는 낮은 잡음을 유지하는 것을 알 수 있다.

동일한 선량(8.7 μGy)으로 디지털 방사선 시스템의 WS을 비교하니 CCD, CR, FPD의 순서로 점차 WS이 낮아지는 것을 확인할 수 있었다[Fig. 14.4]. CCD의 WS은 CR와 FPD의 WS과 비교하였을 때 10배 이상의 큰 값을 나타내고 있다.

4. DQE

각각의 DR 시스템마다 입사선량이 각각 4.4 μGy, 8.7 μGy, 22.6 μGy일 때의 값을 측정하여 비교하였다[Fig. 14.5].

CCD의 DQE은 0.02 이하의 분포를 나타내고 있으며 공간주파수가 증가할수록 점차 작아졌다. 선량이 증가함에 따라 DQE은 점차 감소하였다. 4.4 μGy일 때는 대부분의 공간주파수에서 0.02 이하의 값을 가진다. 8.7 μGy일 때는 4.4 μGy 때보다 낮거나 비슷한 값을 유지하였다. 22.6 μGy일 때는 DQE은 더욱 낮아져 0.002~0.003 값의 분포를 나타내었다.

CR의 DQE은 0.4 이하의 분포를 나타내고 있으며, 공간주파수가 증가할수록 점차 작아졌다. 선량의 변화에 따라 값의 변화가 크게 발생하지 않는 것으로 나타났다.

선량 변화에 대해 DQE 값의 변화는 CCD의 경우는 0.02 이하의 값을 나타내고 선량 증가에 따라 점차 낮아지는 경향이 관찰되었고, CR은 선량 변화에 대해 상대적으로 적은 영향을 받으며 0.1~0.4 이내의 값의 분포를 나타내었다[Fig.14.5]. FPD는 선량이 증가함에 따라 DQE가 감소하지만 평균적으로 CCD와 CR보다 높은 DQE를 나타내고 있다.

FPD의 DQE은 입사선량 4.4 *μGy*일 때 최고값이 1에 근접하는 등 매우 높은 검출효율을 나타내었다. 선량 변화에 영향을 크게 받으며 입사선량 8.7 *μGy*의 경우 0.7 이하의 값의 분포를 가지고 22.6 *μGy*의 경우 최고값이 0.4 이하의 값의 분포를 갖고 있다. 공간주파수가 증가할수록 DQE는 작아졌다.

동일 선량(8.7 *μGy*)에서 DQE를 비교하여 보면 FPD가 가장 높은 값을 나타내고 CR이 다소 낮으며 CCD는 매우 낮은 값을 나타내는 것을 알 수 있다[Fig.14.6].

IV. 고찰

각 영상장비마다 영상획득의 특성이 서로 다르기에 신호응답특성은 장비마다 다르게 나타난다. CCD의 경우 입력된 선량에 비례해서 신호가 형성된다. 하지만, CR과 FPD의 경우는 입력된 선량의 대수치(log)에 비례한 신호를 출력하게 된다[Fig.14.1]. CR과 FPD는 Dynamic Range의 범위도 크게 차이가 발생하지 않기에 유사한 검사조건을 적용하더라도 영상의 품질에 큰 영향이 발생하지는 않게 될 것이다. 하지만, CCD의 경우는 입력된 선량에 비례한 출력 특성으로 인하여 CR, FPD와는 다른 영상 특성을 나타낼 수 있다. 그렇기에 CCD를 사용한다면 별도의 검사조건을 선정하여 검사를 진행하여야만 될 것이다.

CCD는 X선의 입력으로 인하여 형광체(Phosphor)에 생긴 영상을 거울로 반사한 다음 렌즈로 축소하여 CCD 카메라로 사진을 촬영한 것이다.[4] 이로 인하여 형광체와 CCD 카메라 사이에 공간이 존재하고 그 공간을 빛이 전파됨에 따라 빛의 번짐과 빛의 소실이 불가피하게 발생하게 된다. 이러한 구조적 특징으로 인하여 CCD DR 시스템의 경우 Pixel Size는 0.142 mm이지만 MTF는 Pixel Size가 0.168과 0.175인 다른 디지털 방사선 시스템 장비보다 낮게 나타나는 것으로 판단된다. WS 또한 이와 유사한 경향을 나타내어 이런 높은 잡음으로 인하여 DQE도 0.02 이내의 낮은 효율을 나타내고 있다[Fig.14.4, Fig.14.6].

CR과 FPD의 해상력 특성(MTF)을 보면 FPD가 Pixel의 크기가 더 큼에도 MTF에서는 그 차이를 구별할 수 없다. CR의 경우 Image Plate에 영상이 형성된 뒤 이를 다시 Scan하여 영상을 획득하게 된다.[1] 그렇지만, FPD는 그러한 중간과정이 없이 형광체에서 발생된 빛이 바로 TFT를 통해 전기 신호화된다. 이러한 장비의 구조적 특징으로 인하여 FPD가 Pixel의 크기는 더 크나 MTF에서는 차이가 많이 발생하지 않는 것으로 판단된다. 이러한 경향은 WS에도 적용이 되어 FPD의 경우 선량 변화에 따른 WS의 변화가 작으나 CR은 그 변화가 크다[Fig.14.3]. 동일 선량(8.7 μGy)에서는 FPD의 WS이 CR 보다 더 낮은 값으로 나타났다[Fig.14.4].

WS과 DQE를 비교할 때 4.4 μGy, 8.7 μGy, 22.6 μGy의 선량을 각각 비교하였다[Fig.14.4, Fig.14.6]. 이것은 CR을 기준으로 경우에 따라 재검사가 요구되는 약간 낮은 선량(4.4 μGy), 적정 선량(8.7 μGy), 경우에 따라 재검사가 요구되는 약간 높은 선량(22.6 μGy)을 선정하여 비교한 것이다.[15]

CCD는 높은 WS과 낮은 DQE로 DR 시스템 중 가장 낮은 영상 품질을 나타내고 있으며, FPD는 낮은 WS과 높은 DQE로 가장 높은 영상 품질을 나타낸다. CR의 WS과 DQE는 각각 CCD와 FPD의 중간에 해당되는 영상 품질을 나타내었다. 이는 동일 선량을 가지고 WS과 DQE를 비교하여 보면 명확히 나타난다[Fig.14.4, Fig.14.6]. 이러한 디지털 방사선 시스템의 특성은 선질 변화에 따른 영상 특성 분석에 대한 연구에서도 유사한 결과가 나타난 것을 확인할 수 있었다.[16]

위 내용을 종합해 보면 임상에서 사용하는 의료장비에 대한 의료영상장비 특성을 이해하고 장비마다의 특성을 정량평가해서 확인할 수 있다면 환자와 검사자간의 서로의 신뢰가 높아질 것으로 사료된다.[17-20]

V. 결론

실험을 통하여 의료 영상 장비마다 특성을 가지고 있음이 분명해졌다. 이러한 의료영상장비의 특성을 바로 알고 그 특성에 맞게 사용을 하는 것이 좋은 것이다. 아무 검증 없이 장비를 그냥 사용한다면 이는 환자와 검사자 모두에게 나쁜 영향을 주게 된다. 장비의 특성을 바로 알고 적정한 방법과 목적으로 사용하는 지혜가 필요할 것으로 사료된다.

Reference

[1] Schaetzing R., "Computed radiography technology", Proceeding of Radiological Society of North America, 10, 2003.

[2] KFDA, "A guide for general radiology of the patient dose recommend", 2012.

[3] Dobbins J. T., Ergun D.L., Rutz L., et al., "DQE(f) of four generations of computed radiography acquisition devices", Med. Phys., Vol. 22, No. 10, pp. 1581-1593, 1995.

[4] Jerrold T. B., Anthony S. J., Edwin M. L., et al., "The Essential Physics of Medical Imaging, 3nd ed.", Lippincott Williams & Wilkins, 2011.

[5] Antonuk L. E., Boudry J., and Huang W., "Demonstration of megavoltage and diagnostic X-ray imaging with hydrogenated amorphous silicon arrays", Med. Phys. Vol. 19, No. 6, pp. 1455-1466, 1992.

[6] Granfors P. R., and Aufrichtig R., "Performance of a 41×41-cm^2 amorphous silicon flat panel X-ray detector for radiographic imaging applications", Med. Phys., Vol. 27, No. 6, pp. 1324-33, 2000.

[7] Finc C., Hallscheidt P. J., and Noeldge G., "Clinical comparative study with a large-area amorphous silicon flat-panel detector: image quality and visibility of anatomic structures on chest radiography", Am. J. Roentgenol, Vol. 178, No. 2, pp. 481-486, 2001.

[8] Bacher K., Smeets P., Bonnarens K., et al., "Dose reduction in patients undergoing chest imaging: digital amorphous silicon flat-panel detector radiography versus conventional filmscreen radiography and phosphor-based computed radiography", Am. J. Roentgenol, Vol. 181, No. 4, pp. 923-929, 2003.

[9] ICRU(International Commission on Radiation Units and Measurements) Report No 41, "Modulation Transfer Function of Screen-Film Systems", Bethesda, 1986.

[10] IEC(International Electrotechnical Commission) 62220-1, "Medical electrical equipment Characteristics of digital X-ray imaging devices Part 1: determination of the detective quantum efficiency", Geneva, 2003.

[11] Fujita H., Tasai D. Y., and Itoh T., "A simple method for determining the modulation transfer function in digital radiography", IEEE Trans Med Imaging, Vol. 11, No. 1. pp. 34-39, 1992.

[12] Jung-Min Kim, "Edge Profile Correction for Modulation Transfer Function on Digital X-ray Imaging System", Journal of Radiological Science and Technology, Vol. 30, No. 3, pp. 251-257, 2007.

[13] Samei E., Flynn M. J., Reimann D. A., "A method for measuring the presampled MTF of digital radiographic systems using an edge test device. Med. Phys", Vol. 25, pp. 102-113, 1998.

[14] Kim J. M., Lee K. S. & Kim Y. H., "Correction Method of Wiener Spectrum(WS) on Digital Medical Imaging Systems", Journal of Radiological Science and Technology, Vol. 32, No. 1, pp. 17-24, 2009,

[15] Willis, C. E.,"Quality Improvement in Computed Radiography in Categorical Course in Physics: Technology Update and Quality Improvement of Diagnostic X-ray Imaging Equipment", Radiological Society of North America Publication(RSNA), pp. 153-160, 1996.

[16] Jeong H. W., Min J. W., Kim J. M., et al., "Performance Characteristic of a CsI(Tl) Flat Panel Detector Radiography System", Journal of Radiological Science and Technology, Vol. 35, No. 2, pp. 109-117, 2012.

[17] Kim, K. W., Jeong, H. W., Min, J. W., et al., "Measurement of Image Quality According to the Time of Computed Radiography System", Journal of Radiological Science and Technology, Vol. 38, No. 4, pp. 365-374, 2015.

[18] Kim, K. W., Jeong, H. W., Min, J. W., et al., "Evaluation of Image Quality for Various Electronic Portal Imaging Devices in Radiation Therapy", Journal of Radiological Science and Technology, Vol. 38, No. 4, pp. 451-461, 2015.

[19] Kim, K. W., Jeong, H. W., Min, J. W., et al., "Evaluation of the Modulation Transfer Function for Computed Tomography by Using American Association Physics Medicine Phantom", Journal of Radiological Science and Technology, Vol. 39, No. 2, pp. 193-198, 2016

[20] Kim, K. W., Jeong, H. W., Min, J. W., et al., "Evaluation of the Performance Characteristic for Mammography by Using Edge device", Journal of Radiological Science and Technology, Vol. 39, No. 3, pp. 415-420, 2016.

Table Captions.

Table 14.1 Digital radiography systems and their characteristics

Table 14.2 Radiation quality used to evaluate detector performance

Table 14.3 Modulation Transfer Function for The Three Type Digital Radiography System

Table 14.4 Pixel size and resolution of DR(CCD, CR and FPD)

Table 14.1

Image Receptor Type	Image Pixel Size	Matrix	Imaging Area	Scintillator
Charged Coupled Device (CCD)	0.142 mm	2932×2940	43×43 cm^2	$Gd_2O_2S:Tb$
Image Plate (IP)	0.168 mm	2048×2500	35×43 cm^2	$BaFX:Eu^{2+}$
Flat Panel Detector (FPD)	0.175 mm	1994×2430	35×43 cm^2	CsI:Tl

Table 14.2

30174	kVp	HVL (mmAl)	Additional Filtration (mmAl)	Air Kerma (uGy per mAs at 750 mm)	SNR_{in}^2 $1/(mm^2 \cdot \mu Gy)$	Mean Photon Energy
RQA5	74	7.1	21.0	5.827	30174	54

Table 14.3

0.60	Spatial Frequency			
	0.8	0.5	0.2	0.1
CCD	0.25	0.74	1.54	2.10
CR	0.54	1.30	2.45	3.80
FPD	0.60	1.23	2.45	3.80

Table 14.4

	CCD	CR	FPD
Pixel Size	0.142 mm	0.168 mm	0.175 mm
Resolution	3.52 mm	2.98 mm	2.86 mm
MTF at Nyquist Frequency	0.04 at 3.52(cycles/mm)	0.15 at 2.98(cycles/mm)	0.15 at 2.86(cycles/mm)

Figure Captions.

Fig.14.1 Relationship between the pixel value and exposure for CCD, CR and FPD system at the RQA5 technique

Fig.14.2 Measured MTFs for the Three Type Digital Radiography System

Fig.14.3 Measured Wiener spectrum for the Three Type Digital Radiography System

Fig.14.4 Wiener spectrum of the CCD, CR, FPD at 8.7 μGy

Fig.14.5 The Measured DQE for the Three Type Digital Radiography System

Fig.14.6 DQE of the CCD, CR, FPD at 8.7 μGy

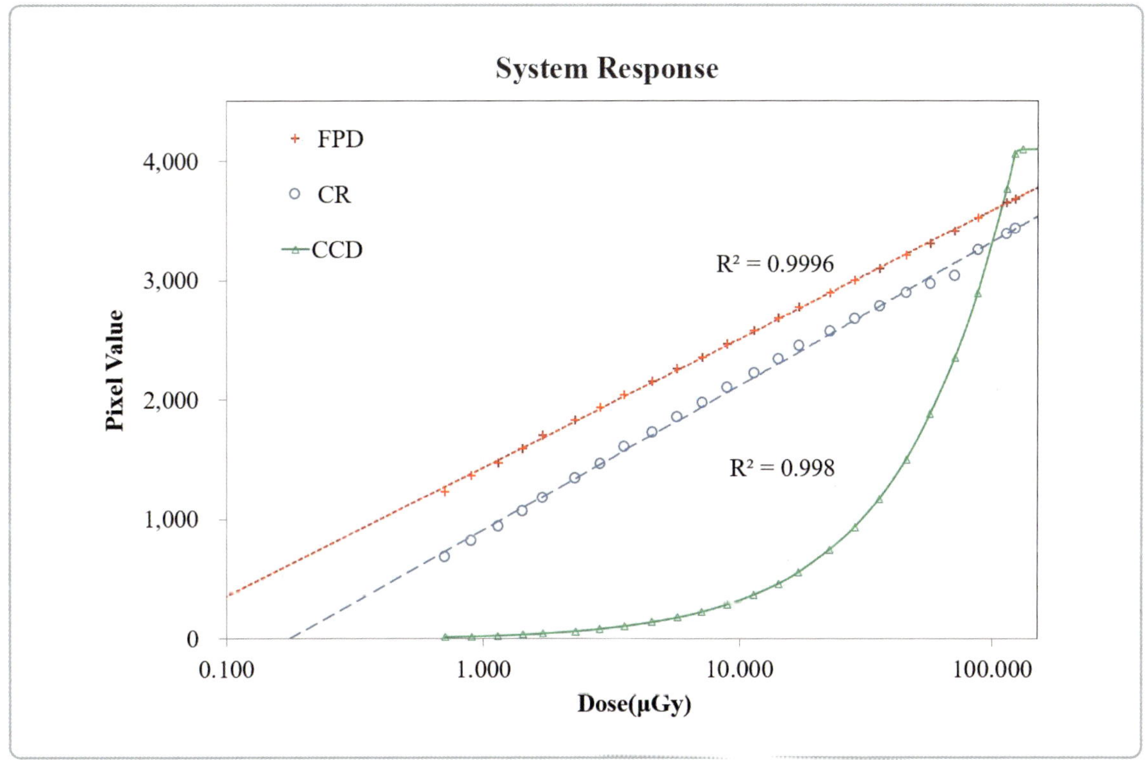

Fig.14.1

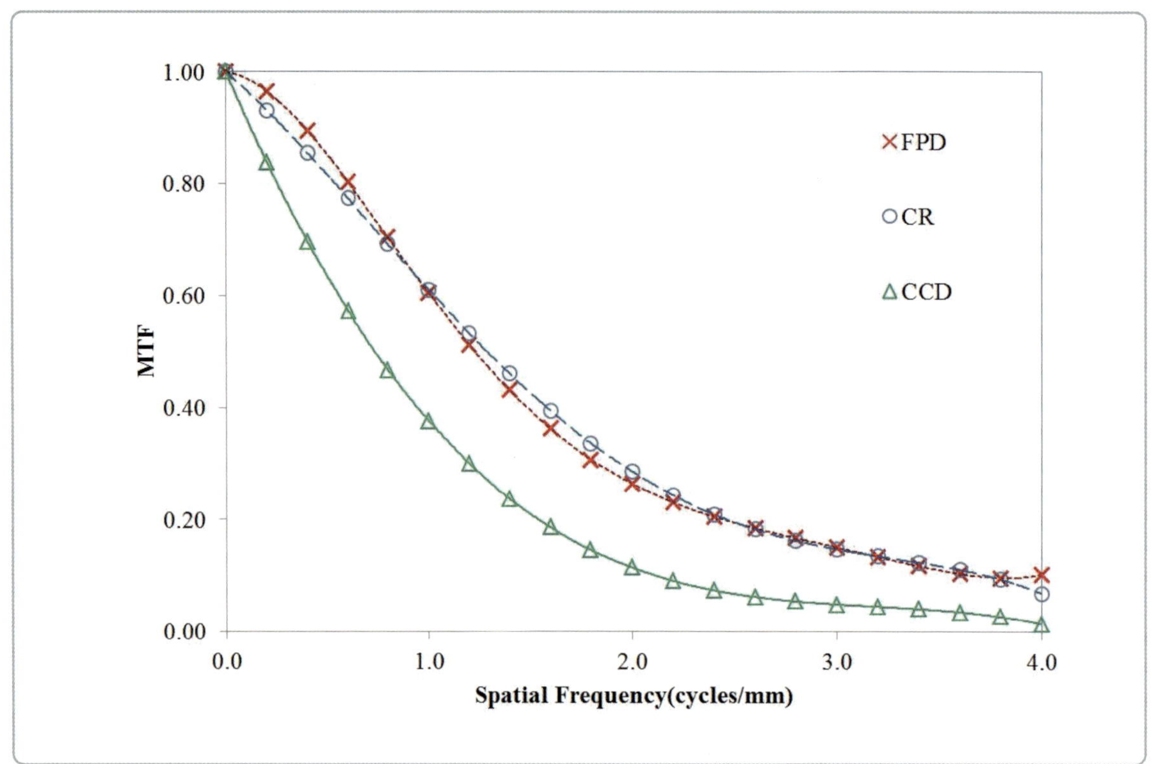
1.00
0.80
0.60
0.40
0.20
0.00
MTF
FPD
CR
CCD
0.0
1.0
2.0
3.0
4.0
Spatial Frequency(cycles/mm)

Fig.14.2

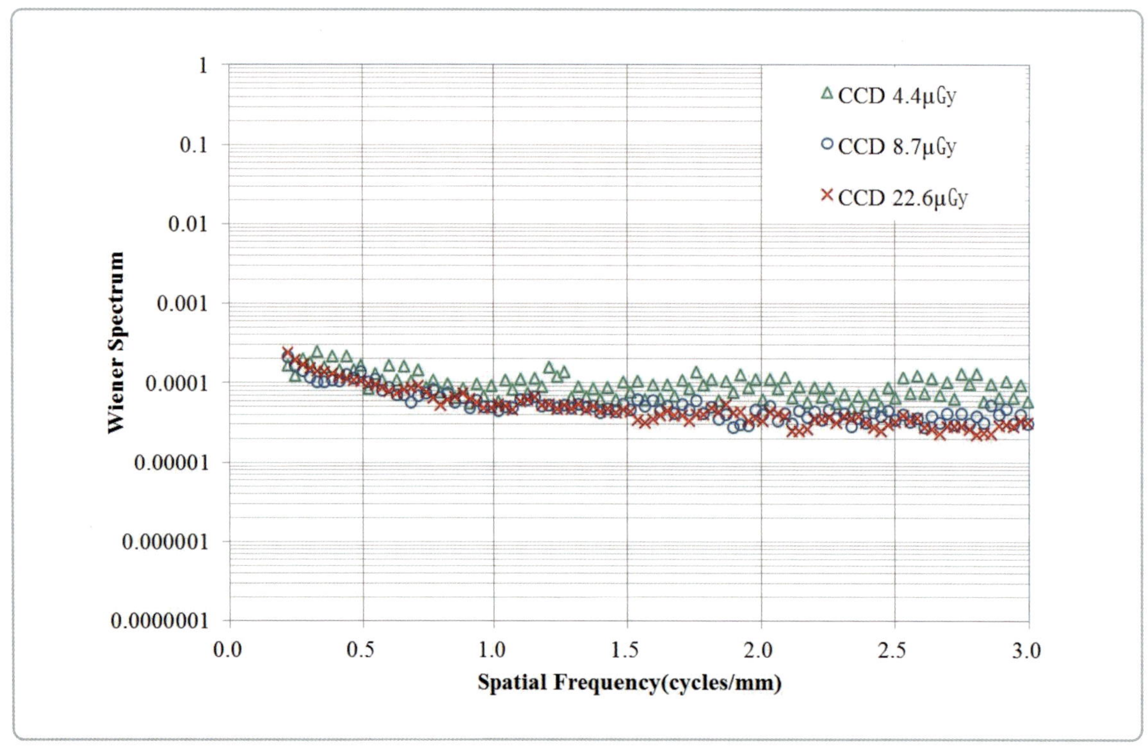
1
0.1
0.01
0.001
0.0001
0.00001
0.000001
0.0000001
Wiener Spectrum
CCD 4.4μGy
CCD 8.7μGy
CCD 22.6μGy
0.0
0.5
1.0
1.5
2.0
2.5
3.0
Spatial Frequency(cycles/mm)

(a)

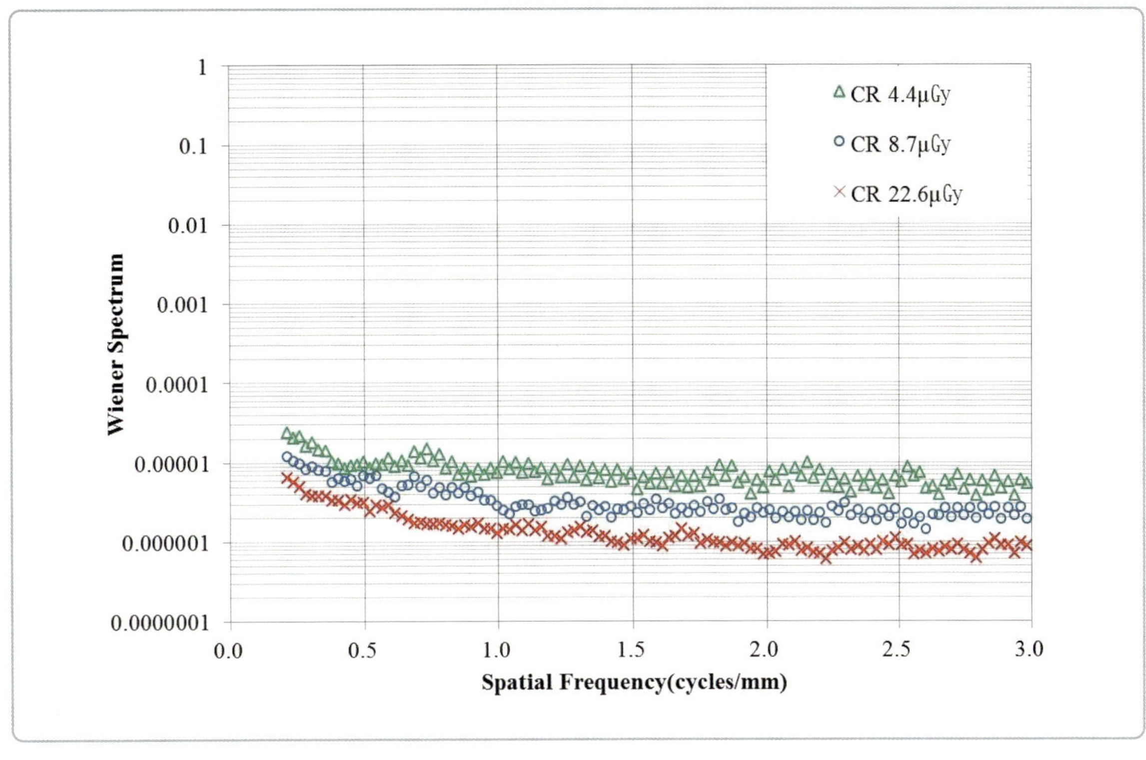

CR 4.4μGy
CR 8.7μGy
CR 22.6μGy
Wiener Spectrum
Spatial Frequency(cycles/mm)

(b)

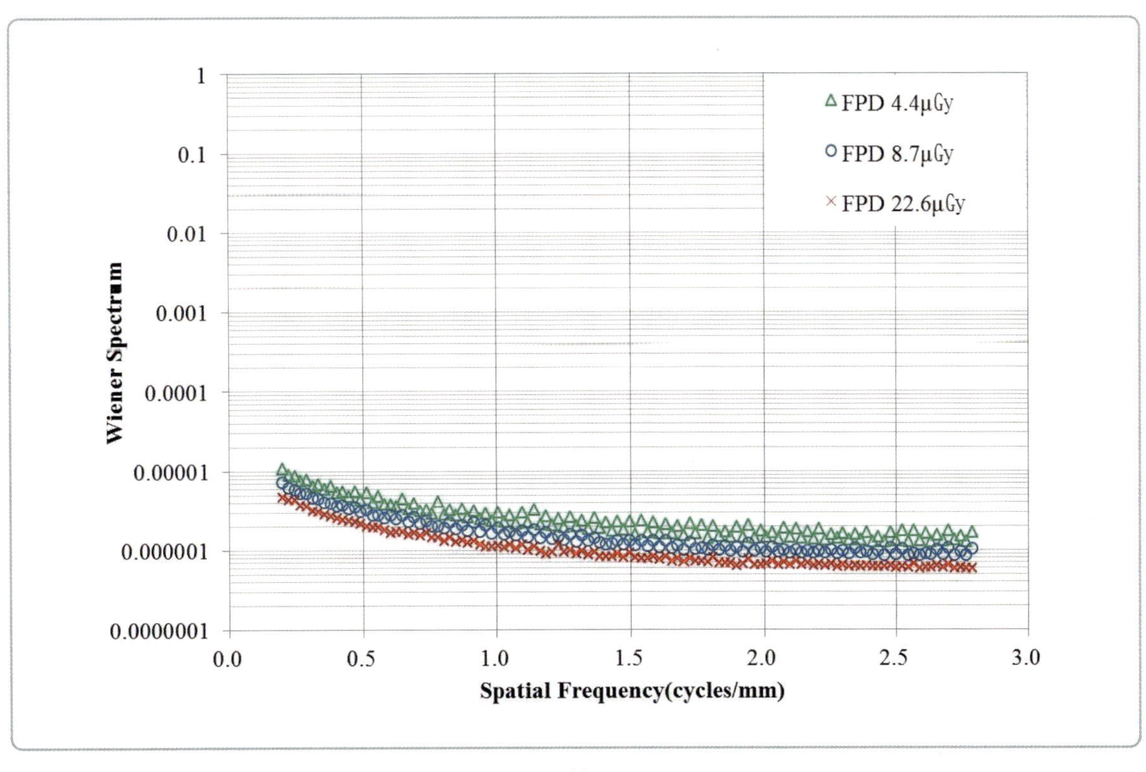

FPD 4.4μGy
FPD 8.7μGy
FPD 22.6μGy
Wiener Spectrum
Spatial Frequency(cycles/mm)

(c)

Fig.14.3

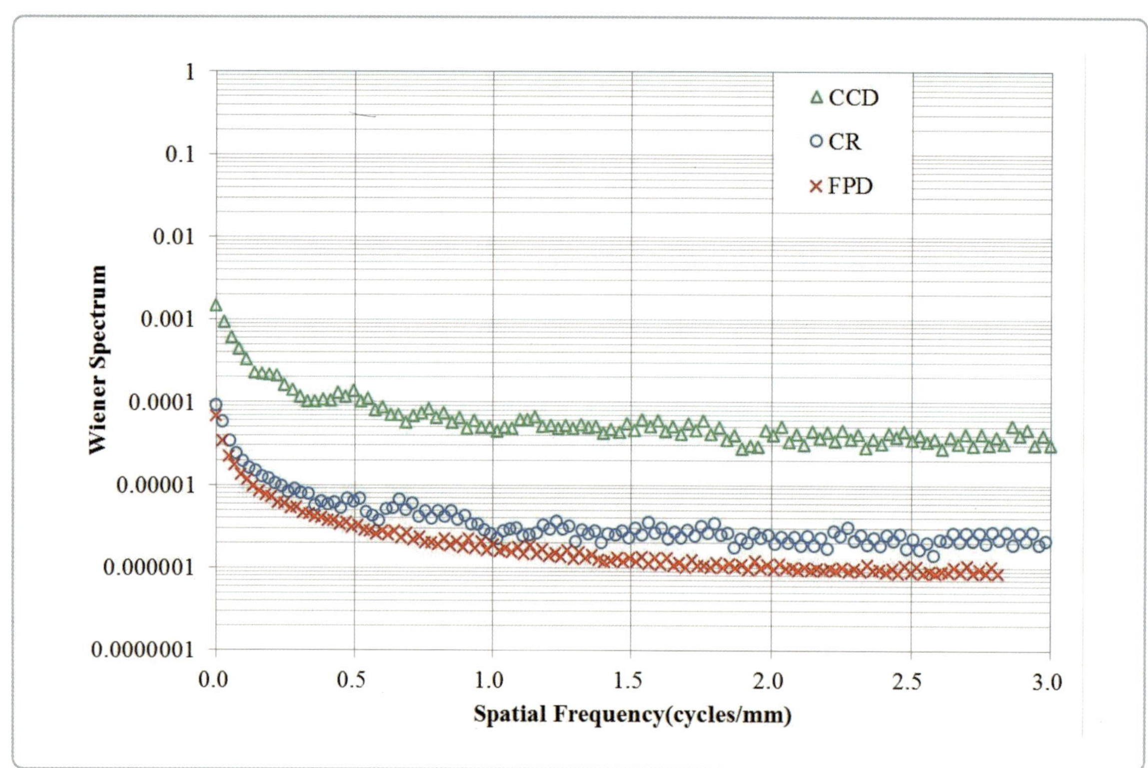

Wiener Spectrum
1
0.1
0.01
0.001
0.0001
0.00001
0.000001
0.0000001
0.0
0.5
1.0
1.5
2.0
2.5
3.0
Spatial Frequency(cycles/mm)
CCD
CR
FPD

Fig.14.4

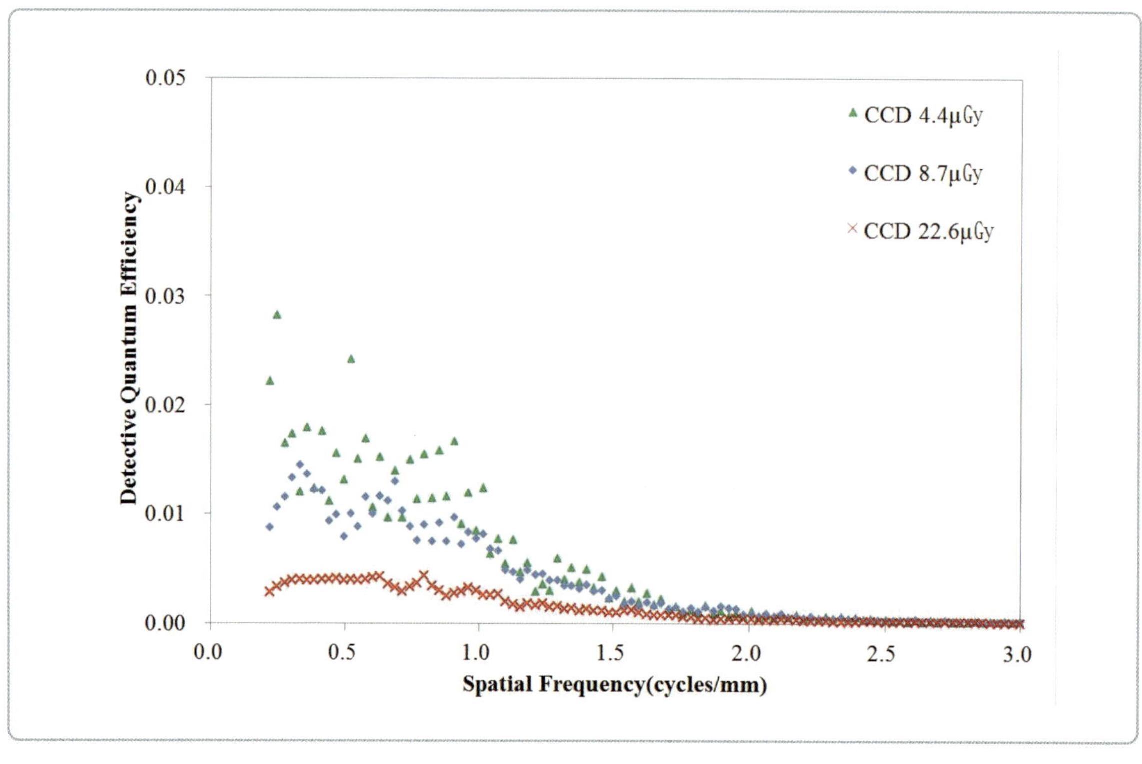

Detective Quantum Efficiency
0.05
0.04
0.03
0.02
0.01
0.00
0.0
0.5
1.0
1.5
2.0
2.5
3.0
Spatial Frequency(cycles/mm)
CCD 4.4μGy
CCD 8.7μGy
CCD 22.6μGy

(a)

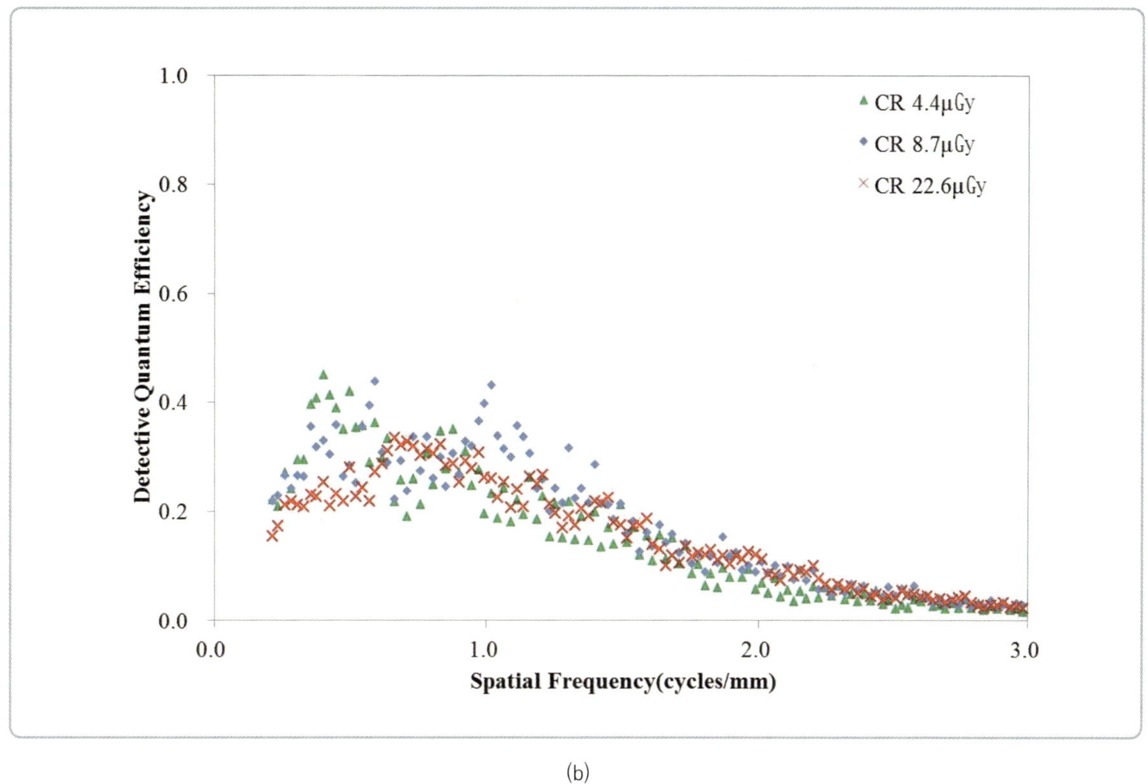
CR 4.4μGy
CR 8.7μGy
CR 22.6μGy
Detective Quantum Efficiency
Spatial Frequency(cycles/mm)
1.0
0.8
0.6
0.4
0.2
0.0
0.0
1.0
2.0
3.0

(b)

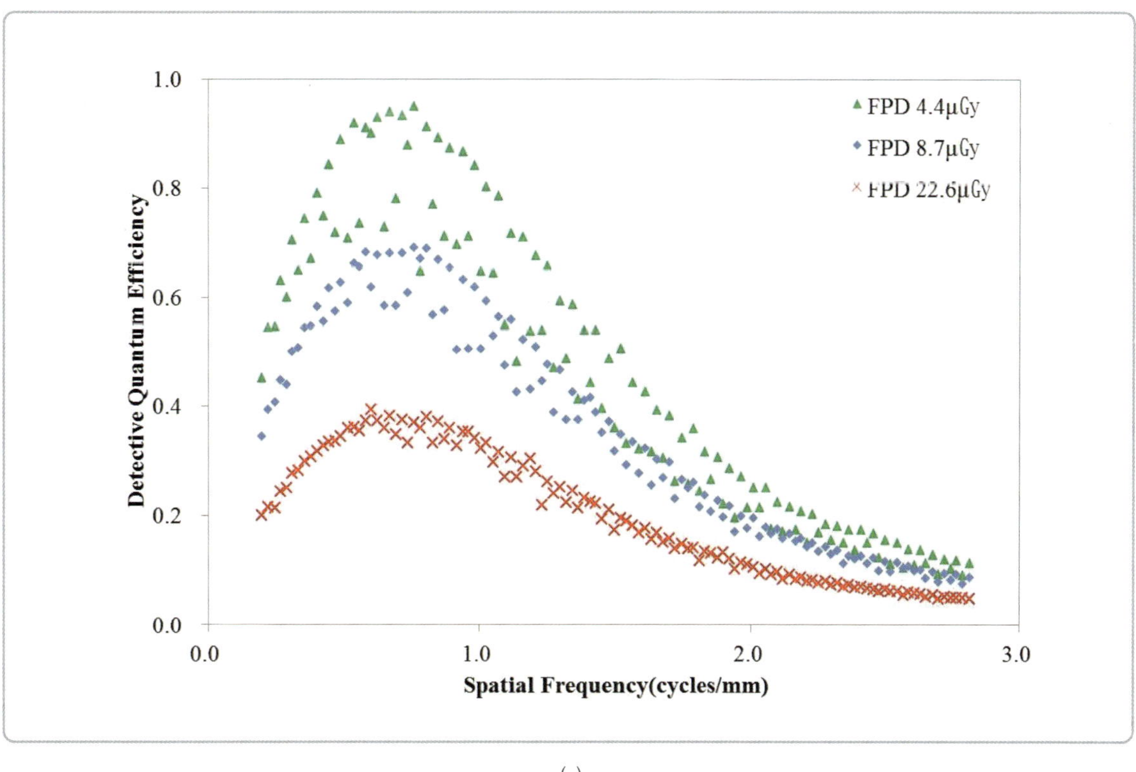
FPD 4.4μGy
FPD 8.7μGy
FPD 22.6μGy
Detective Quantum Efficiency
Spatial Frequency(cycles/mm)
1.0
0.8
0.6
0.4
0.2
0.0
0.0
1.0
2.0
3.0

(c)

Fig.14.5

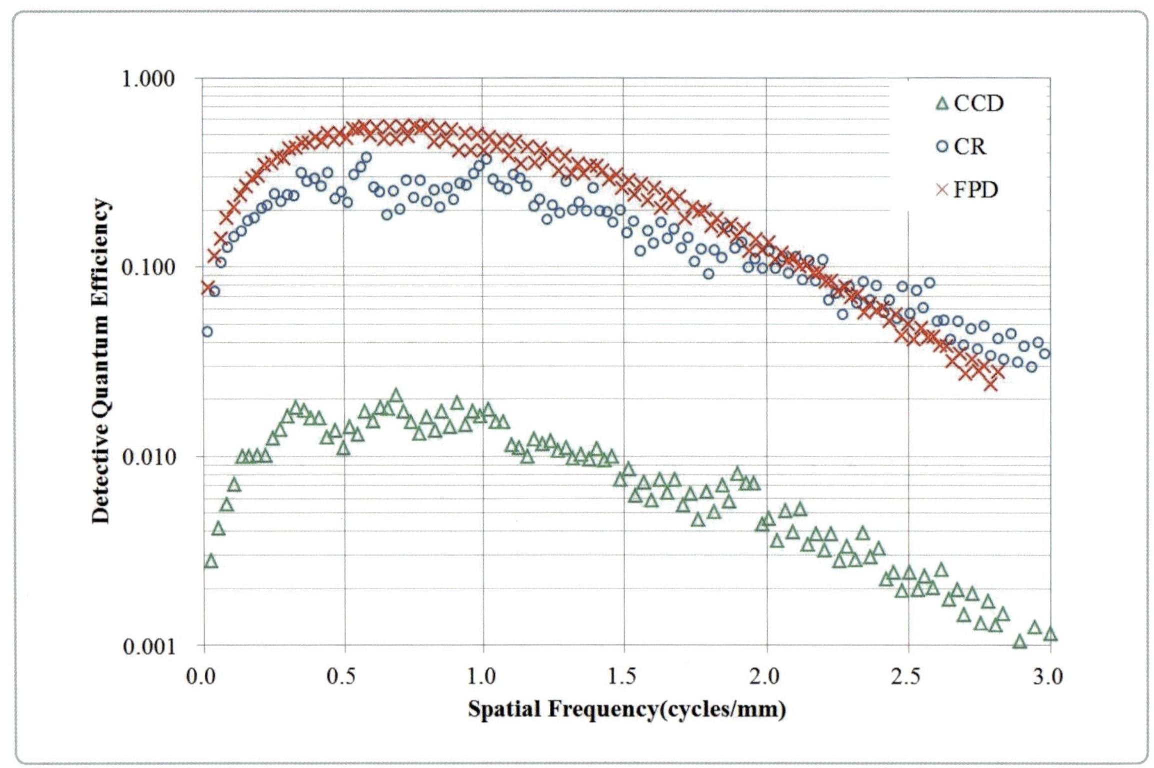

1.000
0.100
0.010
0.001
Detective Quantum Efficiency
0.0
0.5
1.0
1.5
2.0
2.5
3.0
Spatial Frequency(cycles/mm)
CCD
CR
FPD

Fig.14.6

Chapter 15

인체 흉부 모형 팬텀을 이용한 컴퓨터방사선영상에서 노출지수의 적용 사례 연구

A Case Study of Application of Exposure Index in Computed Radiography by Using Human Chest Phantom

Abstract

As the use of digital radiographic system has been expanded, there are some concerns an increase about in patient of radiation dose. Therefore, International Electro−technical Commission(IEC) has been proposed a standard foe exposure index(EI). In this study, the EI was measured on human chest model using computed radiography(CR). Radiation quality used RQA5 of IEC62494−1. After acquiring the chest anterior posterior image(Chest AP) by using the phantom, the EI was obtained by applying the system response. In this study, we have analyzed the images with the detector size(Full filed ROI) and the optimized image(Fit filed ROI). The EI increased proportionally with radiation dose increase. Due to the discrete increase in pixel value, the EI showed an exponential increase. The discrete increase in noise equivalent quanta(NEQ) resulted in a discrete increase in the EI. The EI of the two images used in this study increased with increasing NEQ but showed different increments. For the measurement of the EI, IEC standards must be followed. The EI should be used as an index to evaluate the image quality for quality control of X−ray image rather than as an indicator of exposure dose. When calculating the EI, the system response should be applied depending on whether or not the grid is used. The size of the field should be obtained by including only the necessary parts.

keyword Exposure Index, System Response, Computed Radiography, Chest Anterior Posterior Image, Noise Equivalent Quanta

중심단어 노출지수, 특성곡선, 컴퓨터방사선영상, 흉부정면촬영, 잡음등가양자수

I. 서론

X선 촬영 시스템 중 디지털 의료 영상기기가 차지하고 있는 영역은 매우 넓다. 우리나라의 의료기관 중 디지털 X선 촬영장치의 비중은 90%를 넘고 있다.[1] 이러한 디지털 X선 촬영장치의 도입으로 영상의 조절이 가능해져 재촬영은 감소하였지만, 부적절한 촬영 조건의 사용으로 피폭 선량의 증가는 예상되어 왔다.[2] 최근에는 디지털 X선 촬영장치의 검출기에서 환자의 피폭선량을 측정하여 표시해 주기도 한다. 최근에는 디지털 X선 촬영장치에 대해서 국제전기기술위원회(International Electro-technical Commission, IEC)는 노출지수(Exposure Index, EI)의 표준안을 제안하였다.[3] 그러나, 이러한 방법은 제조 회사마다의 선량에 대한 정의와 표시방법이 다양함으로 인하여 임상에서 이를 적용하기에는 많은 어려움과 혼란이 있다.[4, 5]

연구는 IEC에서 제시하는 방법으로 현재 우리나라에서 널리 사용되고 있는 디지털 X선 촬영장치 중 컴퓨터방사선촬영장치(Computed Radiography, CR)와 인체 흉부 모형 팬텀을 이용하여 그리드 사용유무와 조사야 크기 변화에 따른 최적화된 영상을 획득하기 위한 적정 EI값의 도출 사례를 보고하고자 한다.

II. 본론

1. EI 정의

EI의 식 Eq.15.1은 다음과 같이 정의되어 있다.[3]

$$EI = c_0 \cdot g(V) \qquad \text{Eq.15.1}$$

c_0는 상수로 100 μGy^{-1}로 정의되고, $g(V)$는 관심영역에의 디지털 신호의 값으로 영상수용체(Image Receptor, IR) 표면에 입사되는 카마(Air Kerma: K)를 교정하여 나타낸 값이다.

2. 실험 도구 및 방법

1) 실험 도구

실험에 사용한 방사선 발생장치는 AccuRay-650(DK Medical System, Korea)를 사용하였으며, 디지털 의료영상 시스템은 Elite CR 850(Creastream, USA)을 사용하였다. 조사선량을 측정하기 위해 전리조형 선량계(Ionization Chamber 50 cc, Capintec, USA)를 사용하였으며, 영상분석을 위해서는

Matlab 2017(Mathworks, USA)와 Excel 2016(Microsoft, USA)을 사용하였다. 정확한 실험을 위하여 방사선 발생장치, 디지털 의료영상 시스템, 전리조형 선량계는 실험 6개월 이내에 제조회사와 공인기관으로부터 검교정을 실시한 장비만을 사용하였다.

2) 실험 배치

실험을 위해서 CR과 선량계를 X선관으로부터 150 cm 떨어진 곳에 위치시켰다. 산란선의 영향을 막기 위해 CR뒷면은 벽으로부터 25 cm 이상 거리를 두어 실험을 실시하였다. X선 조사야는 선량계에 충분히 포함되도록 조절하며 측정하였으며, 중심부의 선량과 일치될 수 있도록 측정값을 보정하여 측정하였다[Fig. 15.1].[3]

(1) 특성곡선

IEC에서는 영상수용체의 특성을 구하기 위한 실험을 위한 선질을 정의하였다. 이 중 알루미늄 부가필터를 사용한 팬텀 실험의 선질은 RQA로 정의하였으며, EI를 위한 실험은 RQA3, 5, 7, 9를 사용하도록 권고하였으나 하나의 선질만을 사용한다면 RQA5를 사용하도록 권고 하고 있다[Table 15.1].[3]

실험은 IEC의 RQA5 선질을 맞추기 위해 0.5 mmCu와 2 mmAl을 사용하였고 반가층이 7.1 mmAl이 되도록 관전압 70 kV를 선택하여 실험을 실시하였다. CR 앞에는 Grid(Grid Ratio 10:1)를 장착하기도 하고 제거하기도 하여 각각의 특성곡선을 구하였다. 표면입사 선량을 최저 0.5 μGy부터 최대 90 μGy까지 순차적으로 조사하여 실험을 실시하였다.

(2) 인체 모형 팬텀을 사용한 영상획득

실험을 위해 인체 모형 팬텀(Whole Body Phantom PBU-50, Kyoto Kagaku, Japan)을 사용하여 특성곡선 실험과 동일한 검사조건에서 흉부전후촬영(Chest AP Projection) 영상을 획득하였다. 영상 획득을 위한 조사선량은 특성곡선의 실험과 동일한 선량 범위를 가지고 실험하였다.

3) 영상 분석 방법

실험을 위한 영상은 두 가지로 나누어 영상을 획득하였다. 첫 번째 영상은 임상에서 흉부영상 검사 시 많이 적용되는 방법으로, 조사야 및 영상 크기를 CR의 최대 영상 크기인 14×17 Inch(35×43 cm, Full Field Image)로 맞추어 검사하였으며, 다른 하나는 흉부 영상 중 꼭 필요한 부분만을 포함시킨 영상으로, 영상 크기를 14×14 Inch(35×35 cm, Fit Field Image)로 맞추어 검사를 실시한 것이다[Fig. 15.2].

디지털 이미지는 물리적 특성을 측정하는 경우 Original Data라는 아날로그 신호가 디지털로 변환된 화소 값 자체를 이용하는 것이 일반적이며, 이러한 Original Data를 이용해 다양한 정량적인 평가를 할 수 있기도 하다.[3, 5-7] IEC에서는 EI 산출시 Raw Data에 오프셋 보정(Offset Correction), 균일도 보정(Gain Correction)과 결손 보정(Defect Correction) 등의 이미지 보정이 행해진 데이터(Original Data)를 사용하도록 규정되어 있어 실험에서도 동일하게 적용하였다.[8-11] 이렇게 얻어진 Original Data에 이미지 영역 및 ROI를 산출하여, 영상 분석을 통하여 EI를 구하였다.[3, 12, 13]

III. 결과

1. 특성곡선(System Response)

특성곡선은 격자(Grid) 사용 유무에 따라 서로 다른 값을 나타내었지만, 선량의 지수적 증가에 신호값이 산술적 증가를 하였고, 신호값의 증가 폭은 일정한 비율을 유지하였다. 동일한 신호값을 나타낼 때 필요한 선량은 격자(Grid)를 사용하지 않았을 때에 비하여 격자를 사용하였을 때 약 60% 증가되는 경향을 나타내었다[Fig.15.3].

특성곡선은 원칙적으로 격자(Grid)를 사용하지 않고 측정해야 한다. 하지만, 실험은 임상에서 Chest를 검사함에 있어서 격자(Grid)를 사용해서 사용하는 환경을 고려하였기에 격자를 사용한 상태와 격자를 사용하지 않은 상태의 특성곡선을 모두 구하였다.

2. 선량지표

1) 선량과 선량지표(Exposure Index, EI)

EI는 영상의 히스토그램을 구한 다음 직접 과노출 영역과 미노출 영역을 제외한 히스토그램의 중앙값을 EI로 정의한다.[3] 실험에서 구한 영상의 EI값과 조사된 선량과의 관계는 선량의 이산적 증가에 따라 EI값도 이산적으로 증가하는 경향을 나타내었다. Full ROI영상과 Fit ROI영상은 각각 다른 기울기의 값을 가지고 있기에 선량의 증가에 따라 EI의 차이도 증가하였다[Fig.15.4].

2) Pixel Value와 선량지표

ROI의 Pixel Value의 이산적증가에 EI는 지수적으로 증가하며 매우 높은 상관관계를 나타내고 있다[Fig.15.5]. Full ROI와 Fit ROI의 EI는 동일한 기울기를 유지하면서 Pixel Value의 증가에 지수적으로 증가하는 경향을 나타내고 있다.

3) 잡음등가양자수(Noise Equivalent Quanta, NEQ)와 선량지표

잡음등가양자수(Noise Equivalent Quanta, NEQ)의 이산적 증가에 EI는 증가를 나타내었다.

NEQ가 증가될수록 EI의 증가의 폭은 점차 확대되었다. Full ROI가 Fit ROI와 비교하여 그 증가의 폭이 더 커짐을 확인할 수 있었다[Fig.15.6].

IV. 고찰

EI는 디지털 X선 촬영장치의 X선 검출 감도에 의존하기 때문에 장치마다 고유의 EI값을 측정하여 보정할 필요가 있다.[3] IEC에서는 EI의 측정을 위한 표준적인 실험 및 분석방법을 제시하고 있으며, 실험을 통하여 EI를 측정하는 것이 중요하다. 만약 IEC의 실험 방법을 맞추지 않고 실험을 한다면 정확한 EI의 값을 측정하기 어려워진다.[14]

IEC는 EI의 문제점으로 교정에 사용되는 선질이 제조업체 마다 다르기에 감도 표시가 제조업체 마다 다른 것을 제시하고 있다.[3] 연구에서는 RQA5 선질을 맞추기 위해 21 mmAl 대신 0.5 mmCu+2 mmAl을 사용하였다. 이는 IEC에서 공인된 방법 중 하나이기에 EI실험을 위한 선질을 맞추기 위해서는 두 가지 방법 중 가능한 방법을 적용해도 가능하다.[14]

IEC에서는 EI의 또 다른 문제점으로 제조업체 마다 감도 지표 ROI 설정의 차이를 언급하고 있다.[3] 일반적으로 임상에서 획득되는 감도 지표는 Pixel Value의 평균값이 아닌 상대선량을 값을 축으로 하는 히스토그램에서 검사부위(Chest, Abdomen, Skull 등)와 검사 방법(PA, AP, Axial 등)에 따라 자동 선택되는 범위의 중간값을 이용하여 산출된다. 감도 지표 ROI를 맞출 경우 ROI를 검출기 크기에 맞추는 것보다는 영상에 적합하도록 맞추어야 한다. 그렇게 하지 않고 너무 과대하거나 과소한 ROI를 설정하면 정확한 값을 얻을 수 없다.[15]

연구에서 ROI를 임상에서 많이 사용되는 검출기 크기에 맞춘 ROI(Full ROI)와 영상 크기에 맞춘 ROI(Fit ROI)를 비교하였다[Fig.15.4~15.6]. Full ROI와 Fit ROI는 유사한 경향을 나타내는 것을 확인할 수 있었다. 하지만, NEQ와 EI와의 관계를 보면 그 경향이 항상 일정한 것은 아니다[Fig.15.6]. 즉, 최적의 EI를 위해서는 영상마다 불필요한 부분을 배제한 최적의 영상을 사용한 Fit ROI를 적용하여 설정하는 것이 필요하다.

적정 선량의 범위를 8.7 μGy부터 11.3 μGy까지로 제시하고 있다.[16] 이를 적용한 실험을 통한 적정 EI값의 경우 격자를 사용한 상태에서는 Full ROI 영상은 563부터 724까지이고, Fit ROI 영상은 438부터 562까지이며, 이 범위에 맞도록 조건을 맞추어 검사하는 것이 최적의 선택이라 할 수 있다. 격자를 사용하지 않은 상태에서는 Full ROI 영상은 925부터 1206까지, Fit ROI 영상은 709부터 922까지 범위에서 조건을 맞추어 검사를 하는 것이 최적이다[Fig.15.4].

CR 제조사에서 제공하는 EI값과 실험을 통해 획득된 EI값은 일치하지는 않는다. 하지만, 두 값은 매우 높은 상관관계(R^2=0.9996)를 나타냄을 알 수 있다[Fig. 15.7]. 제조사마다 EI를 산출하는 알고리즘이 동일하지는 않으나 EI 산출하는 원리가 IEC의 방법과 큰 차이를 보이지 않기에 측정된 값들을 수식을 통하여 전환이 가능함을 알 수 있다.

EI를 직접적으로 환자의 피폭선량으로 변환하기는 어렵고, 많은 경우 노출지수인 EI가 환자의 피폭선량을 나타내고 있다고 오인되고 있다. EI는 임상 영상의 감도 지표 값에 대한 보정값으로 검출기 면에서 측정된 공기커마 값에 100배한 값이지 환자 피폭선량을 측정한 값이 아니다. 즉, EI는 검출기 표면에 도달하는 선량 지표이며 화질을 평가하는데 중요하다. 환자의 피폭선량의 피폭선량 관리를 위해서는 면적 선량계 등의 값을 이용하는 것이 더욱 적합하다.[14] EI는 피폭선량보다는 적정 노출 조건을 산정하는데 그 목적이 있다 할 수 있다.

향후, 디지털 X선 검출기의 종류별, 촬영부위별 목표 선량지표(Target Exposure Index, EI_T)와 실제 촬영한 선량 지표의 편차지수(Deviation Index, DI) 등에 대한 연구가 추가적으로 이루어지는 것이 바람직하다.

V. 결론

CR과 인체 흉부 모형 팬텀을 이용하여 EI를 도출하는 경우, 그리드 사용하는 환경에서는 그리드를 사용한 특성곡선을 사용하고, 그리드를 사용하지 않는 환경에서는 그리드를 사용하지 않은 특성곡선을 적용하여야만 하며, 조사야는 꼭 필요한 부분만 포함하도록 해서 도출해야만 한다.

VI. 정리

1. 표준 노출지수(Exposure Index, EI)

필름 특성곡선은 방사선 노출량과 그에 따른 필름 농도와의 관계를 그래프로 나타낸 것이다. 방사선의 과도한 노출은 지나치게 어두운 영상을 생성하고, 지나치게 낮은 방사선 노출은 지나치게 밝은 영상을 만들게 되어 영상 진단에 적합하지 않아 폐기하게 된다. 적절한 영상은 특성 곡선의 기울기 범위 내에 해당하는 노출에서 생성된다. 밝고 어두운 영상은 방사선사가 검사에 적절한 노출 기술 인자(mAs와 kV)를 사용했는지를 판단하는 노출 지표로 활용하게 된다. 필름을 사용하는 방사선 촬영의 주요 문제는 좁은 관용도(Latitude)인데, 이는 올바른 노출 기술 계수(관전압(kVp)와 선량(mAs))를 선택할 때 세심하게 주의를 해야 한다는 것을 의미한다. 이러한 문제는 디지털 방사선 촬영(Digital Radiography, DR)에서 극복된다. DR은 방사선 노출에 선형적으로 반응하며, 필름 방사선 촬영보다 100배 넓은 노출 관용도를 나타내는 장점을 가지고 있다. DR의 영상 처리 기능은 [Fig.15.8]에서와 같이 과다 및 과소 노출된 영상을 일정한 영상으로 출력하게 합니다.

이 그림[Fig.15.8]은 영상의 히스토그램과 주파수 분포 그리고, 디지털 특성곡선을 보여주고 있다. 그림 중 VOILUT는 디지털 영상에서 특정 부위를 더 잘 보기 위해 밝기와 대비를 조절하는 영상처리를 의미하며, VOILUT를 적용한 영상은 히스토그램에 맞게 영상이 조정되어 영상의 대조도가 최적의 상태로 조정됩니다. 그러나 이 작업의 문제점은 사용자가 부적절한 영상(과소 혹은 과다 노출된 영상)을 식별하는 데 어려움이 발생한다는 것이다. 이것은 진단에 적합한 영상을 얻기 위해 사용자가 노출 기술 인자(mAs, kVp 등)를 점점 더 높이는 경향이 있으며, 이로 인해 노출 증가(Exposure Creep) 또는 선량 증가(Dose Creep) 현상이 발생하게 되는 것이다.

디지털 방사선 촬영(DR) 시스템에서는 영상 품질을 유지하려다 보니 방사선량이 점점 증가하는 문제가 발생할 수 있다. 이를 해결하기 위해 DR 시스템 제조사들은 노출 지표(Exposure Index, EI)라는 수치 값을 도입했다. 이 지표는 해당 검사에 적절한 수준의 방사선이 사용되었는지를 판단할 수 있도록 도와준다.

하지만 과거에는 각 제조사마다 EI를 다른 방식으로 정의하고 표시했기 때문에, 사용자가 여러 종류의 DR 시스템을 사용할 때 혼란을 겪는 일이 많았다. 이러한 문제를 해결하기 위해, 국제 전기 기술 위원회(IEC)와 미국 의학 물리학 협회(AAPM)는 DR 시스템에서 사용할 수 있는 표준화된 EI를 공동으로 개발했다. 이를 통해 어떤 시스템을 사용하더라도 일관된 기준으로 방사선 노출 정도를 판단할 수 있게 되었다.

이번 장에서는 EI가 어떤 기능을 하는지 간단히 살펴보고, 표준화된 EI를 어떻게 도출하고 적용하는지에 대한 실제 예시도 함께 소개할 예정이다.

EI는 환자 선량을 나타내지 않고 디지털 검출기에 조사된 방사선량에 관련이 있다. IEC는 디지털 방사선 촬영의 EI를 '영상의 특정 부위에 도달한 방사선에 대해 검출기가 얼마나 반응했는지를 수치로 나타낸 것'으로 정의한다. 그림[Fig.15.9]는 EI를 방사선 선량의 지표로 표현하는 두 가지 방식을 보여주고 있다. 하나는 선량이 증가함에 따라 EI가 감소하는 반비례 스케일이고, 다른 하나는 선량이 증가함에 따라 EI가 비례적으로 증가한다는 것을 보여주는 비례 스케일이다.

2. EI 결정

EI(노출 지표)를 계산하는 절차는 [Fig.15.10]에 나와 있다. 먼저 디지털 검출기에 방사선을 조사하여 특성곡선을 구한다. 그 다음 특정 조건의 방사선을 조사하여 디지털 영상을 생성한다. 그 다음 생성된 영상 정보를 바탕으로 EI 값을 계산하는데, 관심 영역(Region of Interest, ROI) 방법이나 히스토그램 방법, 두 가지 방법 중 하나를 사용한다. ROI 방법은 검사 대상 영상의 해부학적 구조를 구분하고, 영상 중앙 영역의 최소 25%에서 평균값을 계산한다. 이 평균값이 EI 계산에 사용되는 방식이다. 히스토그램 방법을 사용할 경우에는, 영상에서 히스토그램을 작성한 다음, 중요 부위의 픽셀 값들의 평균값을 구해 EI를 구한다. 다양한 제조사에서 여러 종류의 디지털 방사선 시스템(DR)을 공급하고 있기 때문에, 각 회사마다 EI 값을 계산하는 방식이 조금씩 다르다.

3. 표준화된 EI

제조회사마다의 고유한 방법과 EI를 얻기 위한 다양한 접근 방식의 문제로 인해 EI 계산과 관련하여 명확하게 정의할 필요성이 대두되었다. 이러한 필요성을 해결하기 위해 IEC, AAPM, Medical Imaging and Technology Alliance (MITA)는 DR을 위한 표준화된 EI를 확립하기 위해 노력했다. IEC는 2008년에 표준화된 EI를 개발하는 접근 방식을 설명했다. AAPM은 2009년 Journal of Medical Physics에 방법론을 설명했다. 이 두 가지 중요한 보고서의 제목은 [Fig.15.11]에 나와 있다. 그 결과 DR 공급업체는 이러한 표준을 구현했다.

3.1 IEC 표준화 EI의 조건

DR의 표준 EI를 적용하기 위한 IEC의 요구 조건은 다음과 같다. 첫째, EI는 검출기에서 측정된 방사선량과 비례관계가 성립해야 한다(즉, 검출기 선량을 두 배로 늘리면 표준화 EI 값도 두 배가 된다). 둘째, ROI 픽셀값은 표준 EI를 계산하는 데 사용한다. 나아가 IEC는 kV, 여과 등과 같은 표준 EI를 확립할 때 다른 요소도 고려해야 한다고 명시한다.

3.2 정의

IEC는 임상 실무에서 EI를 사용할 때 중요한 표준화된 EI와 관련된 네 가지 용어를 정의했다. 이는 노출 지수(Exposure Index, EI), 목표 노출 지수(Target Exposure Index, EI_T), 편차 지수(Deviation Index, DI) 및 관심 값(VOI)이다. EI는 "디지털 X선 영상 시스템으로 획득한 영상의 관련 영상 영역에서 방사선에 대한 검출기 응답의 측정값"인 반면, EI_T는 "X선 영상 수용체를 적절히 노출시킬 때의 노출 지수의 예상 값"이다. 반면 DI는 "실제 노출 지수와 대상 노출 지수의 편차를 정량화한 숫자"이다. 마지막으로 IEC는 VOI가 "영상의 관련 영역에서 원본 데이터의 중심 경향을 나타낸다"고 설명하고 있다. 중심 경향은 일반적으로 데이터 분포의 중심을 나타내는 통계 용어로, 평균(Mean), 중앙값(Median), 최빈값(Mode) 등 다양한 방식으로 표현될 수 있다. VOI는 노출 지표(EI)를 계산하는 데 중요한 요소이다.

3.3 표준 EI 결정을 위한 필수 단계

IEC와 AAPM은 모두 표준화된 EI를 얻기 위해 다음 단계를 제안하고 있다. 첫째, 검출기는 EI와 방사선량과 정비례 관계가 있도록 교정해야 한다. 즉, 검출기 노출이 두 배가 되면 EI 값도 두 배가 되어야 한다. 예를 들어, 검출기 노출이 2 μGy, 4 μGy, 8 μGy, 10 μGy이면 각각 EI 값은 200, 400, 800, 1300이 된다. [Fig.15.12]는 Philips Healthcare DR 시스템에 대한 IEC 표준화된 EI 값의 예를 보여준다. 또한 사용자는 표준화된 EI가 X선의 선질(kVp)에 따라 달라진다는 점에 유의해야 한다. 예를 들어 CR의 경우 70 kVp와 90 kVp에서 10 μGy의 선량은 각각 1000과 800의 EI 값을 생성한다.

둘째, EI_T는 객관적인 접근 방식을 사용하여 각 기관(공급업체가 아님)에서 결정해야 한다. 세 번째 필수 작업의 경우 DI 값은 다음의 수식을 사용하여 계산할 수 있다.

$$DI = 10\log_{10}(EI/EI_T) \quad \text{Eq.15.2}$$

3.4 DI 값 해석

획득한 DI 값은 실제 EI 값이 사용자가 설정한 EI_T 값과 얼마나 다른지를 나타낸다. [Fig.15.13]은 방사선사가 허용 가능한 이미지와 허용 불가능한 이미지를 결정하는 데 도움이 되는 DI 값 범위를 제공한다. DI는 조사 중인 신체 부위에 대한 적정한 노출이 있음을 나타내는 필수 도구이다. 또한 그림 6은 다양한 DI 값이 의미하는 바를 간략히 보여줌으로써, 사용자가 이 정보를 임상에서 효과적으로 활용할 수 있도록 안내하고 있다. 이를 통해 "노출 증가(Exposure Creep)" 현상을 줄이는 데 도움이 된다. 또한 AAPM은 그림 6에 제시된 DI(Deviation Index) 값에 따라 취해야 할 조치(Action)를 안내하고 있다.

- DI가 +3을 초과할 경우(과도한 방사선 노출) 또는 +1에서 +3 사이일 경우(과다 노출),
  → 조치는 "해부학적 구조가 포함되어 있지 않거나 영상이 '소실(burned out)'된 경우에만 재촬영한다."
- DI가 −1보다 작을 경우(과소 노출),
  → 조치는 "재촬영 여부를 영상의학과 전문의와 상의한다."
- DI가 −3보다 작을 경우,
  → 소치는 "재촬영한다."

이 지침은 DI 값을 기준으로 영상 품질을 평가하고, 불필요한 재촬영을 줄이며 환자의 방사선 피폭을 최소화하는 데 목적이 있다.

3.5 EI 값에 영향을 미치는 요인

노출 외에도 EI에 영향을 미치는 다른 요인이 여러 가지 있으며, 이는 인(人)적 요인과 기술 요인의 두 가지로 분류된다. 인적요인에는 콜리메이션, 이미지 자르기 및 환자 위치 지정이 포함되는 반면, 기술적요인에는 ROI 결정, 수동 노출 타이밍과 대조적으로 자동 노출 제어(AEC) 사용 및 X선 선질이 포함된다.

4. 표준 EI: 책임

국제 표준 EI를 효과적으로 사용하려면 공급업체와 사용자 모두에게 책임이 있다. 공급업체는 정의된 방법론을 사용하여 EI 교정 및 특정 이미지 처리 작업의 기술적 세부 사항을 보장할 책임이 있지만, 장비가 사용자에게 배송되기 전에 EI_T 값도 설정한다. 중요한 책임은 사용자가 기관에서 사용하는 노출 기술 요인을 기반으로 다양한 신체 부위 등에 대한 자체 EI_T 값을 설정하는 것이다. 이 작업은 객관적인 측정을 사용하여 수행해야 한다. 고려해야 할 것들도 있다. 예를 들어, 기관에서 새로운 장비를 고려할 때 "EI 표준 IEC 62494-1의 준수"가 중요하다. "DI 사용, DI 값의 허용 한계, DI가 허용 범위를 넘어설 때의 보상 방법에 대한 방사선사 교육"에도 중요한 책임이 있다.

Reference

[1] Kim JS, Kim JM, Lee YH, Seo DN, Choi IS, Nam SR et al. National Data Analysis of General Radiography Projection Method in Medical Imaging. Journal of Radiological Science and Technology. 2014;37(3):169-175.

[2] ICRP Publication 93. Managing patient dose in digital radiology. 2003.

[3] International Electrotechnical Commission(IEC), IEC 62494-1. Medical electrical equipment-Exposure index of digital X-ray imaging systems. Part 1: Definition and requirements for general radiography. Ed. 1. 2008.

[4] Kishimoto K, Ariga E, Ishigaki R, Imai M, Kawamoto K, Kobayashi K et al, Study of Appropriate Dosing in Consideration of Image Quality and Patient Dose on the Digital Radiography. Japanese Journal of Radiological Technology. 2011;67(11):1381-1397.

[5] Kim KW, Jeong HW, Min JW, et al. Measurement of Image Quality According to the Time of Computed Radiography System. Journal of Radiological Science and Technology. 2015;38(4):365-374.

[6] Kim KW, Jeong HW, Min JW, et al. Evaluation of the Modulation Transfer Function for Computed Tomography by Using American Association Physics Medicine Phantom. Journal of Radiological Science and Technology. 2016;39(2):193-198.

[7] Kim KW, Jeong HW, Min JW, et al. Evaluation of the Performance Characteristic for Mammography by Using Edge device. Journal of Radiological Science and Technology. 2016;39(3):415-420.

[8] Schaetzing R, Computed radiography technology. Proceeding of Radiological Society of North America. 2003;10

[9] Dobbins JT, Ergun DL, Rutz L, et al. DQE(f) of four generations of computed radiography acquisi-

tion devices. Med. Phys. 1995;22(10):1581-1593.

[10] Antonuk LE, Boudry J, Huang W. Demonstration of megavoltage and diagnostic X-ray imaging with hydrogenated amorphous silicon arrays. Med. Phys. 1992;19(6):1455-1466.

[11] International Electrotechnical Commission(IEC), IEC 62220-1. Medical electrical equipment Characteristics of digital X-ray imaging devices Part 1: determination of the detective quantum efficiency. Geneva. 2003.

[12] Jeong HW, Min JW, Kim JM, et al. Performance Characteristic of a CsI(Tl) Flat Panel Detector Radiography System. Journal of Radiological Science and Technology. 2012;35(2):109-117.

[13] Jeong HW, Min JW, Kim JM, et al. Investigation of Physical Imaging Properties in Various Digital Radiography System. Journal of Radiological Science and Technology. 2017;40(3):363-370.

[14] Ariga E. Evaluation of Calibration Error for Applying Exposure Index. Japanese Journal of Radiological Technology. 2011;67(11):1433-1437.

[15] Nakamae M, Miyajima Y, Nakano T, Kitanaka Y, Okura Y. Influence of Interest Region and Interest Value Settings on Exposure Index Analysis Using Chest Clinical Images. Japanese Journal of Radiological Technology. 2014;70(11):1250-1257.

[16] Willis, C. E. "Quality Improvement in Computed Radiography" in Categorical Course in Physics: Technology Update and Quality Improvement of Diagnostic X-ray Imaging Equipment, R. G. Gould and J. M. Boone(eds.). Oak Brook, IL: Radiological Society of North America Publication(RSNA). 1996:153-160.

Table Captions.

Table 15.1 Characterization of radiation quality series RQA[5]

Table 15.1

Radiation Quality (No)	Approximate X-RAY Tube Voltage (kV)	Half Value Layer (mm Al)	Additional Filtration	SNR_{in}^2 $1/(mm^2 \cdot \mu Gy)$
RQA3	50	4.0	10.0 mmAl	21759
RQA5	**70**	**7.1**	21.0 mmAl or **0.5 mmCu+2.0 mmAl**	**30174**
RQA7	90	9.1	30.0 mmAl	32362
RQA9	120	11.5	40.0 mmAl	31077

Figure Captions.

Fig.15.1 Standard Beam Geometry of Exposure Index Measurement

Fig.15.2 Chest image of full field image(14×17 inch) and fit field image(14×14 inch)

Fig.15.3 System Response of CR with Grid and without Grid

Fig.15.4 Relationship of radiation dose and EI(with gird(a) and without grid(b))
ⓐ Under exposure(2.6 μGy~8.7 μGy), ⓑ Acceptable(8.7 μGy~11.3 μGy), ⓒ Over exposure(11.3 μGy~23.5 μGy)

Fig.15.5 Relationship of pixel value and EI(with gird(a) and without grid(b))

Fig.15.6 Relationship of NEQ and EI(1 cycle/mm) (with gird(a) and without grid(b))

Fig.15.7 Compared the EI of the measurement with the EI provided by the manufacturer

Fig.15.8 디지털 방사선 촬영에서 영상 처리를 통해 과다 및 과소 노출된 영상을 일관된 출력

Fig.15.9 EI를 방사선량의 지표로 표현하는 두 가지 방식. 하나는 선량이 증가함에 따라 EI가 감소하는 것으로 반비례 스케일이고, 다른 하나는 선량이 증가함에 따라 EI가 증가하는 것으로 비례 스케일

Fig.15.10 EI를 계산하는 두 가지 방법(ROI 기반 방법과 히스토그램 기반 방법)

Fig.15.11 디지털 방사선 촬영에서 EI를 표준화하는 접근 방식을 설명하는 두 가지 중요한 보고서(IEC와 AAPM)

Fig.15.12 Philips Healthcare DR 시스템의 IEC 표준화 EI 값 예

Fig.15.13 방사선사가 완벽하고 허용 가능한 이미지와 허용 불가능한 이미지를 결정하는 데 도움이 되는 중요한 DI 값 범위

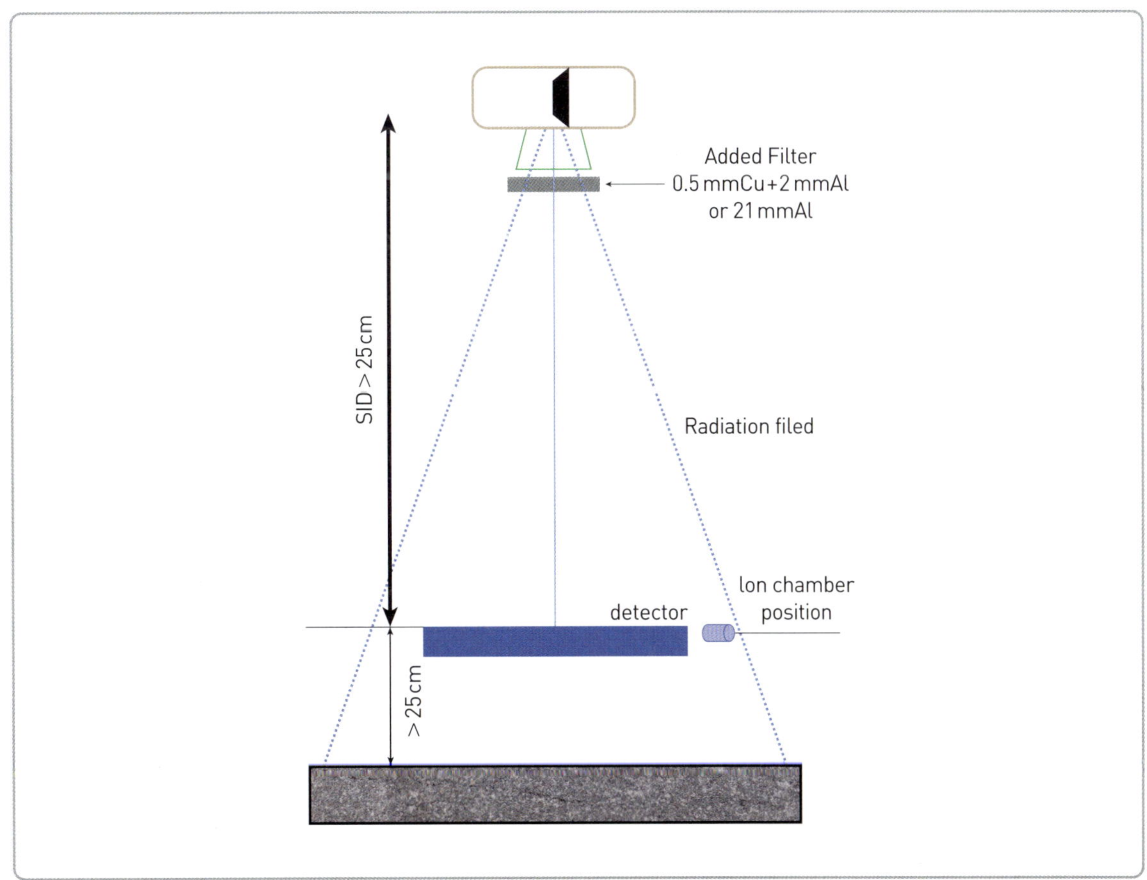

Fig.15.1

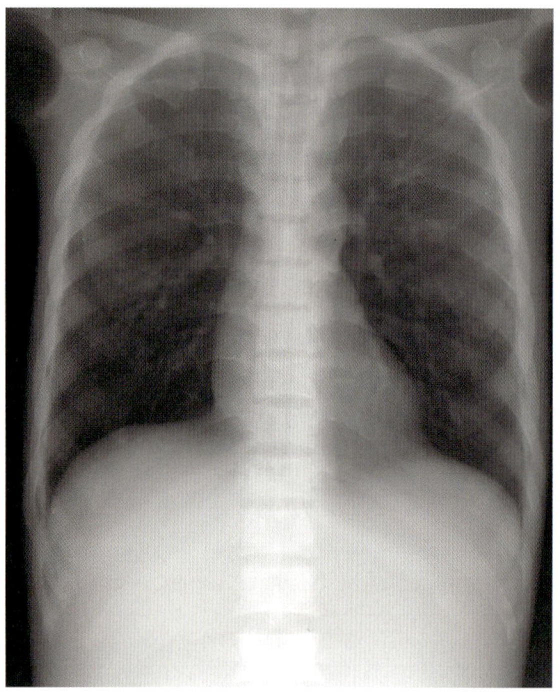

(a) Full field image(14×17 inch)

(b) Fit field image(14×14 inch)

Fig.15.2

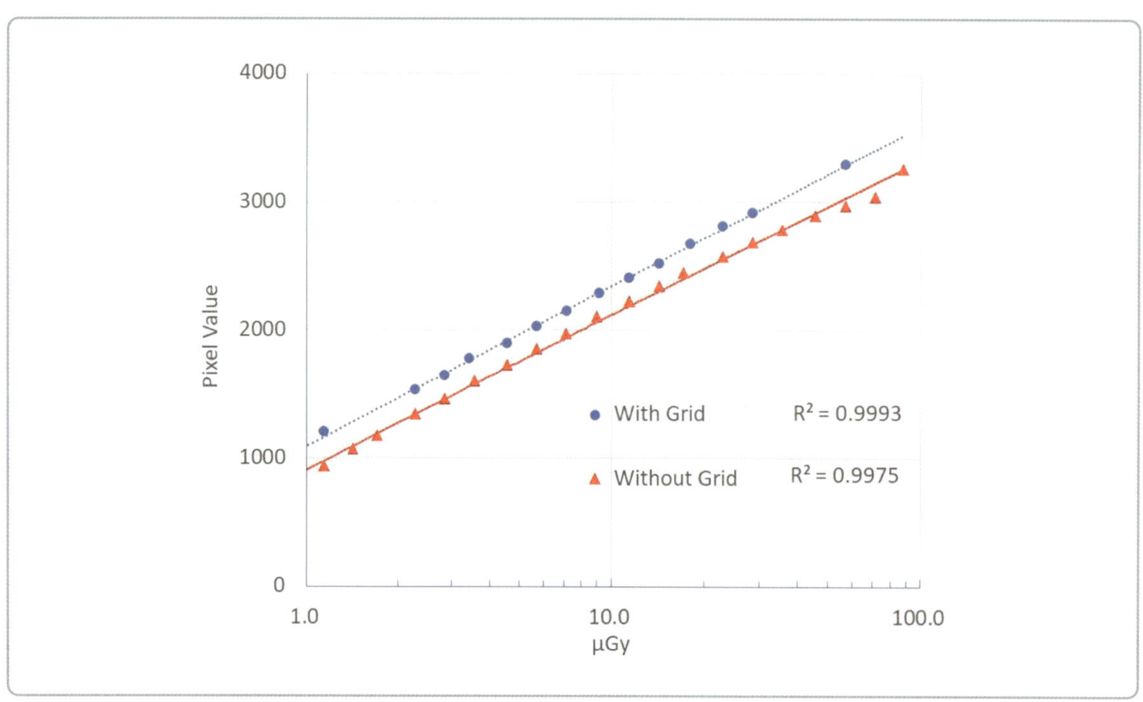

Fig.15.3

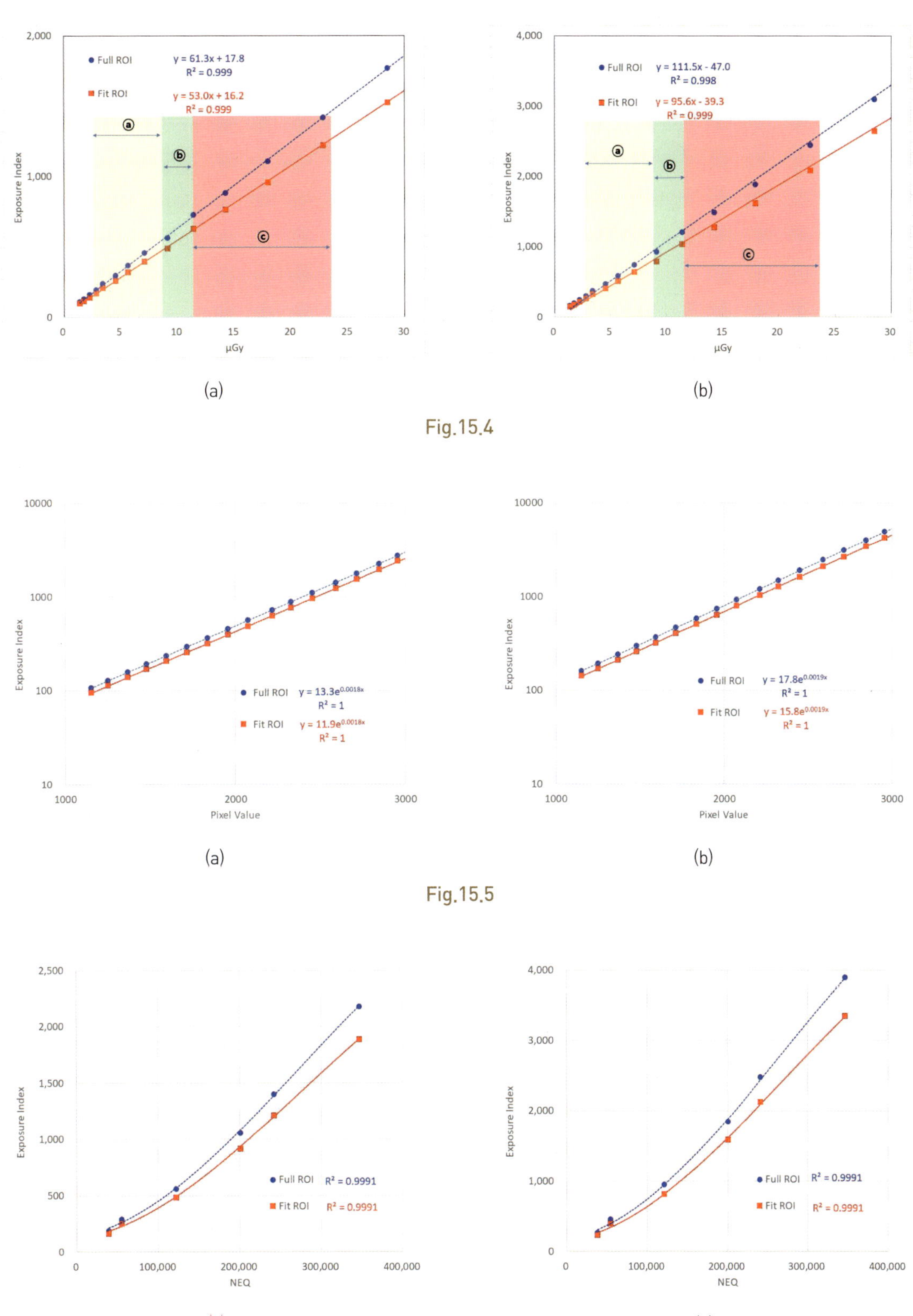

(a) (b)

Fig.15.4

(a) (b)

Fig.15.5

(a) (b)

Fig.15.6

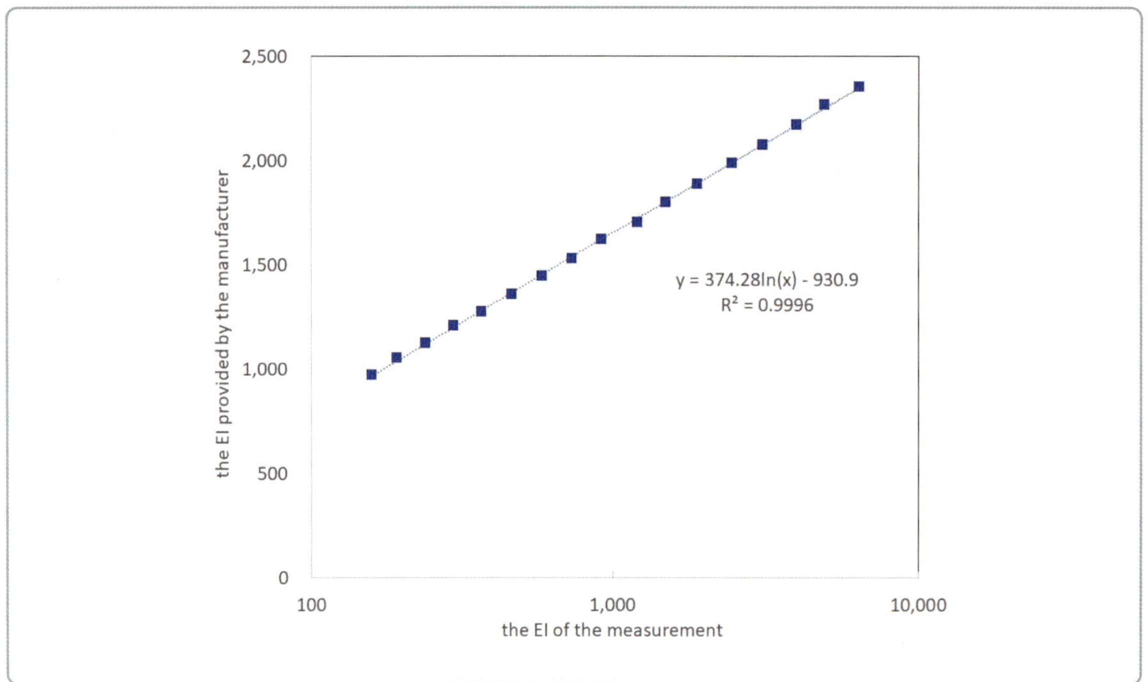

Fig.15.7

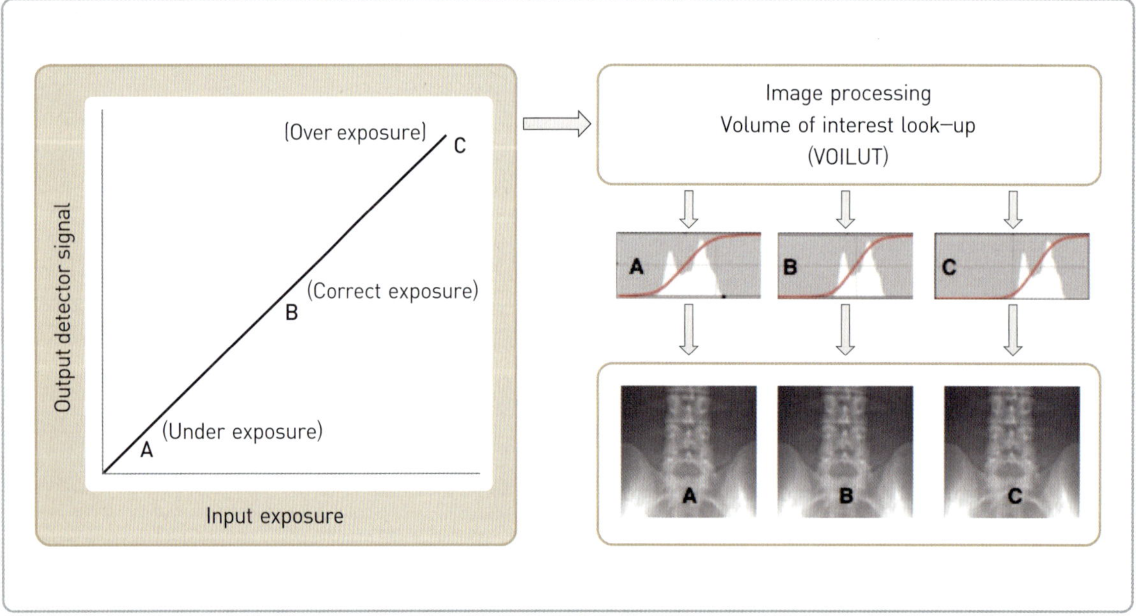

Fig.15.8

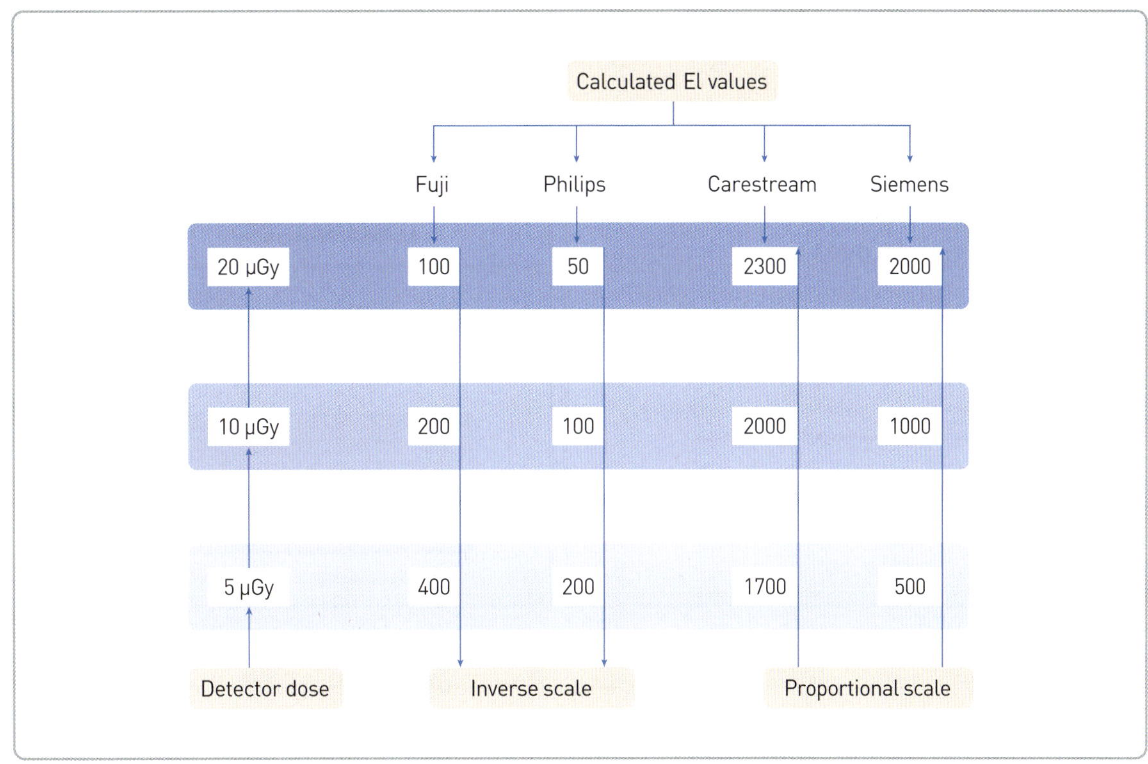

Fig.15.9

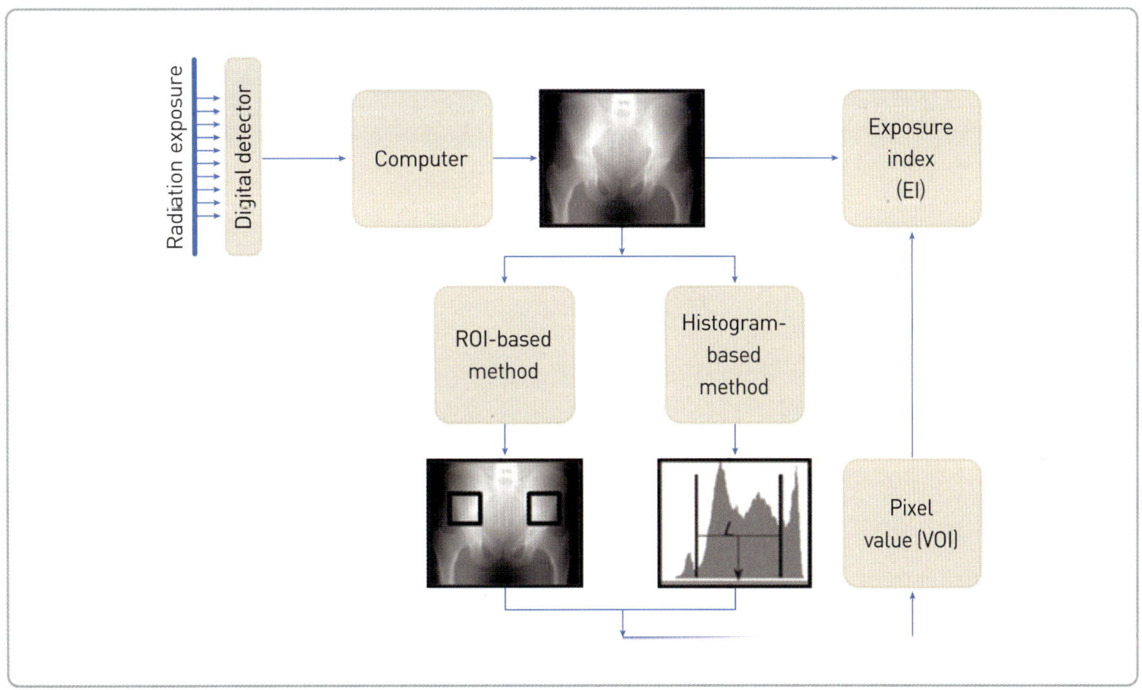

Fig.15.10

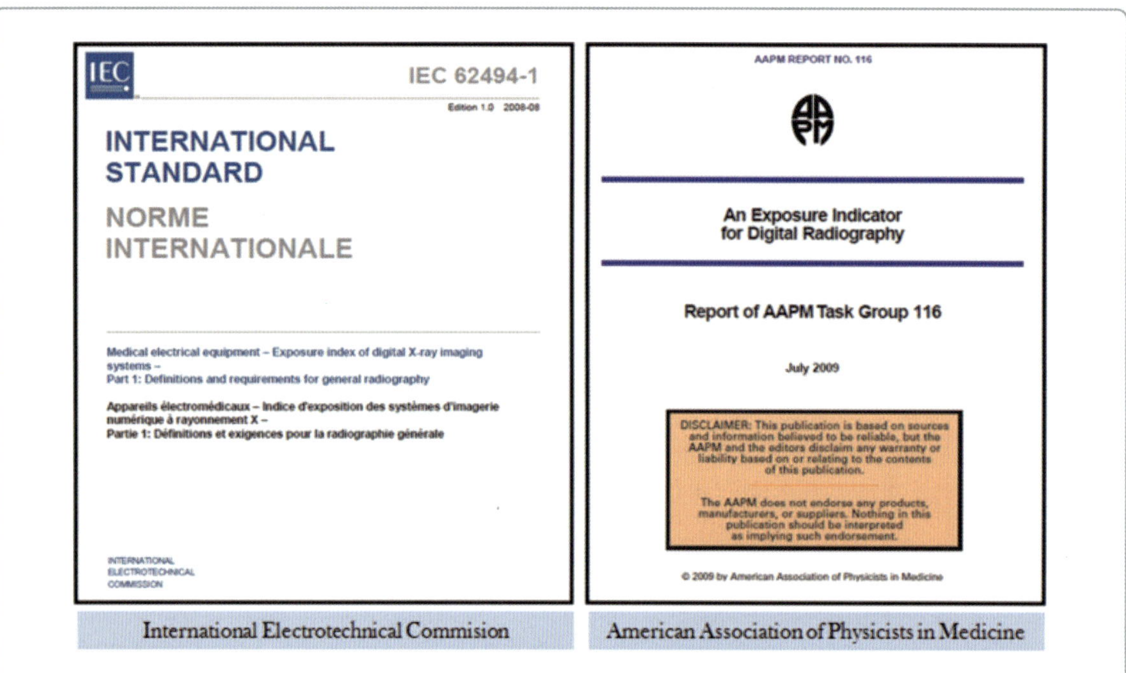

Fig.15.11

Radiation dose to the detector (μGy)	Old proprietary El values (Philips healthcare)	Standardized IEC El values (Philips healthcare)
1.25	500	125
2.5	400	250
5	200	500
10	100	1000

Fig.15.12

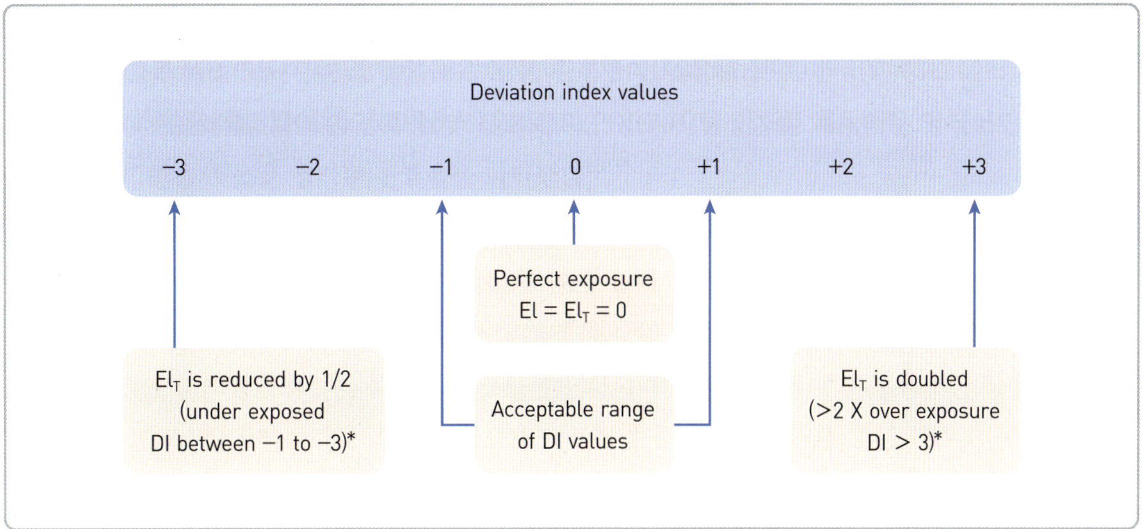
Deviation index values
−3
−2
−1
0
+1
+2
+3
Perfect exposure
EI = EI$_T$ = 0
EI$_T$ is reduced by 1/2
(under exposed
DI between −1 to −3)*
Acceptable range
of DI values
EI$_T$ is doubled
(>2 X over exposure
DI > 3)*

Fig.15.13

Chapter 16

1.5T 자기공명영상을 이용한 물리적 영상 특성에 대한 연구

Study on the Physical Imaging Characteristics by Using Magnetic Resonance Imaging 1.5T

Abstract

This study was purpose to quantitative evaluation of noise power spectrum(NPS) and studied the quantitative evaluation and characteristics of modulation transfer function(MTF) by obtain the optimal edge image by using Coil in magnetic resonance imaging(MRI) equipment through Fujita theory using edge method.

The MRI equipment was used(Tim AVANTO 1.5T, Siemense healthcare system, Germany) and the head matrix coil were 12 channels(elements) receive coil.

The NPS results of showed the best value of 0.004 based on the T2 Nyquist frequency of 1.0 mm^{-1}, and the MTF results of showed that the T1 and T2 values were generally better than the T1 CE and T1 CE FC values.

The characteristics of this study were to explain the characteristic method of image quality evaluation in general. To present the quantitative evaluation process and results in the evaluation of MRI image characteristics in radiology.

keyword Magnetic Resonance Imaging, Modulation Transfer Function, Noise Power Spectrum, Edge Method, Fujita Method

중심단어 자기공명영상, 변조전달함수, 잡음전력스펙트럼, 엣지 방법, 후지타 방법

I. 서론

자기공명영상(Magnetic Resonance Imaging, MRI)은 초전도 자석과 라디오파(Radio-Frequency)를 이용하여 인체 내 단면을 영상화하는 기법으로, 자기공명혈관조영술(Magnetic Resonance Angiography, MRA) 및 자기공명분광법(Magnetic Resonance Spectroscopy, MRS) 등 영상의학과 내에서 매우 큰 비중을 차지한다.. 기술의 발전함에 따라, MRI 장비의 하드웨어 및 소프트웨어 부분에서도 비약적인 발전이 함께 이루어지고 있으며, 실제 임상에서도 이를 적용함으로써 영상의학과 내에서 자기공명영상의 저변이 확대되고 있다. MRI장비는 일반적으로 ACR-PH1 팬텀을 이용하여 짧은 시간 내에 자기공명영상의 성능 및 화질평가가 이루어지고 있으며, 화질평가에는 영상 성능시험 등 13가지 항목에 대한 평가가 있다.[1] 중요한 점은 영상화질 평가를 위해서 여러 가지 성능 평가를 표준항목으로 정하고 있다. 영상 화질평가에 있어서 영상의 물리적 해상 특성이 가장 중요한 지표로 나타내어진다. 영상을 얻어내기 위한 펄스 시퀀스에 따르는 시간 단축을 위해서 K-Space에서의 역할이 매우 중요한 이유이기도 하다.[2, 3] 왜냐하면, K-Space에서의 역할에 의해서 영상에 대한 평가가 이루어질 수 있다.[2] 그래서 MRI 장비가 급속도로 발전함에도 불구하고, MRI 장치의 영상 평가는 해당 장비 회사에 의존하고 있는 실정이다. 특히, 정량적인 평가에 있어서, 팬텀의 재현성 및 신호대 잡음비(Signal to Noise Ratio, SNR)에 대한 영상 평가 항목 등이며, 변조전달함수(Modulation Transfer Function, MTF) 및 잡음전력스펙트럼(Noise Power Spectrum, NPS)에 대한 연구는 미비한 실정이다.[1] 이전 연구에서는 MRI장비에 대한 불균일성 영향에 의한 주파수의 변화가 있을 수 있으며, 여러 가지 인공물에 의해서 측정치가 과소평가될 수 있다고 주장하였다.[2, 3] 그러므로 영상의학과 및 병원내의 여러 의료장비에는 피사체를 디지털 영상으로 변환하기 위해서는 시스템이 필요하며, 의료영상의 품질평가가 필수라고 할 수 있다.[4-7] 이 시스템이 입력 신호(Input Image)를 디지털 영상(Output Image)으로 얼마만큼 잘 복원시키는지를 정량적으로 평가하기 위해서는 공간해상도(Spatial Resolution), 대조도(Contrast), SNR 등의 측면에서 분석이 필요한데, 그 중 MTF는 얻어진 이미지의 선예도와 공간 해상도 특성을 평가하는 지표로 사용되며, 시스템의 주파수 응답 특성을 나타낸다.[8-11] 따라서, SNR과 공간해상도는 자기공명영상의 영상 품질평가에 있어서 중요한 지표인데, SNR에 있어서도 여러 가지 인공물에 의해서 영향을 받으며, 측정치가 과소평가됨과 동시에 정량적 평가에 대해서 분명히 한계점이 존재한다.[1, 2, 12, 13] 논문에서는 이러한 한계점을 확인하고 시퀀스별로 장비의 특성을 확인하기 위해서 NPS에 대한 정량적인 평가를 확인해 보았으며, 엣지 방법을 이용한 후지타 이론을 통해서 MRI장비 안에 있는 Coil을 이용하여 최적의 엣지 영상을 얻음으로써 MTF를 측정할 수 있었다.[14-16] 결론적으로, 연구에서는 MRI장치의 물리적 영상 특성을 연구하였다.[2, 14]

II. 대상 및 방법

1. 실험 도구

연구에서는 1.5T MRI장치(Tim AVANTO 1.5T, Siemense Healthcare System, Germany)를 사용하였으며, 코일은 Head Matrix Coil 12 channels(Elements)인 Receive Coil을 사용하였다. 팬텀은 직경 200 mm 반구에 Normal Saline(NS) 1,000 cc를 채운상태로 실험하였으며, 팬텀 내에 120×120 mm의 조직등가물질을 사용하였다. 그리고 영상분석을 위해서 ImageJ(Wayne Rasband National Institutes of Health, USA), MATLAB(MathWorks, USA)프로그램을 사용하였다.

2. 실험 배치 및 영상 분석 방법

NPS 측정을 위한 영상을 얻기 위해서 팬텀 Normal Saline(NS) 1,000 cc 채운 직경 200 mm 아크릴 반구를 사용하여 12채널 Head Matrix Head Coil에 고정시키고, 위치 재현성을 구현하기 위해 코일의 상단부로부터 80 mm 떨어진 곳에 위치시켰다. 수평 유지를 위해 코일의 양 옆과 아크릴 반구를 흰 테이프를 이용하여 고정시켰다. 아크릴 반구 안에는 1,000 cc NS 오토 인젝터를 이용하여 채움으로써 실험의 재현성을 높이도록 하였다. 그리고 NS의 물결 방지를 위해서 10분 정도의 시간이 흐른 후 영상을 얻기 시작하였다[Fig. 16.1].

MTF 측정을 위한 영상을 얻기 위해서 엣지 영상을 얻기로 하였다. NPS 측정과 마찬가지로 NS 1,000 cc를 채운 아크릴 반구에 플라스틱 수지로 고정한 조직 등가 물질 직경 200 mm 반구에 자체 제작한 플라스틱 수지를 이용해 조직 등가 물질을 고정한 후 200 mm 아크릴 반구 정 중앙에 120×120 mm의 조직 등가 물질을 위치하였다. 위치 재현성을 구현하기 위해 플라스틱 수지를 조직 등가 물질 규격에 맞추어 자체 제작하여 아크릴 반구에 고정하였다. 또한, 조영제 자동 주입기를 이용하여 정확한 NS 1,000 cc를 채움으로써 실험의 재현성을 높였다. 그리고 NS의 물결 방지를 위해서 10분 정도의 시간이 흐른 후 영상을 얻기 시작하였다[Fig. 16.1].

실험에서 NPS를 평가하기 위한 White 영상들은 피사체 없이 획득된 영상으로서, 시퀀스별로 얻은 영상을 바탕으로 NPS 영역의 ROI를 설정하였다. 512×512 2D Images를 사용하였고, 공간주파수 잡음의 진폭에 대한 변화를 측정하였다. MTF평가를 하기 위해서 엣지 영상을 얻은 것을 바탕으로 해서 영상 시퀀스별 간선확장함수(Edge Spread Function, ESF)를 획득하여 얻었다. 그리고 인접차분(Different)에 대해서도 확인 및 정량평가를 할 수 있었다. 자세한 측정을 위해서 선확산함수(Line Spread Function, LSF)를 확인 후에 Fourier Transform(FT)해서 MTF를 확인할 수 있었다[Fig. 16.1].

3. 영상획득 및 기법

NPS 및 MTF 측정을 위해서 자체 제작한 팬텀들을 가지고 영상획득을 하였다. 촬영한 파라미터들은 Table 16.1과 같다. T1강조영상 및 T2강조영상 그리고 조영제 15 cc(Gadovist, 1.0 mmol/ml)를 추가한 T1강조영상 마지막으로 Flow Compensation Filter(FC) 적용한 T1강조영상이다[Table 16.1]. 그리고 복수의 에코 신호(Spin Echo와 Inhomogeneity Echo)의 간섭에 의한 인공물을 막기 위해서, 보정(Linear Gradient Component, Shimming)을 실행한 후 최초의 이미지를 얻었다.

III. 결과

1. T1 영상의 NPS 결과

T1강조영상영상 10개를 얻은 NPS영상 중에서 Coil내의 중앙에 근접한 영상 5개를 선택해서 잡음 분포도를 확인하였으며, 평균값을 구하였다. 나이키스트 주파수 1.0 mm^{-1}을 기준으로 해서 T1강조영상의 NPS값들은 0.056, 0.046, 0.046, 0.045, 0.044이며, 대부분의 주파수별로 균일한 잡음 분포를 보이고 있으며 평균값은 0.046이다[Fig.16.2].

2. T2 영상의 NPS 결과

T2강조영상 10개를 얻은 NPS영상 중에서 Coil내의 중앙에 근접한 영상 5개를 선택해서 잡음 분포도를 확인하였으며, 평균값을 구하였다. 나이키스트 주파수 1.0 mm^{-1}을 기준으로 해서 T2강조영상의 NPS값들은 0.005, 0.005, 0.004, 0.004, 0.003이며, 대부분의 주파수별로 균일한 잡음 분포를 보이고 있으며 평균값은 0.004이다[Fig.16.3].

3. T1 CE 영상의 NPS 결과

T1 Contrast Enhancement(CE)영상 10개를 얻은 NPS영상 중에서 Coil내의 중앙에 근접한 영상 5개를 선택해서 잡음 분포도를 확인하였으며, 평균값을 구하였다. 나이키스트 주파수 1.0 mm^{-1}을 기준으로 해서 T1 CE강조영상의 NPS값들은 0.033, 0.032, 0.031, 0.030, 0.029이며, 대부분의 주파수별로 균일한 잡음 분포를 보이고 있으며 평균값은 0.030이다[Fig.16.4].

4. NPS 평균 비교 결과

나이키스트 주파수 1.0 mm^{-1}을 기준으로 해서 강조영상의 T1, T1 CE, T2 NPS값들은 0.046,

0.030, 0.004이며 대부분의 주파수별로 평균값들은 균일한 잡음 분포를 보이고 있다[Fig.16.5]. 강조 영상별로 잡음 분포에 대해서 시퀀스별로 평균값들의 차이가 나는 것을 볼 수 있다.

5. MTF 비교 결과

MTF 값이 0.1의 경우에 공간주파수 T1 CE Flow Compensation Filter(FC)영상에서 1.13 mm^{-1}, T1 CE영상에서 1.22 mm^{-1}, T2영상에서 1.50 mm^{-1}, T1영상에서 1.70 mm^{-1}이었다. MTF 값이 0.5의 경우에 공간주파수 T1 CE FC영상에서 0.67 mm^{-1}, T1 CE영상에서 0.74 mm^{-1}, T2영상에서 0.87 mm^{-1}, T1영상에서 0.98 mm^{-1}이었다[Fig.16.6].

IV. 고찰

SNR은 일반적으로 공간해상도와 연관이 있으며, MRI의 영상 품질평가에 있어서 중요한 지표라고 할 수 있다. 영상의학과 내에 있는 디지털 의료장비의 경우에는 양자검출효율(Detective Quantum Efficiency, DQE)로 비슷하게 표현하는 중요한 의미를 갖는다. 현재 영상의학과 내의 MRI 품질평가는 ACR-PH1 팬텀을 이용하여 여러 가지 활용하고 있다. 특히, 인공물에 의해서 영향을 받으며, 중요한 점은 왜곡에 대해서 측정치가 과소평가될 수 있으며, 동시에 정량적 평가에 대해서 분명히 한계점이 존재하는 것으로 보고되고 있다.[2, 3] 그리고 일반적인 환자들에 대한 모수를 확보하여 특정 ROI 내에서 정량 평가함과 동시에 측정치의 평균의 표준편차를 이용한 통계에 의존하고 있는 것이 사실이다.[17] 따라서, 저자들은 MRI의 물리적 영상 특성평가의 방법으로 NPS에 대해서 주파수대별로 잡음에 대한 정량적인 평가를 확인해 보았으며, 엣지 방법을 이용한 후지타 이론을 통해서 MRI장비 안에 있는 Coil을 이용하여 최적의 공간상에 있는 2D 엣지 영상을 얻어서 MTF를 평가하였다.

NPS에 대한 내용을 보면 3가지의 시퀀스 중 시퀀스별로 10개의 영상에서 그중 제일 균일성을 갖고 있는 위치의 5개의 영상을 확인해서 영상 하나 하나별로 NPS를 측정하게 되었으며, 결과값에서는 고른 분포의 NPS 값을 확인할 수 있었다[Fig.16.2~16.4]. 또한, NPS 값들의 경향성을 보면 시퀀스별로는 차이가 있음을 알 수 있으며, 균일한 영상에 대한 평균값들이 시퀀스별로 차이점을 보았을 때 T2영상에서의 NPS값이 가장 좋은 부분으로 잡음이 적을수록 좋은 결과값이라는 것을 확인할 수 있었다[Fig.16.5]. 뚜렷한 점은 기존 CT, Mammography, CR, DR장비의 측정 NPS 값들보다도 MRI 영상의 NPS는 낮은값으로 좋은 결과값으로 나타났다.[4, 6, 7, 9] NPS 값이 MRI장비 측정에 대한 값에 대한 상대적인 값으로 낮다는 것이다.

MTF에 대한 특성평가에서의 과정을 설명하면, FOV의 설정은 인공물이 생기지 않게 영상 단면에 있어서의 팬텀 지름과 같게 설정하였으며, 에코피크가 로우데이터의 중심에 위치하도록 설정하였다. 복수의 에코 신호의 간섭에 의한 인공물을 막기 위해서, 보정을 실행한 후 최초의 이미지를 얻었다. 그리고 NS의 물결 방지를 위해서 10분 정도의 시간이 흐른 후 영상을 얻기 시작하였다. 원래 MRI는 영상 균일성이 낮고 비교적 높은 균일성을 가지는 Head Coil이다.[2] 엣지영상의 모습은 선명하지 않는다는 점을 확인할 수 있었다.[2] 4가지의 시퀀스 중 시퀀스별로 10개의 영상에서 그중 제일 중심에 있는 영상을 선택해서 엣지 영상의 모습을 확인하고, ESF을 획득하여 얻었으며, Different의 확인 및 LSF를 확인 후에 FT해서 MTF를 평가하였다. 결과적으로, T1, T2값이 T1 CE, T1 CE FC값들 보다는 전반적으로 우수함을 볼 수 있다[Fig.16.6]. 정량적인 결과값은 좋을 수 있지만, 비연속적인 그래프 형태에 대해서 확인할 수 있었다. 따라서, 마지막으로 T1시퀀스에서 위상 Encode 방향의 MTF가 연속적으로 저하하지 않는 경향성을 같는 것은, K-Space 트라젝토리(Trajectory) 자체가 비연속적이었던 것이며, Echo Train Length(ETL)에 대해서 MTF와 관련성이 있다고 설명할 수 있다고 본다.[2] 일반적으로 에코 Space는 신호간 간격을 의미하며, T1은 ETL는 일반적으로 8개 이하로 사용할 수 있다. ETL은 사용함에 따라 시간을 많이 줄이는 효과가 있기 때문이다. 그래서 T1에서 ETL은 조금 제한을 두는 것이 좋다. 따라서 T2, PD는 조금 더 많이 사용할 수 있다. 하지만, ETL을 너무 많이 쓰면 영상이 마치 흔들린 것처럼 나올 수 있으므로 너무 많은 사용은 자제하는 것이 좋다. 그러므로 K-Space를 반만 채워서 이미지를 만든다고 하면, 영상을 얻는 시간은 빠를 수 있다. 영상이 많이 거칠고 이상한 인공물이 생길 수 있다. 실험에서는 결과적으로 T1시퀀스에서의 ETL사용에 있어서 적게(3개) 사용함에도 불구하고 T1시퀀스에서 MTF가 비연속적으로 나왔다면 장비의 균일성이라든가 Coil내에서의 균일성을 확인할 필요가 있다.[2] T2에서도 적당량(15개)의 ETL사용함에도 불구하고 완만하면서도 비연속적인 그래프로 보아 균일성등을 확인할 필요가 있다. 따라서, 일반적인 MRI장비의 화질평가 시 NPS는 균일성에 대한 검사를 확인할 수 있었으며, MTF의 경우 시퀀스별로 MTF가 비연속적으로 저하된다면, ETL의 사용에 대한 참고사항으로 확인할 수 있다는 것이다[Fig.16.6]. 향후, ETL에 따르는 시퀀스별로 확인하는 방법은 필요할 것으로 생각이 되며, 자체 제작한 팬텀을 이용한 팬텀 안쪽 위치에 따르는 MTF비교가 추가적으로 필요할 것으로 사료된다.

V. 결론

연구의 특징으로는 불 균일성화 될 수 있는 공간에 재현성을 확보한 최적의 상태의 MRI장치 공간이 최적의 상태를 만들지 못한 단점이 있기는 하지만, MTF 및 NPS에 대한 정량적인 화질평가에 대한 물리적 특성 방법을 전반적으로 설명하였다. 특히, 영상의학과 내에서 MRI영상 특성평가 시 정량적인 평가과정과 물리적 영상 특성 결과값을 제시하였다는데 의의가 있다.

Reference

[1] Hahm HK. The study on the subject development of MRI image quality evaluation Department of Radiology, Graduate school of Public Health Eulji University 2008.

[2] Miyati T, Fujita H, Kasuga T et al., Measurements of MTF and SNR(f) using a subtraction method im MRI. Physics in medicine and biology. 2002;47:2961-72.

[3] Steckner MC, Drost DJ and Prato FS, Computing the modulation transfer function of a magnetic resonance imager. Med. Phys, 1994;21:483-9.

[4] Kim KW, Jeong HW, Min JW, et al., Evaluation of the Modulation Transfer Function for Computed Tomography by Using American Association Physics Medicine Phantom. Journal of Radiological Science and Technology. 2016;39(2):193-8.

[5] Min JW, Jeong HW, Kim KW, et al., Evaluation of Image Quality for Various Electronic Portal Imaging Devices in Radiation Therapy. Journal of Radiological Science and Technology. 2015;38(4):451-61.

[6] Kim KW, Jeong HW, Min JW, et al., Evaluation of the Performance Characteristic for Mammography by Using Edge device. Journal of Radiological Science and Technology. 2016;39(3):415-20.

[7] Kim KW, Jeong HW, Min JW, et al., Measurement of Image Quality According to the Time of Computed Radiography System. Journal of Radiological Science and Technology. 2015;38(4):365-74.

[8] Jeong HW, Min JW, Kim JM, et al., Performance Characteristic of a CsI(Tl) Flat Panel Detector Radiography System. Journal of Radiological Science and Technology. 2012;35(2):109-17.

[9] Jeong HW, Min JW, Kim JM, et al., Investigation of Physical Imaging Properties in Various Digital Radiography System. Journal of Radiological Science and Technology. 2017;40(3):363-70.

[10] Min JW, Jeong HW. Comparison of Modulation Transfer Function in Measurements by Using Edge Device angle in Indirect Digital Radiography. Journal of Radiological Science and Technology. 2019;42(4):259-63.

[11] Min JW, Jeong HW, Kim KW, et al., Comparison of Noise Power Spectrum in Measurements by Using International Electro technical Commission Standard Devices in Indirect Digital Radiography. Journal of Radiological Science and Technology. 2018;41(5):457-62.

[12] Mohapatra SM, Turley JD, Prince JR, et al., Transfer function measurement and analysis for magnetic resonance imager. Med. Phys, 1991;18(6):1141-44.

[13] EEC Concerted Research Project. Identification and characterization of biological tissues by NMR. Concerted Research Project of the European Economic Community: IV. Protocols and test objects for the assessment of MRI equipment. Magn. Reson. Imaging 1988;6:195-9.

[14] Fujita H, Tasai DY, Itoh T et al., A simple method for determining the modulation transfer function in digital radiography. IEEE Trans Med Imaging. 1992;11(1):34-9.

[15] Samei E, Flynn MJ, Reimann DA et al., A method for measuring the presampled MTF of digital radiographic systems using an edge test device. Medical Physics. 1998;25:102.

[16] Greer PB, van Doorn T. Evaluation of an algorithm for the assessment of the MTF using an edge method. Medical Physics. 2000;27:2048.

[17] Choi KW, Kim YS, Son SY, et al., The usefulness of the contrast agent high in gadolinium for the contrast-enhanced magnetic resonance hip arthrography. Journal of the Korea Academia-Industrial. 2013;14(11):5682-8.

Table Captions.

Table 16.1 Parameters of imaging sequence

Table 16.1

Parameters	TSE T1	TSE T2	TSE T1 CE	TSE T1 CE FC
No. Slice	10	10	10	10
S.T (mm)	4	4	4	4
FOV (mm)	200×200	200×200	200×200	200×200
Matrix	512×512	512×512	512×512	512×512
Flip Angle	150	150	150	150
TR (ms)	500	3000	500	500
TE (ms)	12	99	12	12
BW (Hx/px)	121	121	121	121
Acq. Time	05:44	07:05	05:44	05:44
ETL_Turbo Factor	3	15	3	3
Other				Flow Compensation Filter (FC)

Figure Captions.

Fig.16.1 Signal should be obtained the edge image and white image for MTF and NPS flowchart of the overall procedures.

Fig.16.2 NPS spectrum of the T1 images by using MRI

Fig.16.3 NPS spectrum of the T2 images by using MRI

Fig.16.4 NPS spectrum of the T1 CE images by using MRI

Fig.16.5 NPS spectrum of the T1, T1 CE, T2 images by using MRI

Fig.16.6 Measured MTFs for the T1, T1 CE, T2, T1 CE FC, MRI images by using Fujita method

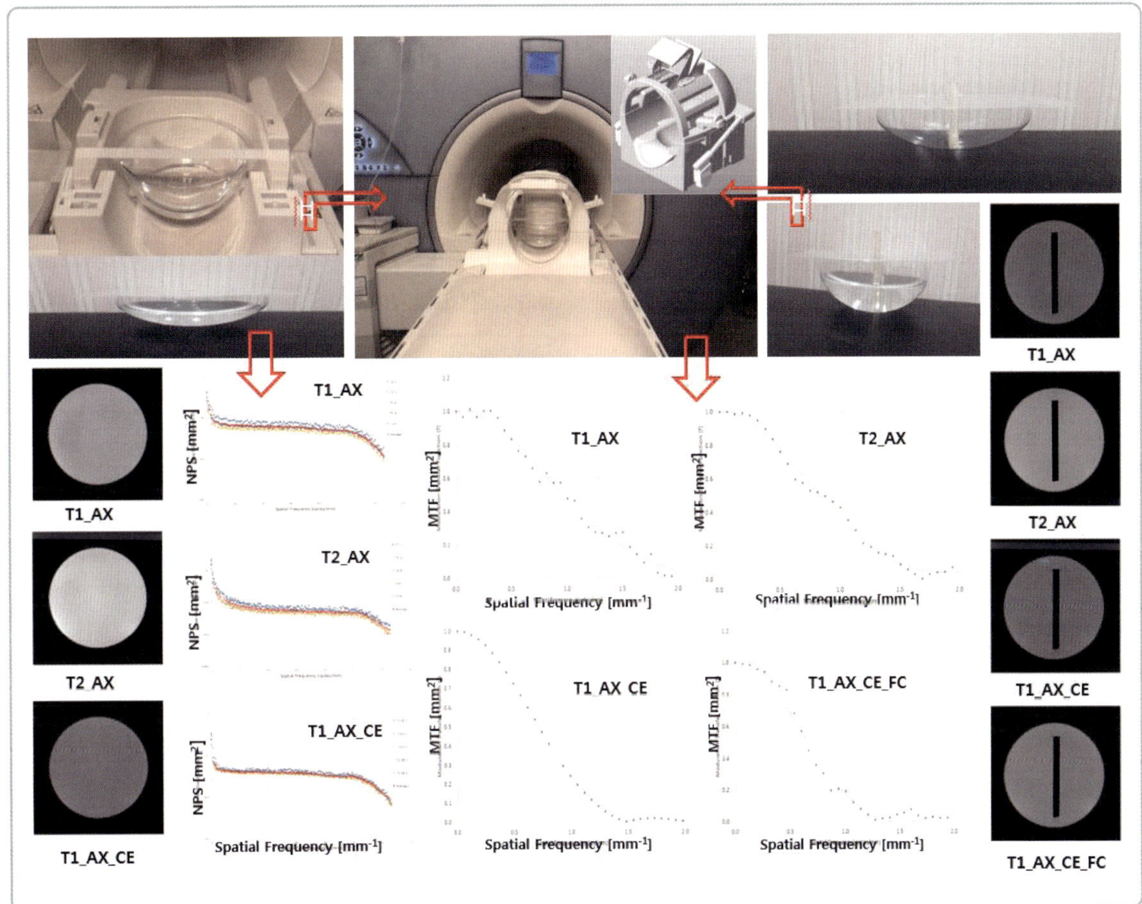

Fig.16.1

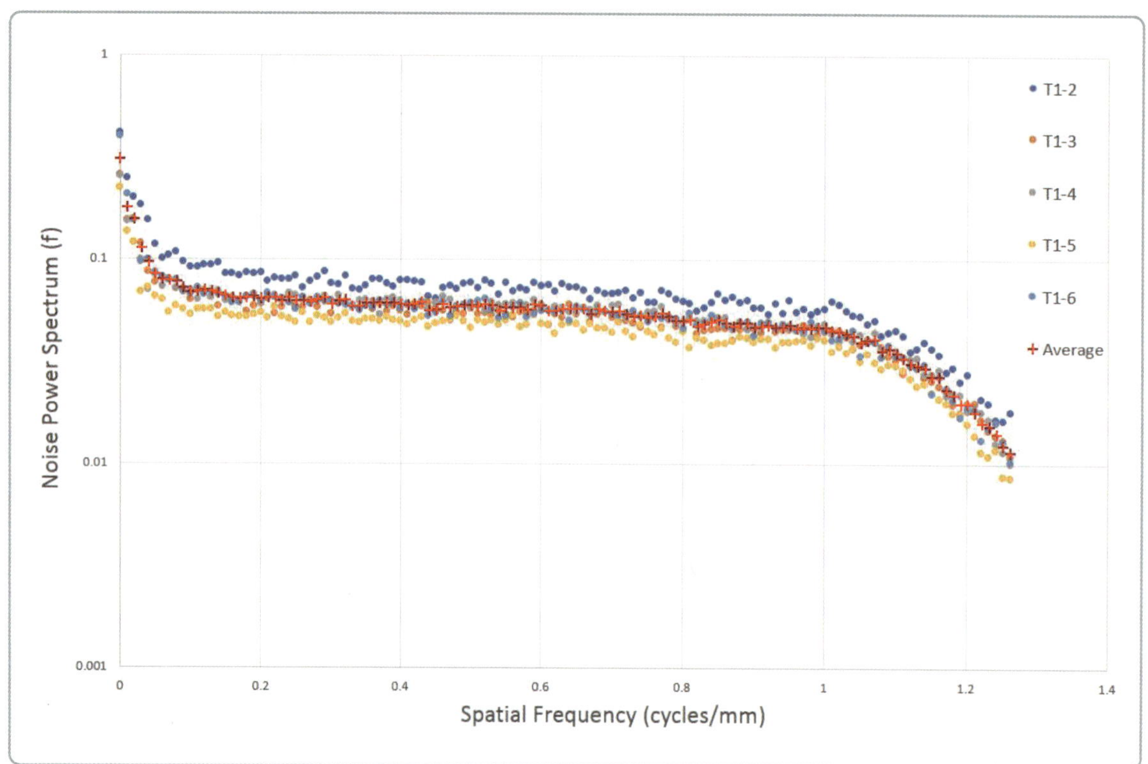

Fig.16.2

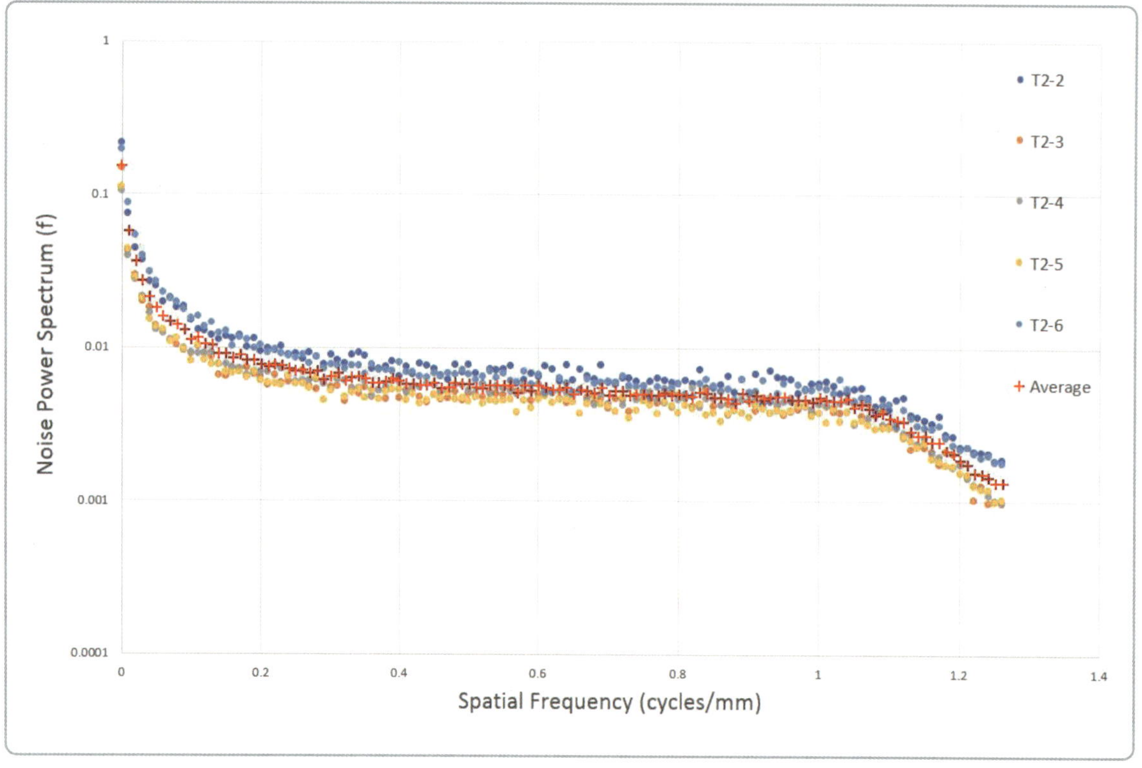

Fig.16.3

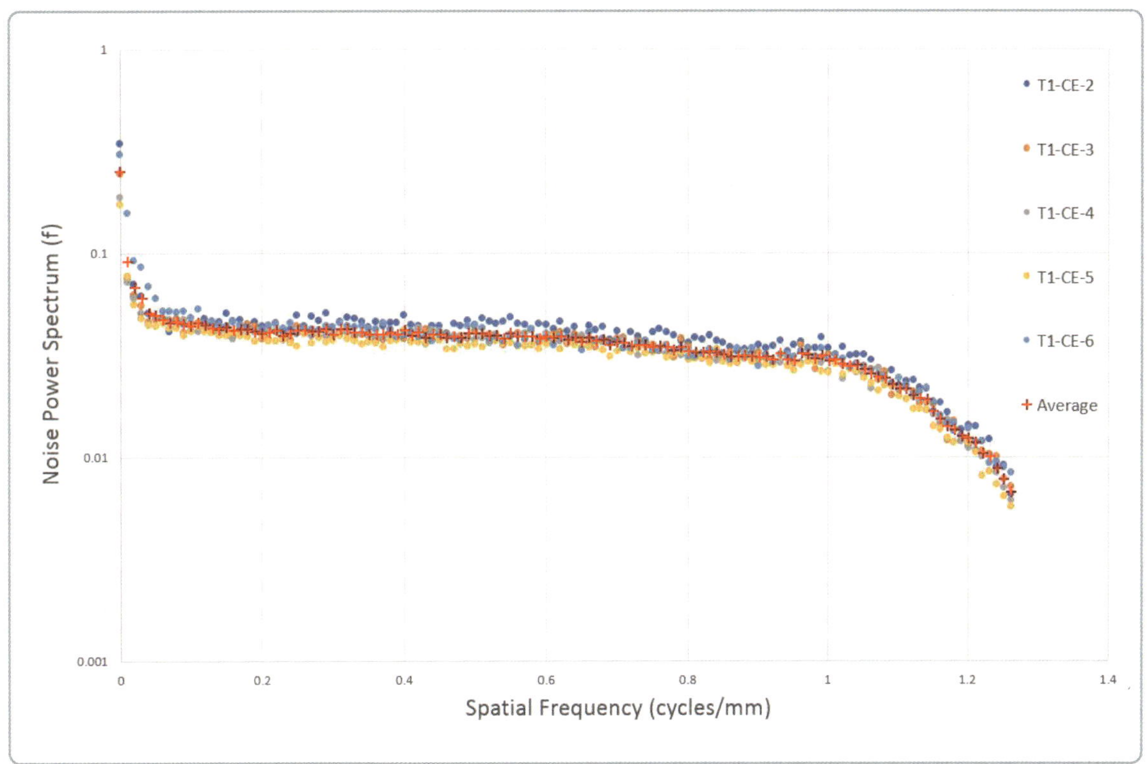

Fig.16.4

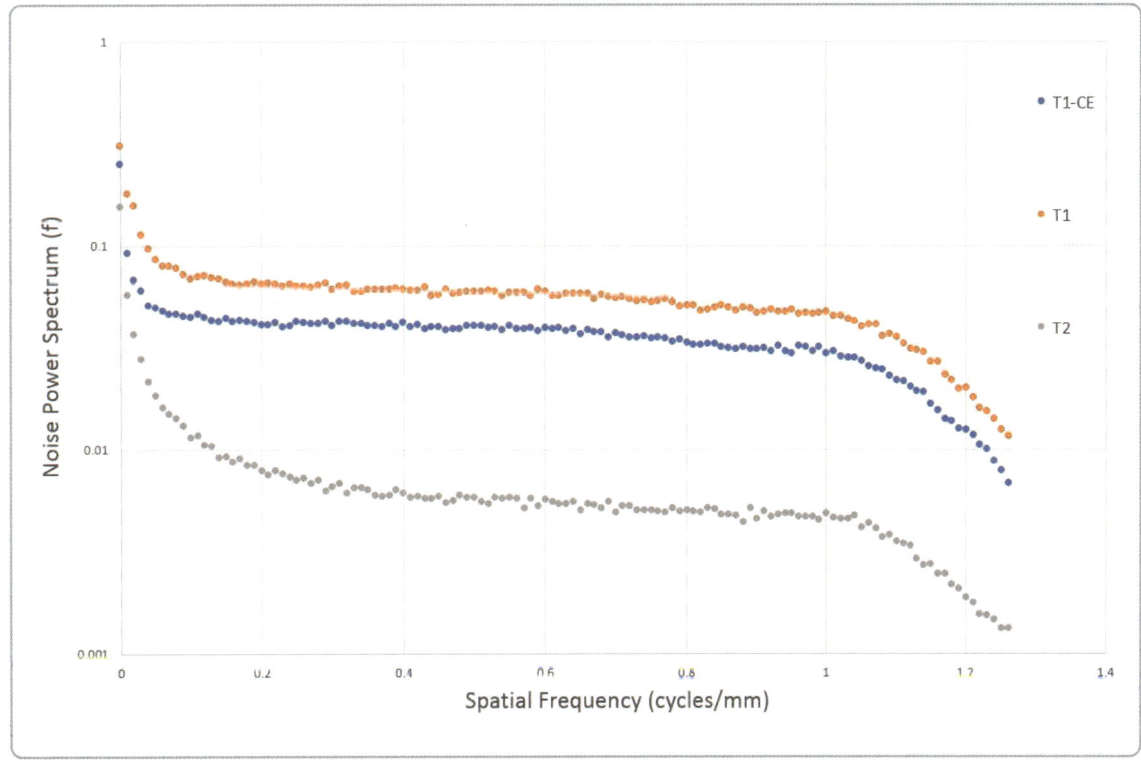

Fig.16.5

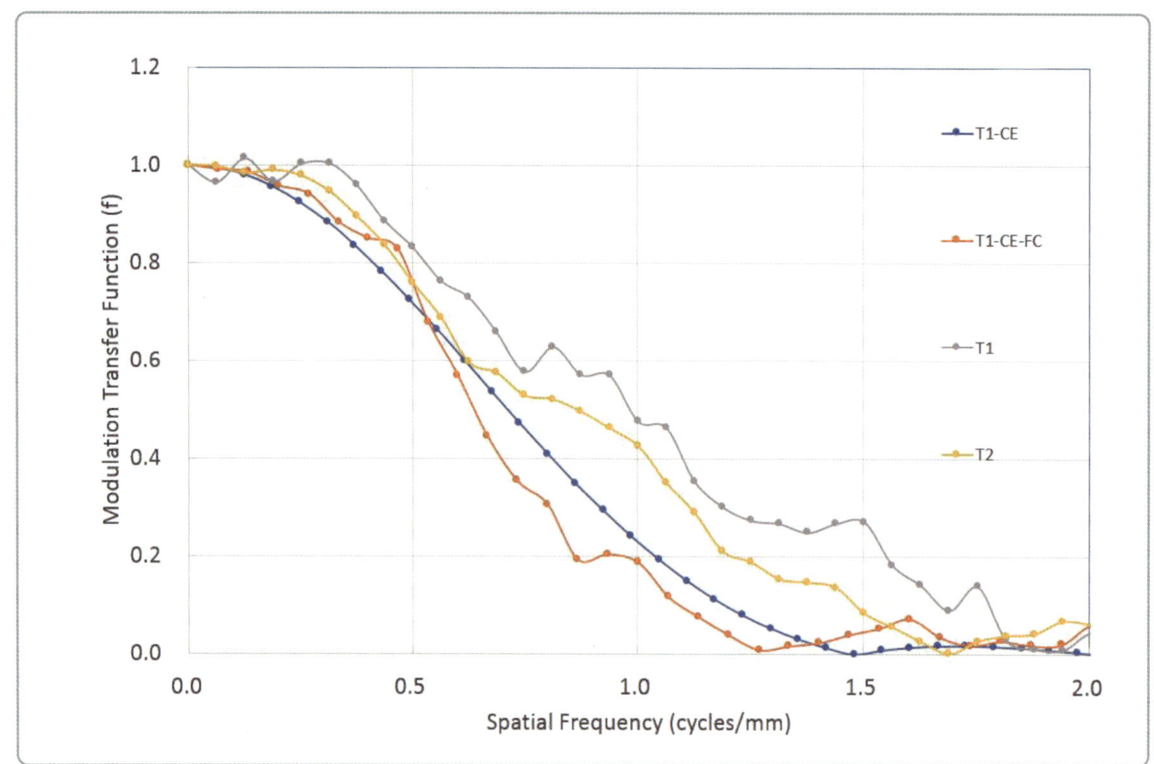
1.2
1.0
0.8
0.6
0.4
0.2
0.0
Modulation Transfer Function (f)
0.0
0.5
1.0
1.5
2.0
Spatial Frequency (cycles/mm)
T1-CE
T1-CE-FC
T1
T2

Fig.16.6

Chapter 17

디지털 방사선 영상의 편차지수를 이용한 의료영상 품질관리에 관한 연구

A Study on Quality Control for Medical Image by Using Deviation Index of Digital Radiology

Abstract

In a digital radiation system using a Flat Panel Detector, we attempted to the quality control of digital radiography system using the Exposure Index and Deviation Index. Calibration was performed with the radiation quality suggested by the International Electrotechnical Commission, and through an experiment using a phantom, appropriate inspection radiation conditions applicable to medical institutions were selected. The study was conducted using the selected radiation conditions. Through those chest posterior anterior image, information such as examination conditions and exposure index was obtained. The deviation index was derived by analyzing the exposure index based on the target exposure index calculated by the phantom study. As for the analyzed exposure index, 97.1% was distributed within the range of ±2.0 based on the deviation index. Quality control of medical images should be performed through management of inspection conditions through exposure index and deviation index and management of medical images.

keyword Digital Radiography System, Flat Panel Detector, Exposure Index, Deviation Inedx, Target Exposure Index

중심단어 디지털 방사선 시스템, 평판형 검출기, 노출지수, 편차지수, 목표노출지수

I. 서론

디지털 방사선 시스템(Digital Radiography System, DR System)은 동적 범위(Dynamic Range)가 넓고, 영상의 후처리로 재촬영을 줄일 수 있어, 현대 영상의학에서 널리 사용되고 있다.[1, 2] 하지만, 넓은 동적 범위로 인하여 과도한 선량이 입사되었다 하더라도 영상 후처리를 거쳐 적정 영상의 질을 유지하기도 하고, 심지어는 많은 입사 선량으로 인하여 잡음이 적어져서 오히려 영상의 질이 향상되어 보이기도 한다. 이 때문에 DR 시스템은 평균 입사선량이 증가한다는 보고도 있다.[3, 4]

DR 시스템의 이러한 문제로 인하여 국제전기기술위원회(International Electrotechnical Commission, IEC)는 진단을 위한 X선 검사를 실시할 때, X선 장치에 조사된 방사선량이 표시되도록 권고하고 있다.[5]

DR 시스템은 입사된 선량을 평가할 수 있는 노출 지표(Exposure Indicator)를 제공한다. 하지만, 제조사마다 노출지표의 정의와 표시 방법이 다르기에 노출지표를 이용하여 영상 수용체에 입사된 방사선량을 표시하는데 제한점이 있다.[6-9]

IEC에서는 DR 시스템에서 동일한 검사 조건을 적용하여 영상 수용체에 입사된 방사선량을 관리할 수 있도록 노출지수(Exposure Index, EI)를 정의하여 기준을 제시하였다.[10] 이 기준에서 EI는 영상 수용체에 입사된 방사선량이 사용자가 정의한 목표 값의 화질과 선량을 유지관리 할 수 있는지 평가를 위한 참고 값으로 권고하고 있다. 선행연구에서는 컴퓨터방사선 촬영장치(Computed Radiography, CR)와 인체 흉부 팬텀을 이용하여 EI의 적용사례를 연구하여 IEC에서 제시한 방법을 적용한 EI와 제조회사에서 제시한 EI를 비교하여 보고하였다.[11]

DR 시스템에 EI를 적용하여 의료영상의 관리를 하려면 목표노출지수(Target Exposure Index, EI_T)를 선정하고, 이를 통한 편차지수(Deviation Index, DI)값을 도출하여 영상을 관리하여야 한다. 저자들은 평판형 검출기(Flat Panel Detector, FPD)를 사용하는 의료영상 품질관리를 하고자 EI와 EI_T를 산출하고 이것을 기반으로 DI를 평가한 결과를 보고하는 바이다.

II. 대상 및 방법

1. 노출지수(Exposure Index, EI)의 정의

IEC는 EI를 DR 시스템에서 획득된 영상을 통해 산출된 입사 선량에 대한 상대적인 측정치라하였으며 식[Eq.17.1]과 같이 정의하였다.[10]

$$EI = c_0 \cdot g(V) \qquad \text{Eq.17.1}$$

c_0는 상수로 100 μGy^{-1}이고, $g(V)$는 관심값(Value of Interest, VOI)으로 영상수용체(Image Receptor, IR) 표면에 입사되는 선량(Air Kerma, K)을 교정하여 나타낸 값이다. EI를 교정하기 위한 조건은 IEC에서 제시한 선질(RQA5)을 사용하며, 피사체가 없이 공기커마를 측정한다. VOI는 균일하고 평평하게 노출된 영상 영역 중 가운데 10%에서의 평균값을 사용한다[Table 17.1].[10]

2. 편차지수(Deviation Index, DI)의 정의

DI는 DR 시스템의 EI_T와 영상에서 획득된 EI의 편차를 정량화한 것이다. DR 시스템에서 EI_T 값이 제공되는 경우, DI는 식[Eq.17.2]와 같이 계산된다.

$$DI = 10 \cdot \log_{10}\left(\frac{EI}{EI_T}\right) \qquad \text{Eq.17.2}$$

EI는 획득된 영상에서 구한 값, EI_T는 DR 시스템에서 검사 유형에 맞는 설정 값이다. 만약 EI와 EI_T가 동일하다면 DI는 0이 된다.

3. 실험 도구 및 대상

실험에 사용된 DR 시스템은 영상 수용체로 FPD를 사용하는 방사선 발생장치(Fluorospot Compact FD, Siemens, German)를 사용하였고, 전리조형선량계(Ionization Chamber 50 cc, Capintec, USA)를 사용하여 공기 커마를 측정하였다. 선량계는 정확한 실험을 위하여 6개월 이내에 공인기관으로 검 교정을 실시한 장비와 조사선량계를 사용하였다. 영상 평가를 위해 인체모형 팬텀(Whole Body Phantom PBU-60, Kyoto Kagaku, Japan)을 사용하였다.

실험에서 사용된 검사 조건의 검증을 위해 A 의료기관의 협조를 받아, 흉부 후전방향 검사를 시행한 환자의 연령, 성별 등의 정보와 검사된 영상에서 추출된 관전압(kVp), 관전류(mA), 조사시간(sec), EI 등의 정보를 획득하였다. 연구를 위해 실험 조사된 결과가 아닌, 이미 검사된 자료에서 필요한 정보를 얻는 분석하는 연구이고, 개인 식별정보가 포함되어 있지 않는 정보를 취급하기에 기관생명윤리위원회의 승인을 통해 자료를 수집하였다. 수집된 정보는 실험에 적용된 기기를 통해 검사된 흉부 후전방향촬영 영상 중 질병이 없는 것으로 판독이 나온 성인(남자 72명, 여자 66명) 138명의 정보이다[Table 17.2].

4. 분석방법

가. 최적의 프로세싱과 특성곡선 작성

IEC에 제시된 선질을 맞추기 위해 관전압 70 kVp, 부가 필터 0.5 mm Cu+2 mm Al을 사용하여 반가층 6.8 mmAl를 맞추어 특성곡선을 작성하였다[Table 17.1].[10] 조사된 선량 범위는 최저 11 μGy부터 최대 902 μGy까지이다. FPD 앞에 그리드(10:1)가 장착되어 있는 상태로 검사가 이루어지기에 특성곡선 검사도 그리드가 있는 상태에서 시행하였다.

나. EI_T 설정

적정 선량의 범위를 선택하기 위해 PBU 60 Phantom을 사용하여 Chest PA영상을 획득하였다. 이때 검사조건은 관전압 110 kVp, 조사선량은 자동노출제어장치(Automatic Exposure Control, AEC)를 사용하여 투과 후 선량이 0.9 μGy부터 7.1 μGy까지 변화시켜가면서 영상을 획득하였다. 획득한 영상을 폐야, 종격, 심장중복, 횡경막하 부분 등으로 구분하여 신호대잡음비(Signal-to-Noise Ratio, SNR), Contrast 및 EI 평가를 통하여 최적의 검사조건과 EI_T을 선택하였다.

다. EI, DI 분석 및 환류

위의 과정을 통해 선택된 검사조건을 기관의 승인을 얻어 장비에 적용하였다. 검사 조건이 적용된 이후 1개월간 실시된 흉부 후전방향검사를 대상으로 결과 분석을 하였다.

DI의 산출을 위해 EI_T와 EI를 식[Eq.17.2]에 적용하였다. DI가 적정 범위 이외의 값을 나타낸 영상에 대해서 원인 분석을 실시하여 영상 품질에 대한 관리가 적절하게 시행되고 있는지 분석을 실시하였다[Fig.17.1].

III. 결과

1. 특성곡선(System Response)

조사된 선량, FPD의 흡수선량과 EI 값과의 관계는 각각 비례관계가 성립한다. FPD 표면에 22 μGy가 입력되었을 때 6.4 μGy가 흡수된 것으로 나타났고 이때 EI는 182를 나타내었다. 조사선량의 증가에 따라 EI의 값은 비례하여 증가하였으며 상관도가 (R^2=0.9997)로 매우 높게 나타났다[Fig.17.2].

2. Phantom Study 영상 분석

인체모형을 이용한 실험에서 FPD에 입사된 선량이 0.9 μGy일 때 횡경막하(Sub-Diaphragm)의

SNR은 33.3, 척추(Spine)의 SNR은 27.5, 심장(Heart)의 SNR은 12.5, 폐(Lung)의 SNR은 2.3을 각각 나타내었다. FPD에 입사된 선량이 2.5 μGy일 때 횡경막하의 SNR은 26.8, 척추의 SNR은 22.8, 심장의 SNR은 10.8, 폐의 SNR은 2.2를 각각 나타내었고, FPD에 입사된 선량이 5.0 μGy일 때 횡경막하의 SNR은 20.4, 척추의 SNR은 17.7, 심장의 SNR은 9.6, 폐의 SNR은 2.1을 각각 나타내었다. FPD에 흡수된 선량이 증가되면서 SNR은 점차 감소하지만, 그 감소의 폭은 점차 줄어드는 것을 확인할 수 있었다[Fig.17.3].

대조도(Contrast)는 FPD에 입사된 선량이 0.9 μGy일 때 척추와 폐의 비(Spine/Lung)는 3.4. 횡경막하와 폐의 비(Sub Diaphragm/Lung)는 3.4, 심장과 폐의 비(Heart/Lung)는 2.5를 나타내었다. 입사된 선량이 2.5 μGy일 때 척추와 폐의 비는 4.2. 횡경막하와 폐의 비는 4.2, 심장과 폐의 비는 2.49 나타내었고, 입사된 선량이 5.0 μGy일 때 척추와 폐의 비는 4.8. 횡경막하와 폐의 비는 4.9, 심장과 폐의 비는 3.4을 나타내었다. FPD에 흡수된 선량이 증가되면서 Contrast는 점차 증가하고, 그 증가폭은 점차 확대되는 것을 확인할 수 있었다[Fig.17.4].

FPD에 입사된 선량이 0.9 μGy일 때 EI는 85를 나타내었다. 입사된 선량이 2.5 μGy일 때 EI는 165, 입사된 선량이 5.0 μGy일 때 E.I.는 298을 나타내었다. FPD 입사된 선량과 EI는 매우 높은 상관도(R^2=0.9988)를 가지는 비례관계를 나타내었다[Fig.17.5].

3. 임상검사 적용분석

팬텀 검사를 통해 분석된 SNR, Contrast 및 환자에게 입사되는 피폭선량을 고려하여 검사조건을 설정하였다. 흉부 후전방향촬영(Chest Posterior Anterior, Chest PA) 영상을 획득하기 위한 검사조건은 관전압 110 kVp, FPD의 흡수 선량을 5 μGy가 되도록 설정하였으며 이때 팬텀 검사를 통한 EI는 230이다. 이렇게 산출된 EI를 EI_T로 설정한 다음 임상 영상 검사를 통한 DI분석을 실시하였다.

분석에 적용된 검사는 총 138건이다[Table 17.2]. 이때 남자의 EI 평균은 228.7, 표준편차는 40.01, 여자의 EI 평균은 226.5, 표준편차는 36.93, 전체 EI 평균은 227.6, 표준편차는 38.44로 나타났다[Table 17.3].

4. DI 분석

EI_T를 기준으로 DI를 분석한 결과 평균 DI는 남자 −0.11, 표준편차 0.73, 여자 −0.10, 표준편차 0.78, 전체 평균 −0.10, 표준편차 0.69로 나타났다[Table 17.4]. 전체 대상 검사 중 2건은 AEC 이상으로 잘못된 DI를 나타내었기에 분석에서 제외하여 총 136건의 검사를 분석하였다. DI의 분포는 0.5미만 −0.5 초과에서 전체 데이터의 42.0%(58건)가 분포하고, 1.0 미만 −1.0 초과사이에는 76.1%(105건)가 분포한다. DI의 값 2.0 미만부터 −2.0 초과사이에 97.1%(134건)가 분포한다[Fig.17.6].

IV. 고찰

EI와 DI는 각각의 검사에 대한 표준화된 노출 정보를 제공한다. EI는 각각의 디지털 방사선영상시스템에 대한 선량에 대한 상대적 측정치이다. 동일한 검사조건 [kV, 여과(Filteration), SID(Source Image Receptor Distance), 격자(Anti-Scatter Grid)]을 사용한다면 EI는 노출조건(Kerma)에 비례하게 된다. 따라서, mAs를 두 배로 늘리면 EI는 두 배로 늘어나게 된다. 그러나 검사조건이 틀리다면 EI를 동일하게 비교하는 것은 적절하지 않을 수도 있다. 검사조건이 EI_T에 적합하게 노출이 이루어진 경우 DI는 0에 가깝게 나타나게 된다. 각각의 검사의 EI가 EI_T과 비교하여 노출과다는 양(+)로 노출 부족은 음(−)로 DI를 나타나게 된다. DI가 ±0.5이라면 선량은 +12%(112%)부터 −10%(90%) 이내의 범위에 있다는 것을 의미한다.[10, 12, 13]

AAPM REPORT NO.116(이하 AAPM)에서는 EI와 유사한 개념으로 노출지표를 통한 영상품질관리를 제안하고 있다.[7] AAPM에서는 DI의 최적의 목표범위(Target)를 ±0.5 이내로 하였으며, DI가 3.0을 초과하거나 −3.0 미만이면 재촬영을 해야 한다고 하였다. 연구에서는 AAPM에서 최적의 목표범위로 정한 ±0.5 이내에는 42.0%(58건)가 분포하였다[Fig.17.6]. 하지만, 이러한 조건을 만족하려면 피검자의 신체 조건이 모두 유사하거나 동일한 조건, 즉 팬텀 검사로는 가능하다. 연구에서 피검자는 모두 다른 신체적 조건을 가지고 있기에 AAPM의 최적의 목표 범위를 그대로 적용하는 것이 적합하지 않다고 판단된다. 이러한 특성을 고려하여 연구에서는 적정 DI의 범위를 신체 조건의 다양성을 고려하여 ±2.0 이내의 범위로 정하였다. 이는 AAPM에서 요구하는 필수적인 재촬영 조건보다 좁은 범위이고, 영상에 성별에 따른 신체 조건의 다양성을 고려하여 결정한 것이다.

DI 최적의 목표 범위 ±0.5 이내는 42.0%(58건)가 분포하였고, 신체 조건의 다양성을 고려한 범위 ±2.0 이내에는 97.1%(134건)가 분포하였다. DI(DI값이 6 이상)가 명확하게 차이가 나는 검사는 2건이 있었고, 검사 조건을 분석한 결과 AEC 이상으로 잘못된 조건이 적용되어 발생한 현상으로 판단되었다.

DI가 −2.0 이하이거나 2.0 이상으로 나타난 검사는 조사야가 부적절하거나, 환자의 신체에 금속 등의 이물질이 삽입 되어 있는 경우 등으로 판단할 수 있다. 이러한 경우는 검사에 따라 DI가 증가하거나 낮아질 수 있으며, 부적절한 검사조건이 드러나지 않을 수도 있다는 보고도 있었다.[13-16]

연구에서 DI의 최적의 목표범위 ±2.0 이내로 선정하였을 경우 전체의 97.1%(134건)가 포함되는 등 매우 폭 넓은 분포를 나타낸 것을 확인할 수 있었다. 검사에 숙련이 이루어진다면 최적의 목표 범위 ±1.0 이내로 낮추는 것도 가능할 것이다. 이렇게 되면 피폭선량은 일정하게 관리될 수도 있지만, 이로 인하여 검사자의 업무 피로도가 증가될 수도 있으니 유의해야 한다.

EI의 적정한 관리를 통해 지속적인 의료영상의 관리가 필요하다. 하지만, 동일한 EI를 가진다고 하더라도 반드시 동일한 영상 품질을 나타내는 것은 아니다. EI와 DI의 관리를 통하여 일정 검사 조건

을 유지할 수 있지만, 이것을 올바른 작업의 증거로 해석해서는 안 된다.[7]

FPD는 CR을 사용하는 DR 시스템과 비교하여 높은 검출효율을 가지고 있으며 신호응답 특성(System Response)과 해상력은 유사한 특성을 가지고 있다.[17] EI값의 표현도 CR을 대상으로 한 실험에서는 노후장비를 제외하고 일정한 값을 나타내는 특징을 가지고 있다.[18] 이러한 특성을 정확히 파악하고, CR, FPD를 사용하는 DR 시스템에서 EI와 DI를 통한 검사조건의 관리와 의료영상에 대한 지속적인 관리가 이루어진다면, 안정적인 의료영상 관리가 가능할 것이다.[19, 20]

V. 결론

연구를 통하여 의료영상의 품질관리를 위해서는 먼저 대상이 되는 DR 시스템을 RQA5 선질로 교정해야 하다. 이후, 각 의료기관 장비와 검사부위 영상 특성에 맞는 적정 EI_T을 선정을 하고, 이것을 기준으로 각 검사장비의 실정에 맞는 DI 범위를 선정하여 관리해야 한다는 것을 확인할 수 있었다. EI와 DI를 적용한 검사조건의 관리와, 의료영상을 분석을 통하여 지속적인 영상 품질의 관리가 이루어져야 할 것이다.

Reference

[1] Doi K. Diagnostic image over the last 50 years: research and development in medical imaging science and technology. Phys Med Biol. 2006;51:R5-27.

[2] ICRP Publication 93. Managing patient dose in digital radiology; 2003.

[3] Yoon YS, Kim HJ, Park MS, Kim JS, Seo DN, Choi IS, et al. Monte Carlo simulation-based feasibility study of a dose-area product meter built into a collimator for diagnostic X-ray. Radiat Prot Dosimetry. 2014;162:421-6.

[4] Shepard SJ, Wang J, Flynn M, Gingold E, Goldman L, Krugh K, et al. An exposure indication for digital radiography: AAPM Task Group 116(Executive Summary). Med Phys. 2009;36:2898-914.

[5] IEC 60601-1-3, Ed 2.0. Medical e lectrical equipment - Part 1-3: General requirements for basic safety and essential performance - Collateral Standard: Radiation protection in diagnostic X-ray equipment. International Electrotechnical Commission; 2008.

[6] Shepard SJ, Wang J, Flynn M, Gingold E, Goldman L, Krugh K, et al. An exposure indication for digital radiography: AAPM Task Group 116(Executive Summary). Med Phys. 2009;36:2898-914.

[7] AAPM REPORT NO.116. An exposure indicator for digital radiography. American Association of Physicists in Medicine; 2009.

[8] Moore QT, Don S, Goske MJ, Strauss KJ, Cohen M, Herrmann T. Image gently: using exposure indicators to improve pediatric digital radiography. Radiol Technol. 2012;84:93-9.

[9] Yasumatsu S, Tanaka N, Iwase K, Shimizu Y, Morishita J. Effect of X-ray beam quality on determi-

nation of exposure index. Radiol Phys Technol. 2016;9:109–15.
[10] IEC 62494–1, Ed 1.0. Medical electrical equipment–Exposure index of digital X–ray imaging systems. Part 1: Definition and requirements for general radiography. EInternational Electrotechnical Commission; 2008.
[11] Jeong HW, Min JW. A Case Study of Application of Exposure Index in Computed Radiography by Using Human Chest Phantom. Journal of Radiological Science and Technology. 2018;41(6):533–8.
[12] Nakamae M, Miyajima Y, Nakano T, Kitanaka Y, Okura Y. Influence of Interest Region and Interest Value Settings on Exposure Index Analysis Using Chest Clinical Images. Japanese Journal of Radiological Technology. 2014;70(11):1250–7.
[13] Willis, CE, Weiser JC, Leckie RG, Romlein J, Norton G."Optimization and Quality Control of Computed Radiography," SPIE Medical Imaging VI: PACS Design and Evaluation. 1994;2164:178–85.
[14] Willis CE, Leckie RG, Carter J, Williamson MP, Scotti SD, Norton G. Objective Measures of Quality Assurance in a Computed Radiography–based Radiology Department. Physics of Medical Imaging. 1995;2432:588–99.
[15] Chotas HG, Ravin CE. Digital radiography with photostimulable storage phosphors: control of detector latitude in chest imaging. Invest Radiol. 1992; 227:823–8.
[16] Arreola M, Rill L. Management of pediatric radiation dose using Canon digital radiography. Pediatr Radiol. 2004; 34: S221–6.
[17] Jeong HW, Min JW, Yoon YS, KIM JM. Investigation of Physical Imaging Properties in Various Digital Radiography Systems. Journal of Radiological Science and Technology. 2017;40(3):363–70.
[18] Park HM, Yoon YS, Roh YH, Kim SJ, Na CY, Han TH, et al. Evaluation of Image Receptor Characteristics in Computed Radiography System Using Exposure Index in International Electrotechnical Commission(I), Journal of Radiological Science and Technology. 2019;42(4):291–9.
[19] AAPM REPORT NO.151. Ongoing Quality Control in Digital Radiography. American Association of Physicists in Medicine; 2015.
[20] Jeong HW, Min JW, Kim JM, et al. Performance Characteristic of a CsI(Tl) Flat Panel Detector Radiography System. Journal of Radiological Science and Technology. 2012;35(2):109–117.

Table Captions.

Table 17.1

Radiation Condition	X–ray Tube Voltage (kVp)	Half Value Layer (mmAl)	Additional Filtration
RQA5	70	6.8	21 mmAl or 0.5 mmCu+2 mmAl

Table 17.2

Sex	Number	Age		
		Range	Average	Standard Deviation
Male	72	22~88	62.4	±2.90
Female	66	22~96	65.7	±16.65
All	138	22~96	64.0	±15.75

Table 17.3

	Average EI	Standard Deviation
Male	227.5	±40.01
Female	227.8	±36.93
All	227.6	±38.44

Table 17.4

	Average EI	Standard Deviation
Male	−0.11	±0.73
Female	−0.11	±0.78
All	−0.10	±0.69

Figure Captions.

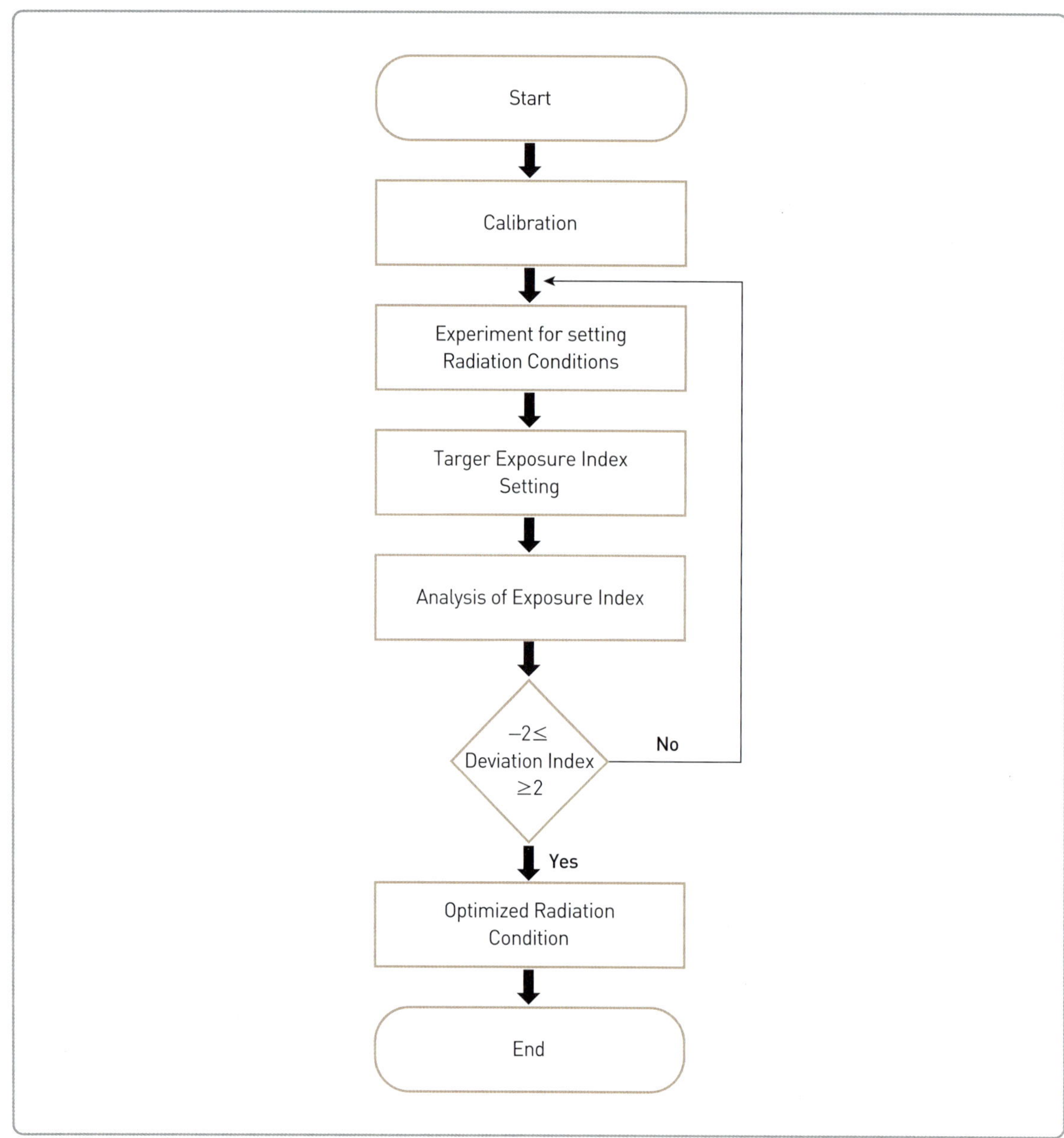

Fig.17.1

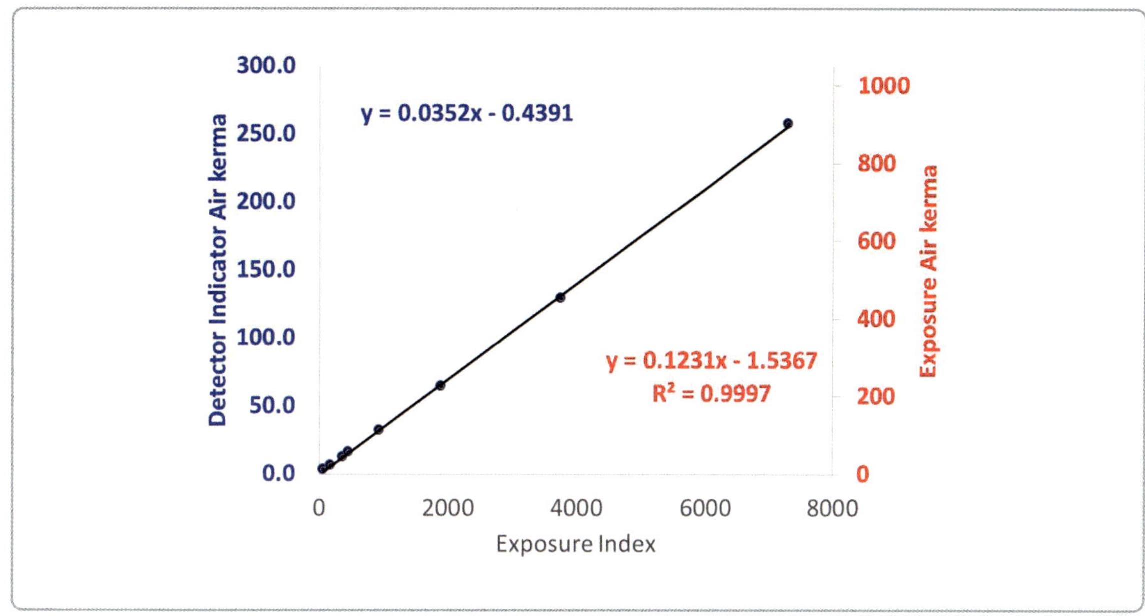

Fig.17.22

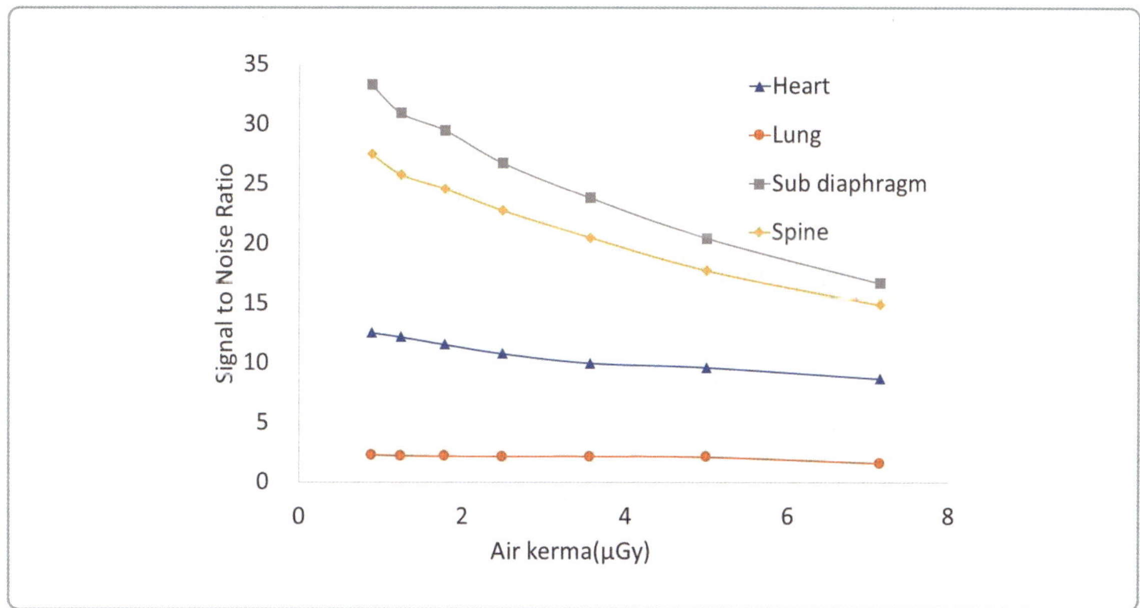

Fig.17.3

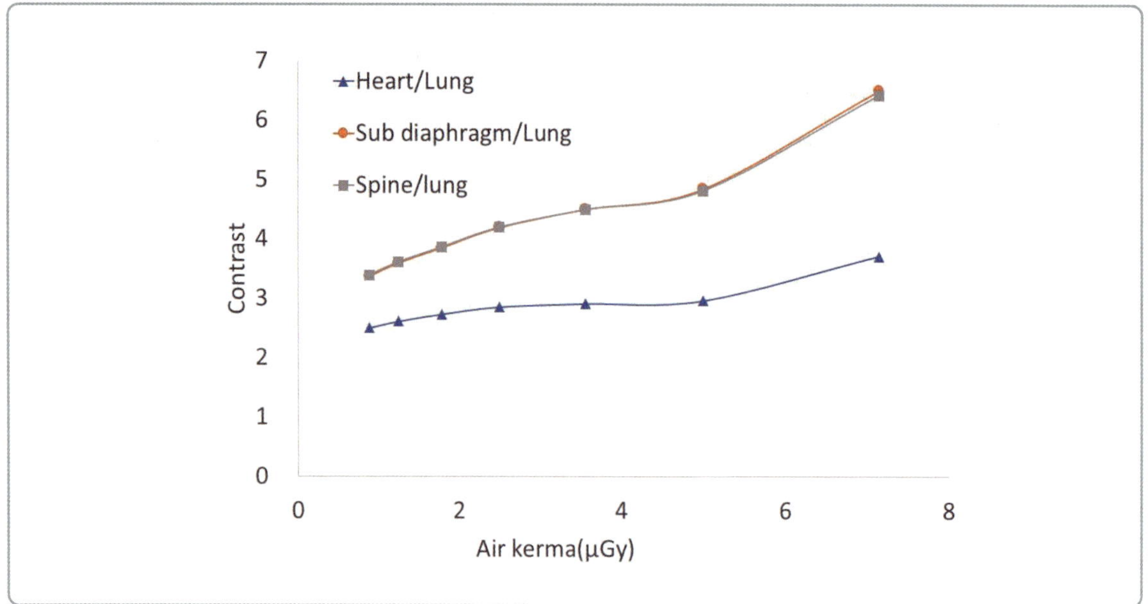

Fig.17.4

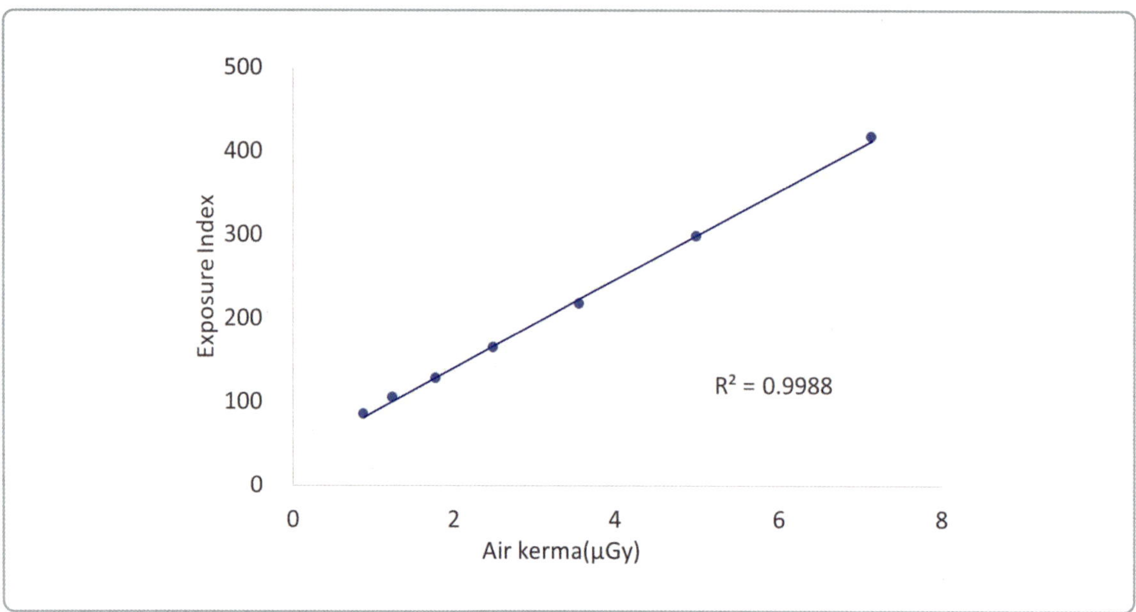

Fig.17.5

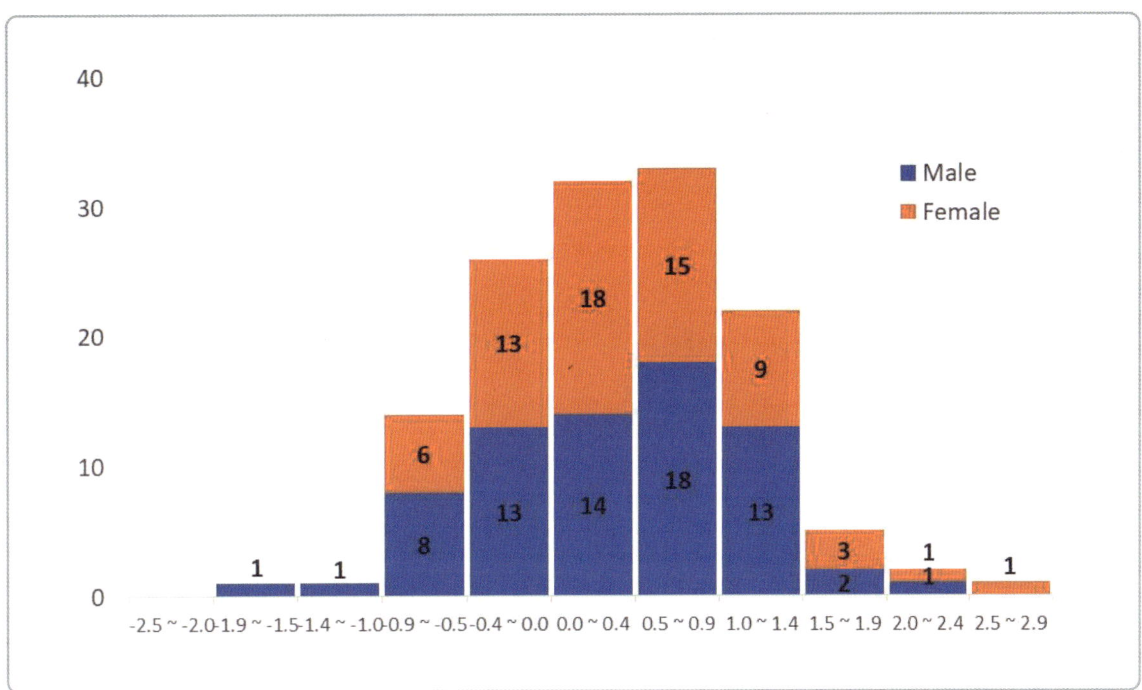
40
30
20
10
0
Male
Female
1
1
8
6
13
13
14
18
18
15
13
9
2
3
1
1
1
-2.5 ~ -2.0
-1.9 ~ -1.5
-1.4 ~ -1.0
-0.9 ~ -0.5
-0.4 ~ 0.0
0.0 ~ 0.4
0.5 ~ 0.9
1.0 ~ 1.4
1.5 ~ 1.9
2.0 ~ 2.4
2.5 ~ 2.9

Fig.17.6

Chapter 18

3.0T 자기공명영상을 이용한 해상력 특성에 대한 연구

Study on the Resolution Characteristics by Using Magnetic Resonance Imaging 3.0T

Abstract

This study was purpose to quantitative evaluation of edge method of modulation transfer function(MTF) and physical image characteristics of by obtain the optimal edge image by using magnetic resonance imaging(MRI).

The MRI equipment was used(MAGNETOM Vida 3.0T MRI, Siemense healthcare system, Germany) and the head/neck matrix shim MR coil were 20 channels(elements) receive coil.

The MTF results of showed the best value of 0.294 based on the T2 Nyquist frequency of 1.0 mm^{-1}. The MTF results of showed that the T1 image is 0.160, the T1 CE image is 0.250, T1 Conca2 image is 0.043, and the T1 CE(Concatenation) Conca2 image is 0.190. The T2 image highest quantitatively value for MTF.

The physical image characteristics of this study were to that can be used efficiently of the MRI and to present the quantitative evaluation method and physical image characteristics of 3.0T MRI.

keyword Magnetic Resonance Imaging, Modulation Transfer Function, Edge Method, Fujita Method, Quality Assurance

중심단어 자기공명영상, 변조전달함수, 엣지 방법, 후지타 방법, 품질보증

I. 서론

자기공명영상(Magnetic Resonance Imaging, MRI)은 현대인들에게 의학적으로 필요한 인체에 관한 유용한 정보를 제공함으로써 필수적인 영상의학 분야라고 할 수 있다. 병원에서의 영상의학과는 의료정보 제공을 위해서 영상의 질적 향상과 MRI 장비 자체에 대한 품질보증(Quality Assurance, QA)에 대해 노력을 해왔던 결과이기도 하다. 특히, 그 결과로써 MRI 장비는 신호대잡음비(Signal to Noise Ratio, SNR)에 대한 영상평가를 주로 해 오고 있다. SNR은 K-Space 트라젝토리(Trajectory)를 정량적으로 확인할 수 있다는 효율에 대한 유용성을 가지고 있다. 그리고 K-Space의 Echo Train Length(ETL)에 의해서 다양한 정보를 제공받을 수 있으며, 시퀀스별로 정량화해서 품질보증을 해야 한다.[1-3] 이런 방법에 대해서 변조전달함수(Modulation Transfer Function, MTF) 및 잡음전력스펙트럼(Noise Power Spectrum, NPS)은 유용성을 가지고 있는 정량적 평가 방법이며, SNR 대한 MRI 장비의 효율을 미리 알아볼 수 있는 정량적인 기준이 될 수 있다고 보고한다.[1, 2] 기존 연구에서는 MRI장비에 대한 정량적인 평가 방법으로 많은 품질보증 연구가 진행되고 있으며, ACR-PH1 팬텀을 이용하여 보다 효율적인 평가 방법을 제시하고 있다.[1, 4] 그렇지만, 여전히 확인할 수 없는 정량적 평가 부분에 대해서는 한계점이 있고 의료영상의 품질평가가 필수라고 할 수 있는 MTF, NPS, 양자검출효율(Detective Quantum Efficiency, DQE)에 대해서는 디지털 의료영상 평가 방법을 준용해야 한다고 생각한다.[5-8] 왜냐하면, 의료영상 평가 방법은 방사선 관련 영상의학과 내에 있는 의료장비인 MRI 장치에 대한 부분을 포함하는 것이며, 영상의학과 내의 다른 디지털 의료장비의 특성에 대해서는 기존에 정량적 평가 방법을 사용하고 준용하는 것으로 확인되었기 때문이다.[9-12] 그러므로 일반화할 수 있는 특성에 대한 정량적인 평가 방법을 사용할 것을 권장한다. 그 이유는 기존의 연구에서 MTF, NPS, DQE에 특성에 대한 정량적인 평가의 유용성을 설명하고 있다는 것이다.[13-16]

그러므로, 논문에서는 엣지 방법을 이용한 후지타 방법을 적용해서 3.0T MRI장비를 사용하였다. 그리고 최적의 엣지 영상을 얻고 이를 바탕으로 MTF를 측정하였으며, 3.0T MRI장치의 물리적 영상특성을 연구하였다.[1, 14]

II. 대상 및 방법

1. 실험 도구

실험 연구에서는 3.0T MRI장치(MAGNETOM Vida 3.0T MRI, Siemense Healthcare System, Germany)를 사용하였으며, 채널수는 20 Channel이며, Head/Neck 20 Shim MR Coil을 그리고

3.0T에서 사용되는 Receive 코일을 사용하였다. 팬텀 안에 120×120 mm의 조직등가물질을 사용함과 동시에 팬텀안에 200 mm 반구 직경내에 설치하였다. Normal Saline(NS) 1000 cc를 채운 상태로 실험하였다. 그리고 영상분석은 ImageJ(Wayne Rasband National Institutes of Health, USA), MATLAB R2019a(MathWorks, USA) 프로그램을 사용하였다.

2. 실험 배치 및 영상 분석 방법

MTF 측정에 대한 영상을 얻기 위해서 팬텀 직경을 200 mm 반구에 Normal Saline(NS) 1,000 cc를 채운 상태에서 실험하였으며, 팬텀 내에 120×120 mm의 조직등가물질을 사용하였다. 팬텀 NS 1,000 cc 채운 직경을 200 mm 아크릴 반구를 사용하여 20채널 Head/Neck Coil에 고정시켰다. 위치 재현성을 구현하기 위해 코일 상단부로부터 3.5 cm의 떨어진 곳에 물 팬텀을 놓고, 그 밑에 높이 7 cm의 스펀지를 덧대어 코일의 중앙부에 위치하도록 하였다. 그리고 수평 유지를 위해 수평계를 사용하여 수평을 맞추었다. 아크릴 반구 안에는 1,000 cc NS 오토인젝터를 사용함으로써 실험의 재현성을 높이도록 하였다. NS의 물결 방지를 위해서 마지막으로 10분 정도의 시간이 흐른 후 영상을 얻기 시작하였다[Fig. 18.1]. 실험에서 512×512 2D Images를 사용하였고, MTF평가를 하기 위해서 엣지 영상을 얻었으며, 측정을 위해서 선확산함수(Line Spread Function, LSF)를 확인하고, Fourier Transform(FT)해서 MTF를 측정하였다[Fig. 18.1].[1, 2]

3. 영상획득 및 기법

MTF 측정을 위해서 제작한 팬텀들을 가지고 영상획득을 하였으며, 영상을 얻은 파라미터들은 Table 18.1과 같다. T1강조영상 및 T2강조영상 그리고 조영제 15 cc(Gadovist, 1.0 mmol/ml)를 추가한 T1 CE(Concatenation) Conca2강조영상을 마지막으로 Conca2를 적용한 T1강조영상이다[Table 18.1]. 그리고 다수의 에코 신호(Spin Echo와 Inhomogeneity Echo)의 간섭 및 인공물 등에 의한 보정(Linear Gradient Component, Shimming)한 후 최초의 영상을 얻으며, 반복하였다.

III. 결과

1. T1 영상과 T1 CE 영상과의 MTF 비교 결과

MTF 비교 결과값은 T1 10장의 영상과 T1 CE 10장의 영상에서 Head Coil내의 중앙에 근접한 영상을 선택해서 확인하였다. 주파수 1.0 mm^{-1}에서 T1영상의 MTF값은 0.295이며, T1 CE 영상의

MTF값은 0.193이며, 대부분의 낮은 Turbo Factor별로 T1영상의 MTF값이 정량적으로 좋아 보인다[Table 18.1, Fig.18.2].

2. T1 Conca2 영상과 T1 CE Conca2 영상과의 MTF 비교 결과

MTF 비교 결과값은 T1 Conca2 10장의 영상과 T1 CE Conca2 10장의 영상에서 Head Coil내의 중앙에 근접한 영상을 선택해서 확인하였다. 주파수 1.0 mm^{-1}에서 해서 T1 Conca2 영상의 MTF값은 0.247이며, T1 CE Conca2영상의 MTF값은 0.110이며, 대부분의 높은 Turbo Factor별로 T1 Conca2영상의 MTF값이 정량적으로 좋아 보인다[Table 18.1, Fig.18.3].

3. T2 영상의 MTF 결과

MTF 비교 결과값은 T2 10장의 영상에서 Head Coil내의 중앙에 근접한 영상을 선택해서 확인하였다. 주파수 1.0 mm^{-1}에서 T2 영상의 MTF값은 Turbo Factor별로 Turbo Factor 15는 0.288이며, Turbo Factor 17은 0.339이며, Turbo Factor 18은 0.341이며, Turbo Factor 20은 0.357이다. 대부분의 Turbo Factor별로 높은 T2 영상의 MTF값이 정량적으로 좋아 보인다[Table 18.1, Fig.18.4].

4. MTF 시퀀스 비교 결과

MTF 비교 결과값은 T2, T1, T1 CE, T1 Conca2, T1 CE Conca2 10장의 영상에서 Head Coil내의 중앙에 근접한 영상들을 평균해서 확인하였다. 주파수 1.0 mm^{-1}에서 T2 영상의 MTF값은 0.294이며, T1 영상의 MTF값은 0.160이며, T1 CE 영상의 MTF값은 0.250이며, T1 Conca2영상의 MTF값은 0.043이며, T1 CE Conca2영상의 MTF값은 0.190이다. T2 영상이 MTF값을 볼 때 정량적으로 가장 높아 보인다[Table 18.1, Fig.18.5].

IV. 고찰

MTF 비교 결과값은 T1시퀀스 10장의 영상과 T1 CE시퀀스 10장의 영상에서 Head Coil내의 중앙에 근접한 영상을 선택해서 확인하였다. 또한, MTF 비교 결과값은 T1 Conca2시퀀스 10장의 영상과 T1 CE Conca2시퀀스 10장의 영상에서 Head Coil내의 중앙에 근접한 영상을 선택해서 확인하였다. 그리고 MTF 비교 결과값들은 T2, T1, T1 CE, T1 Conca2, T1 CE Conca2 10장의 영상에서 Head Coil내의 중앙에 근접한 영상들을 평균해서 확인하였다. 이유로는 3.0T MRI장치의 RF Performance에 의한 Flow Artifact가 생기는 경향성을 보이기도 하였다. 따라서, Head Coil내의 중앙에 위치한 가운데 지점을 선택하려고 하였으며, Artifact에 의한 정성적인 육안상의 영상 화질이 현저히 떨어짐을 볼 수 있기 때문이다. K-Space 트라젝토리(Trajectory) 자체가 비연속적인 경우를 확인할 수 있었으며, 특히, T1 시퀀스에서 확인할 수 있었다[Fig.18.2, 18.3].[1, 2] 비연속적이라고 해서 나이키스트 주파수 1.0 mm^{-1}을 기준으로 해서 해상력값은 높을 수 있지만, 전체적인 영상들의 평균에 의한 해상력값들은 오히려 떨어짐을 볼 수 있었다.

나이키스트 주파수 1.0 mm^{-1}에서 Head Coil 중앙에 있는 영상의 MTF값과 중앙에 근접한 영상들의 MTF평균값들은 다르다고 볼 수 있다. 왜냐하면, T2영상의 경우에는 적당량(15개) 이상의 ETL사용함으로써 MTF 0.5를 기준으로 볼 때 완만하면서도 비연속적인 그래프 형태로 보아 균일성등을 확인해 볼 필요가 있다. 하지만, 근접한 영상들의 평균값들은 대체적으로 다른 시퀀스보다 좋은 MTF값을 표현하고 있다[Fig.18.4, 18.5].[1, 2]

한편으로 다른 시퀀스들은 특히 비교대상에서 T1영상, T1 Conca2영상들과 T1 CE영상, T1 CE Conca2영상들과의 비교를 하면 대체적으로 CE를 하게 되면 좋은 결과값을 볼 수 있다. 이는 전체적으로 평균을 해서 보는 결과값과 중앙에 근접한 영상의 결과값은 상이하게 틀리다는 것을 확인할 수 있었다. 결과적으로 중앙에 근접한 영상을 기준으로 해서 본다면 CE를 하지 않고 적용하는 시퀀스는 MTF결과값이 좋다고 할 수 있다. 다르게 해석하면 해상력이 좋다고 할 수는 있지만, 주파수 1.0 mm^{-1}에서 K-Space 트라젝토리(Trajectory) 자체가 비연속적이 된다는 결론을 얻게 되었다.[1, 2]

기존의 연구에서 시퀀스별로 10개의 영상가운데 제일 중심에 있는 영상을 선택해서 1.5T의 정량적 평가 방법의 유용성을 확인하였다고 하면, 연구에서는 3.0T의 평가에 대한 Head Coil내의 중앙에 근접한 영상들을 평균해서 측정의 차별화를 둘 수 있었다.[1] 팬텀내의 안쪽 위치에 따라서 평가의 차별성을 두기 위한 실험이었다. 특히나 3.0T에서는 Gradient, RF Performance 등이 확연한 성능차이를 볼 수 있었으며, 전자파흡수율(Specific Absorption Ratio, SAR)에 의한 단점으로 SAR값이 높으면 TR, TE의 변경이 불가피할 것으로 본다. 그리고 NS의 흐름에 의한 미세한 물결을 만들어 Moving Artifact를 만들 수 있다는 단점이 있음을 확인하였다. 향후, 기회가 된다면, 3.0T의 정량적 평가방법인 NPS에 관해서도 추가적으로 평가할 수 있어야 할 것으로 보이며, 이는 코일내의 균일성에 대해서도 평가가 되어야 한다고 생각된다.[1, 2]

V. 결론

연구는 MRI장치의 영상평가에 대해서 Head Coil내의 중앙에 근접한 영상들을 평균해서 측정의 차별화를 두는 정량적 평가 방법을 제시하였으며, 물리적으로 해상력에 대한 특성을 연구하였다. 제한적인 방법보다는 효율적으로 사용할 수 있는 해상 특성에 대한 정량적 평가 방법을 준용하고, 3.0T MRI장치의 물리적 영상 특성 결과값을 제시하였다는데 의의가 있다.

Reference

[1] Min JW, Jeong HW, Han JH, et al., Study on the Physical Imaging Characteristics by Using Magnetic Resonance Imaging 1.5T. Journal of Radiological Science and Technology. 2019;42(5):329–34.

[2] Miyati T, Fujita H, Kasuga T et al., Measurements of MTF and SNR(f) using a subtraction method im MRI. Physics in medicine and biology. 2002;47:2961–72.

[3] Steckner MC, Drost DJ and Prato FS, Computing the modulation transfer function of a magnetic resonance imager. Med. Phys, 1994;21:483–9.

[4] Hahm HK. The study on the subject development of MRI image quality evaluation Department of Radiology, Graduate school of Public Health Eulji University 2008.

[5] Min JW, Jeong HW, Kim KW, et al., Comparison of Noise Power Spectrum in Measurements by Using International Electro–technical Commission Standard Devices in Indirect Digital Radiography. Journal of Radiological Science and Technology. 2018;41(5):457–62.

[6] Min JW, Jeong HW. Comparison of Modulation Transfer Function in Measurements by Using Edge Device angle in Indirect Digital Radiography. Journal of Radiological Science and Technology. 2019;42(4):259–63.

[7] Jeong HW, Min JW, Kim JM, et al., Investigation of Physical Imaging Properties in Various Digital Radiography System. Journal of Radiological Science and Technology. 2017;40(3):363–70.

[8] Jeong HW, Min JW, Kim JM, et al., Performance Characteristic of a CsI(Tl) Flat Panel Detector Radiography System. Journal of Radiological Science and Technology. 2012;35(2):109–17.

[9] Kim KW, Jeong HW, Min JW, et al., Evaluation of the Performance Characteristic for Mammography by Using Edge device. Journal of Radiological Science and Technology. 2016;39(3):415–20.

[10] Kim KW, Jeong HW, Min JW, et al., Measurement of Image Quality According to the Time of Computed Radiography System. Journal of Radiological Science and Technology. 2015;38(4):365–74.

[11] Kim KW, Jeong HW, Min JW, et al., Evaluation of the Modulation Transfer Function for Computed Tomography by Using American Association Physics Medicine Phantom. Journal of Radiological Science and Technology. 2016;39(2):193–8.

[12] Min JW, Jeong HW, Kim KW, et al., Evaluation of Image Quality for Various Electronic Portal Imaging Devices in Radiation Therapy. Journal of Radiological Science and Technology. 2015;38(4):451–61.

[13] Mohapatra SM, Turley JD, Prince JR, et al., Transfer function measurement and analysis for magnetic resonance imager. Med. Phys, 1991;18(6):1141–44.

[14] Fujita H, Tasai DY, Itoh T et al., A simple method for determining the modulation transfer function in digital radiography. IEEE Trans Med Imaging. 1992;11(1):34–9.

[15] Samei E, Flynn MJ, Reimann DA et al., A method for measuring the presampled MTF of digital radiographic systems using an edge test device. Medical Physics. 1998;25:102.

[16] Greer PB, van Doorn T. Evaluation of an algorithm for the assessment of the MTF using an edge method. Medical Physics. 2000;27:2048.

Table Captions.

Table 18.1 Parameters of imaging sequence

Table 18.1

Parameters	TSE T1	TSE T2	TSE T1 CE Conca2	TSE T1 Conca2
No. Slice	10	10	10	10
S.T (mm)	4	4	4	4
FOV (mm)	200×200	200×200	200×200	200×200
Matrix	512×512	512×512	512×512	512×512
Flip Angle	150	150	150	150
TR (ms)	600	3000	600	600
TE (ms)	15	101	15	15
BW (Hx/px)	121	121	121	121
Acq. Time	06:53~20:31	05:17~07:05	06:53~20:31	06:53~20:31
ETL_Turbo Factor	1~3	15~20	3~6	3~6

Figure Captions.

Fig.18.1 Signal should be obtained the edge image and white image for MTF flowchart of the overall procedures.

Fig.18.2 Comparison of MTF spectrum of the T1 images and T1 CE by using MRI

Fig.18.3 Comparison of MTF spectrum of the T1 Conca2 images and T1 CE Conca2 by using MRI

Fig.18.4 MTF spectrum of the T2 images by using MRI

Fig.18.5 Comparison of MTFs for the T2, T1, T1 CE, T1 Conca2, T1 CE Conca2, images by using MRI

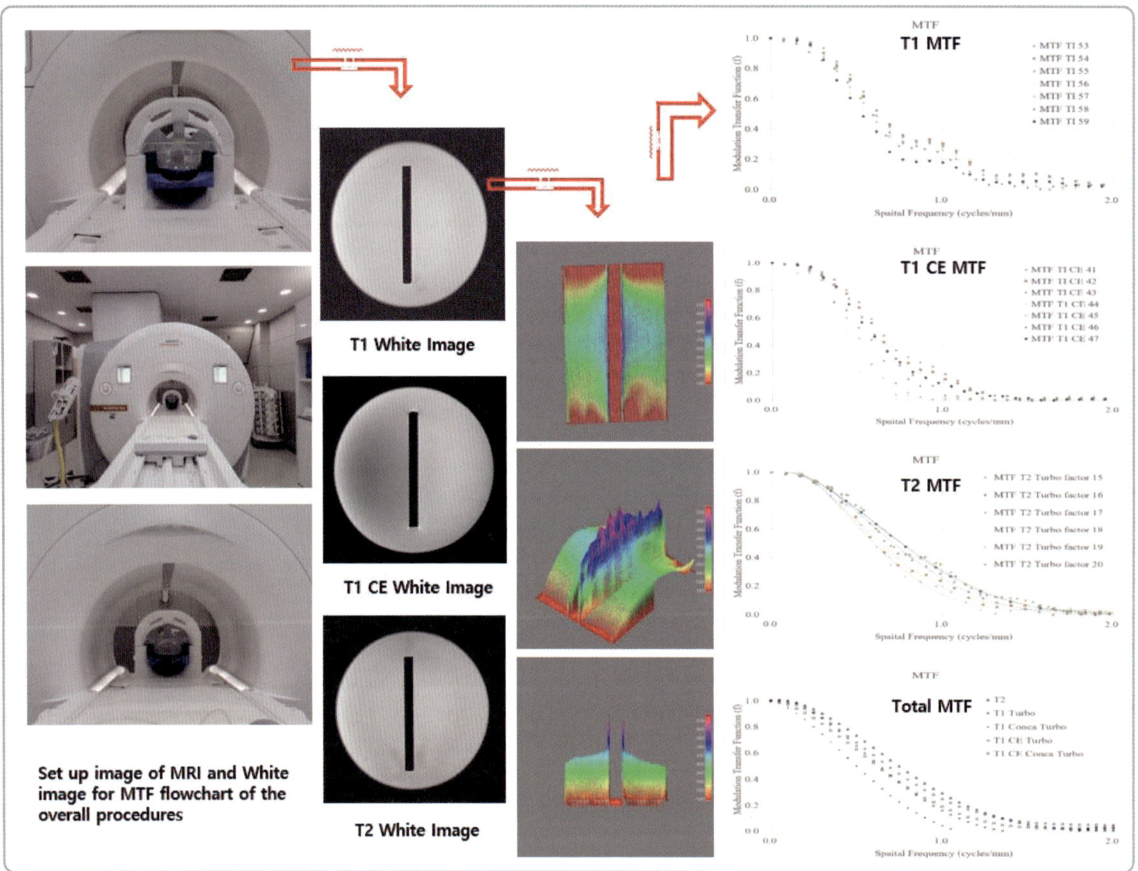

Fig.18.1

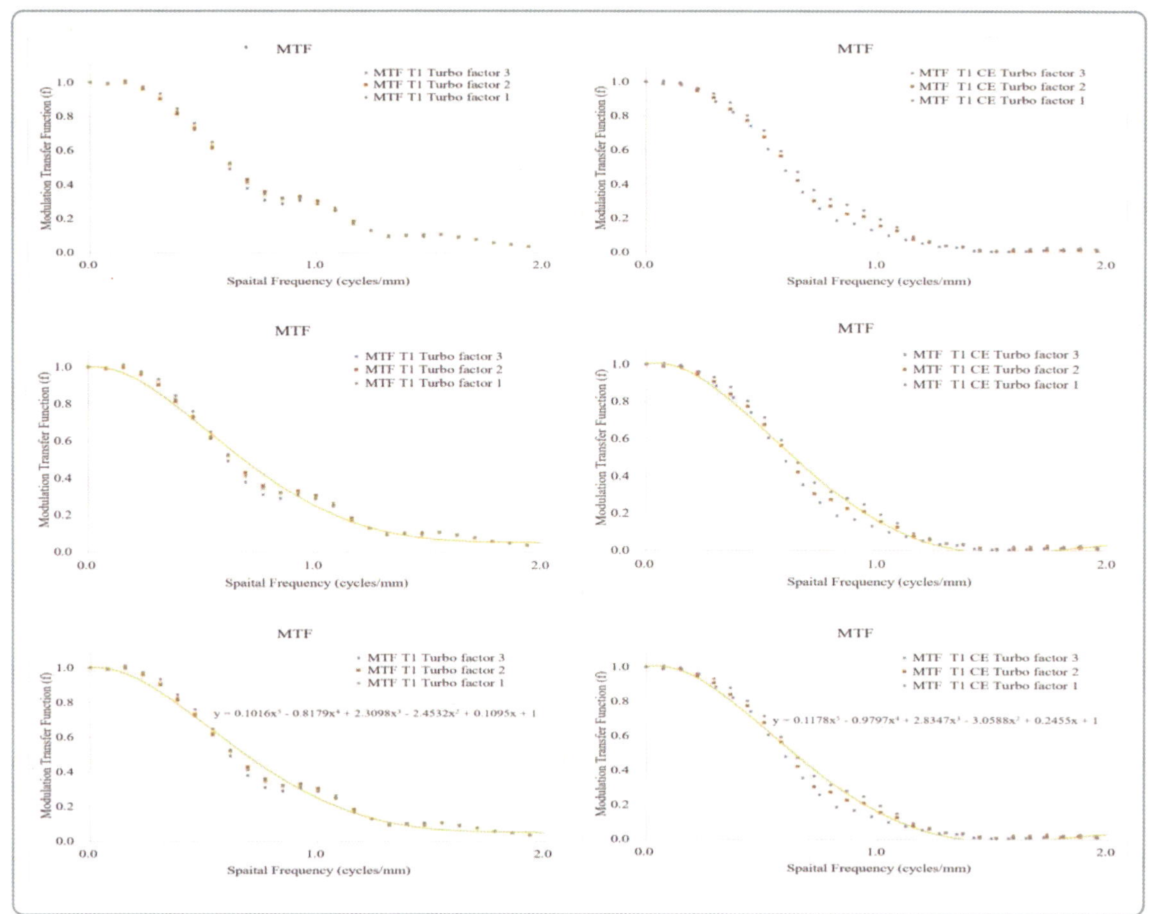
MTF
MTF T1 Turbo factor 3
MTF T1 Turbo factor 2
MTF T1 Turbo factor 1
Modulation Transfer Function (f)
Spaital Frequency (cycles/mm)
MTF
MTF T1 CE Turbo factor 3
MTF T1 CE Turbo factor 2
MTF T1 CE Turbo factor 1
Modulation Transfer Function (f)
Spaital Frequency (cycles/mm)
MTF
MTF T1 Turbo factor 3
MTF T1 Turbo factor 2
MTF T1 Turbo factor 1
Modulation Transfer Function (f)
Spaital Frequency (cycles/mm)
MTF
MTF T1 CE Turbo factor 3
MTF T1 CE Turbo factor 2
MTF T1 CE Turbo factor 1
Modulation Transfer Function (f)
Spaital Frequency (cycles/mm)
MTF
MTF T1 Turbo factor 3
MTF T1 Turbo factor 2
MTF T1 Turbo factor 1
$y = 0.1016x^5 - 0.8179x^4 + 2.3098x^3 - 2.4532x^2 + 0.1095x + 1$
Modulation Transfer Function (f)
Spaital Frequency (cycles/mm)
MTF
MTF T1 CE Turbo factor 3
MTF T1 CE Turbo factor 2
MTF T1 CE Turbo factor 1
$y = 0.1178x^5 - 0.9797x^4 + 2.8347x^3 - 3.0588x^2 + 0.2455x + 1$
Modulation Transfer Function (f)
Spaital Frequency (cycles/mm)

Figure.18.2

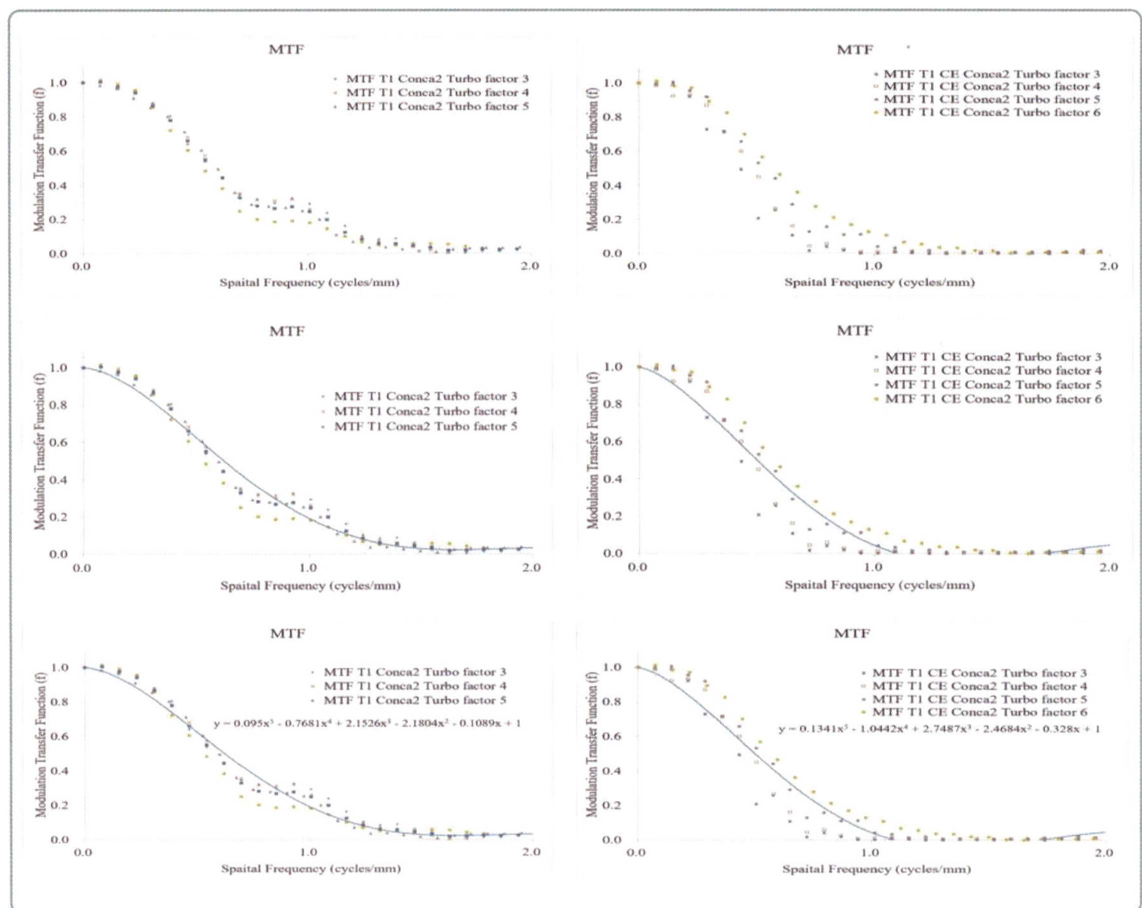
MTF
MTF T1 Conca2 Turbo factor 3
MTF T1 Conca2 Turbo factor 4
MTF T1 Conca2 Turbo factor 5
Modulation Transfer Function (f)
Spatial Frequency (cycles/mm)
MTF T1 CE Conca2 Turbo factor 3
MTF T1 CE Conca2 Turbo factor 4
MTF T1 CE Conca2 Turbo factor 5
MTF T1 CE Conca2 Turbo factor 6
$y = 0.095x^5 - 0.7681x^4 + 2.1526x^3 - 2.1804x^2 - 0.1089x + 1$
$y = 0.1341x^5 - 1.0442x^4 + 2.7487x^3 - 2.4684x^2 - 0.328x + 1$

Figure.18.3

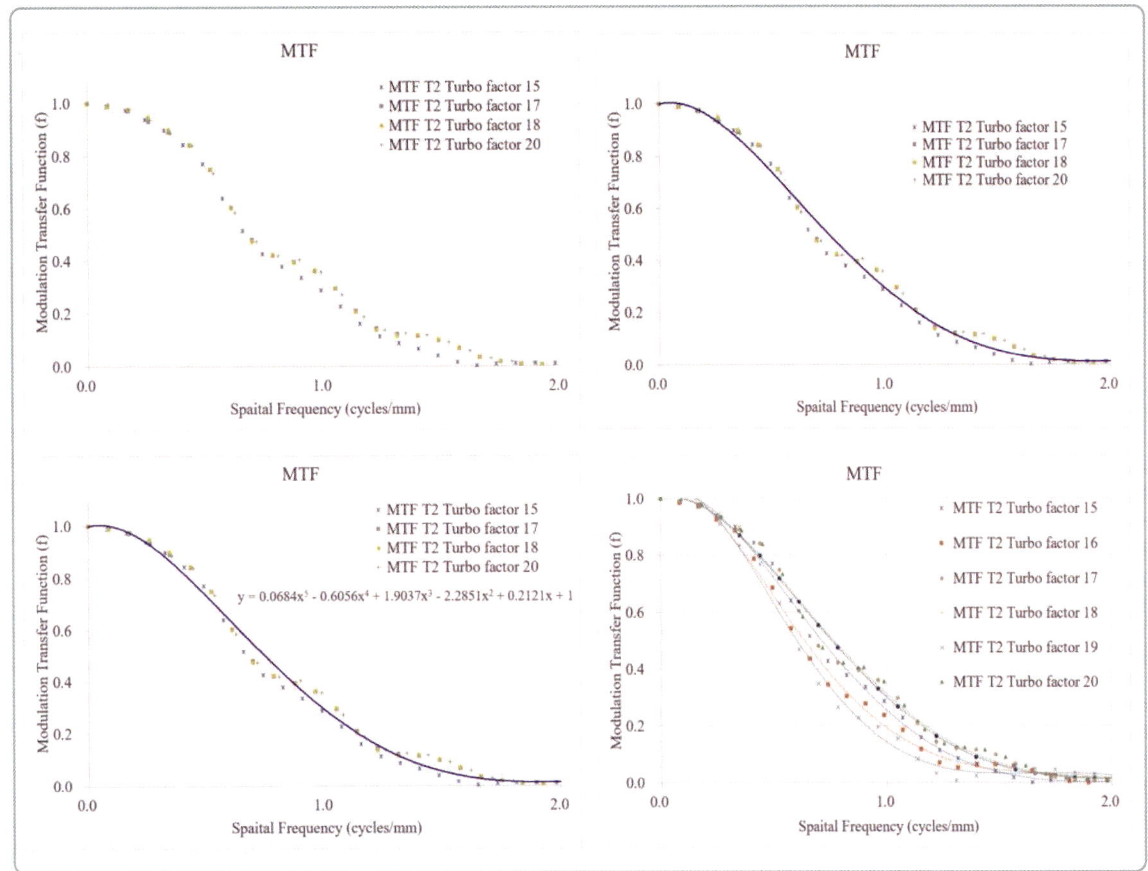
MTF
Modulation Transfer Function (f)
Spaital Frequency (cycles/mm)
MTF T2 Turbo factor 15
MTF T2 Turbo factor 16
MTF T2 Turbo factor 17
MTF T2 Turbo factor 18
MTF T2 Turbo factor 19
MTF T2 Turbo factor 20
y = 0.0684x⁵ - 0.6056x⁴ + 1.9037x³ - 2.2851x² + 0.2121x + 1

Figure.18.4

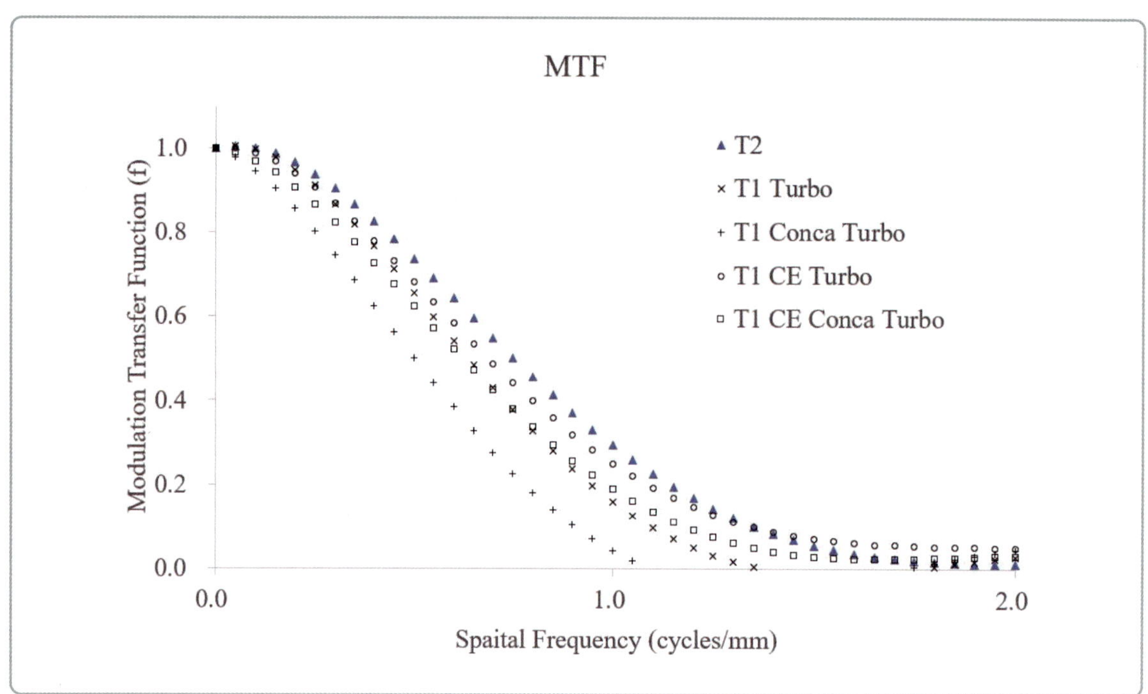
MTF
Modulation Transfer Function (f)
1.0
0.8
0.6
0.4
0.2
0.0
0.0
1.0
2.0
Spaital Frequency (cycles/mm)
T2
T1 Turbo
T1 Conca Turbo
T1 CE Turbo
T1 CE Conca Turbo

Figure.18.5

Chapter 19

3.0T 자기공명영상을 이용한 잡음전력스펙트럼 특성 평가

Evaluation of Noise Power Spectrum Characteristics by Using Magnetic Resonance Imaging 3.0T

Abstract

This study aim of quantitative assessment of Noise Power Spectrum(NPS) and image characteristics of by acquired the optimal image for noise characteristics and quality assurance by using magnetic resonance imaging(MRI).

MRI device was (MAGNETOM Vida 3.0T MRI; Siemense healthcare system; Germany) used and the head/neck shim MR receive coil were 20 channels coil and a diameter 200 mm hemisphere phantom. Frequency signal could be acquired the K−space trajectory image and white image for NPS.

The T2 image highest quantitatively value for NPS finding of showed the best value of 0.026 based on the T2 frequency of 1.0 mm^{-1}. The NPS acquired of showed that the T1 CE turbo image was 0.077, the T1 CE Conca2 turbo image was 0.056, T1 turbo image was 0.061, and the T1 Conca2 turbo image was 0.066.

The assessment of NPS image characteristics of this study were to that could be used efficiently of the MRI and to present the quantitative evaluation methods and image noise characteristics of 3.0T MRI.

keyword Magnetic Resonance Imaging, Noise Power Spectrum, Modulation Transfer Function, Quality Assurance, Noise

중심단어 자기공명영상, 잡음전력스펙트럼, 변조전달함수, 품질보증, 잡음

I. 서론

자기공명영상(Magnetic Resonance Imaging, MRI)은 영상의학과 내에서 유용하게 환자 정보를 제공하는 의료장비이다.[1] 현재 의료영상에 대한 영상 품질관리(Quality Assurance, QA)를 위해서, MRI장치를 이용한 효율성에 대해서 다양한 방법으로 연구하고 있는 실정이며, 그 중에서도 정량적 평가에 대한 방법을 어떻게 하면 효율적으로 확인할 수 있는 방법에 대해서 연구하고 있다.[1, 2] 정량적 평가의 효율적인 최적화 방법에는 변조전달함수(Modulation Transfer Function, MTF)가 있는데, MRI장비의 영상 품질관리를 위해서 영상의 물리적인 공간 해상력을 확인할 수 있는 방법에서도 가장 많이 쓰이고 있는 방법이다.[1-5] 다른 한편으로 공간 해상력에 대한 정보와는 달리 좀 더 의료영상에 대한 균일성에 대한 영향 및 잡음 특성에 대해서 확인해 볼 수 있는 방법으로는 잡음전력스펙트럼(Noise Power Spectrum, NPS)이 있다.[1, 2, 6-9] NPS는 의료영상 전체에 대한 균일성을 측정하는 항목으로서 MRI 의료영상의 평가를 위해서는 먼저 3차원적으로 생각해 볼 필요가 있다.[1, 2, 10] 여기에서 중요한 평가 내용은 3차원적인 MRI 의료영상을 만들기 전에 일반적으로 K-Space 트라젝토리(Trajectory)를 거쳐 의료영상으로 나타낸다.[1, 2, 5] 이때, 3차원적 공간정보의 균일성 및 잡음을 확인할 수 있는 유용성 및 정량적 평가의 효율성을 가지고 있는 방법이 NPS이다.[1, 2] 그리고 K-Space의 Echo Train Length(ETL)는 Turbo Factor라고도 불리는데 의료영상을 평가하는데 있어서 중요한 역할을 하며, ETL에 따라서 의료영상 균일도 및 잡음 특성이 틀려질 수 있는 장점 및 단점이 있다.[2, 5] 이때, 균일도에 대한 정량적 평가를 위해서 NPS는 유용성이 있는 정량적 평가 방법으로서, 기존 연구에서는 MRI장비에 대한 정량적인 평가 방법으로 품질관리 연구가 진행되고 있었다.[1, 6] 또한, 다른 연구에서는 ACR-PH1 팬텀을 이용하여 균일성에 관련하여 효율적인 평가 방법을 제안하고 있다.[1, 5, 10] 그리고 디지털 의료영상의 공간 해상력 및 신호 대 잡음비(Signal to Noise Ratio, SNR) 등의 항목을 여러 가지 디지털 의료장비를 이용해서 연구하고 있는 동향이다.[11-17] 따라서, MRI 의료영상의 품질관리를 위한 잡음 특성을 확인하고 균일성에 대한 정량적인 평가를 확인하는 것이 필수라고 생각을 한다.

논문에서는 시퀀스 별로 3차원적 공간상의 균일성을 확인하고 잡음 특성을 확인하기 위해서 3.0T MRI장치를 이용하여 NPS의 특성을 연구하였다.

II. 대상 및 방법

1. 실험 도구

3.0T MRI장치(MAGNETOM Vida 3.0T MRI, Siemense Healthcare System, Germany)를 사용하였다. Head/Neck 20 Shim MR Coil을 이용하여, 200 mm 반구 직경 팬텀을 설치하였으며, 20 Channel을 사용하였다[Fig.19.1]. 그리고 3.0T에서 사용되는 Receive 코일을 사용하였다. Normal Saline(NS) 1,000 cc를 반구 직경 안에 채운 상태로 실험하여, 의료영상을 획득하였다[Fig.19.1]. 그리고 영상분석은 ImageJ(Wayne Rasband National Institutes of Health, USA), MATLAB R2019a(MathWorks, USA)를 사용하였다.

2. 실험 배치 및 영상 분석 방법

잡음전력스펙트럼(Noise Power Spectrum, NPS) 측정에 대한 영상을 얻기 위해서 200 mm 반구 직경인 팬텀을 이용하여 Normal Saline(NS) 1,000 cc를 채우고 Receive 코일을 사용하였으며, 20 Channel인 Head/Neck Coil을 사용하였다. 재현성을 확보하기 위해 움직임 없이 고정하였으며, 코일의 정 중앙에 위치하도록 하였다. 또한, 수평계를 사용하여 수평 및 수직에 맞추어서 고정시켰다. 반구 팬텀 안에 들어가는 NS은 Auto-Injector를 사용함으로써 실험의 재현성을 높였다. 그리고 NS의 물결 방지를 위해서 10분 이후부터 영상을 얻기 시작하였다[Fig.19.1]. NPS 측정평가를 하기 위해서 512×512 2D Image들을 얻었으며, White Image로부터 K-Space 트라젝토리(Trajectory)로 변환되는 과정들을 확인하였으며, Fourier Transform(FT)해서 NPS를 측정하였다[Fig.19.1].[1, 2] 이때 재현성을 위해서 Transverse 방향 및 Vertical 방향을 확인 후에 Frequency Encoding 위치를 확인하여 시퀀스별로 NPS에 대한 주파수대별로 정량적인 평가를 하였다. 여기에서 K-Space의 2차원적인 영상들을 확인하며, 이때, [Fig.19.11]에서 보듯이 가로 방향과 세로 방향을 확인할 필요가 있다. 그 후에 Frequency Encoding 방향을 영상에서 확인 후에 주파수별로 확인하였다.

3. 영상획득 및 기법

잡음전력스펙트럼(Noise Power Spectrum, NPS)측정을 위해서 제작된 팬텀은 의료영상 파라미터들은 Table 19.1과 같다. T1강조영상 그리고 조영제 15 cc(Gadovist, 1.0 mmol/ml)를 사용한 T1 CE(Concatenation) Conca2강조영상 그리고 Conca2를 적용한 T1(Concatenation)강조영상이다. 마지막으로 T2강조영상을 얻었다[Fig.19.1], [Table 19.1]. 다양한 에코 신호(Spin Echo와 Inhomogeneity Echo)의 간섭 및 인공물에 의한 보정(Linear Gradient Component, Shimming)을 한 후 의료영상을 얻으며, 반복하였다. 여기에서 Conca2의 기법의 특징으로는 일반적인 검사 시 숨을

참으며 검사하므로, Breath Hold 스캔시간을 줄일 수 있는 장점이 있으므로, 잡음전력스펙트럼을 이용한 노이즈에 대한 정량적인 평가에 있어서 유효할 것이라 생각을 했다. 또한, Cross-Talk에 대한 방지를 하는데 도움이 되는데, 이유는 슬라이스 Gap이나, Interval을 작게하는 특징이 있으므로 영상을 얻는데 도움을 줄 수 있다.

III. 결과

1. T1 강조영상과 T1 CE 영상과의 NPS 비교

NPS 비교 결과값은 T1 강조영상과 T1 CE 영상에서 Head Coil내의 중앙에 있는 영상을 선택해서 Frequency Encoding 방향을 확인하였다. 주파수 1.0 mm^{-1}에서 T1영상의 NPS값은 Turbo Factor 1, 2, 3에 따라서 0.046, 0.059, 0.090이며, T1 CE 영상의 NPS값은 Turbo Factor 1, 2, 3에 따라서 0.109, 0.064, 0.056이다. Turbo Factor별로 T1영상의 NPS값이 정량적으로 좋아 보이며, 주파수 1.0 mm^{-1}보다 높은 주파수에서는 T1영상의 NPS값이 전체적으로 낮아 보인다[Table 19.1, Fig.19.2]. 결과적으로 T1영상의 NPS값이 낮다는 것은 잡음이 전체적으로 적음을 나타내며, 균일성이 T1 CE 영상보다 좋다는 것을 의미한다.

2. T1 Conca2 영상과 T1 CE Conca2 영상과의 NPS 비교

NPS 비교 결과값은 T1 Conca2 영상과 T1 CE Conca2 영상에서 Head Coil내의 중앙에 있는 영상을 선택해서 Frequency Encoding 방향을 확인하였다. 주파수 1.0 mm^{-1}에서 T1 Conca2 영상의 NPS값은 Turbo Factor 3, 4, 5에 따라서, 0.074, 0.067, 0.060이며, T1 CE Conca2 영상의 NPS값은 Turbo Factor 3, 4, 5에 따라서, 0.062, 0.061, 0.053이다. Turbo Factor별로 NPS값이 정량적으로 비슷한 경향성을 보이며, 주파수 1.0 mm^{-1}보다 높은 주파수에서는 T1 Conca2 영상의 NPS값이 전체적으로 낮아 보인다[Table 19.1, Fig.19.3]. 결과적으로 T1 Conca2 영상의 NPS값이 낮다는 것은 잡음이 전체적으로 적음을 나타내며, 균일성이 T1 CE Conca2 영상보다 좋다는 것을 의미한다.

3. T1 강조영상과 T1 CE 전체 영상과의 NPS 비교

NPS 비교 결과값은 T1 강조영상과 T1 CE 영상 그리고 T1 Conca2 영상과 T1 CE Conca2 영상에서 Head Coil내의 중앙에 있는 영상을 선택해서 Frequency Encoding 방향을 확인하였다. 주파수 1.0 mm^{-1}에서 T1 NPS값은 0.047이며, T1 CE NPS값은 0.052이다. 그리고 주파수 1.2 mm^{-1}에서

T1 NPS값은 0.021이며, T1 CE NPS값은 0.044이다. NPS값이 주파수 1.0 mm^{-1}보다 1.2 mm^{-1}높은 주파수에서는 T1 NPS값이 전체적으로 낮아 보인다[Table 19.1, Fig.19.4]. 결과적으로 T1 NPS값이 낮다는 것은 잡음이 전체적으로 적음을 나타내며, 균일성이 T1 CE 영상들보다 좋다는 것을 의미한다.

4. T2 강조영상 Turbo Factor별 NPS 비교

NPS 비교 결과값은 T2 강조영상 Head Coil 내의 중앙에 있는 영상을 선택해서 Frequency Encoding 방향을 확인하였다. 주파수 1.0 mm^{-1}에서 T2 강조영상들의 Turbo Factor15부터 20까지의 NPS값은 0.032부터 0.023 사이에 분포한다[Table 19.1, Fig.19.5]. 결과적으로, T2 NPS값이 Turbo Factor별로 낮다는 것은 잡음이 전체적으로 적음을 나타내며, 균일성이 T1 강조영상들보다 좋다는 것을 의미한다. 따라서, Turbo Factor가 높을수록 T2 강조영상은 T1 강조영상들보다는 NPS값이 좋다는 것을 의미한다.

5. NPS 시퀀스 비교

NPS 시퀀스 비교 결과값은 Head Coil내의 중앙에 있는 영상을 선택해서 Frequency Encoding 방향을 확인하였다. 주파수 1.0 mm^{-1}에서 T2 Turbo영상의 NPS값은 0.026이며, T1 CE Turbo영상의 NPS값은 0.077이며, T1 CE Conca2 Turbo영상의 NPS값은 0.056이며, T1 Turbo영상의 NPS값은 0.061이며, T1 Conca2 Turbo영상의 NPS값은 0.066이다[Table 19.1, Fig.19.6]. 전체영상들의 중앙값을 확인하였으며, 평균해서 보았을 때 T2 Turbo영상이 NPS값이 정량적으로 가장 낮아 보였으며, 가장 낮은 잡음을 보이는 것으로 T2 Turbo영상의 NPS가 가장 좋아 보이는 것을 의미한다.

IV. 고찰

잡음전력스펙트럼(Noise Power Spectrum, NPS)측정을 위해서 시퀀스 비교 결과값들은 Head Coil내의 중앙에 있는 영상을 선택해서 Frequency Encoding 방향을 확인하였다. 이때 재현성을 확보하기 위해서 Transverse 방향 및 Vertical 방향을 확인 후에 Frequency Encoding 위치를 확인하였다. 또한, 3.0T MRI장치는 Radio Frequency Performance에 의한 Flow Artifact가 발생하는데 Artifact에 의한 육안상의 영상 화질이 떨어져 볼 수 있으며, 재현성 확보가 중요한 관건이라 하겠다.[1, 2, 5] 따라서, Head Coil내의 중앙에 위치한 가운데 지점을 선택하게 되었다.

Echo Train Length(ETL)는 같은 의미의 Turbo Factor 사용 개수에 따라서 시간을 줄이는 효과가 있다.[2] 그 이유는 너무 많이 사용하면 영상이 마치 흔들린 것처럼 Artifact가 발생할 수 있기 때문이기도 하다. 그러므로 T1 강조영상 시퀀스는 ETL이 일반적으로 8개 이하로 적절하게 사용할 수 있다. 또한, K-Space를 적당히 채워서 이미지를 만들면, 영상을 얻는데 도움이 될 수 있다고도 하였다.[1] 결과적으로, T1 강조영상 시퀀스 NPS값이 낮다는 것은 잡음이 전체적으로 적음을 나타내며, 균일성이 T1 CE 영상들보다 좋다는 것을 의미한다[Table 19.1, Fig.19.4]. 여기에서 중요한 관점은 T1시퀀스에서의 ETL사용에 있어서 1~3개 정도를 사용함에도 불구하고 T1시퀀스에서 NPS가 높게 측정되었다면 장치의 균일성이라든가 Coil내에서의 균일성을 확인할 필요가 있을 것으로 사료된다.[1, 2] 따라서, T1 CE 영상들보다 좋은 T1 강조영상 NPS결과를 볼 수 있다.

다른 결과에서 T2 시퀀스에서 NPS값이 ETL별로 낮다는 것은 잡음이 전체적으로 적음을 나타내며, 균일성이 T1 강조영상들보다 좋다는 것을 의미한다. 따라서, ETL가 높을수록 T1 영상들보다는 T2 시퀀스에서 NPS값이 좋다는 것을 의미한다[Table 19.1, Fig.19.5]. 그러므로 T2에서 적당량(15개) 이상의 ETL사용함에 따라서 NPS값이 완만하면서도 1.2 mm^{-1}에서 정량값이 현저하게 낮게 나타나는 그래프의 경향성으로 본다면 균일성이 좋다고 확인할 수 있었다.[1] 따라서, 일반적인 MRI장치의 화질평가 시 NPS는 균일성에 대한 검사를 시퀀스별로 확인할 수 있었다.[1, 2]

마지막 결과값에서는 전체영상들의 중앙값을 확인하였으며, 평균해서 보았을 때 T2 Turbo영상이 NPS값이 정량적으로 가장 낮아 보였으며, T1 강조영상의 시퀀스 영상들보다는 가장 낮은 잡음을 보이는 것으로 NPS가 가장 좋아 보이는 것을 의미한다[Table 19.1, Fig.19.6]. 그러므로 MRI장치의 영상획득시 ETL를 많이 사용하면 영상화질이 좋아진다는 결론보다는 ETL의 적절한 사용에 의해서 영상 화질관리를 할 수 있다.

기존의 연구에서 시퀀스별로 NPS값을 확인하였다고 한다면, 연구에서는 3.0T의 균일도 및 잡음에 대한 평가를 하기 위해서 Head Coil내의 중앙에 가장 근접한 영상을 사용하였으며, ETL사용함에 따라서 시퀀스별로 NPS를 정량화 하였다는데에서 차별화를 둘 수 있다.[1]

V. 결론

연구에서는 MRI 의료영상의 품질관리를 위한 잡음 특성을 확인하고 방법을 보다 효율적으로 사용할 수 있다. 그리고 잡음전력스펙트럼에 대한 균일성에 대한 정량적인 평가를 확인하였다. 따라서, 논문에서는 시퀀스 별로 3차원적 공간상의 균일성을 확인하고 잡음 특성을 확인하기 위해서 3.0T MRI장치를 이용하여 NPS의 특성을 연구하였다는데 의의가 있다.

Reference

[1] Min JW, Jeong HW, Han JH, et al. Study on the Physical Imaging Characteristics by Using Magnetic Resonance Imaging 1.5T. Journal of Radiological Science and Technology. 2019;42(5):329–34.

[2] Miyati T, Fujita H, Kasuga T, et al. Measurements of MTF and SNR(f) using a subtraction method im MRI. Physics in medicine and biology. 2002;47:2961–72.

[3] Steckner MC, Drost DJ and Prato FS, Computing the modulation transfer function of a magnetic resonance imager. Med. Phys, 1994;21:483–9.

[4] Mohapatra SM, Turley JD, Prince JR, et al. Transfer function measurement and analysis for magnetic resonance imager. Med. Phys, 1991;18(6):1141–44.

[5] Min JW, Jeong HW, Kim KW, et al. Study on the Resolution Characteristics by Using Magnetic Resonance Imaging 3.0T. Journal of Radiological Science and Technology. 2020;43(4):251–57.

[6] Min JW, Jeong HW, Kim KW, et al. Comparison of Noise Power Spectrum in Measurements by Using International Electro–technical Commission Standard Devices in Indirect Digital Radiography. Journal of Radiological Science and Technology. 2018;41(5):457–62.

[7] Jeong HW, Min JW, Kim JM, et al. Investigation of Physical Imaging Properties in Various Digital Radiography System. Journal of Radiological Science and Technology. 2017;40(3):363–70.

[8] Jeong HW, Min JW, Kim JM, et al. Performance Characteristic of a CsI(Tl) Flat Panel Detector Radiography System. Journal of Radiological Science and Technology. 2012;35(2):109–17.

[9] Min JW, Jeong HW, Kim KW, et al. Evaluation of Image Quality for Various Electronic Portal Imaging Devices in Radiation Therapy. Journal of Radiological Science and Technology. 2015;38(4):451–61.

[10] Hahm HK. The study on the subject development of MRI image quality evaluation Department of Radiology, Graduate school of Public Health Eulji University 2008.

[11] Min JW, Jeong HW. Comparison of Modulation Transfer Function in Measurements by Using Edge Device angle in Indirect Digital Radiography. Journal of Radiological Science and Technology. 2019;42(4):259–63.

[12] Kim KW, Jeong HW, Min JW, et al. Measurement of Image Quality According to the Time of Computed Radiography System. Journal of Radiological Science and Technology. 2015;38(4):365–74.

[13] Kim KW, Jeong HW, Min JW, et al. Evaluation of the Performance Characteristic for Mammography by Using Edge device. Journal of Radiological Science and Technology. 2016;39(3):415–20.

[14] Kim KW, Jeong HW, Min JW, et al. Evaluation of the Modulation Transfer Function for Computed Tomography by Using American Association Physics Medicine Phantom. Journal of Radiological Science and Technology. 2016;39(2):193–8.

[15] Fujita H, Tasai DY, Itoh T et al. A simple method for determining the modulation transfer function in digital radiography. IEEE Trans Med Imaging. 1992;11(1):34–9.

[16] Samei E, Flynn MJ, Reimann DA, et al. A method for measuring the presampled MTF of digital radiographic systems using an edge test device. Medical Physics. 1998;25:102.

[17] Greer PB, van Doorn T. Evaluation of an algorithm for the assessment of the MTF using an edge method. Medical Physics. 2000;27:2048.

Table Captions.

Table 19.1 Parameters of imaging sequence

Table 19.1

Parameters	TSE T1	TSE T1 CE Conca2	TSE T1 Conca2	TSE T2
No. Slice	10	10	10	10
S.T (mm)	4	4	4	4
FOV (mm)	200×200	200×200	200×200	200×200
Matrix	512×512	512×512	512×512	512×512
Flip Angle	150	150	150	150
TR (ms)	600	600	600	3,000
TE (ms)	15	15	15	101
BW (Hx/px)	121	121	121	121
Acq. Time	20:31	20:31	20:31	07:05
Turbo Factor_ETL	1~3	3~6	3~6	15~20

Figure Captions.

Fig.19.1 Frequency signal should be obtained the K–space trajectory image and white image for NPS flow-chart of the overall procedures.

Fig.19.2 Comparison of NPSs spectrum of the T1 images for turbo factor and T1 CE images for turbo factor by using MRI

Fig.19.3 Comparison of NPSs spectrum of the T1 Conca2 images for turbo factor and T1 CE Conca2 images for turbo factor by using MRI

Fig.19.4 Comparison of NPSs spectrum of the T1 images for turbo factor and T1 CE images for turbo factor by using MRI

Fig.19.5 Comparison of NPSs for the T2 turbo factor images by using MRI

Fig.19.6 Comparison of NPSs for the T2 turbo, T1 CE turbo, T1 CE Conca2 turbo, T1 turbo, T1 Conca2 turbo images by using MRI

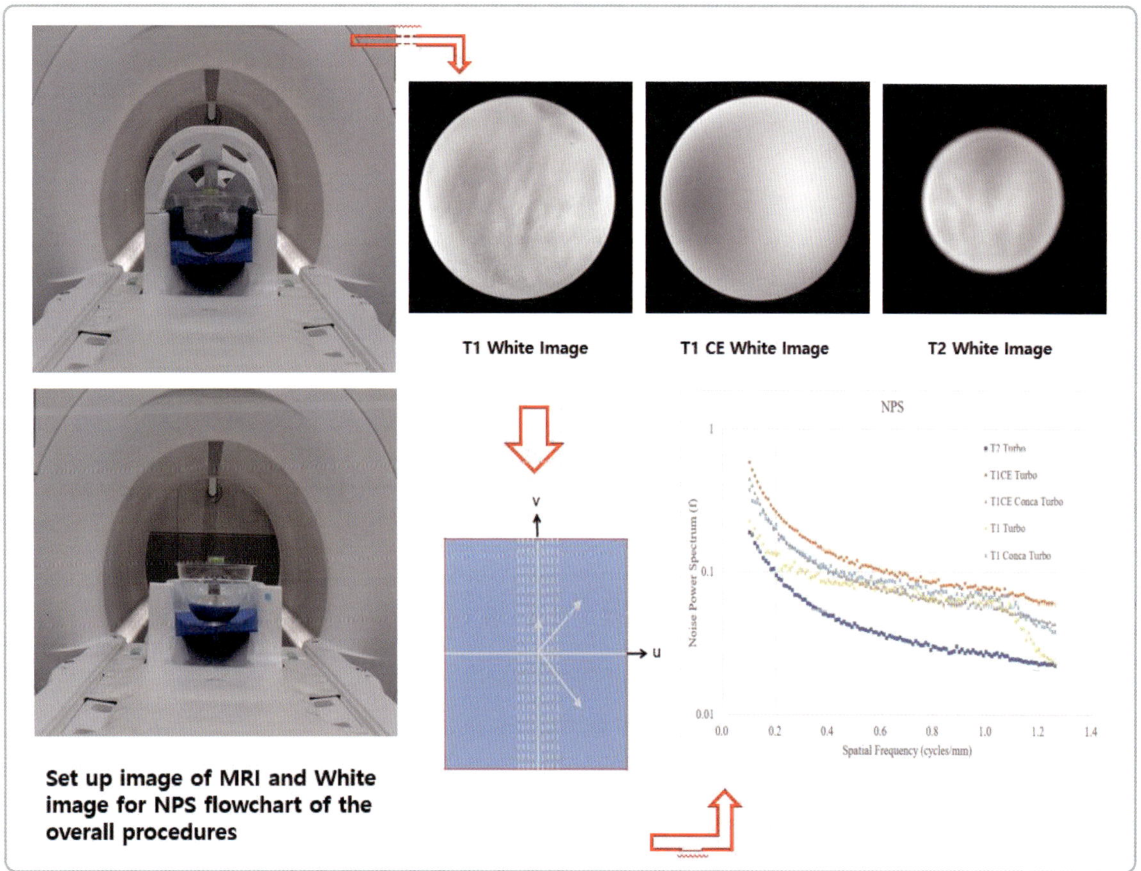

Fig.19.1

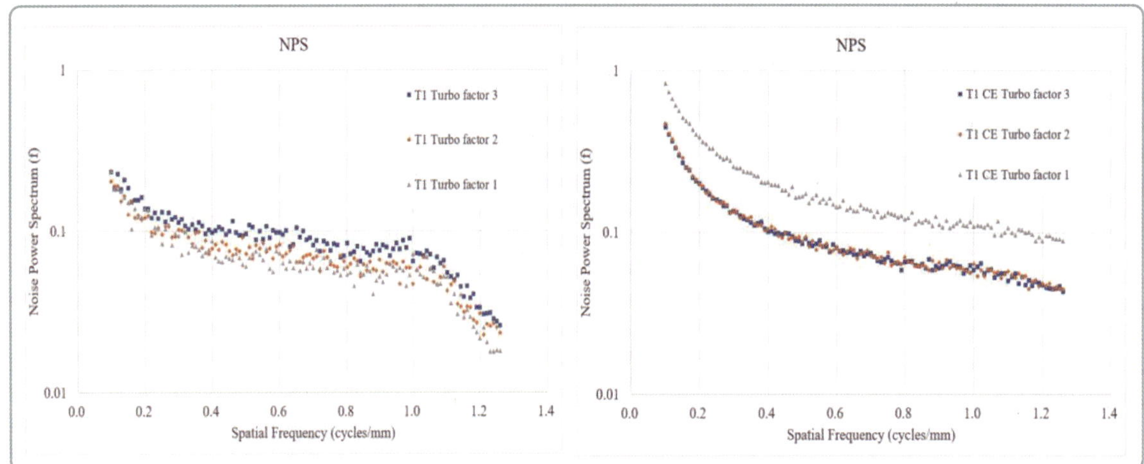

Fig.19.2

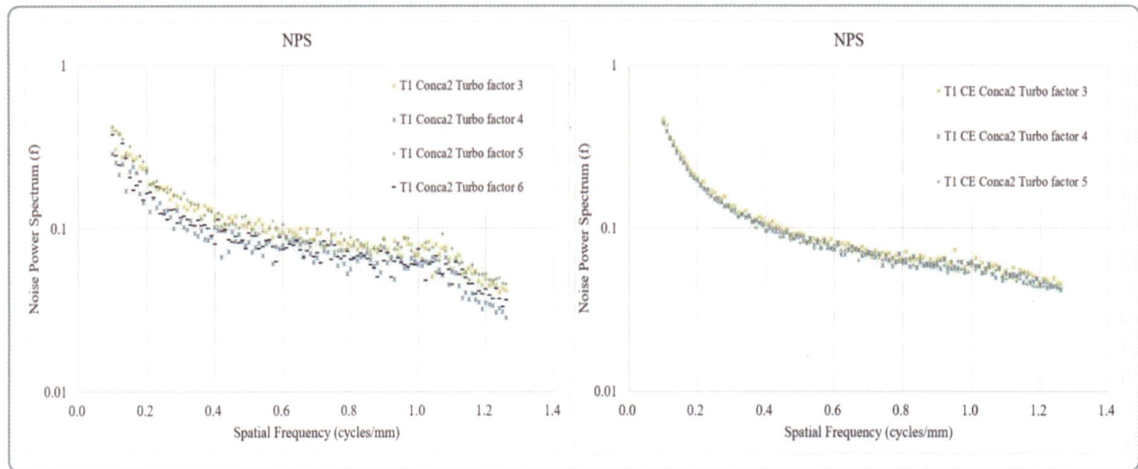

Fig.19.3

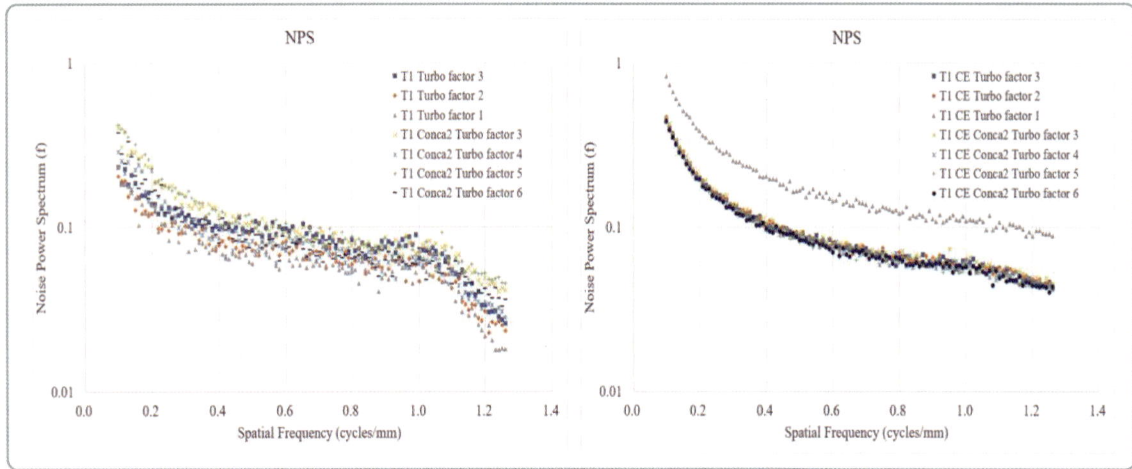

Fig.19.4

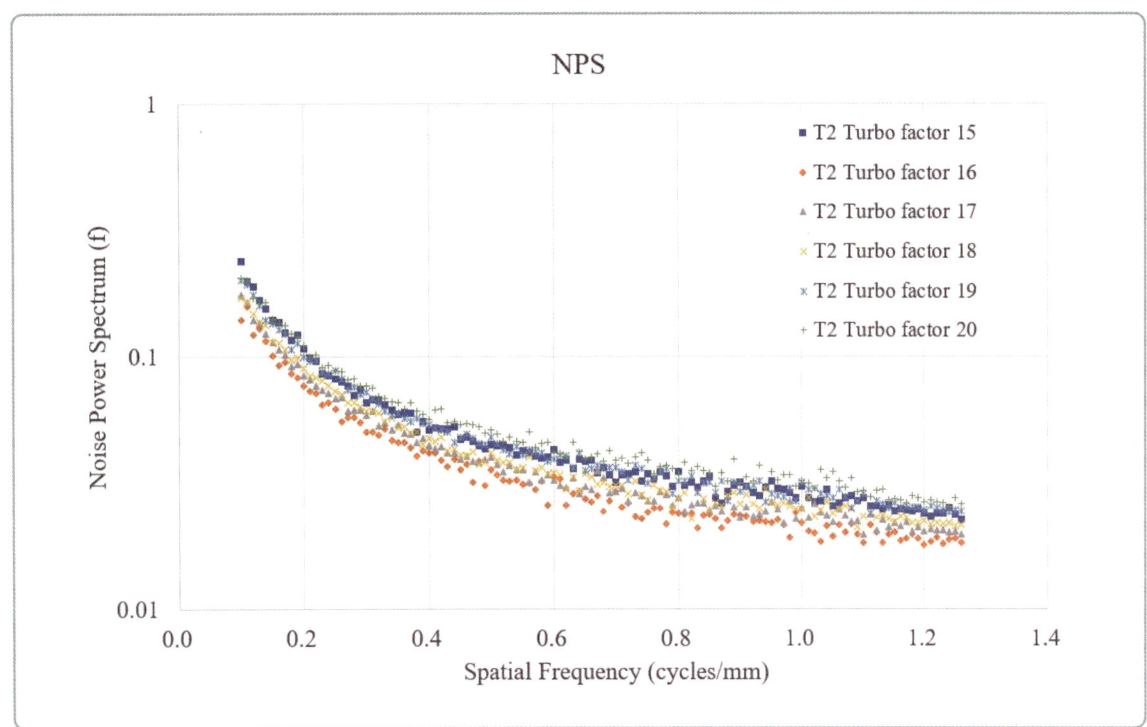

Fig.19.5

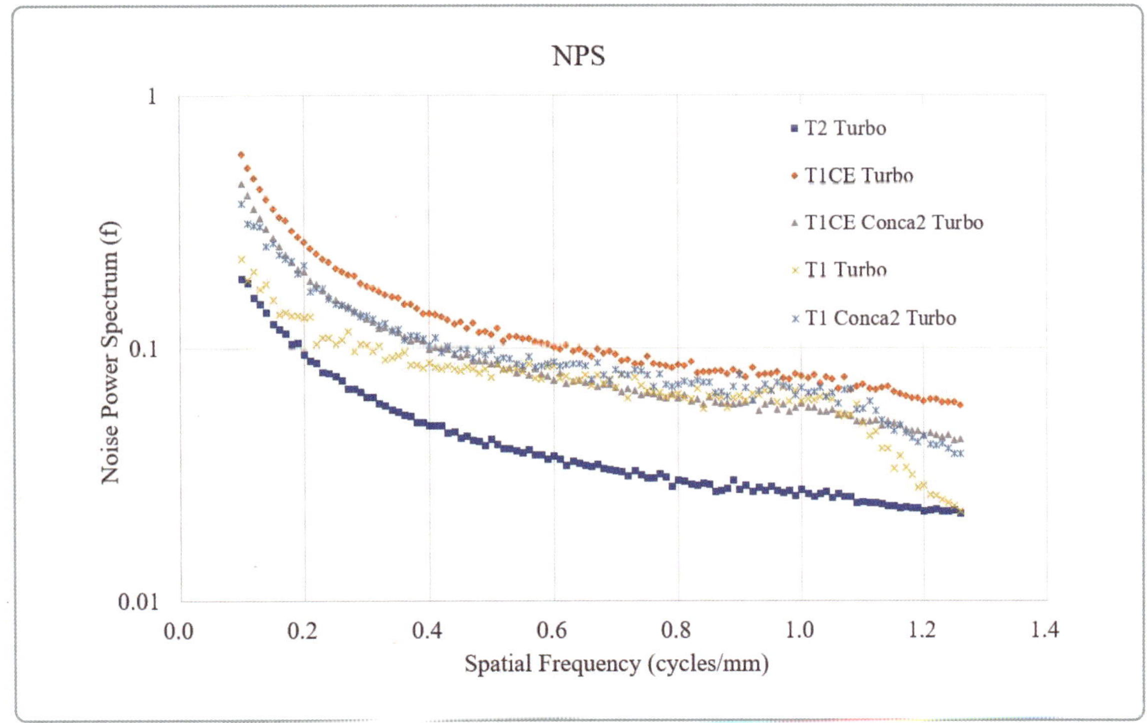

Fig.19.6

Chapter 20

차트 각도를 이용한 해상력 특성 평가

Evaluation of Resolution Characteristics by Using Chart Device angle

Abstract

This study aim was quantitative assessment of MTFs of spectrum of the square wave chart images and Coltman chart images for 0°, 1.7°, 2.2°, 2.9°, 4.1° by using chart method.

In general device was AccuRay-650(DK Medical System, Korea) used, indirect flat panel detector(FPD) Aero(Konica, Japan) used and MATLAB R2019a(MathWorks, USA) used.

The result of comparison for each angle of MTF the edge image was highest quantitatively value for MTF finding of showed the best value of 0.1 based on the frequency of 3.5 mm^{-1}, value of 0.1 based on the square wave was frequency of 3.0 mm^{-1} and value of 0.1 based on the Coltman transform was frequency of 2.4 mm^{-1}.

In this study it was significant that the methodology of the international Electrotechnical Commission was applied mutandis by using the Fujita method within 2~3°.

keyword Chart Device Angle, Modulation Transfer Function, Quality Assurance, International Electrotechnical Commission Standard, Fujita Method

중심단어 차트 각도, 변조전달함수, 품질보증, 국제전기기술위원회, 후지타 방법

I. 서론

병원 의료 환경에서 영상의학과는 의료장비를 관리하는데 있어서 영상 품질관리(Quality Assurance, QA)를 매우 중요하게 생각하는 것이 일반적이다.[1-3] 최근에는 디지털화의 변화가 매우 급변하기 때문에 영상의학과 장비에서도 그 중요성이 대두되고 있으며, 일반적으로 품질관리를 하기 위해서 장비의 품질관리 주기 일정을 유지하며, 매우 반복적인 품질관리 평가가 우선되어야 한다. 해상력 특성은 영상 품질관리하는데 가장 중요한 항목이며, 정량적인 평가 방법에는 변조전달함수(Modulation Transfer Function, MTF)가 있는데, 주기적인 평가를 위해서 가장 많이 사용되고 있다.[4-7]

변조전달함수 측정에는 주로 슬릿법, 엣지법등 다양한 방법을 이용하여 측정하고 있다. 슬릿법은 보간법에 의해서 측정값이 왜곡될 수 있는 단점이 있지만, 영상의학과 내에서나, 방사선 치료에서 높은 에너지를 사용해서 슬릿카메라를 이용하여 후지타 방법의 측정을 많이 사용하고 있다.[8, 9] 그리고 엣지법은 Edge Spread Function(ESF)의 Slop 기울기에 의해서 측정값이 왜곡될 수 있는 단점이 있기도 하다.[10, 11] 하지만, 엣지법은 일반적으로 간단하게 사용하는 방법으로 가장 많이 사용하고 있는 정량적 평가 방법이기도 하다.[4-7] 또한, 차트(Chart)를 이용한 방법에 있어서도 많이 사용하고 있는 방법이기는 하지만, 필름(Film)과 증감지(Sccreen) 시스템(F/S System)에 주로 사용을 해 왔었으며, 디지털 환경의 변화에 따라서 간접방식의 디지털 장비에 주로 사용해 측정되어 왔던 것은 사실이다.[12, 13] 따라서, 디지털 측정의 기본이 되는 방법이기도 하다. 그래서 측정에 있어서 간단하면서도 차트의 각도에 따라서 측정되는 방법을 생각해 볼 필요가 있다. 차트를 이용해서 각도에 따라서 측정한다면 후지타가 고안한 후지타 방법 즉 2~3°보다 각도의 차이가 있는 경우에 따라서 측정값의 차이가 있을 수 있다.[14-16] 따라서, 가장 이상적인 각도에서의 차트의 정량적 평가 방법을 확인할 필요가 있다고 사료 된다. 그러므로 디지털 환경에서의 정량적 측정을 위해서 차트를 이용한 각도별 해상력 특성을 확인하고 최적화된 각도에 따라서 측정값이 차이점을 확인할 수 있었으며, 기존의 엣지를 이용한 다양한 각도의 최적화 방법에서의 결과값과 비교하여 확인할 수 있었다. 측정의 완성도를 높이기 위해서 국제전기기술위원회(International Electrotechnical Commission Standard IEC, 62220-1-1)규격에 맞는 해상력 특성을 측정하기 위해서 차트를 이용한 다양한 각도에서의 해상력 특성 평가를 제시하고자 한다.

II. 대상 및 방법

1. 연구 대상

연구에 사용한 엑스선 발생 장치는 AccuRay-650(DK Medical System, Korea)을 사용하였고, 영상 수용체는 Aero(Konica, Japan)를 사용하였다. 국제전기기술위원회에서 권고하고 있는 초점으로부터의 거리 150 cm 이상의 거리에서 촬영하였으며, 거리에 따르는 후방산란에 대해서도 고체 팬텀을 이용하여 최소화하였다. 그리고 차트를 이용하여 영상을 각도별로 얻기 위해서 일정 각도를 유지하면서 촬영하였다. 또한, 재현성 및 직선성 확인을 위하여 디지털 특성곡선에 대한 평가도 확인하였다[Fig. 20.1].

2. 연구 영상 분석 방법

연구에 촬영된 차트 영상은 Raw화일로 저장되어 있으며, MATLAB R2019a(MathWorks, USA) 프로그램을 사용해서 영상을 확인하였다. 확인된 영상들은 영상분석을 하기 위해서 ImageJ(Wayne Rasband National Institutes of Health, USA)프로그램을 이용해서 각도별로 정량적 평가를 위해서 준비하였다. ImageJ에서 각도별 영상을 가지고 신호 분석을 하였으며, 신호가 분석된 영상들을 각각 주파수대별로 데이터 평가를 하였다[Fig. 20.1]. 이때, 구형파(Square Wave) 차트로부터 입사선량에 대한 평가를 하고 구형파 MTF를 평가하였다[Fig. 20.1]. 그리고 정현파 즉 콜트만 변환법을 사용해서 측정된 MTF는 구형파와 비교하였다. 각도별로 비교된 MTF영상은 구형파와 정현파로 비교 측정하였다. 마지막으로 이때, 최적화된 각도는 2.9° 구형파와 정현파이며, Edge 방법으로 측정된 데이터를 이용하여 비교 평가하였다.

III. 결과

1. 구형파와 콜트만 변환의 각도별 비교

MTF 비교 결과값은 차트의 각도 0°에서 구형파의 0.1에서의 해상력은 주파수 2.8 mm^{-1}이며, 콜트만 변환의 0.1에서의 해상력은 주파수 2.5 mm^{-1}이다[Fig. 20.2a]. 차트의 각도 1.7°에서 구형파의 0.1에서의 해상력은 주파수 3.25 mm^{-1}이며, 콜트만 변환의 0.1에서의 해상력은 주파수 2.75 mm^{-1}이다[Fig. 20.2b]. 차트의 각도 2.9°에서 구형파의 0.1에서의 해상력은 주파수 3.65 mm^{-1}이며, 콜트만 변환의 0.1에서의 해상력은 주파수 3.2 mm^{-1}이다[Fig. 20.2c]. 차트의 각도 4.1°에서 구형파의

0.1에서의 해상력은 주파수 3.5 mm^{-1}이며, 콜트만 변환의 0.1에서의 해상력은 주파수 3.0 mm^{-1}이다[Fig.20.2d].

2. 콜트만 변환의 각도별 비교

MTF 콜트만 변환의 각도별 비교 결과값은 차트의 각도 0°에서 콜트만 변환의 0.1에서의 해상력은 주파수 2.5 mm^{-1}이며, 차트의 각도 1.7°에서 콜트만 변환의 0.1에서의 해상력은 주파수 2.75 mm^{-1}이며, 차트의 각도 2.2°에서 콜트만 변환의 0.1에서의 해상력은 주파수 3.0 mm^{-1}이며, 차트의 각도 2.9°에서 콜트만 변환의 0.1에서의 해상력은 주파수 3.2 mm^{-1}이며, 차트의 각도 4.1°에서 콜트만 변환의 0.1에서의 해상력은 주파수 3.0 mm^{-1}이다[Fig.20.3].

3. 구형파의 각도별 비교

MTF 구형파의 각도별 비교 결과값은 차트의 각도 0°에서 구형파의 0.1에서의 해상력은 주파수 2.8 mm^{-1}이며, 차트의 각도 1.7°에서 구형파의 0.1에서의 해상력은 주파수 3.25 mm^{-1}이며, 차트의 각도 2.2°에서 구형파의 0.1에서의 해상력은 주파수 3.5 mm^{-1}이며, 차트의 각도 2.9°에서 구형파의 0.1에서의 해상력은 주파수 3.65 mm^{-1}이며, 차트의 각도 4.1°에서 구형파의 0.1에서의 해상력은 주파수 3.5 mm^{-1}이다[Fig.20.4].

4. 콜트만 변환 및 구형파 그리고 엣지법 비교

MTF 구형파의 각도별 비교 결과값은 콜트만 변환의 0.1에서의 해상력은 주파수 2.4 mm^{-1}이며, 구형파의 0.1에서의 해상력은 주파수 3.0 mm^{-1}이며, 엣지에서의 0.1에서의 해상력은 주파수 3.5 mm^{-1}이다[Fig.20.5].

IV. 고찰

국제전기기술위원회(International Electrotechnical Commission Standard IEC, 62220-1-1)에서 권고하고 있는 정량적 평가 방법의 대표적인 활용은 변조전달함수(Modulation Transfer Function, MTF)기법을 이용한 디지털 의료장비의 재현성 및 직선성을 바탕으로 디지털 특성곡선의 작도가 필요하다. 이때 가장 중요한 점은 거리에 대해서 IEC 기준을 준용하여야 하며, 산란에 관한 내용이 엄격히 준용하게 되어있다.[17] 따라서, [Fig.20.1]에서 보듯이 기하학적인 위치 및 기준을 정확하게 준용할 필요가 있다. 또한, 연구에서는 MTF에 대한 각도별 해상력 특성을 측정하기 위해서 차트를 이용한 다양한 각도에서의 특성 평가를 시행하였다. 그리고 엣지 방법과 비교하여 최종적인 결론에 도달하게 되었다.

결과적으로 차트의 각도 2.9°에서 구형파의 0.1에서의 해상력은 주파수 3.65 mm^{-1}이로서, 해상력이 가장 좋았으며, 콜트만 변환에서도 가장 좋은 결과를 얻을 수 있었다. 이 결과 값으로 볼 때 후지타 방법 즉 2~3° 내에서의 해상 특성이 가장 좋다고 할 수 있다[Fig.20.4].[15] Fujita 그리고 Min 등이 주장한 엣지 방법에서의 결과와 비슷한 결과를 얻을 수 있었다.[10, 11, 15] 여기에서 차트법에서도 엣지와 같은 방법이기는 하지만, 2~3° 내에서 가장 좋은 데이터를 얻을 수 있다는 결론을 얻었다.[15]

또, 다른 결과값에서는 MTF 구형파의 각도별 비교 결과값은 콜트만 변환의 0.1에서의 해상력은 주파수 2.4 mm^{-1}이며, 구형파의 0.1에서의 해상력은 주파수 3.0 mm^{-1}이며, 엣지에서의 0.1에서의 해상력은 주파수 3.5 mm^{-1}이다[Fig.20.5]. 결과적으로 엣지를 이용한 방법이 가장 좋은 결과를 얻을 수 있었다. 이 결과값으로 볼 때 차트 방법의 최적화 되어진 각도에서의 결과 값은 엣지에서 얻은 값보다는 낮은 해상력 특성을 나타내고 있다. 따라서, 각도별로 비교해서 정확하게 어떤 방법이 좋다고는 이야기할 수 없지만, 정량적으로 엣지 방법이 차트 방법보다는 우수하다는 것을 확인할 수 있었다.[12, 13] 그 이유로는 콜트만 변환보다는 구형파 차트방법이 우수하다는 것은 일반적인 결과이다. 이때 구형파 차트법을 이용할 시 고주파 부분의 해상력에서는 왜곡되는 현상 및 정확하게 측정이 되지 않는 점이 단점으로 보여주기 때문이다.[12, 13] 그러므로 어떤 방법이 좋다고는 할 수 없으며, 기하학적인 위치 및 재현성을 가지고 측정하는데 중요성을 인식하고, 영상의학과 의료장비의 해상력 특성을 주기적으로 관찰할 필요가 있다고 사료된다.[10, 11] 또한, 잡음 전력스펙트럼에 관련해서도 해상력과 어떤 다른 관계가 있는지를 알아볼 필요가 있을 것으로 생각이 된다.[18]

그러므로 영상의학과 내의 의료영상 디지털 장치의 객관적인 정량적 평가를 주기적으로 하기 위해서는 Fujita 방법을 이용하여 국제전기기술위원회의 방법론을 준용하여야 할 것이라고 사료된다.[15, 17]

V. 결론

기존의 해상력 연구에서 차트법을 이용해서 정략적인 평가를 하였다면, 좀 더 세분화되어진 각도별로 구형파 차트의 영상을 얻어 정량적인 평가를 할 수 있다는 가능성을 보여주었으며 특히, 영상의학과 내의 의료장비에 대한 정량적 평가에 대한 주기적인 평가 방법이 일반화되어야 한다고 생각을 한다. 따라서, 연구에서는 2~3° 내의 Fujita 방법을 이용하여 국제전기기술위원회의 방법론을 준용하였으며, 정량적 평가의 여러 방법을 이용하였다는데 의의가 있다.

Reference

[1] Min JW, Jeong HW, Kim KW, et al. Study on the Resolution Characteristics by Using Magnetic Resonance Imaging 3.0T. Journal of Radiological Science and Technology. 2020;43(4):251–57.

[2] Jeong HW, Min JW, Kim JM, et al. Performance Characteristic of a CsI(Tl) Flat Panel Detector Radiography System. Journal of Radiological Science and Technology. 2012;35(2):109–17.

[3] Miyati T, Fujita H, Kasuga T, et al. Measurements of MTF and SNR(f) using a subtraction method im MRI. Physics in medicine and biology. 2002;47:2961–72.

[4] Min JW, Jeong HW, Kim KW, et al. Evaluation of Image Quality for Various Electronic Portal Imaging Devices in Radiation Therapy. Journal of Radiological Science and Technology. 2015;38(4):451–61.

[5] Kim KW, Jeong HW, Min JW, et al. Measurement of Image Quality According to the Time of Computed Radiography System. Journal of Radiological Science and Technology. 2015;38(4):365–74.

[6] Kim KW, Jeong HW, Min JW, et al. Evaluation of the Performance Characteristic for Mammography by Using Edge device. Journal of Radiological Science and Technology. 2016;39(3):415–20.

[7] Kim KW, Jeong HW, Min JW, et al. Evaluation of the Modulation Transfer Function for Computed Tomography by Using American Association Physics Medicine Phantom. Journal of Radiological Science and Technology. 2016;39(2):193–8.

[8] Sawant A, Antonuk L E, El–Mohri Y. Slit Design for Efficient and Accurate MTF Measurement at Megavoltage X–ray Energies. Medical Physics. 2007;34:1535–45.

[9] Kim JM, Jeong HW, Min JW, et al. Correction Method of slit Modulation Transfer function on Digital Medical Imaging System. Journal of Radiological Science and Technology. 2006;29(3):133–9.

[10] Min JW, Jeong HW. Comparison of Modulation Transfer Function in Measurements by Using Edge Device angle in Indirect Digital Radiography. Journal of Radiological Science and Technology. 2019;42(4):259–63.

[11] Min JW, Jeong HW. Evaluation of Angle Optimization on Edge Test Device Setting in Modulation Transfer Function. Journal of Radiological Science and Technology. 2020;43(1):15–21.

[12] Ichikawa Katsuhiro, et al. New Method of Measuring Presampling MTF by Fourier Transform of Square wave Chart Image, Japanese Journal of Radiological Technology. 2002;58(9): 1261–7.

[13] Hiroshi Kunitomo. Modulation Transfer Function–Presampled MTF Measurements by Fourier Analysis Using Square Wave Chart. Japanese Journal of Radiological Technology. 2009;65(11): 1561–7.

[14] Greer PB, van Doorn T. Evaluation of an algorithm for the assessment of the MTF using an edge method. Medical Physics. 2000;27:2048.

[15] Fujita H, Tasai DY, Itoh T et al. A simple method for determining the modulation transfer function in digital radiography. IEEE Trans Med Imaging. 1992;11(1):34–9.

[16] Samei E, Flynn MJ, Reimann DA, et al. A method for measuring the presampled MTF of digital radiographic systems using an edge test device. Medical Physics. 1998;25:102.

[17] IEC (International Electrotechnical Commission) 62220–1. Medical electrical equipment Characteristics of digital X–ray imaging devices Part 1: determination of the detective quantum efficiency. Geneva. 2003.

[18] Min JW, Jeong HW, Kim SC. Evaluation of Noise Power Spectrum Characteristics by Using Magnetic Resonance Imaging 3.0T. Journal of Radiological Science and Technology. 2021;44(1):279–88.

Figure Captions.

Fig.20.1 The Chart image and raw image for MTFs flowchart of the overall procedures.

Fig.20.2(a) Assessment of MTFs spectrum of the square wave chart images and Coltman chart images for 0° by using chart method

Fig.20.2(b) Assessment of MTFs spectrum of the square wave chart images and Coltman chart images for 1.7° by using chart method

Fig.20.2(c) Assessment of MTFs spectrum of the square wave chart images and Coltman chart images for 2.9° by using chart method

Fig.20.2(d) Assessment of MTFs spectrum of the square wave chart images and Coltman chart images for 4.1° by using chart method

Fig.20.3 Assessment of MTFs spectrum of the Coltman chart images for 0°, 1.7°, 2.2°, 2.9°, 4.1° by using chart method

Fig.20.4 Assessment of MTFs spectrum of the square wave chart images for 0°, 1.7°, 2.2°, 2.9°, 4.1° by using chart method

Fig.20.5 Assessment of MTFs spectrum for the by using Coltman and square wave, chart method

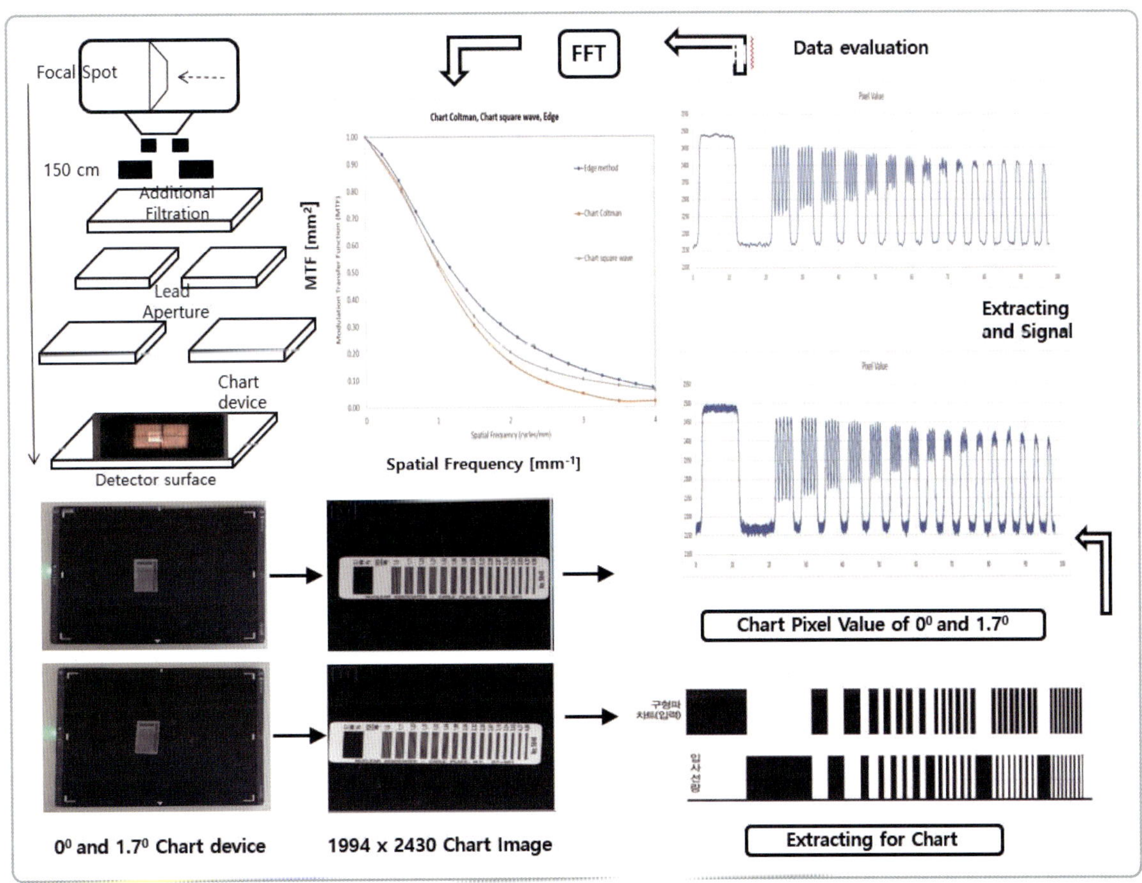

Fig.20.1

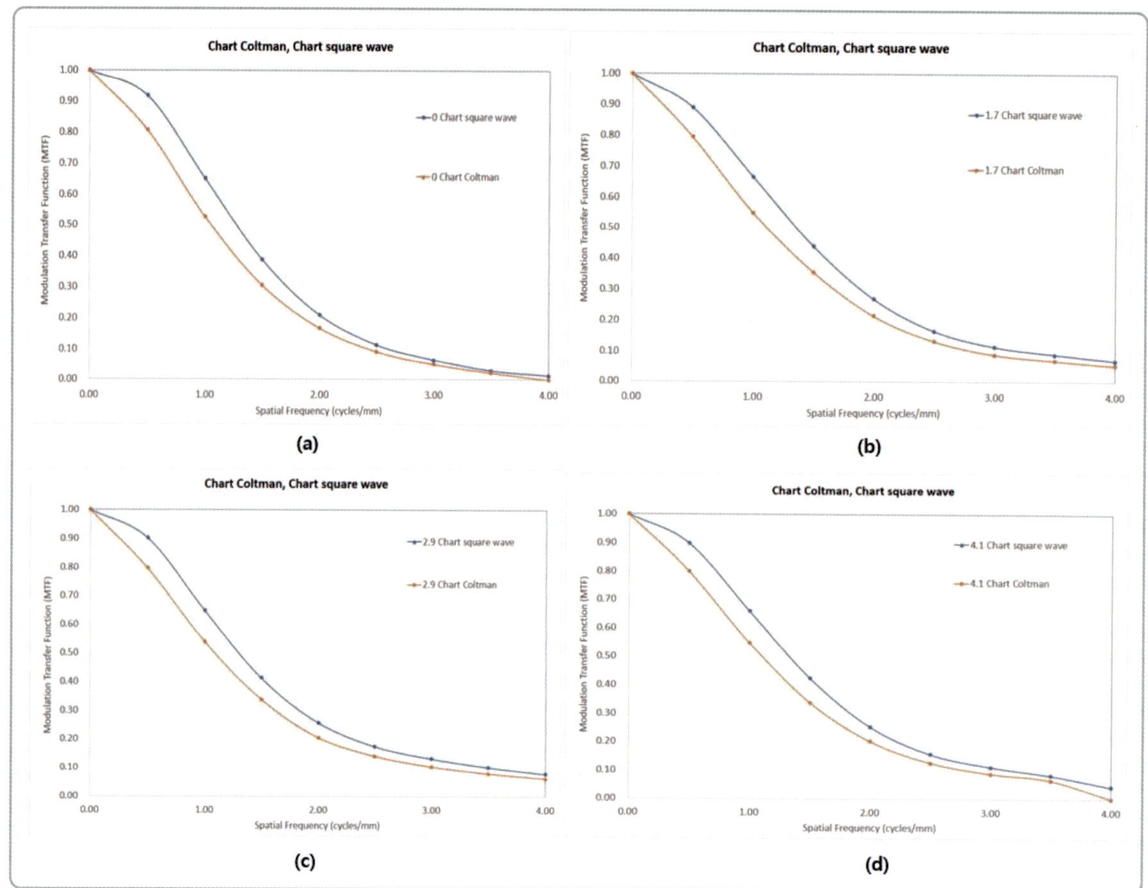
Chart Coltman, Chart square wave
Modulation Transfer Function (MTF)
Spatial Frequency (cycles/mm)
0 Chart square wave
0 Chart Coltman
(a)
Chart Coltman, Chart square wave
1.7 Chart square wave
1.7 Chart Coltman
(b)
Chart Coltman, Chart square wave
2.9 Chart square wave
2.9 Chart Coltman
(c)
Chart Coltman, Chart square wave
4.1 Chart square wave
4.1 Chart Coltman
(d)

Fig.20.2(a)~(d)

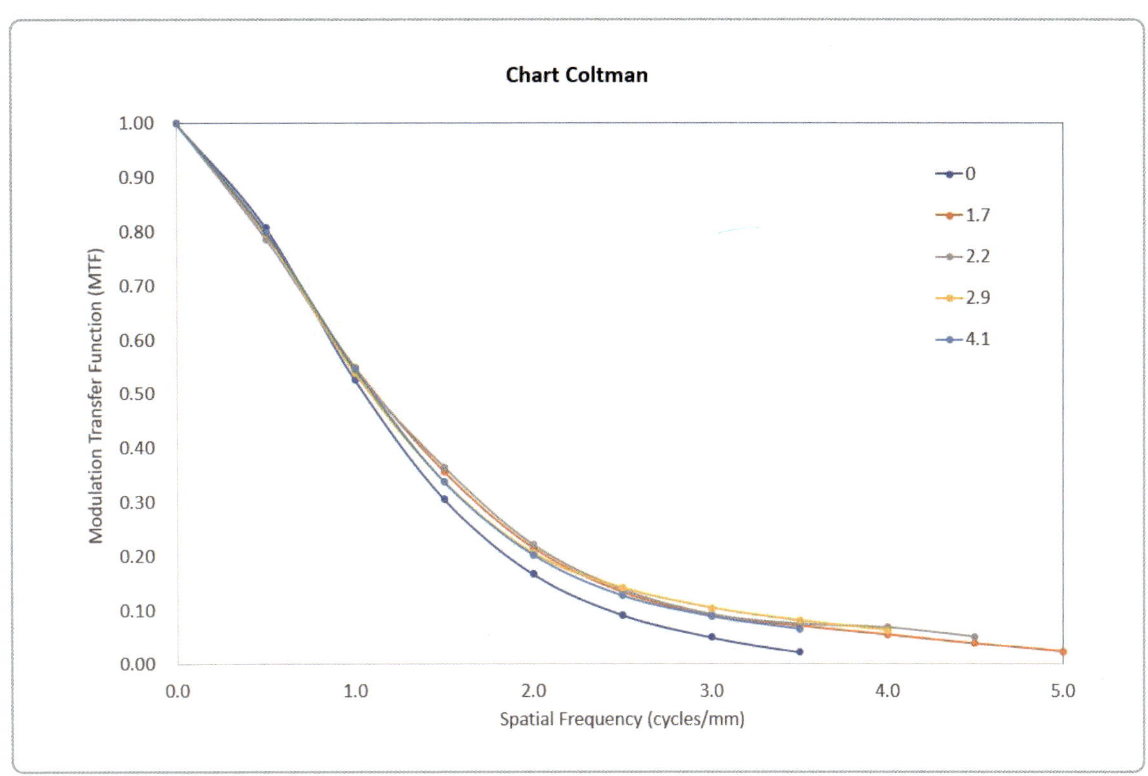

Fig.20.3

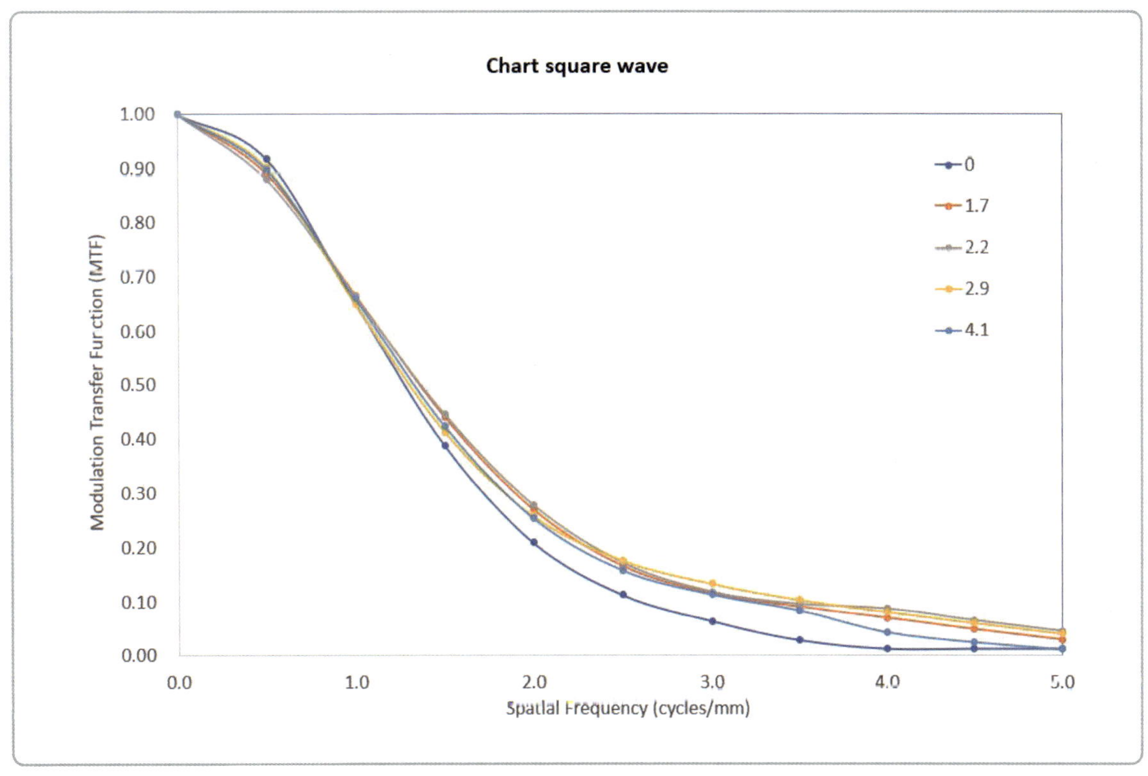

Fig.20.4

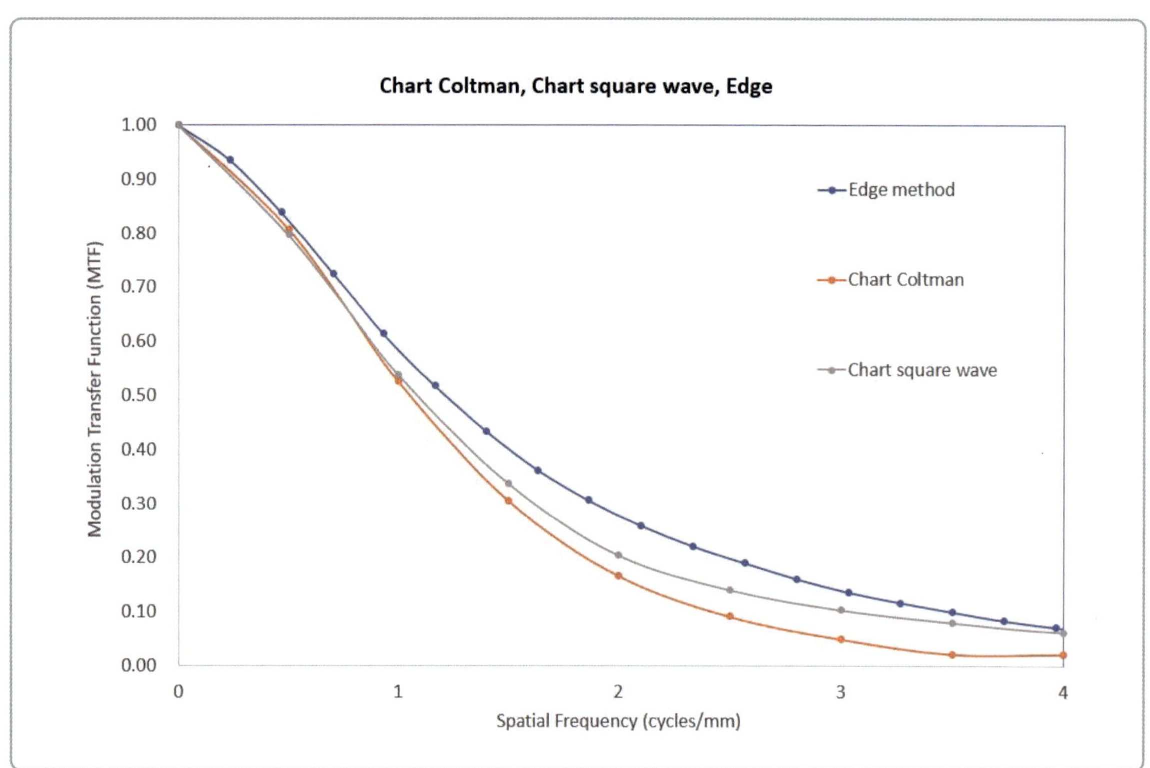
Chart Coltman, Chart square wave, Edge
Modulation Transfer Function (MTF)
1.00
0.90
0.80
0.70
0.60
0.50
0.40
0.30
0.20
0.10
0.00
Edge method
Chart Coltman
Chart square wave
0
1
2
3
4
Spatial Frequency (cycles/mm)

Fig.20.5

Chapter 21

Comparison of Based on Histogram Equalization Techniques by Using Normalization in Thoracic Computed Tomography

흉부 컴퓨터 단층 촬영에서 정규화를 사용한 다양한 히스토그램 평준화 기법을 비교

Abstract

This study was purpose to method that applies for improving the image quality in CT and X–ray scan, especially in the lung region. Also, we researched the parameters of the image before and after applying for Histogram Equalization (HE) such as mean, median values in the histogram. These techniques are mainly used for all type of medical images such as for Chest X–ray, Low–Dose Computed Tomography (CT). These are also used to intensify tiny anatomies like vessels, lung nodules, airways and pulmonary fissures. The proposed techniques consist of two main steps using the MATLAB software (R2021a). First, the technique should apply for the process of normalization for improving the basic image more correctly. In the next, the technique actively rearranges the intensity of the image contrast. Second, the Contrast Limited Adaptive Histogram Equalization (CLAHE) method was used for enhancing small details, textures and local contrast of the image. As a result, this paper shows the modern and improved techniques of HE and some advantages of the technique on the traditional HE. Therefore, this paper concludes that various techniques related to the HE can be helpful for many processes, especially image pre–processing for Machine Learning (ML), Deep Learning (DL).

keyword CMedical Image Processing, Histogram Equalization, Contrast Limited Histogram Adaptive Equalization, CT, Thoracic Scout

중심단어 의료 영상 처리, 히스토그램 평준화, 대조도 제한 히스토그램 평준화, 컴퓨터 단층 촬영, 흉부 위치잡이 영상

I. INTRODUCTION

In digital image processing, contrast enhancement technology is an important technology both Hum an and Computer vision. Histogram Equalization (HE) is one of the most effective and simple technologies for performing contrast enhancement.[1, 2] In contrast enhancement, this paper shows that the technique of the HE can reduce the number of gray levels by combining the gray levels of neighboring two or frequent more less at a gray level. Thus, the technique of the HE can stretch the brightness of high and low through the gray scale of high range. The resultant image then has a relatively more flatting histogram. This flattened histogram causes overall contrast enhancement of the input image.[3, 4]

However, in the HE, any mechanism cannot control enhancement levels itself. This is because the output image has over the range of enhancement. The HE cannot be effectively performed when the input image contains the region that is substantially darker or brighter than other regions of the image. For getting over some limits mentioned the traditional method above and making it more variable, various techniques about contrast enhancement have been based on proposed methods by several groups' researchers. One of the most useful techniques is an Adaptive Histogram Equalization (AHE), which was advised by S. M. Pizer.[5] In this method, authors stated that each pixel could be mapped to intensity proportional to its rank in the pixels surrounding it. The AHE makes improved results in enhancing the signal component of the image. Nevertheless, in several cases, AHE tends to over-amplify noise in relatively homogeneous regions of an image. Noise enhancement can also make some artifacts in the output image. And those artifacts can decrease the expertise of the observer in confirming the important information contained the image. A variant of the AHE called Contrast Limited Adaptive Histogram Equalization (CLAHE) prevents this by limiting the amplification proposed by K. Zuiderveld, which has been a new and effective technique.[6] It has been made of dealing with these artifacts in the output image. Now, many users depend on the image technologies for getting an image acquisition that may have some types of inherent noise. This paper states that workers who use the medical devices can properly choose several filtering technologies for decreasing some noises and smoothing the out image. The quality of the image acquisition is attributed to the types of image enhancement technology that users used to more.[7]

Finally, this paper discusses filtering and contrast enhancement technologies and then those technologies apply for various medical images.[8] The output images and image histograms to indicate the spectrum of the values at the pixel intensity are visually shown in figures below. This study was purpose to comparison of based on histogram equalization techniques by using normalization in thoracic Computed Tomography.

II. METHODOLOGY

The procedure with applying for equalization and normalization is described as below using the MATLAB software (R2021a). Enhancement of an image is occurring with using some technologies of histogram equalization. The flow of overall process is described in Fig.21.1 and a scout image in CT is used as an input data.

And the configuration of the image is plotted in the histogram. The configuration is fundamentally the plot of intensity levels of pixels versus the number of pixels. The operation of the histogram is divided into two valuables of the input image, which are an image itself and the number of discrete instants. Although instants numbers are not entered in the parameters of the input image, the computing is performed with supposing the fundamental value. The mathematics operation is performed in the matrix of the image. Then, the operation will transform the matrix into the image with gray scale. And this computing assumes that the value in the black region of the image is a zero and white is a one. Then, the intensity value is modified consequently. The values in the field of the white and black will be measured maximum and minimum each. The intensive configuration in the histogram is subdivided for additional mortification. Next, the gray scale image is changed into an specific image with indexes. At the indexed image, the value is assigned in the input parameters of procedure that is predetermined by prior tasks. The indexed image is consisted of an array and color map. The image with indexes uses direct mapping the pixel value of the array to color map. The color map is also decided by the previous process. And then the image is changed the Probability Density Function (PDF) of the pixel and normalized. Next, the equalization of the pixels is performed with changing PDF to the Cumulative Density Function (CDF), converting multiplying maximum of range into the CDF value acquired. Then, the inverse of the CDF is computed and delivered with the matrix limits assigned through reshape operation and an object is generated as in.[7, 8] Then, the output values are acquired. The histogram of the image is much more stretched out. It improves the intensity levels and spatial density. The image conversion changed the blurred one to the proper and clear one. The equalized image shown in Fig.21.2 seems to be brighter due to high levels of intensity, contrary to the original image.

1. DEFINITION SOME EQUATIONS

1) Probability Density Function (PDF)

A random variable χ with values in a measurable space $(\chi, \mathcal{A})$ (usually Rn with the Borel sets as measurable subsets) has as probability distribution the measure X∗P on $(\chi, \mathcal{A})$: the density of χ with respect to a reference measure μ on $(\chi, \mathcal{A})$ is the Radon–Nikodym derivative:

$$F = \frac{dX \times P}{d\mu} \qquad \text{Eq.21.1}$$

That is, F is any measurable function with the property that:

$$P_r[X \in A] = \int_{X^{-1}A} dP = \int_A F d\mu \qquad \text{Eq.21.2}$$

For any measurable set $A \in \mathcal{A}$.[9, 10]

2) Cumulative Density Function (CDF)

The cumulative distribution function of a real-valued random variable X is the function given by

$$F_x(x) = P(X \leq x) \qquad \text{Eq.21.3}$$

Where the right-hand side represents the probability that the random variable X takes on a value less than or equal to x. The probability that X lies in the semi-closed interval (a, b), where a 〈 b, is therefore,

$$P(a < X \leq b) = F_x(b) - F_x(a) \qquad \text{Eq.21.4}$$

In the definition above, the "less than or equal to" sign, "≤", is a convention, not a universally used one, but the distinction is important for discrete distributions. The proper use of tables of the binomial and Poisson distributions depends on this convention.[11]

2. SCOUT IMAGE NORMALIZATION

Normalization is a procedure that changes range of the values with pixels intensity. And it is based on Beer's law. The purpose of active expansion with the gray scale in digital CT application is to generate an image with appropriate values for diagnosis in nature. It is described in the form as follow:

$$P_{Normalize} = \log\left(\frac{P_{Blank}}{P_{Raw}}\right) \qquad \text{Eq.21.5}$$

Where *Pnormalization* is a scout image normalized in CT, *Pblank* is also a scout image with no object. And *Praw* is a typical CT scout image.

3. HISTOGRAM EQUALIZATION TECHNIQUES

HE and their various techniques have been measured for contrast enhancement in several medical images. In this paper, it discusses several technologies when it comes to HE.

1) Histogram Equalization (HE)

The HE is a technology that adjusts the image intensity for improving contrast enhancement. An image with the histogram indicates mainly comparative frequency in occurrence of various gray levels in the images.[12, 13]

$$P_n = \frac{no.\ of\ \ pixels\ with\ \text{int}\,ensity\ n_k}{total\ no.of\ \ pixelsn}, n = 0, 1, \ldots L - 1 \qquad \text{Eq.21.6}$$

Look at the input image with the gray scale at range from 0 to L−1. The PDF of the image can be calculated as follow:

$$P(r_k) = \frac{n_k}{n}, n = 0, 1, \ldots L - 1 \qquad \text{Eq.21.7}$$

Where *P(rk)* is a gray level and *rk* is the number of pixels in the input image with gray level *rk*.

The HE method contains two important impediments affecting to efficiency of the method. The HE assigned a gray level to neighboring different two gray levels with other intensities. If most the images contain intrinsic gray levels, the HE of the image assigns gray levels with high intensity to that of gray levels and the output image can look like the blurred one, which is similar to the image with the low contrast. The HE can cause significant changes in the image with brightness that is getting the maximum values of image equally distributed.

2) Contrast Limited Adaptive Histogram Equalization (CLAHE)

This paper uses the CLAHE for sectional contrast enhancement that computes the region of different tiles of an image based on the histogram. Therefore, local features can be intensified even the region that is brighter or darker than most of the images. Thus, the CLAHE operation performs by limiting the amplitude of the histogram in the image.[14, 15] In addition, it also clips the amplitude of histogram as the green field in Fig.21.3. And it causes some artifacts, which related to the noise shape, in the homogenous region of the image as shown in Fig.21.3. The re-adjustment pushes up some bins through the clip limit again as the yellow region shaded in Fig.21.3.

The operation of the CLAHE can divide into two stages. To begin with, the image ought to be distributed some region that is not overlapped and almost equal sized. Secondly, each region of the histogram is computed. Then, the clip limit of cutting the histogram is obtained. In the next, each histogram is re-distributed in such a way that its height does not exceed the clip limit. The parameter of clip limit is acquired by β equation which can show in the form as follows:

$$\beta = \frac{M \times N}{L}\left(1 + \frac{\alpha}{100}(S_{\max} - 1)\right) \qquad \text{Eq.21.8}$$

Where β is a clip limit and $M \times N$ is the number of pixels in each region. And L is the number of gray scales and α is a clip element of range from 0 to 100. Last, $Smax$ is the maximum value of the probable slope. For instance, if α is zero from the equation [21.8] above, the clip limit is $M \times N/L$ as shown in Fig.21.4, Fig.21.5.[16]

III. RESULT

For the statistical evaluation, the figure histogram is performed after conducting the procedure of the HE in MATLAB software. This paper considers some parameters forming statistical basis such as mean and median after applying the pre-processing operation. The study is relative typically. In other words, those factors were measured after the normalization and re-scaling operation. After then, the equalization operation could be processed with computing some statistical methods.[7] The range of mean and median is analyzed in the next process. In the figure with the first graph of the histogram has been shown as in Fig.21.2, the figure is being produced at every instant and the range in the prior image has a lower gray scale. After applying for the HE, the latter image in Fig.21.2 is improved. And the region, which is the lung hyper region like fissures, branches, nodules indicating as Fig.21.2, tends to be brighter. The technique makes the CT medical checkup easier for diagnosis purpose. In the Fig.21.2, this paper shows that the configuration of the latter histogram is much spread out. Plus, it is distinct that the configuration of the histogram is like an alliance of separate values. The histogram is a configuration of intensity versus number of pixels. Thus, the separate values are much higher in the Fig.21.2 when comparing to the prior histogram. Because of the HE, detecting some fissures and demerits in the lung have gotten much easier as compared to the prior image.[17, 18] In both cases, the mean values after the scaling operation are 0.3994 and 0.5008 each. In both the figures of the histogram, having a look at the values of the median rendered the results that are 0.4364 and 0.4921 each Table 21.1.

Therefore, this paper shows that users can confirm the resultant images through before and after applying for the operation of the HE to the input image. It is noticed that the prior one is like a blurred image with the low contrast, and the histogram of the image does not be equally spread out over entire spectrum of the gray scale as shown in Fig.21.2. For these reasons, mean and median values without applying for the HE are 0.3994 and 0.4364 each Table 21.1.

After the operation of the HE, the histogram of the image in Fig.21.2 is spread out over the whole range equally. Thus, number of pixels, which is positioned at each value of the spectrum, increases as causing a higher contrast image than the before. As a result, the latter image is much lighter as described in Fig.21.2. Likewise, the values of mean and median in the equalized histogram are 0.5008 and 0.4921 each Table 21.1.

IV. DISCUSSION

In medical image processing, image analysis about the low contrast is a challenging issue.[19, 20] Digital images of low contrast decrease the expertise of an observer, especially when analyzing the image. Image Enhancement is a method of converting the noised quality of an image into the advanced quality of an image. Thus, this paper is focused on analyzing image enhancement with by using various HE techniques such as HE, AHE, CLAHE, and so on. Thus, performs on a medical image, which is in the X-ray or CT device, through the MATLAB software. As compared to each histogram of the images, the results indicate that the quality of images after applying for the HE got higher contrast, contrary to the initial image with low contrast. The initial histogram of the images demonstrates that the number of pixels at the prior image is only positioned together partially without spreading out all ranges.

However, the traditional operation of the HE has been not dynamic gradually. And the operation is not considering the type of images as an input image. And the operation intensifies the all values of the gray scale without taking nothing into consideration. Accordingly, for solving these problems and improving the contrast depending on the types of the medical images, several modern technologies of the HE is needed to use such as Adaptive Histogram Equalization (AHE), Global Histogram Equalization (GHE), Dynamic Histogram Equalization (DHE) and Contrast Limited Adaptive Histogram Equalization (CLAHE). Still these technologies cannot be used in the field of Customer Electronics and Medical Application. That is because these technologies can result in the undesirable output images under the critical clinical circumstance that the best result was expected all the time.

In short, the HE method is useful since the technique is much simple to conduct and fast to process. But the method of the HE generates numbers of demerits such as the output image is added some noise, enhancing the intensity of its background. And the signal got disarranged. The technique of the HE generates the enhanced resultant image and artifacts. This is because the HE spreads out the gray levels over the full range of the gray levels. Plus, many kinds of the HE is fundamental on the global methods. However, those global methods of processing medical images were insufficient to get over various problems entirely. Thus, many researchers should periodically propose some new techniques for processing medical images and workers ought to apply for the techniques situation.

V. CONCLUSION

After applying for the operation of the HE, this paper obviously shows that the histogram gets spread out over on the spectrum of gray scale widely. And the HE can increase the pixels number at each spectrum resulting in improvement in contrast and brightness. Compared to the values of the mean and median in the histogram on the before and after image, this paper states that the values of the mean and median in the histogram of the latter image is higher than these in the histogram of the prior image. Therefore, this paper concludes that various techniques of the HE can be useful in many processes such as image pre-processing for ML, DL and distinguishing some fissures in the lung region.

Reference

[1] R.G. Gonzalez and R.E. Woods, Digital Image Processing, 3rd ed. Publishing House of Electronics Industry, Beijing, 129–78.

[2] Ms. S. Gupta, Mr. S. S. Purkayastha, et al., Image Enhancement and Analysis of Microscopic Images using Various Image Processing Techniques, International Journal of Engineering Research and Applications (IJERA), 2012;2(3).

[3] K. K Lavania, Shivali, R. Kumar, et al., Image Enhancement Using Filtering Techniques. International Journal on Computer Science and Engineering (IJCSE), 2012;4(1).

[4] J. Tang, E. Peli, S. Acton, Image Enhancement Using a Contrast Measure in the Compressed Domain, IEEE Signal Processing Letters, 2003;10(10).

[5] S. M. Pizer, E. P. Amburn, J. D. Austin, et al., Adaptive Histogram Equalization and Its Variations. Computer Vision, Graphics, and Image Processing, 1987;39: 355–68.

[6] K. Zuiderveld, Contrast Limited Adaptive Histogram Equalization (Academic Press), 1994.

[7] Fari Muhammad Abubakar, Image Enhancement using Histogram Equalization and Spatial Filtering, International Journal of Science and Research (IJSR), India Online ISSN: 2319–7064, 2012;1(3)

[8] Dinesh Sonker, M. P. Parsai, Comparison of Histogram Equalization Techniques for Image Enhancement of Grayscale images of Dawn and Dusk, International Journal of Modern Engineering Research (IJMER), 2013;3(4):2476–80.

[9] Devore, Jay L, Berk, Kenneth N, Modern Mathematical Statistics with Applications. Cengage., 2017:263.

[10] David, Stirzaker, Elementary Probability. Cambridge University Press., 2017

[11] Park, Kun Il, Fundamentals of Probability and Stochastic Processes with Applications to Communications. Springer, 2018: 77–84.

[12] Soong–Der Chen, Abd. Rahman Ramli, Minimum Mean Brightness Error Bi–Histogram Equalization in Contrast Enhancement, IEEE Transactions on Consumer Electronics, 2003;49(4)

[13] N. Sengee, A. Sengee, and H. K. Choi, Image contrast enhancement using bi–histogram equalization with neighborhood metrics, IEEE Trans. Consum. Electron., 2010;56(4):2727–34.

[14] P. Shanmugavadivu and K. Balasubramanian, Thresholded and Optimized Histogram Equalization for contrast enhancement of images q, Comput. Electr. Eng., 2014;40(3):757– 68.

[15] R. Garg, B. Mittal, and S. Garg, Histogram Equalization Techniques For Image Enhancement, Int. J. Electron. Commun. Technol., 2011;2(1):107–11.

[16] K. Singh and R. Kapoor, Image enhancement using Exposure based Sub Image Histogram Equalization, Pattern Recognit. Lett., 2014;36(1):10–4.

[17] V. P. Vishwakarma, S. Pandey, and M. N. Gupta, Adaptive histogram equalization and logarithm transform with rescaled low frequency DCT coefficients for illumination normalization, Int. J. Recent Trends Eng. Technol., 2009;1(1):318–22.

[18] T. L. Tan, K. S. Sim, and C. P. Tso, Image enhancement using background brightness preserving histogram equalization, Electron. Lett., 2012;48(3):155.

[19] Kim, Yung–Kyoon, Kim, Yon–Min. Comparison of Estimated and Measured Doses of Dual–energy Computed Tomography. Journal of radiological science and technology. 2018;41(5):405–411.

[20] Min, Jung–Whan, Jeong, Hoi–Woun. Evaluation of Resolution Characteristics by Using Chart Device Angle. Journal of radiological science and technology. 2021;44(4):375–380.

Table Captions.

Table 21.1 Comparison of the values about the mean and median before and after applying for the Histogram Equalization

Table 21.1

Technique	Mean		Median	
Histogram Equalization (HE)	Before	After	Before	After
	0.3944	0.5008	0.4364	0.4921

Figure Captions.

Fig.21.1 Proposed algorithm for enhancement of medical images
Fig.21.2 Comparison of Initial and Final scout image with histogram after Histogram Equalization
Fig.21.3 Limits the amplification of histogram by clipping the histogram (Dashed line above)
Fig.21.4 Comparison of Initial and Final scout image with histogram after applying for CLAHE 0.5
Fig.21.5 Comparison of Initial and Final scout image with histogram after applying for CLAHE 0.02

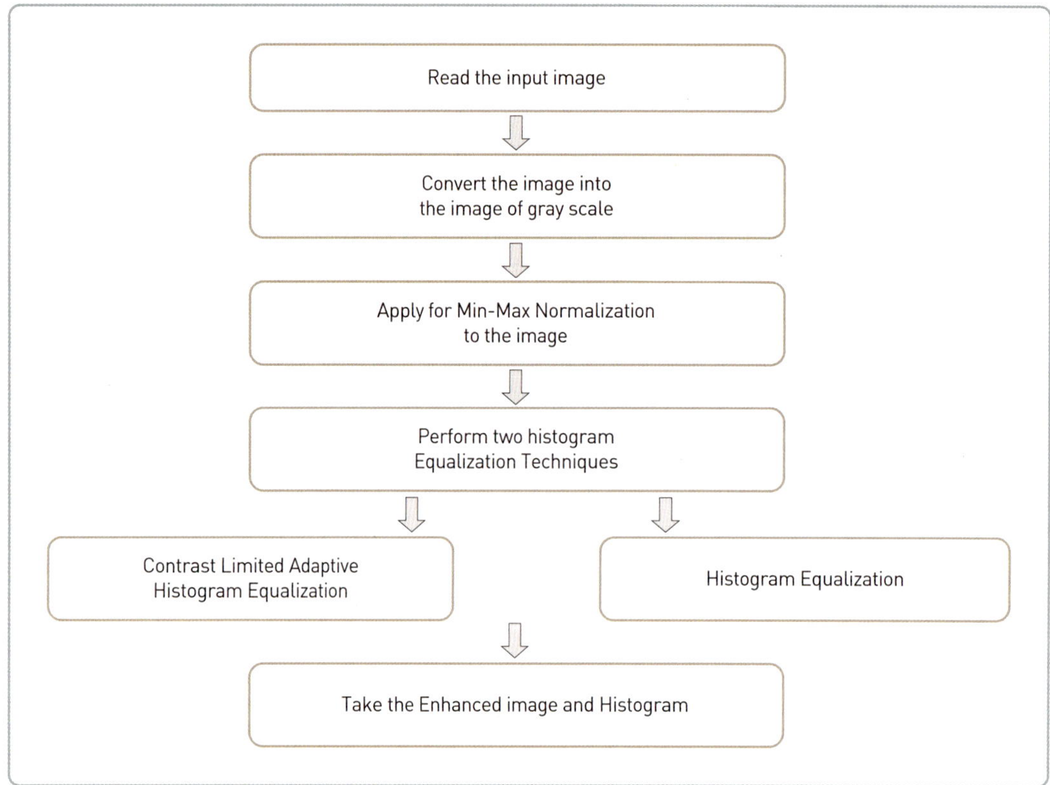

Fig.21.1

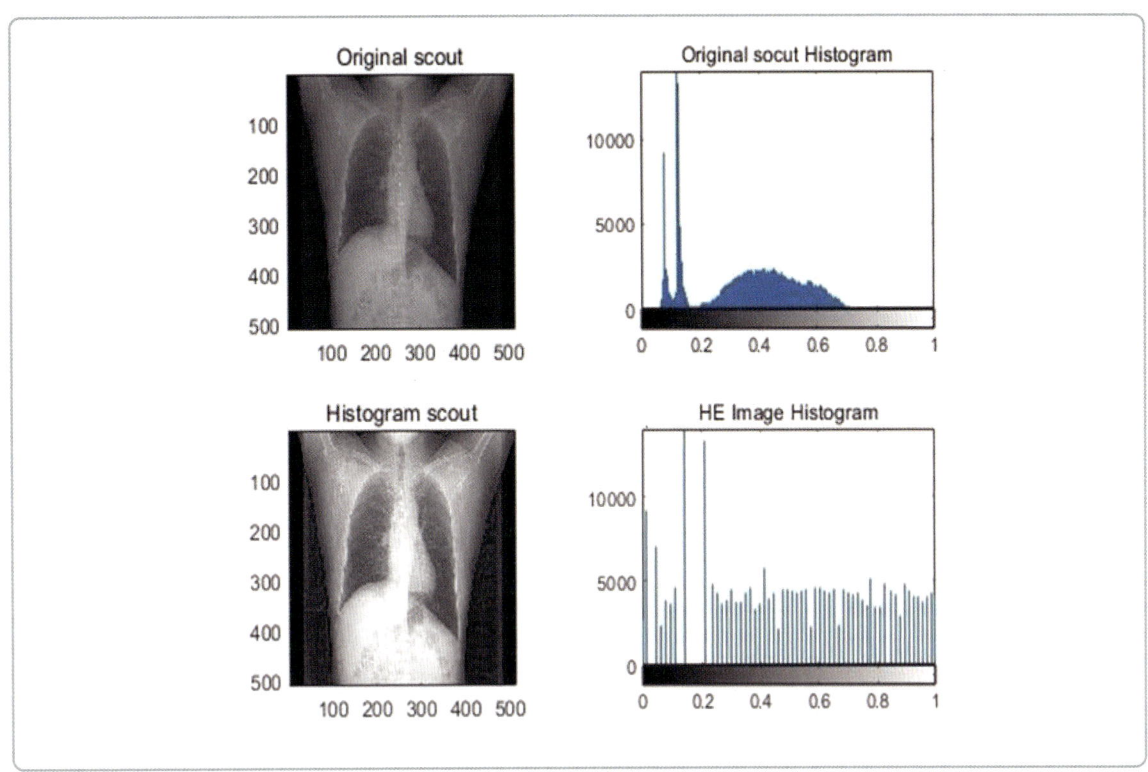

Fig.21.2

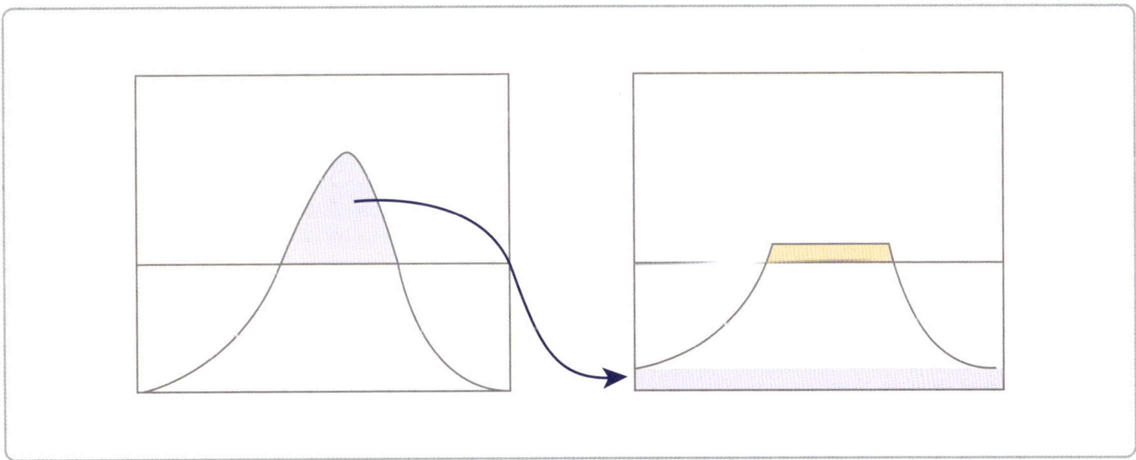

Fig.21.3

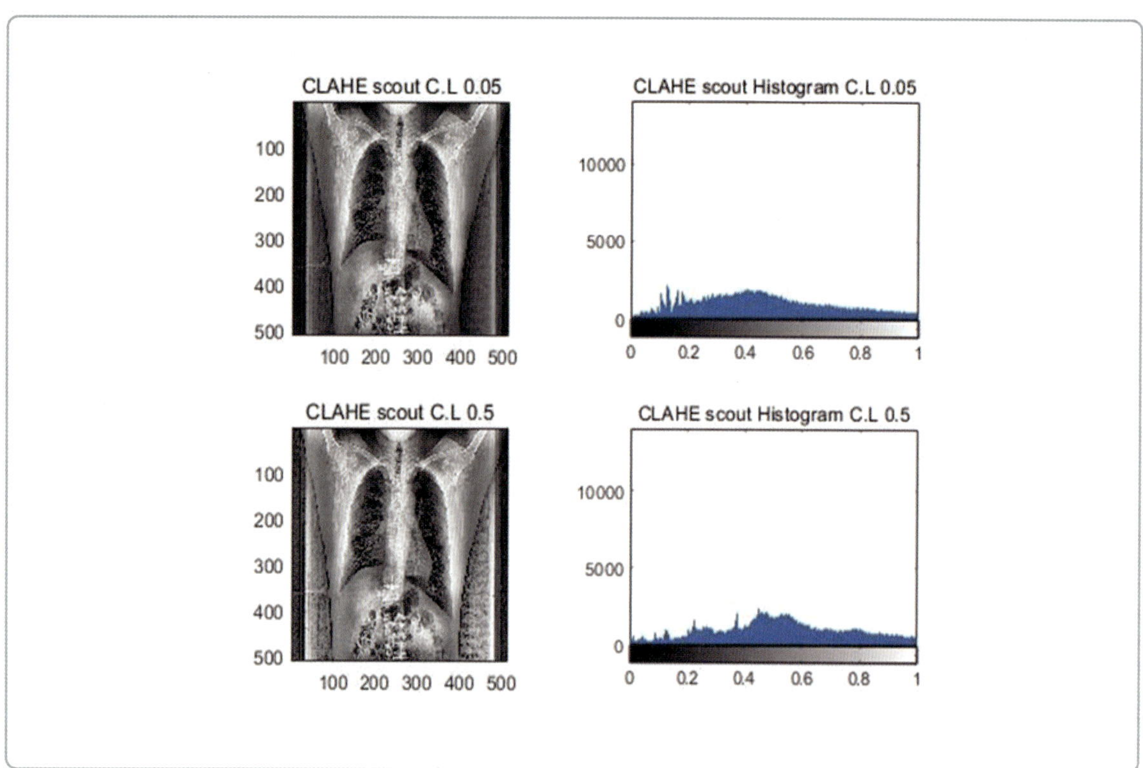

Fig.21.4

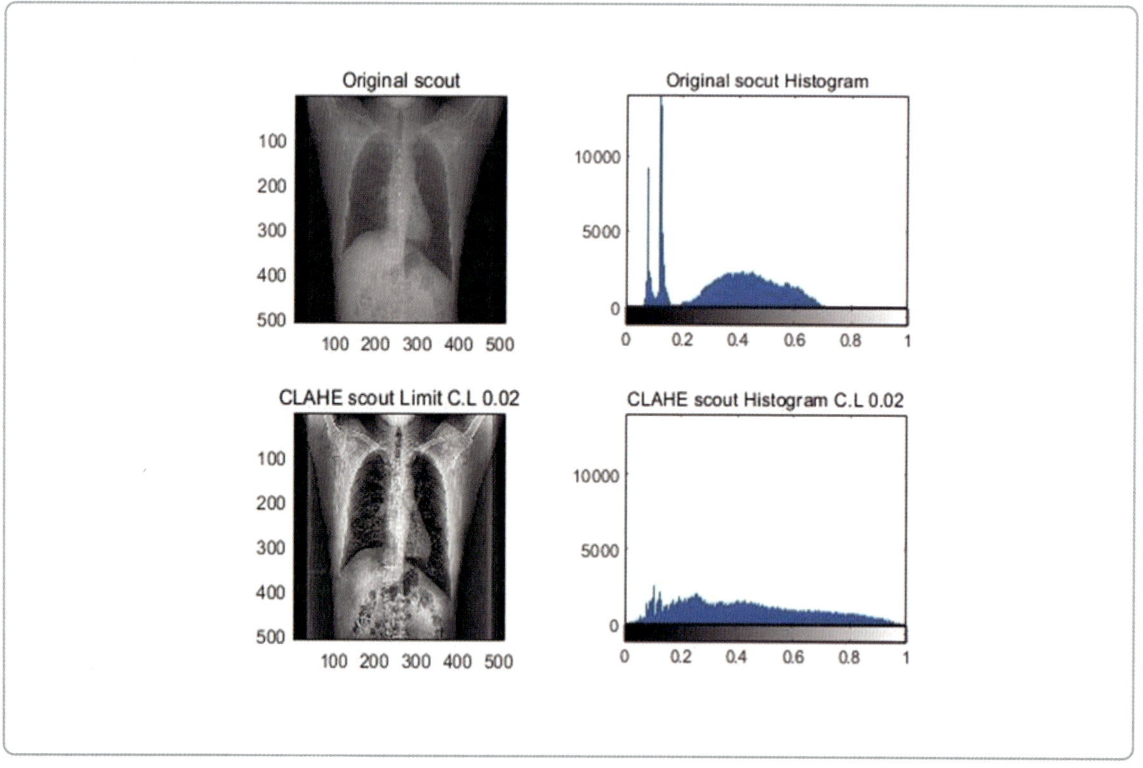

Fig.21.5

Chapter 22

푸리에 변환

Fourier Transform

Fourier Transform

J. B. J. Fourier (1768-1830) France Paris

푸리에 변환식

$$G(f) = \int_{-\infty}^{\infty} f(t)\, e^{-i2\pi ft}\, dt$$

푸리에 역변환식

$$f(t) = \int_{-\infty}^{\infty} G(f)\, e^{i2\pi ft}\, dt$$

J. B. J. Fourier (1768-1830) France Paris

Rene Descartes (1596-1650) France

Carl Friedrich Gauss (1777-1855) Germany

Leonhard Paul Euler (1707-1783) Switzerland

Fourier Transform

- 하나의 신호는 무한한 정현파들의 합 또는 곱으로 표현할 수 있다.
- Sin과 Cos은 90°의 위상 차이
- Sin파는 0에서 시작, Cos파는 0이 아닌 위치에서 시작
- 영상 – 푸리에 변환 – K-Space – 역푸리에 변환 – 영상

Time Domain & Frequency Domain

신호의 대부분은 비 주기적 공간 영역의 정보를 주파수 영역의 정보로 변환

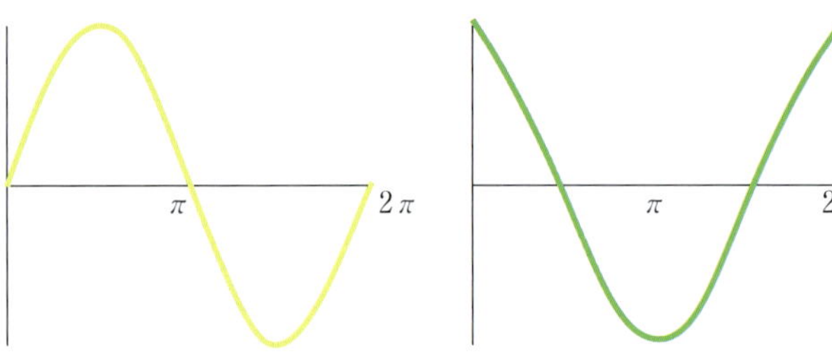

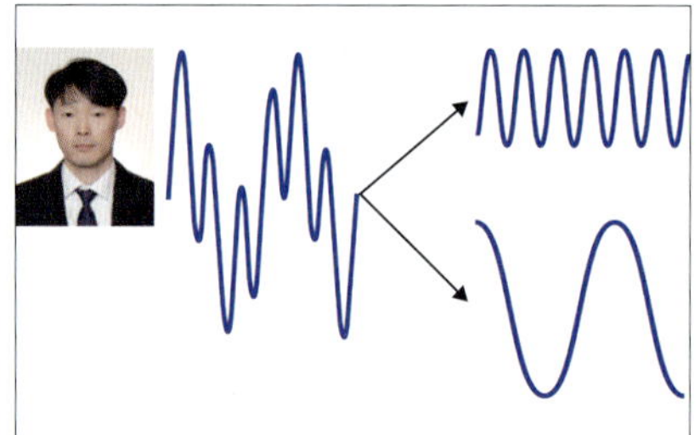

Fourier Transform

모든 주파수는 sin과 cos의 합과 곱으로 이루어져 있다.
합의 법칙: 주기함수인 sin과 cos 함수를 더하면 비주기함수를 구할 수 있다.
Sin과 Sin의, cos과 cos의, sin과 cos의 합의 법칙에 의해서 다양한 주기함수들을 분리할 수 있다.
→ 0~180° 주기함수 내에 Sin만 면적을 갖는다.

곱의 법칙: 1) Sin과 Sin의 곱, cos과 cos의 곱에서 면적 값을 가진다. (같은 주파수)
=> Sin과 sin 또는 cos과 cos은 360° 내에서 이루어진 곱은 면적으로 표시하면 π 이다.
2) Sin과 Sin의 곱, cos과 cos의 곱에서 면적 값은 zero이다. (다른 주파수)
3) Sin과 cos의 360° 내에서 이루어진 곱은 면적으로 표시하면 zero이다. (같은, 다른 주파수)

교류신호 안에 위상만 틀린 sin과 cos이 존재하며 low and high frequency가 존재
이러한 주파수가 무한히 반복되면 푸리에 계수로 분리해서 표현 가능 (연속함수 Control)
이러한 주파수가 무한히 반복되면 푸리에 급수로 표현 가능 (연속함수 Control)
푸리에 급수의 연장선상이 푸리에 변환이다. (불연속함수 Control) → 그래서 무한대로

cos은 실수부에서 +값 sin은 허수부에서 –값을 가짐
각속도는 2π 와 주파수를 곱한 값 $\omega = 2\pi f$

Fourier Transform

푸리에트랜스폼의 세계

푸리에트랜스폼의 세계는 어떤 세계?
Joseph Fourier(1768–1830)의 업적 중 놀라운 결과의 하나는 잘 알려진 많은 함수들이 삼각함수를 포함하는 무한급수와 적분으로 전개될 수 있다는 것이다.
이러한 생각은 수학, 과학과 공학 그리고 Fourier의 시대에는 상상도 못한 응용분야(CT촬영, PET촬영, MRI)에서 중요한 발전을 가능하게 하였다.

영상을 취급하는 분야에서는 푸리에 변환은 빈번하게 이용되고 있다.
예를 들어, 증감지/필름계 등의 촬상 시스템의 선예도를 나타내는 반응(response)함수나, 다른 표현으로 MTF라고도 한다.
입상성을 나타내는 위너 스펙트럼(NPS)은 푸리에 변환을 기초로서 주파수 응답 특성을 나타내고 있다.
또한, 디지털 화상 처리에 대해, 특정 주파수 성분을 강조하는 경우에도 푸리에 변환이 필요하다.
그런데, 여기서 사용하는 주파수의 정의에는 주위를 기울일 필요가 있다. 전파나 음파 등과 같이 시간적으로 변동하는 파동에 대해서 사용되는 주파수는, 단위시간(예를 들어 1초)에 통과하는 파동의 수를 의미하므로, 단위는 cycles/sec이다.

Fourier Transform

대조적으로, 공간적으로 명암이 변동하는 것 같은 줄무늬의 파동에 대해서 사용되는 주파수는, 단위길이(예를 들어 1 cm) 중에 존재하는 파동의 수를 의미하고 있으므로, 단위는 cycles/cm, mm이다.
전자의 주파수가 시간 축으로 정의되고 있는데 대해, 공간 주파수는 공간 축 상에서 정의되고 있다. 푸리에 변환은 어느 쪽의 주파수에 대해서도, 똑같이 요구할 수가 있지만, 2개의 주파수의 의미의 차이는 명확하게 구별해야 한다.

우리가 배우는 학문에서는 의료영상을 취급하기 때문에, 공간 축 상에서 정의된 공간 주파수를 이용해 푸리에 변환을 설명하지만, 여기서 말하는 푸리에 변환의 성질은, 그대로 시간 축 상에서 정의된 주파수에 대해서도 확장할 수가 있다.

우선, 푸리에 변환에 대한 기초적인 지식을 함양함에 있어
전반적인 내용에 대해서 (**푸리에 계수**)
또한 **주기함수의 푸리에 급수 전개에** 대해서
다음에는, **일반적인 함수에 대한 푸리에** 변환에 대해서.
이차원 디지털 화상의 이산 푸리(DFT)에 변환에 대해 언급한다
마지막으로, FFT에 대해서 간략히 언급한다.

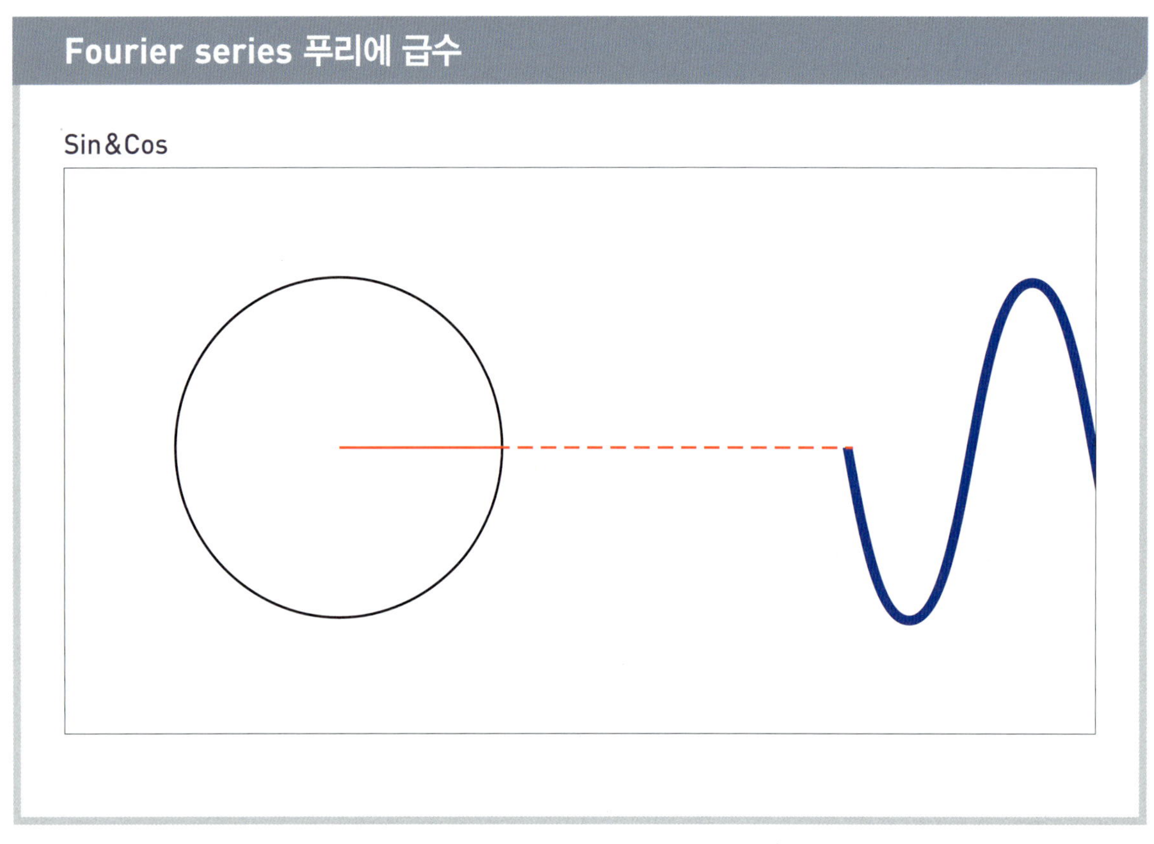
Fourier series 푸리에 급수
Sin&Cos

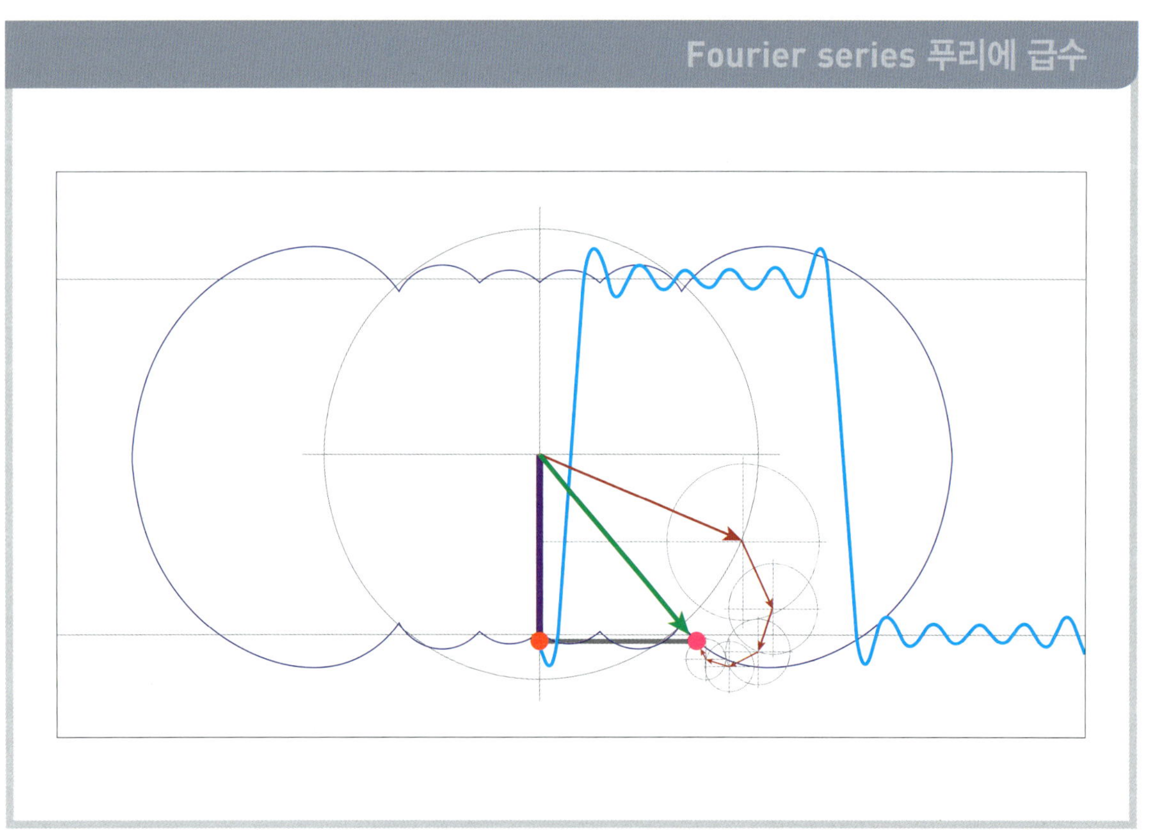
Fourier series 푸리에 급수

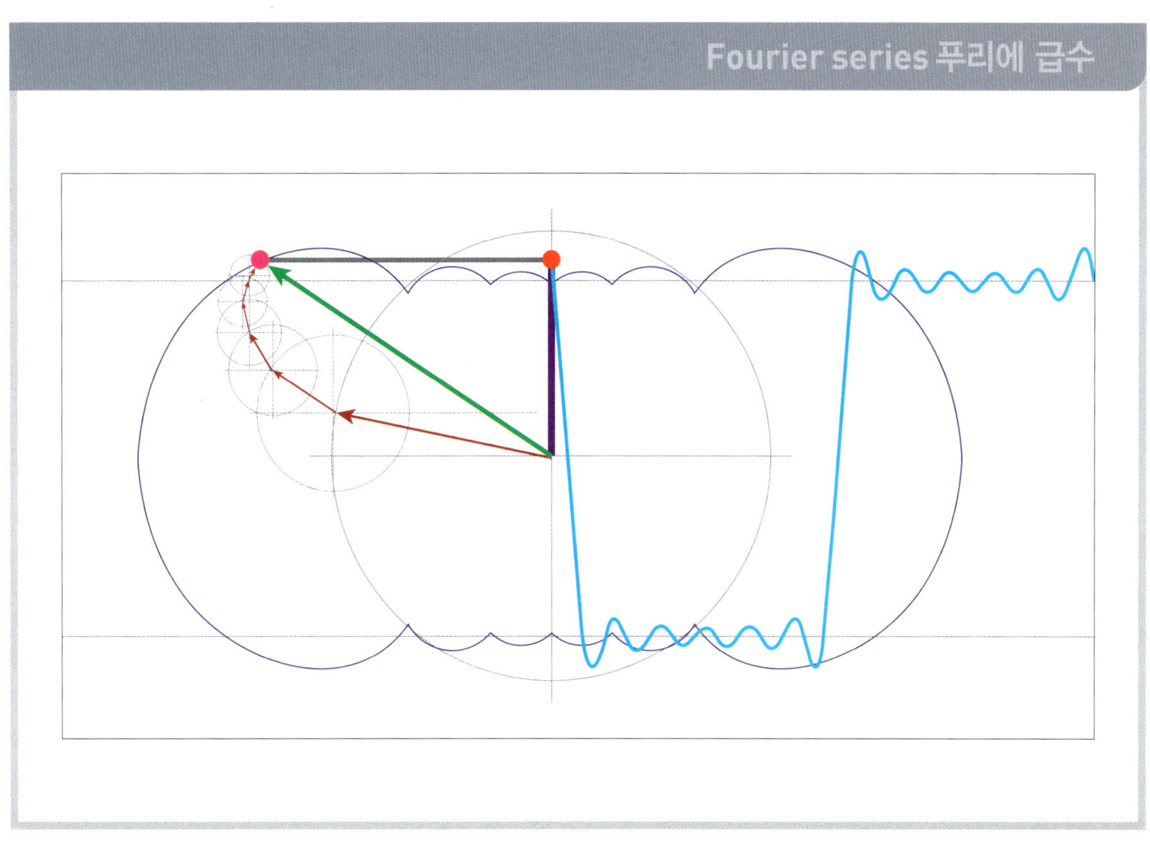
Fourier series 푸리에 급수

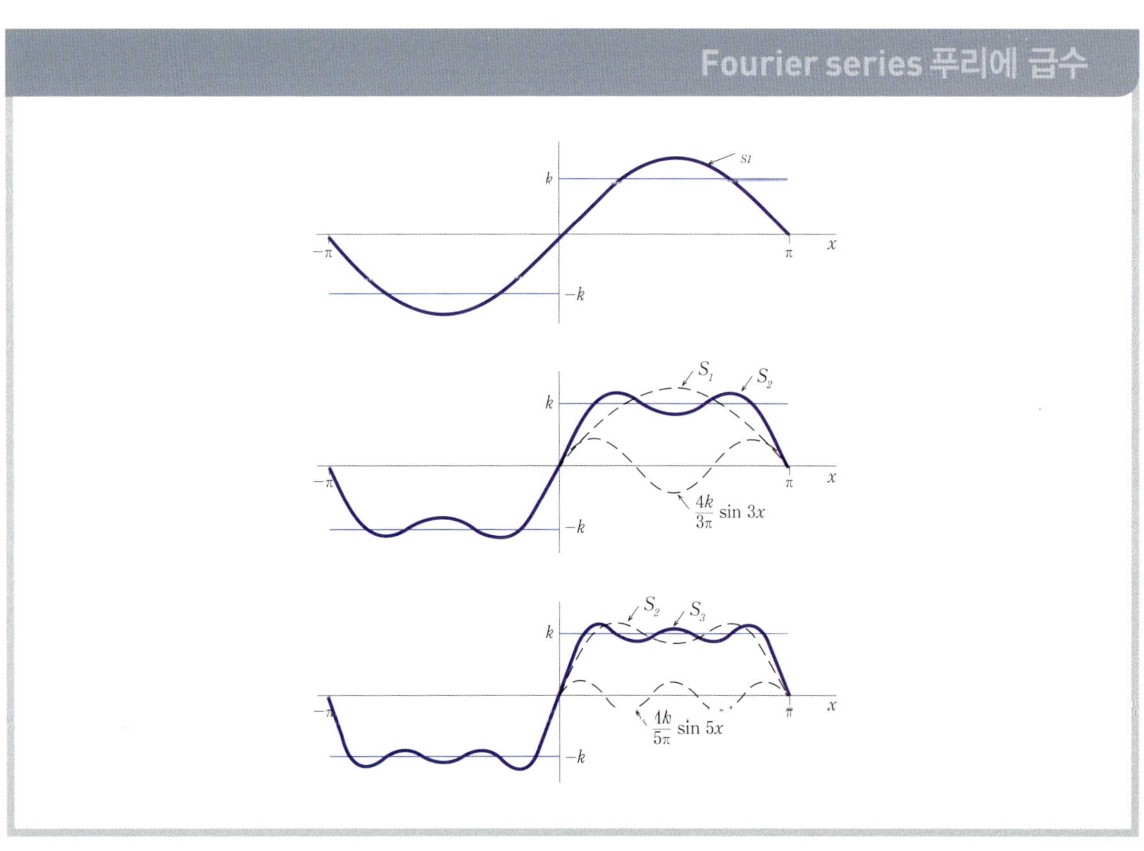
Fourier series 푸리에 급수
S_1
k
$-\pi$
π
x
$-k$
S_1
S_2
k
$-\pi$
π
x
$-k$
$\frac{4k}{3\pi}\sin 3x$
S_2
S_3
k
$-\pi$
π
x
$-k$
$\frac{4k}{5\pi}\sin 5x$

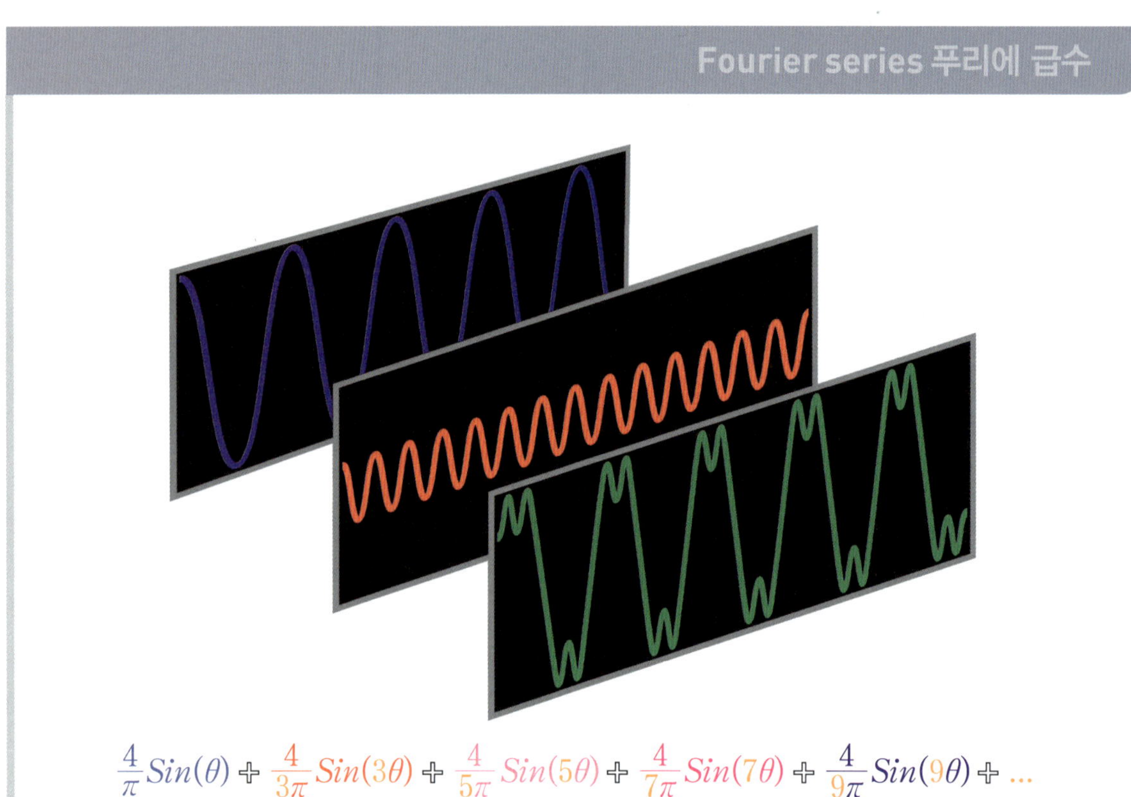
Fourier series 푸리에 급수
$\frac{4}{\pi}Sin(\theta) + \frac{4}{3\pi}Sin(3\theta) + \frac{4}{5\pi}Sin(5\theta) + \frac{4}{7\pi}Sin(7\theta) + \frac{4}{9\pi}Sin(9\theta) + \ldots$

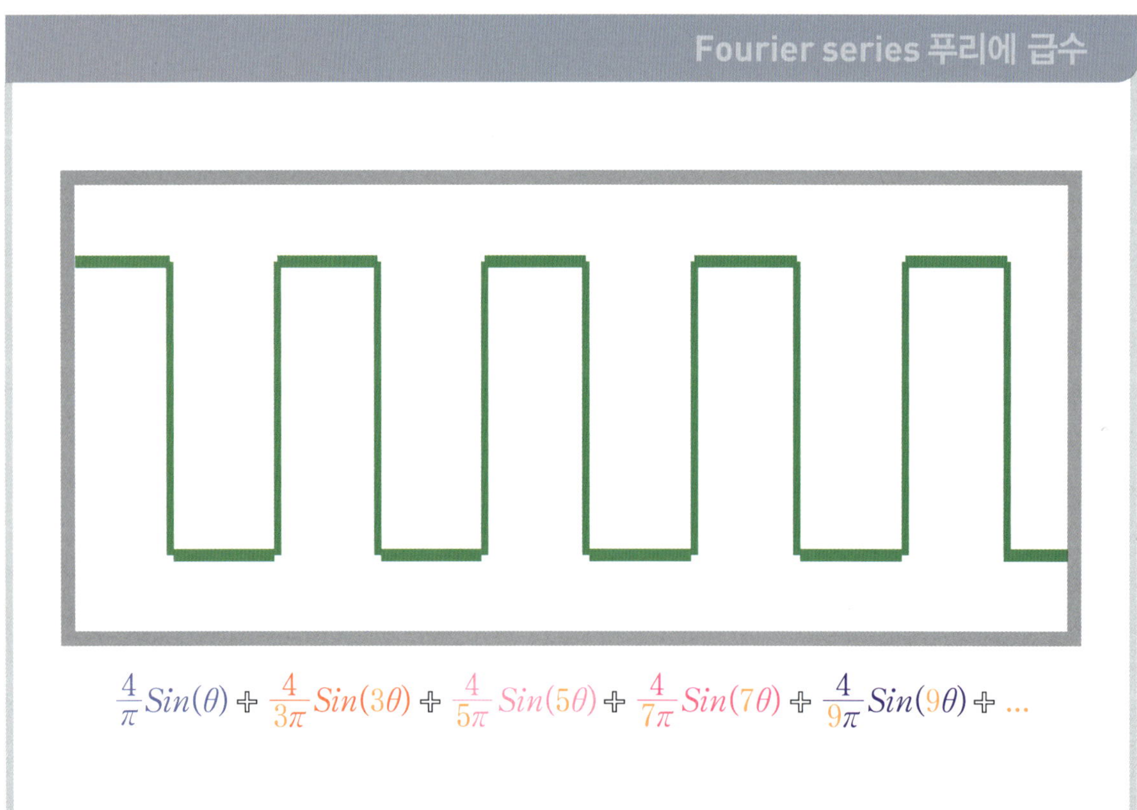
Fourier series 푸리에 급수
$\frac{4}{\pi}Sin(\theta) + \frac{4}{3\pi}Sin(3\theta) + \frac{4}{5\pi}Sin(5\theta) + \frac{4}{7\pi}Sin(7\theta) + \frac{4}{9\pi}Sin(9\theta) + \ldots$

Fourier series 푸리에 급수

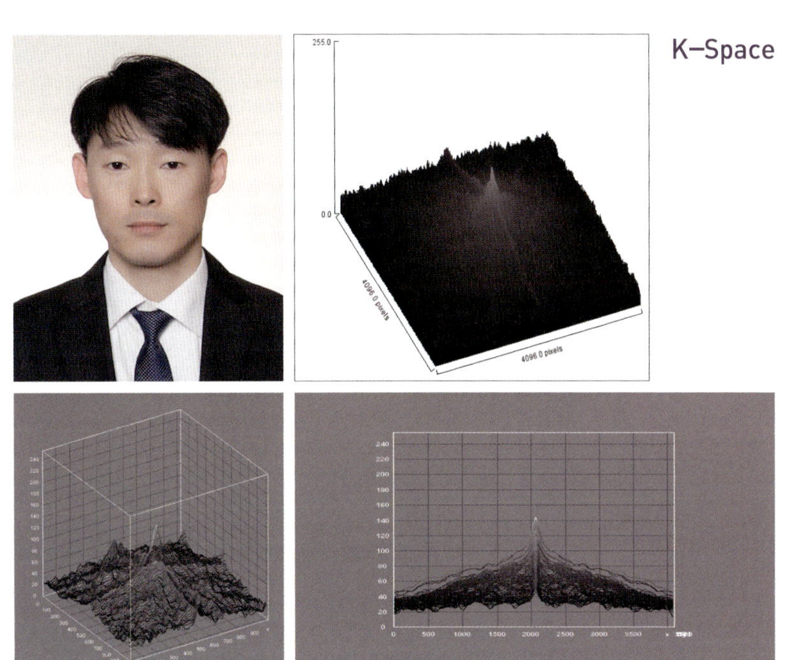

Fourier series 푸리에 급수

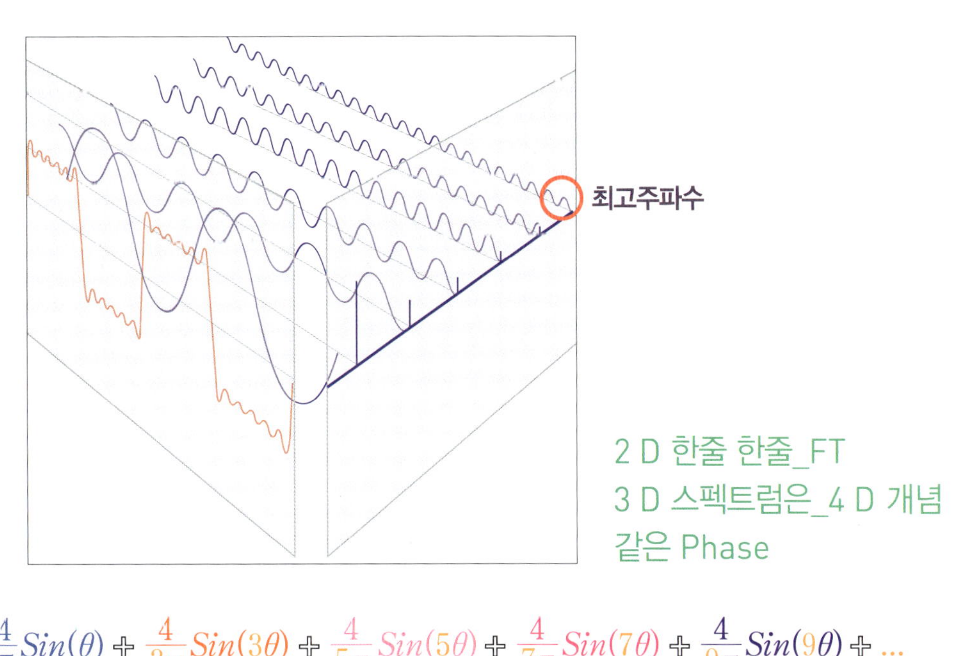

$$\frac{4}{\pi}Sin(\theta) + \frac{4}{3\pi}Sin(3\theta) + \frac{4}{5\pi}Sin(5\theta) + \frac{4}{7\pi}Sin(7\theta) + \frac{4}{9\pi}Sin(9\theta) + \ldots$$

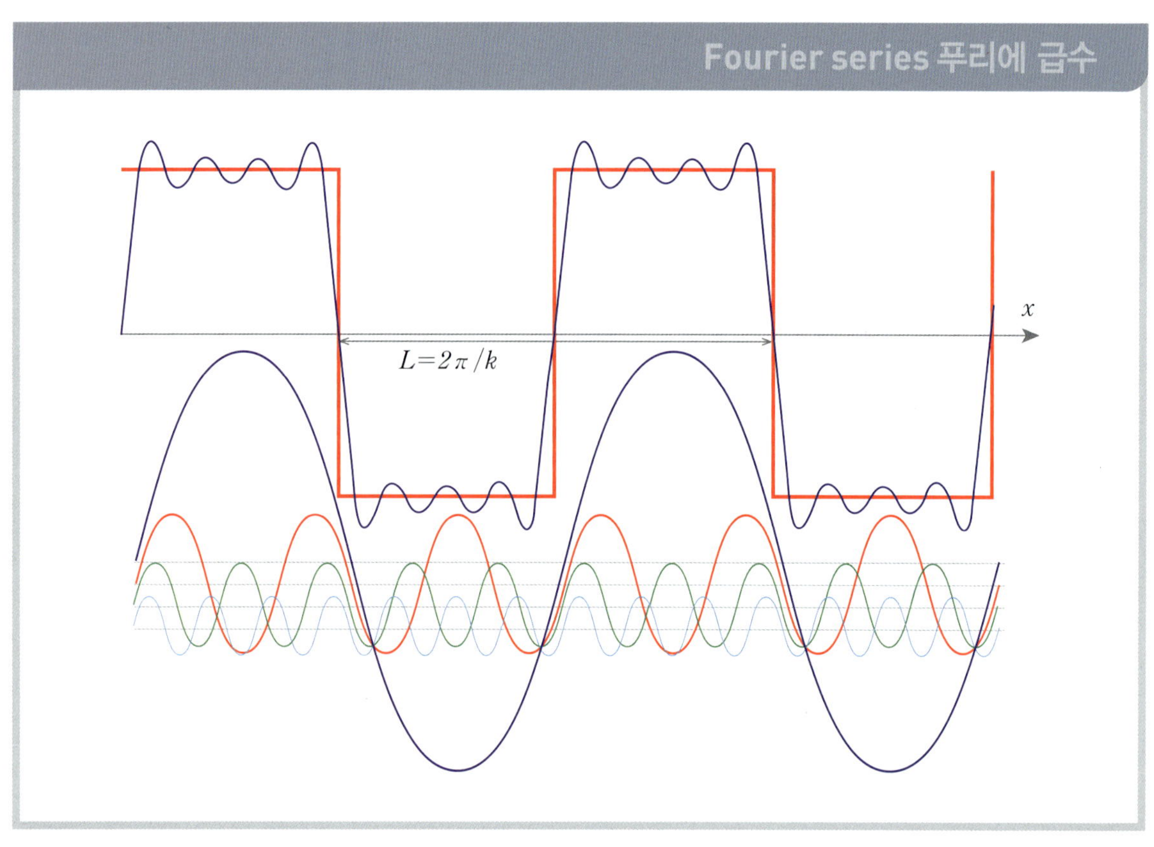
Fourier series 푸리에 급수
x
L=2π/k

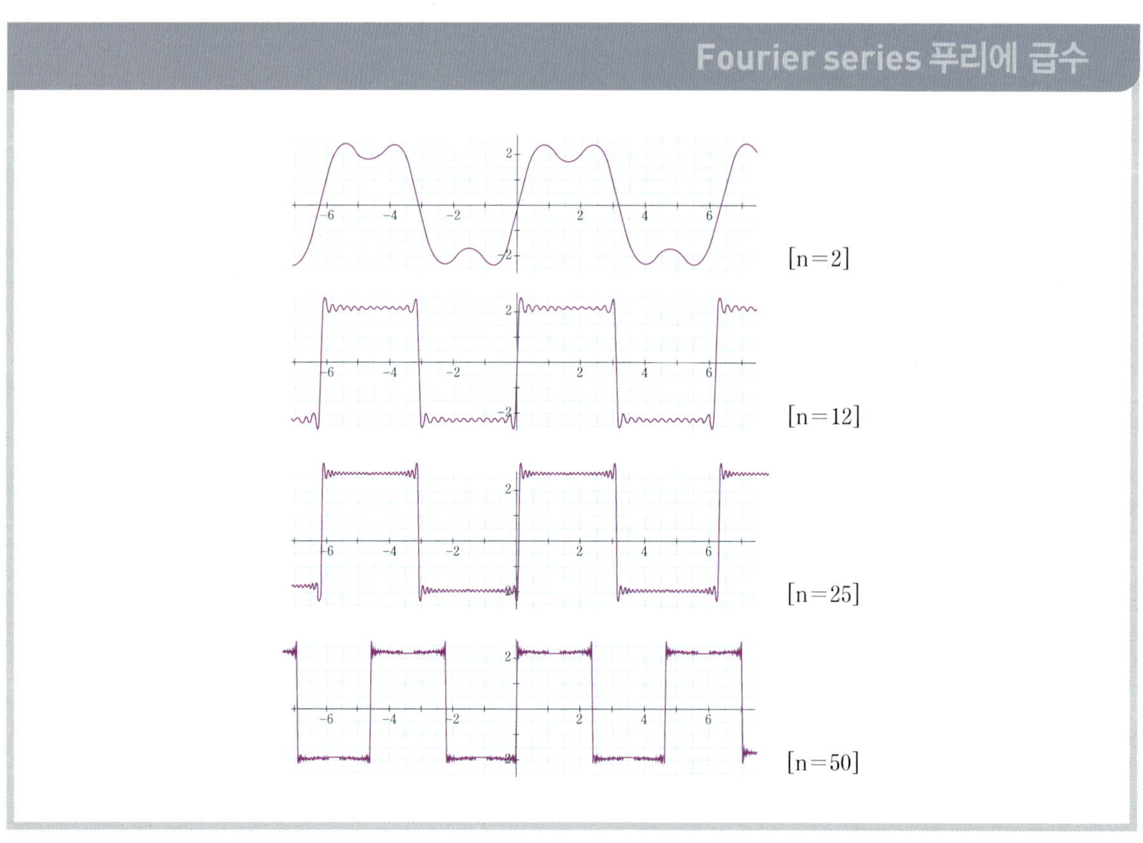
Fourier series 푸리에 급수
[n=2]
[n=12]
[n=25]
[n=50]

The Unit Circle

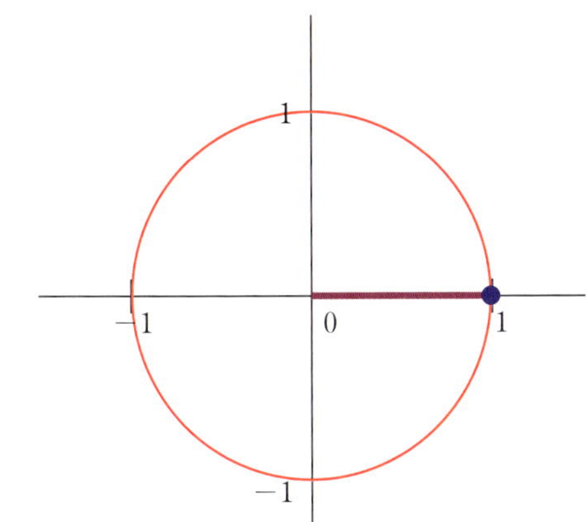

f(x)=sin(x)

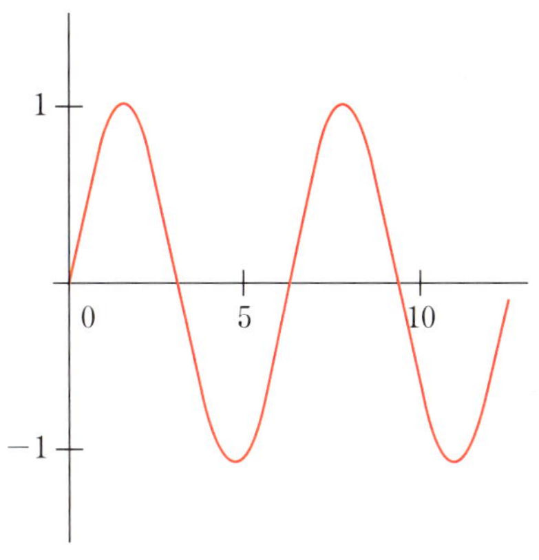

a=0

Fourier series 푸리에 급수

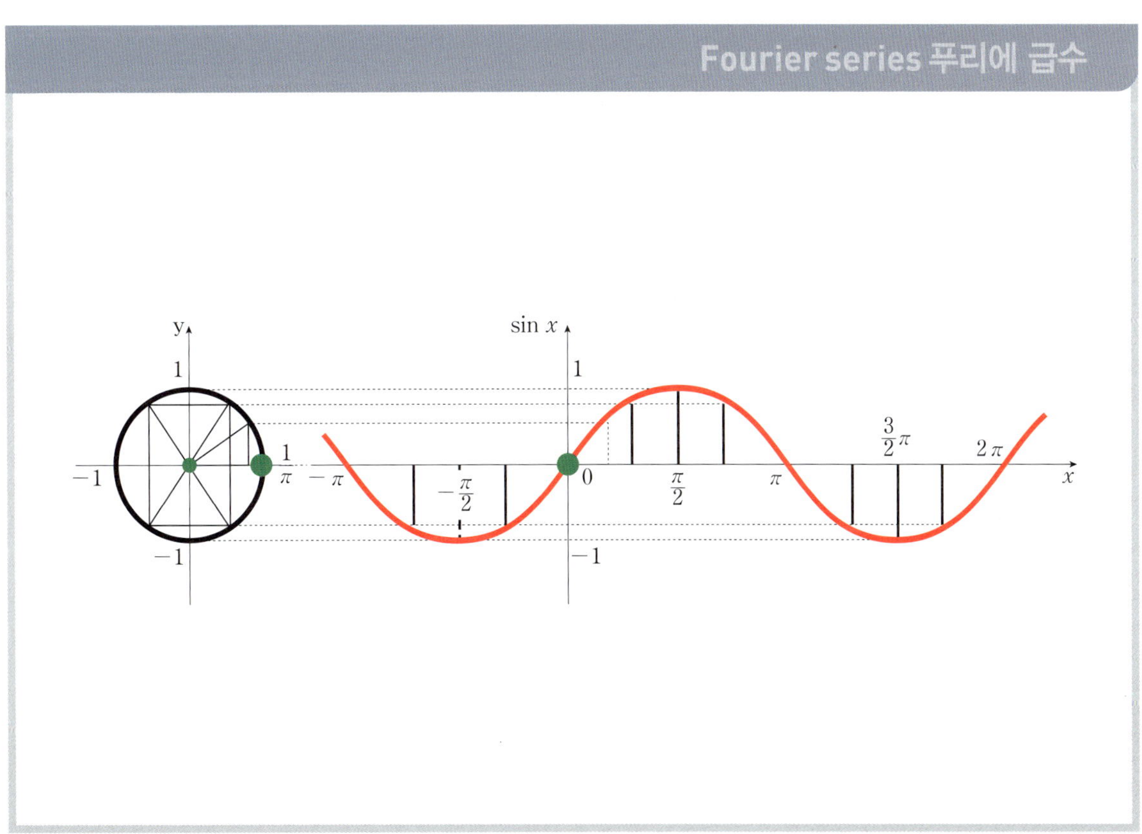

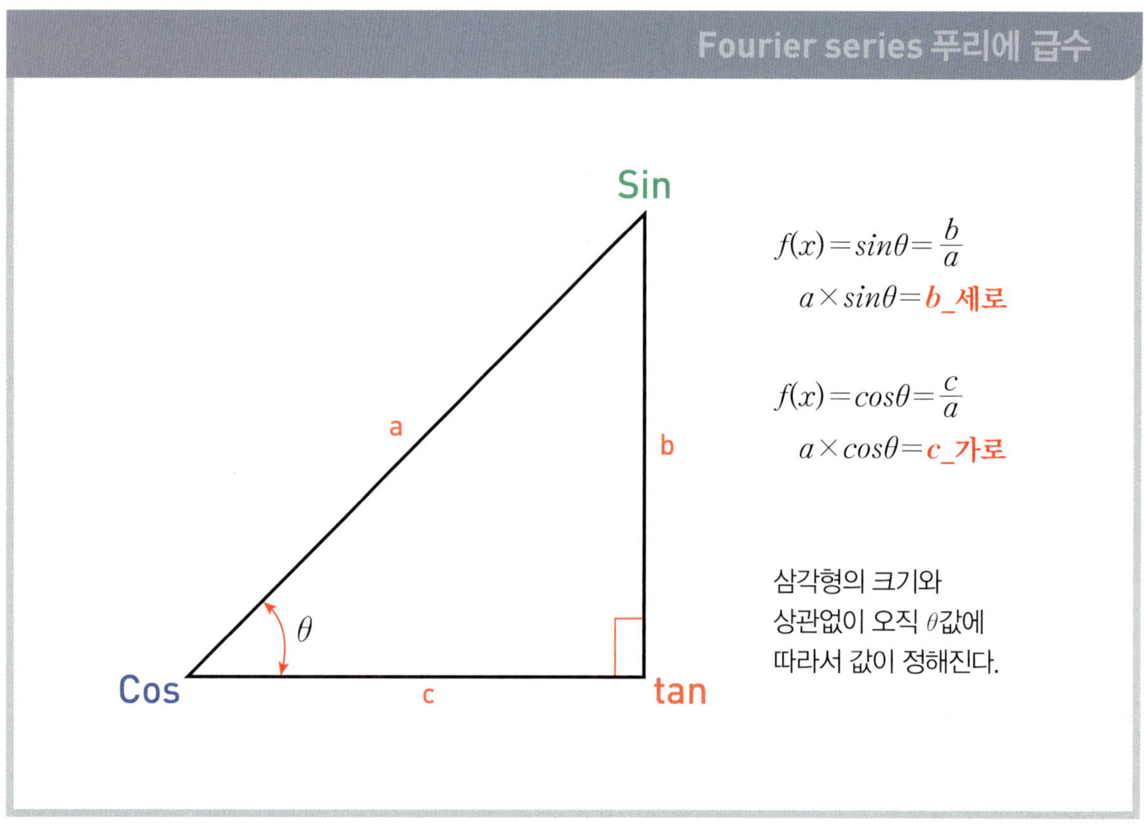
Fourier series 푸리에 급수
Sin
a
b
θ
Cos
c
tan
$f(x)=sin\theta=\frac{b}{a}$
$a\times sin\theta=b$_세로
$f(x)=cos\theta=\frac{c}{a}$
$a\times cos\theta=c$_가로
삼각형의 크기와
상관없이 오직 θ값에
따라서 값이 정해진다.

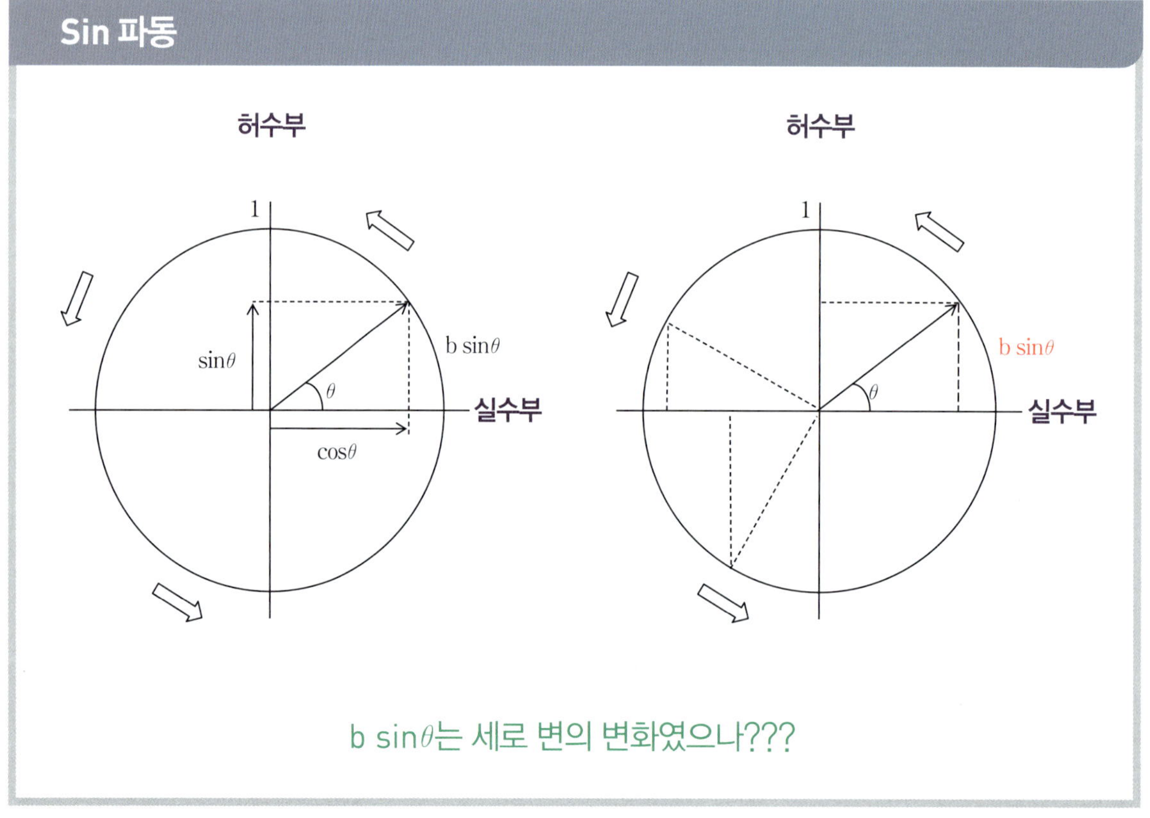
Sin 파동
허수부
1
sinθ
b sinθ
θ
실수부
cosθ
허수부
1
b sinθ
θ
실수부
b sinθ는 세로 변의 변화였으나???

$$속도 = \frac{거리}{시간}$$

$$각속도(\omega) = \frac{거리(\theta)}{시간(t)}$$

$$\theta = \omega \cdot t$$

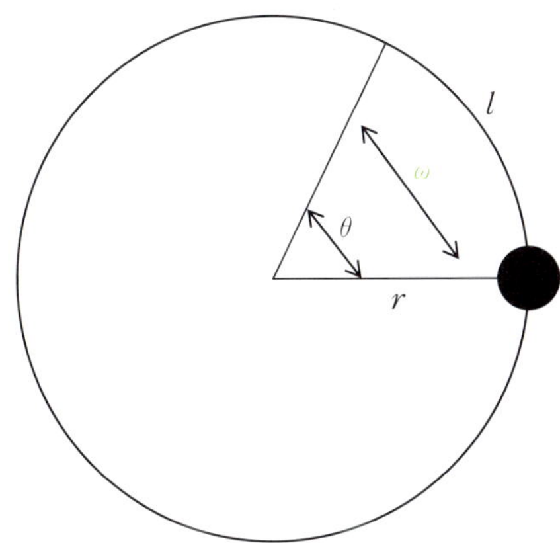

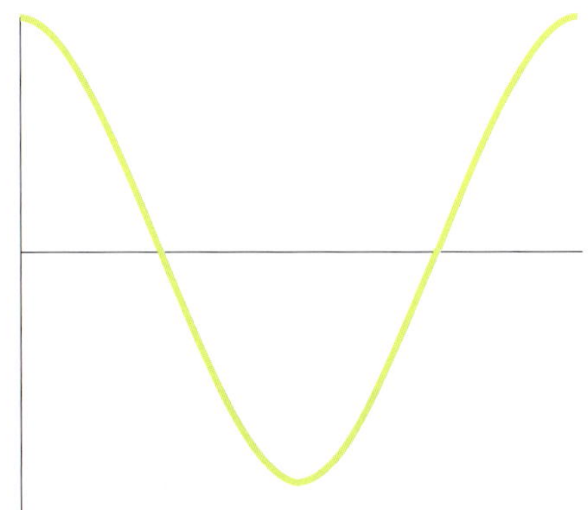

원에서 도체의 각속도를 $\omega\,[\frac{rad}{sec}]$라 표시하며,

$$\theta = \frac{l}{r},\ \theta = \omega t,\ \omega = \frac{\theta}{r}$$

$$각속도(\omega) = \frac{1[Hz]\ 동안의\ 회전각}{1[Hz]\ 동안의\ 시간}$$

$$f = \frac{l}{t} \Rightarrow t = \frac{1}{f}$$

$$= \frac{2\pi}{T}$$

$$= 2\pi f\,[\frac{rad}{sec}]$$

따라서, 각속도와 회전각의 관계는

$$\theta = \omega t[rad]$$

Sin 파동

$$\text{각속도}(\omega) = \frac{\text{각도}(\theta)}{\text{시간}(t)}$$

$$\theta = \omega \cdot t$$

$$f(t) = b \sin\theta$$

$$f(t) = b \sin\omega \cdot t$$

주파수는 기본 파동의 주파수의 정수배

ω도 기본 파동의 ω의 정수배

$$f(t) = b \sin\omega \cdot t$$

주파수는 기본 파동의 주파수의 정수배

ω도 기본 파동의 ω의 정수배

$$f(t) = b_1 \cdot \sin w_1 t + b_2 \sin w_2 t + b_3 \cdot \sin w_3 t + \cdots + b_n \cdot \sin w_n t$$

$$f(t) = b_1 \cdot \sin wt + b_2 \cdot \sin 2wt + b_3 \cdot \sin 3wt + \cdots + b_n \cdot \sin nwt$$

Cos 파동

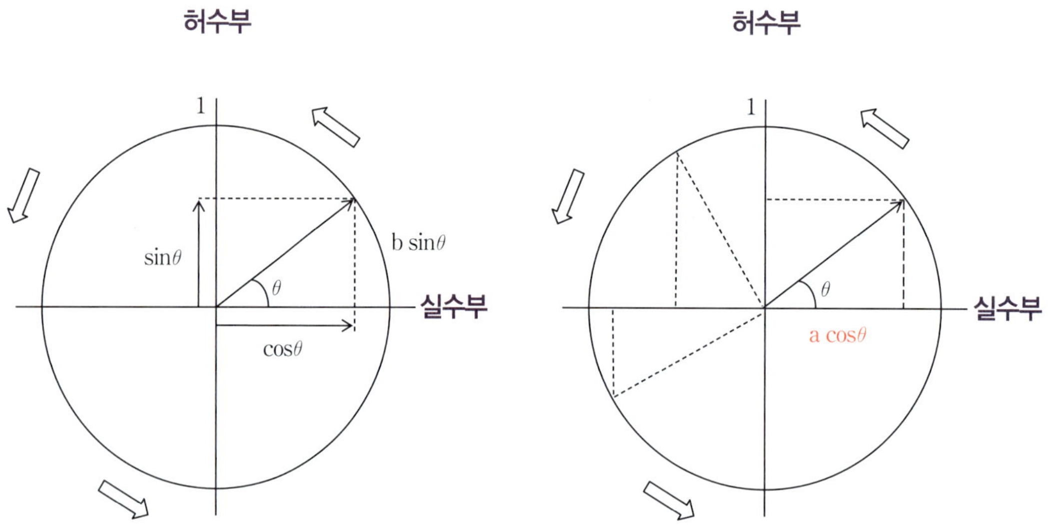

b sinθ는 세로 변의 변화였으나
a cosθ는 가로 변의 변화이다.

$$속도 = \frac{거리}{시간}$$

$$각속도(\omega) = \frac{각도(\theta)}{시간(t)}$$

$$\theta = \omega \cdot t$$

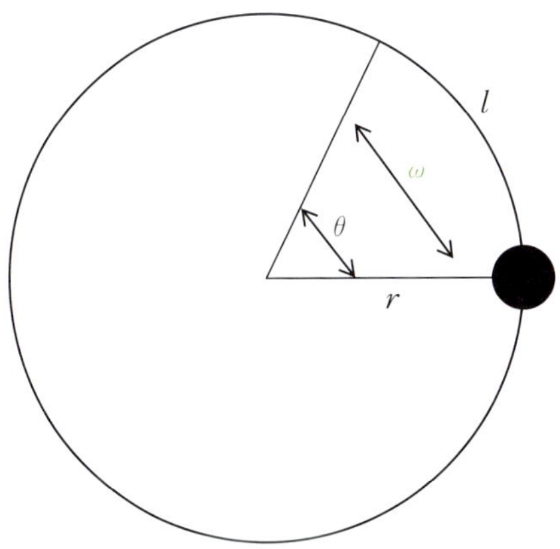

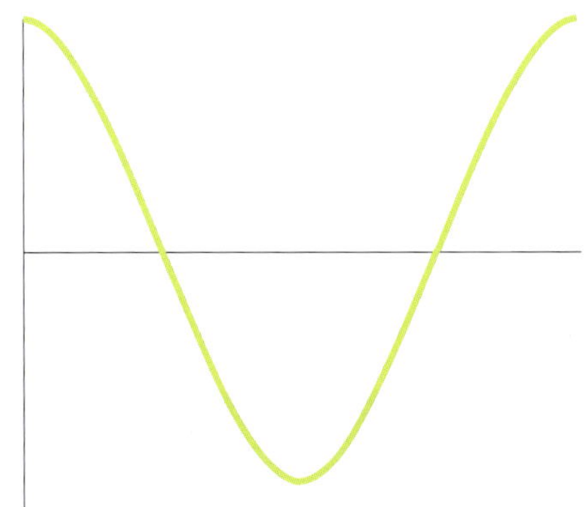

원에서 도체의 각속도를 $\omega\left[\frac{rad}{sec}\right]$라 표시하며,

$$\theta = \frac{l}{r},\ \theta = \omega t,\ \omega = \frac{\theta}{t}$$

$$각속도(\omega) = \frac{1[Hz]\ 동안의\ 회전각}{1[Hz]\ 동안의\ 시간}$$

$$f = \frac{1}{t} \Rightarrow t = \frac{1}{f}$$

$$= \frac{2\pi}{T}$$

$$= 2\pi f\left[\frac{rad}{sec}\right]$$

따라서, 각속도와 회전각의 관계는

$$\theta = \omega t[rad]$$

Cos 파동

$$\text{각속도}(\omega) = \frac{\text{각도}(\theta)}{\text{시간}(t)}$$

$$\theta = \omega \cdot t$$

$$f(t) = a\cos\theta$$

$$f(t) = a\cos\omega \cdot t$$

주파수는 기본 파동의 주파수의 정수배

ω도 기본 파동의 ω의 정수배

$$f(t) = a\cos\omega \cdot t$$

주파수는 기본 파동의 주파수의 정수배

ω도 기본 파동의 ω의 정수배

$$f(t) = a_1 \cdot \cos w_1 t + a_2 \cos w_2 t + a_3 \cdot \cos w_3 t + \cdots + a_n \cdot \cos w_n t$$

$$f(t) = a_1 \cdot \cos wt + a_2 \cdot \cos 2wt + a_3 \cdot \cos 3wt + \cdots + a_n \cdot \cos nwt$$

복합 파동

$$f(t) = b_1 \cdot \sin wt + b_2 \cdot \sin 2wt + b_3 \cdot \sin 3wt + \cdots + b_n \cdot \sin nwt$$

$$f(t) = a_1 \cdot \cos wt + a_2 \cdot \cos 2wt + a_3 \cdot \cos 3wt + \cdots + a_n \cdot \cos nwt$$

$$f(t) = a_1 \cdot \cos wt + b_1 \cdot \sin wt + + a_2 \cdot \cos 2wt + b_2 \cdot \sin 2wt + \cdots + a_n \cos nwt + b_n \sin nwt$$

푸리에 급수 공식

$a_1 \cos \omega_1 t$	$b_1 \sin \omega_1 t$
$a_2 \cos \omega_2 t$	$b_2 \sin \omega_2 t$
$a_3 \cos \omega_3 t$	$b_3 \sin \omega_3 t$
$\vdots$	$\vdots$
$a_n \cos \omega_n t$	$b_n \sin \omega_n t$
$= \sum_{n=1}^{\infty} a_n \cos \omega_n t$	$= \sum_{n=1}^{\infty} b_n \sin \omega_n t$

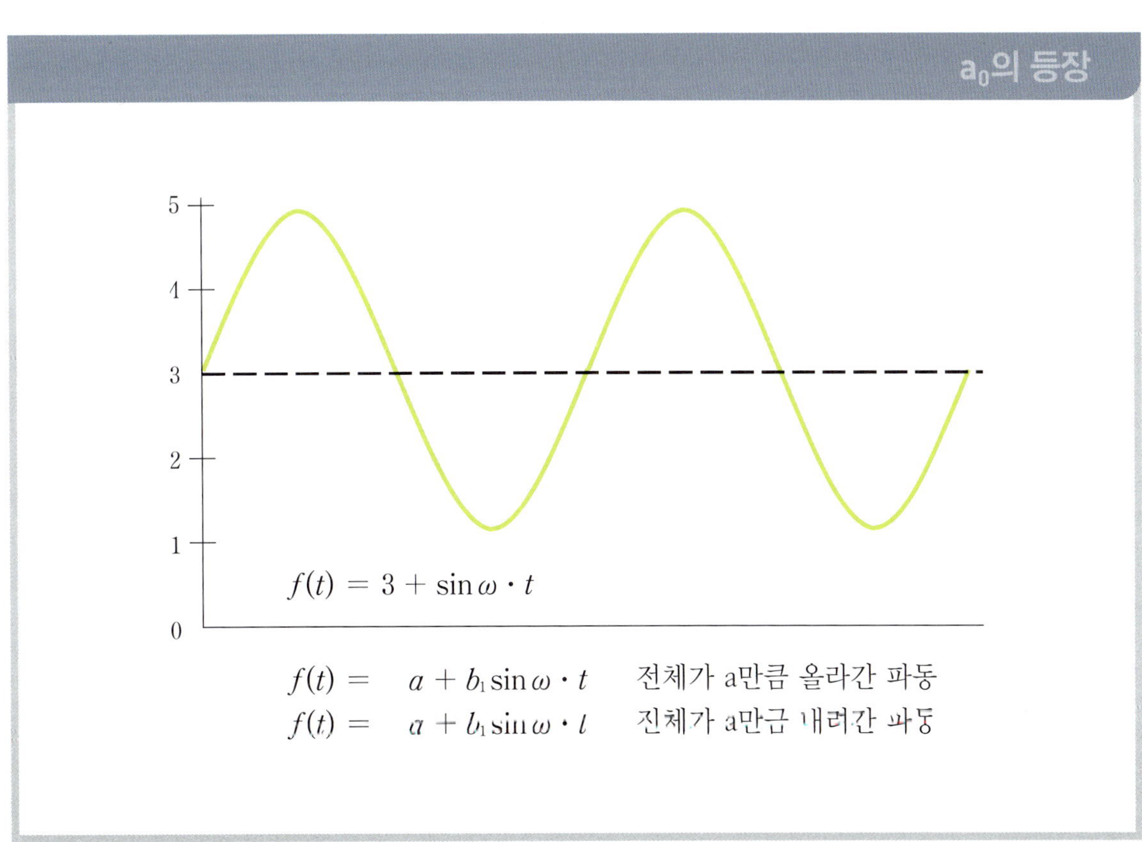

푸리에 급수 공식

$$f(t) = a_1 \cdot \cos wt + b_1 \cdot \sin wt + \\ + a_2 \cdot \cos 2wt + b_2 \cdot \sin 2wt \\ + \cdots \\ + a_n \cos nwt + b_n \sin nwt$$

$$f(t) = a_0 + a_1 \cdot \cos wt + b_1 \cdot \sin wt + \\ + a_2 \cdot \cos 2wt + b_2 \cdot \sin 2wt \\ + \cdots \\ + a_n \cos nwt + b_n \sin nwt$$

푸리에 급수 공식

$$f(t) = a_0 + a_1 \cdot \cos wt + b_1 \cdot \sin wt + \\ + a_2 \cdot \cos 2wt + b_2 \cdot \sin 2wt \\ + \cdots \\ + a_n \cos nwt + b_n \sin nwt$$

$$f(t) = a_0 + \sum_{n=1}^{N} (a_n \cos nwt + b_n \sin nwt)$$

각속도 $\omega = \frac{2\pi}{T}$

$$f(t) = a_0 + \sum_{n=1}^{N} (a_n \cos \frac{2\pi n}{T} t + b_n \sin \frac{2\pi n}{T} t)$$

푸리에 급수

$$f(t) = a_0 + \sum_{n=1}^{N}(a_n \cos nwt + b_n \sin nwt)$$

푸리에 급수(Fourier series)
주기가 있는 복잡한 파형을 **단순한 파동의 합으로 나타낼 수 있는 식**

푸리에 변환(Fourier transform)
시간영역의 신호를 주파수영역신호로 변환하거나 주파수영역신호를 시간영역의 신호로 변환하는 방법

Fourier series는 함수가 반드시 주기적이어야 한다는 제약이 존재.
대신, 주기함수의 주기를 무한대로 보내면
비주기함수도 Fourier series로 변환 가능.

1. DFT(Discrete Fourier Transform)
   이산(불연속) 푸리에 변환
   연속적인 신호를 시간에 따라 sampling을 한 형태의 신호로 생각하여 컴퓨터로 사용되면 연속적이지 않기 때문에 푸리에 변환식을 그대로 계산

2. FFT(Fast Fourier Transform)
   고속 푸리에 변환
   DFT가 계산시간이 너무 오래 걸리기 때문에 고안된 방법이 FFT이다.
   Sampling된 신호의 전부를 변환시키는 것이 아니라 필요한 신호만을 골라내어서 최소화하여 고속으로 푸리에 변환을 연산

푸리에 급수에서 이야기하듯이 어떤 소리에 있어서
기본주파수는 같고 같은 각속도를 가지며, 공식이 같아진다.
따라서 차이가 없다는 것???

복잡한 파동은 여러 주파수의 파동이 겹쳐있다.
파동의 양의 차이로 나타나며, 바로 진폭이라 한다.

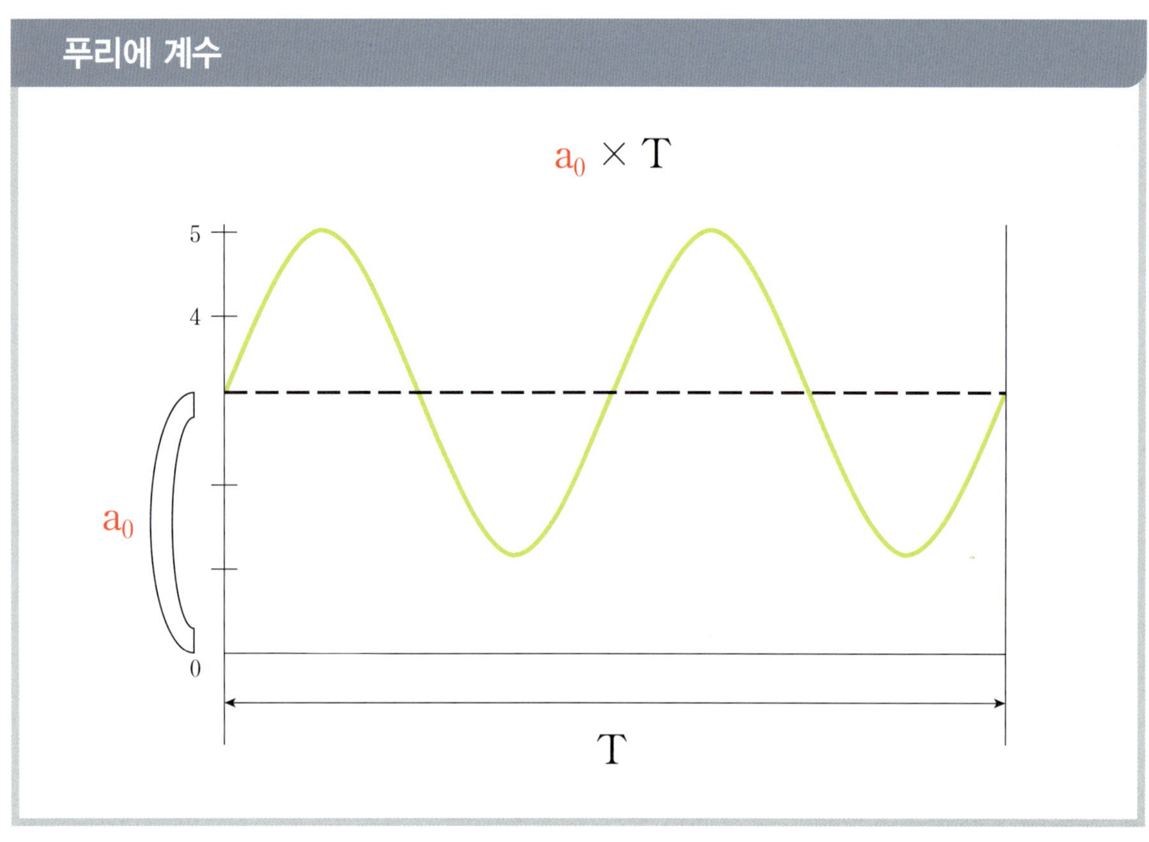

푸리에 계수
$a_0 \times T$
5
4
a_0
0
T

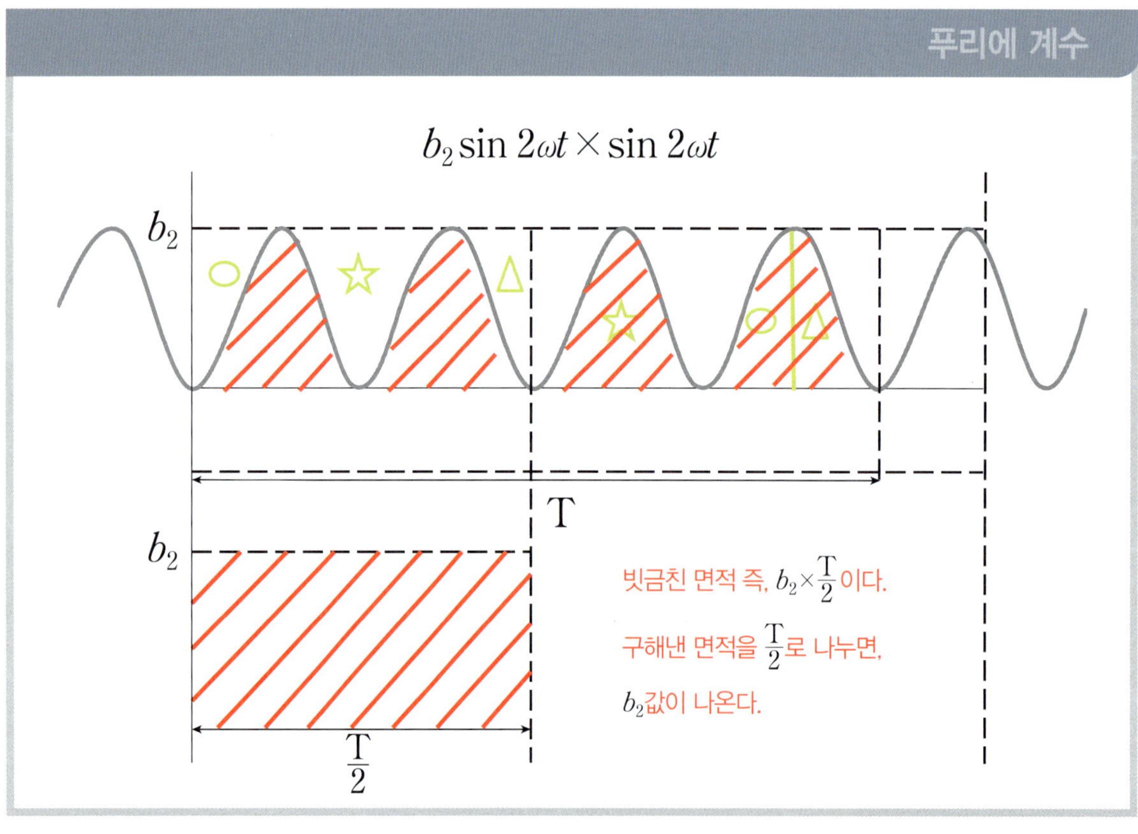

푸리에 계수
$b_2 \sin 2\omega t \times \sin 2\omega t$
b_2
T
b_2
$\frac{T}{2}$
빗금친 면적 즉, $b_2 \times \frac{T}{2}$ 이다.
구해낸 면적을 $\frac{T}{2}$로 나누면,
b_2값이 나온다.

푸리에 급수

$$f(t) = a_0 + \sum_{n=1}^{\infty}(a_n \cos n\omega t + b_n \sin n\omega t)$$

a_0는 복합 파동
$f(t)$의 0에서
T까지의 면적을 구한 뒤,
T로 나눈다.

a_n은 복합 파동
$f(t)$에 $\cos n\omega t$를 곱해
0에서 T까지의 면적을 구한 뒤,
$\frac{T}{2}$로 나눈다.

b_n은 복합 파동
$f(t)$에 $\sin n\omega t$를 곱해
0에서 T까지의 면적을 구한 뒤,
$\frac{T}{2}$로 나눈다.

$$a_0 = \frac{1}{T}\int_0^T f(t)\,dt \qquad a_n = \frac{2}{T}\int_0^T f(t)(\cos n\omega t)\,dt \qquad b_n = \frac{2}{T}\int_0^T f(t)(\sin n\omega t)\,dt$$

푸리에 계수

푸리에 급수

복잡하거나 주기운동을 하는
파동은
단순 파동으로 분해할 수 있다.

어떤 파동이라도
사인파동
코사인파동의
합으로 나타낸다.

푸리에 계수

각각의 단순 파동의
진폭을 구할 수 있다.

단순파동의 합으로 이루어져
있다.

$$a_n = \frac{2}{T}\int_{-\frac{T}{2}}^{\frac{T}{2}} f(x)\cos(n\omega_0 t)\ dx$$

$$b_n = \frac{2}{T}\int_{-\frac{T}{2}}^{\frac{T}{2}} f(x)\sin(n\omega_0 t)\ dx$$

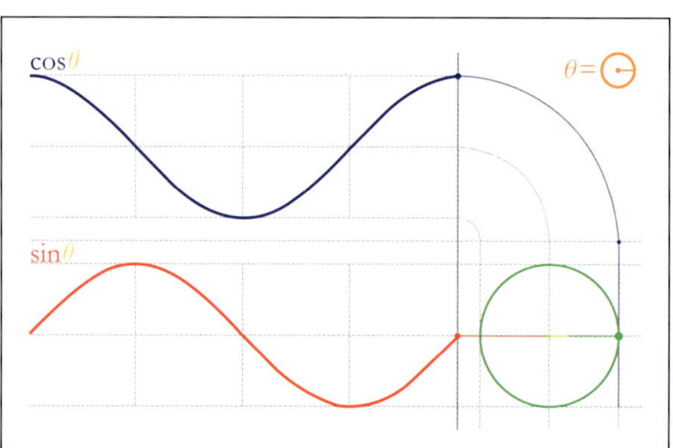

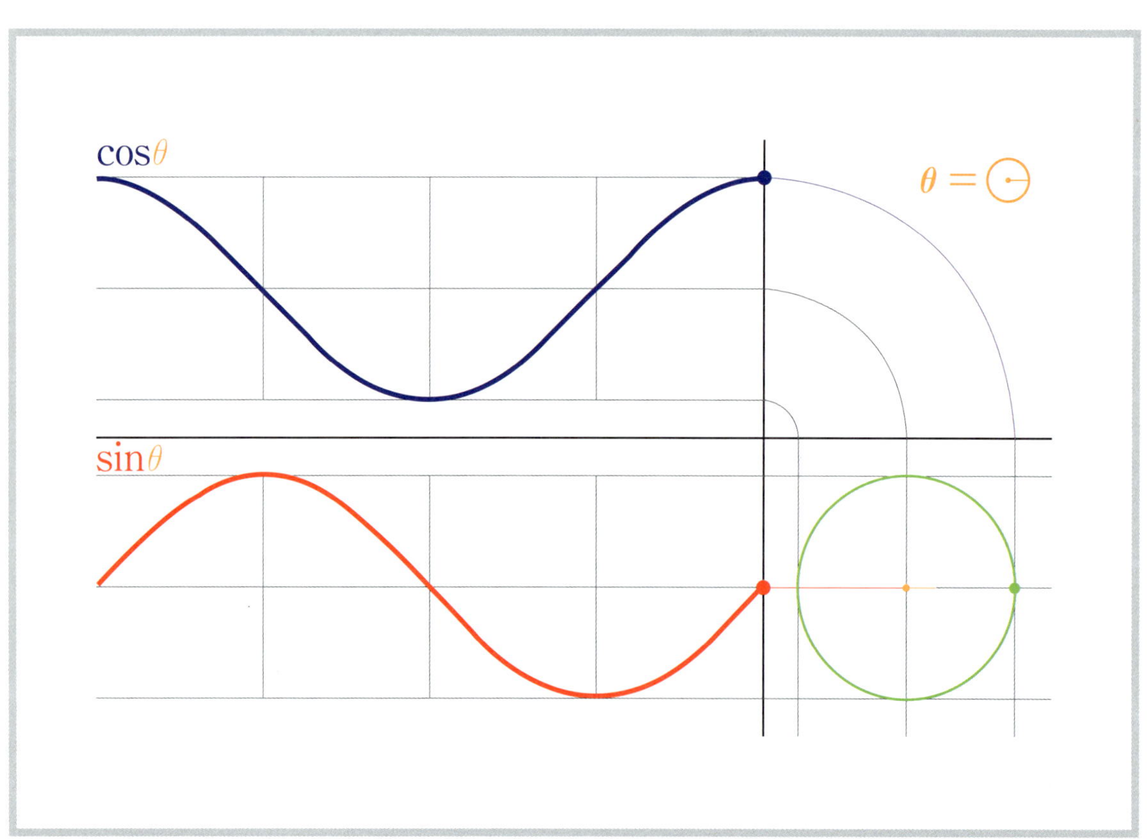

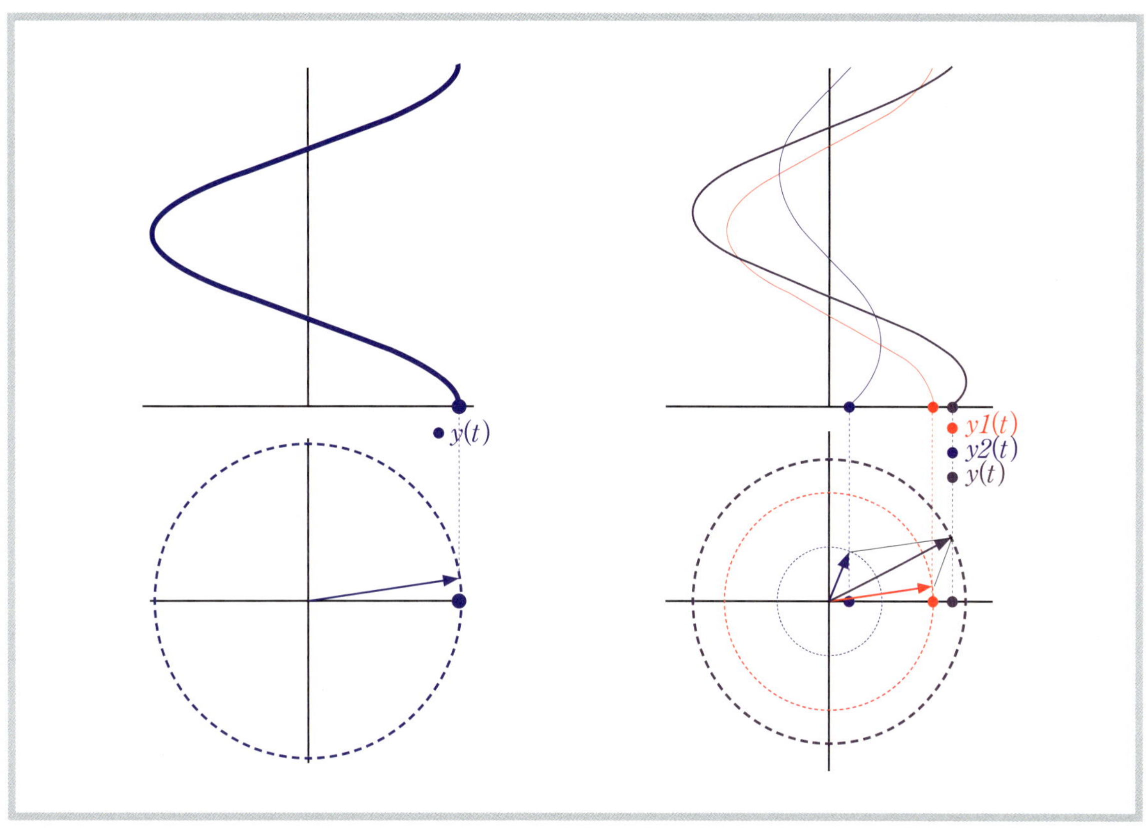
y(t)
y1(t)
y2(t)
y(t)

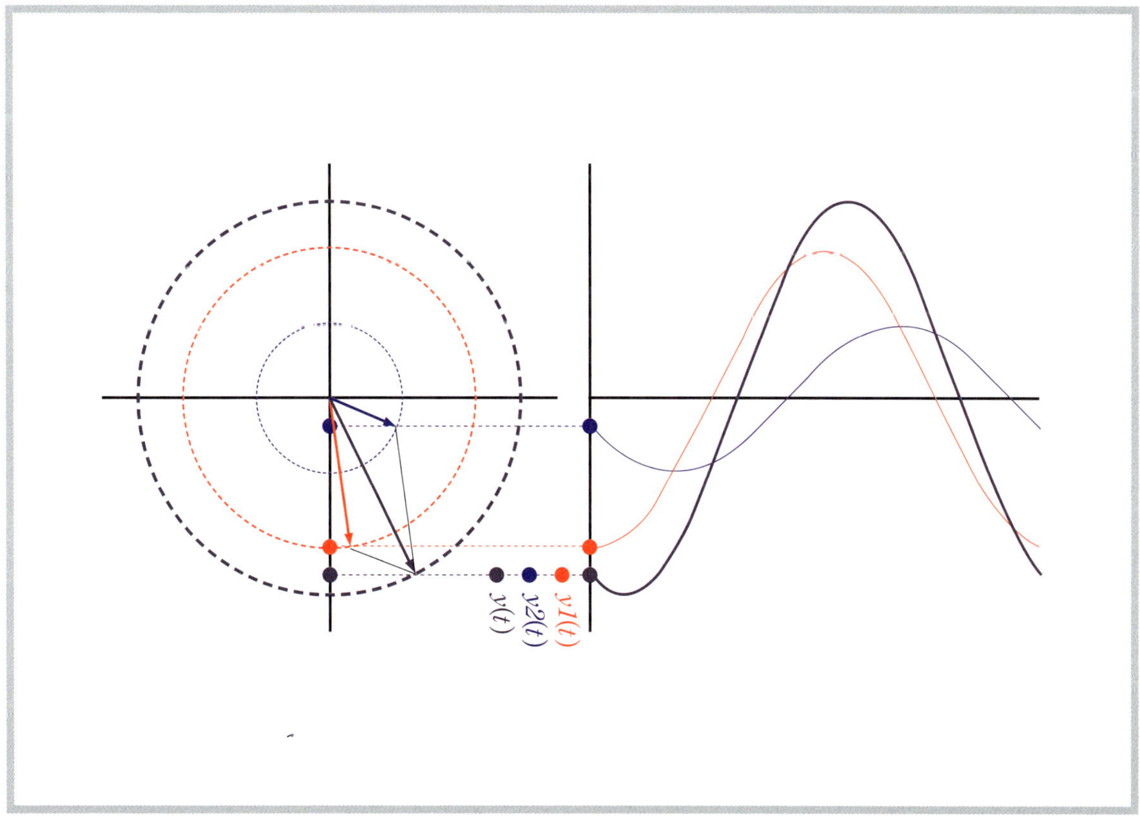
y(t)
y2(t)
y1(t)

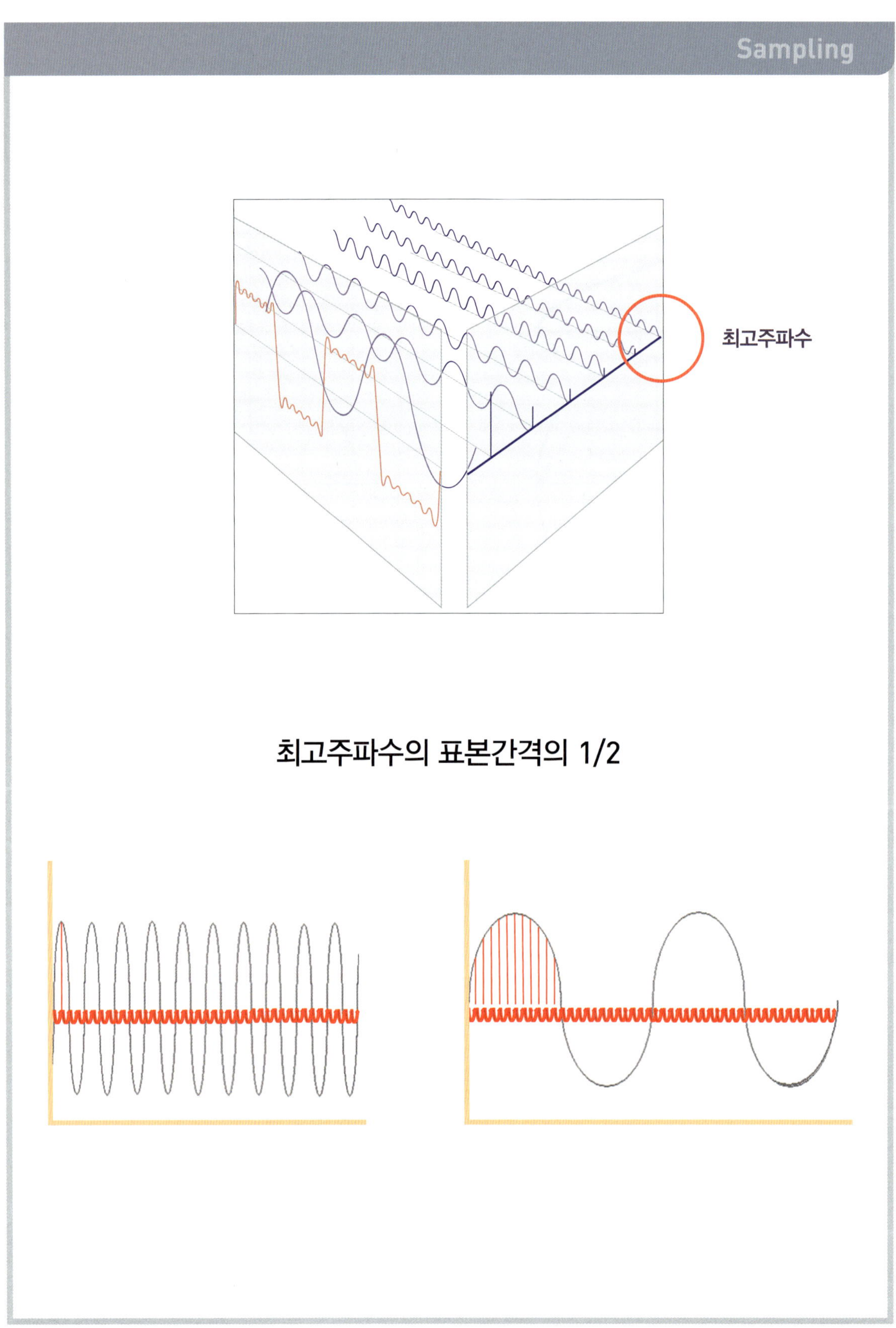
Sampling
최고주파수
최고주파수의 표본간격의 1/2

푸리에 계수

복잡한 파동 f(t)

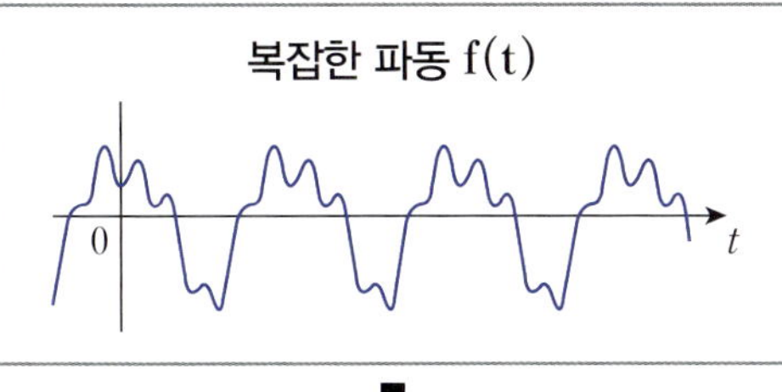

cos ωt를 곱한다.

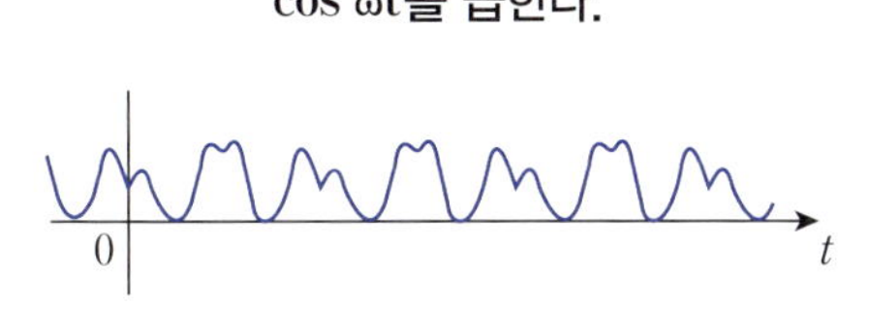

한 주기의 면적을 구한다.

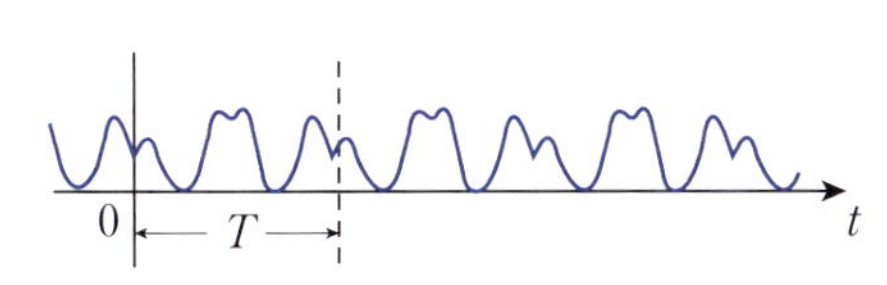

이 면적(사각형)의 값을 구한다.

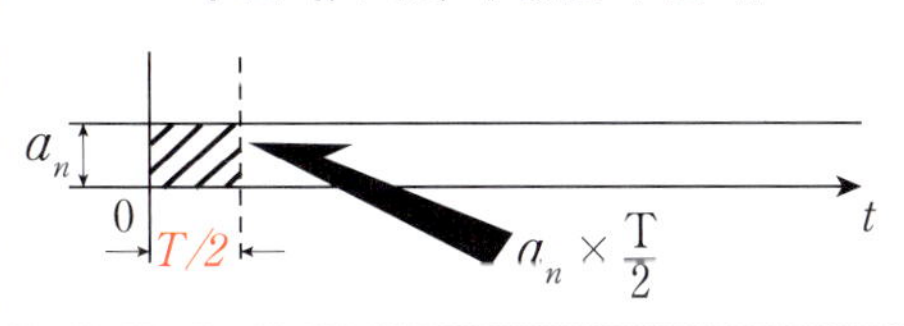

가로 길이 $\frac{T}{2}$로 나눈다.

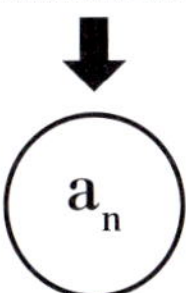

$$a_n = \frac{2}{T}\int_{-\frac{T}{2}}^{\frac{T}{2}} f(t)\cos(n\omega_0 t)dt$$

복잡한 파동 f(t)

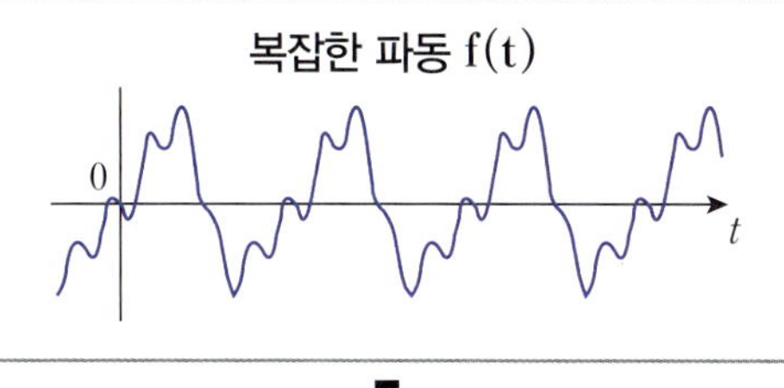

sin nωt를 곱한다.

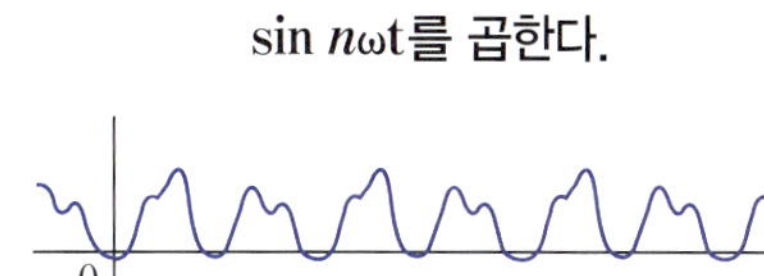

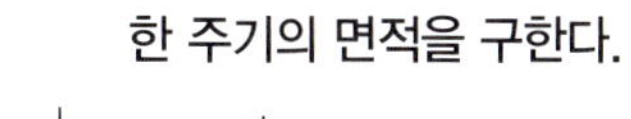

한 주기의 면적을 구한다.

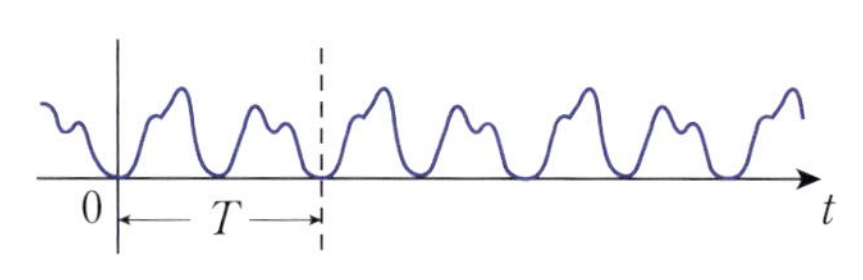

면적의 값을 구한다.

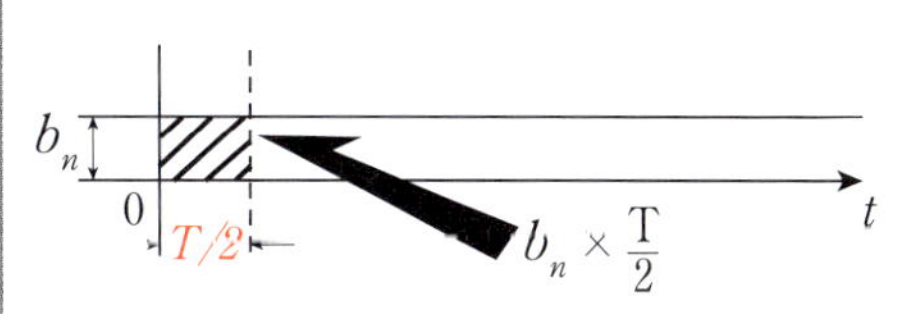

가로 길이 $\frac{T}{2}$로 나눈다.

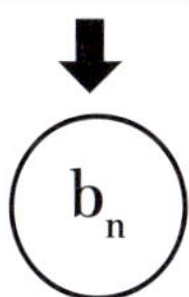

$$b_n = \frac{2}{T}\int_{-\frac{T}{2}}^{\frac{T}{2}} f(t)\sin(n\omega_0 t)dt$$

$$a_2 = \int (3\sin 5\omega t + 5\sin 2\omega t + \cos 7\omega t) \times \sin 2\omega t = ?$$

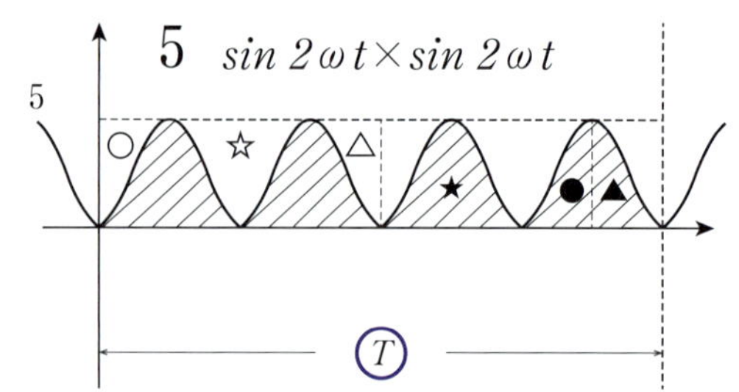

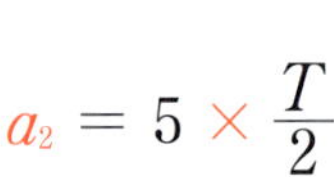

$$a_2 = 5 \times \frac{T}{2} \times \frac{2}{T}$$

$$a_2 = 5$$

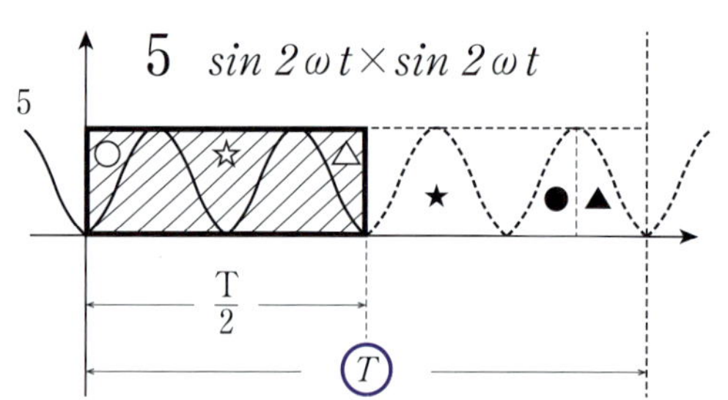

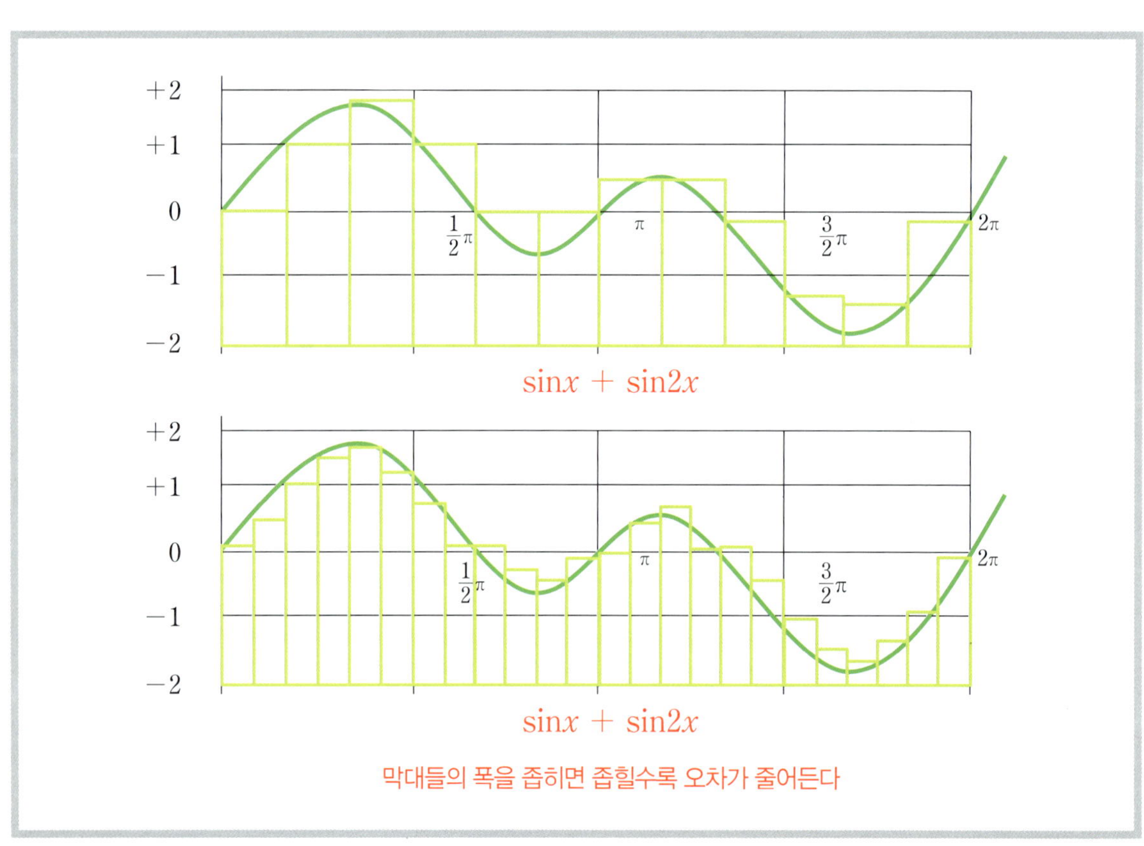

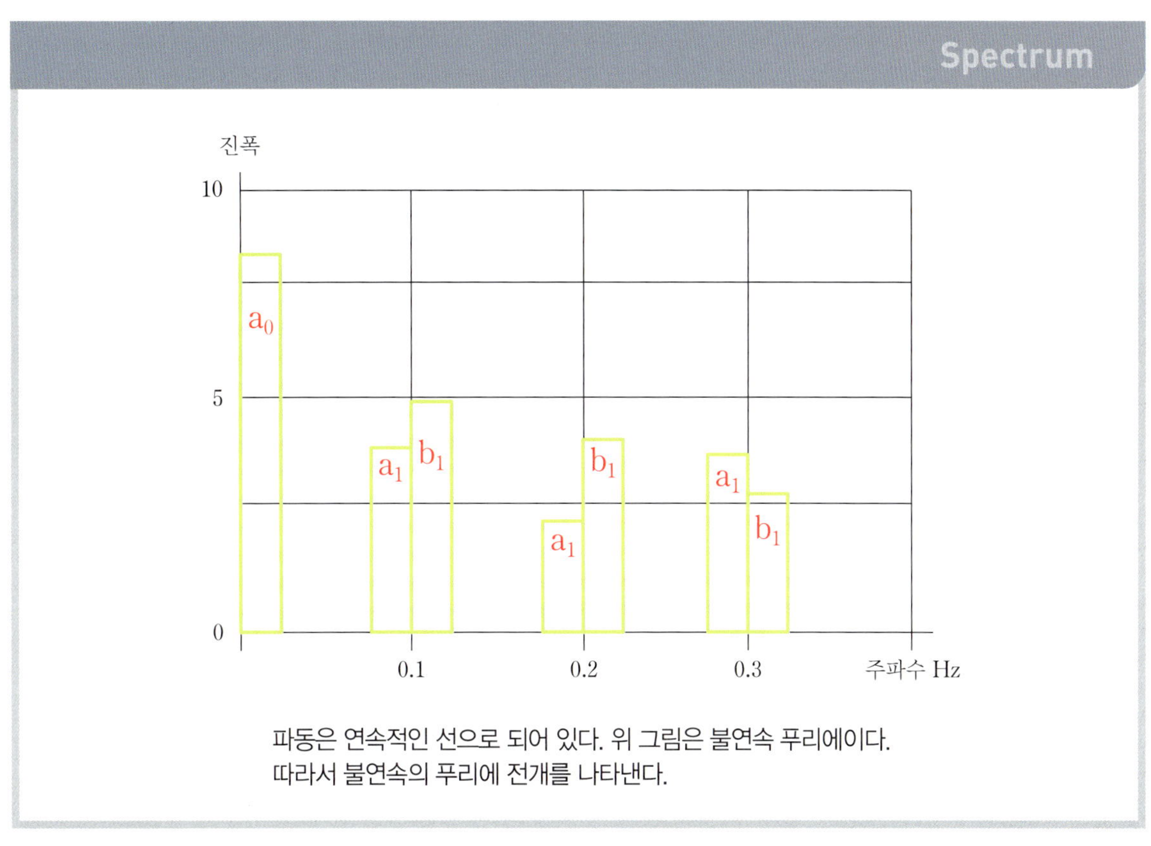

파동은 연속적인 선으로 되어 있다. 위 그림은 불연속 푸리에이다.
따라서 불연속의 푸리에 전개를 나타낸다.

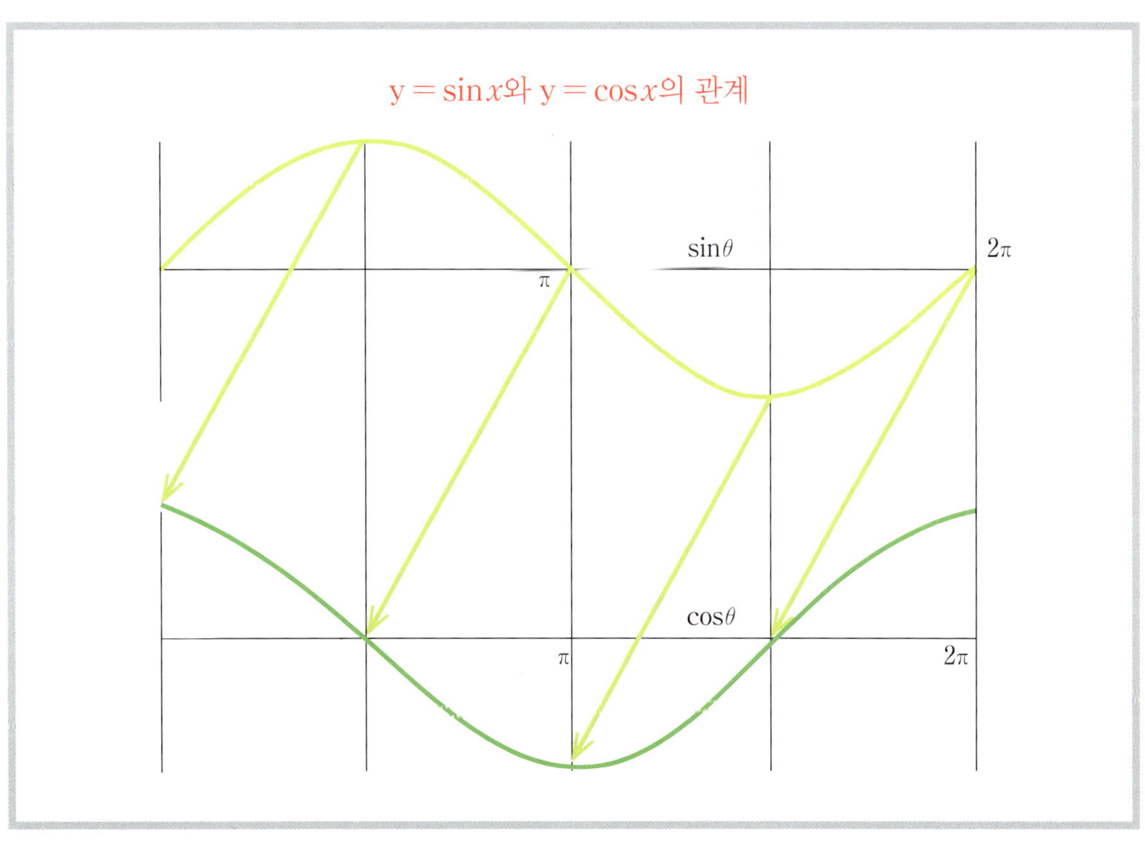

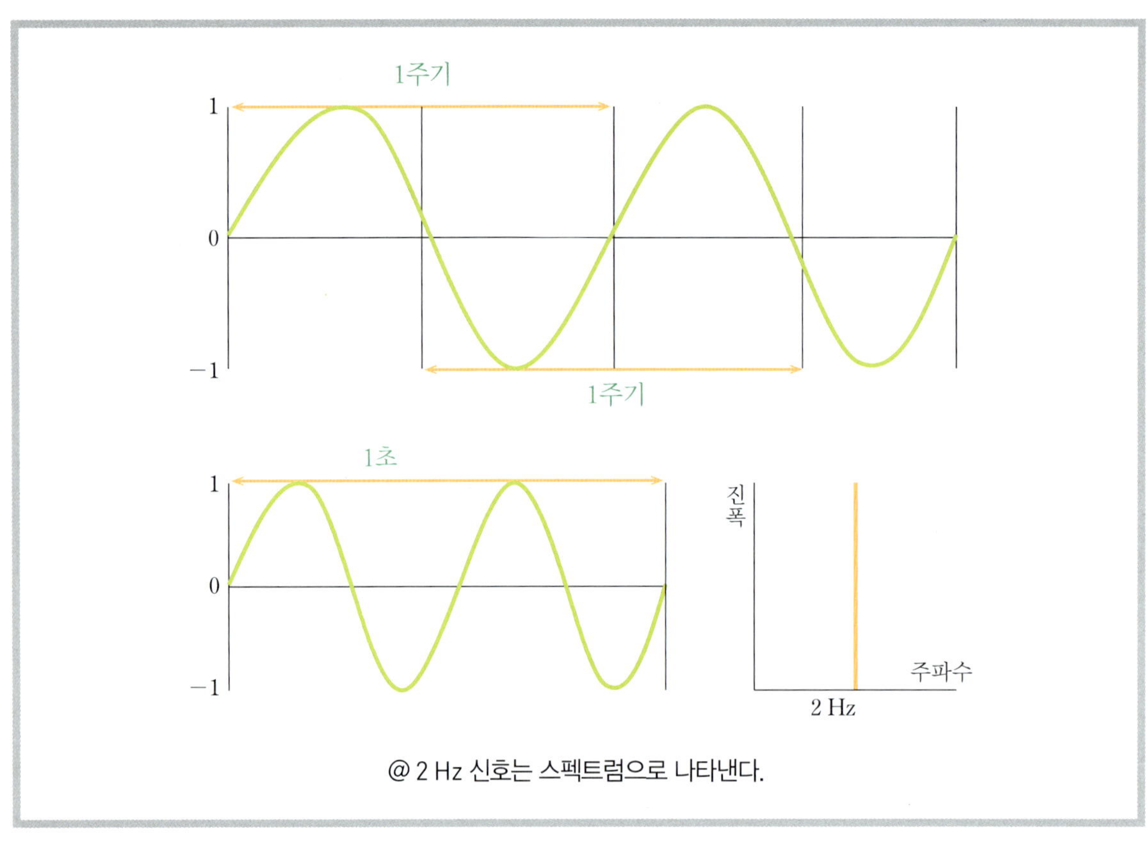

@ 2 Hz 신호는 스펙트럼으로 나타낸다.

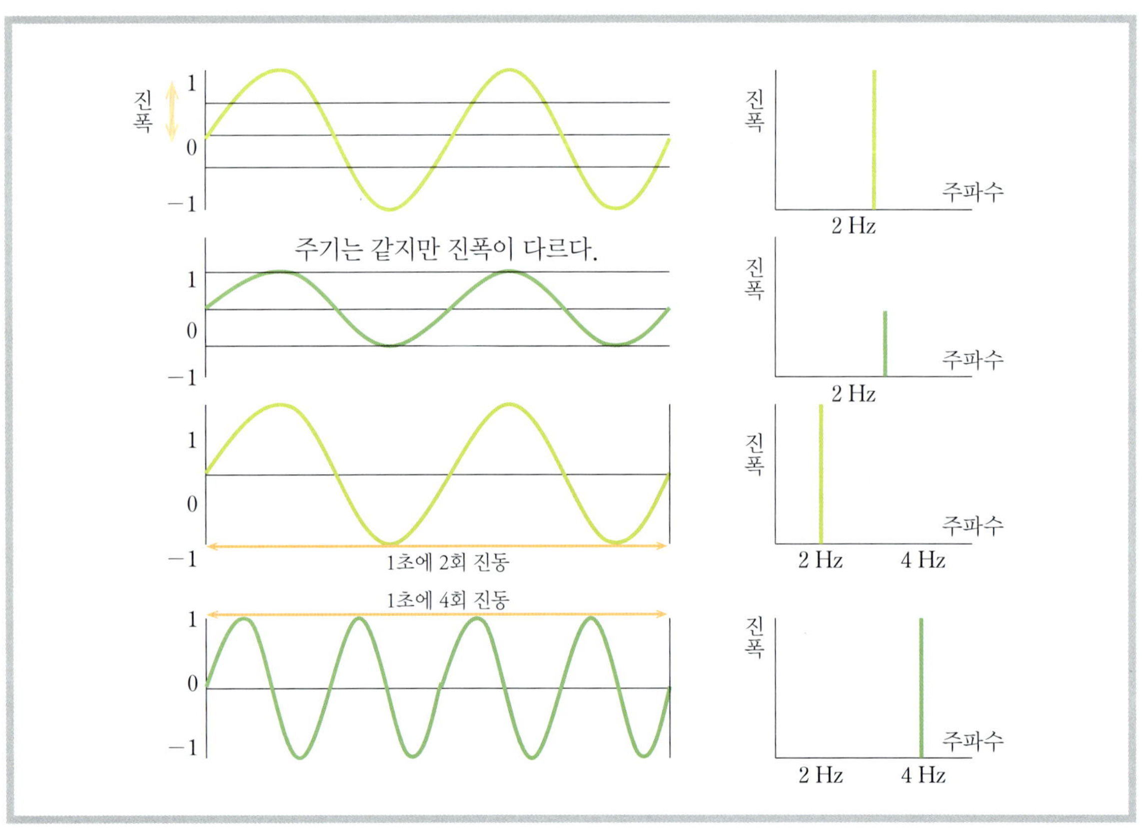

Fourier Series

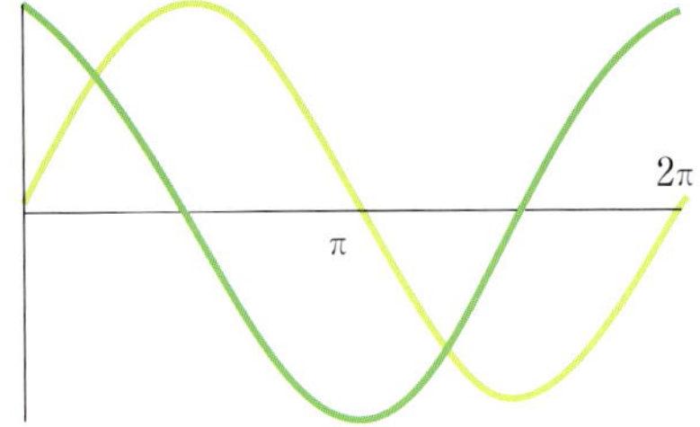

$F(x) = Sin(x)$

$F(x) = Cos(x)$

Sin 곡선은 0에서 출발한 그래프

Cos 곡선은 0을 제외한 위치에서 출발한 그래프

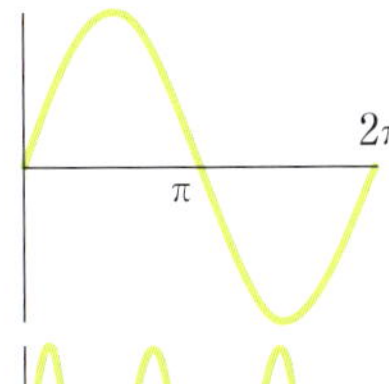

$y = \sin x$

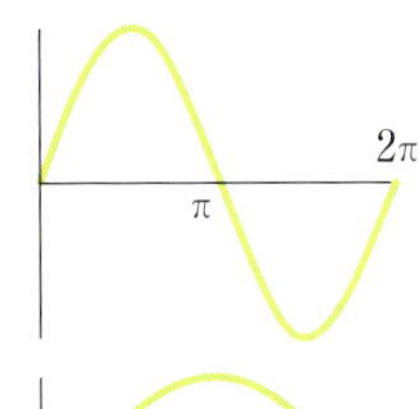

$y = \sin x$

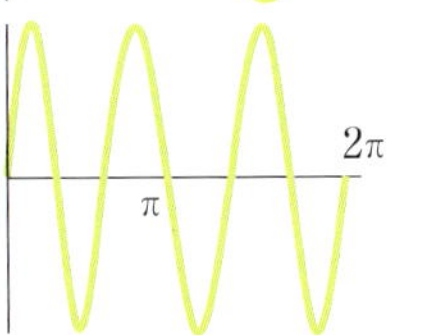

$y = \sin 3x$

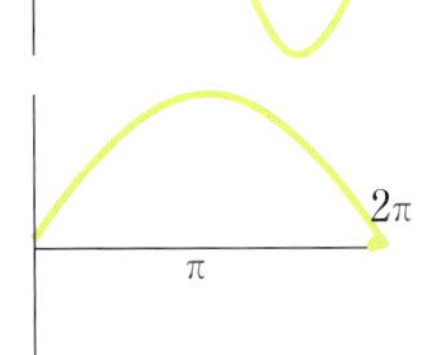

$y = \sin \frac{1}{2} x$

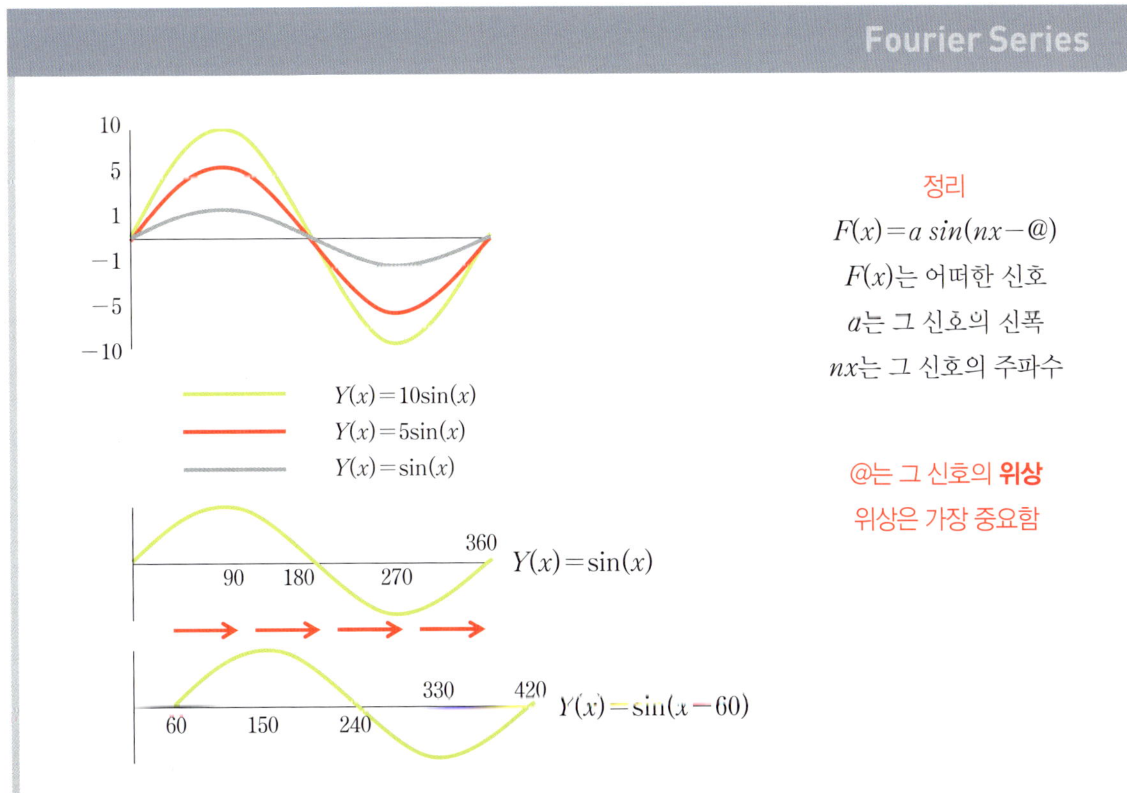

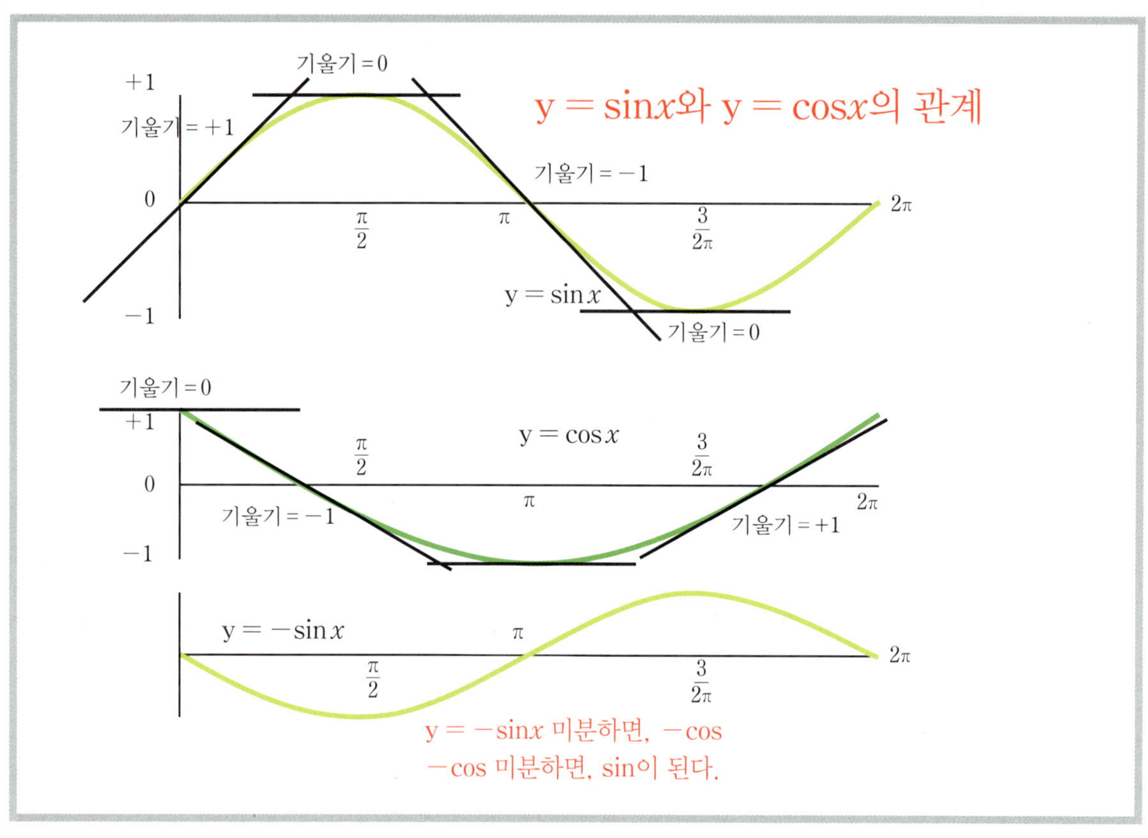

$(\sin x)' = \cos x$... $\sin x$를 미분하면 $\cos x$가 된다.

$(\cos x)' = -\sin x$... $\cos x$를 미분하면 $-\sin x$가 된다.

$\int \sin x dx = -\cos x$... $\sin x$를 적분하면 $-\cos x$가 된다.

$\int \cos x dx = \sin x$... $\cos x$를 적분하면 $\sin x$가 된다.

→ 0~180° 주기 함수 내에서 Sin만 면적을 갖는다.

$$\int_0^{\pi} \sin x dx = [-Cosx]_0^{\pi} = (\cos\pi - \cos 0) = -(1-1) = 2$$

$$\int_0^{2\pi} \sin x dx = [-Cosx]_0^{2\pi} = (\cos 2\pi - \cos 0) = -(1-1) = 0$$

$$\int_0^{\pi} \cos x dx = [\sin x]_0^{\pi} = (\sin\pi - \sin 0) = 0 - 0 = 0$$

$$\int_0^{2\pi} \cos x dx = [\sin x]_0^{2\pi} = (\sin 2\pi - \sin 0) = 0 - 0 = 0$$

합 또는 차를 곱으로 고치는 공식

$$\sin\alpha - \sin\beta = 2\cos\frac{1}{2}(\alpha+\beta)\sin\frac{1}{2}(\alpha-\beta)$$

$$\sin\alpha + \sin\beta = 2\sin\frac{1}{2}(\alpha+\beta)\cos\frac{1}{2}(\alpha-\beta)$$

$$\cos\alpha + \cos\beta = 2\cos\frac{1}{2}(\alpha+\beta)\cos\frac{1}{2}(\alpha-\beta)$$

$$\cos\alpha - \cos\beta = 2\cos\frac{1}{2}(\alpha+\beta)\cos\frac{1}{2}(\alpha-\beta)$$

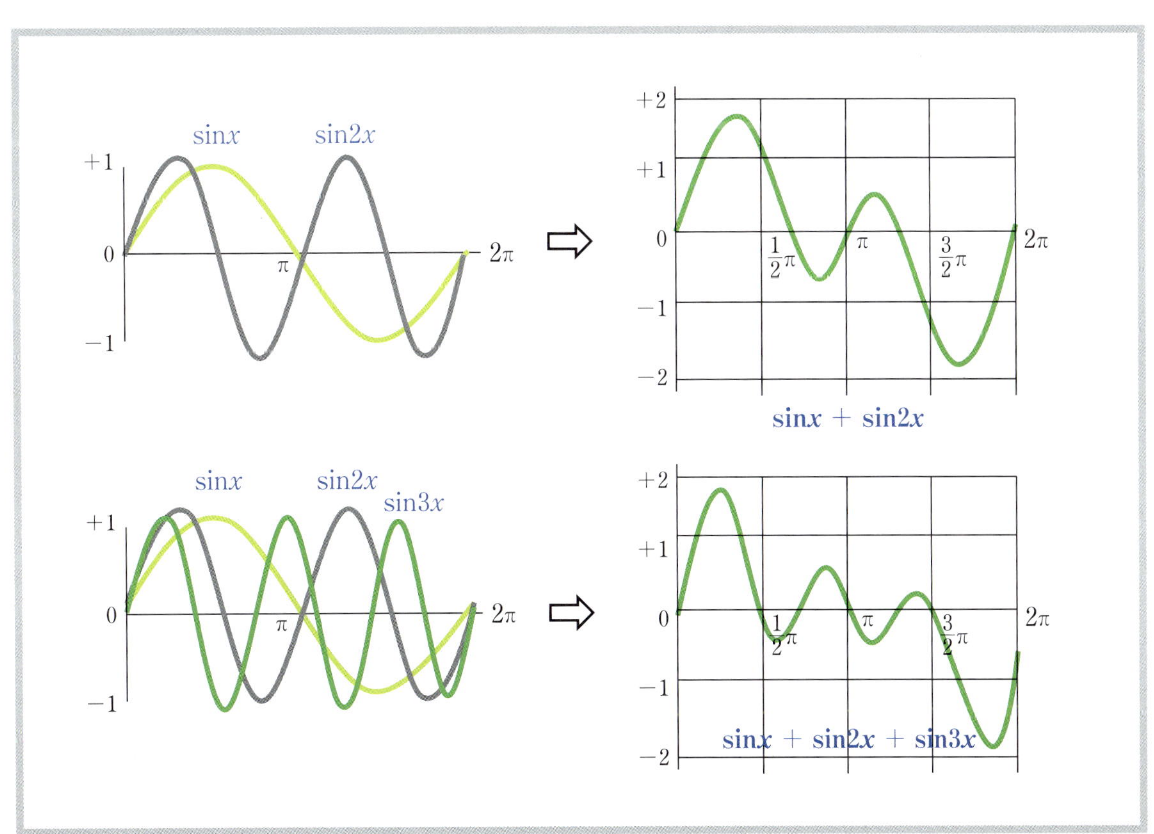

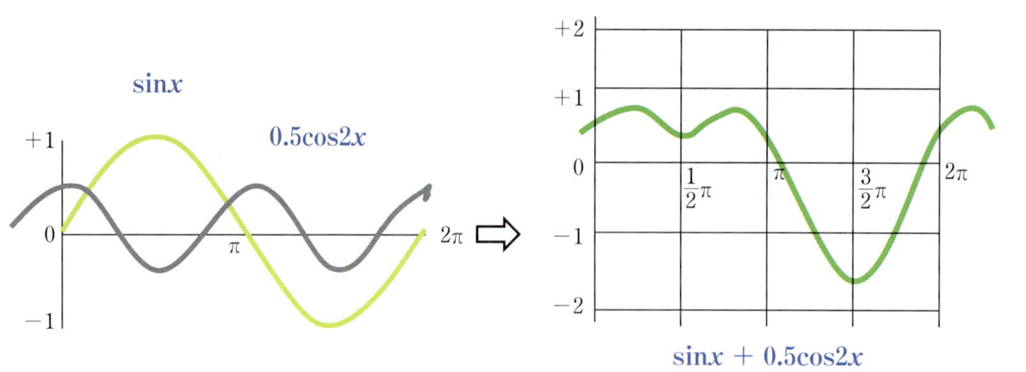

합의 법칙: 주기함수인 sin과 cos 함수를 더하면 비 주기 함수를 구할 수 있다.
Sin과 Sin의, cos과 cos의, sin과 cos의 합에 의해서 다양한 주기함수들을 분리할 수 있다.
→0~180° 주기 함수 내에 Sin만 면적을 갖는다.

곱의 법칙: 1) Sin과 Sin의 곱, cos과 cos의 곱에서 면적 값을 가진다. (같은 주파수)
→Sin과 sin 또는 cos과 cos은 360° 내에서 이루어진 곱은 면적으로 표시하면 π이다.
2) Sin과 Sin의 곱, cos과 cos의 곱에서 면적 값은 zero이다. (다른 주파수)
3) Sin과 cos의 360° 내에서 이루어진 곱은 면적으로 표시하면 zero이다. (같은, 다른 주파수)

함수의 곱은?

$$y = (x^2 - 2) \times x \text{ 즉,}$$
$$y = x^3 - 2x$$

$$\sin 45 \times \cos 45$$
$$= 0.707 \times 0.707 = 0.5\text{이다.}$$

곱의 법칙: 1) Sin과 Sin의 곱, cos과 cos의 곱에서 면적 값을 가진다. (같은 주파수)
→Sin과 sin 또는 cos과 cos은 360° 내에서 이루어진 곱은 면적으로 표시하면 π이다.
2) Sin과 Sin의 곱, cos과 cos의 곱에서 면적 값은 zero이다. (다른 주파수)
3) Sin과 cos의 360° 내에서 이루어진 곱은 면적으로 표시하면 zero이다. (같은, 다른 주파수)

$$a_2 = \int (3\sin 5\omega t + 5\sin 2\omega t + \cos 7\omega t) \times \sin 2\omega t = ?$$

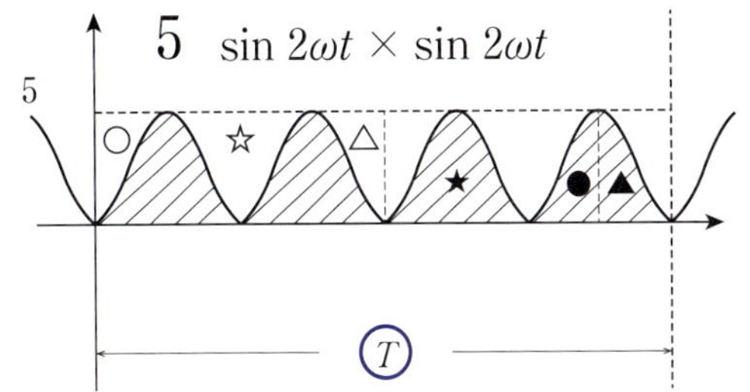

$$a_2 = 5 \times \frac{T}{2}$$

$$a_2 = 5 \times \frac{T}{2} \times \frac{2}{T}$$

$$a_2 = 5$$

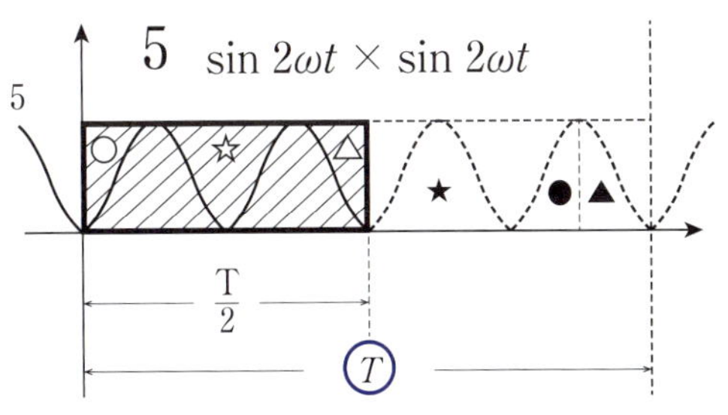

Sin파 성분분해

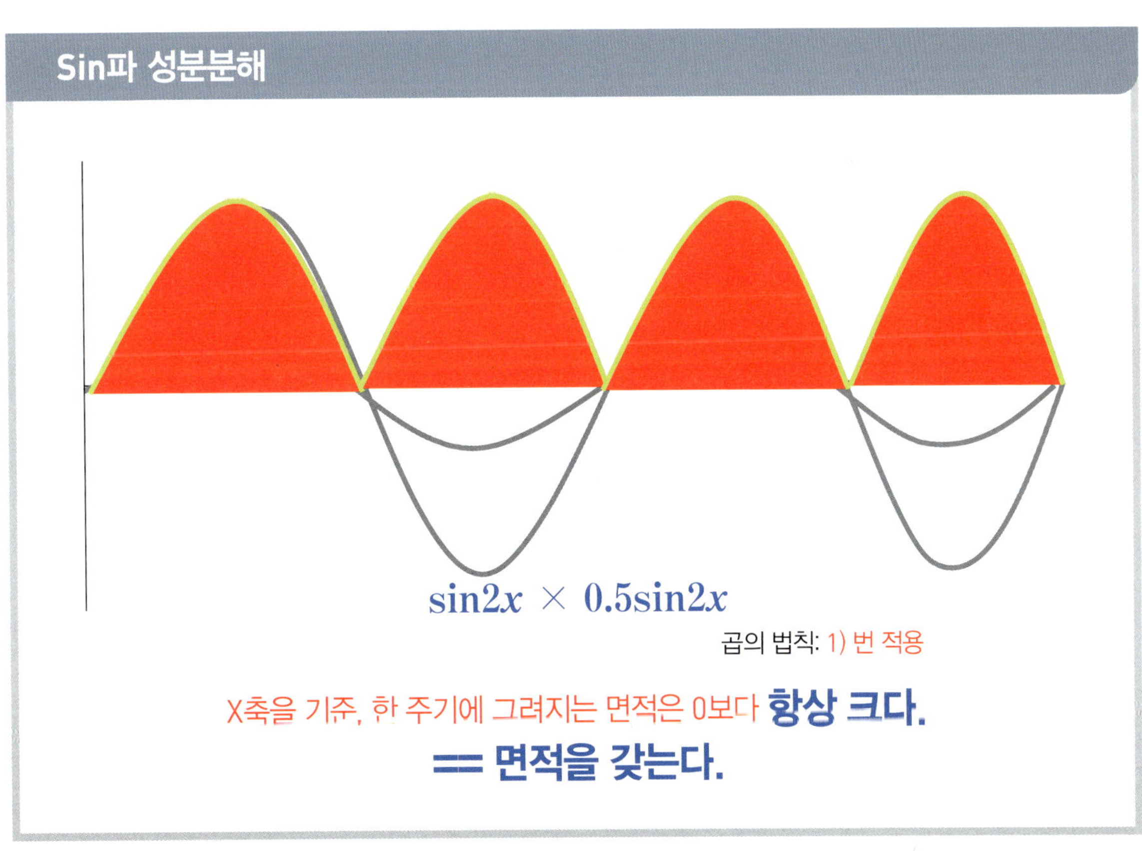

곱의 법칙: 1) 번 적용

X축을 기준, 한 주기에 그려지는 면적은 0보다 **항상 크다.**

== 면적을 갖는다.

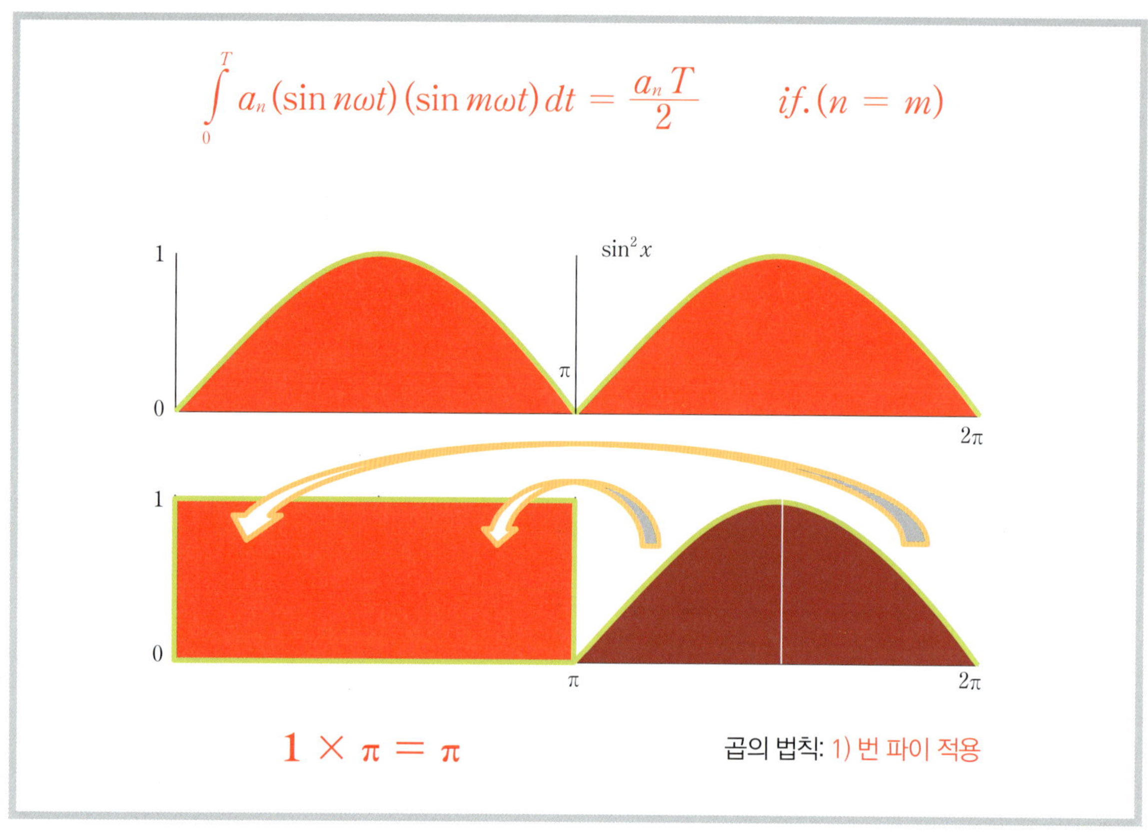
$$\int_0^T a_n(\sin n\omega t)(\sin m\omega t)\,dt = \frac{a_n T}{2} \qquad if.(n = m)$$
1
0
$\sin^2 x$
π
2π
1
0
π
2π
$1 \times \pi = \pi$
곱의 법칙: 1) 번 파이 적용

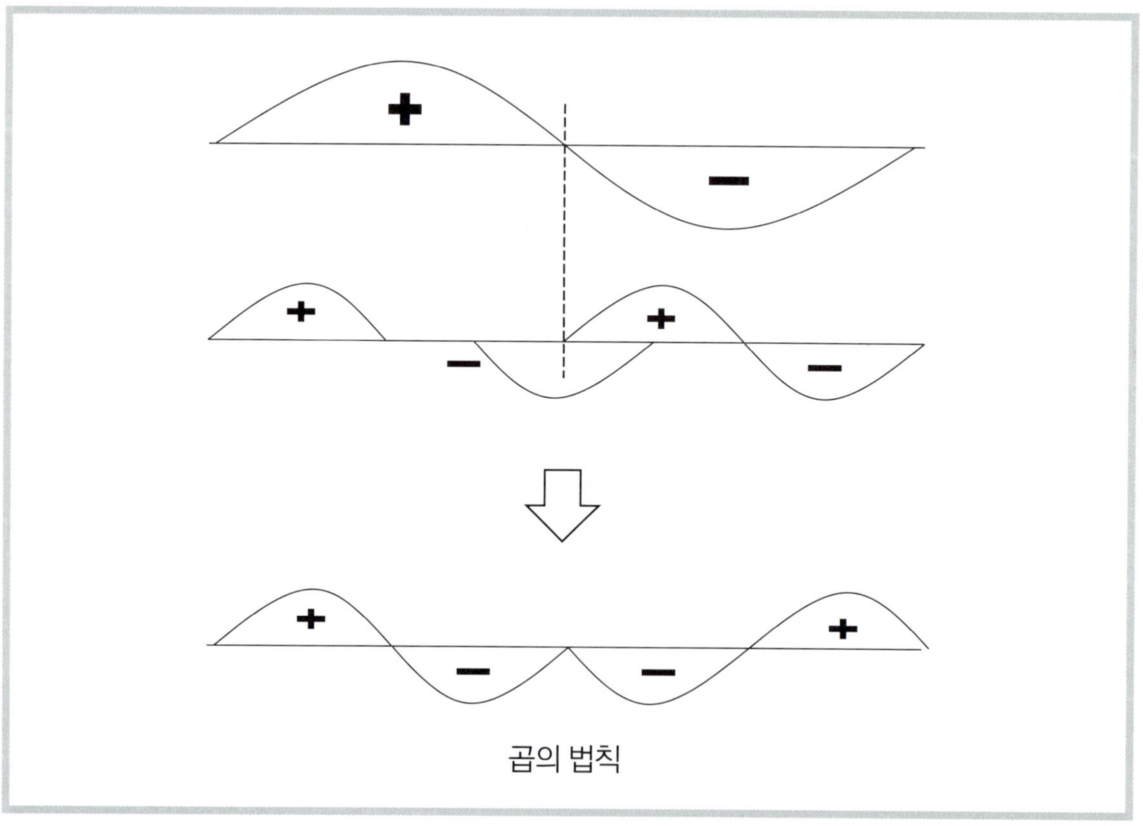
곱의 법칙

$$a_2 = \int (3\sin 5\omega t + 5\sin 2\omega t + \cos 7\omega t) \times \sin 2\omega t = ?$$

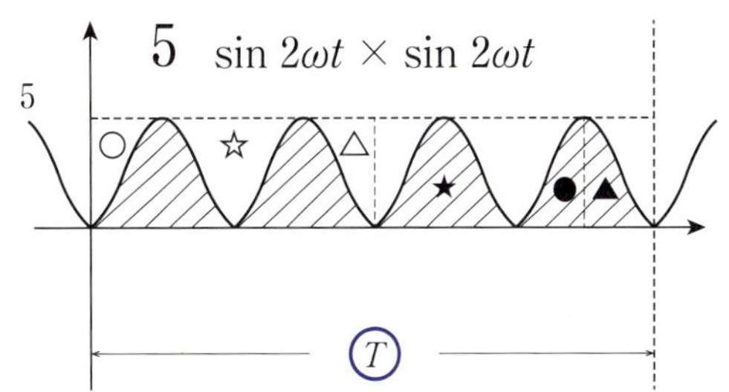

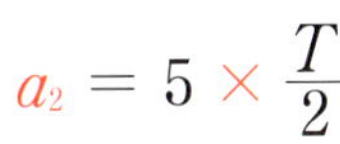

$$a_2 = 5 \times \frac{T}{2}$$

$$a_2 = 5 \times \frac{T}{2} \times \frac{2}{T}$$

$$a_2 = 5$$

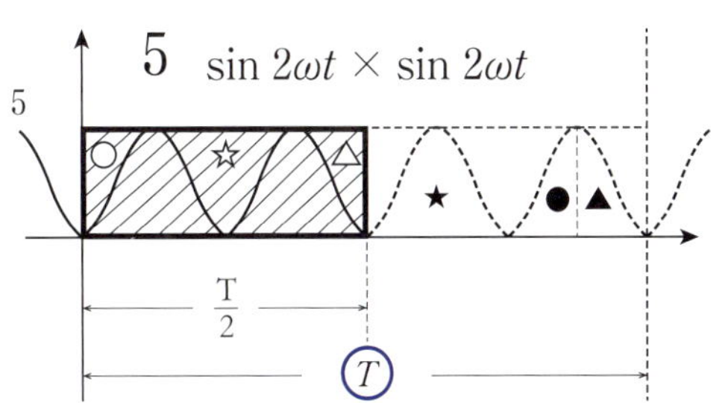

곱의 법칙: 1) Sin과 Sin의 곱, cos과 cos의 곱에서 면적 값을 가진다. (같은 주파수)

→ Sin과 sin 또는 cos과 cos은 360° 내에서 이루어진 곱은 면적으로 표시하면 π이다.

2) Sin과 Sin의 곱, cos과 cos의 곱에서 면적 값은 zero이다. (다른 주파수)

3) Sin과 cos의 360° 내에서 이루어진 곱은 면적으로 표시하면 zero이다. (같은, 다른 주파수)

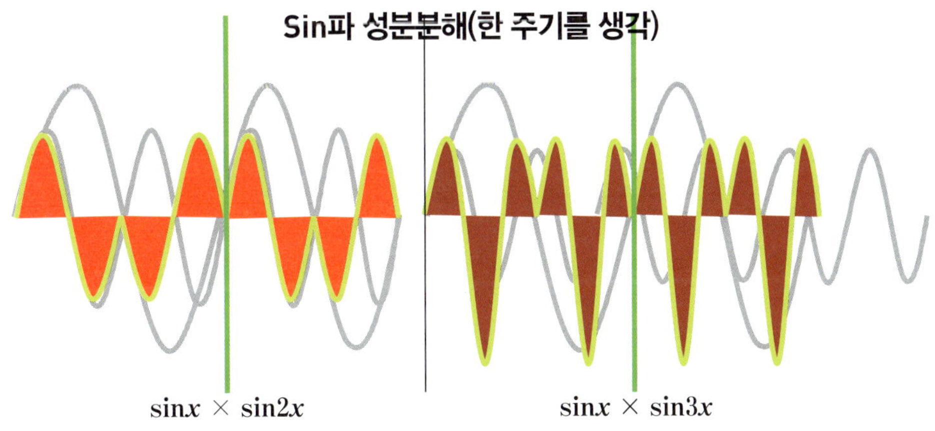

그기외 주피수는 다양해지지민

X축을 기준으로 위아래의 면적의 합은 0 이다.

곱의 법칙: 2) 번 적용

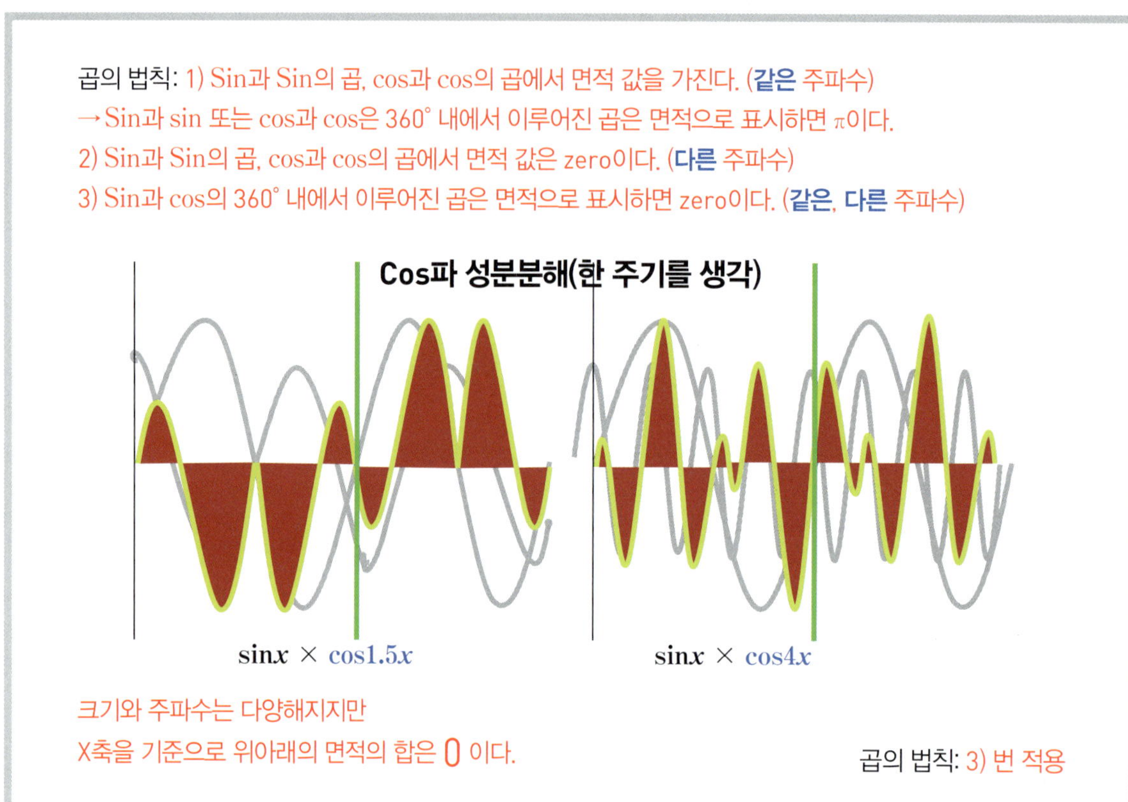
곱의 법칙: 1) Sin과 Sin의 곱, cos과 cos의 곱에서 면적 값을 가진다. (같은 주파수)
→ Sin과 sin 또는 cos과 cos은 360° 내에서 이루어진 곱은 면적으로 표시하면 π이다.
2) Sin과 Sin의 곱, cos과 cos의 곱에서 면적 값은 zero이다. (다른 주파수)
3) Sin과 cos의 360° 내에서 이루어진 곱은 면적으로 표시하면 zero이다. (같은, 다른 주파수)
Cos파 성분분해(한 주기를 생각)
sinx × cos1.5x
sinx × cos4x
크기와 주파수는 다양해지지만
X축을 기준으로 위아래의 면적의 합은 0 이다.
곱의 법칙: 3) 번 적용

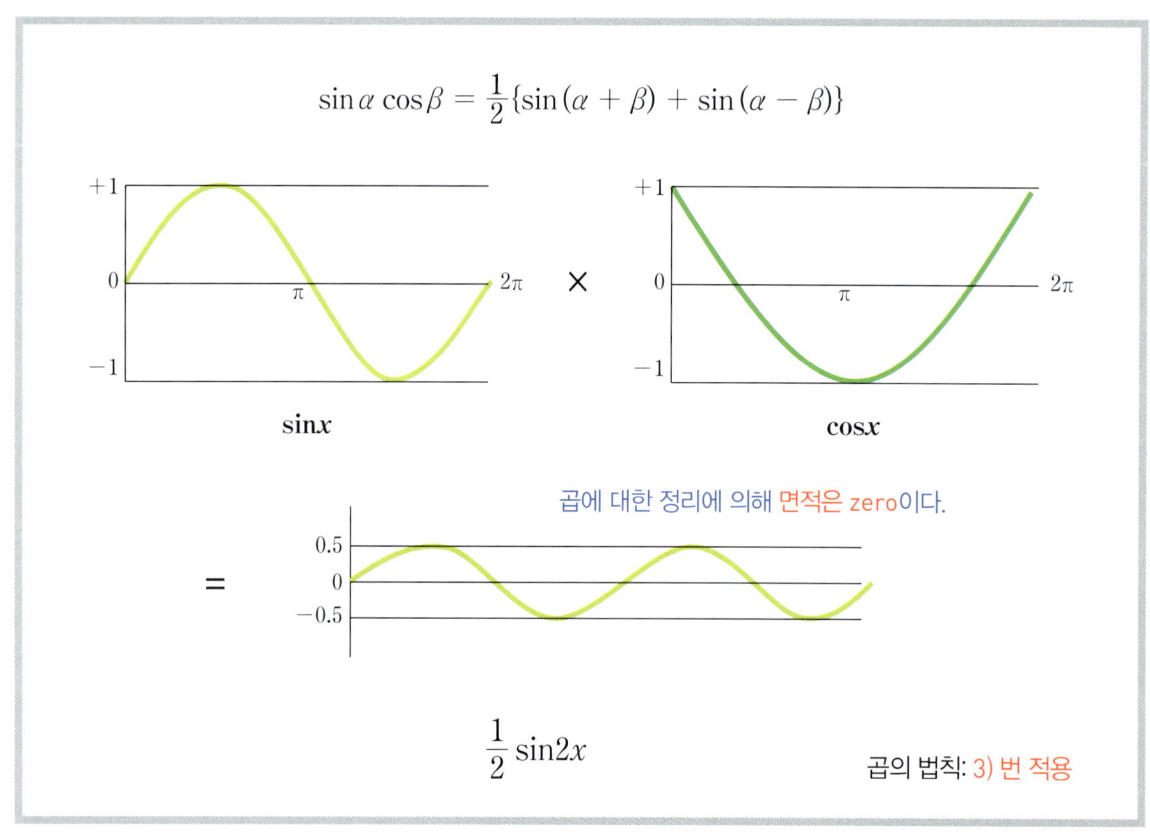
$\sin\alpha\cos\beta = \frac{1}{2}\{\sin(\alpha+\beta)+\sin(\alpha-\beta)\}$
+1
0
−1
π
2π
sinx
×
cosx
곱에 대한 정리에 의해 면적은 zero이다.
=
0.5
0
−0.5
$\frac{1}{2}\sin 2x$
곱의 법칙: 3) 번 적용

Fourier Series

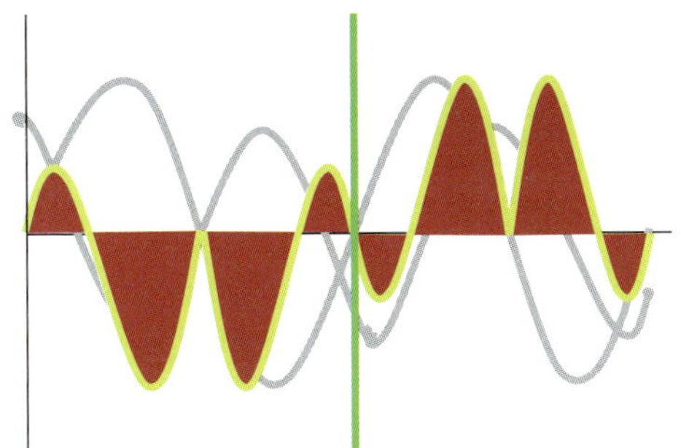

임의의 크기 a_n과 주파수가 같은 sin곡선과 cos곡선을 곱하면?? 면적 zero

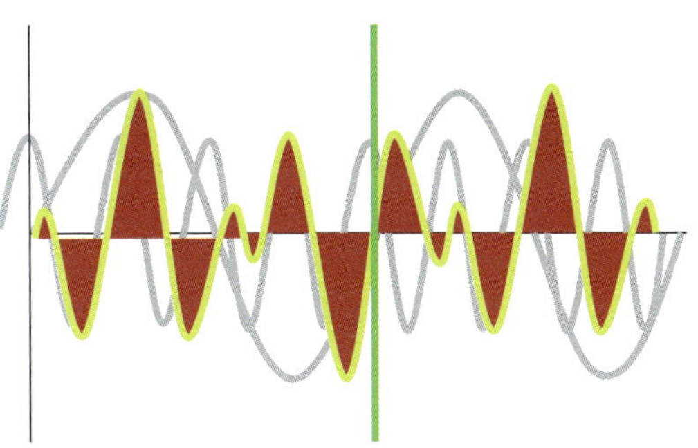

임의의 크기 a_n과 주파수가 다른 sin곡선과 cos곡선을 곱하면?? 면적 zero

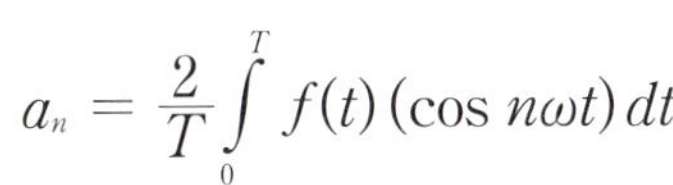

$$a_n = \frac{2}{T}\int_0^T f(t)\,(\cos n\omega t)\,dt$$

$$b_n = \frac{2}{T}\int_0^T f(t)\,(\sin n\omega t)\,dt$$

a_n과 b_n을 푸리에 계수라고 한다.

곱의 법칙: 3) 번 적용

사인의 덧셈공식

$$\sin(\alpha+\beta) = \sin\alpha\cos\beta + \cos\alpha\sin\beta$$
$$\sin(\alpha-\beta) = \sin\alpha\cos\beta - \cos\alpha\sin\beta$$

코사인의 덧셈공식

$$\cos(\alpha+\beta) = \cos\alpha\cos\beta - \sin\alpha\sin\beta$$
$$\cos(\alpha-\beta) = \cos\alpha\cos\beta + \sin\alpha\sin\beta$$

곱을 합 또는 차로 고치는 공식====

진폭이 줄어든 고주파형태의 sin과 cos 파형으로

$$\sin\alpha\cos\beta = \frac{1}{2}\{\sin(\alpha+\beta) + \sin(\alpha-\beta)\} \qquad \frac{1}{2}\sin 2x$$

$$\sin\alpha\sin\beta = \frac{1}{2}\{\cos(\alpha+\beta) + \cos(\alpha-\beta)\} \qquad \frac{1}{2}\cos 2x$$

$$\cos\alpha\cos\beta = \frac{1}{2}\{\cos(\alpha+\beta) + \cos(\alpha-\beta)\} \qquad \frac{1}{2}\cos 2x$$

함수의 직교성

Sin과 Sin의 또는 Cos과 Cos에서의 360도 내에서 이루어진 곱은 면적으로 표시하면 파이가 된다.

곱의 법칙: 1) 번 적용

$$\int_0^{2\pi} (\sin^2 x)\,dx$$

$$\int_0^{2\pi} (\sin x \sin x)\,dx$$

$$= \frac{1}{2}\int_0^{2\pi} (\cos 0 - \cos 2x)\,dx$$

$$= \frac{1}{2}\int_0^{2\pi} (1 - \cos 2x)\,dx$$

$$= \frac{1}{2}\int_0^{2\pi} (1)\,dx - \int_0^{2\pi} \cos 2x\,dx$$

$$= \frac{1}{2}[x]_0^{2\pi}$$

$$= \frac{1}{2}[2\pi - 0] = \pi$$

$$\sin\alpha\sin\beta = -\frac{1}{2}\{\cos(\alpha+\beta) + \cos(\alpha-\beta)\}$$

$$\sin\alpha\sin\beta = -\frac{1}{2}\{\cos(\alpha-\beta) + \cos(\alpha+\beta)\}$$

$$(\alpha+\beta)$$

$$\sin\alpha\sin\beta = -\frac{1}{2}\{\cos(\alpha-\beta) - \cos(\alpha+\beta)\}$$

2π 내에 있는 cos 정적분하면, zero된다.

$$\int_0^{2\pi} \cos^2 x\,dx$$

$$\int_0^{2\pi} (\cos x \cos x)\,dx$$

➡ π가 된다.

함수의 직교성

Sin과 Cos의 360도 내에서 이루어진 곱은 면적으로 표시하면 Zero이다.

곱의 법칙: 3) 번 적용

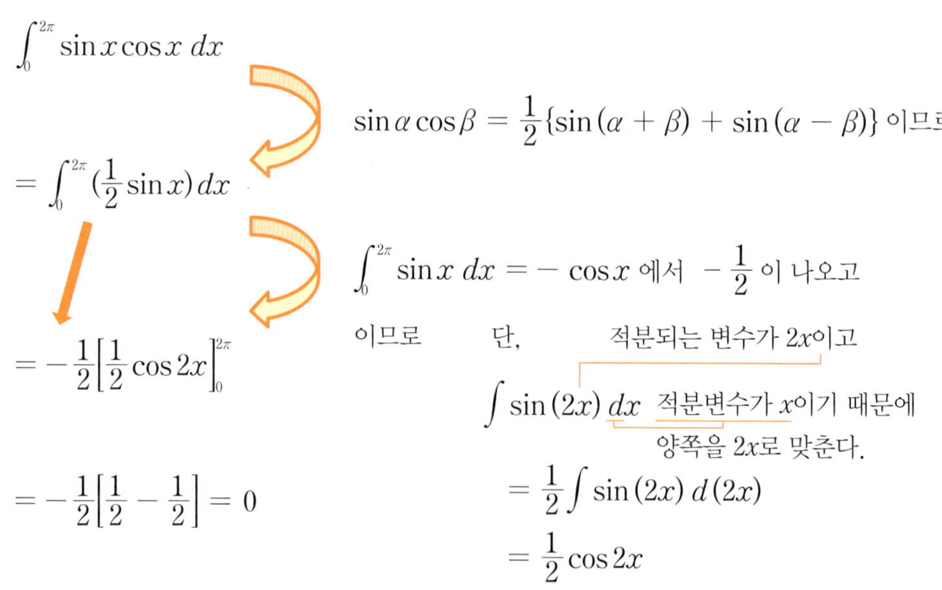

$$\int_0^{2\pi} \sin x \cos x\,dx$$

$$= \int_0^{2\pi} (\frac{1}{2}\sin x)\,dx$$

$$= -\frac{1}{2}\left[\frac{1}{2}\cos 2x\right]_0^{2\pi}$$

$$= -\frac{1}{2}\left[\frac{1}{2} - \frac{1}{2}\right] = 0$$

$\sin\alpha\cos\beta = \frac{1}{2}\{\sin(\alpha+\beta) + \sin(\alpha-\beta)\}$ 이므로

$\int_0^{2\pi} \sin x\,dx = -\cos x$ 에서 $-\frac{1}{2}$ 이 나오고

이므로 단, 적분되는 변수가 $2x$이고

$\int \sin(2x)\,dx$ 적분변수가 x이기 때문에

양쪽을 $2x$로 맞춘다.

$$= \frac{1}{2}\int \sin(2x)\,d(2x)$$

$$= \frac{1}{2}\cos 2x$$

Fourier Series

$F(x)$

$= a_0 + a_1 \cos x + a_2 \cos 2x + \cdots + a_n \cos nx$

$+ b_1 \sin x + b_2 \sin 2x + \cdots + b_n \sin nx$

$= a_0 + \sum_{n=1}^{\infty} (a_n \cos nx + b_n \sin nx)$

진폭 진폭

계수 상수

$3x + 4 = 10$

변수

a_n과 b_n을 푸리에 계수라고 한다.

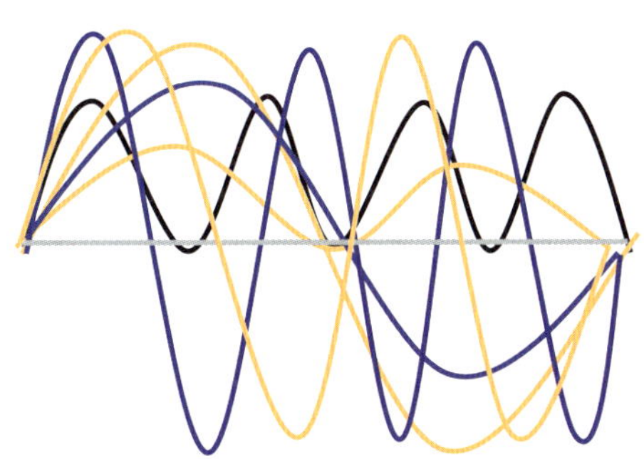

임의의 크기 a_n인 sin곡선에 다른 주파수의 sin곡선을 곱하면 결과는??
면적의 총합은 0이 나온다..
주파수는 2배, a_n은 절반이 되며
양의 영역에 나타나는 곡선을 이룬다.

$$f(t) = \sum_{n=1}^{N} a_n \cos(n\omega t) + \sum_{n=1}^{N} b_n \sin(n\omega t)$$

$$a_n = \frac{2}{T}\int_0^T f(t)(\cos n\omega t)\,dt$$

$$b_n = \frac{2}{T}\int_0^T f(t)(\sin n\omega t)\,dt$$

$f(t) = 3\sin 5\omega t + 5\sin 2\omega t + \cos 7\omega t$

$a_1 = \int (3\sin 5\omega t + 5\sin 2\omega t + \cos 7\omega t) \times \sin \omega t = 0$

$a_2 = \int (3\sin 5\omega t + 5\sin 2\omega t + \cos 7\omega t) \times \sin 2\omega t = ?$

$a_3 = \int (3\sin 5\omega t + 5\sin 2\omega t + \cos 7\omega t) \times \sin 2\omega t = 0$

$$a_2 = 5 \times \frac{T}{2}$$

$$a_2 = 5 \times \frac{T}{2} \times \frac{1}{T}$$

$$a_2 = 5$$

곱을 합 또는 차로 고치는 공식

진폭이 줄어든 고주파형태의 sin과 cos 파형으로

$\sin x \times \sin x$ $\quad \frac{1}{2}\cos 2x$

$\cos x \times \cos x$ 면적은 π

$\sin x \times \cos x$ 면적은 zero

$\sin x \times \sin 2x$

360sincosπ

$\sin x \times \sin 3x$

면적은 zero

$\sin x \times \cos 1.5x$

$\sin x \times \cos 4x$

$\sin 2x \times 0.5 \sin 2x$ 같은 주파수일 때 면적은????? == 0.5

Sin파 성분분해

$$\int_0^T b_n(\sin n\omega t)(\sin m\omega t)\,dt = 0 \qquad if.(n \neq m)$$

$$\int_0^T b_n(\sin n\omega t)(\sin m\omega t)\,dt = \frac{b_n T}{2} \qquad if.(n = m)$$

곱의 법칙: 사인파의 진폭은 다르고
주파수가 같은 사인파를
곱해주면 사인파 성분(b_n)을 알 수 있다.

Cos파와 동일함.

Cos파 성분분해

$$\int_0^T a_n(\cos n\omega t)(\cos m\omega t)\,dt = 0 \qquad if.(n \neq m)$$

$$\int_0^T a_n(\cos n\omega t)(\cos m\omega t)\,dt = \frac{a_n T}{2} \qquad if.(n = m)$$

곱의 법칙: 코사인파의 진폭은 다르고
주파수가 같은 코사인파를
곱해주면 코사인파 성분(a_n)을 알 수 있다.

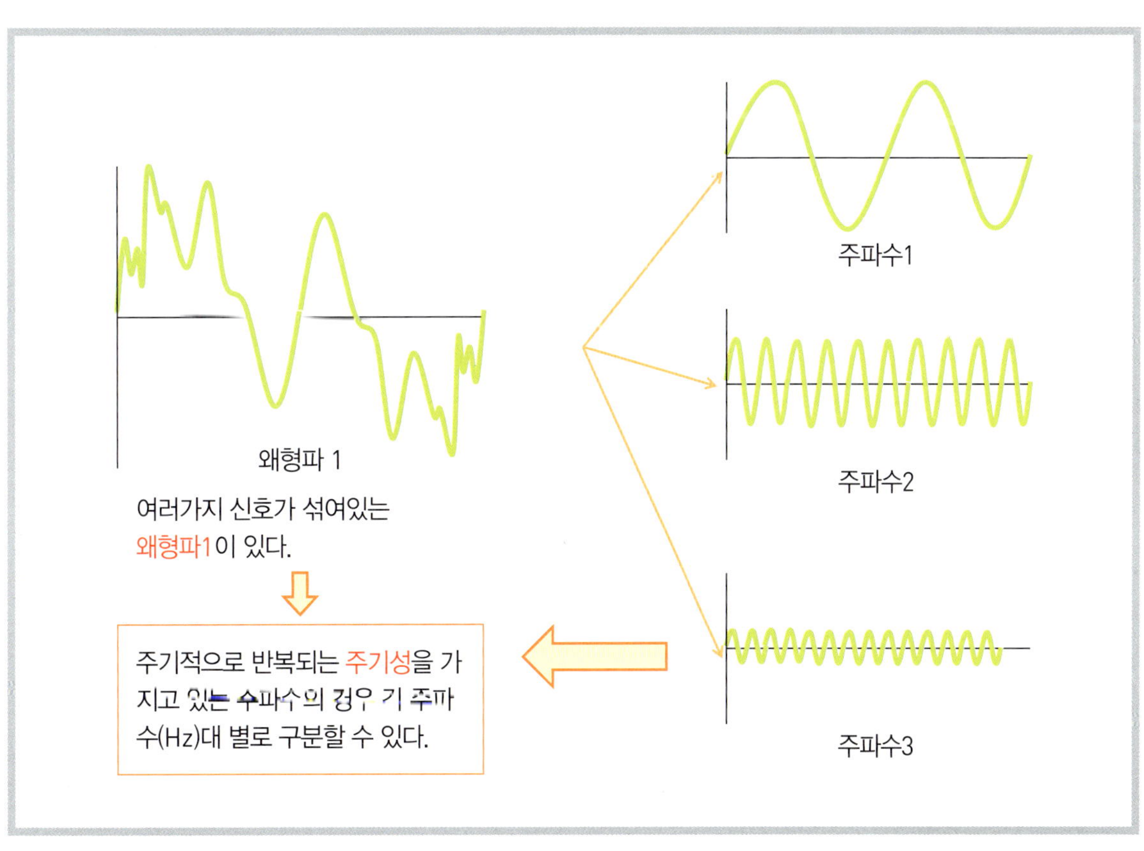

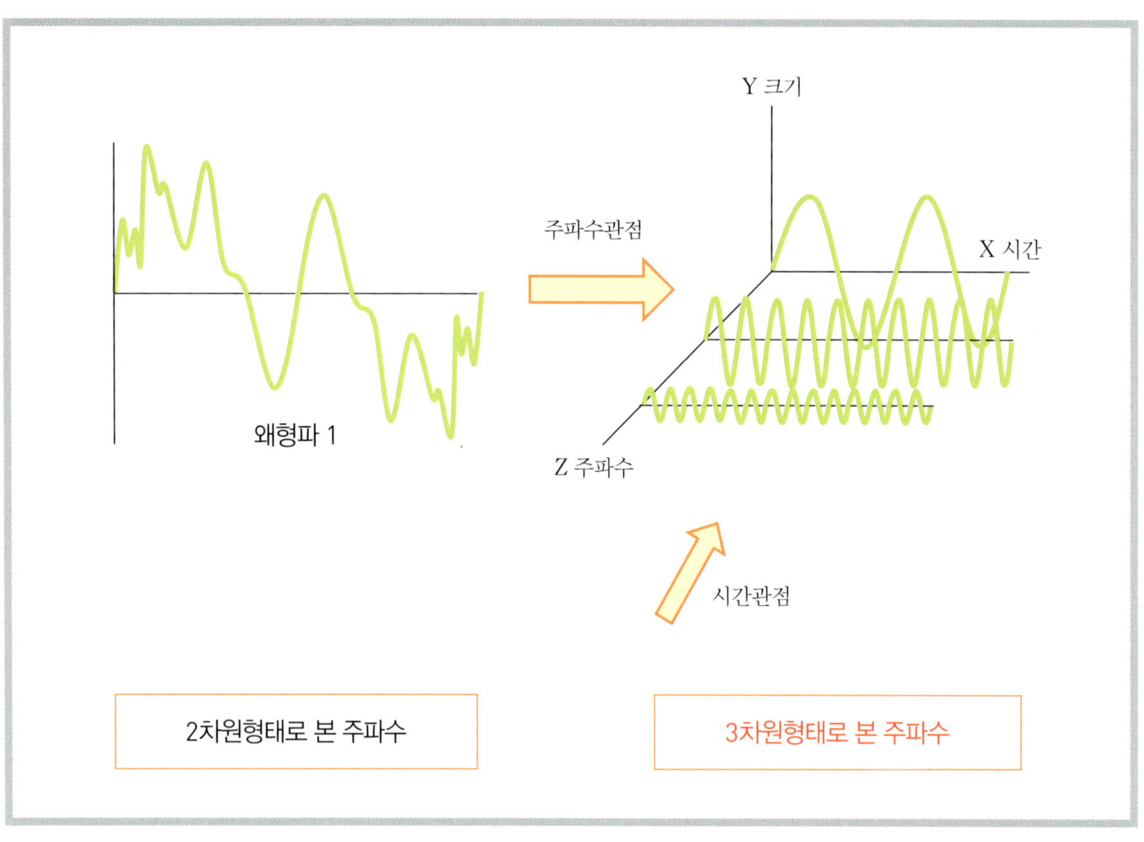
Y 크기
주파수관점
X 시간
왜형파 1
Z 주파수
시간관점
2차원형태로 본 주파수
3차원형태로 본 주파수

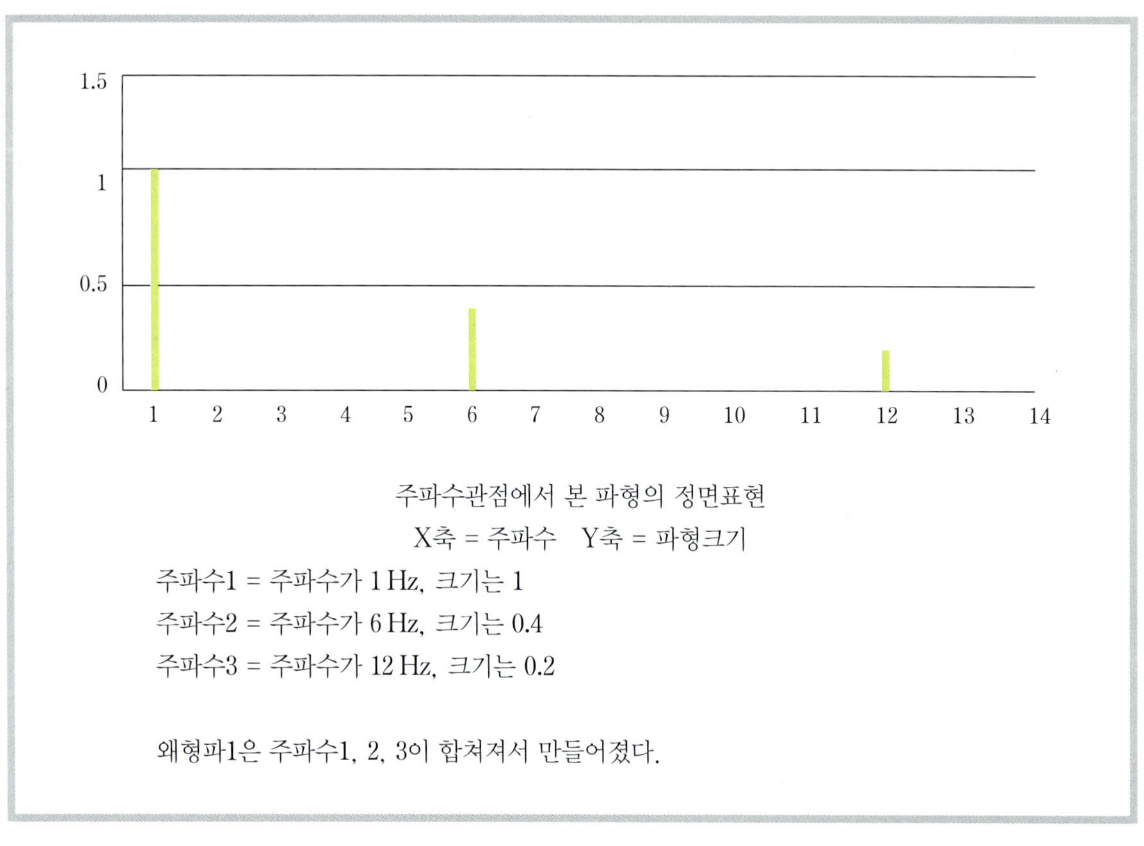
1.5
1
0.5
0
1
2
3
4
5
6
7
8
9
10
11
12
13
14
주파수관점에서 본 파형의 정면표현
X축 = 주파수 Y축 = 파형크기
주파수1 = 주파수가 1 Hz, 크기는 1
주파수2 = 주파수가 6 Hz, 크기는 0.4
주파수3 = 주파수가 12 Hz, 크기는 0.2
왜형파1은 주파수1, 2, 3이 합쳐져서 만들어졌다.

$$f(t) = \sum_{n=1}^{N} b_n \sin(n\omega t)$$

왜형파1 같이 **주기적으로 반복되는** 사인파의 조합으로
이루어진 복잡한 파형을 식으로 나타낸 것.
위 공식을 이용하여 크기와 주파수가 다른 **사인파 성분들을 추출할** 수 있다.

주파수1 = 주파수가 1 Hz, 크기는 1
주파수2 = 주파수가 6 Hz, 크기는 0.4
주파수3 = 주파수가 12 Hz, 크기는 0.2

$$f(t) = 1 \cdot \sin(1\omega t) + 0.4 \cdot \sin(6\omega t) + 0.2 \cdot \sin(12\omega t)$$

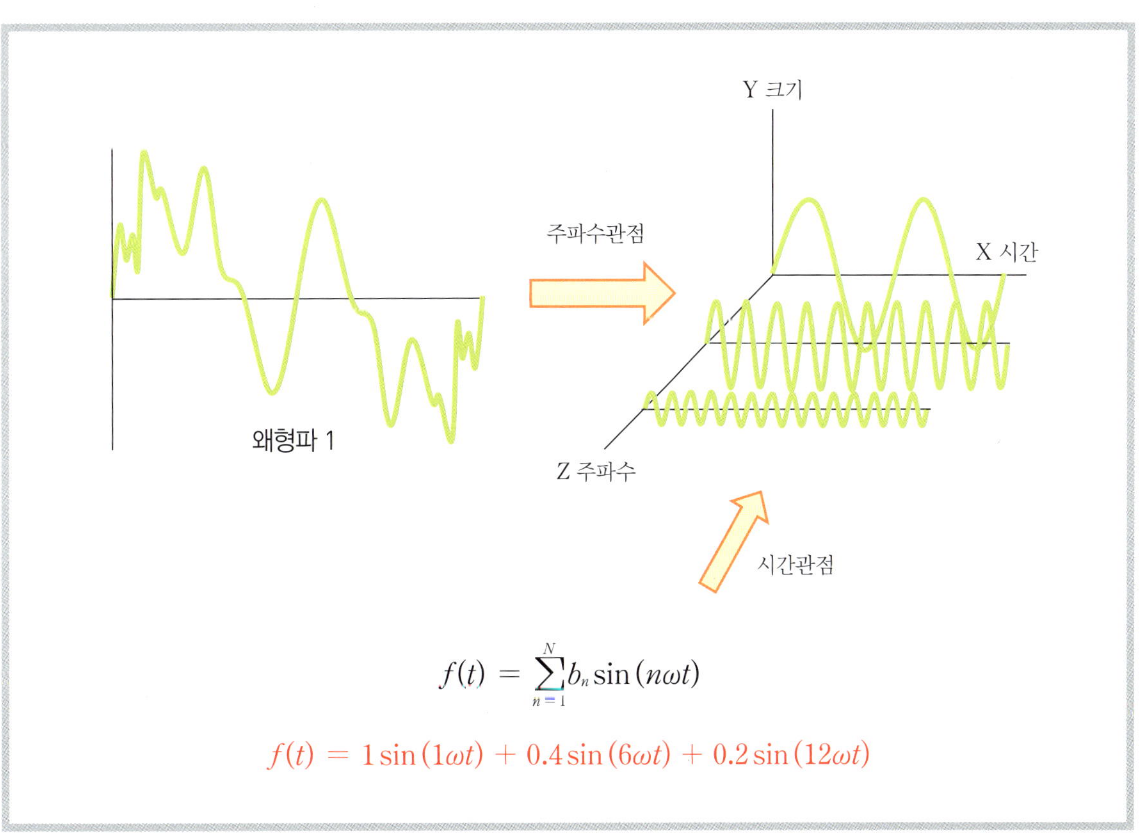

$$f(t) = \sum_{n=1}^{N} b_n \sin(n\omega t)$$

$$f(t) = 1\sin(1\omega t) + 0.4\sin(6\omega t) + 0.2\sin(12\omega t)$$

코사인성분이 섞인 왜형파 2는
위 공식으로 표현이 불가능하다.

사인파는 시작이 0부터,
코사인파는 시작이 0이 아닌 위치

$$f(t) = \sum_{n=1}^{N}(a_n \cos n\omega t + b_n \sin n\omega t)$$

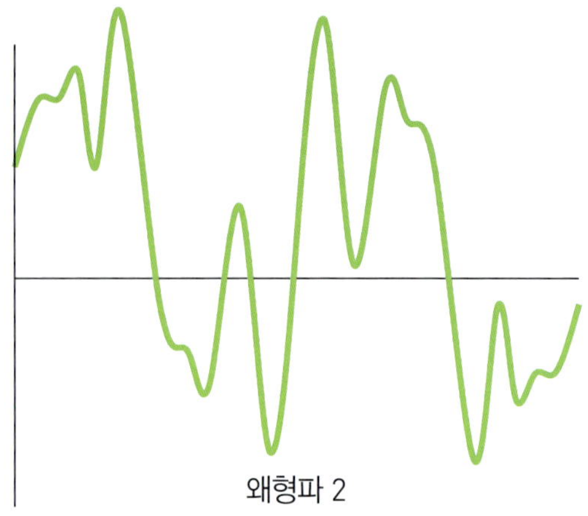

왜형파 2

위 공식을 통해 사인파 성분과 코사인파 성분이 조합된 왜형파를 표현할 수 있다.

$$f(t) = 1.5 \cdot \sin(1\omega t) + 0.7 \cdot \sin(2\omega t) + 1 \cdot \sin(3\omega t) + 1 \cdot \cos(1\omega t)$$

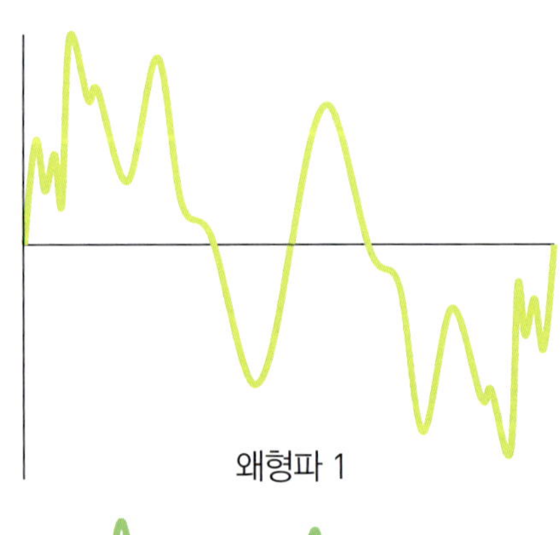

왜형파 1

왜형파 2

왜형파 1 같이 X축을 기준으로 위와 아래의 면적이 같은 교류성분의 파형은 이전의 공식으로 표현이 가능하지만,

왜형파 2 같이 위와 아래의 면적이 다른 직류성분의 파형은 이전의 공식에다 직류성분을 더해줘야 한다. 이를 푸리에 급수라 한다.

$$f(t) = a_0 + \sum_{n=1}^{N} a_n \cos(n\omega t) + \sum_{n=1}^{N} b_n \sin(n\omega t)$$

$\omega = 2\pi f$

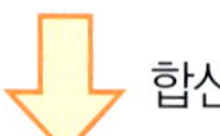

합산

각속도를
가지면서

$$f(t) = a_0 + \sum_{n=1}^{\infty}\{a_n \cos(n2\pi ft) + b_n \sin(n2\pi ft)\}$$

직류성분 분해

$$a_0 = \frac{1}{T}\int_0^T f(t)\,dt$$

왜형파에서 직류성분을 분해한다.

한 주기 내에서 그려진 면적을

주기로 나누면 직류성분이 나온다

각속도

$F(x) = a\ sin(nx - @)$

$F(x)$는 어떠한 신호

a는 그 신호의 진폭

nx는 그 신호의 주파수

@는 그 신호의 위상

위상은 가장 중요함

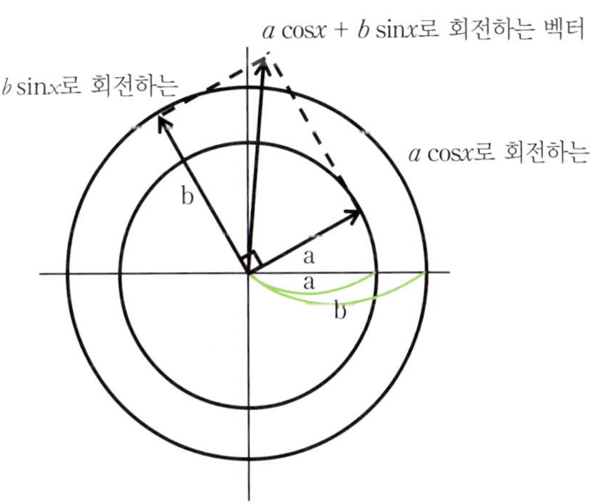

예를 들면, 여기에서 주파수의 크기(진폭)과 위상을 고조파 분해

$$f(t) = a_0 + \sum_{n=1}^{\infty} c_n \sin(n\omega t + \theta)$$

$$\sqrt{a_n^2 + b_n^2} = c_n$$

$$\theta = \tan^{-1}\frac{b_n}{a_n}$$

$$f(t) = a_0 + \sum_{n=1}^{\infty} a_n \cos(n\omega t) + b_n \sin(n\omega t)$$

Fourier Series

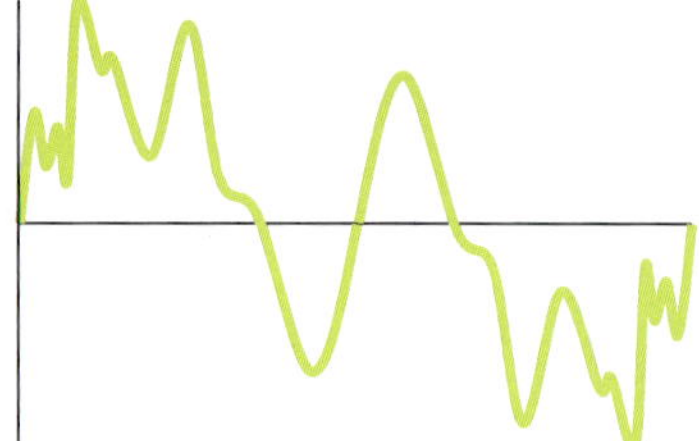

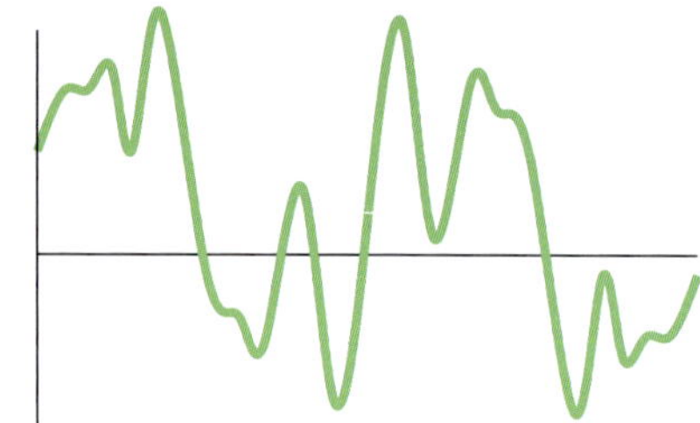

- 왼쪽 그림과 오른쪽 그림의 차이는 오른쪽그림이 X축값이 0일 때 파형의 크기가 0에서 출발하지 않는다는 것.
- 좌우 그림을 비교

$$f(t) = \sum_{n=1}^{N} b_n \sin(n\omega t)$$

$$f(t) = 1\sin(1\omega t) + 0.4\sin(6\omega t) + 0.2\sin(12\omega t)$$

$$f(t) = \sum_{n=1}^{N} a_n \cos(n\omega t) + \sum_{n=1}^{N} b_n \sin(n\omega t)$$

$$f(t) = 1.5\sin(1\omega t) + 0.7\sin(2\omega t) + 1\sin(3\omega t) + 1\cos(1\omega t)$$

Fourier Series

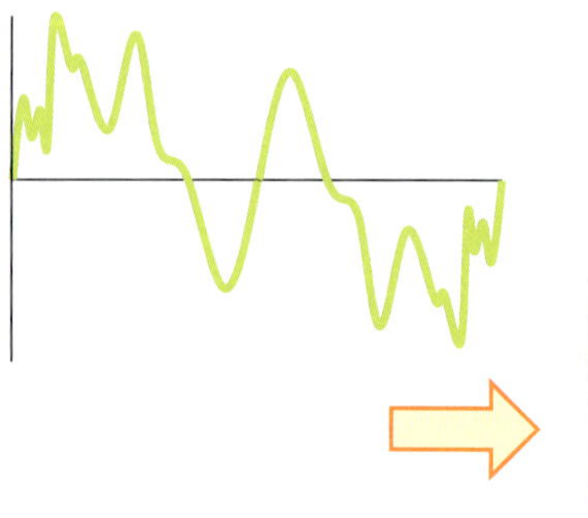

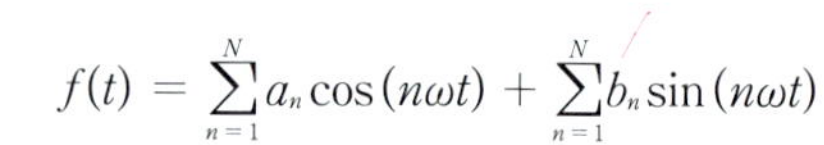

$$f(t) = \sum_{n=1}^{N} a_n \cos(n\omega t) + \sum_{n=1}^{N} b_n \sin(n\omega t)$$

$$f(t) = 1.5\sin(1\omega t) + 0.7\sin(2\omega t) + 1\sin(3\omega t) + 1\cos(1\omega t)$$

$$f(t) = a_0 + \sum_{n=1}^{N} a_n \cos(n\omega t) + \sum_{n=1}^{N} b_n \sin(n\omega t)$$

$$f(t) = 0.5 + 1.5\sin(1\omega t) + 1\sin(3\omega t) + 0.5\cos(5\omega t)$$

$$f(t) = a_0 + \sum_{n=1}^{\infty}\{a_n \cos(n2\pi ft) + b_n \sin(n2\pi ft)\}$$

직류파 성분분해

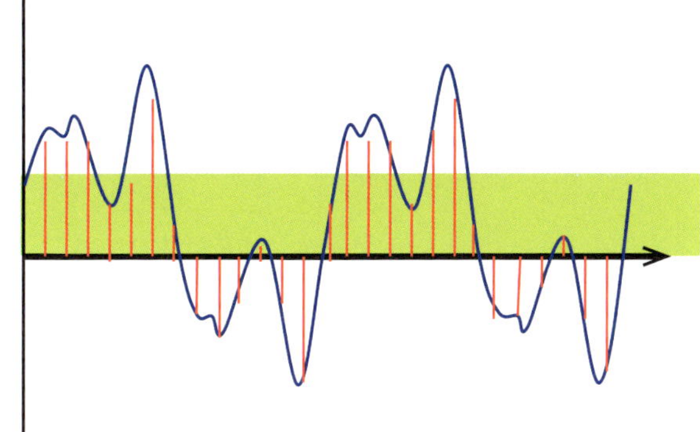

$$a_0 = \frac{1}{T}\int_0^T f(t)\,dt$$

$$f(t) = a_0 + \sum_{n=1}^{N} a_n \cos(n\omega t) + \sum_{n=1}^{N} b_n \sin(n\omega t)$$

Fourier series는 함수가 반드시 주기적이어야 한다는 제약이 존재.
대신, **주기함수의 주기를 무한대로 보내면**
비주기함수도 Fourier series로 변환 가능.

Fourier transform

Fourier Series

푸리에 급수

$$f(t) = a_0 + \sum_{n=1}^{N} a_n \cos(n\omega t) + \sum_{n=1}^{\infty} b_n \sin(n\omega t)$$

주기성이 있는 어떠한 복잡한 파형은 직류성분과 *Sin* 파형, *Cos* 파형의 성분들의 합으로 이루어져 있다.

푸리에 계수

$$a_0 = \frac{1}{T}\int_0^T f(t)\,dt$$

$$a_n = \frac{2}{T}\int_0^T f(t)(\cos n\omega t)\,dt$$

$$b_n = \frac{2}{T}\int_0^T f(t)(\sin n\omega t)\,dt$$

그 복잡한 파형에 속한 직류성분과 *Sin* 파형의 성분, *Cos* 파형의 성분을 구하기 위한 방법.

그 복잡한 파형에 x라는 주파수를 가진 *Sin* 또는 *Cos*파형이 존재할 경우 $Sin(x)$ 또는, $Cos(x)$와 곱하고 적분하면 값이 0 아닌 진폭 값이 나온다.
하지만, 존재하지 않을 경우 곱하고 적분한 값은 0에 가까운 수치가 나타난다.
=〉위 내용은 면적이 있고 없음을 표현함

Fourier Transform

주기성이 없는 어떠한 복잡한 파형(주기성이 있는 파형 포함)을 해석하는 수학공식

$$f(t) = a_0 + \sum_{n=1}^{\infty}(a_n \cos n\omega t + b_n \sin n\omega t)$$

$$a_0 = \frac{1}{T}\int_0^T f(t)\,dt$$

$$a_n = \frac{2}{T}\int_0^T f(t)(\cos n\omega t)\,dt$$

$$b_n = \frac{2}{T}\int_0^T f(t)(\sin n\omega t)\,dt$$

$$\cos n\omega t = \frac{e^{in\omega t} + e^{-in\omega t}}{2}$$

$$\sin n\omega t = \frac{e^{in\omega t} - e^{-in\omega t}}{2i}$$

푸리에 급수의 완전한 복소표현

$$f(x) = \sum_{n=-\infty}^{\infty} c_n e^{in\omega t}$$

푸리에 계수의 완전한 복소표현

$$C_n = \frac{1}{T}\int_{-\infty}^{\infty} f(t)\, e^{-in\omega t}\,dt$$

푸리에 변환식

$$G(f) = \int_{-\infty}^{\infty} f(t)\, e^{-i2\pi ft}\,dt$$

푸리에 역변환식

$$f(t) = \int_{-\infty}^{\infty} G(f)\, e^{i2\pi ft}\,dt$$

여기에서 중요한 내용은 sinogram을 생각하고 하나 하나의 sin과 cos로 이루어져 있으며(푸리에 계수로 인식), 면적을 가지고 무한데로 가면, 그 자체를 푸리에로 해석한다.

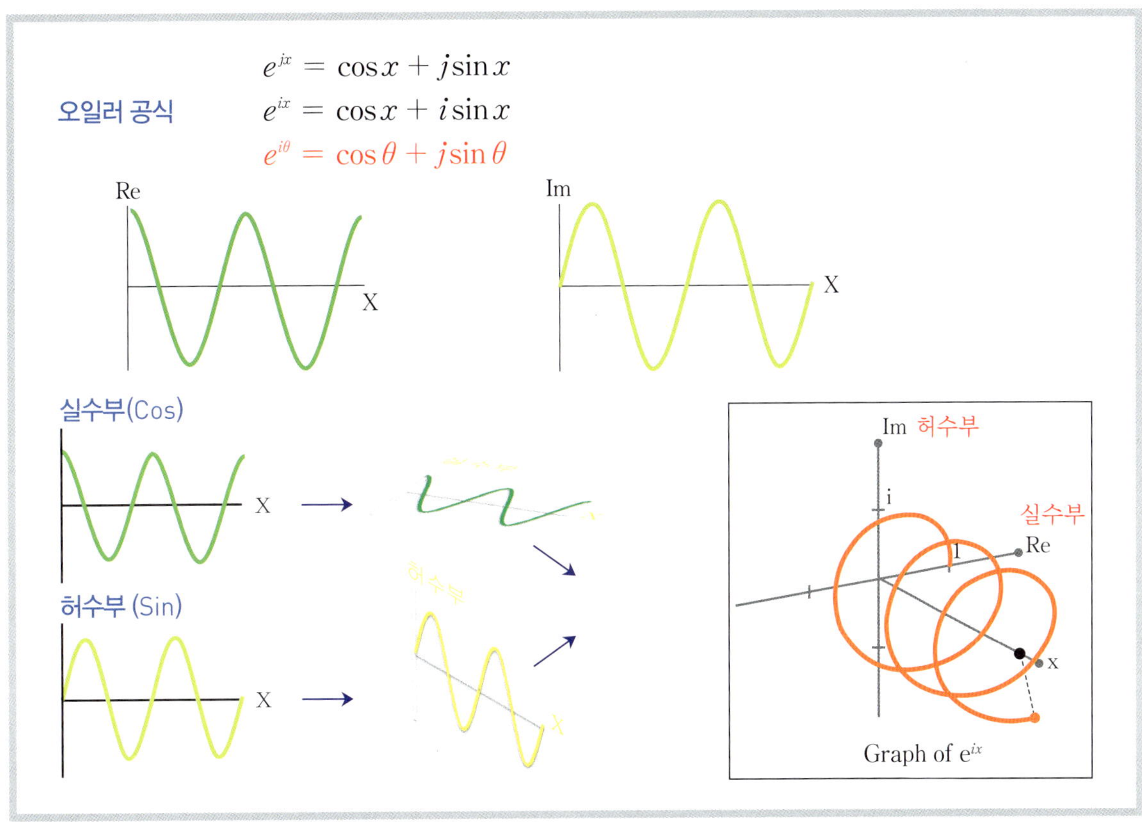

- Cycle(1주파) : 교류가 그 파형에 따라 완전히 한 번 변화하여 처음의 상태가 되기까지를 말함

- 주기(period, T) : 1 cycle이 한번 일어날 때까지 걸리는 시간(t)
- 주파수(frequency, f) : 1초간의 주파의 수[Hz], 1주파(사이클, cycle) 수를 의미.
  - 단위는(cycle/sec) → [Hz]
  - 전류가 초당 1 사이클을 완성한다면 그 주파수는 1[Hz]
  - 초당 60싸이클로 완성한다면 60 [Hz](우리나라 교류의 표준 주파수)
- 주기 T[sec]와 주파수 f[Hz] 사이의 관계식

f(주파수, 진동수) = $\frac{1}{T}$

T(주기) = $\frac{1}{f}$

교류 정현파

0 $\frac{\pi}{2}$ π 2π t

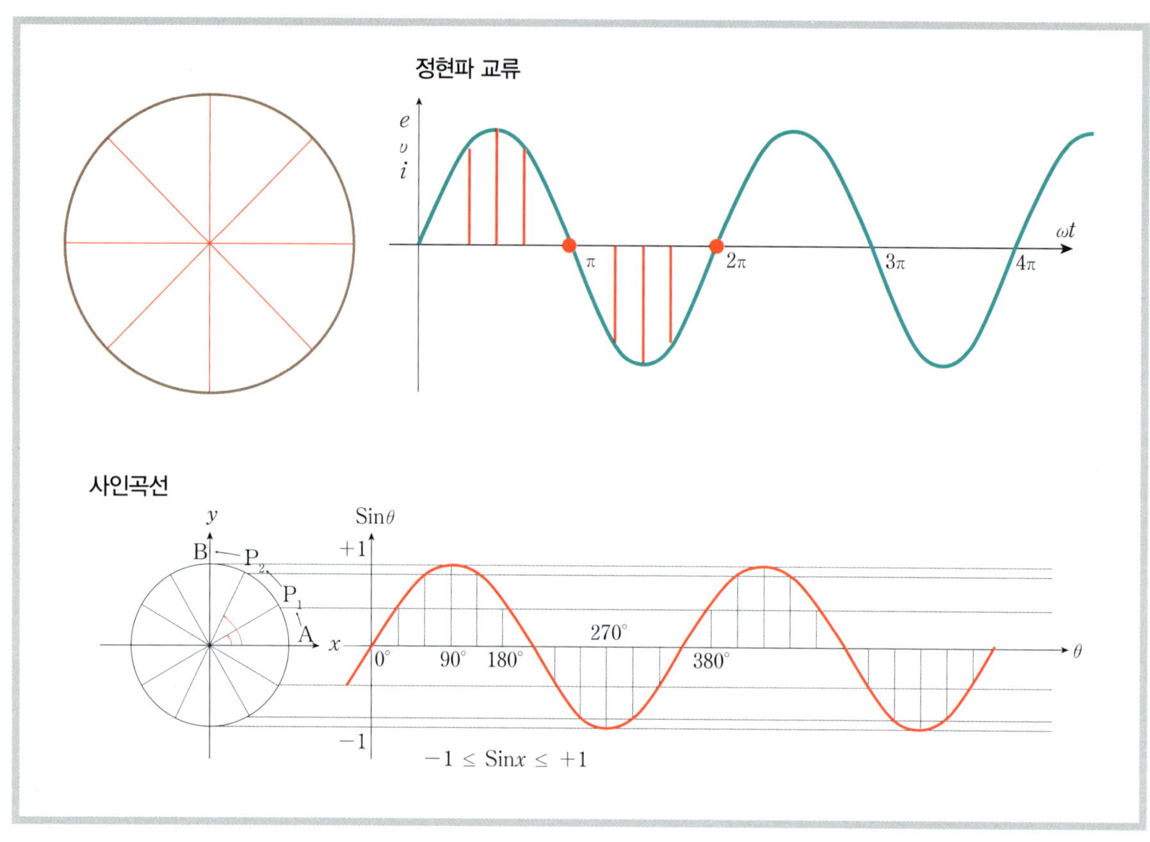

정현파 교류
e
v
i
ωt
π
2π
3π
4π
사인곡선
y
B
P2
P1
A
x
Sinθ
+1
−1
0°
90°
180°
270°
380°
θ
−1 ≤ Sinx ≤ +1

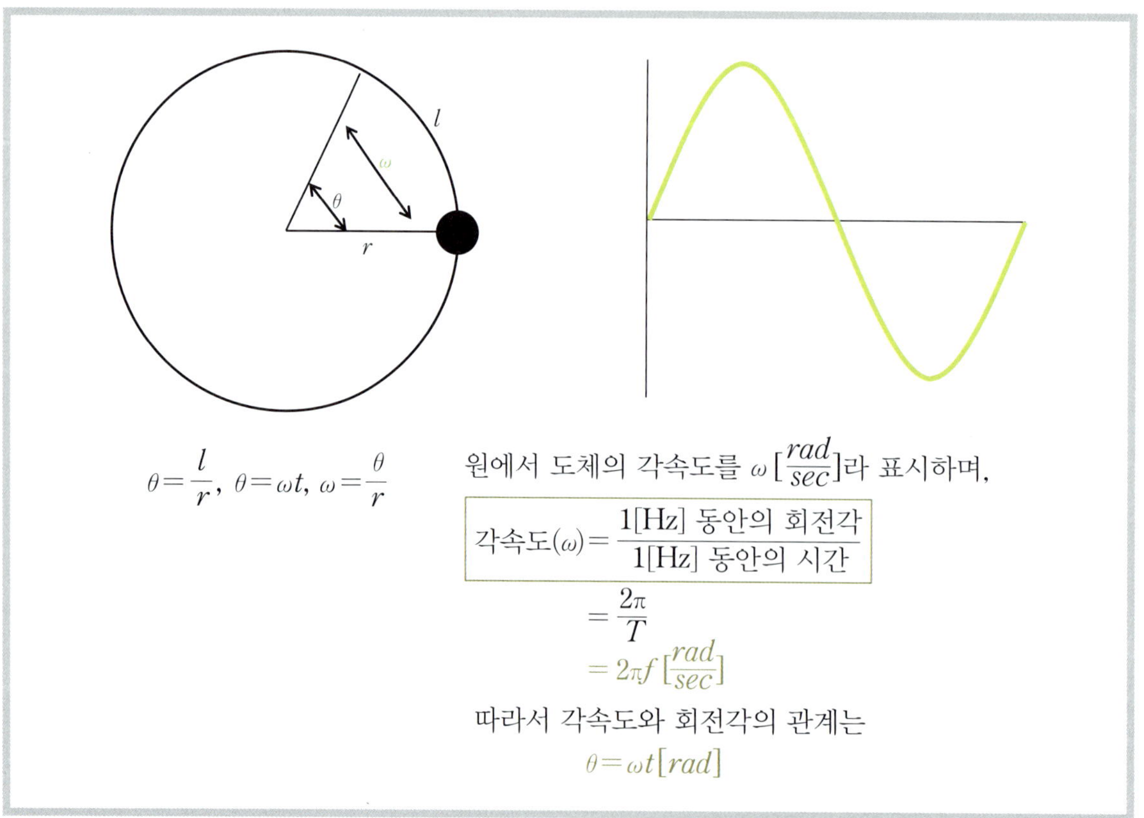

l
ω
θ
r
$\theta = \frac{l}{r}$, $\theta = \omega t$, $\omega = \frac{\theta}{r}$
원에서 도체의 각속도를 $\omega\,[\frac{rad}{sec}]$라 표시하며,
$각속도(\omega) = \frac{1[Hz]\ 동안의\ 회전각}{1[Hz]\ 동안의\ 시간}$
$= \frac{2\pi}{T}$
$= 2\pi f\,[\frac{rad}{sec}]$
따라서 각속도와 회전각의 관계는
$\theta = \omega t[rad]$

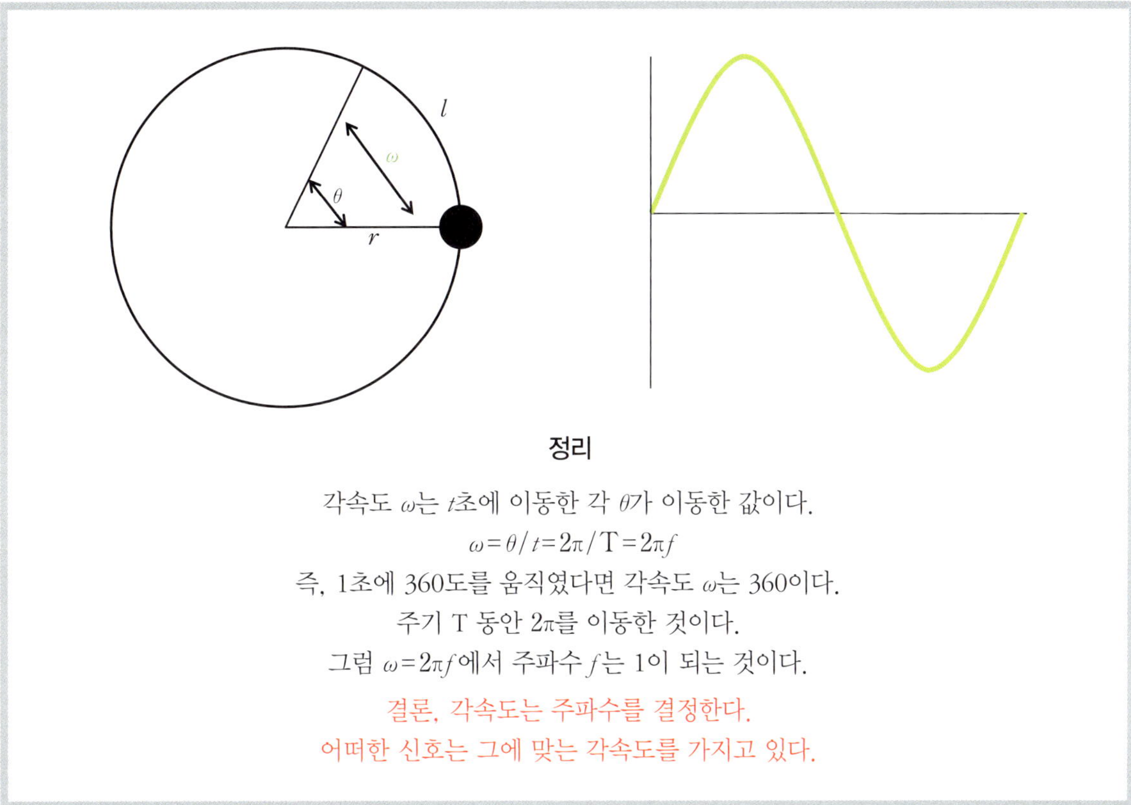
l
ω
θ
r
정리
각속도 ω는 t초에 이동한 각 θ가 이동한 값이다.
ω=θ/t=2π/T=2πf
즉, 1초에 360도를 움직였다면 각속도 ω는 360이다.
주기 T 동안 2π를 이동한 것이다.
그럼 ω=2πf에서 주파수 f는 1이 되는 것이다.
결론, 각속도는 주파수를 결정한다.
어떠한 신호는 그에 맞는 각속도를 가지고 있다.

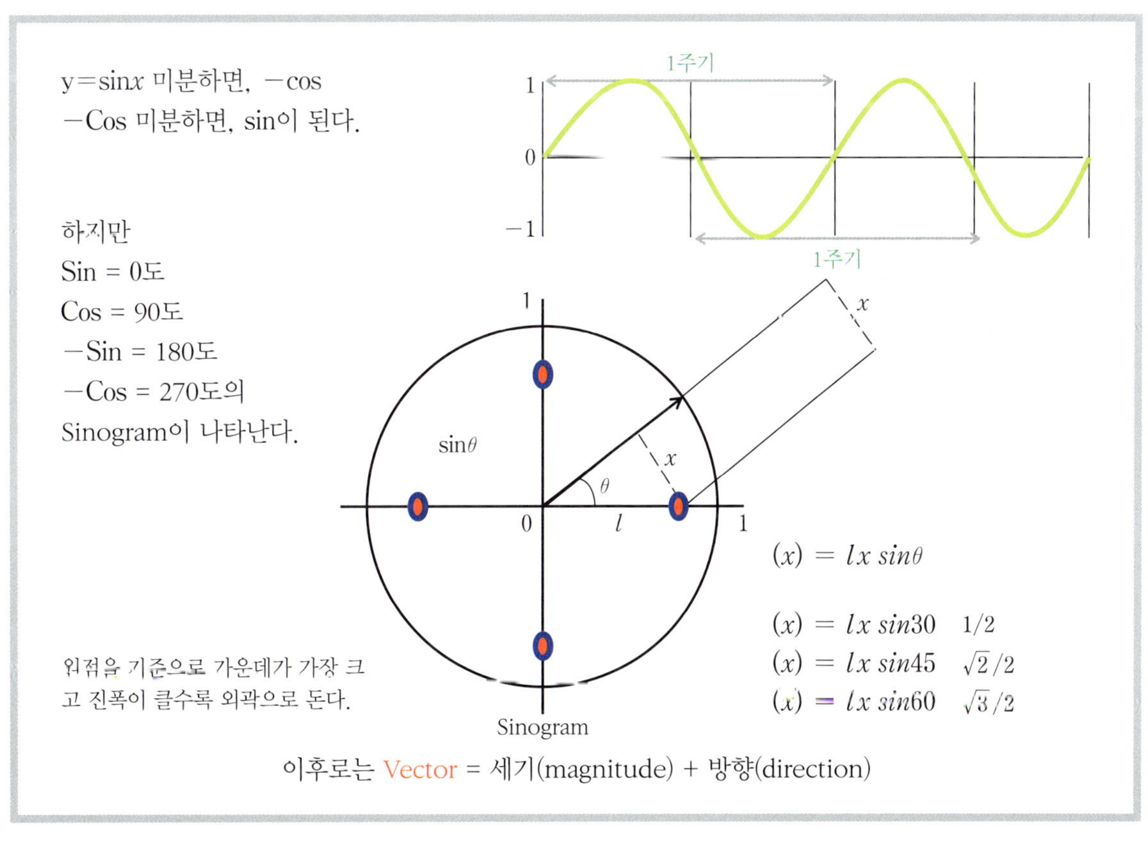
y=sinx 미분하면, −cos
−Cos 미분하면, sin이 된다.
1주기
1
0
−1
1주기
하지만
Sin = 0도
Cos = 90도
−Sin = 180도
−Cos = 270도의
Sinogram이 나타난다.
1
x
sinθ
x
θ
0
l
1
(x) = lx sinθ
(x) = lx sin30 1/2
(x) = lx sin45 √2/2
(x) = lx sin60 √3/2
원점을 기준으로 가운데가 가장 크
고 진폭이 클수록 외곽으로 돈다.
Sinogram
이후로는 Vector = 세기(magnitude) + 방향(direction)

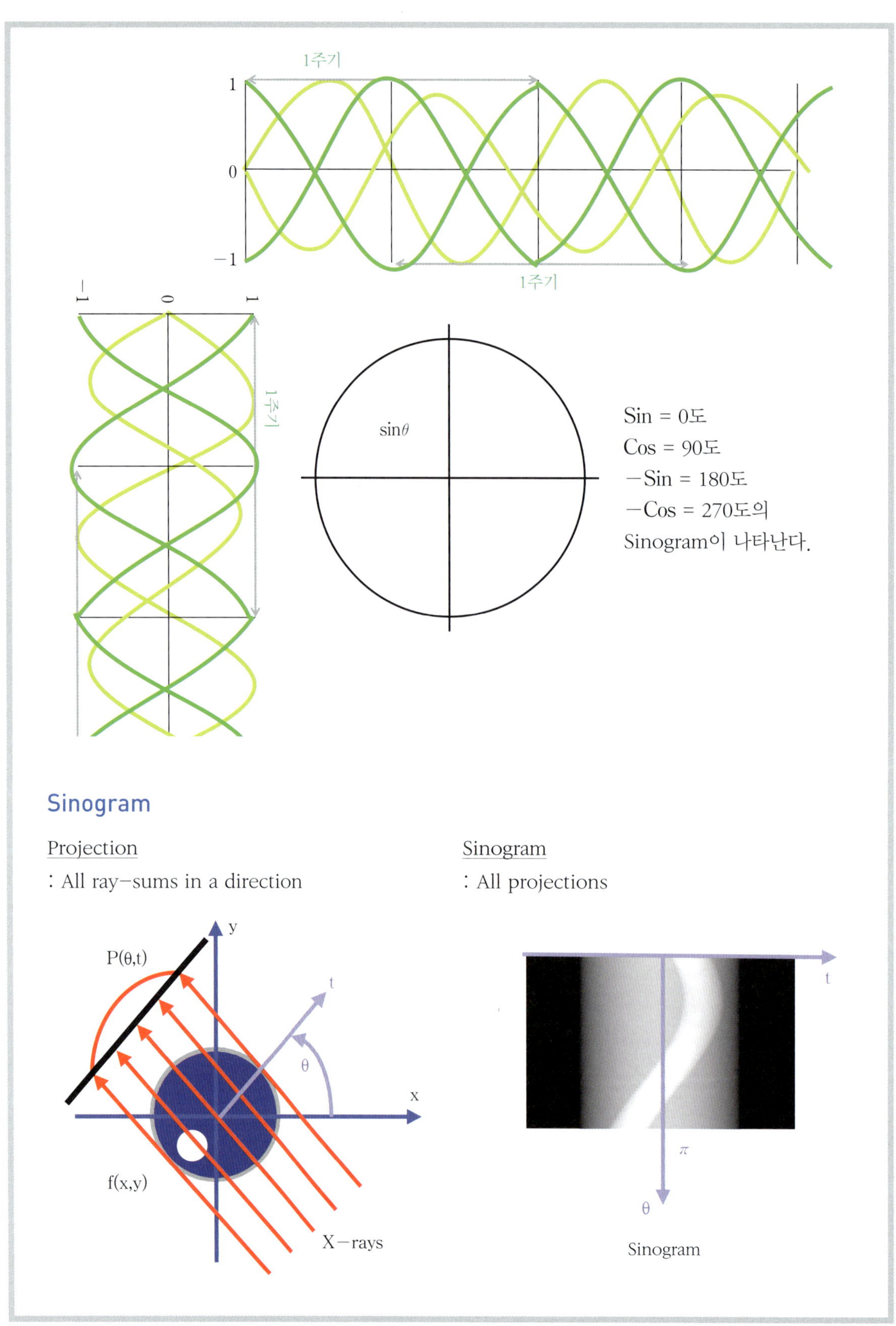
1주기
1
0
−1
1주기
−1
0
1
1주기
sinθ
Sin = 0도
Cos = 90도
−Sin = 180도
−Cos = 270도의
Sinogram이 나타난다.
Sinogram
Projection
: All ray−sums in a direction
Sinogram
: All projections
y
P(θ,t)
t
θ
x
f(x,y)
X−rays
t
π
θ
Sinogram

Sinogram형태로 Recon되면서
Filtered Back projection의
알고리즘으로 노이즈 제거

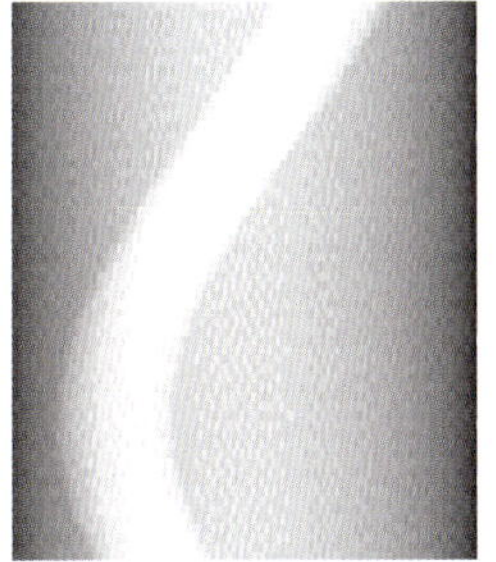
Sinogram

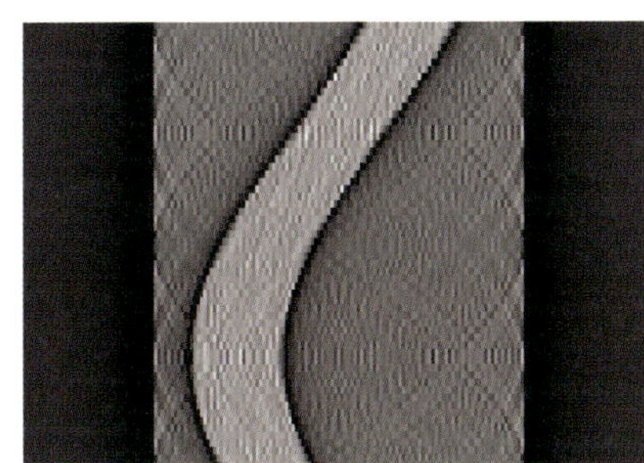
Filtered Sinogram

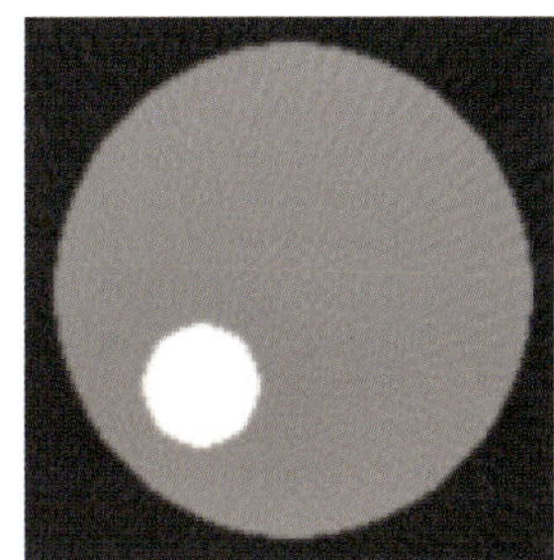
Reconstructed Image

Data를 얻고

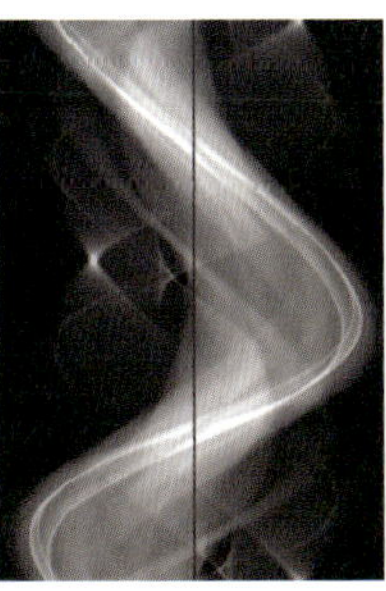
Sinogram을:
a line for every
angle

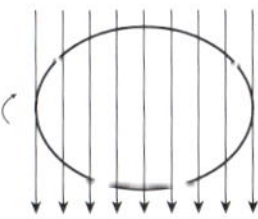

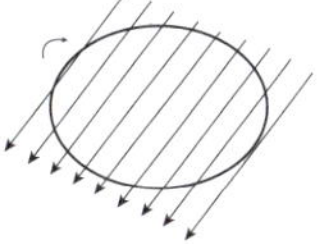
Routine으로
Reconstruction하면

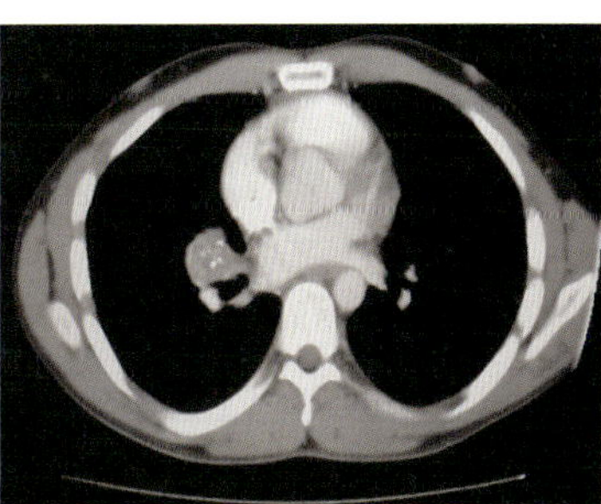
reconstructed cross-sectional
slice_CT영상이 된다.

Vector의 형태를 이해하자

vector
직각으로 교차하는 내적을 보면
$\theta = 90^\circ$
$Cos\theta = 90^\circ$
언제나 내적은
0이 된다.

두 파동의 곱을 적분한다는 것은
Vector의 내적을 구한다는 것과 같음
또한, Sin과 Cos의 적분은
언제나 0이므로
Sin과 Cos vector의
내적은 0이다.

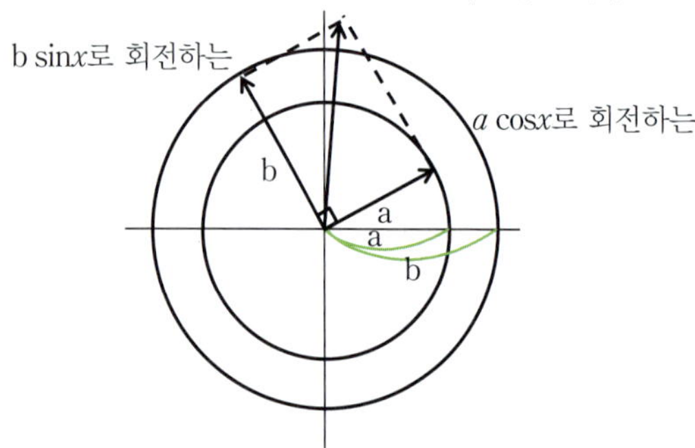

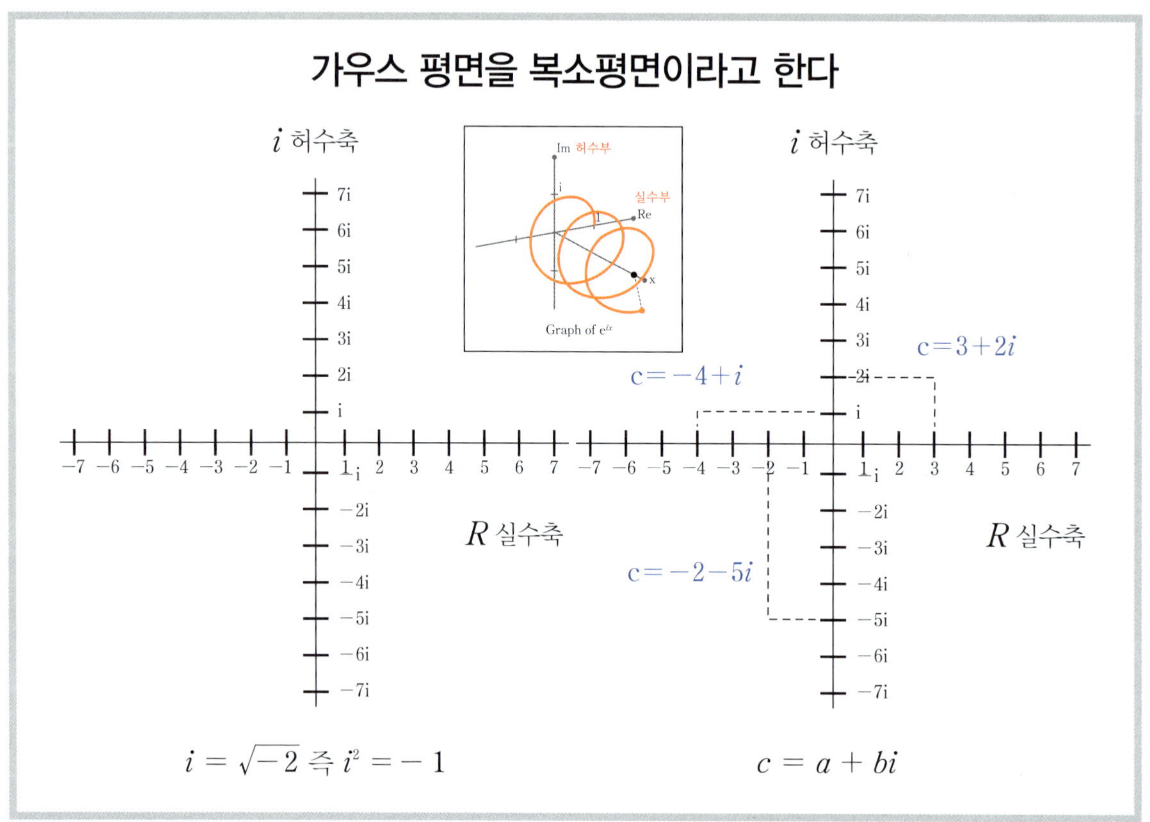

복소수의 특징

1. 복소수 임의의 덧셈은 화살표 이어 붙이기 형태이며 벡터형식과 행렬로 표현한다.
2. 복소수 z에 허수 i를 곱하면 90도만큼 회전한다.
3. e^{ix}는 2π 주기함수내에서 회전한다.
4. $e^{ix} \times 2$ = 실수부분과 허수부분이(예: 화살표) 2배로 늘어난다.
5. $e^{ix} \times \ \Delta x$ = 실수부분과 허수부분이(예: 화살표) Δx(미분) 배로 줄어든다.
6. $i \times e^{ix} \ \Delta x$ = 90도만큼 회전한다.
7. $e^{i(x+\Delta x)} = e^{ix} \times e^{ix} \ \Delta x$ 실수부분과 허수부분이 원을 돌듯이 조금 이동하는 형태
8. 위식에서 x에 0을 대입하면, 실수값 1에서 반지름 원 1값이 같으므로 원을 회전하듯이 Δx 만큼 이동
   - 복소수 z를 제곱하면 크기는 제곱이 각도는 두배가 된다.
   - 지름이 1인 복소수 1인 값 ???= 기존 미적분 PPT참조
   - 1보다 큰 복소수는 1인 지름의 원보다 점점 커지며, 1보다 작은 복소수는 1인 지름의 원보다 점점 작아지며, 원의 한점으로 갈 것이다. 따라서, $e^{i\pi}$의 크기는 =1이다. 또한 $e^{i\pi}$의 편각은 = π =180도이다. → 오일러 공식으로 이해

테일러급수 & 오일러 공식

$f(x) = e^x$	$f(x) = e^x$	$f''(x) = e^x$
$g(x) = a_0 + a_1x + a_2x^2 + a_3x^3 \cdots$	$g'(x) = a_1 + 2a_2x + 3a_3x^2 + \cdots$	$g''(x) = 2a_2 + (3\times 2)a_3x + (4\times 3\times 2)a_4x^3 \cdots$
$f(0) = e^0 = 1 \quad a_0 = 1$	$f'(0) = e^0 = 1 \quad a_1 = 1$	$f''(0) = 1 \quad a_2 = \frac{1}{2}$
$g(0) = a_0$	$g'(0) = a_0$	$g''(0) = 2a_2$

$g(x)$에 대입하면,

$$e^x = 1 + x + \frac{x^2}{2} + \frac{x^3}{3\times 2} + \frac{x^4}{4\times 3\times 2} \cdots, \sum_{n=0}^{\infty} \frac{x^n}{n!}$$

$x = 1$일 때 $e^1 = e = 2.718$

$1 + 1 + \frac{1}{2} + \frac{1}{6} + \frac{1}{24} = 2.708$의 근사값으로

$e^\pi = 23.1407 \quad e^\pi = \left(1 + \frac{\pi}{N}\right)^N = 23.1396$의 근사값으로

$$\sin x = x - \frac{x^3}{3!} + \frac{x^5}{5!} - \frac{x^7}{7!}$$

$$\cos x = x - \frac{x^2}{2!} + \frac{x^4}{4!} - \frac{x^6}{6!}$$

$$e^{ix} = \cos x + i \sin x$$

$x = i\theta$

$$e^{i\theta} = 1 + i\theta + \frac{(i\theta)^2}{2} + \frac{(i\theta)^3}{3!} + \frac{(i\theta)^4}{4!} \cdots, \sum_{n=0}^{\infty} \frac{x^n}{n!}$$

$$e^{i\theta} = \left(1 - \frac{\theta^2}{2!} + \frac{\theta^4}{4!}\right) + i\left(\theta - \frac{\theta^3}{3!} + \frac{\theta^5}{5!}\right)$$

$$e^{i\theta} = \cos\theta + i\sin\theta$$

$$e^{i\pi} = \cos\pi + i\sin\pi = -1 + i\times 0 = -1$$

$$e^{i\pi} + 1 = 0$$

x	a(x)	b(x)
3	3	1/3
2	2	1/2
1	1	1
1/2	1/2	2
1/3	1/3	3
0	0	/
−1/3	−1/3	−3
−1/2	−1/2	−2
−1	−1	−1
−2	−2	−1/2
−3	−3	−1/3

$$c = a + bi$$

$$c(x) = a(x) + b(x)i$$

$$c(x) = x + \frac{1}{x}i$$

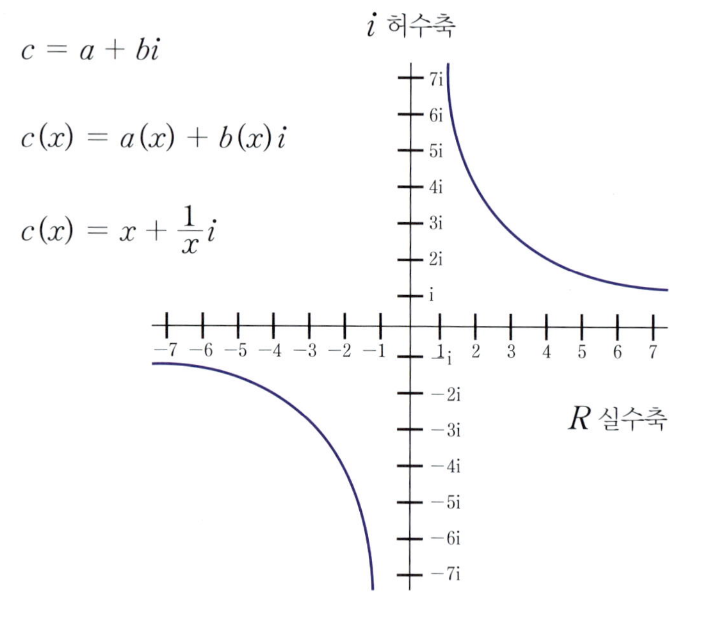

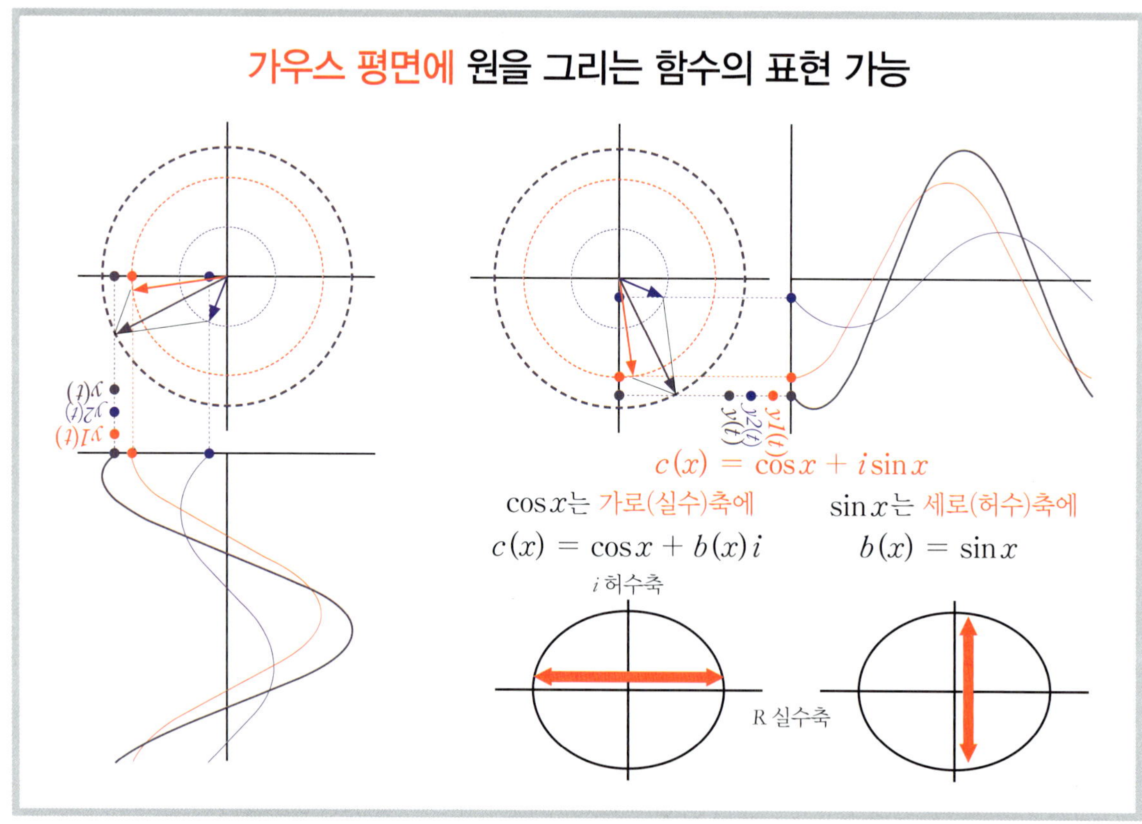

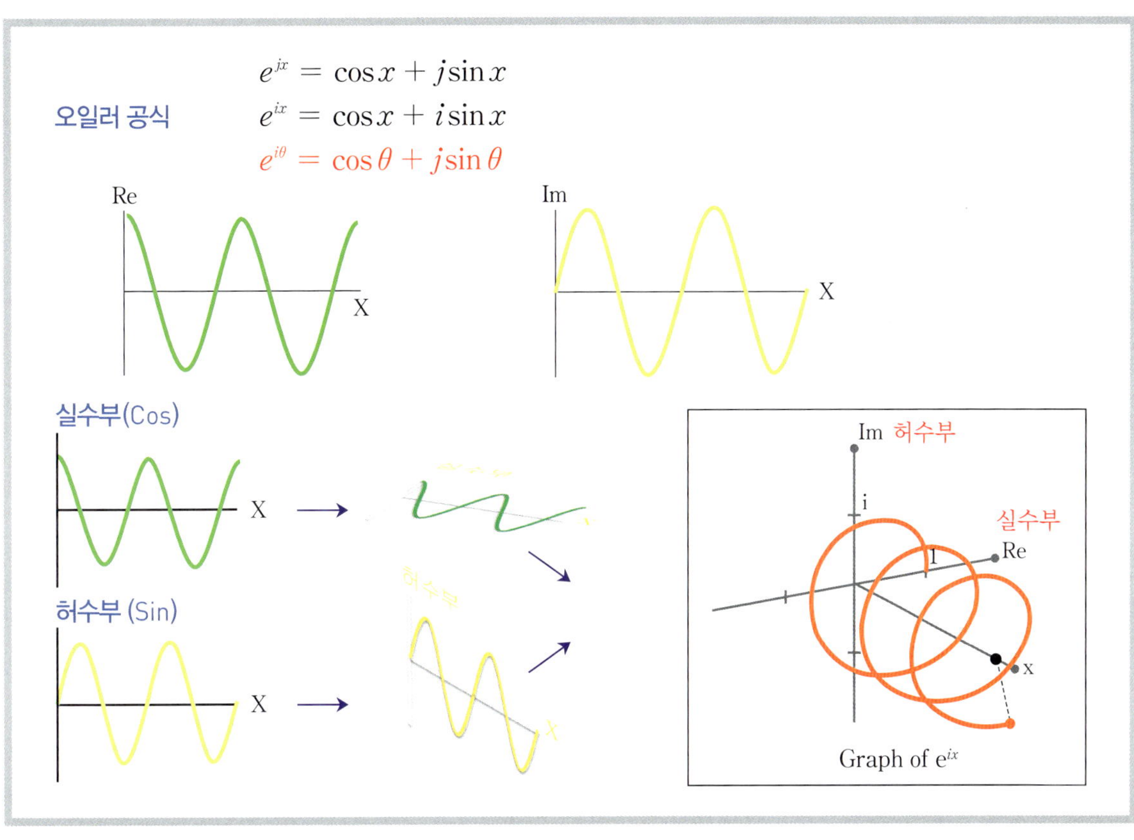

오일러 공식
$e^{jx} = \cos x + j\sin x$
$e^{ix} = \cos x + i\sin x$
$e^{i\theta} = \cos\theta + j\sin\theta$
Re
X
Im
X
실수부(Cos)
X
허수부 (Sin)
X
Im 허수부
i
실수부
Re
1
x
Graph of e^{ix}

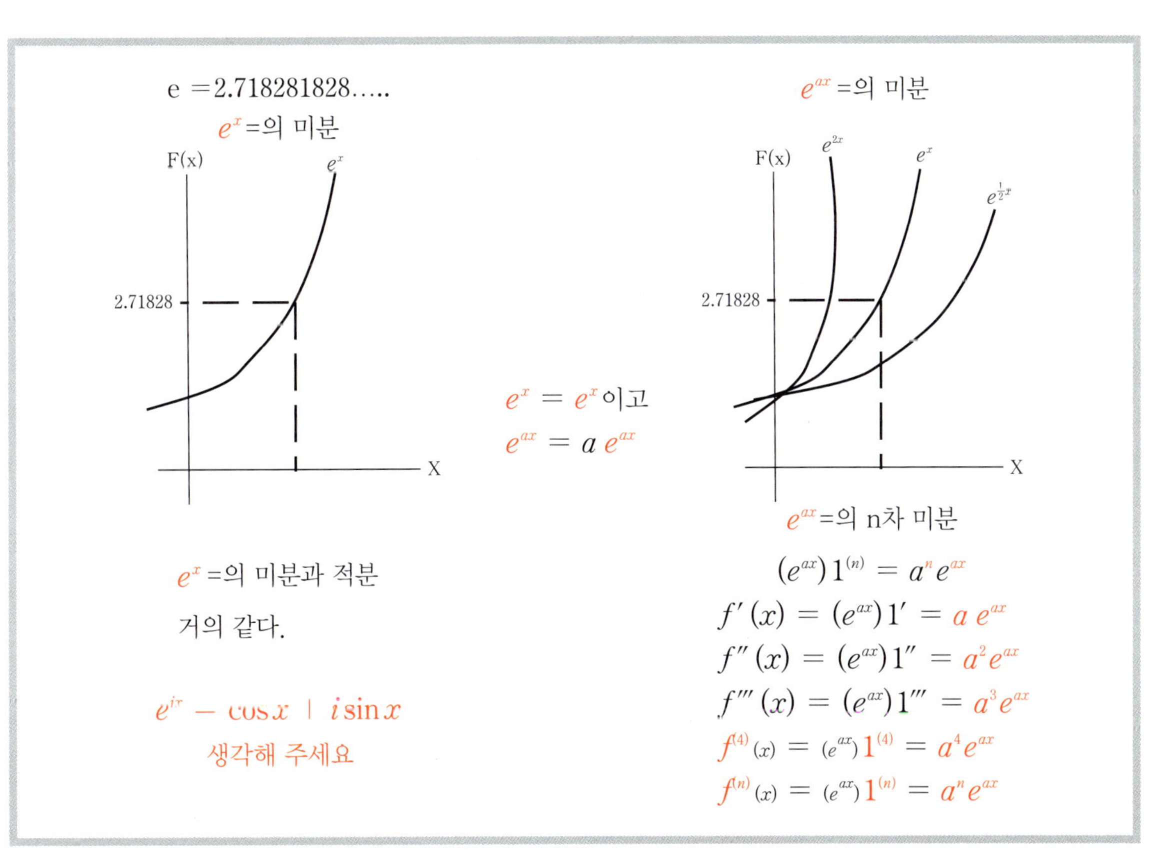

e =2.718281828.....
e^{x}=의 미분
F(x)
e^{x}
2.71828
X
$e^{x} = e^{x}$이고
$e^{ax} = a\,e^{ax}$
e^{ax}=의 미분
F(x)
e^{2x}
e^{x}
$e^{\frac{1}{2}x}$
2.71828
X
e^{ax}=의 n차 미분
$(e^{ax})1^{(n)} = a^{n}e^{ax}$
$f'(x) = (e^{ax})1' = a\,e^{ax}$
$f''(x) = (e^{ax})1'' = a^{2}e^{ax}$
$f'''(x) = (e^{ax})1''' = a^{3}e^{ax}$
$f^{(4)}(x) = (e^{ax})1^{(4)} = a^{4}e^{ax}$
$f^{(n)}(x) = (e^{ax})1^{(n)} = a^{n}e^{ax}$
e^{x}=의 미분과 적분
거의 같다.
$e^{ix} = \cos x + i\sin x$
생각해 주세요

e^{ax}=의 n차 미분

$$(e^{ax})1^{(n)} = a^n e^{ax}$$
$$f'(x) = (e^{ax})1' = a\,e^{ax}$$
$$f''(x) = (e^{ax})1'' = a^2 e^{ax}$$
$$f'''(x) = (e^{ax})1''' = a^3 e^{ax}$$
$$f^{(4)}(x) = (e^{ax})1^{(4)} = a^4 e^{ax}$$
$$f^{(n)}(x) = (e^{ax})1^{(n)} = a^n e^{ax}$$

i를 좌식 e^{ax}에 넣자

$$(e^{ax})1^{(n)} = a^n e^{ax}$$
$$f(x) = e^{ix}$$
$$f'(x) = ie^{ix}$$
$$f''(x) = -e^{ix}$$
$$f'''(x) = -ie^{ix}$$
$$f^{(4)}(x) = e^{ix}$$

$$e^{ix}$$

$$e^{ix} = \cos x + i\sin x$$

생각해 주세요

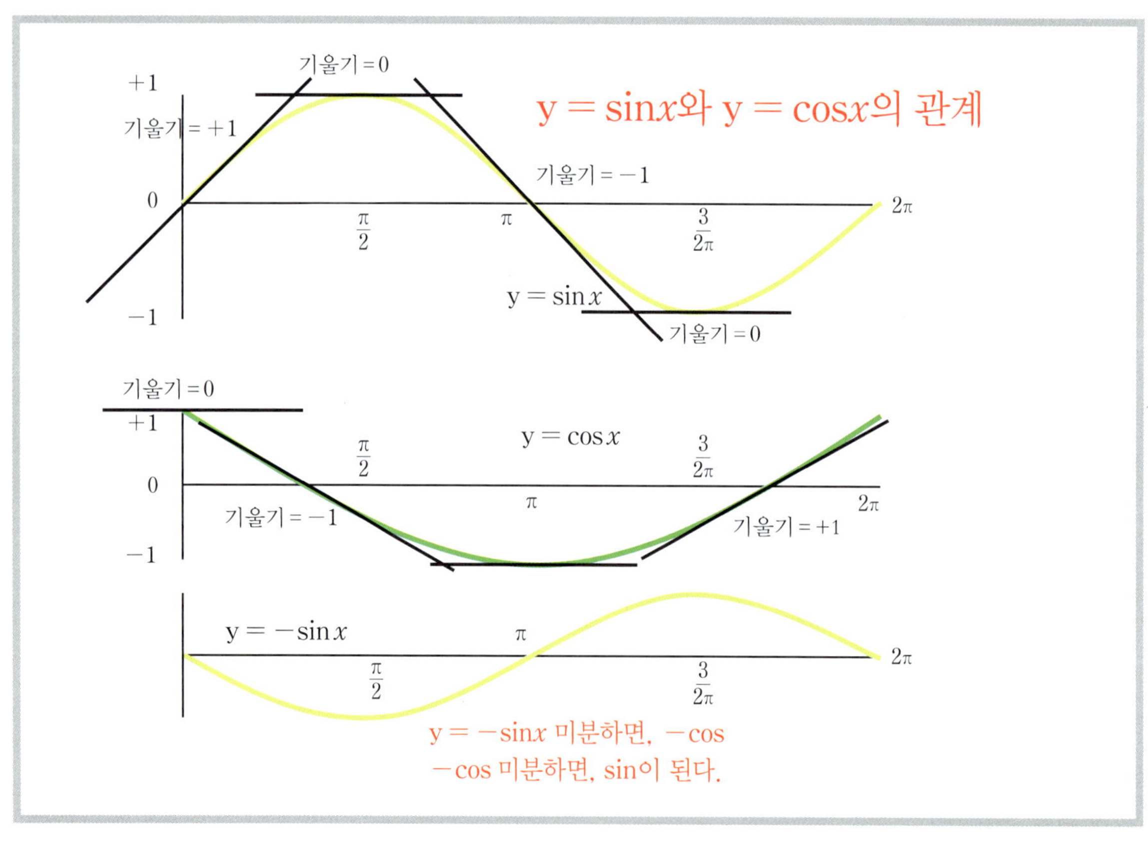

$(\sin x)' = \cos x$... $\sin x$로 미분하면 $\cos x$가 된다.

$(\cos x)' = -\sin x$... $\cos x$로 미분하면 $-\sin$가 된다.

$(-\sin x)' = -\cos x$... $-\sin x$로 미분하면 $-\cos x$가 된다.

$(-\cos x)' = \sin x$... $-\cos x$로 미분하면 $\sin x$가 된다.

$\int \sin x\, dx = -\cos x$... $\sin x$로 적분하면 $-\cos x$가 된다.

$\int \cos x\, dx = \sin x$... $\cos x$로 적분하면 $\sin x$가 된다.

$f(x) = \sin x$의 미분

$$\begin{aligned}
f(x) &= \sin x & = f(0) &= \sin 0 - 0 \\
f'(x) &= \cos x & = f'(0) &= \cos 0 = 1 \\
f''(x) &= -\sin x & = f''(0) &= -\cos 0 = 0 \\
f'''(x) &= -\cos x & = f'''(0) &= -\cos 0 = -0 \\
f^{(4)}(x) &= \sin x & = f^{(4)}(0) &= \sin 0 = 0
\end{aligned}$$

$f(x) = \cos x$의 미분

$$\begin{aligned}
f(x) &= \cos x & = f(0) &= \cos 0 = 1 \\
f'(x) &= -\sin x & = f'(0) &= -\sin 0 = 0 \\
f''(x) &= -\cos x & = f''(0) &= -\cos 0 = -1 \\
f'''(x) &= \sin x & = f'''(0) &= \sin 0 = 0 \\
f^{(4)}(x) &= \cos x & = f^{(4)}(0) &= \cos 0 = 1
\end{aligned}$$

$$\begin{aligned}
(e^{ax})1^{(n)} &= a^n e^{ax} \\
f(x) &= e^{ix} \\
f'(x) &= i\, e^{ix} \\
f''(x) &= -e^{ix} \\
f'''(x) &= -i\, e^{ix} \\
f^{(4)}(x) &= e^{ix}
\end{aligned}$$

$$\begin{aligned}
&\cos x + i \sin x \\
&(e^{ix}) = e^{i0} = 1 \\
&(e^{ix})1' = i\, e^{ix} = i \\
&(e^{ix})1'' = ii\, e^{ix} = -1\ e^{ix} = -1 \\
&(e^{ix})1''' = iii\, e^{ix} = -i\ e^{ix} = -i \\
&(e^{ix})^{(4)} = iiii\, e^{ix} = (-1)(-1)\, e^{ix} = 1
\end{aligned}$$

오일러 공식이 만들어 진다. $e^{ix} = \cos x + i \sin x$

$$\begin{aligned} & e^{i\theta} = \cos\theta + i\sin\theta \\ \pm \; & e^{-i\theta} = \cos\theta - i\sin\theta \end{aligned}$$

실수부와 허수부가 존재한다.

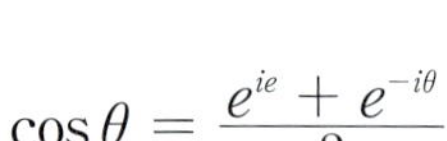

$$\cos\theta = \frac{e^{ie} + e^{-i\theta}}{2}$$

$$\sin\theta = \frac{e^{ie} - e^{-i\theta}}{2i}$$

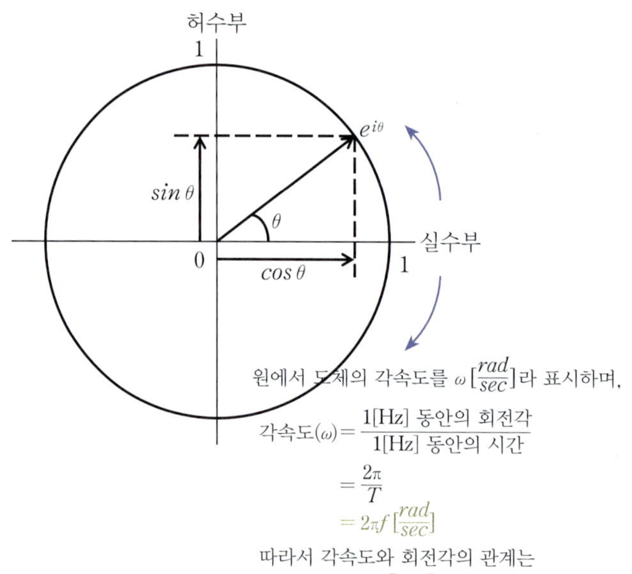

$$\cos n\omega t = \frac{e^{in\omega t} + e^{-in\omega t}}{2}$$

$$\sin n\omega t = \frac{e^{in\omega t} - e^{-in\omega t}}{2i}$$

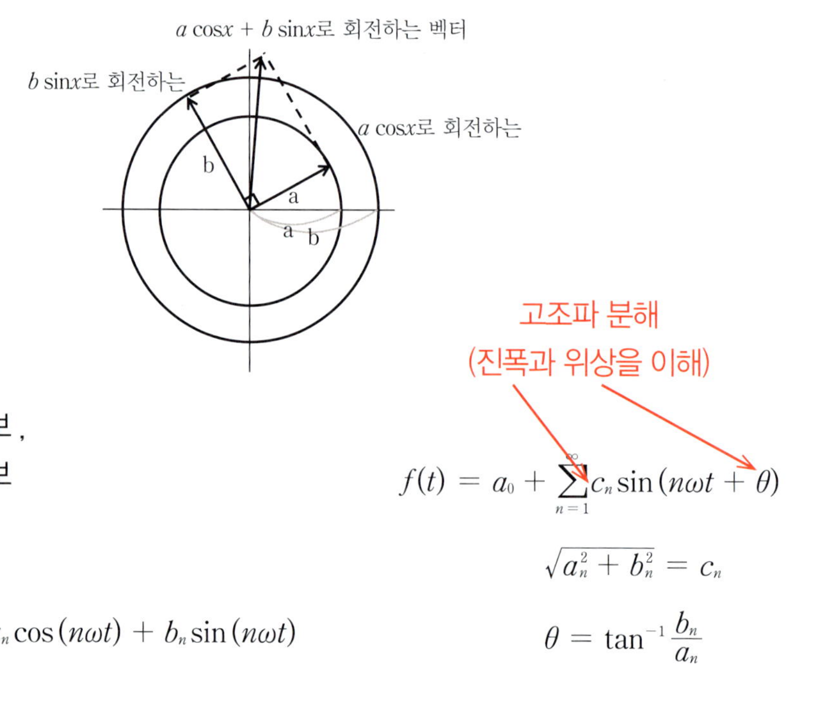

허수부분 진폭정보,
실수부분 위상정보

$$f(t) = a_0 + \sum_{n=1}^{\infty} c_n \sin(n\omega t + \theta)$$

$$\sqrt{a_n^2 + b_n^2} = c_n$$

$$f(t) = a_0 + \sum_{n=1}^{\infty} a_n \cos(n\omega t) + b_n \sin(n\omega t)$$

$$\theta = \tan^{-1}\frac{b_n}{a_n}$$

정리

고조파 분해_c_n_각각의 주파수가 기본 주파수의 정수배인 정현파

$$f(t) = a_0 + \sum_{n=1}^{\infty} c_n \sin(n2\pi ft + \theta)$$

$$c_n = \sqrt{a_n^2 + b_n^2}$$

$$\theta = \tan^{-1}\frac{b_n}{a_n}$$

삼각함수에 입각한 고조파 분해공식을 사용하여 각 (진폭)고조파 크기인 c_n과 위상θ을 구하면 원하는 차수의 크기와 위상으로 분해가 가능하다.

푸리에 변환을 통해 복잡한 파형을 주파수대별로 구분하여
K-SPACE를 만들 수 있다.

직교하면서 벡터 합성의 개념

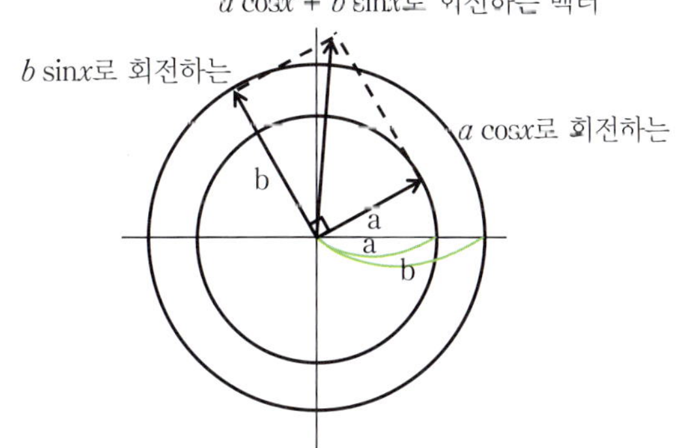

$$f(t) = a_0 + \sum_{n=1}^{\infty} c_n \sin(n2\pi ft + \theta)$$

$$c_n = \sqrt{a_n^2 + b_n^2}$$

$$\theta = \tan^{-1}\frac{b_n}{a_n}$$

삼각함수에 입각한 고조파 분해공식을 사용하여 각 (진폭)고조파 크기인 c_n과 위상θ을 구하면 원하는 차수의 크기와 위상으로 분해가 가능하다.

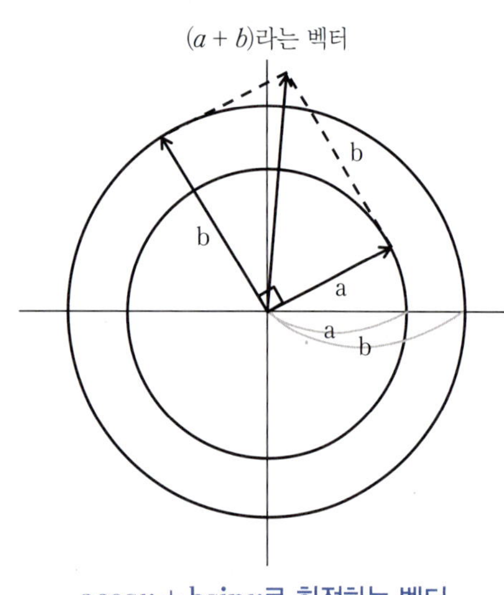

acos$x$ + bsin$x$로 회전하는 벡터

$$a^2 + b^2 = r^2$$

이므로

$$r = \sqrt{a^2 + b^2}\,(r > 0)$$

삼각함수에 입각한 고조파 분해공식을 사용하여 각 (진폭)고조파 크기인 c_n과 위상θ을 구하면 원하는 차수의 크기와 위상으로 분해가 가능하다.

$$f(t) = a_0 + \sum_{n=1}^{\infty} c_n \sin(n2\pi ft + \theta)$$

$$c_n = \sqrt{a_n^2 + b_n^2}$$

$$\theta = \tan^{-1}\frac{b_n}{a_n}$$

$$f(t) = a_0 + \sum_{n=1}^{\infty} c_n \sin(n2\pi ft + \theta)$$

$$c_n = \sqrt{a_n^2 + b_n^2}$$

$$\theta = \tan^{-1}\frac{b_n}{a_n}$$

sin$x$

r_n

X

$r = \sqrt{a^2 + b^2}\,(r > 0)$

b_n에 대응

cos$x$

a_n에 대응

a cos$x$ + b sin$x$로 회전하는 벡터

진폭 위상 동시에 표현
복소수 영역 사용

허수부분 진폭정보, 실수부분 위상정보

A=주파수크기고조파 크기인 c_n과 θ=위상

$$x(t) \quad A(f), \phi(f)$$

$$a - jb(j = \sqrt{-1})$$

$$x(t) \quad X(f)$$

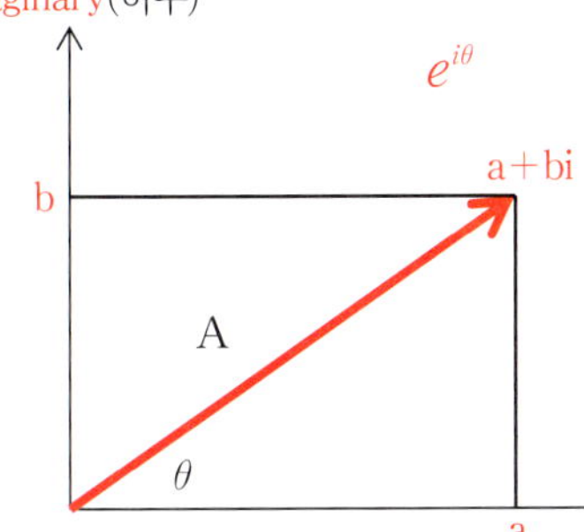

$$A = \sqrt{a^2 + b^2}$$
$$\theta = \tan^{-1}\left(\frac{b}{a}\right)$$
$$A(\cos\theta + i\sin\theta) = a + bi$$

$$\begin{cases} A = e^{i\theta} = \sqrt{\cos^2\theta + \sin^2\theta} = 1 \\ \angle A = \tan^{-1}\left(\dfrac{\sin\theta}{\cos\theta}\right) \\ \quad = \tan^{-1}(\tan\theta) = \theta \end{cases}$$

$a \cos x + b \sin x$로 회전하는 벡터

$$f(t) = a_0 + \sum_{n=1}^{\infty} c_n \sin(n2\pi ft + \theta)$$
$$c_n = \sqrt{a_n^2 + b_n^2}$$
$$\theta = \tan^{-1}\frac{b_n}{a_n}$$

$$e^{i\theta} = \cos\theta + i\sin\theta$$
$$e^{-i\theta} = \cos\theta - i\sin\theta$$

$$e^{i\theta} = \cos\theta + i\sin\theta$$
$$\pm \underline{\left| \, e^{-i\theta} - \cos\theta - i\sin\theta \right.}$$

실수부와 허수부가 존재한다.

$$\cos\theta = \frac{e^{ie} + e^{-i\theta}}{2}$$

$$\sin\theta = \frac{e^{ie} - e^{-i\theta}}{2i}$$

$$\cos n\omega t = \frac{e^{in\omega t} + e^{-in\omega t}}{2}$$

$$\sin n\omega t = \frac{e^{in\omega t} - e^{-in\omega t}}{2i}$$

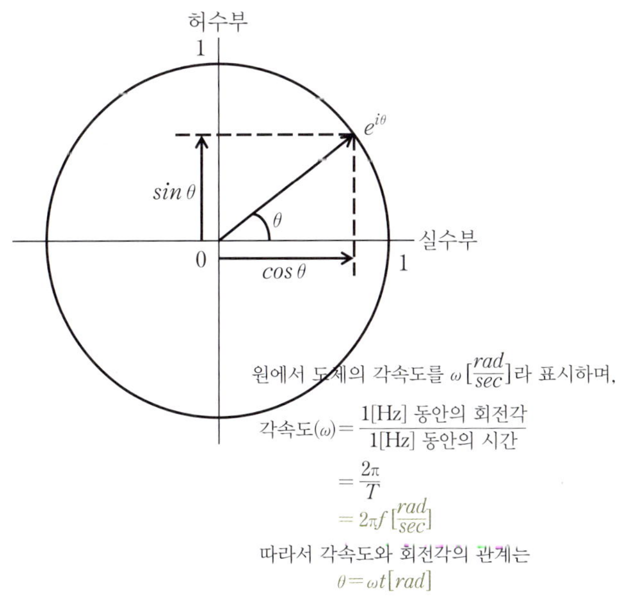

Fourier Transform

주기성이 없는 어떠한 복잡한 파형(주기성이 있는 파형 포함)을 해석하는 수학공식

$$f(t) = a_0 + \sum_{n=1}^{\infty}(a_n \cos n\omega t + b_n \sin n\omega t)$$

$$a_0 = \frac{1}{T}\int_0^T f(t)\,dt$$

$$a_n = \frac{2}{T}\int_0^T f(t)(\cos n\omega t)\,dt$$

$$b_n = \frac{2}{T}\int_0^T f(t)(\sin n\omega t)\,dt$$

$$\cos n\omega t = \frac{e^{in\omega t} + e^{-in\omega t}}{2}$$

$$\sin n\omega t = \frac{e^{in\omega t} - e^{-in\omega t}}{2i}$$

푸리에 급수의 완전한 복소표현

$$f(x) = \sum_{n=-\infty}^{\infty} c_n e^{in\omega t}$$

푸리에 계수의 완전한 복소표현

$$C_n = \frac{1}{T}\int_{-\infty}^{\infty} f(t)\,e^{-in\omega t}\,dt$$

푸리에 변환식

$$G(f) = \int_{-\infty}^{\infty} f(t)\,e^{-i2\pi ft}\,dt$$

푸리에 역변환식

$$f(t) = \int_{-\infty}^{\infty} G(f)\,e^{i2\pi ft}\,dt$$

여기에서 중요한 내용은 sinogram을 생각하고 하나 하나의 sin과 cos로 이루어져 있으며(푸리에 계수로인식), 면적을 가지고 무한데로 가면, 그 자체를 푸리에로 해석한다.

$$e^{j\pi} = \cos\pi + j\sin\pi$$

오일러 공식

$$e^{j\pi} = \cos\pi + j\sin\pi$$

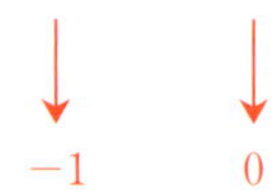

$$e^{-j\theta} = \cos(-\theta) + j\sin(-\theta)$$

$$e^{-j\theta} = \cos\theta + -j\sin\theta$$

$$e^{j\theta} = \cos\theta + j\sin\theta$$

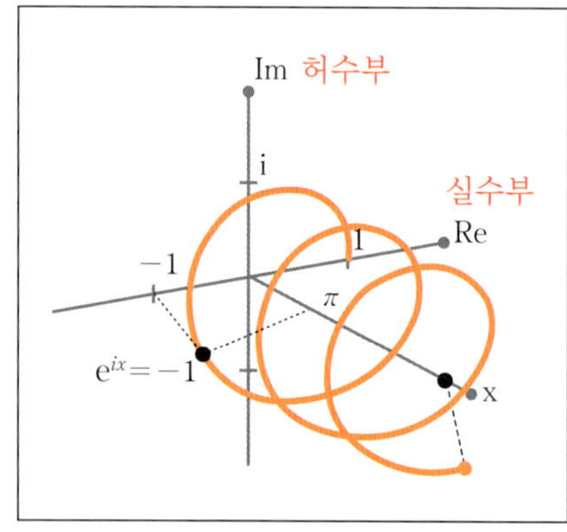

$$e^{jx} = \cos x + j\sin x$$

$$e^{ix} = \cos x + i\sin x$$

$$e^{i\theta} = \cos\theta + j\sin\theta$$

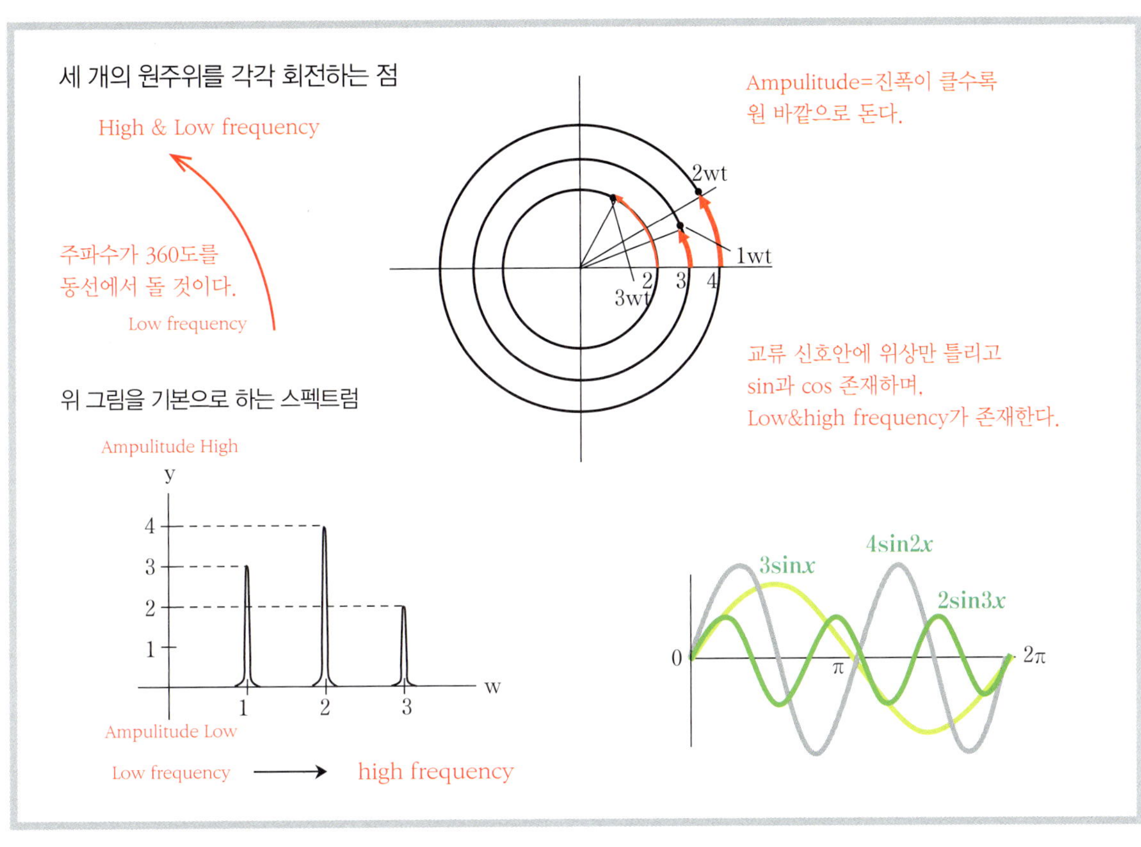

세 개의 원주위를 각각 회전하는 점
High & Low frequency
주파수가 360도를
동선에서 돌 것이다.
Low frequency
Ampulitude=진폭이 클수록
원 바깥으로 돈다.
2wt
1wt
3wt
2
3
4
교류 신호안에 위상만 틀리고
sin과 cos 존재하며,
Low&high frequency가 존재한다.
위 그림을 기본으로 하는 스펙트럼
Ampulitude High
y
4
3
2
1
1
2
3
w
Ampulitude Low
Low frequency
high frequency
3sinx
4sin2x
2sin3x
0
π
2π

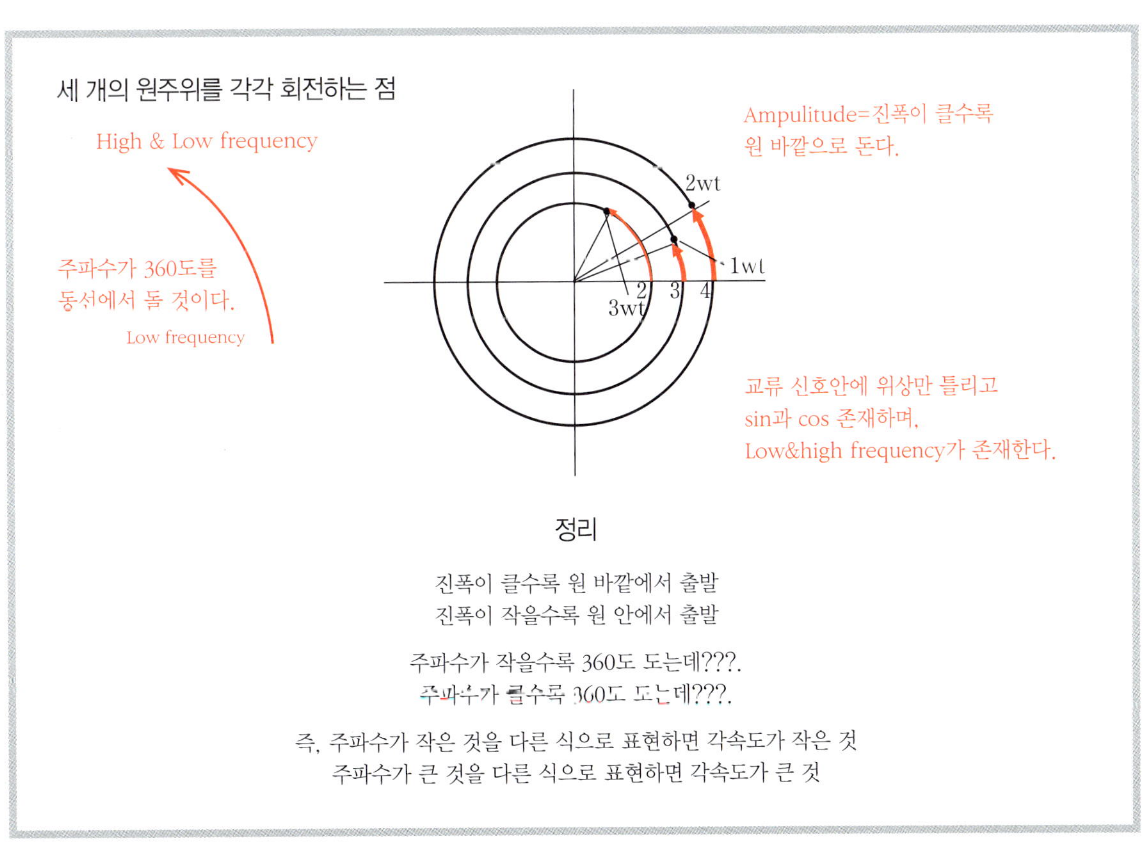

세 개의 원주위를 각각 회전하는 점
High & Low frequency
주파수가 360도를
동선에서 돌 것이다.
Low frequency
Ampulitude=진폭이 클수록
원 바깥으로 돈다.
2wt
1wt
3wt
2
3
4
교류 신호안에 위상만 틀리고
sin과 cos 존재하며,
Low&high frequency가 존재한다.
정리
진폭이 클수록 원 바깥에서 출발
진폭이 작을수록 원 안에서 출발
주파수가 작을수록 360도 도는데???.
주파수가 클수록 360도 도는데???.
즉, 주파수가 작은 것을 다른 식으로 표현하면 각속도가 작은 것
주파수가 큰 것을 다른 식으로 표현하면 각속도가 큰 것

정리

어떤 다양한 신호가 섞여있는 샘플링된 파형을 푸리에급수로 표현을 하고,

1) 푸리에급수

$$f(t) = a_0 + \sum_{n=1}^{N}(a_n \cos n\omega t + b_n \sin n\omega t)$$

2) 위 식을 나누어서 표시하면 푸리에계수

$$a_0 = \frac{1}{T}\int_0^T f(t)\,dt$$ 직류성분 분해

$$a_n = \frac{2}{T}\int_0^T f(t)(\cos n\omega t)\,dt$$ Cos파 분해

$$b_n = \frac{2}{T}\int_0^T f(t)(\sin n\omega t)\,dt$$ Sin파 분해

왜형파에서 직류성분을 분해한다.

한주기 내에서 그려진 면적을

주기로 나누면 직류성분이 나온다.

샘플링 값에다 구하고자 하는
각 주파수 성분의 사인 or 코사인을 곱하면
푸리에계수가 나온다.

Fourier Transform

주기성이 없는 어떠한 복잡한 파형(주기성이 있는 파형 포함)을 해석하는 수학공식

$$f(t) = a_0 + \sum_{n=1}^{\infty}(a_n \cos n\omega t + b_n \sin n\omega t)$$

$$a_0 = \frac{1}{T}\int_0^T f(t)\,dt$$

$$a_n = \frac{2}{T}\int_0^T f(t)(\cos n\omega t)\,dt$$

$$b_n = \frac{2}{T}\int_0^T f(t)(\sin n\omega t)\,dt$$

$$\cos n\omega t = \frac{e^{in\omega t} + e^{-in\omega t}}{2}$$

$$\sin n\omega t = \frac{e^{in\omega t} - e^{-in\omega t}}{2i}$$

푸리에 급수의 완전한 복소표현

$$f(x) = \sum_{n=-\infty}^{\infty} c_n e^{in\omega t}$$

푸리에 계수의 완전한 복소표현을 위식 급수식에 대입하면 푸리에 식이 된다.

$$C_n = \frac{1}{T}\int_{-\infty}^{\infty} f(t)\,e^{-in\omega t}\,dt$$

푸리에 변환식

$$G(f) = \int_{-\infty}^{\infty} f(t)\,e^{-i2\pi ft}\,dt$$

푸리에 역변환식

$$f(t) = \int_{-\infty}^{\infty} G(f)\,e^{i2\pi ft}\,dt$$

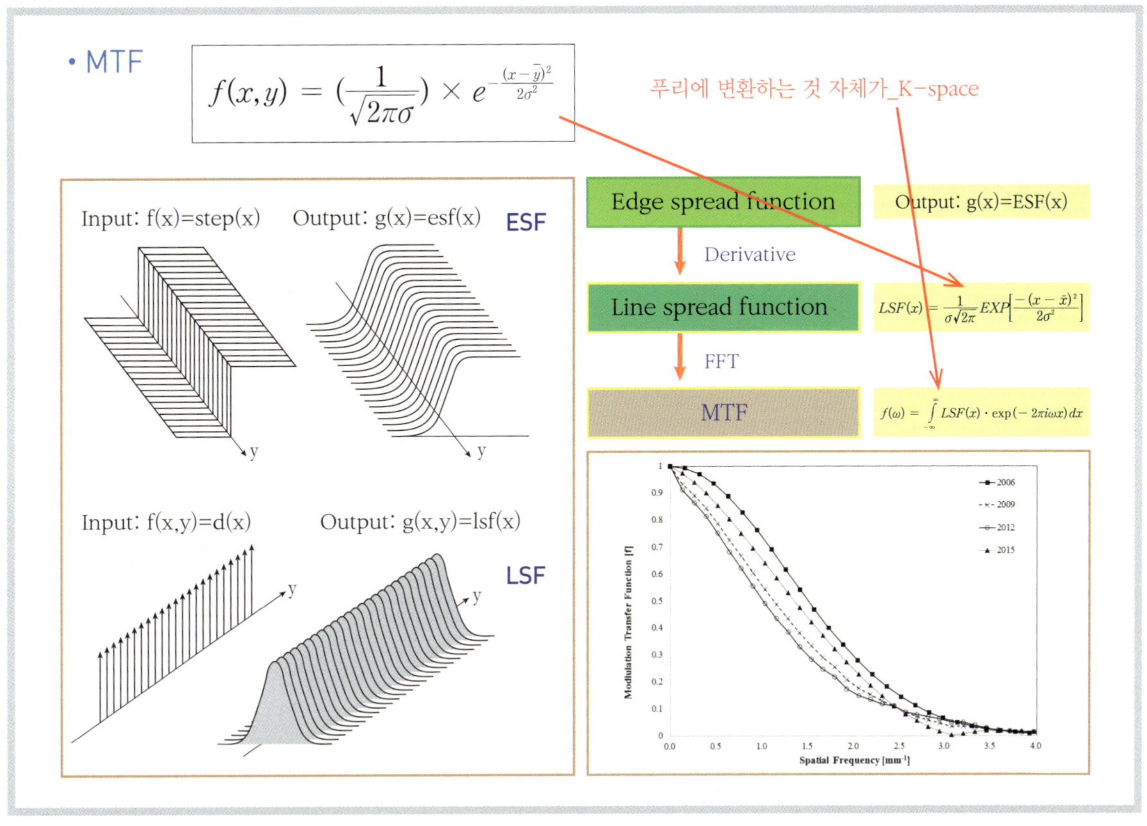
• MTF
$f(x,y) = (\frac{1}{\sqrt{2\pi\sigma}}) \times e^{-\frac{(x-\bar{y})^2}{2\sigma^2}}$
푸리에 변환하는 것 자체가_K-space
Input: f(x)=step(x)
Output: g(x)=esf(x)
ESF
Input: f(x,y)=d(x)
Output: g(x,y)=lsf(x)
LSF
Edge spread function
Output: g(x)=ESF(x)
Derivative
Line spread function
FFT
MTF
Modulation Transfer Function [f]
Spatial Frequency [mm⁻¹]
2006
2009
2012
2015

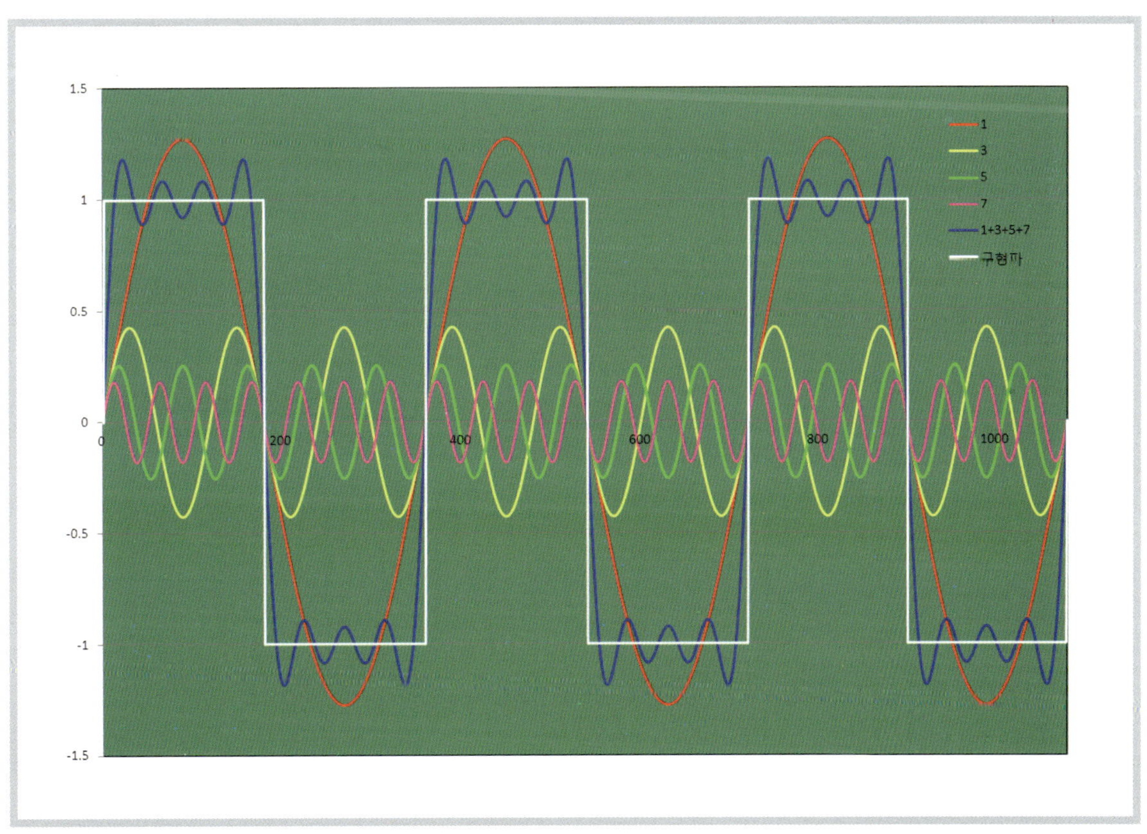
1
3
5
7
1+3+5+7
구형파

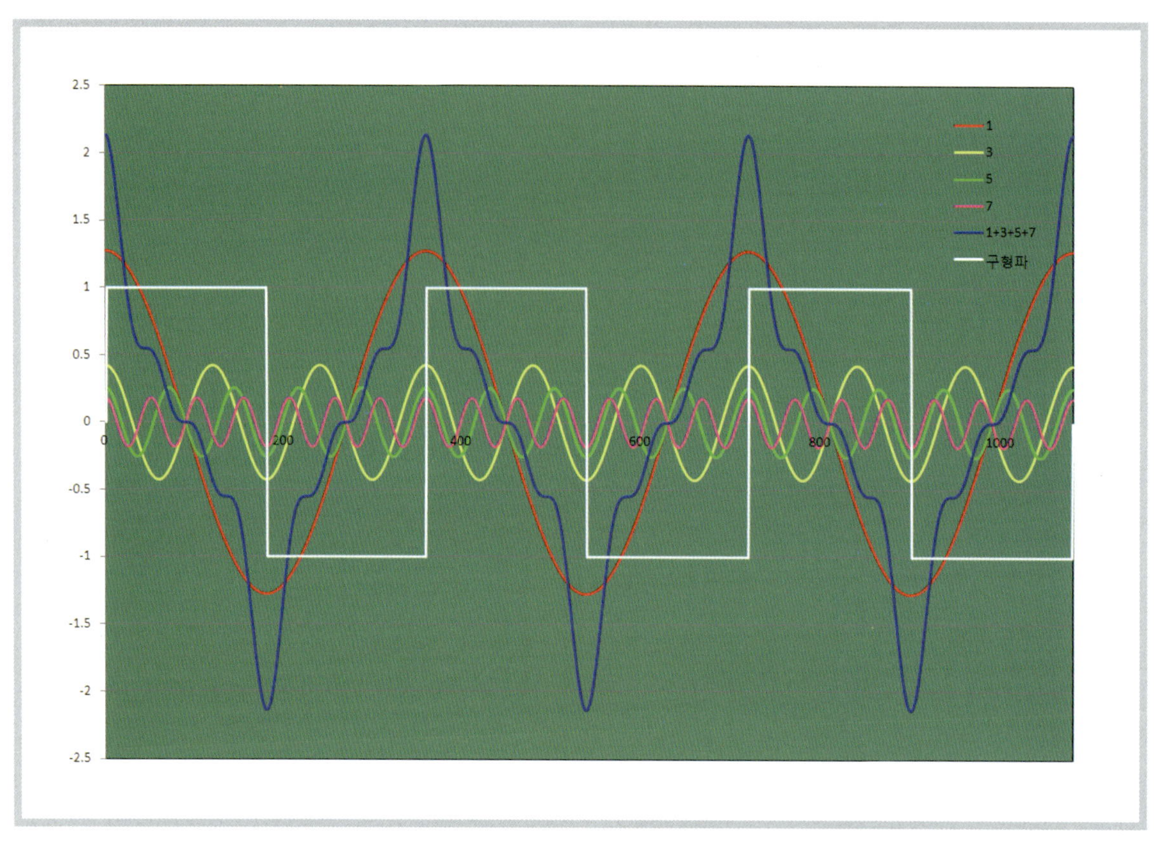

Fourier 변환

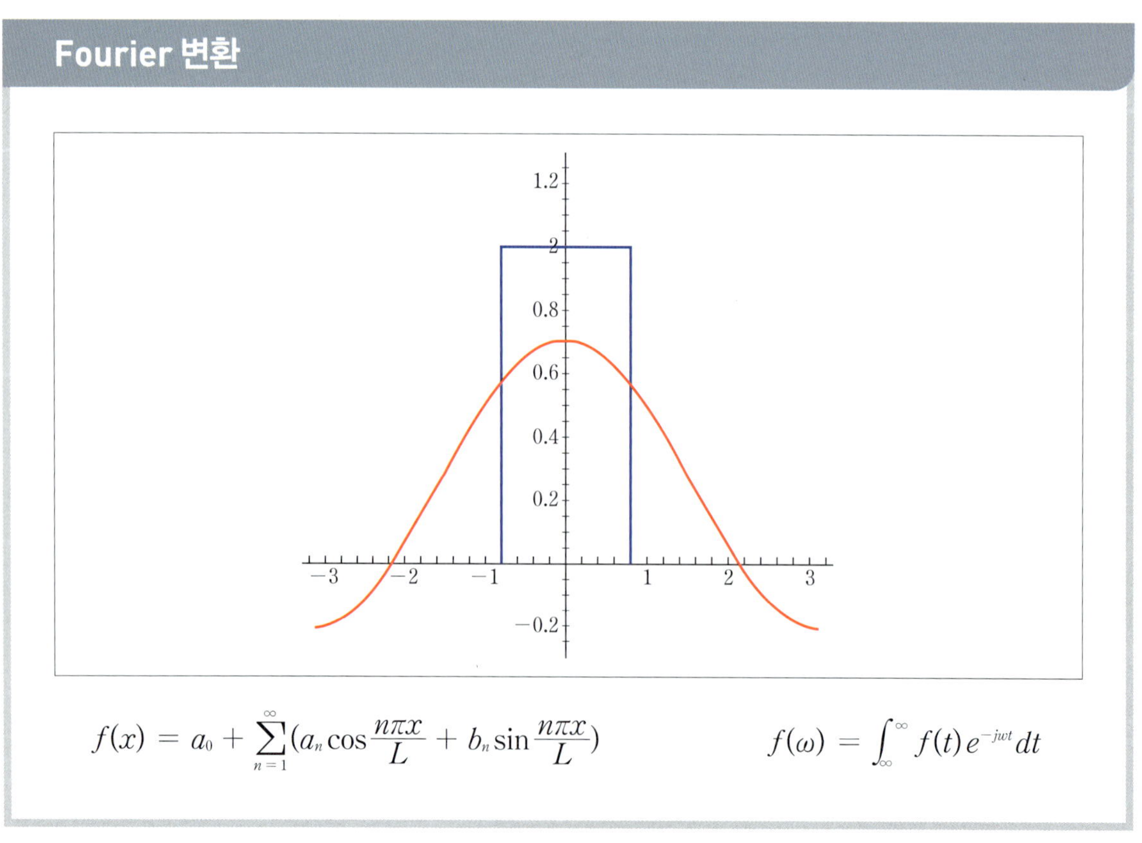

$$f(x) = a_0 + \sum_{n=1}^{\infty}(a_n \cos\frac{n\pi x}{L} + b_n \sin\frac{n\pi x}{L})$$

$$f(\omega) = \int_{-\infty}^{\infty} f(t)e^{-jwt}dt$$

$$G(f) = \int_{-\infty}^{\infty} f(t)\, e^{-i2\pi ft}\, dt$$

푸리에 변환식
주기 T → ∞의 파동을 어떻게 계산할까?

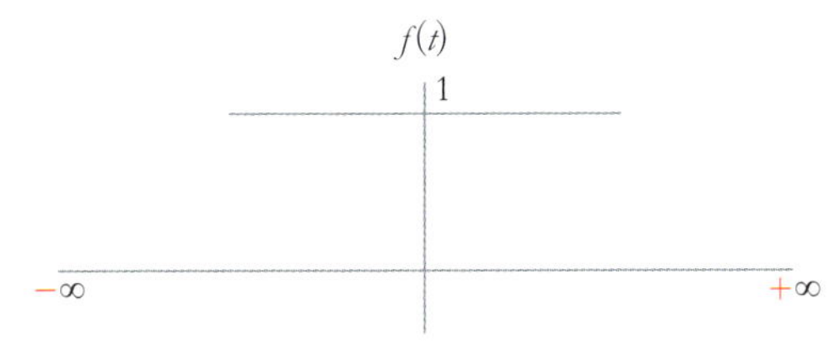

푸리에 변환하면?

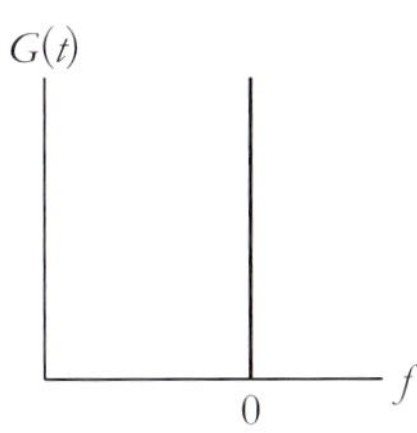

이런 스펙트럼이 된다.

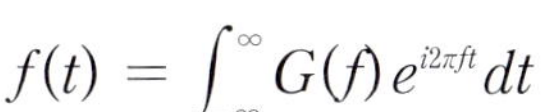

푸리에 역변환식
보는 시간 Δt

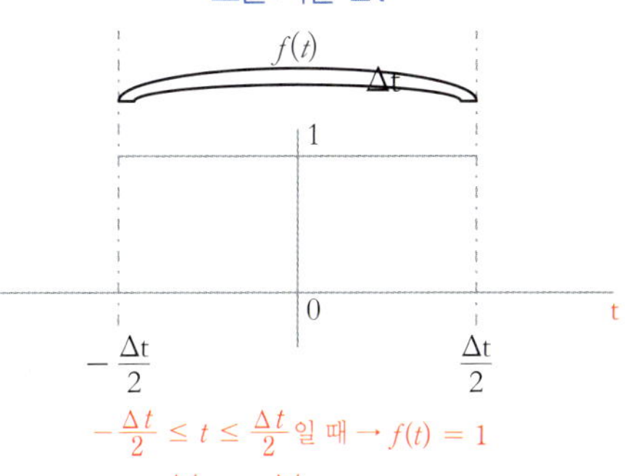

$-\frac{\Delta t}{2} \le t \le \frac{\Delta t}{2}$ 일 때 → $f(t) = 1$

$t < -\frac{\Delta t}{2},\ t > \frac{\Delta t}{2}$ 일 때 → $f(t) = 0$

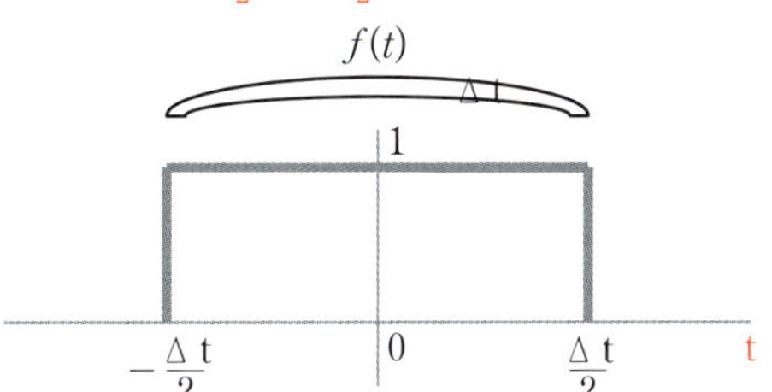

$$G(f) = \int_{-\infty}^{\infty} f(t)\, e^{-i2\pi ft}\, dt$$

$t \le -\frac{\Delta t}{2},\ t > \frac{\Delta t}{2}$ 일 때 → $f(t) = 0$

적분을 해도 0이 된다.

$-\frac{\Delta t}{2} \le t \le \frac{\Delta t}{2}$ 일 때 → $f(t) = 1$

$$G(f) = \int_{-\frac{\Delta t}{2}}^{\frac{\Delta t}{2}} 1 \cdot e^{-i2\pi ft}\, dt$$

$e^{-i2\pi ft}dt$ 를 적분하기 위해서

$e^{x} = e^{x}$ 이고

$e^{ax} = a \cdot e^{ax}$

$e^{-i2\pi ft}dt$ (미분하면), → $-i2\pi f \cdot e^{-i2\pi ft}$

$$\frac{-1}{i2\pi f} \cdot e^{-i2\pi ft} \rightarrow e^{-i2\pi ft}$$

(적분범위를 확인하면),

$$G(f) = \left[\frac{-1}{i2\pi f} \cdot e^{-i2\pi ft}\right]_{-\frac{\Delta t}{2}}^{\frac{\Delta t}{2}}$$

$$G(f) = \frac{-1}{i2\pi f}\left(e^{-i2\pi f\frac{\Delta t}{2}} - e^{-i2\pi f\frac{-\Delta t}{2}}\right)$$

(2와 $\frac{1}{2}$은 약분이 되므로), 그리고
−1로 두항의 부호를 바꾼다.

$$G(f) = \frac{1}{i2\pi f}\left(e^{i2\pi f\Delta t} - e^{-i2\pi f\Delta t}\right)$$

$$\sin n\omega t = \frac{e^{in\omega t} - e^{-in\omega t}}{2i}$$

$$\sin\theta = \frac{e^{i\theta} - e^{-i\theta}}{2i}$$

e와 i를 써서
Sin과 Cos
함수로 나타낸다

푸리에 급수 전개와 푸리에 변환

일반적으로, 함수는 주기함수와 비주기함수로 분류된다. 주기함수는 정현파나 여현파의 중합(급수 전개)으로 표시할 수가 있다. 그러나, 우리가 대상으로 하는 영상 신호(함수)는, 주기성을 갖지 않는 비주기함수인 경우가 많아, 비주기함수는 푸리에 급수 전개를 확장한 푸리에 변환 및 푸리에 역변환에 의해 관계 지어져 있다.

1. 주기함수와 푸리에 급수

1) 주기함수

일정한 주기 T(cm)로 반복하고 있는 함수를 주기함수라고 한다. 거리 x(cm)의 함수 f(x)가 주기 T를 가지는 주기함수이면, 다음의 관계가 성립한다.

$$f(x) = f(x + nT)$$

다만, n=1, 2, 3, …이다. 여현 함수 f(x)는, 가장 기초적인 주기 함수이며, 다음 식에 표현된다.

$$f(x) = \cos\left(\frac{2\pi}{T}x\right) = \cos(2\pi f x)$$ 주기함수에 각속도가 들어가는 형상

여기서, f or u(cycles/cm)는 공간 주파수로 불리며, 주기 T(cm)과 다음과 같은 관계가 된다.

$$f = u = \frac{1}{T}$$

또, 각주파수 ω_0(rad/cm)를 이용하면, 식은

$$f(x) = \cos(\omega_0 x)$$

처럼 나타낼 수가 있고, 각주파수 ω_0와 주기 T및 공간 주파수 f와는 다음의 관계가 된다.

$$\omega_0 = \frac{2\pi}{T} = 2\pi f$$

2) 주기함수의 푸리에 급수 전개

복잡한 함수도 포함하여, 주기가 T인 임의의 주기함수 f(x)는, 다음 식에 나타나듯이 삼각함수의 급수에 의해 나타낼 수가 있다. 이것을 주기함수의 푸리에 급수 전개라고 한다.

각속도가 첨가된다.

$$f(t) = \frac{a_0}{2} + \sum_{n=1}^{N}(a_n \cos n\omega + b_n \sin n\omega t)$$

여기서, $\omega_0 = 2\pi/T$이며, 푸리에 계수 $a_n (n = 0, 1, 2, 3, \ldots)$, $b_n (1, 2, 3, \ldots)$는 다음의 식으로부터 구해진다.

$$a_n = \frac{2}{T}\int_{-\frac{T}{2}}^{\frac{T}{2}} f(x)\cos(n\omega_0 x)\,dx$$

$$b_n = \frac{2}{T}\int_{-\frac{T}{2}}^{\frac{T}{2}} f(x)\sin(n\omega_0 x)\,dx$$

$\frac{a_0}{2}$는 직류성분,
$\cos(\omega_0 x)$와 $(\omega_0 x)$는 기본파,
$\cos(n\omega_0 x)$와 $\sin(n\omega_0 x)$는 제 n고조파로 불리고 있다.

3) 복소수 푸리에 급수

복소수 z는 실수부 a, 허수부 b로부터, 다음과 같이 표현된다.

$$Z = a + ib$$

다만, z는 허수 단위를 나타내고 있어 $i^2 = -1$이다. 또, 허수 부분의 부호를 바꾼 복소수 z*를 공역 복소수라고 부른다.

$$\dot{Z} = a - ib$$

푸리에 급수의 공식 우변의 고조파를 복소수 지수함수로 나타내면,

각속도가 첨가된다 = 실수부와 허수부로 변환

$$f(t) = \frac{a_0}{2} + \sum_{n=1}^{\infty}(a_n \cos n\omega t + b_n \sin n\omega t) \qquad \cos\theta = \frac{e^{i\theta} + e^{-i\theta}}{2}$$

$$f(t) = \frac{a_0}{2} + \sum_{n=1}^{\infty} a_n \frac{e^{in\omega_0 x} + e^{-in\omega_0 x}}{2} + b_n \frac{e^{in\omega_0 x} - e^{-in\omega_0 x}}{2} \qquad \sin\theta = \frac{e^{i\theta} - e^{-i\theta}}{2}$$

$$= \frac{a_0}{2} + \sum_{n=1}^{\infty} \frac{1}{2}(a_n - ib_n) e^{in\omega_0 x} + \frac{1}{2}(a_n + ib_n) e^{-in\omega_0 x}$$

Fourier Transform

주기성이 없는 어떠한 복잡한 파형(주기성이 있는 파형 포함)을 해석하는 수학공식

$$f(t) = a_0 + \sum_{n=1}^{\infty}(a_n \cos n\omega t + b_n \sin n\omega t)$$

$$a_0 = \frac{1}{T}\int_0^T f(t)\,dt$$

$$a_n = \frac{2}{T}\int_0^T f(t)(\cos n\omega t)\,dt$$

$$b_n = \frac{2}{T}\int_0^T f(t)(\sin n\omega t)\,dt$$

$$\cos n\omega t = \frac{e^{in\omega t} + e^{-in\omega t}}{2}$$

$$\sin n\omega t = \frac{e^{in\omega t} - e^{-in\omega t}}{2i}$$

푸리에 급수의 완전한 복소표현

$$f(x) = \sum_{n=-\infty}^{\infty} C_n e^{in\omega t}$$

푸리에 계수의 완전한 복소표현을 위시 급수식에 대입하면 푸리에 식이 된다.

$$C_n = \frac{1}{T}\int_{-\infty}^{\infty} f(t) e^{-in\omega t}\,dt$$

푸리에 변환식

$$G(f) = \int_{-\infty}^{\infty} f(t) e^{-i2\pi ft}\,dt$$

푸리에 역변환식

$$f(t) = \int_{-\infty}^{\infty} G(f) e^{i2\pi ft}\,dt$$

2. 푸리에 변환과 그 성질

1) 푸리에 변환이란

위 식의 푸리에 급수는, 함수 f(x)가 주기함수인 경우인 만큼 적용이 제한되고 있다. 그러나, 우리가 취급하는 함수에는, 영상이나 선상농도 분포 등과 같이, 일정한 구간에만 신호가 존재하는 것 같은 비 주기함수가 포함되는 경우가 많다. 주기성이라고 하는 제약을 없애서, 좀 더 일반적인 함수에 푸리에 급수를 확장했던 것이 푸리에 변환이다. 유한한 구간에서 정의된 비 주기함수 f(x)는, 주기함수 $f_L(x)$의 주기 T을 무한대로 했을 경우에 상당한다고 생각할 수 있다. 우선, 푸리에 계수의 식을, 푸리에 급수의 식에 대입하는 것을 생각한다.

$$f(x) = \sum_{n=-\infty}^{\infty}\left[\frac{1}{2}\int_{-\frac{t}{2}}^{\frac{t}{2}} f(\varepsilon)\,e^{in\omega_0\varepsilon}\,d\varepsilon\right]\omega_0 e^{in\omega_0 X}$$

위 식에서 T→∞ 극한을 취하면, $\omega_0 \to d\omega$, $n\omega_0 \to \omega$되어, 다음과 같이 수렴한다.

$$f(x) = \left[\int_{-\infty}^{\infty} f(\varepsilon)\,e^{\omega\varepsilon}\,d\varepsilon\right]e^{in\omega_0\varepsilon}\,d\omega$$

다만, 위 식이 성립하려면, 함수 f(x)가 적분 가능, 즉

$$\int_{-\infty}^{\infty} f(x)\,dx < \infty$$

을 만족할 필요가 있다. [ ] 안의 적분을

$$F(\omega) = \int_{-\infty}^{\infty} f(x)\,e^{i\omega X}\,dx \qquad \text{푸리에 변환}$$

라고 정의하면, 함수 f(x)는 다음과 같이 된다.

$$f(\omega) = \frac{1}{2\pi}\int_{-\infty}^{\infty} F(\omega)\,e^{i\omega X}\,d\omega \qquad \text{역푸리에 변환}$$

푸리에 변환식으로부터 F(ω)는 함수 f(x)의 푸리에 변환이라고 정의되고, 또 반대로, 함수 f(u)는 푸리에 변환, F(x)는 역푸리에 변환이라고 불리고 있다. 이것들을 각 주파수 $\omega(\frac{rad}{sec})$는 아니고, 공간 주파수 $f(\frac{cycles}{cm})$로 나타내면, $\omega = 2\pi f$이기 때문에 그리고

$i = i\theta$의 진폭을 의미한다.

↱ 주파수 X 좌표

$$F(u) = \int_{-\infty}^{\infty} f(x)\,e^{-i2\pi fX}\,dx \qquad \text{푸리에 변환} \qquad \text{Eq.22.1}$$

$$f(x) = \int_{-\infty}^{\infty} F(u)\,e^{i2\pi fX}\,du \qquad \text{역푸리에 변환} \qquad \text{Eq.22.2}$$

된다. 따라서, 일반의 함수 f(x)는 Eq.22.1에 의해 공간 주파수 성분의 분포
(스펙트럼) F(u)로 분해할 수 있다고 생각하는 것이 가능하고, 또, 일반의 함수 f(x)는 Eq.22.2에 의해 스펙트럼 F(u)로부터 합성할 수 있다고 생각할 수도 있다.

$$f(x) = \int_{-\infty}^{\infty} F(u)\,e^{i2\pi fX}\,du$$

$$\int F(u,v) = \int_{-\infty}^{\infty}\int_{-\infty}^{\infty} f(x,y)\,e^{-i2\pi(ux+vy)}\,dxdy \qquad \text{2차원 푸리에 변환}$$

$$\int f(x,y) = \int_{-\infty}^{\infty}\int_{-\infty}^{\infty} F(u,v)\,e^{i2\pi(ux+vy)}\,dudv \qquad \text{2차원 역푸리에 변환}$$

Fourier 변환

- 1차원 푸리에 변환 $F(u) = \int_{-\infty}^{\infty} f(x)\, e^{-i2\pi fX} dx$
- 1차원 역푸리에 변환 $f(u) = \int_{-\infty}^{\infty} F(x)\, e^{i2\pi fX} dx$

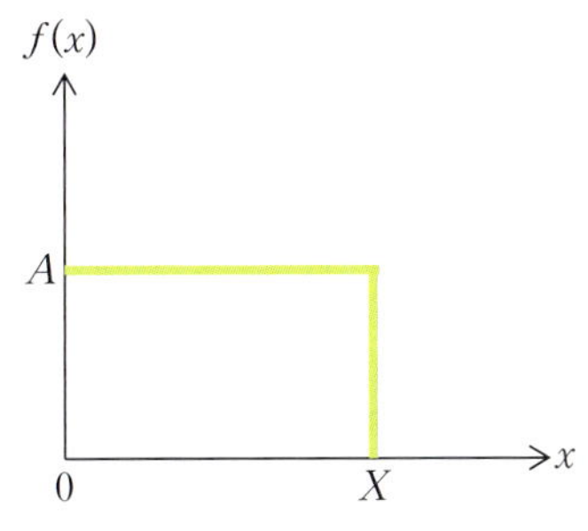

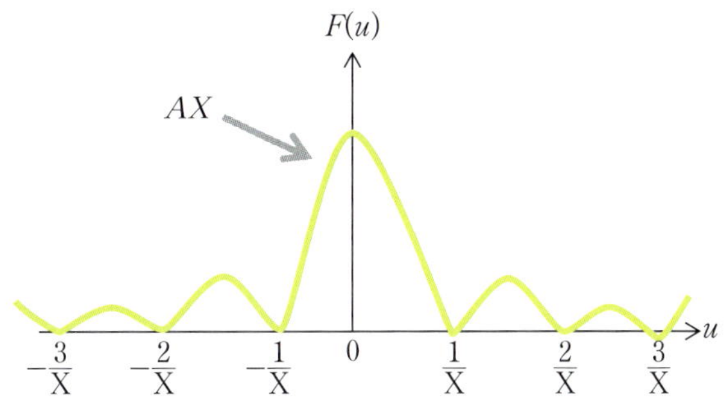

- 2차원 푸리에 변환 $\int F(u,v) = \int_{-\infty}^{\infty}\int_{-\infty}^{\infty} f(x,y)\, e^{-i2\pi(ux+vy)} dxdy$
- 2차원 역푸리에 변환 $\int f(x,y) = \int_{-\infty}^{\infty}\int_{-\infty}^{\infty} F(u,v)\, e^{i2\pi(ux+vy)} dudv$

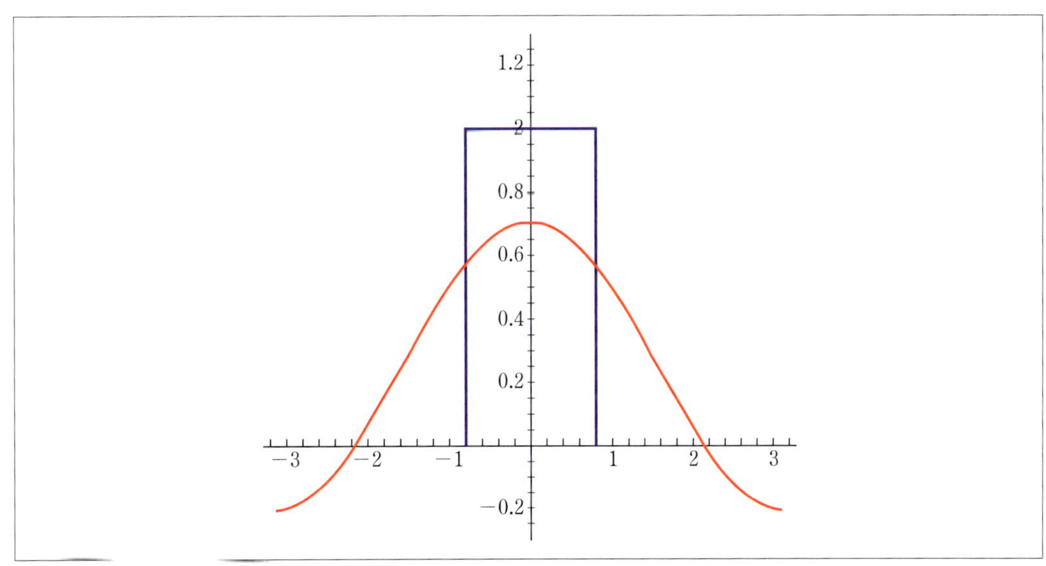

$$f(x) = a_0 + \sum_{n=1}^{\infty}(a_n \cos\frac{n\pi x}{L} + b_n \sin\frac{n\pi x}{L}) \qquad F(w) = \int_{-\infty}^{\infty} f(t)\, e^{-jwt} dt$$

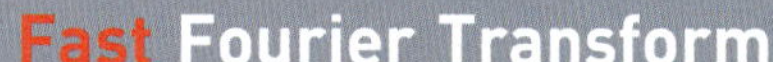

Fast Fourier Transform

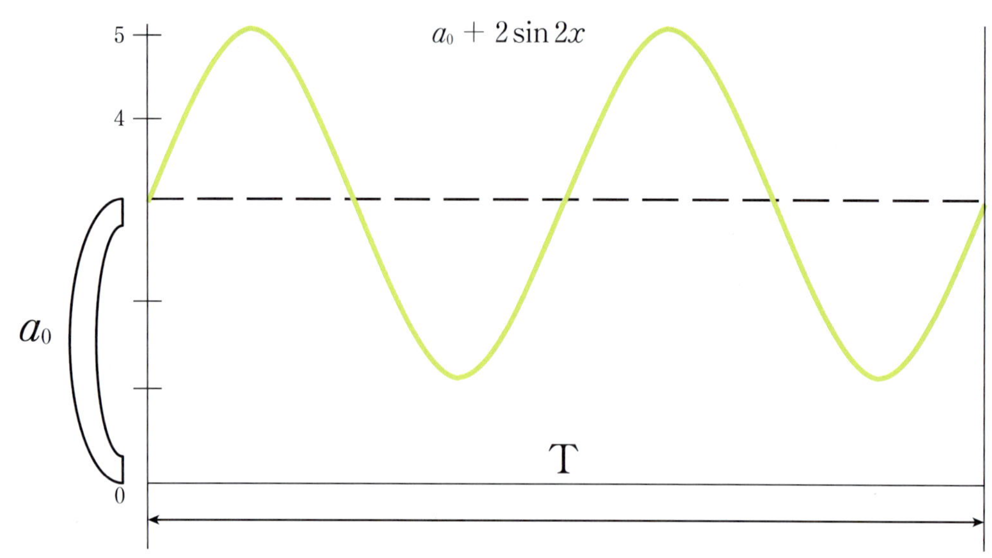

두번 진동하는 파동은? 4개
4000 Hz는 8000개의 파동.
8000개는 1초(1000 msec) 내에서의 기준이며,
파동이 40 msec일 때는???

파동이 40 msec (파동을 읽었을때의 기준)일때는???
40/1000 msec × 8000 = 320개의 파동

4000 Hz는 4000번 진동
40/1000 msec × 4000 = 160개의 진동

그러면, 320개 값 하나 하나에 곱셈을 한 뒤
면적을 나타내야 하므로 160번을 연산하면

320 × 160 = 51200을 구해야 하는 스펙트럼

원래의 파동에 여러 번의 곱셈을 해야 한다.

여기서, 곱셈의 횟수를 줄이고 빠르게 스펙트럼을
구하는 FFT로의 시작을 알 수 있다.

$$F(u,v) = \sum_{x=0}^{M-1}\sum_{y=0}^{N-1} f(x,y)\, e^{-i2\pi(\frac{ux}{M}+\frac{uy}{N})}$$ DFT를 생각하면

$$G(\frac{n}{N}) = \sum_{k=0}^{N-1} f(k)\, e^{-i2\pi k\frac{n}{N}}$$ FFT를 생각하면

$$e^{-\frac{i2\pi}{N}} = W$$ N(함수값의 총수)을 8로 정하면 저절로 정해진다.

$$G(\frac{n}{N}) = \sum_{k=0}^{N-1} f(k)\, W^{nk}$$ N(파동)을 8로 정하면 n(진동)은 4됨

$$G(\frac{n}{8}) = \sum_{k=0}^{7} f(k)\, W^{nk}$$ 파동의 상수일 때, 진동을 n=0부터 시작

$$G(\frac{n}{8}) = \sum_{k=0}^{7} f(k)\, W^{0}$$ Σ를 덧셈형식으로 표현하면

4번 진동하는 파동

$$G(0/8) = f(0)w^0 + f(1)w^0 + f(2)w^0 + f(3)w^0 + f(4)w^0 + f(5)w^0 + f(6)w^0 + f(7)w^0$$
$$G(1/8) = f(0)w^0 + f(1)w^1 + f(2)w^2 + f(3)w^3 + f(4)w^4 + f(5)w^5 + f(6)w^6 + f(7)w^7$$
$$G(2/8) = f(0)w^0 + f(1)w^2 + f(2)w^4 + f(3)w^6 + f(4)w^8 + f(5)w^{10} + f(6)w^{12} + f(7)w^{14}$$
$$G(3/8) = f(0)w^0 + f(1)w^3 + f(2)w^6 + f(3)w^9 + f(4)w^{12} + f(5)w^{15} + f(6)w^{18} + f(7)w^{21}$$
$$G(4/8) = f(0)w^0 + f(1)w^4 + f(2)w^8 + f(3)w^{12} + f(4)w^{16} + f(5)w^{20} + f(6)w^{24} + f(7)w^{28}$$
$$G(5/8) = f(0)w^0 + f(1)w^5 + f(2)w^{10} + f(3)w^{15} + f(4)w^{20} + f(5)w^{25} + f(6)w^{30} + f(7)w^{35}$$
$$G(6/8) = f(0)w^0 + f(1)w^6 + f(2)w^{12} + f(3)w^{18} + f(4)w^{24} + f(5)w^{30} + f(6)w^{36} + f(7)w^{42}$$
$$G(7/8) = f(0)w^0 + f(1)w^7 + f(2)w^{14} + f(3)w^{21} + f(4)w^{28} + f(5)w^{35} + f(6)w^{42} + f(7)w^{49}$$

$f(k)\, W^{nk}$는 하나하나의 면적을 구하고 있는 것이다.

64번의 곱셈

파동은 8번

$f(k)$의 k값이 가로로 같으니 간단히 표현하면

	$f(0)$	$f(1)$	$f(2)$	$f(3)$	$f(4)$	$f(5)$	$f(6)$	$f(7)$
$G(0/8) =$	w^0	w^0	w^0	w^0	w^0	w^0	w^0	w^0
$G(1/8) =$	w^0	w^1	w^2	w^3	w^4	w^5	w^6	w^7
$G(2/8) =$	w^0	w^2	w^4	w^6	w^8	w^{10}	w^{12}	w^{14}
$G(3/8) =$	w^0	w^3	w^6	w^9	w^{12}	w^{15}	w^{18}	w^{21}
$G(4/8) =$	w^0	w^4	w^8	w^{12}	w^{16}	w^{20}	w^{24}	w^{28}
$G(5/8) =$	w^0	w^5	w^{10}	w^{15}	w^{20}	w^{25}	w^{30}	w^{35}
$G(6/8) =$	w^0	w^6	w^{12}	w^{18}	w^{24}	w^{30}	w^{36}	w^{42}
$G(7/8) =$	w^0	w^7	w^{14}	w^{21}	w^{28}	w^{35}	w^{42}	w^{49}

W의 지수가 정리되어 지수가 줄면?

$e^{-\frac{i2\pi}{N}} = W$ e의 지수가 − 기호를 가지고 있으니 마이너스 방향으로 돈다.

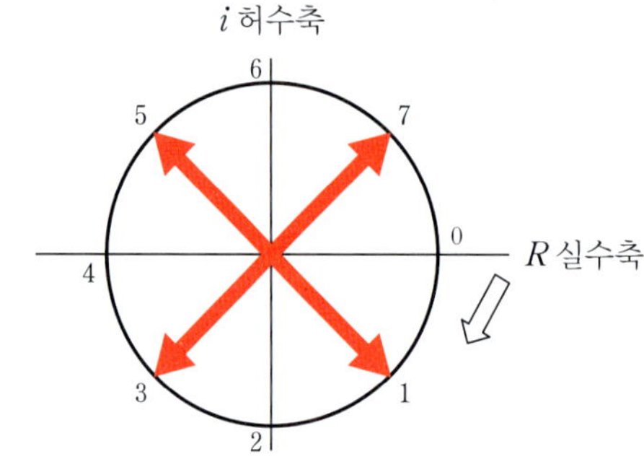

짝수와 홀수로 나눈다.

	$f(0)$	$f(1)$	$f(2)$	$f(3)$	$f(4)$	$f(5)$	$f(6)$	$f(7)$
$G(0/8) =$	w^0	w^0	w^0	w^0	w^0	w^0	w^0	w^0
$G(1/8) =$	w^0	w^1	w^2	w^3	w^4	w^5	w^6	w^7
$G(2/8) =$	w^0	w^2	w^4	w^6	w^8	w^{10}	w^{12}	w^{14}
$G(3/8) =$	w^0	w^3	w^6	w^9	w^{12}	w^{15}	w^{18}	w^{21}
$G(4/8) =$	w^0	w^4	w^8	w^{12}	w^{16}	w^{20}	w^{24}	w^{28}
$G(5/8) =$	w^0	w^5	w^{10}	w^{15}	w^{20}	w^{25}	w^{30}	w^{35}
$G(6/8) =$	w^0	w^6	w^{12}	w^{18}	w^{24}	w^{30}	w^{36}	w^{42}
$G(7/8) =$	w^0	w^7	w^{14}	w^{21}	w^{28}	w^{35}	w^{42}	w^{49}

	$f(0)$	$f(1)$	$f(2)$	$f(3)$	$f(4)$	$f(5)$	$f(6)$	$f(7)$
$G(0/8) =$	w^0	w^0	w^0	w^0	w^0	w^0	w^0	w^0
$G(1/8) =$	w^0	w^1	w^2	w^3	w^4	w^5	w^6	w^7
$G(2/8) =$	w^0	w^2	w^4	w^6	w^0	w^2	w^4	w^6
$G(3/8) =$	w^0	w^3	w^6	w^1	w^4	w^7	w^2	w^5
$G(4/8) =$	w^0	w^4	w^0	w^4	w^0	w^4	w^0	w^4
$G(5/8) =$	w^0	w^5	w^2	w^7	w^4	w^1	w^6	w^3
$G(6/8) =$	w^0	w^6	w^4	w^2	w^0	w^6	w^4	w^2
$G(7/8) =$	w^0	w^7	w^6	w^5	w^4	w^3	w^2	w^1

8 이하의 수는 그냥 두고 8 이상인 수는 8로 나누고 나머지를 쓴다.

원을 회전한다는 것은 같은 값을 계속 취해야 하므로

$w^0 = w^8$, $w^1 = w^9$ 바꾸어 쓰기가 가능

$W^{2nk+n} = W^{2nk} \; W^{n}$ 로 쓸 수 있다.

$$= \sum_{k=0}^{\frac{1}{2}-1} f(2k)\, w^{2nk} + \sum_{k=0}^{\frac{N}{2}-1} f(2k+1)\, w^{2nk+n}$$

$$= \sum_{k=0}^{\frac{N}{2}-1} f(2k)\, w^{2nk} + \sum_{k=0}^{\frac{N}{2}-1} f(2k+1)\, w^{2nk}\, w^{n}$$

$$= \sum_{k=0}^{\frac{N}{2}-1} f(2k)\, w^{2nk} + w^{n} \sum_{k=0}^{\frac{N}{2}-1} f(2k+1)\, w^{2nk}$$

짝수 그룹 $f(2k)$ 홀수 그룹 $f(2k+1)$

짝수 그룹 $f(2k)$ 홀수 그룹 $f(2k+1)$

$$= \sum_{k=0}^{\frac{N}{2}-1} f(2k)\, w^{2nk} + w^{n} \sum_{k=0}^{\frac{N}{2}-1} f(2k+1)\, w^{2nk}$$

W^{n} 홀수 그룹 $f(2k+1)$ + 짝수 그룹 $f(2k)$

$q(0)$ $q(1)$ $q(2)$ $q(3)$ $p(0)$ $p(1)$ $p(2)$ $p(3)$

$$\begin{array}{ll}
G(0/8) = w^0 \; w^0 \; w^0 \; w^0 & G(0/8) = w^0 \; w^0 \; w^0 \; w^0 \\
G(1/8) = w^0 \; w^2 \; w^4 \; w^6 & G(1/8) = w^0 \; w^2 \; w^4 \; w^6 \\
G(2/8) = w^0 \; w^4 \; w^0 \; w^4 & G(2/8) = w^0 \; w^4 \; w^0 \; w^4 \\
G(3/8) = w^0 \; w^6 \; w^4 \; w^2 & G(3/8) = w^0 \; w^6 \; w^4 \; w^2 \\
G(4/8) = w^0 \; w^0 \; w^0 \; w^0 & G(4/8) = w^0 \; w^0 \; w^0 \; w^0 \\
G(5/8) = w^0 \; w^2 \; w^4 \; w^6 & G(5/8) = w^0 \; w^2 \; w^4 \; w^6 \\
G(6/8) = w^0 \; w^4 \; w^0 \; w^4 & G(6/8) = w^0 \; w^4 \; w^0 \; w^4 \\
G(7/8) = w^0 \; w^6 \; w^4 \; w^2 & G(7/8) = w^0 \; w^6 \; w^4 \; w^2
\end{array}$$

4개의 그룹이 같다.

짝수 그룹 16번
홀수 그룹 16번 + 4번(W^{n}을 곱하는 횟수)

64번에서 36번으로 줄었다.

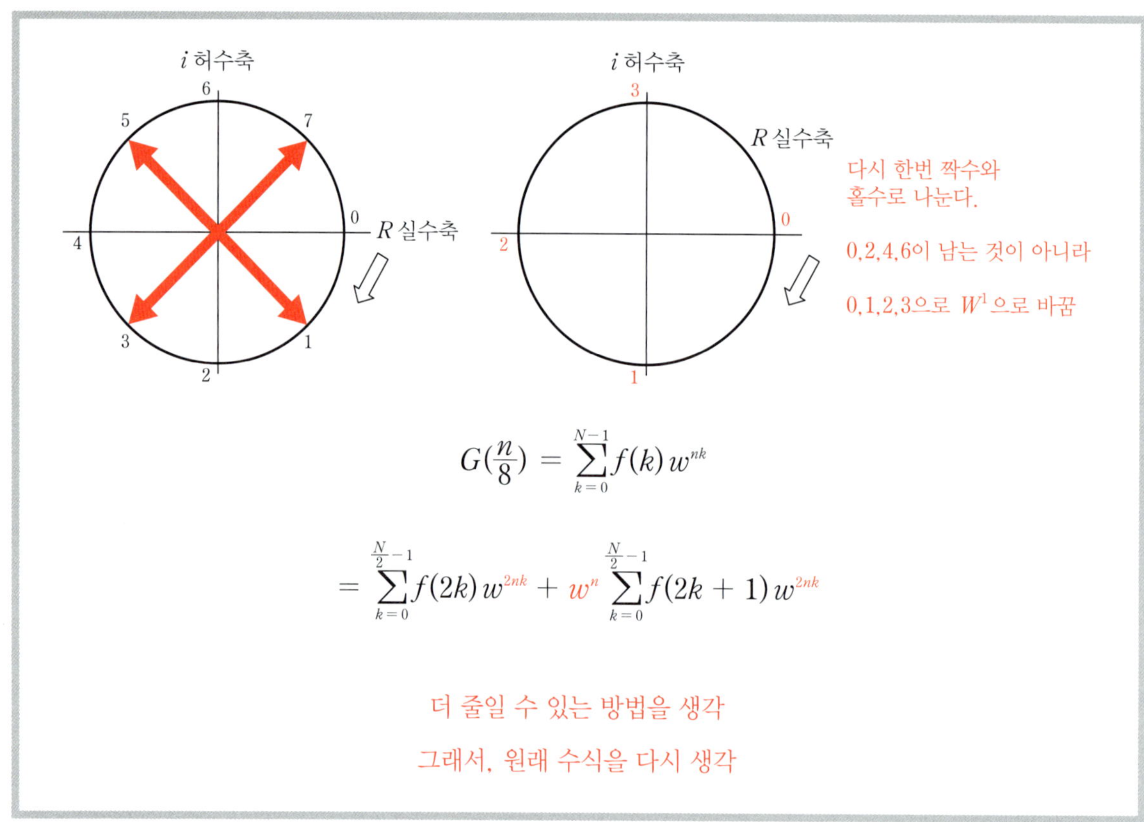

아래 식을 그림으로 표현하면,

	$p(0)$	$p(1)$	$p(2)$	$p(3)$
$G(0/8) =$	w^0	w^0	w^0	w^0
$G(1/8) =$	w^0	w^2	w^4	w^6
$G(2/8) =$	w^0	w^4	w^0	w^4
$G(3/8) =$	w^0	w^6	w^4	w^2
$G(4/8) =$	w^0	w^0	w^0	w^0
$G(5/8) =$	w^0	w^2	w^4	w^6
$G(6/8) =$	w^0	w^4	w^0	w^4
$G(7/8) =$	w^0	w^6	w^4	w^2

$+ \quad W^n$

	$p(0)$	$p(1)$	$p(2)$	$p(3)$
$G(0/8) =$	w^0	w^0	w^0	w^0
$G(1/8) =$	w^0	w^2	w^4	w^6
$G(2/8) =$	w^0	w^4	w^0	w^4
$G(3/8) =$	w^0	w^6	w^4	w^2
$G(4/8) =$	w^0	w^0	w^0	w^0
$G(5/8) =$	w^0	w^2	w^4	w^6
$G(6/8) =$	w^0	w^4	w^0	w^4
$G(7/8) =$	w^0	w^6	w^4	w^2

$$= \sum_{k=0}^{\frac{N}{2}-1} f(2k)\, w^{2nk} + w^{n} \sum_{k=0}^{\frac{N}{2}-1} f(2k+1)\, w^{2nk}$$

nk를 2로 나누어서 표기

$$= \sum_{k=0}^{\frac{N}{2}-1} p(k)\, w'^{nk} + w^{n} \sum_{k=0}^{\frac{N}{2}-1} q(k)\, w'^{nk}$$

$$= \sum_{k=0}^{\frac{N}{4}-1} p(2k)\, w'^{n2k} + \sum_{k=0}^{\frac{N}{4}-1} p(2k+1)\, w'^{n(2k+1)}$$

$$+ w^{n}\{\square \sum_{k=0}^{\frac{N}{4}-1} q(2k)\, w'^{n2k} + \sum_{k=0}^{\frac{N}{4}-1} q(2k+1)\, w'^{n(2k+1)} \square\}$$

$w^{2nk+n} = w^{2nk}\ w^{n}$로 쓸 수 있다.
먼저 PPT에서 분리해서 표기했음

$w'^{2nk+n} = w'^{2nk}\ w'^{n}$로 쓸 수 있다.

$$= \sum_{k=0}^{\frac{N}{4}-1} a(k)\, w^{2nk} + w'^{n} \sum_{k=0}^{\frac{N}{4}-1} b(k)\, w^{2nk}$$

$$+ w^{n}\{\square \sum_{k=0}^{\frac{N}{4}-1} c(k)\, w^{n2k} + w'^{n} \sum_{k=0}^{\frac{N}{4}-1} d(k)\, w^{2nk} \square\}$$

	$a(0)$	$a(1)$	w'^{n}	$b(0)$	$b(1)$	$+ w^{n}$		$c(0)$	$c(1)$	w'^{n}	$d(0)$	$d(1)$	
$G(0/8) =$	w^0	w^0	$G(0/8) =$	w^0	w^0		$G(0/8) =$	w^0	w^0	$G(0/8) =$	w^0	w^0	
$G(1/8) =$	w^0	w^2	$G(1/8) =$	w^0	w^2		$G(1/8) =$	w^0	w^2	$G(1/8) =$	w^0	w^2	
$G(2/8) =$	w^0	w^0	$G(2/8) =$	w^0	w^0		$G(2/8) =$	w^0	w^0	$G(2/8) =$	w^0	w^0	
$G(3/8) =$	w^0	w^2	$G(3/8) =$	w^0	w^2	$\{\square$	$G(3/8) =$	w^0	w^2	$G(3/8) =$	w^0	w^2	$\square\}$
$G(4/8) =$	w^0	w^0	$G(4/8) =$	w^0	w^0		$G(4/8) =$	w^0	w^0	$G(4/8) =$	w^0	w^0	
$G(5/8) =$	w^0	w^2	$G(5/8) =$	w^0	w^2		$G(5/8) =$	w^0	w^2	$G(5/8) =$	w^0	w^2	
$G(6/8) =$	w^0	w^0	$G(6/8) =$	w^0	w^0		$G(6/8) =$	w^0	w^0	$G(6/8) =$	w^0	w^0	
$G(7/8) =$	w^0	w^2	$G(7/8) =$	w^0	w^2		$G(7/8) =$	w^0	w^2	$G(7/8) =$	w^0	w^2	

아래식과 똑같이 전개된다.

$$= \sum_{k=0}^{\frac{N}{4}-1} a(k)\, w^{2nk} + w'^{n} \sum_{k=0}^{\frac{N}{4}-1} b(k)\, w^{2nk}$$

$$+ w^{n}\{\square \sum_{k=0}^{\frac{N}{4}-1} c(k)\, w^{n2k} + w'^{n} \sum_{k=0}^{\frac{N}{4}-1} d(k)\, w^{2nk} \square\}$$

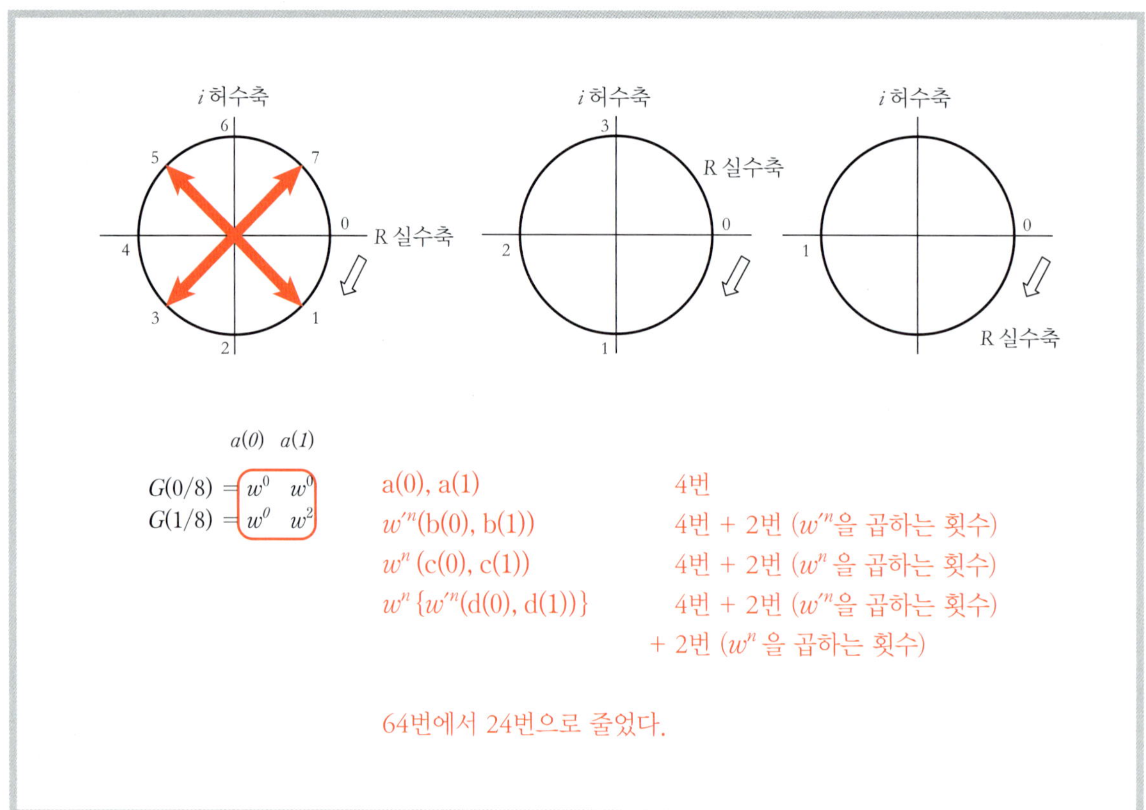
i 허수축
6
5
7
0
R 실수축
4
3
1
2
i 허수축
3
R 실수축
0
2
1
i 허수축
0
1
R 실수축
a(0) a(1)
G(0/8) = w^0 w^0
G(1/8) = w^0 w^2
a(0), a(1) 4번
w′^n(b(0), b(1)) 4번 + 2번 (w′^n을 곱하는 횟수)
w^n (c(0), c(1)) 4번 + 2번 (w^n 을 곱하는 횟수)
w^n {w′^n(d(0), d(1))} 4번 + 2번 (w′^n을 곱하는 횟수)
+ 2번 (w^n 을 곱하는 횟수)
64번에서 24번으로 줄었다.

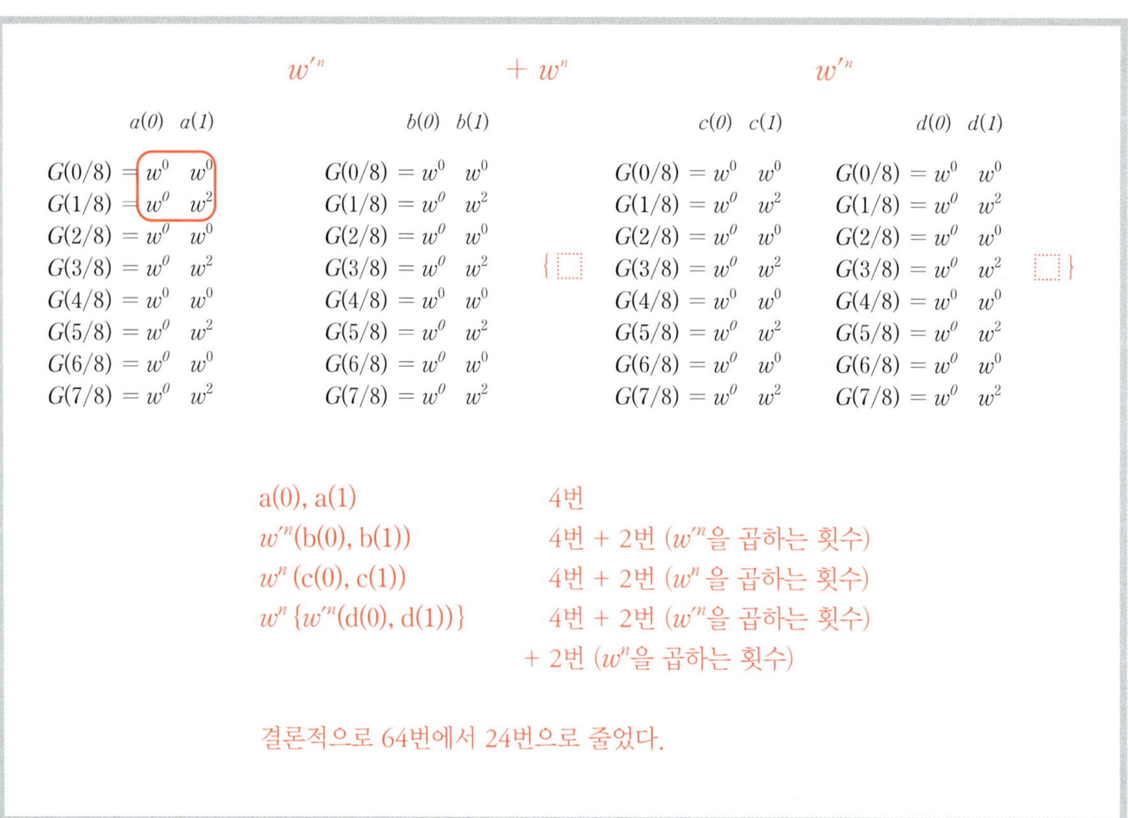
w′^n
+ w^n
w′^n
a(0) a(1)
G(0/8) = w^0 w^0
G(1/8) = w^0 w^2
G(2/8) = w^0 w^0
G(3/8) = w^0 w^2
G(4/8) = w^0 w^0
G(5/8) = w^0 w^2
G(6/8) = w^0 w^0
G(7/8) = w^0 w^2
b(0) b(1)
G(0/8) = w^0 w^0
G(1/8) = w^0 w^2
G(2/8) = w^0 w^0
G(3/8) = w^0 w^2
G(4/8) = w^0 w^0
G(5/8) = w^0 w^2
G(6/8) = w^0 w^0
G(7/8) = w^0 w^2
{
c(0) c(1)
G(0/8) = w^0 w^0
G(1/8) = w^0 w^2
G(2/8) = w^0 w^0
G(3/8) = w^0 w^2
G(4/8) = w^0 w^0
G(5/8) = w^0 w^2
G(6/8) = w^0 w^0
G(7/8) = w^0 w^2
d(0) d(1)
G(0/8) = w^0 w^0
G(1/8) = w^0 w^2
G(2/8) = w^0 w^0
G(3/8) = w^0 w^2
G(4/8) = w^0 w^0
G(5/8) = w^0 w^2
G(6/8) = w^0 w^0
G(7/8) = w^0 w^2
}
a(0), a(1) 4번
w′^n(b(0), b(1)) 4번 + 2번 (w′^n을 곱하는 횟수)
w^n (c(0), c(1)) 4번 + 2번 (w^n 을 곱하는 횟수)
w^n {w′^n(d(0), d(1))} 4번 + 2번 (w′^n을 곱하는 횟수)
+ 2번 (w^n을 곱하는 횟수)
결론적으로 64번에서 24번으로 줄었다.

Gradient Field and Signal Frequency

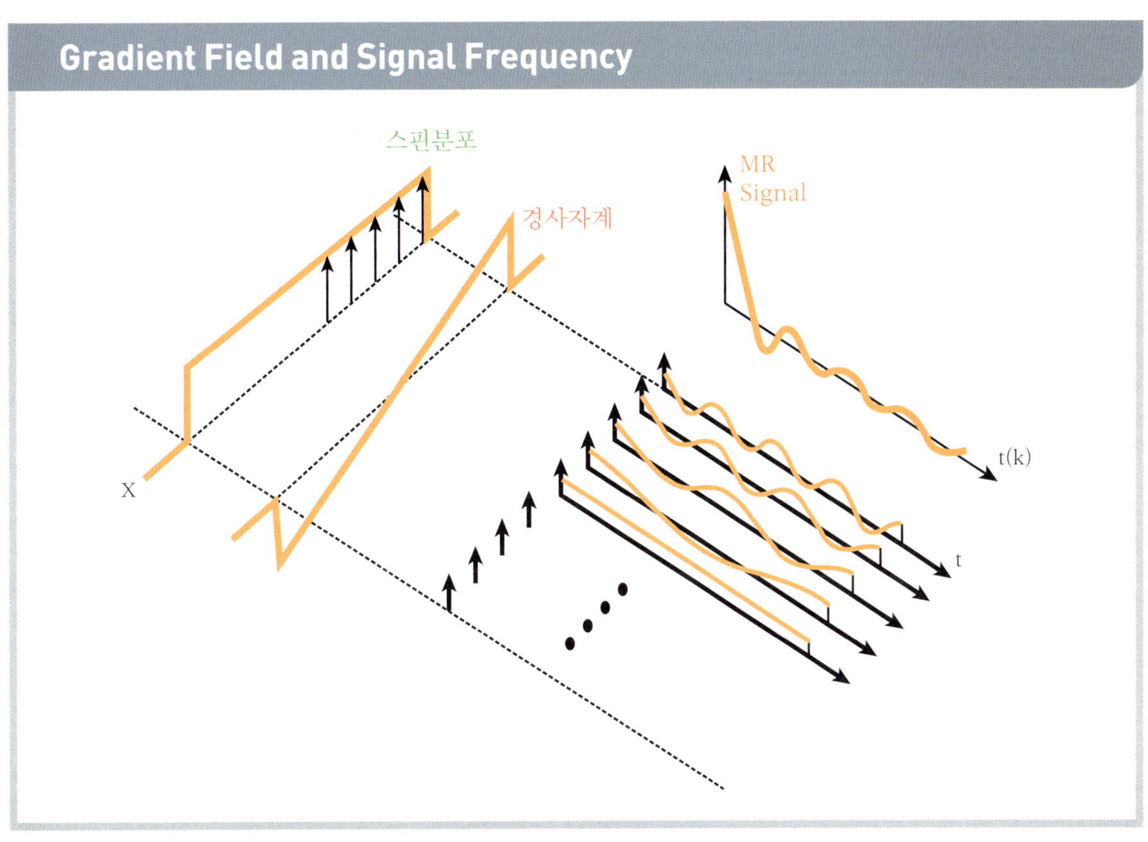

Fourier Series

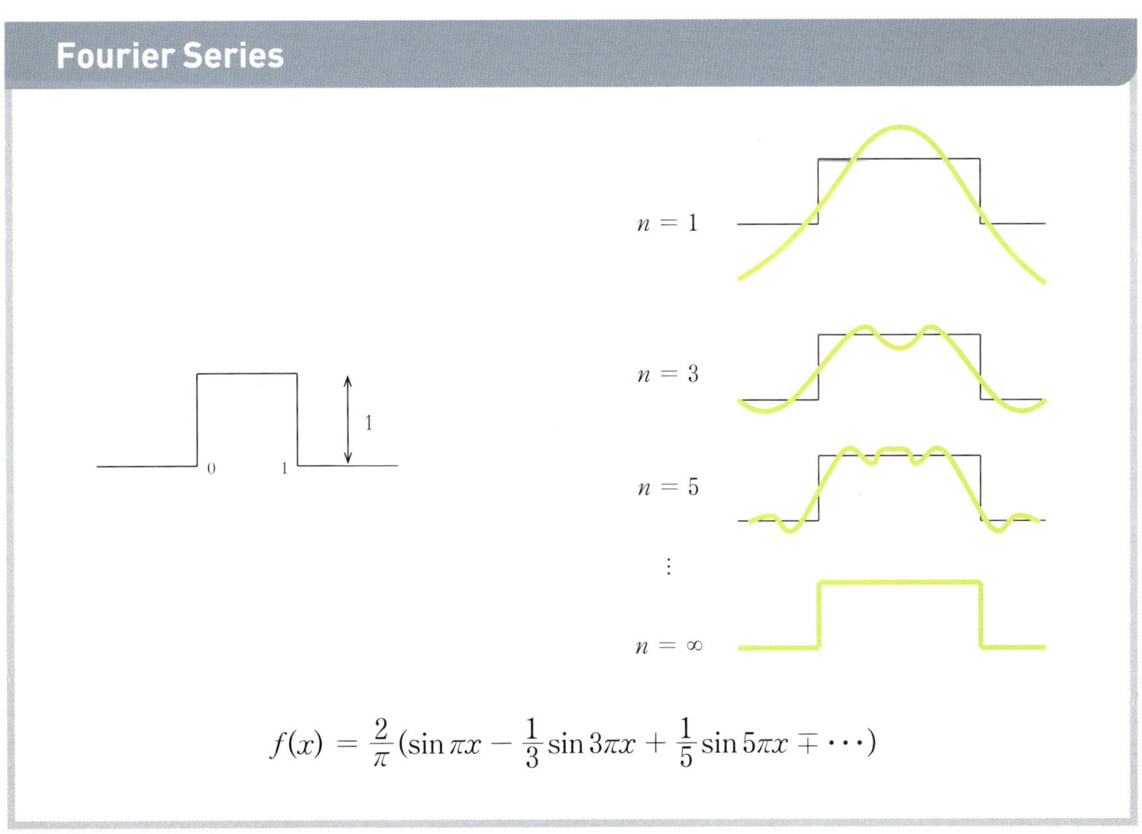

$$f(x) = \frac{2}{\pi}(\sin \pi x - \frac{1}{3}\sin 3\pi x + \frac{1}{5}\sin 5\pi x \mp \cdots)$$

1D Fourier Transform

$$F(k) = \int_{-\infty}^{\infty} f(x)\, e^{-ikx}\, dx \qquad : \text{FT}$$

$$f(x) = \frac{1}{2\pi}\int_{-\infty}^{\infty} F(k)\, e^{ikx}\, dx \qquad : \text{Inverse FT}$$

$$e^{ikx} = \cos kx + i \sin kx, \;\; i = \sqrt{-1}$$

2D Fourier Transform

$$F(k_x, k_y) = \int_{-\infty}^{\infty}\int_{-\infty}^{\infty} f(x, y)\, e^{-i(k_x x + k_y y)}\, dxdy \qquad \text{FT}$$

$$f(x, y) = \left(\frac{1}{2\pi}\right)^2 \int_{-\infty}^{\infty}\int_{-\infty}^{\infty} F(k_x, k_y)\, e^{i(k_x x + k_y y)}\, dk_x dk_y \qquad \text{IFT}$$

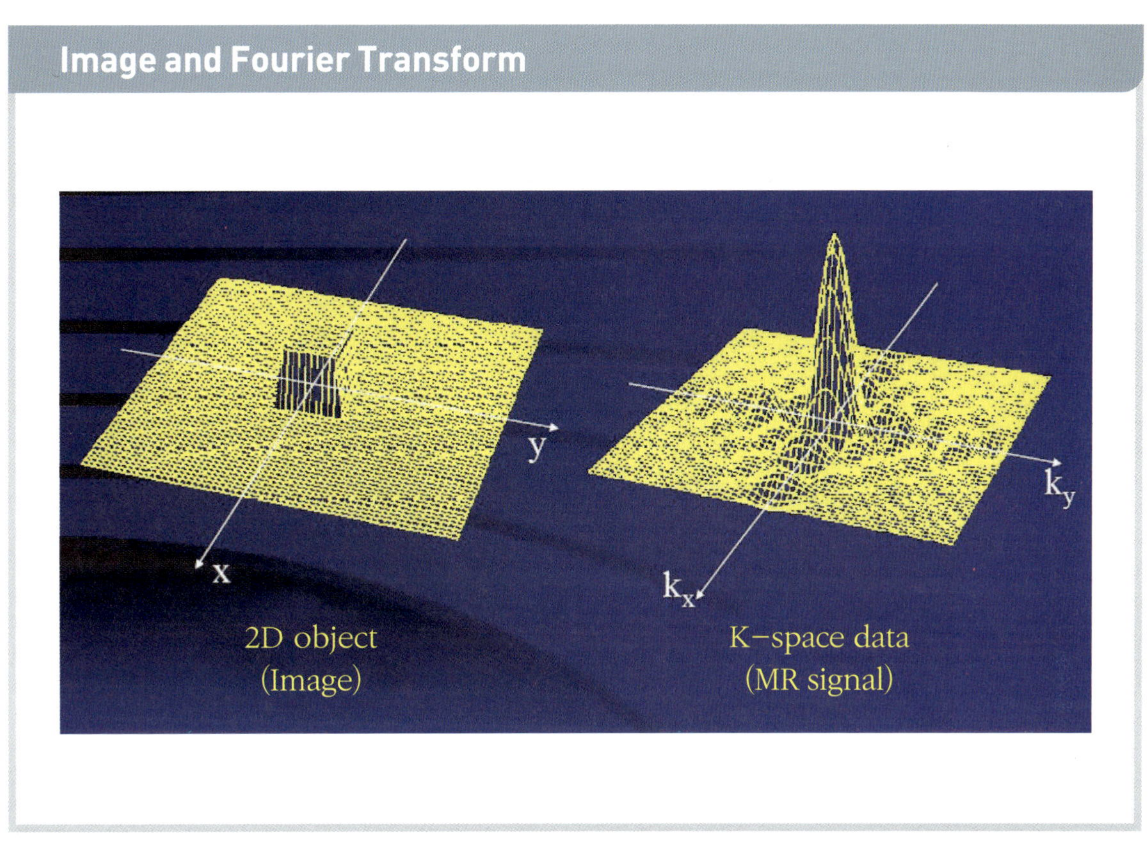
Image and Fourier Transform
y
x
k_y
k_x
2D object
(Image)
K-space data
(MR signal)

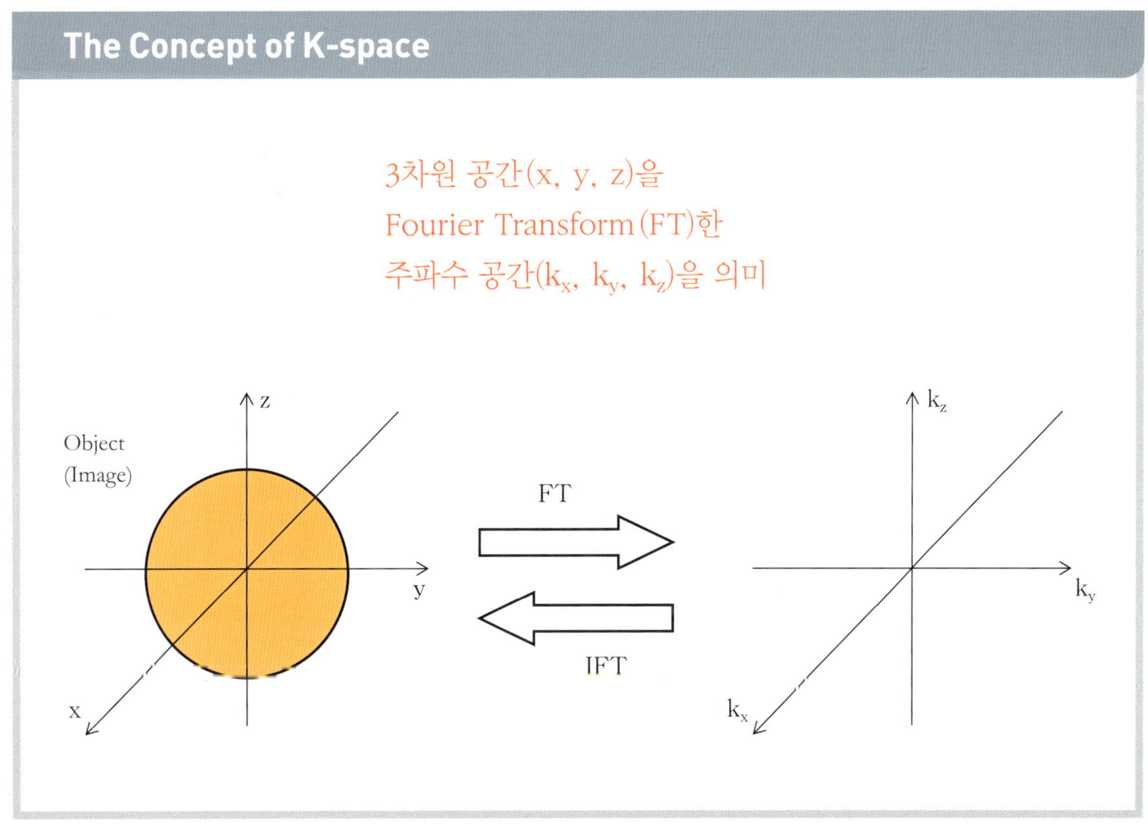
The Concept of K-space
3차원 공간(x, y, z)을
Fourier Transform(FT)한
주파수 공간(k_x, k_y, k_z)을 의미
Object
(Image)
z
y
x
FT
IFT
k_z
k_y
k_x

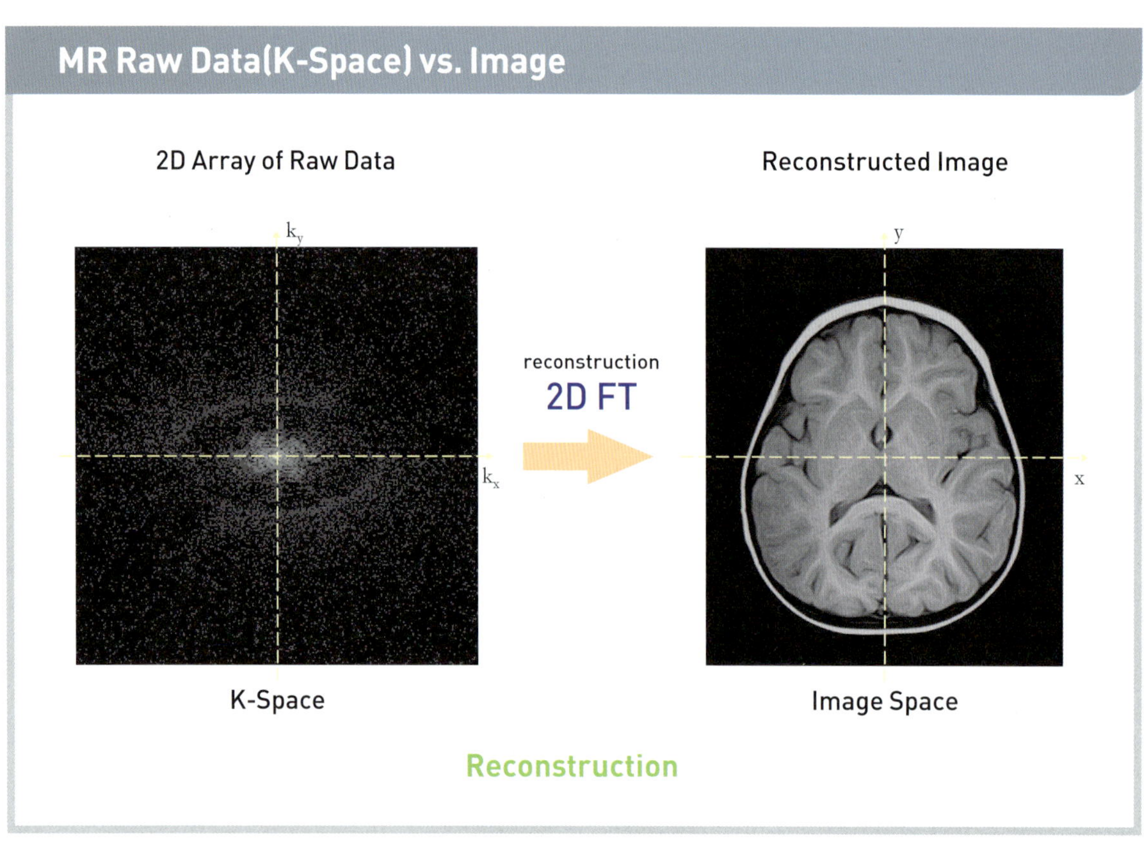
MR Raw Data(K-Space) vs. Image
2D Array of Raw Data
Reconstructed Image
k_y
y
reconstruction
2D FT
k_x
x
K-Space
Image Space
Reconstruction

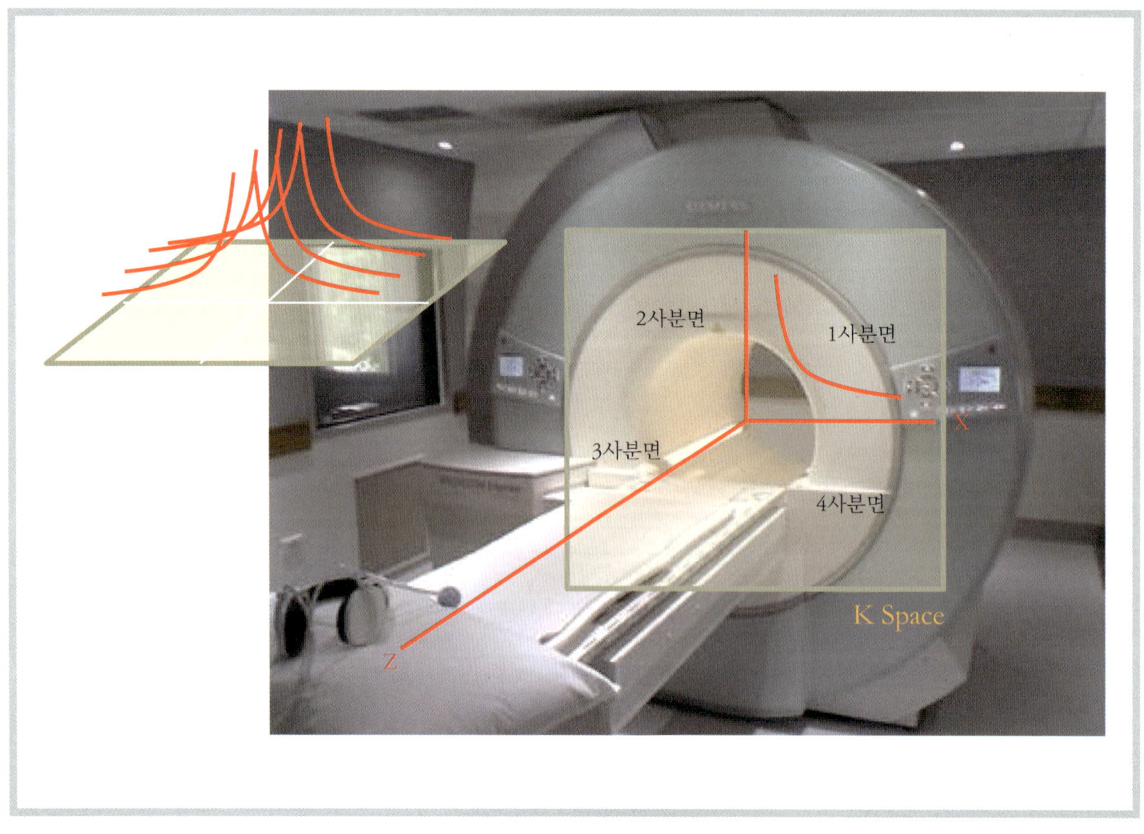
2사분면
1사분면
3사분면
4사분면
X
Z
K Space

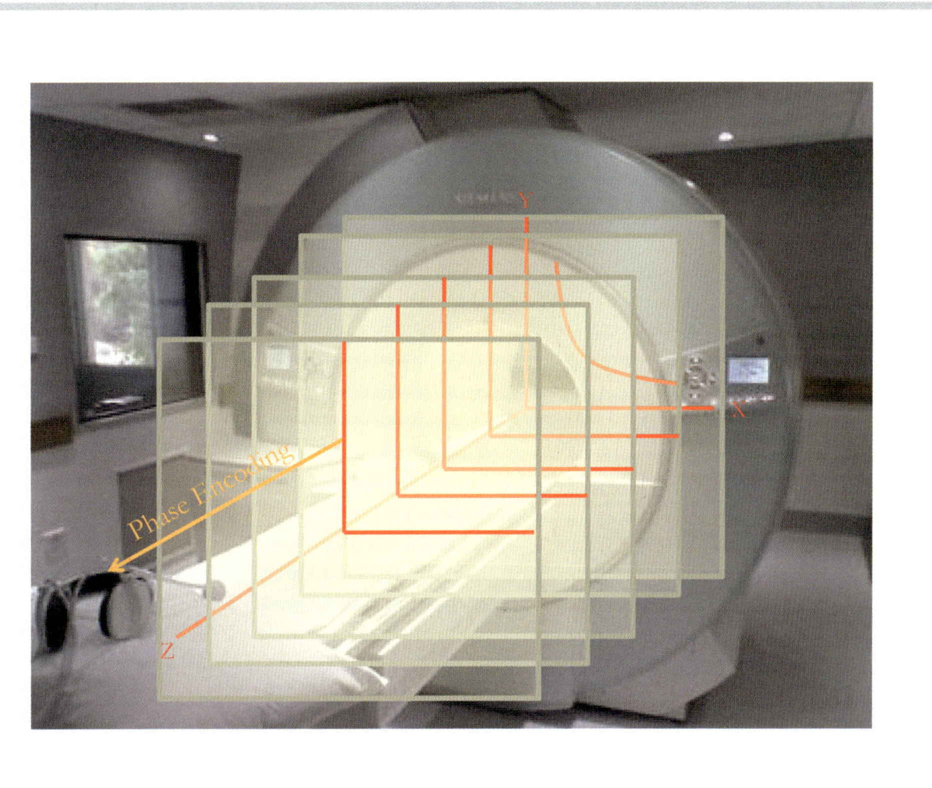
Y
X
Z
Phase Encoding

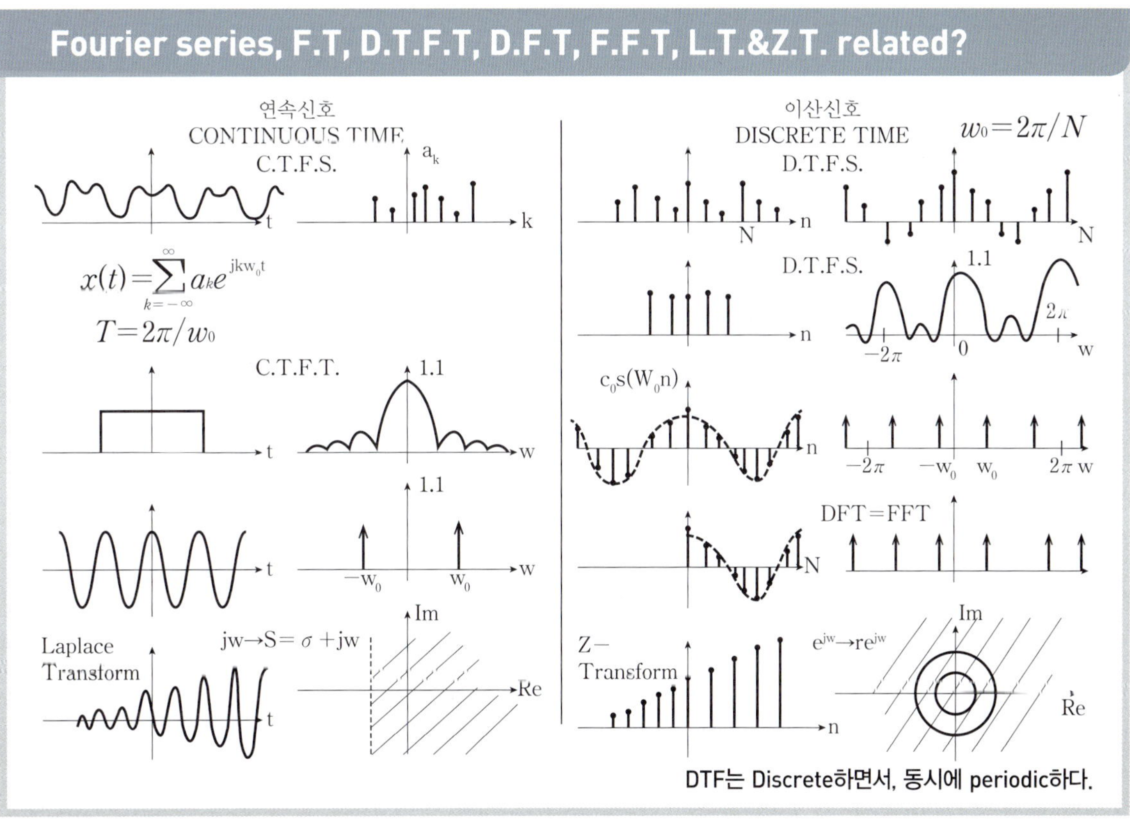
Fourier series, F.T, D.T.F.T, D.F.T, F.F.T, L.T.&Z.T. related?
연속신호
CONTINUOUS TIME
C.T.F.S.
$x(t)=\sum_{k=-\infty}^{\infty} a_k e^{jkw_0 t}$
$T=2\pi/w_0$
C.T.F.T.
Laplace Transform
jw→S= σ +jw
Im
Re
이산신호
DISCRETE TIME
$w_0=2\pi/N$
D.T.F.S.
D.T.F.S.
$c_0s(W_0n)$
DFT=FFT
Z−Transform
$e^{jw}\to re^{jw}$
Im
Re
DTF는 Discrete하면서, 동시에 periodic하다.

실습 예제

Image J

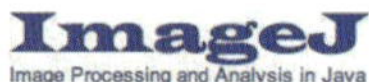

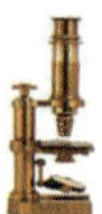

ImageJ

From Wikipedia, the free encyclopedia

ImageJ is a public domain, Java-based image processing program developed at the National Institutes of Health.[1][2] ImageJ was designed with an open architecture that provides extensibility via Java plugins and recordable macros.[3] Custom acquisition, analysis and processing plugins can be developed using ImageJ's built-in editor and a Java compiler. User-written plugins make it possible to solve many image processing and analysis problems, from three-dimensional live-cell imaging[4] to radiological image processing,[5] multiple imaging system data comparisons[6] to automated hematology systems.[7] ImageJ's plugin architecture and built-in development environment has made it a popular platform for teaching image processing.[8][9]

ImageJ can be run as an online applet, a downloadable application, or on any computer with a Java 5 or later virtual machine. Downloadable distributions are available for Microsoft Windows, Mac OS, OS X, Linux, and the Sharp Zaurus PDA. The source code for ImageJ is freely available.[10]

The project developer, Wayne Rasband, retired from the Research Services Branch of the National Institute of Mental Health in 2010, but continues to develop the software.

ImageJ

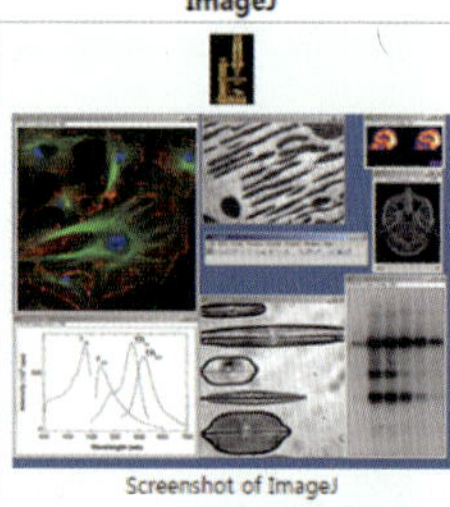

Screenshot of ImageJ

Developer(s)	Wayne Rasband (retired from NIH)
Stable release	1.50a / 21 July 2015; 41 days ago
Operating system	Any (Java-based)
Type	Image processing
License	Public Domain
Website	imagej.nih.gov/ij/

Contents [hide]

Features [edit]

실습 예제

Basic Concepts

Open source s/w
By the Richard Stallman in 1986

1. The freedom to run the program, for any purpose
2. The freedom to study how the program works, and change it to make it do what you whish.
3. The freedom to redistribute copies so you can help you neighbor.
4. The freedom to improve the program, and release your improvements to the public, so that the whole community benefits.

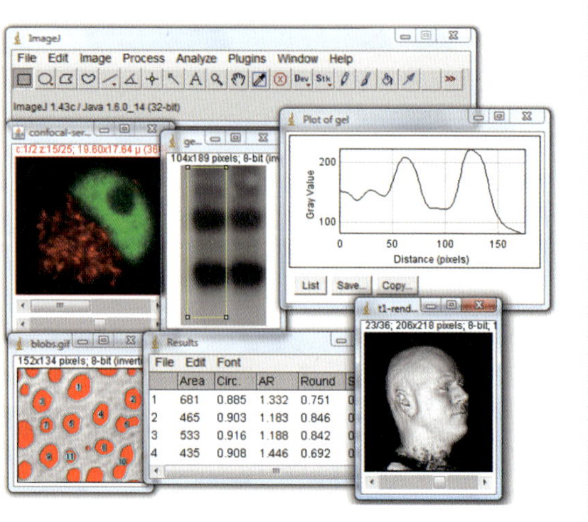

실습 예제

Install

Download

http://imagej.nih.gov/ij/

Platform Independent
To install ImageJ 1.49 on a computer with Java pre-installed, or to upgrade to the latest full distribution (including macros, plugins and LUTs), download **ij149.zip** (4MB) and extract the ImageJ directory. Use the *Help>Update ImageJ* command to upgrade to newer versions.

Mac OS X
Download **ImageJ 1.49** (6MB) as a double-clickable Mac OS X application. An **experimental version of ImageJ** bundled with Java 8 is also available (requires OS X 10.8 or later). Instructions.

Linux
Download **ImageJ 1.49** (40MB) bundled with Java 1.6.0_24 (64-bit). Instructions.

64bit

Windows
Download ImageJ 1.49 **bundled with Java 1.6.0_24** (37MB), **bundled with Java 1.8.0_45** (65MB) or **without Java** (4MB). Instructions.

32bit

Documentation
Tiago Ferreira's comprehensive ImageJ User Guide is available as an 8MB PDF document and as a ZIP archive. The online JavaDoc API documentation is also available as a ZIP archive.

Source Code
The ImageJ Java source consists of 120,000 lines of code in 350 files. It is available online and as zip archives.

Example Images
31 downloadable sample images and stacks are available in ImageJ's *File>Open Samples* submenu. These images, and more, are also available as a 8.2MB zip archive.

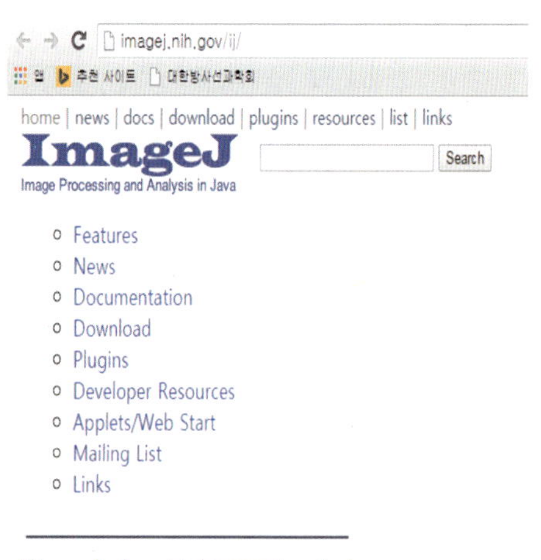

실습 예제

Toolbar

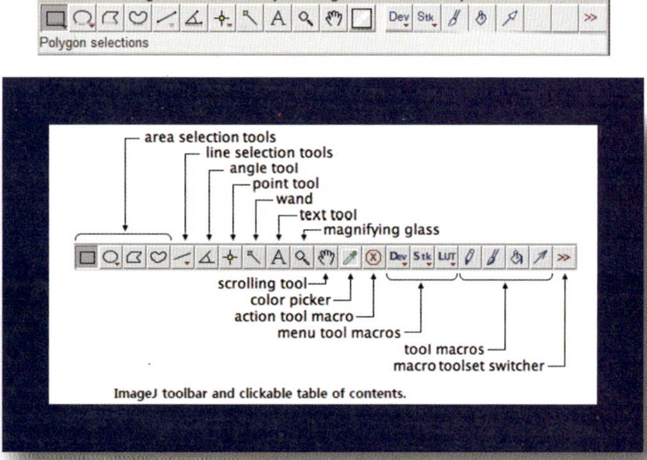

Making selections, zooming, scrolling images, and changing the drawing color
오른쪽 마우스 기능: Status Bar에 기능설명, 매크로(macros)를 쉽게 이용가능

실습 예제

File Format

TIFF, GIF, JPEG, PNG, DICOM,
BMP, PGM and FITS images

“Raw” files (ASCII format)
need to access in plugins

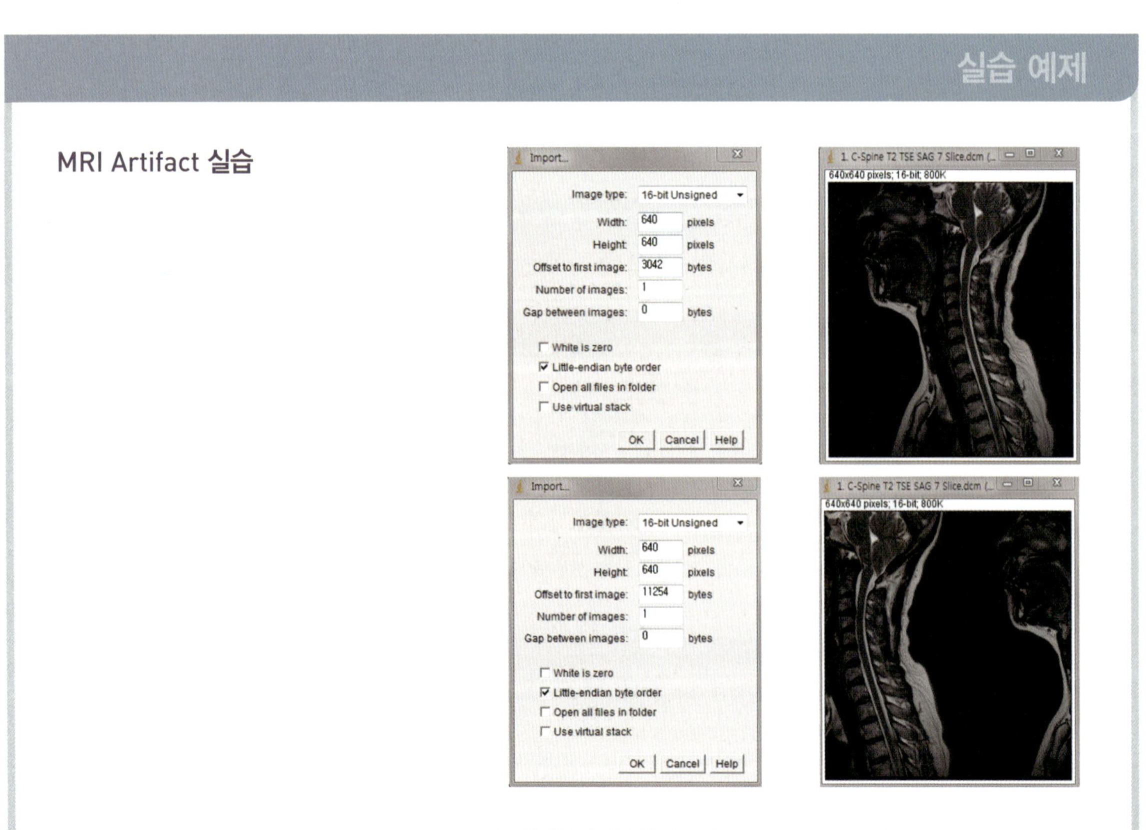

실습 예제

MRI Artifact 실습

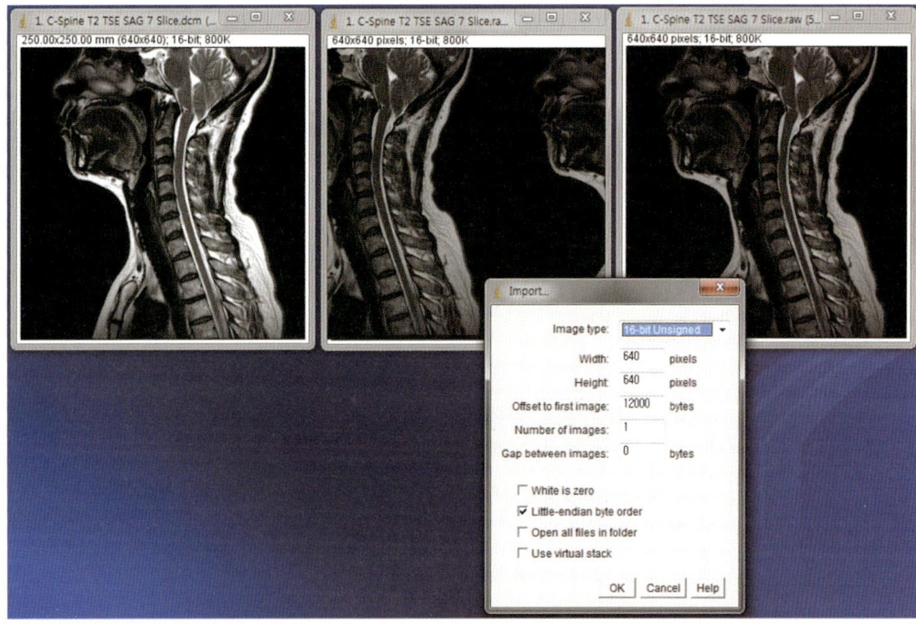

실습 예제

CT Artifact 실습

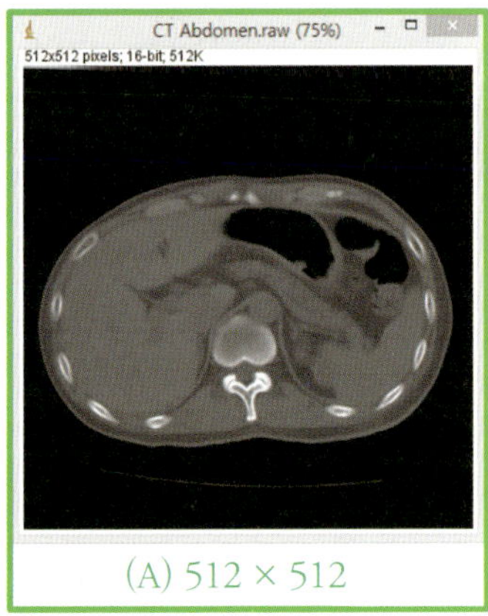

(A) 512 × 512

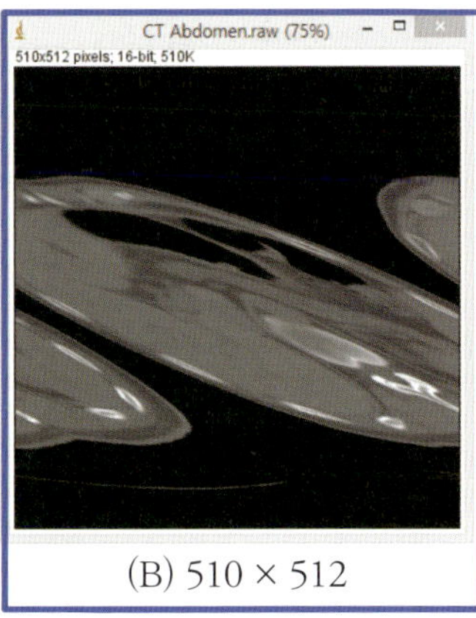

(B) 510 × 512

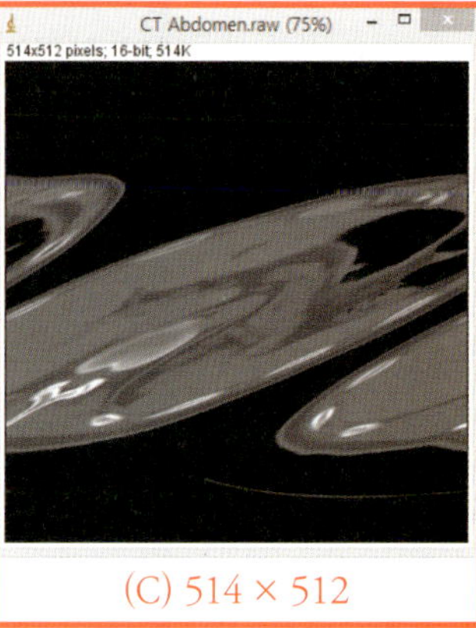

(C) 514 × 512

(A) 매트릭스가 바르게 된 경우는 영상이 바르게 나온다.
(B) 메트릭스의 가로가 원래의 영상의 메트릭스 보다 작게 된 경우는 영상이 오른쪽 방향을 향해 기울어진다.
(C) 원래의 영상의 매트릭스 보다 크게 된 경우의 영상은 왼쪽 방향을 향해 기울어진다.

실습 예제

CR Artifact 실습

- Console에 보이는 File View (1510 x 1802) = (1510 x 0.175= 264mm)
- 264mm x 315mm ===== Out side 80 pixel x 80 pixel 있음으로 표현
  (0.175 x 80= 14mm)
- ==== .img file =====속성을 보고 계산해본다
- 5442040 byte === Header file 없음

- 영상들이 가로 사이즈는 변하지 않는다. ???????????????????

- PACS에 저장된 File View(1430 x 1722) = (1430 x 0.175= 250mm)
- 250mm x 301mm ===== Out side 80 pixel x 80 pixel 없음으로 표현
  (0.175 x 80= 14mm)
- ==== .cimg file ===== 속성을 보고 계산해본다
- 4925176 byte === image data 4924920 byte & Header file 256 byte

실습 예제

CR Artifact 실습

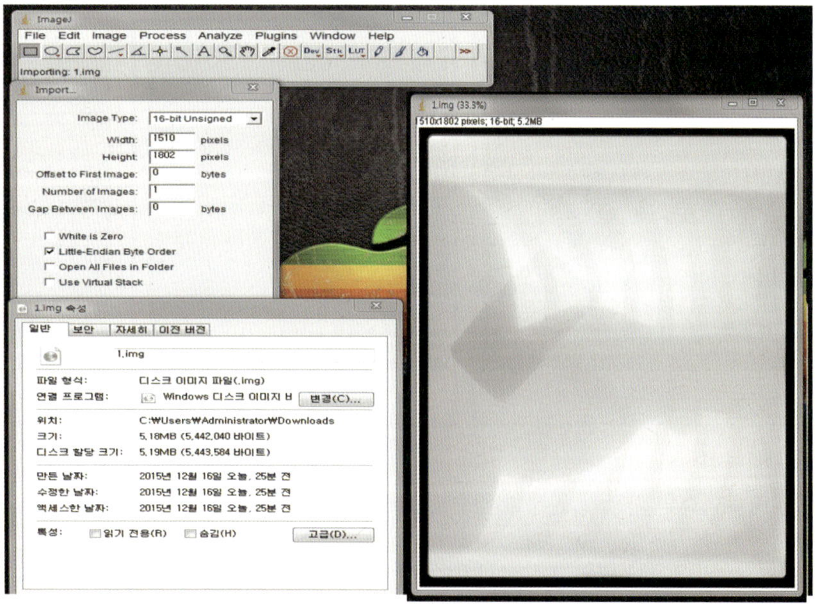

실습 예제

CR Artifact 실습

실습 예제

CR Artifact 실습

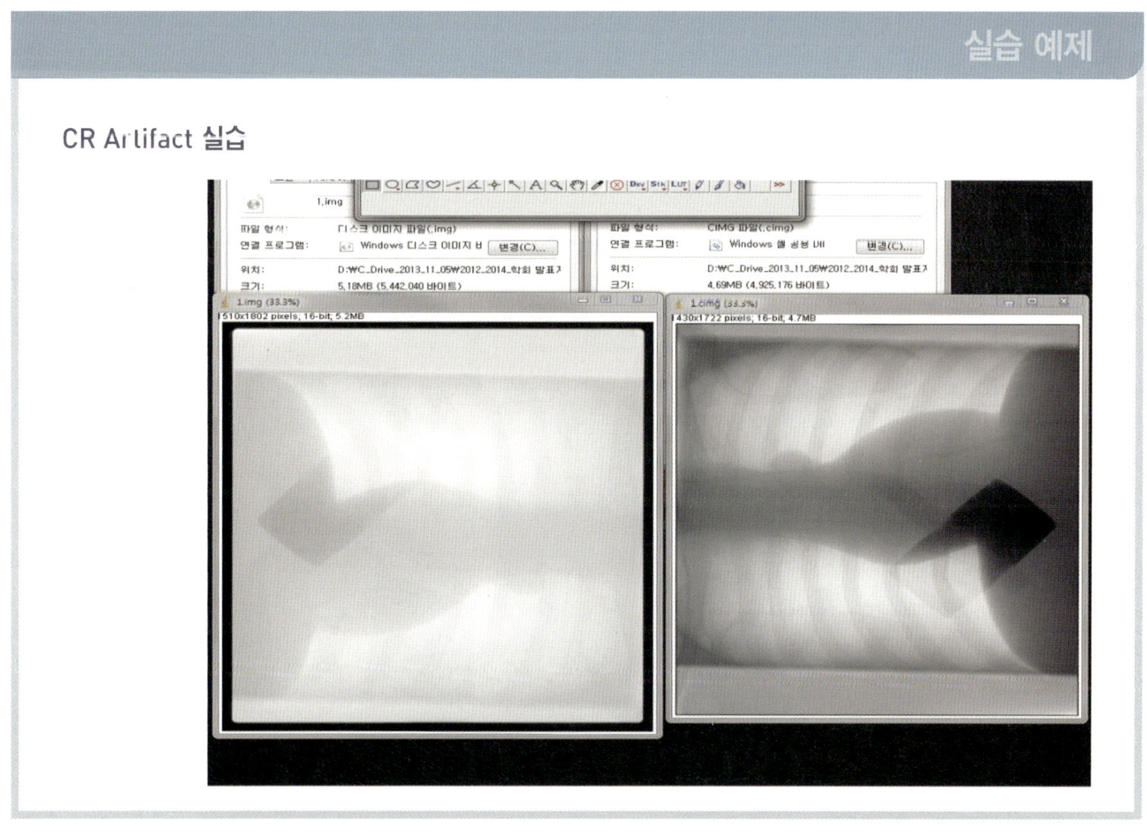

실습 예제

CR Artifact 실습

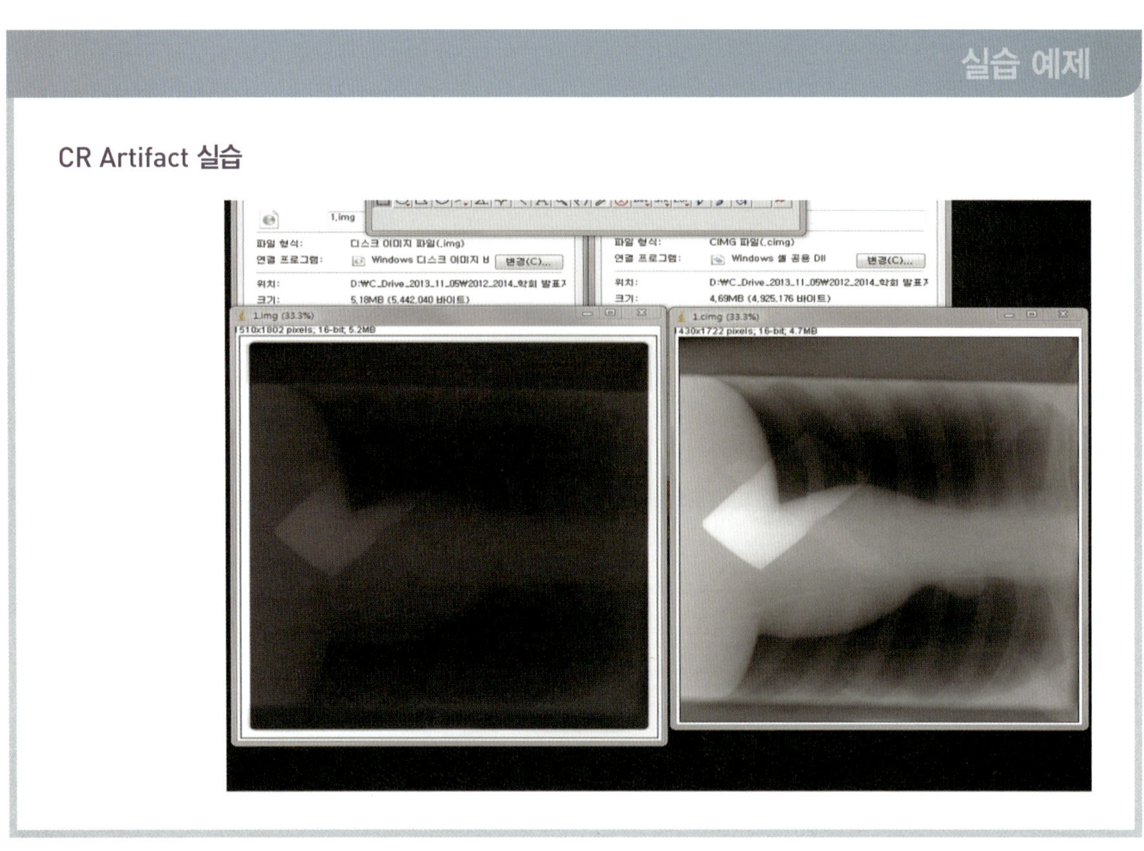

실습 예제

Unsharp Mask 실습

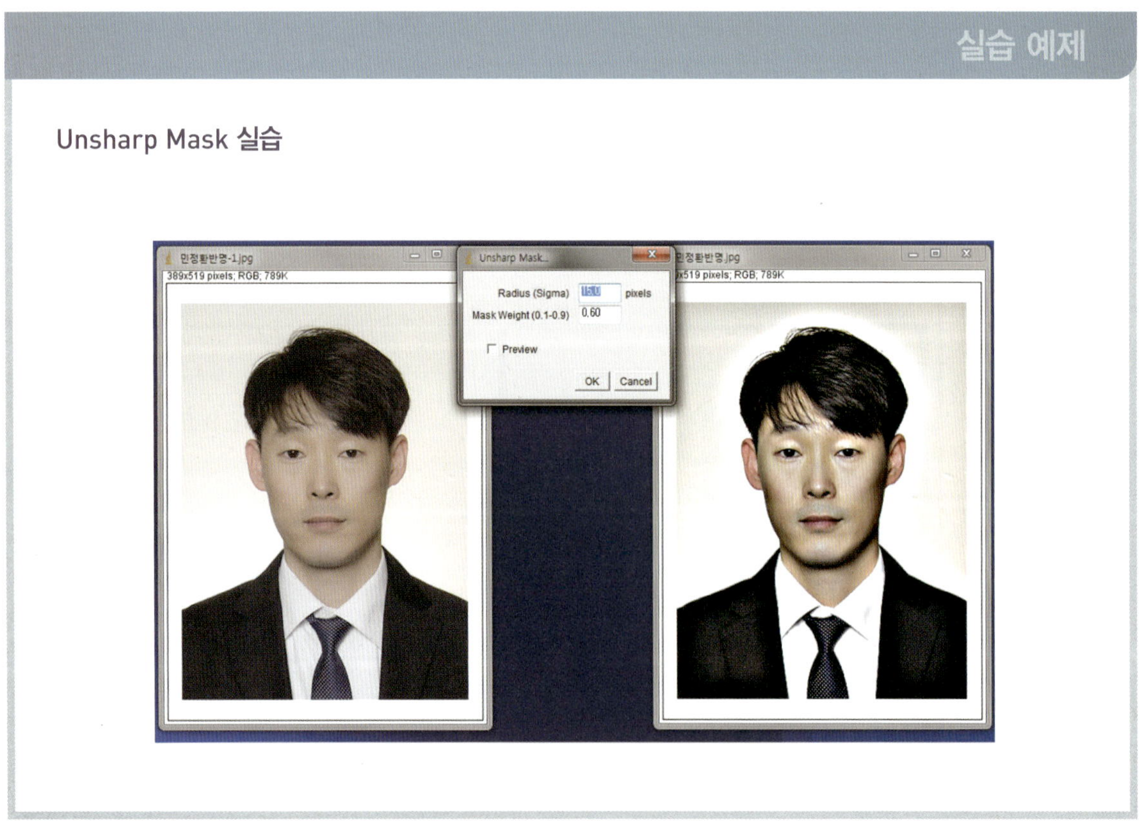

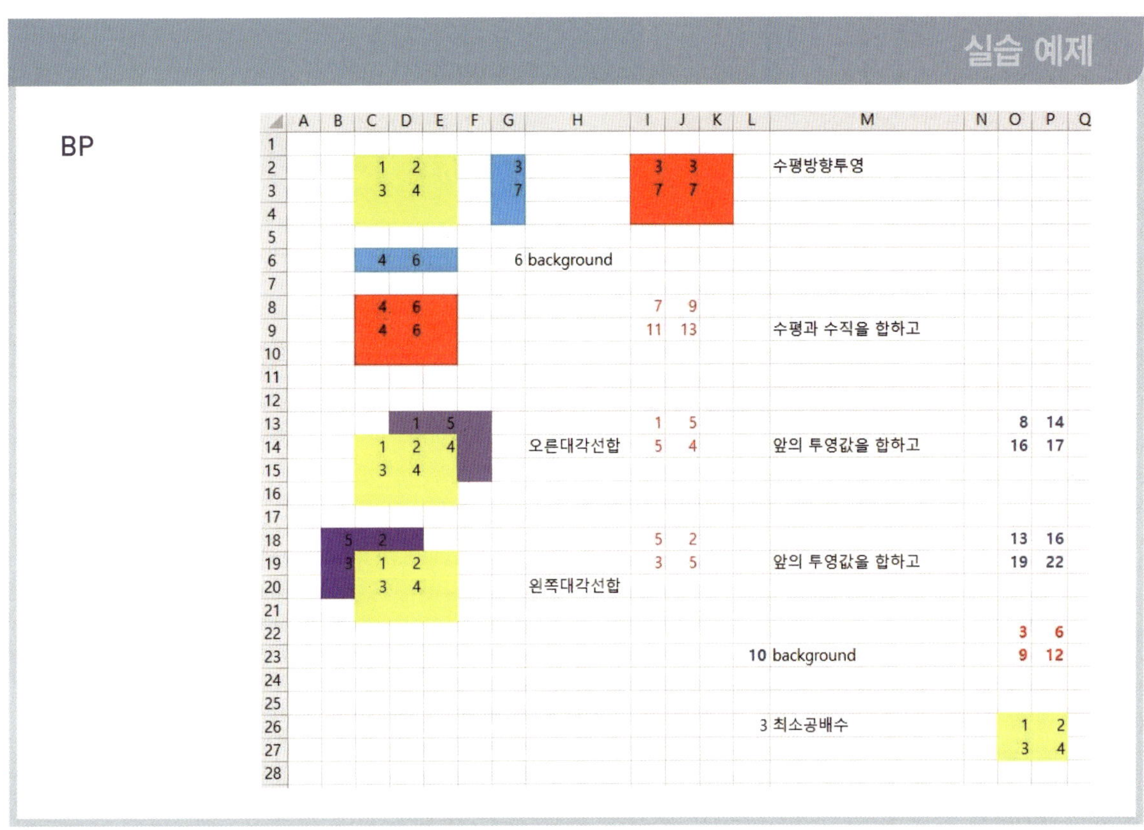
실습 예제
BP
6 background
수평방향투영
수평과 수직을 합하고
오른대각선합
앞의 투영값을 합하고
왼쪽대각선합
앞의 투영값을 합하고
10 background
3 최소공배수

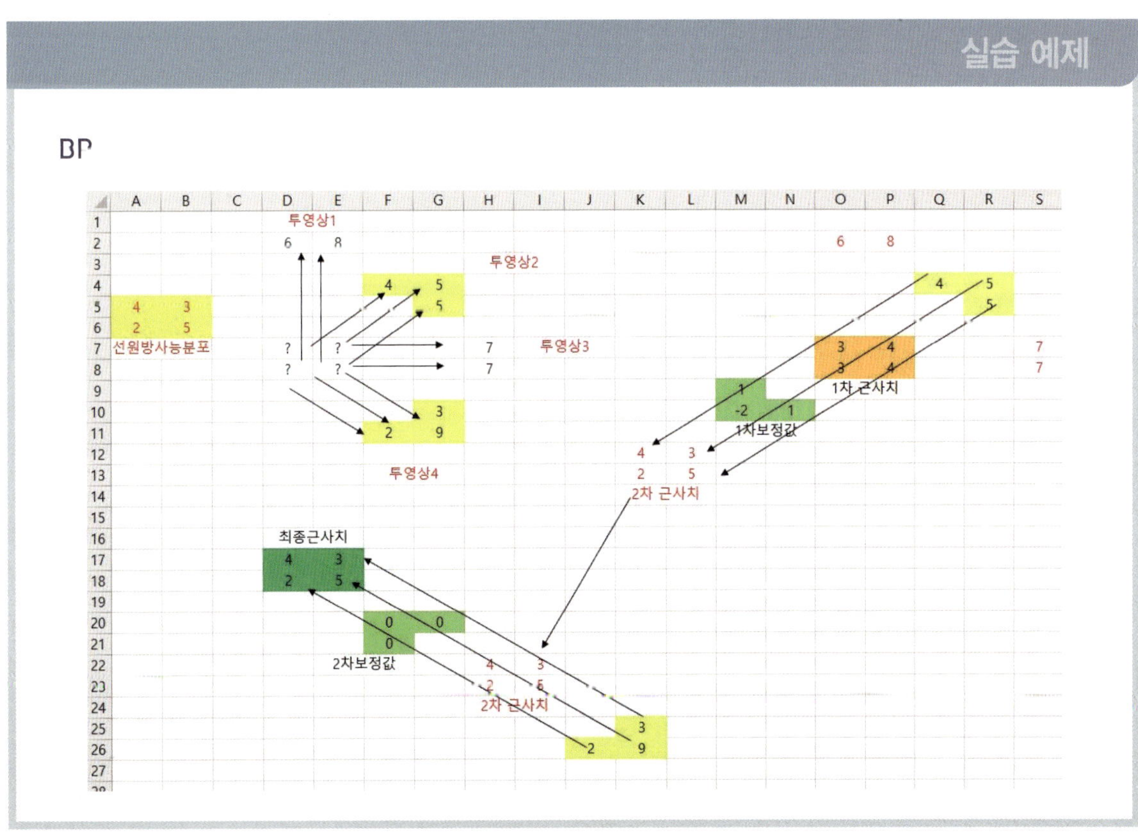
실습 예제
BP
투영상1
투영상2
투영상3
투영상4
선원방사능분포
1차 근사치
1차보정값
2차 근사치
최종근사치
2차보정값
2차 근사치

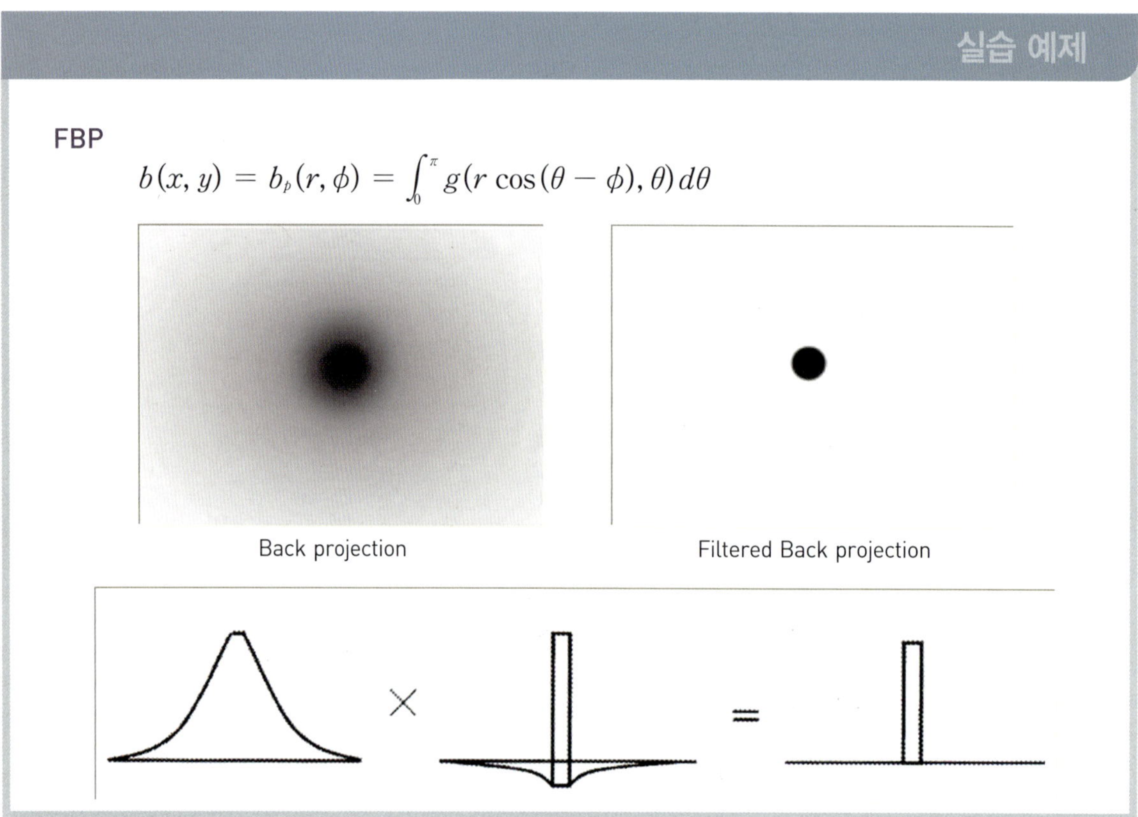
실습 예제
FBP
$b(x, y) = b_p(r, \phi) = \int_0^{\pi} g(r\cos(\theta - \phi), \theta)\, d\theta$
Back projection
Filtered Back projection

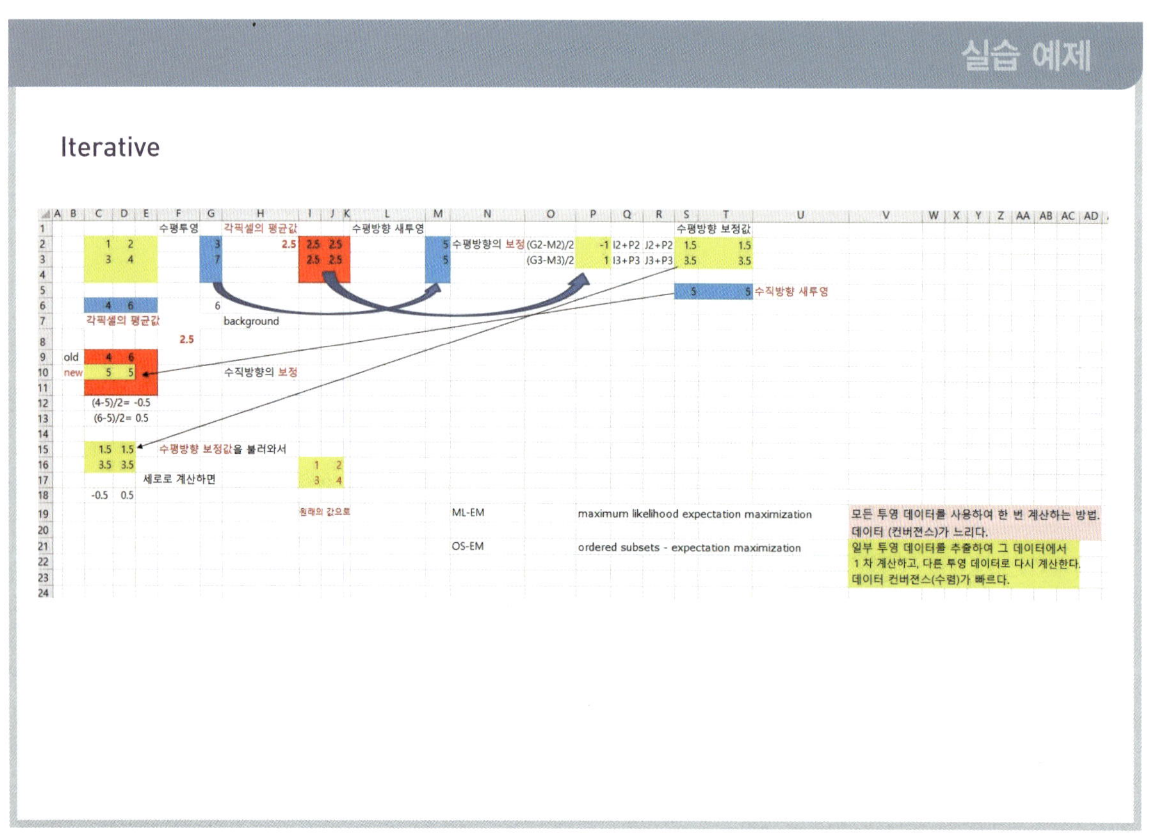
실습 예제
Iterative
수평투영
각픽셀의 평균값
수평방향 새투영
수평방향 보정값
수평방향의 보정 (G2-M2)/2
(G3-M3)/2
I2+P2 J2+P2
I3+P3 J3+P3
수직방향 새투영
각픽셀의 평균값
background
old
new
수직방향의 보정
(4-5)/2= -0.5
(6-5)/2= 0.5
수평방향 보정값을 불러와서
세로로 계산하면
원래의 값으로
ML-EM
maximum likelihood expectation maximization
모든 투영 데이터를 사용하여 한 번 계산하는 방법.
데이터 (컨버전스)가 느리다.
OS-EM
ordered subsets - expectation maximization
일부 투영 데이터를 추출하여 그 데이터에서
1 차 계산하고, 다른 투영 데이터로 다시 계산한다.
데이터 컨버전스(수렴)가 빠르다.

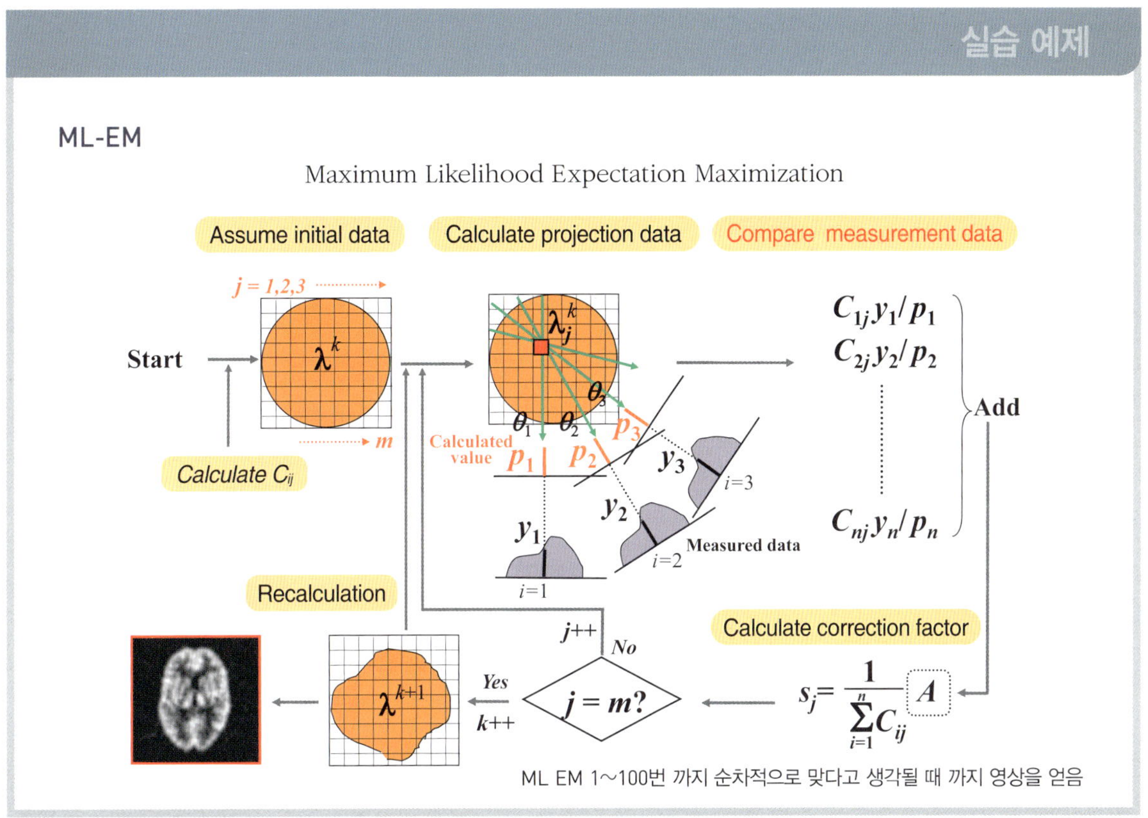

실습 예제
ML-EM
Maximum Likelihood Expectation Maximization
Assume initial data
Calculate projection data
Compare measurement data
j = 1,2,3
m
Start
Calculate C_{ij}
λ^k
λ_j^k
Calculated value
p_1 p_2 p_3
y_1 y_2 y_3
i=1 i=2 i=3
Measured data
$C_{1j}y_1/p_1$
$C_{2j}y_2/p_2$
$C_{nj}y_n/p_n$
Add
Recalculation
Calculate correction factor
j++
No
Yes
k++
j = m?
λ^{k+1}
$s_j = \frac{1}{\sum_{i=1}^{n} C_{ij}} A$
ML EM 1~100번 까지 순차적으로 맞다고 생각될 때 까지 영상을 얻음

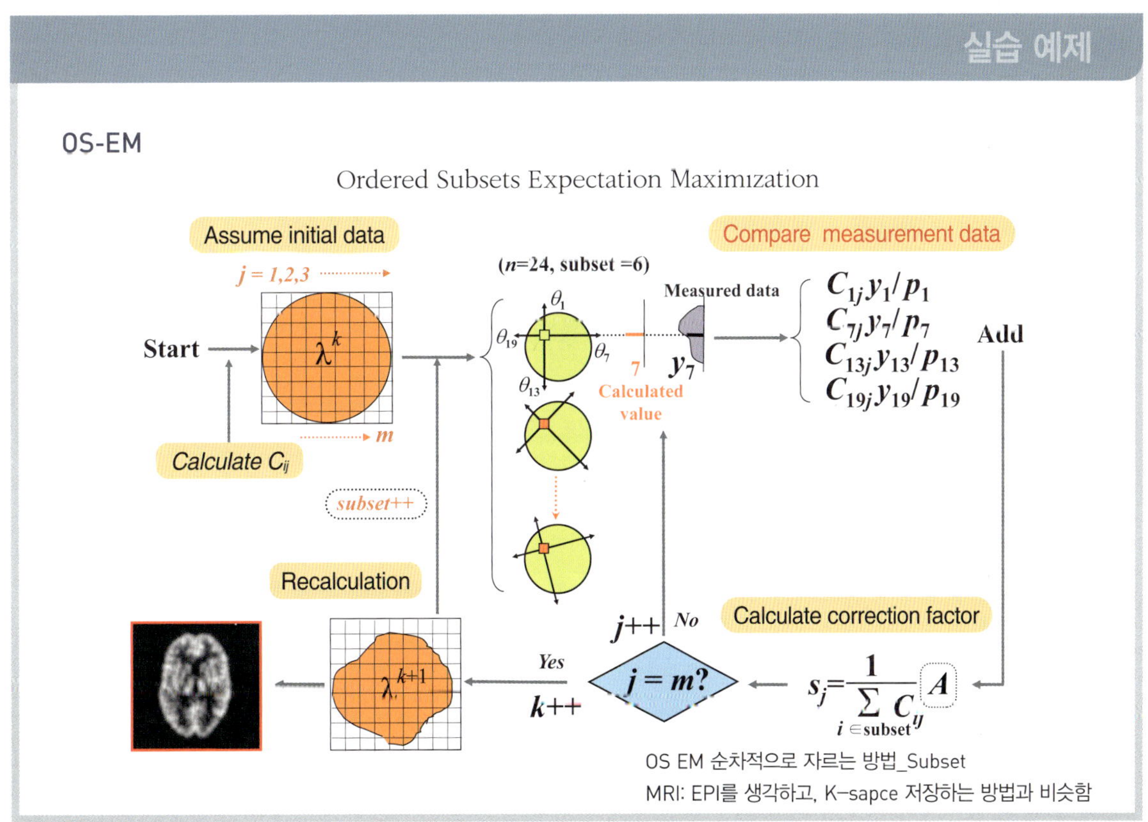

실습 예제
OS-EM
Ordered Subsets Expectation Maximization
Assume initial data
Compare measurement data
(n=24, subset =6)
j = 1,2,3
m
Start
Calculate C_{ij}
subset++
λ^k
Measured data
y_7
Calculated value
$C_{1j}y_1/p_1$
$C_{7j}y_7/p_7$
$C_{13j}y_{13}/p_{13}$
$C_{19j}y_{19}/p_{19}$
Add
Recalculation
Calculate correction factor
j++
No
Yes
k++
j = m?
λ^{k+1}
$s_j = \frac{1}{\sum_{i \in subset} C_{ij}} A$
OS EM 순차적으로 자르는 방법_Subset
MRI: EPI를 생각하고, K-sapce 저장하는 방법과 비슷함

실습 예제

Salt and Pepper 실습

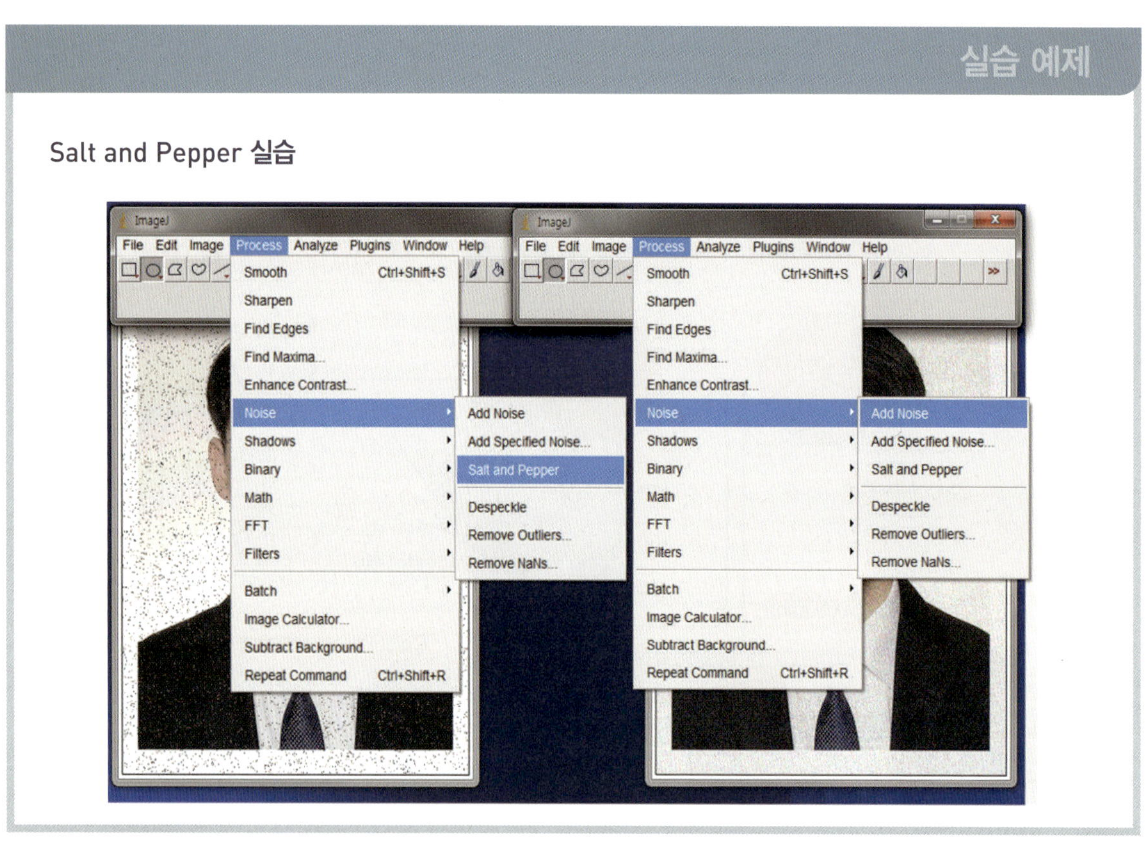

실습 예제

Salt and Pepper 실습

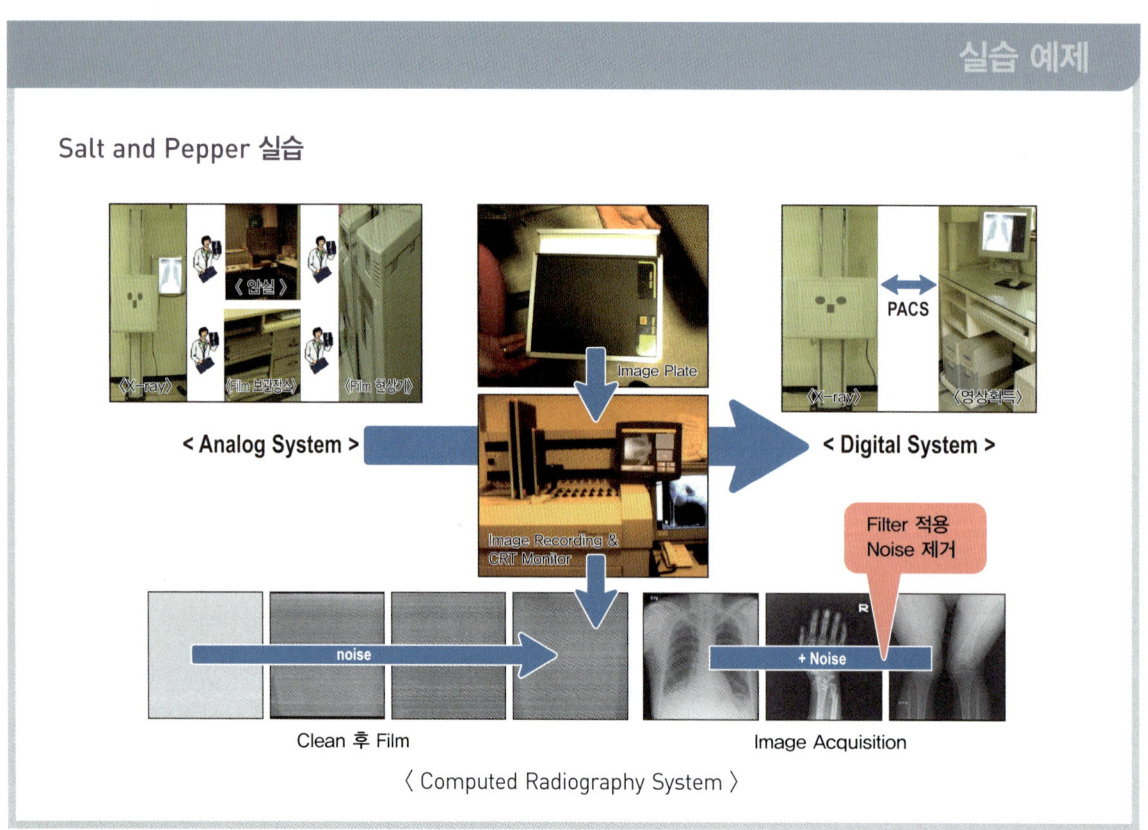

〈 Computed Radiography System 〉

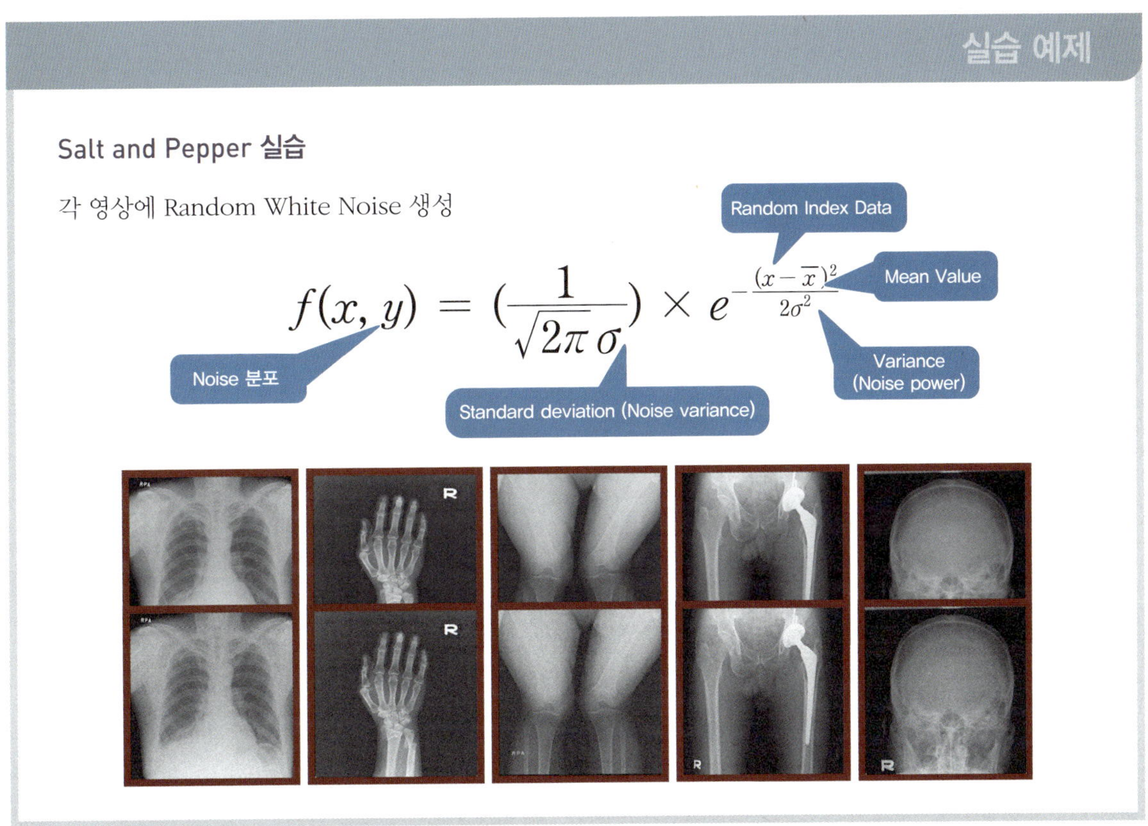
실습 예제
Salt and Pepper 실습
각 영상에 Random White Noise 생성
$$f(x,y) = \left(\frac{1}{\sqrt{2\pi}\,\sigma}\right) \times e^{-\frac{(x-\overline{x})^2}{2\sigma^2}}$$
Random Index Data
Mean Value
Noise 분포
Standard deviation (Noise variance)
Variance (Noise power)
R
R
R
R

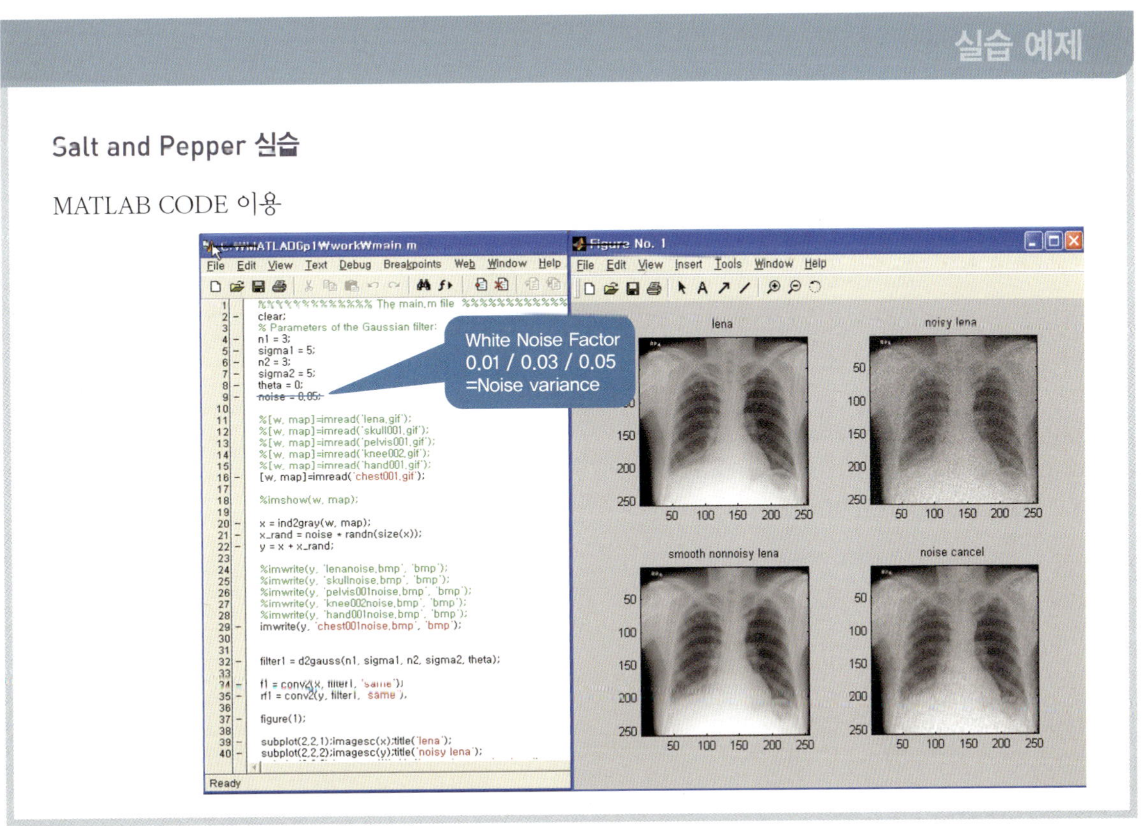
실습 예제
Salt and Pepper 실습
MATLAB CODE 이용
File Edit View Text Debug Breakpoints Web Window Help
%%%%%%%%%%%% The main.m file %%%%%%%%%%%%
clear;
% Parameters of the Gaussian filter:
n1 = 3;
sigma1 = 5;
n2 = 3;
sigma2 = 5;
theta = 0;
noise = 0.05;
%[w, map]=imread('lena.gif');
%[w, map]=imread('skull001.gif');
%[w, map]=imread('pelvis001.gif');
%[w, map]=imread('knee002.gif');
%[w, map]=imread('hand001.gif');
[w, map]=imread('chest001.gif');
%imshow(w, map);
x = ind2gray(w, map);
x_rand = noise * randn(size(x));
y = x + x_rand;
%imwrite(y, 'lenanoise.bmp', 'bmp');
%imwrite(y, 'skullnoise.bmp', 'bmp');
%imwrite(y, 'pelvis001noise.bmp', 'bmp');
%imwrite(y, 'knee002noise.bmp', 'bmp');
%imwrite(y, 'hand001noise.bmp', 'bmp');
imwrite(y, 'chest001noise.bmp', 'bmp');
filter1 = d2gauss(n1, sigma1, n2, sigma2, theta);
f1 = conv2(x, filter1, 'same');
rf1 = conv2(y, filter1, 'same');
figure(1);
subplot(2,2,1);imagesc(x);title('lena');
subplot(2,2,2);imagesc(y);title('noisy lena');
Ready
White Noise Factor
0.01 / 0.03 / 0.05
=Noise variance
Figure No. 1
File Edit View Insert Tools Window Help
lena
noisy lena
smooth nonnoisy lena
noise cancel
50 100 150 200 250

MRI CNR and SNR 실습

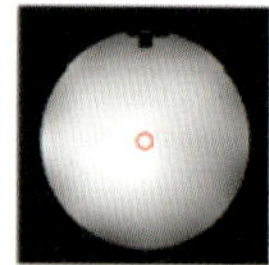

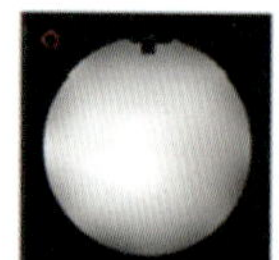

a) mean of signal b) background noise

Figure 1 ROI of two region method

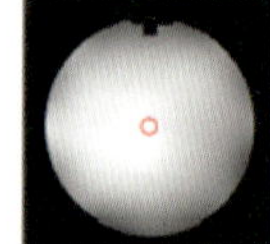

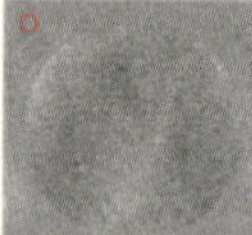

a) mean of signal b) background noise

Figure 3 ROI of NEMA method

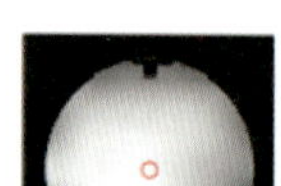

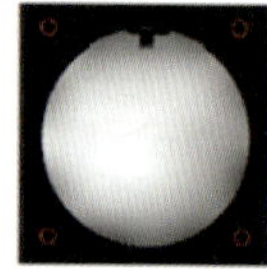

a) mean of signal b) background noise

Figure 2 ROI of AAPM method

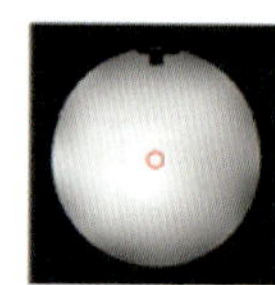

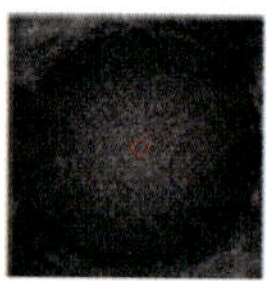

a) mean of signal b) background noise

Figure 4 ROI of Philips method

1. 단일채널구상코일은 1 channel transmit receive head coil을 사용
2. 방법을 비교하기 위한 다중 채널코일은 8 channel SENSE head coil을 사용
3. ROI는 10 mm^{2}로 설정
4. 상대 표준편차가 작을수록 재현성이 우수하고 정밀도가 높은 것을 의미

$$SNR_{Two} = \frac{Mean\ of\ signal\ image\ ROI}{SD\ of\ the\ background\ noise}$$

$$SNR_{AAPM} = \frac{0.66 \times Mean\ of\ the\ signal\ image\ ROI}{Aveerage\ of\ the\ background\ noise\ SD}$$

$$SNR_{NEMA} = \frac{Mean\ of\ signal\ image\ ROI}{\sqrt{2} \times SD\ of\ the\ subtraction\ image}$$

$$SNR_{Philips} = \frac{Mean\ of\ signal\ image\ ROI}{SD\ of\ the\ noise\ map}$$

CNR and SNR 실습

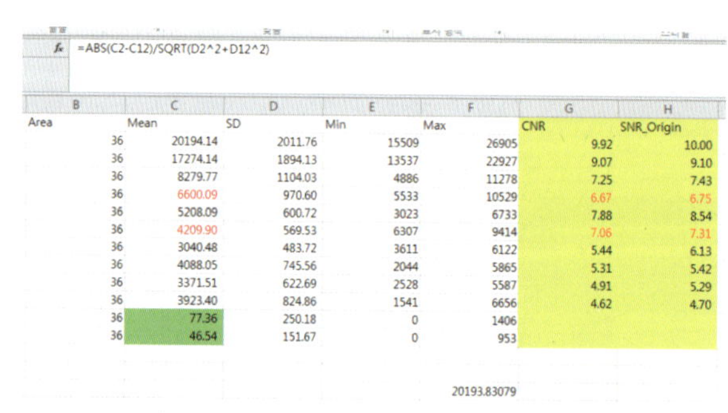

=ABS(C2-C12)/SQRT(D2^2+D12^2)

Area	Mean	SD	Min	Max	CNR	SNR_Origin
36	20194.14	2011.76	15509	26905	9.92	10.00
36	17274.14	1894.13	13537	22927	9.07	9.10
36	8279.77	1104.03	4886	11278	7.25	7.43
36	6600.09	970.60	5533	10529	6.67	6.75
36	5208.09	600.72	3023	6733	7.88	8.54
36	4209.90	569.53	6307	9414	7.06	7.31
36	3040.48	483.72	3611	6122	5.44	6.13
36	4088.05	745.56	2044	5865	5.31	5.42
36	3371.51	622.69	2528	5587	4.91	5.29
36	3923.40	824.86	1541	6656	4.62	4.70
36	77.36	250.18	0	1406		
36	46.54	151.67	0	953		

20193.83079

$$CNR = \left|\frac{(Background\ SI_{Avg} - ROI\ SI_{Avg}}{/\sqrt{Background\ SD^2 + ROI\ SD^2}}\right|$$

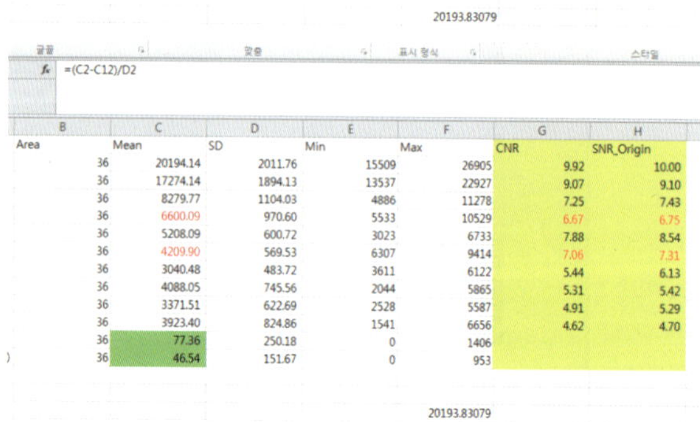

=(C2-C12)/D2

Area	Mean	SD	Min	Max	CNR	SNR_Origin
36	20194.14	2011.76	15509	26905	9.92	10.00
36	17274.14	1894.13	13537	22927	9.07	9.10
36	8279.77	1104.03	4886	11278	7.25	7.43
36	6600.09	970.60	5533	10529	6.67	6.75
36	5208.09	600.72	3023	6733	7.88	8.54
36	4209.90	569.53	6307	9414	7.06	7.31
36	3040.48	483.72	3611	6122	5.44	6.13
36	4088.05	745.56	2044	5865	5.31	5.42
36	3371.51	622.69	2528	5587	4.91	5.29
36	3923.40	824.86	1541	6656	4.62	4.70
36	77.36	250.18	0	1406		
36	46.54	151.67	0	953		

20193.83079

$$SNR = (Background\ SI_{Avg} - ROI\ SI_{Avg})\ /ROI\ SD$$

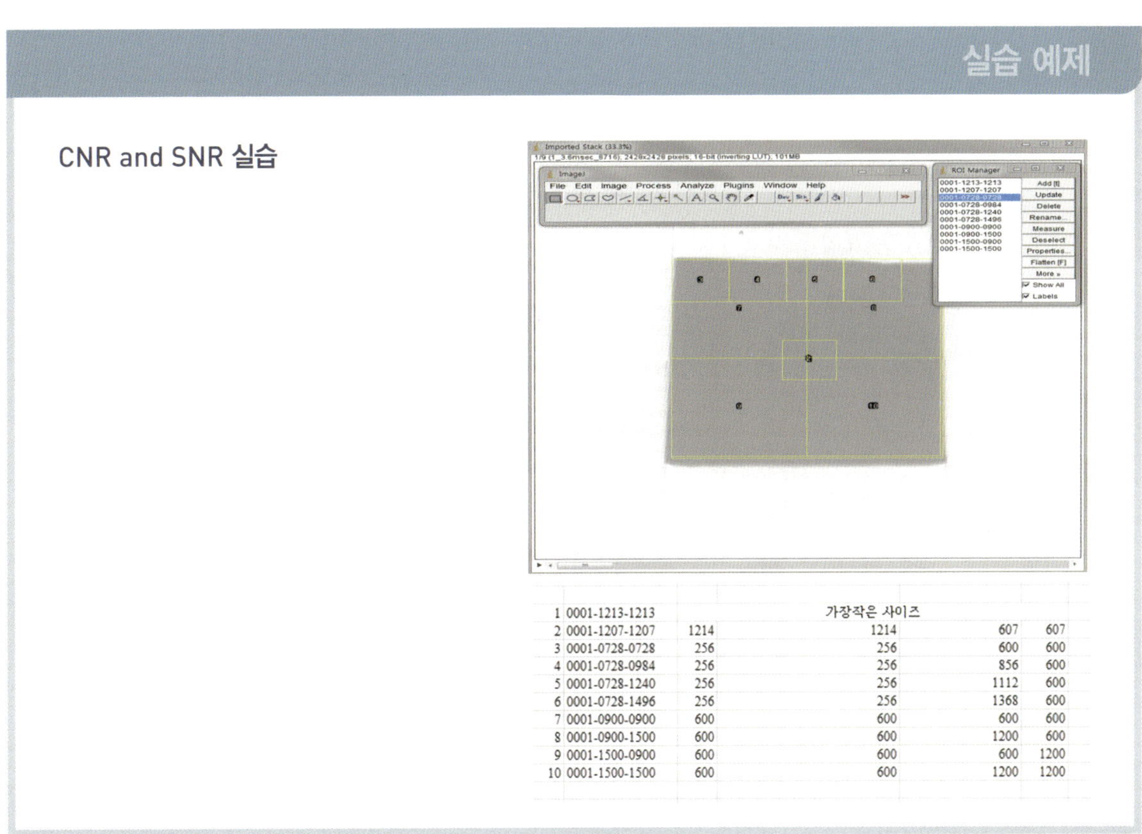

1	0001-1213-1213		가장작은 사이즈		
2	0001-1207-1207	1214	1214	607	607
3	0001-0728-0728	256	256	600	600
4	0001-0728-0984	256	256	856	600
5	0001-0728-1240	256	256	1112	600
6	0001-0728-1496	256	256	1368	600
7	0001-0900-0900	600	600	600	600
8	0001-0900-1500	600	600	1200	600
9	0001-1500-0900	600	600	600	1200
10	0001-1500-1500	600	600	1200	1200

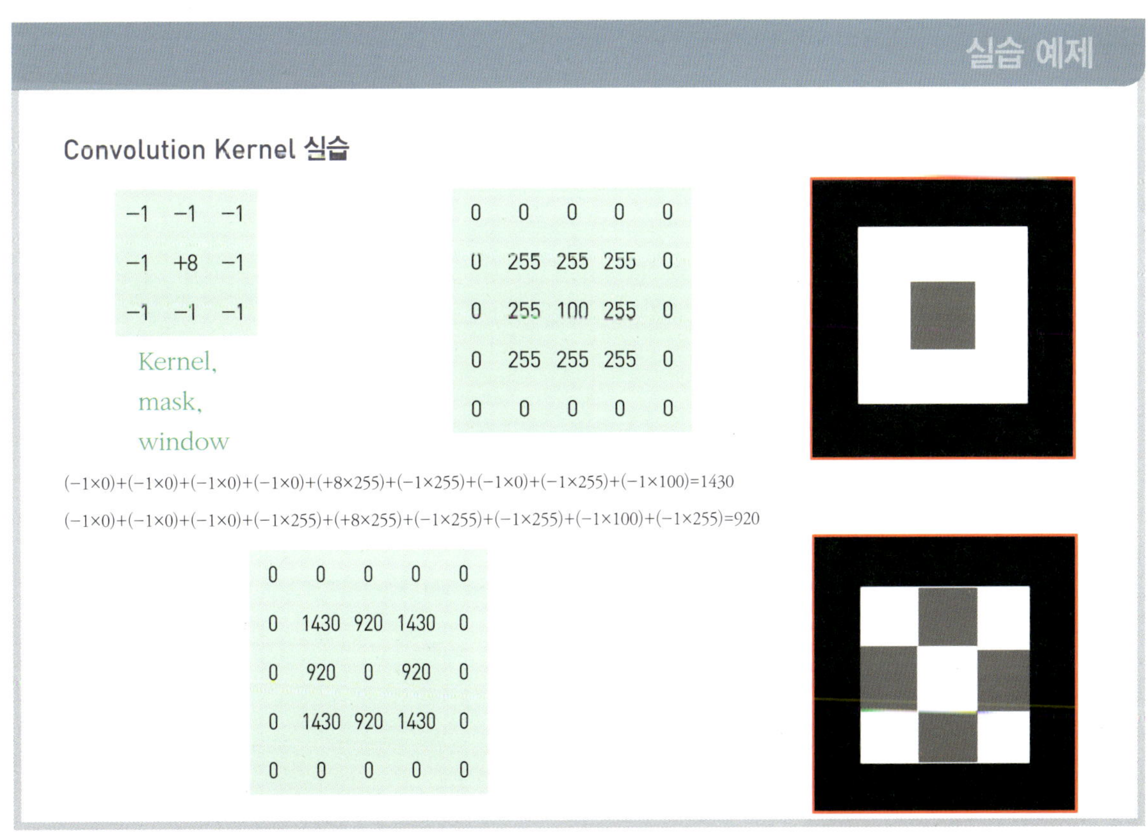

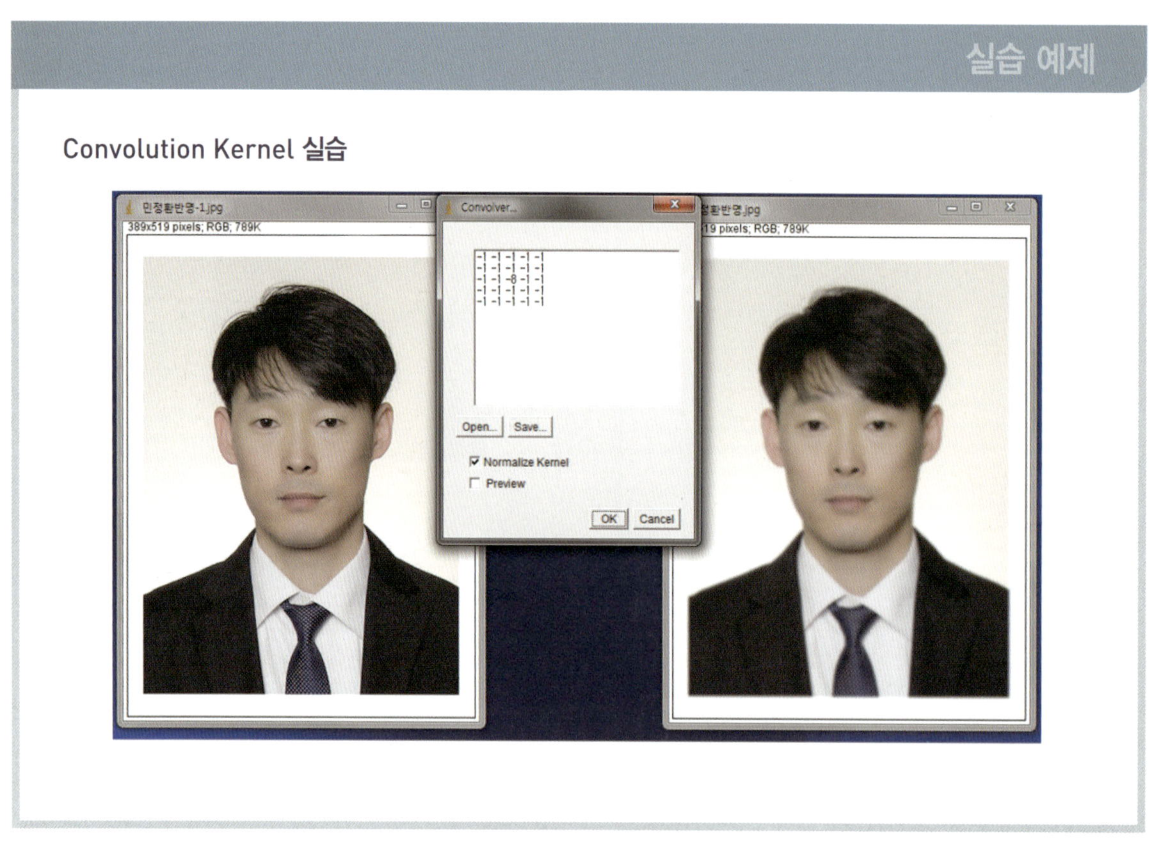
실습 예제
Convolution Kernel 실습
Convolver...
Open...
Save...
Normalize Kernel
Preview
OK
Cancel

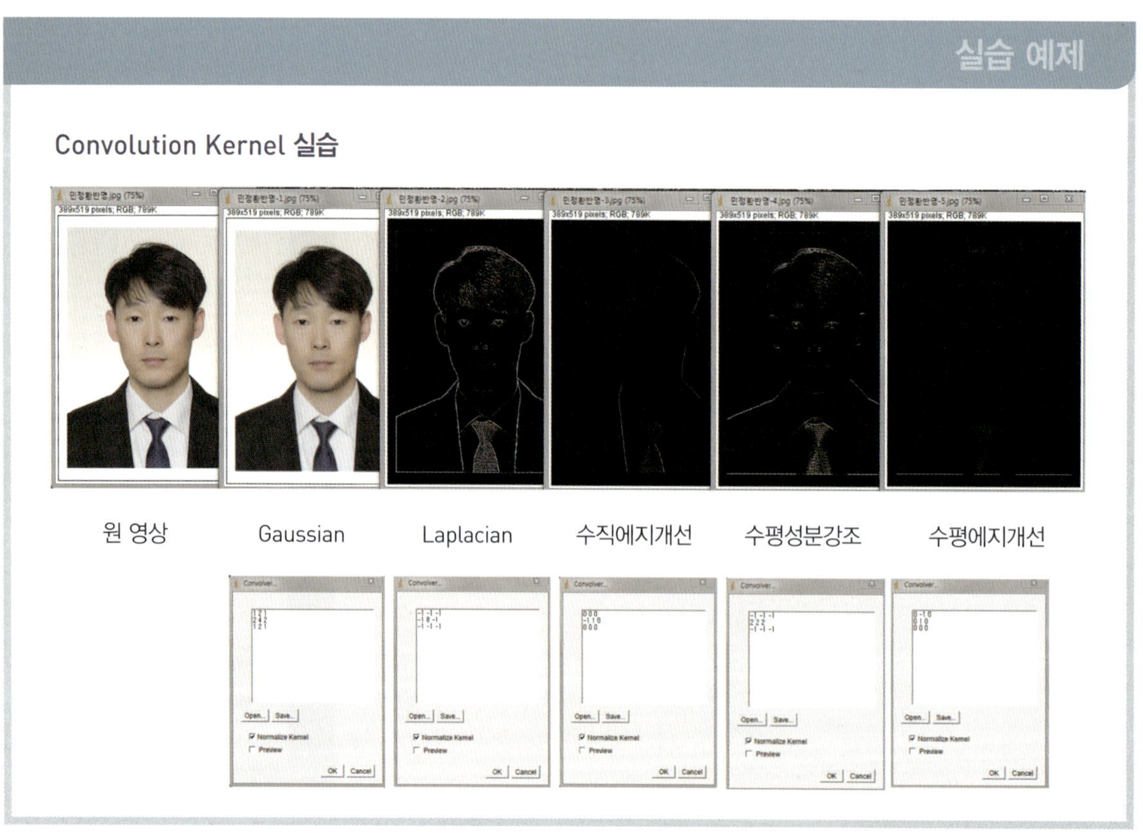
실습 예제
Convolution Kernel 실습
원 영상
Gaussian
Laplacian
수직에지개선
수평성분강조
수평에지개선

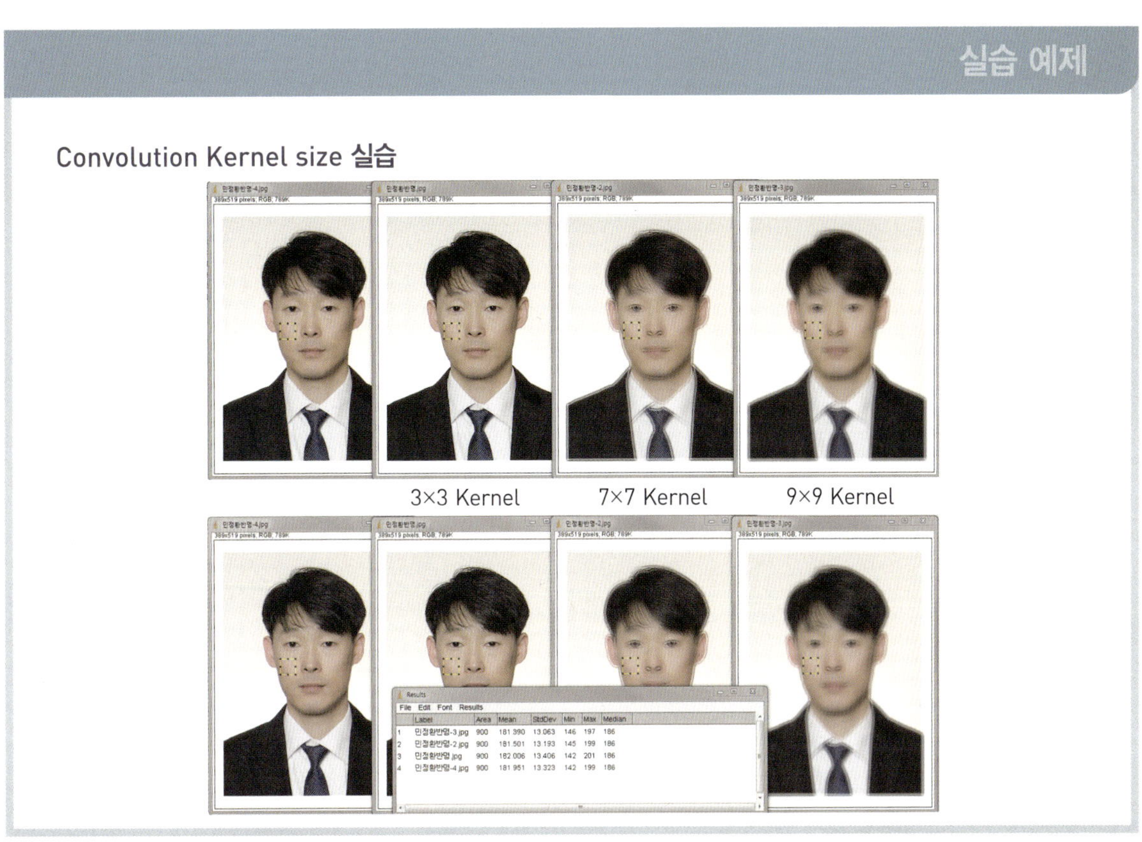
실습 예제
Convolution Kernel size 실습
3×3 Kernel
7×7 Kernel
9×9 Kernel

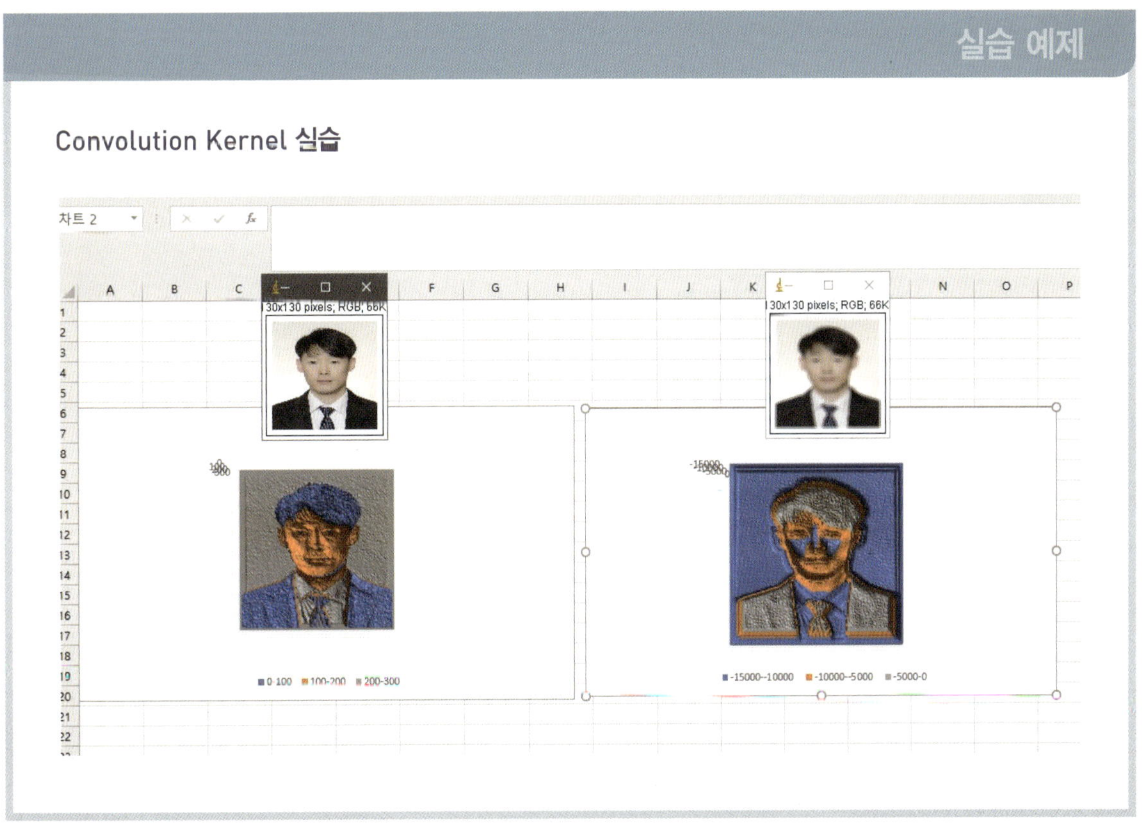
실습 예제
Convolution Kernel 실습
차트 2
130x130 pixels; RGB; 66K
0-100
100-200
200-300
-15000--10000
-10000--5000
-5000-0

Convolution Kernel 실습

SUM =(C3*$A$133+D3*$B$133+E3*$C$133+F3*$D$133+G3*$E$133+C4*$A$134+D4*$B$134+E4*$C$134+F4*$D$134+G4*$E$134+C5*$A$135+D5*$B$135+E5*$C$135+F5*$D$135+G5*$E$135+C6*$A$136+D6*$B$136+E6*$C$136+F6*$D$136+G6*$E$136+C7*$A$137+D7*$B$137+E7*$C$137+F7*$D$137+G7*$E$137)

	A	B	C	D	E	F	G	H	I	J	K	L	M	N	O	P	Q
1	255	255	255	255	255	255	255	255	255	255	255	255	255	255	255	255	
2	255	255	255	255	255	255	255	255	255	255	255	255	255	255	255	255	
3	255	255	255	255	255	255	255	255	255	255	255	255	255	255	255	255	
4	255	255	255	255	255	255	255	255	255	255	255	255	255	255	255	255	
5	255	255	255	255	255	255	255	255	255	255	255	255	255	255	255	255	
6	255	255	255	255	255	255	255	255	254.333	255	255	255	255	255	255	255	
7	255	255	255	255	255	255	226.667	226	226.667	226.667	226.667	226	226	226	226	226	
8	255	255	255	255	255	255	225	226	226	226	227	226	226	226	225	226	
9	255	255	255	255	255	255	227	227	226	226.333	226	226.333	226.333	226.333	227	226	227
10	255	255	255	255	255	255	226.333	227	226	226	225	227	226	226	226.333	226	
11	255	255	255	255	255	255	225.667	227	226	226	226	227.333	226.667	228	226.333	227	
12	255	255	255	255	255	255	226.667	226	227	227	226	226	227.333	227	227	227	228
13	255	255	255	255	255	255	226.667	227	226.667	227	227	227	228	226.333	228	227	
14	255	255	255	255	255	255	227	225	226	227	228	228	227	227	228	228	
15	255	255	255	255	255	255	227	227	226	227.333	228	227	228	226.333	227	227.667	
16	255	255	255	255	255	255	227	228	227	229	227	228	228	227	228	229	
17	255	255	255	255	255	255	228	228	227.667	228	228.333	229	229	227.667	228	228	228
18	255	255	255	255	255	255	228.667	227.667	229	228.333	228	228.667	229.333	229	229.333	228.667	
19	255	255	255	255	255	255	228.667	228.667	228	229	228	229.667	230.333	229	230.333	229	230
20	255	255	255	255	255	255	229	229.667	230	227.667	228	229	229	229	229.667	229	230
21	255	255	255	255	255	255	229	228.333	229.333	230.667	229	227.667	229	228.667	229.333	229.667	229
22	255	255	255	255	255	255	229	229	229	230.333	230	230	229	230.333	230.333	229.667	229
23	255	255	255	255	255	255	229	229.333	231.333	229.333	229.667	230.333	230	229.667	230.333	229.667	

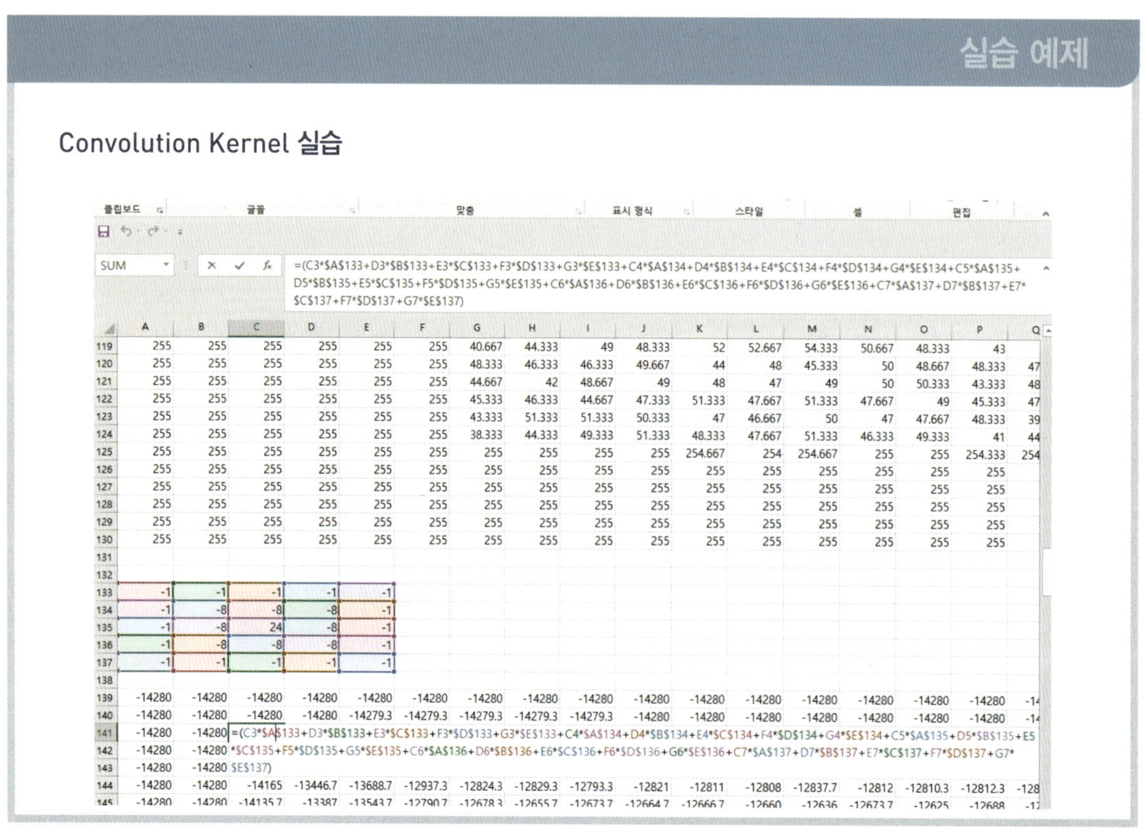

실습 예제

Convolution Kernel 실습

SUM =(C3*$A$133+D3*$B$133+E3*$C$133+F3*$D$133+G3*$E$133+C4*$A$134+D4*$B$134+E4*$C$134+F4*$D$134+G4*$E$134+C5*$A$135+D5*$B$135+E5*$C$135+F5*$D$135+G5*$E$135+C6*$A$136+D6*$B$136+E6*$C$136+F6*$D$136+G6*$E$136+C7*$A$137+D7*$B$137+E7*$C$137+F7*$D$137+G7*$E$137)

	A	B	C	D	E	F	G	H	I	J	K	L	M	N	O	P	Q
119	255	255	255	255	255	255	40.667	44.333	49	48.333	52	52.667	54.333	50.667	48.333	43	
120	255	255	255	255	255	255	48.333	46.333	46.333	49.667	44	48	45.333	50	48.667	48.333	47
121	255	255	255	255	255	255	44.667	42	48.667	49	48	47	49	50	50.333	43.333	48
122	255	255	255	255	255	255	45.333	46.333	44.667	47.333	51.333	47.667	51.333	47.667	49	45.333	47
123	255	255	255	255	255	255	43.333	51.333	51.333	50.333	47	46.667	50	47	47.667	48.333	39
124	255	255	255	255	255	255	38.333	44.333	49.333	51.333	48.333	47.667	51.333	46.333	49.333	41	44
125	255	255	255	255	255	255	255	255	255	255	254.667	254	254.667	255	255	254.333	254
126	255	255	255	255	255	255	255	255	255	255	255	255	255	255	255	255	
127	255	255	255	255	255	255	255	255	255	255	255	255	255	255	255	255	
128	255	255	255	255	255	255	255	255	255	255	255	255	255	255	255	255	
129	255	255	255	255	255	255	255	255	255	255	255	255	255	255	255	255	
130	255	255	255	255	255	255	255	255	255	255	255	255	255	255	255	255	
131																	
132																	
133	-1	-1	-1	-1	-1												
134	-1	-8	-8	-8	-1												
135	-1	-8	24	-8	-1												
136	-1	-8	-8	-8	-1												
137	-1	-1	-1	-1	-1												
138																	
139	-14280	-14280	-14280	-14280	-14280	-14280	-14280	-14280	-14280	-14280	-14280	-14280	-14280	-14280	-14280	-14280	-14
140	-14280	-14280	-14280	-14280	-14279.3	-14279.3	-14279.3	-14279.3	-14279.3	-14280	-14280	-14280	-14280	-14280	-14280	-14280	-14
141	-14280	-14280	=(C3*$A$133+D3*$B$133+E3*$C$133+F3*$D$133+G3*$E$133+C4*$A$134+D4*$B$134+E4*$C$134+F4*$D$134+G4*$E$134+C5*$A$135+D5*$B$135+E5														
142	-14280	-14280	*$C$135+F5*$D$135+G5*$E$135+C6*$A$136+D6*$B$136+E6*$C$136+F6*$D$136+G6*$E$136+C7*$A$137+D7*$B$137+E7*$C$137+F7*$D$137+G7*														
143	-14280	-14280	$E$137)														
144	-14280	-14280	-14165	-13446.7	-13688.7	-12937.3	-12824.3	-12829.3	-12793.3	-12821	-12811	-12808	-12837.7	-12812	-12810.3	-12812.3	-128
145	-14280	-14280	-14135.7	-13387	-13543.7	-12790.7	-12678.3	-12655.7	-12673.7	-12664.7	-12666.7	-12660	-12636	-12673.7	-12625	-12688	-12

실습 예제

Convolution Kernel 실습

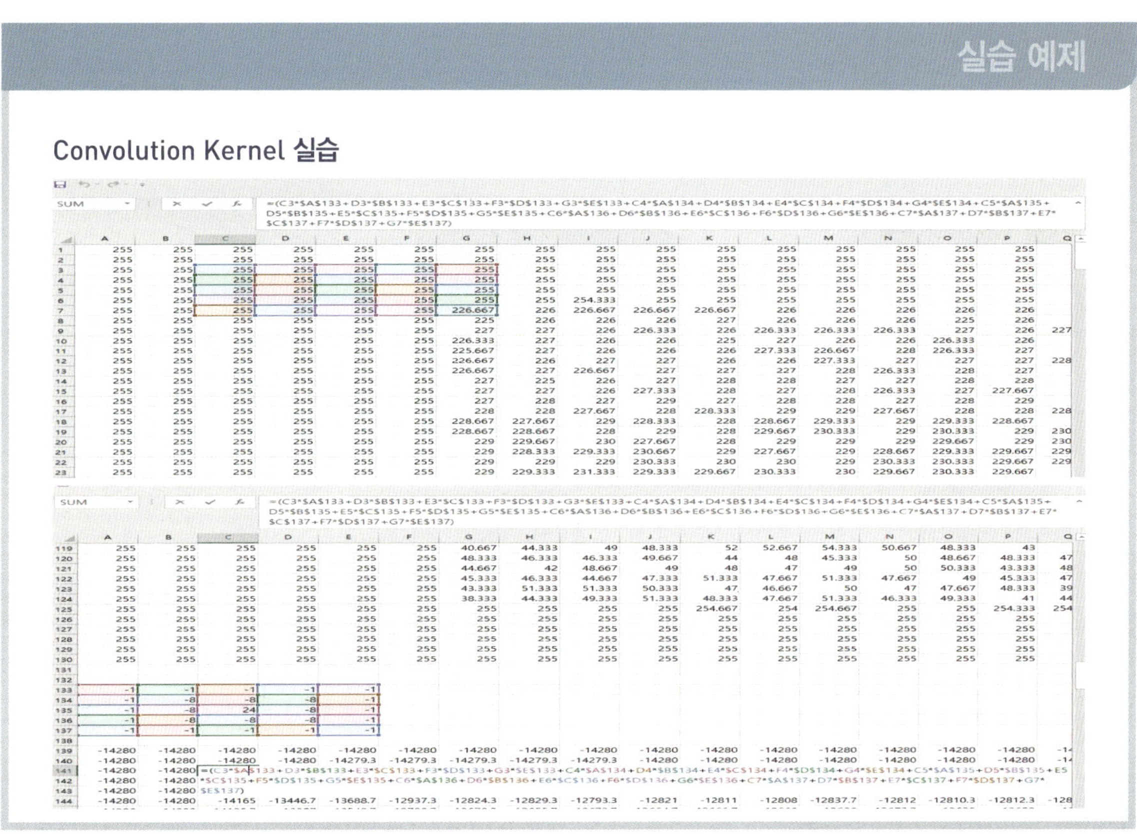

실습 예제

Convolution Kernel 실습

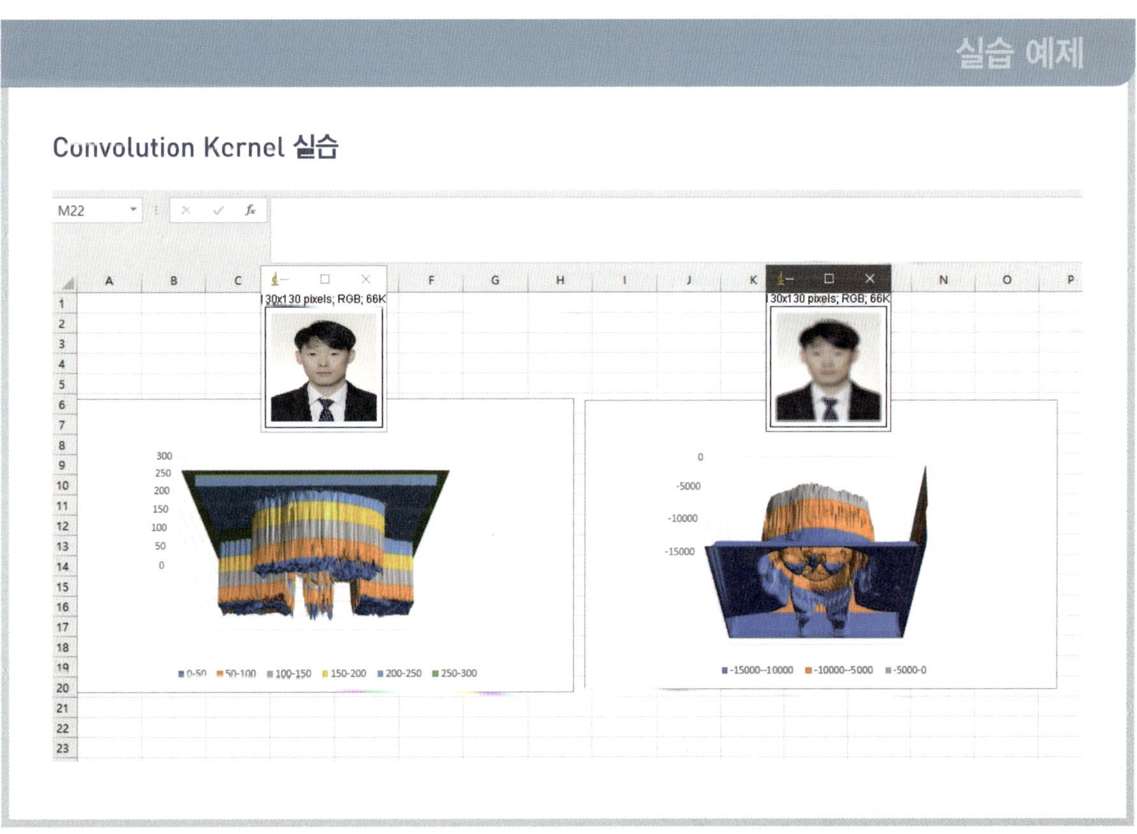

실습 예제

Fast Fourier Transform 실습

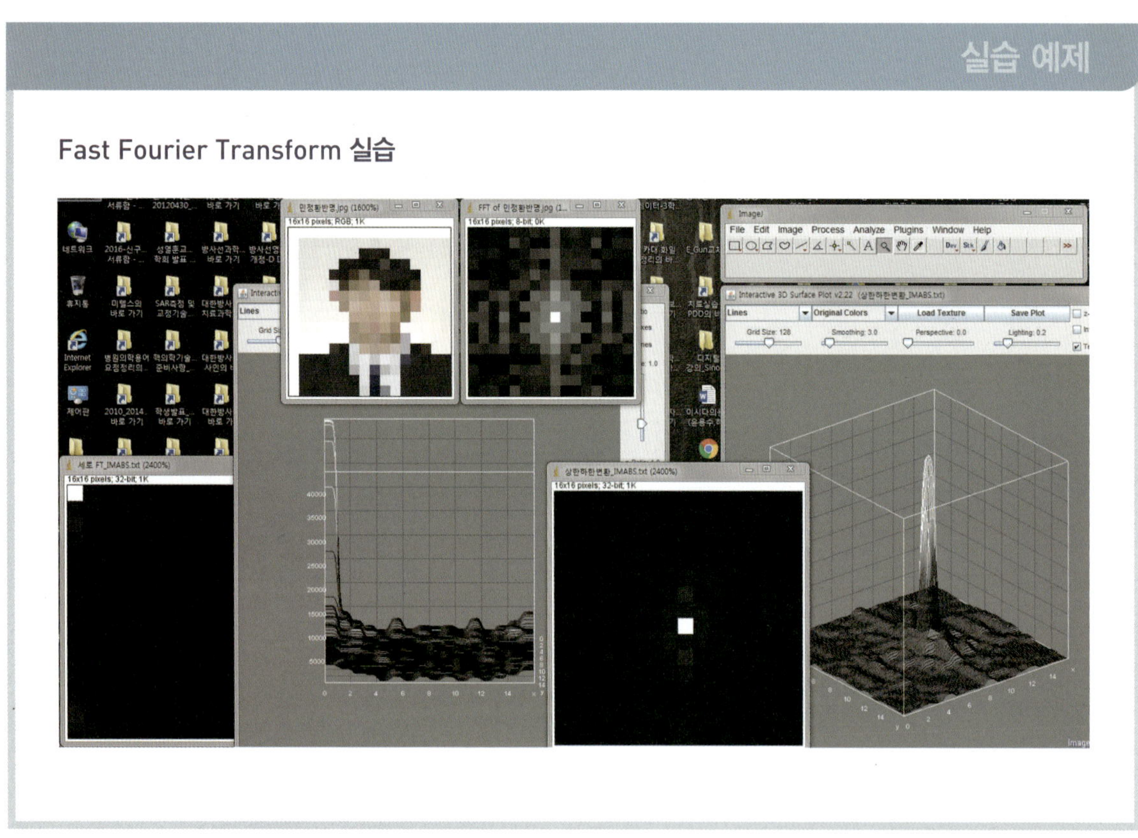

실습 예제

Time Domain → Frequency Domain실습

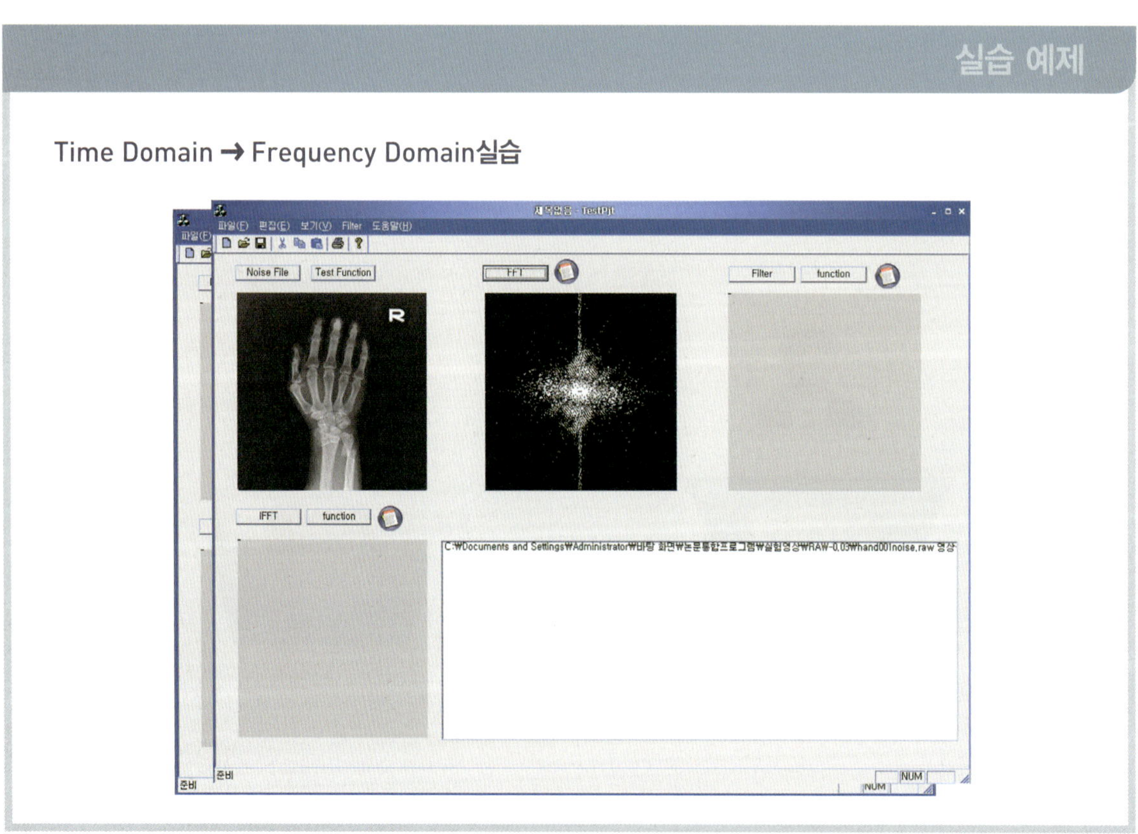

실습 예제

Time Domain ➜ Frequency Domain ➜ Cutoff Frequency 실습

실습 예제

Filter 적용 실습

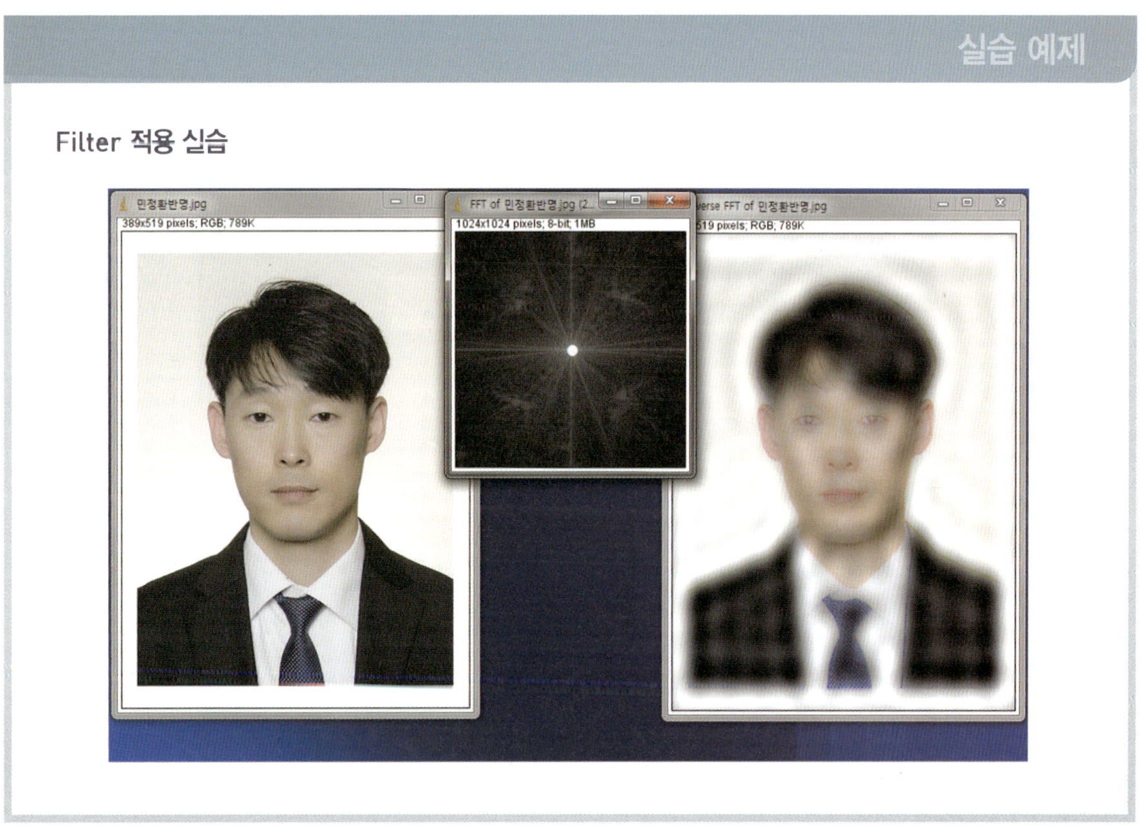

실습 예제

Frequency Domain → Time Domain실습

실습 예제

Fast Fourier Transform 실습

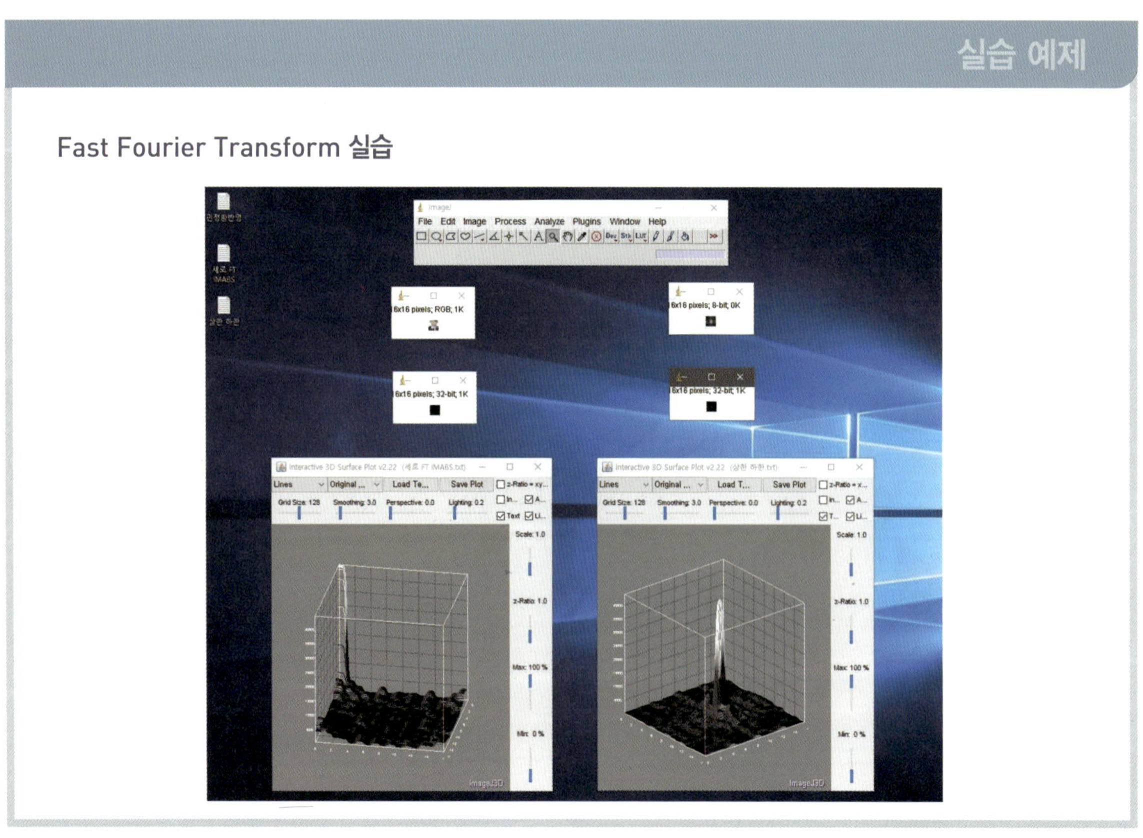

실습 예제

Fast Fourier Transform 실습

	A	B	C	D	E	F	G	H	I	J	K	L	M	N	O	P	Q
1	255	255	255	255	255	255	255	255	255	255	255	255	255	255	255	255	
2	255	226	226	225.667	227	228	227.667	230.333	225.667	229.333	229.333	227.667	229	228.333	229.333	227.333	
3	255	229	227.333	230	230	230.333	226	38.333	46.333	41.667	228.333	230.667	232.333	230.667	231.333	229.333	
4	255	230	230	231.333	230	38.667	43.667	29	39.333	90	38.333	50.333	233.333	233.667	232.333	233.333	
5	255	232.333	233.333	233.333	52	39	59	107	57.667	47.667	57.333	45.667	32	236.333	235.333	234.333	
6	255	234	236.333	235.333	234.667	70.333	120	143	166	53.667	29.667	36.333	61.333	238.333	236.667	237.333	
7	255	236.667	240	239.667	160	155	176.667	168.333	178.333	189.333	160	122	150.667	239.333	239.667	236.667	
8	255	241.667	242.333	242.667	241	148	192.333	182	180.667	197.667	187.333	114.667	150	242.333	240.667	238.333	
9	255	245	245	247	248	247.667	174.333	174.667	171.333	184.333	162.333	124.333	246.333	245.667	242.667	238.667	
10	255	247	250	251.333	251.667	252.333	150.333	164.333	162.667	166	144.667	250.667	249.667	249.333	244.667	240.667	
11	255	250.667	251.333	252.667	253.667	253.333	152.667	147.333	155.333	139.333	123	183.667	253.333	249.667	246.667	243.667	
12	255	253.667	253.333	254.333	69.333	44	223.333	184.333	169.667	171.667	190.333	187	35.667	54.667	246.667	244.333	
13	255	45.667	44.333	43	48.333	49	220	238	203	239	227.333	61.333	51	45.667	48.667	46.667	
14	255	47.333	46.667	42	48.667	43.667	205.333	236.333	84.667	184.333	217.667	51.333	45	44.667	47.667	47	
15	255	49.333	46.333	48.667	52.333	49	50.667	233	35.667	234.333	237	50.667	42	46	46	42	
16	255	51	41.667	49	49.667	51	50	221	25	156.667	236	51	42.333	42	44.333	47.333	
17																	
18																	
19																	
20																	
21																	
22																	
23																	
24																	
25																	
26																	
27																	
28																	

연습단계1 | 연습단계2 | 연습단계3 | 세로 FT한 값 불러와서 IMABS 4 | 세로 FT 값만 상단 복사후 상한 하한 변환 5

실습 예제

Fast Fourier Transform 실습

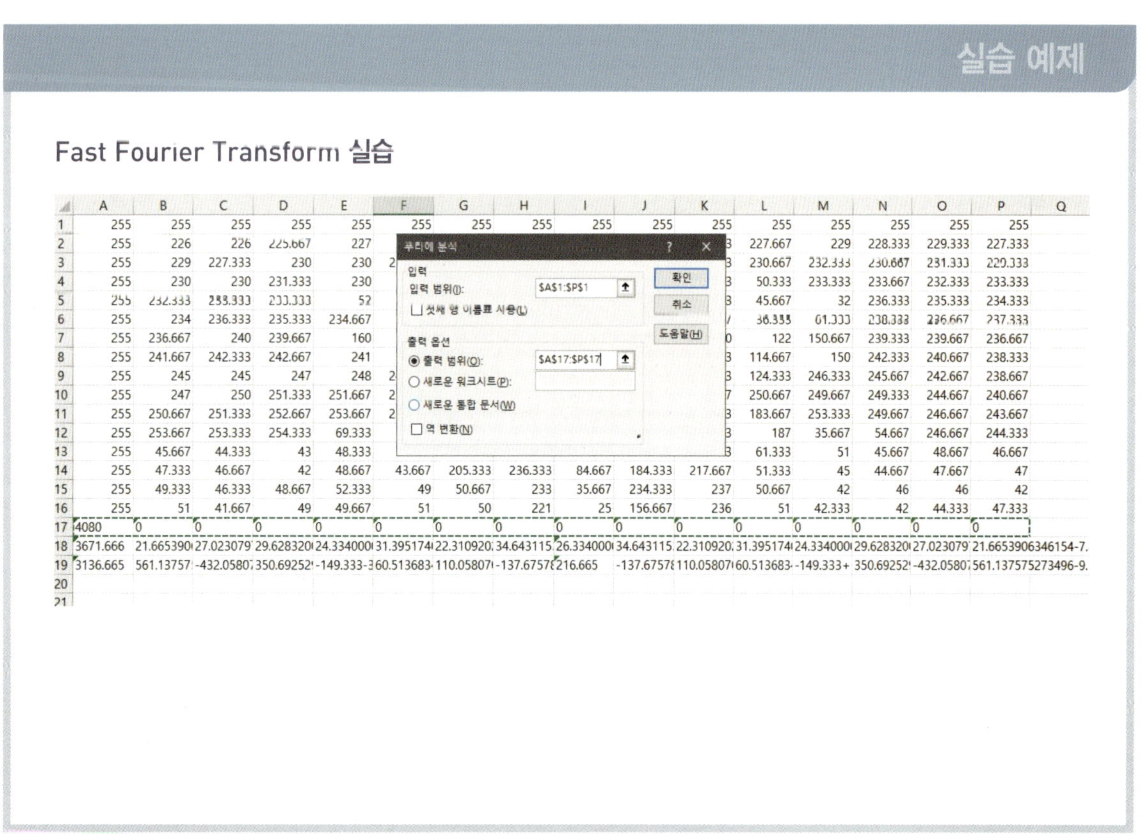

	A	B	C	D	E	F	G	H	I	J	K	L	M	N	O	P	Q
1	255	255	255	255	255	255	255	255	255	255	255	255	255	255	255	255	
2	255	226	226	225.667	227						3	227.667	229	228.333	229.333	227.333	
3	255	229	227.333	230	230	2					3	230.667	232.333	230.667	231.333	229.333	
4	255	230	230	231.333	230						3	50.333	233.333	233.667	232.333	233.333	
5	255	232.333	233.333	233.333	52						3	45.667	32	236.333	235.333	234.333	
6	255	234	236.333	235.333	234.667						/	36.333	61.333	238.333	236.667	237.333	
7	255	236.667	240	239.667	160						0	122	150.667	239.333	239.667	236.667	
8	255	241.667	242.333	242.667	241						3	114.667	150	242.333	240.667	238.333	
9	255	245	245	247	248	2					3	124.333	246.333	245.667	242.667	238.667	
10	255	247	250	251.333	251.667	2					7	250.667	249.667	249.333	244.667	240.667	
11	255	250.667	251.333	252.667	253.667	2					3	183.667	253.333	249.667	246.667	243.667	
12	255	253.667	253.333	254.333	69.333						3	187	35.667	54.667	246.667	244.333	
13	255	45.667	44.333	43	48.333						3	61.333	51	45.667	48.667	46.667	
14	255	47.333	46.667	42	48.667	43.667	205.333	236.333	84.667	184.333	217.667	51.333	45	44.667	47.667	47	
15	255	49.333	46.333	48.667	52.333	49	50.667	233	35.667	234.333	237	50.667	42	46	46	42	
16	255	51	41.667	49	49.667	51	50	221	25	156.667	236	51	42.333	42	44.333	47.333	
17	4080	0	0	0	0	0	0	0	0	0	0	0	0	0	0	0	
18	3671.666	21.665390	27.023079	29.628320	24.334000	31.395174	22.310920	34.643115	26.334000	34.643115	22.310920	31.395174	24.334000	29.628320	27.023079	21.6653906346154-7.	
19	3136.665	561.13757	-432.0580	350.69252	-149.333-3	60.513683	110.05807	-137.6757	216.665	-137.6757	110.05807	60.513683	-149.333+	350.69252	-432.0580	561.137575273496-9.	
20																	
21																	

실습 예제

Fast Fourier Transform 실습

	A	B	C	D	E	F	G	H	I	J	K	L	M	N	O	P
23	3147.334	361.94862	175.69900	-166.8087	-72.33400	117.91016	69.632991	-6.382081	-26.66599	-6.382081	69.632991	117.91016	-72.334+5	-166.8087	175.69900	361.94862081
24	3296.667	325.17993	123.86295	-165.7483	-35.999-52	168.27795	-34.52895	-30.37758	81.999000	-30.37758	-34.52895	168.27795	-35.99899	-165.7483	123.86295	325.17993283
25	3452.333	351.79538	-83.55634	-86.88060	96.332999	40.666945	-52.44365	29.086279	37.665	29.086279	-52.44365	40.666945	96.333000	-86.88060	-83.55634	351.79538247
26	3530.334	377.98336	-214.9526	13.512560	129.334-7.	-111.2183	47.618687	89.054410	-112.998	89.054410	47.618687	-111.2183	129.334+7	13.512560	-214.9526	377.98336891
27	3411.334	473.74262	-208.6260	-38.43581	143.666-6	-76.65652	15.292045	40.017717	-29.33400	40.017717	15.292045	-76.65652	143.666+6	-38.43581	-208.6260	473.74262610
28	2837.333	307.42055	541.69852	6.5640870	-383.999+	42.007199	97.635470	-14.65984	49.333000	-14.65984	97.635470	42.007199	-383.999-3	6.5640870	541.69852	307.42055818
29	1866	-562.2275	620.53268	175.36273	16.999999	429.73979	96.801317	165.12499	329.332	165.12499	96.801317	429.73979	16.999999	175.36273	620.53268	-562.2275305
30	1647.334	-366.7502	481.70131	285.55141	-84+56.66	519.91850	10.298682	242.61232	254.002	242.61232	10.298682	519.91850	-84-56.665	285.55141	481.70131	-366.7502378
31	1518	-268.0811	453.95562	218.18542	5-4.33199	496.72456	-61.28762	430.50312	12	430.50312	-61.28762	496.72456	5+4.33199	218.18542	453.95562	-268.0811173
32	1413	-173.7018	388.11121	274.68753	67.665999	468.15517	-12.11121	350.85912	75	350.85912	-12.11121	468.15517	-67.66599	274.68753	388.11121	-173.7018393
33	44191.663	3950.61330992705-570.040413298188i														
34	-2841.042	-1987.56353897564-2883.00283763806i														
35	5206.5303	-700.92808066717-1629.27297843343i														
36	2544.9276	2.17554781221949+1069.17023257698i														
37	342.33200	-655.266771872428+542.33506123904i														
38	1403.0731	-193.370142883686-146.466583682107i														
39	1811.4716	1105.55925710295-244.084828164742i														
40	1403.7091	123.992008648319+231.267627395665i														
41	1346.333	-349.877631380682+275.182169043186i														
42	1403.7091	321.513878624683-388.730289221579i														
43	1811.4716	440.466170571569-489.69314293669i														
44	1403.0731	99.8343635554726+676.194517766541i														
45	342.33200	-258.988368838474-779.225504402527i														
46	2544.9276	218.981657730232-1856.10447297602i														
47	5206.5303	-717.21482501295+1889.16949859927i														
48	-2841.042	-1399.92683434146+4303.30194413265i														
49																
50																

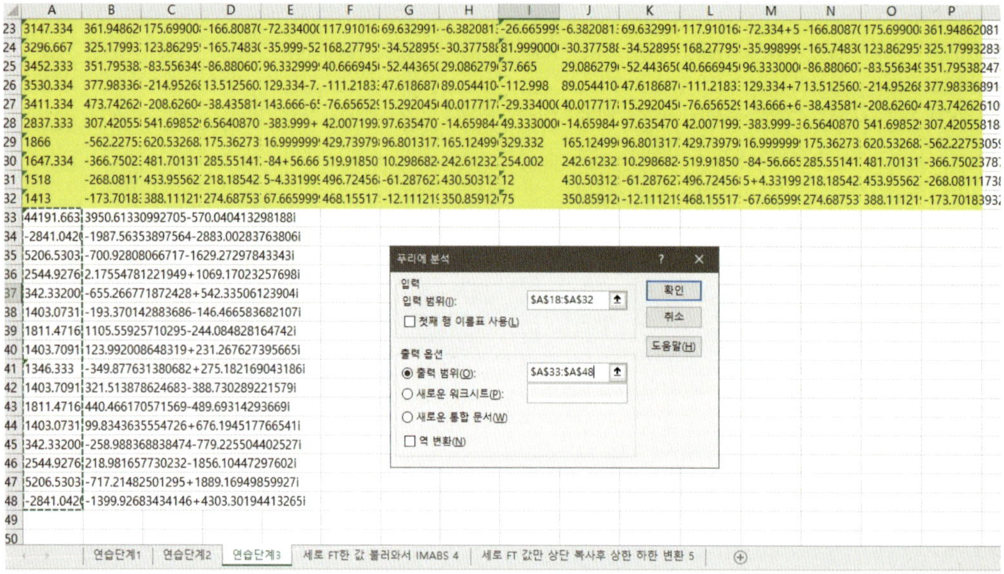

푸리에 분석 ? ×

입력

입력 범위(I): $A$18:$A$32

☐ 첫째 행 이름표 사용(L)

출력 옵션

◉ 출력 범위(O): $A$33:$A$48

○ 새로운 워크시트(P):

○ 새로운 통합 문서(W)

☐ 역 변환(N)

확인 / 취소 / 도움말(H)

연습단계1 | 연습단계2 | 연습단계3 | 세로 FT한 값 불러와서 IMABS 4 | 세로 FT 값만 상단 복사후 상한 하한 변환 5

실습 예제

Fast Fourier Transform 실습

4080	0	0	0	0	0	0	0	0	0	0	0	0	0	0	0	데이터의 데의터 분석
3672	22.790811	25.942573	28.651655	24.001000	32.371838	24.057426	33.517694	25.333999	33.517694	24.057426	32.371838	24.001000	28.651655	25.942573	22.7908114186106-7.93552926069536i	가로 FT
3151.667	547.55712	-421.4807	342.02395	-144.334+	57.457541	112.14872	-137.7066	217.001	-137.7066	112.14872	57.457541	-144.334-3	342.02395	-421.4807	547.55712643854-5.10124439311663i	
2422	959.85948	-155.5656	-269.0568	218.999-3	154.50582	-182.4343	17.359533	170.666	17.359533	-182.4343	154.50582	218.999+3	-269.0568	-155.5656	959.859487393822-35.3121455992953i	
2168.333	874.89584	278.66607	-290.4705	-189.332+	193.92054	165.99992	26.986125	-209.665	26.986125	165.99992	193.92054	-189.332-5	-290.4705	278.66607	874.895847886337+37.7831243909964i	
2567.333	717.49844	196.57571	-367.6183	73+55.666	99.542354	75.424283	-81.42244	86.666999	-81.42244	75.424283	99.542354	73-55.666	-367.6183	196.57571	717.498442613821+297.467216452007i	
3156.001	363.57906	166.75572	-166.1883	-65.001-5	118.23305	62.576271	-8.955806	-17.999	-8.955806	62.576271	118.23305	-65.00099	-166.1883	166.75572	363.579065625766+43.1251798472964i	
3312	323.27977	112.31727	-167.2573	-22.33199	169.78698	-50.31727	-28.47742	94	-28.47742	-50.31727	169.78698	-22.33199	-167.2573	112.31727	323.279771730652+115.787978414003i	
3457	348.06176	-82.14213	-85.76012	93.665999	43.318165	-53.85786	29.048184	38.332000	29.048184	-53.85786	43.318165	93.666+13	-85.76012	-82.14213	348.061769628286+127.41170749831i	
3527.335	380.10670	-214.2785	17.010420	126.666-9.	-109.2673	40.278513	96.150217	-120.667	96.150217	40.278513	-109.2673	126.666+9	17.010420	-214.2785	380.106708712611+15.5014134880922i	
3409	475.93420	-210.0402	-38.77963	146-63.66	-79.61347	16.706258	41.126908	-31.66799	41.126908	16.706258	-79.61347	146+63.66	-38.77963	-210.0402	475.934209436679+99.066102956832i	
2844.333	305.74290	537.94384	10.369630	-389.333+	43.664857	104.72215	-19.77738	49.000999	-19.77738	104.72215	43.664857	-389.333-3	10.369630	537.94384	305.742900196989+116.060820174408i	
1877.668	-566.6429	620.72704	185.29324	22.001+23	414.94622	97.938957	163.73544	326.334	163.73544	97.938957	414.94622	22.001-23.	185.29324	620.72704	-566.642907861437-33.8749071500278i	
1636.666	-357.2611	483.01097	275.94278	-72.334+4	518.42878	-3.008973	268.22154	217.334	268.22154	-3.008973	518.42878	-72.334-4	275.94278	483.01097	-357.261111439888-17.0412997926905i	
1514.334	-267.9674	462.24893	200.60344	25.665999	483.30334	-51.58293	426.72861	7.6659999	426.72861	-51.58293	483.30334	25.665999	200.60344	462.24893	-267.967402565435-131.697746755249i	
1404	-164.1614	379.22762	276.79571	2.6670000	459.65486	2.1063701	333.04283	97.334000	333.04283	2.1063701	459.65486	2.6669999	276.79571	379.22762	-164.161415074351-85.4955337372819i	
44199.67	3963.2733	2179.9084	-48.44027	-150+254.	2600.2535	360.75750	1159.5774	949.67	1159.5774	360.75750	2600.2535	-150-254.3	-48.44027	2179.9084	3963.273304141+535.745136533588i	데이터의 데의터 분석
-2866.675	-2025.809	1058.8368	1145.7256	-468.6521	980.00570	-122.7645	1002.9931	390.18225	150.45428	-8.905875	846.24991	209.80365	1203.7638	-150.1884	-1345.01878144272-4296.41204544475i	세로 FT
5219.8772	-737.7024	-1477.601	88.908033	583.25162	-205.3145	-903.1549	95.210965	-380.7432	-65.21352	297.85656	-1298.563	363.95396	664.90067	-1558.511	-687.154034508099-1845.56297456601i	
2541.0056	33.030316	635.26846	-624.4145	-413.7159	-413.6104	-25.51828	-233.1147	-408.2917	-674.1427	862.93346	-1031.708	-406.1959	-585.3845	550.46405	193.395398160368+1900.00085728914i	
351.99899	-639.7389	1361.8240	-724.9765	-284.9930	60.976731	182.95543	123.50594	-19.99899	-326.3526	-42.49003	84.632229	213.001-4	-332.2171	277.71056	-285.837607647484+787.513526025473i	
1390.5858	-141.0614	-578.1370	-237.6726	550.21561	-61.67113	-347.8188	25.666509	-56.33909	38.914281	-221.2259	-86.55287	459.77590	-324.0067	-516.7639	106.091608573745-677.488114638867i	
1762.1207	1131.8465	-924.8390	-259.0885	167.37403	-145.6653	-601.7266	-429.1673	224.06923	-247.5235	-64.16201	-612.6515	-70.59162	-417.0515	34.811431	452.245219848605+467.434614187064i	
1427.0840	100.28190	59.077826	251.68061	-771.8555	-336.3385	327.24286	-102.7763	-78.87939	-440.3798	-33.07995	-242.9196	91.296522	-143.6107	-401.4205	294.596825638905+352.89665410225i	
1428.336	-412.4378	-550.4391	341.88436	-72.66800	-137.1227	339.10116	-77.65171	-289.6679	-77.65171	339.10116	-137.1227	-72.66800	341.88436	-550.4391	-412.43788696353-262.320703743506i	
1427.0840	294.59682	-401.4205	-143.6107	91.296522	-242.9196	-33.07995	-440.3798	-78.87939	-102.7763	327.24286	-336.3385	-771.8555	251.68061	59.077826	100.281903720469-230.472391426796i	
1762.1207	452.24521	34.811431	-417.0515	-70.59162	-612.6515	-64.16201	-247.5235	224.06923	-429.1673	-601.7266	-145.6653	167.37403	-259.0885	-924.8390	1131.84654465821+236.81060945092i	
1390.5858	106.09160	-516.7639	-324.0067	459.77590	-86.55287	-221.2259	38.914281	-56.33909	25.666509	-347.8188	-61.67113	550.21561	-237.6726	-578.1370	-141.061442078567+128.373387218005i	
351.99900	-285.8376	277.71056	-332.2171	213.00100	84.632229	-42.49003	-326.3526	-19.99900	123.50594	182.95543	60.976731	-284.993+	-724.9765	1361.8240	-639.738970917244-535.658259858441i	
2541.0056	193.39539	550.46405	-585.3845	-406.1959	-1031.708	862.93346	-674.1427	-408.2917	-233.1147	-25.51828	-413.6104	-413.7159	-624.4145	635.26846	33.0303167994514-1071.42930147392i	
5219.8772	-687.1540	-1558.511	664.90067	363.95396	-1298.563	297.85656	-65.21352	-380.7432	95.210965	-903.1549	-205.3145	583.25162	88.908033	-1477.601	-737.702411585168+1635.33171195739i	
-2866.675	-1345.018	-150.1884	1203.7638	209.80365	846.24991	-8.905875	150.45428	390.18225	1002.9931	-122.7645	980.00570	-468.6521	1145.7256	1058.8368	-2025.80998639794+2875.23729438846i	

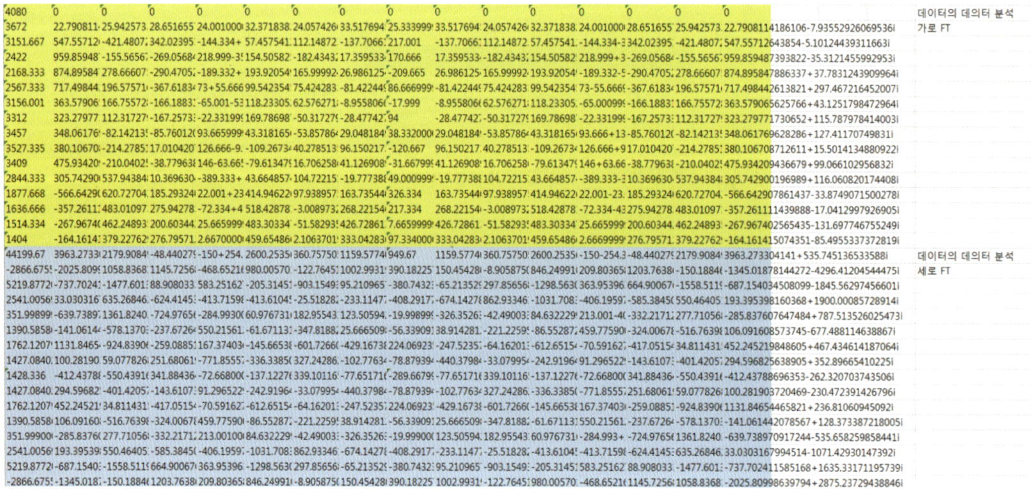

Fast Fourier Transform 실습

세로 FT

세로 FT
imabs_x제곱+y제곱의 루트값

Fast Fourier Transform 실습

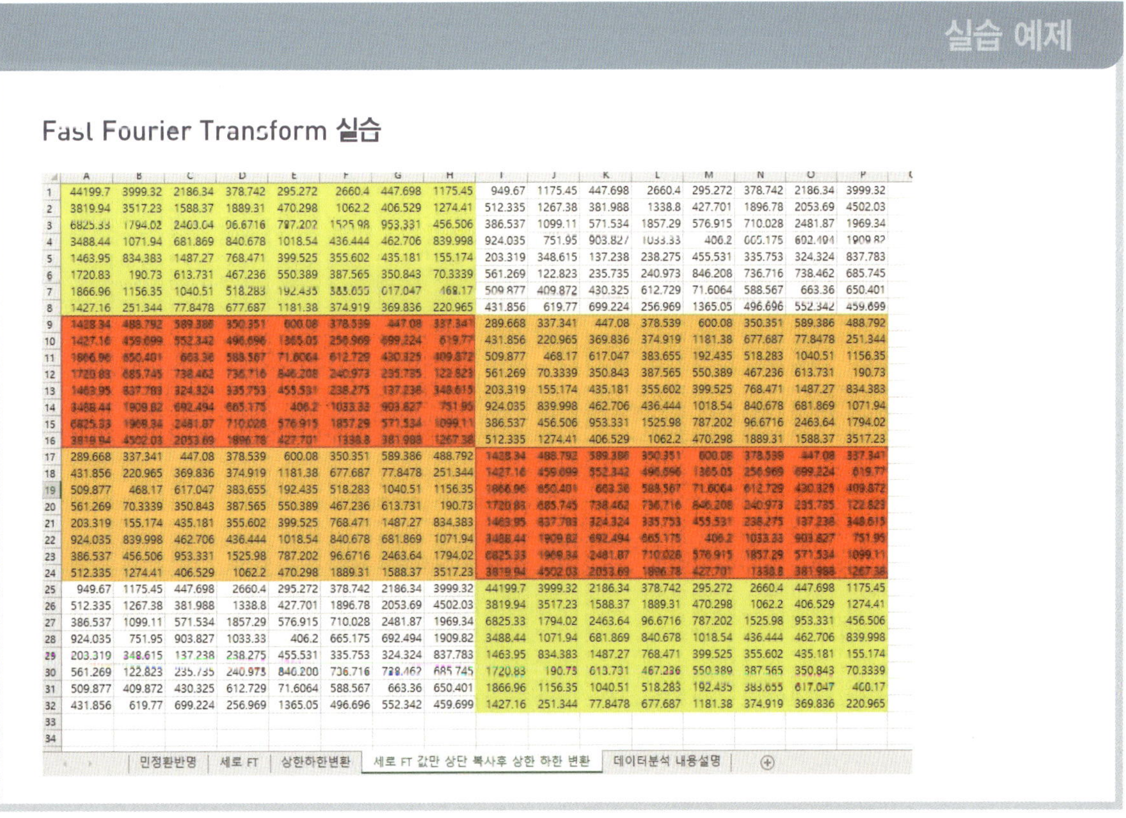

	A	B	C	D	E	F	G	H	I	J	K	L	M	N	O	P
1	44199.7	3999.32	2186.34	378.742	295.272	2660.4	447.698	1175.45	949.67	1175.45	447.698	2660.4	295.272	378.742	2186.34	3999.32
2	3819.94	3517.23	1588.37	1889.31	470.298	1062.2	406.529	1274.41	512.335	1267.38	381.988	1338.8	427.701	1896.78	2053.69	4502.03
3	6825.33	1794.02	2403.04	96.6716	787.202	1525.98	953.331	456.506	386.537	1099.11	571.534	1857.29	576.915	710.028	2481.87	1969.34
4	3488.44	1071.94	681.869	840.678	1018.54	436.444	462.706	839.998	924.035	751.95	903.827	1033.33	406.2	665.175	692.494	1909.82
5	1463.95	834.383	1487.27	768.471	399.525	355.602	435.181	155.174	203.319	348.615	137.238	238.275	455.531	335.753	324.324	837.783
6	1720.83	190.73	613.731	467.236	550.389	387.565	350.843	70.3339	561.269	122.823	235.735	240.973	846.208	736.716	738.462	685.745
7	1866.96	1156.35	1040.51	518.283	192.435	383.655	617.047	468.17	509.877	409.872	430.325	612.729	71.6064	588.567	663.36	650.401
8	1427.16	251.344	77.8478	677.687	1181.38	374.919	369.836	220.965	431.856	619.77	699.224	256.969	1365.05	496.696	552.342	459.699
9	1428.34	488.792	589.386	350.351	600.08	378.539	447.08	337.341	289.668	337.341	447.08	378.539	600.08	350.351	589.386	488.792
10	1427.16	459.699	552.342	496.696	1365.05	256.969	699.224	619.77	431.856	220.965	369.836	374.919	1181.38	677.687	77.8478	251.344
11	1866.96	650.401	663.36	588.567	71.6064	612.729	430.325	409.872	509.877	468.17	617.047	383.655	192.435	518.283	1040.51	1156.35
12	1720.83	685.745	738.462	736.716	846.208	240.973	235.735	122.823	561.269	70.3339	350.843	387.565	550.389	467.236	613.731	190.73
13	1463.95	837.783	324.324	335.753	455.531	238.275	137.238	348.615	203.319	155.174	435.181	355.602	399.525	768.471	1487.27	834.383
14	3488.44	1909.82	692.494	665.175	406.2	1033.33	903.827	751.95	924.035	839.998	462.706	436.444	1018.54	840.678	681.869	1071.94
15	6825.33	1969.34	2481.87	710.028	576.915	1857.29	571.534	1099.11	386.537	456.506	953.331	1525.98	787.202	96.6716	2463.64	1794.02
16	3819.94	4502.03	2053.69	1896.78	427.701	1338.8	381.988	1267.38	512.335	1274.41	406.529	1062.2	470.298	1889.31	1588.37	3517.23
17	289.668	337.341	447.08	378.539	600.08	350.351	589.386	488.792	1428.34	488.792	589.386	350.351	600.08	378.539	447.08	337.341
18	431.856	220.965	369.836	374.919	1181.38	677.687	77.8478	251.344	1427.16	459.699	552.342	496.696	1365.05	256.969	699.224	619.77
19	509.877	468.17	617.047	383.655	192.435	518.283	1040.51	1156.35	1866.96	650.401	663.36	588.567	71.6064	612.729	430.325	409.872
20	561.269	70.3339	350.843	387.565	550.389	467.236	613.731	190.73	1720.83	685.745	738.462	736.716	846.208	240.973	235.735	122.823
21	203.319	155.174	435.181	355.602	399.525	768.471	1487.27	834.383	1463.95	837.783	324.324	335.753	455.531	238.275	137.238	348.615
22	924.035	839.998	462.706	436.444	1018.54	840.678	681.869	1071.94	3488.44	1909.82	692.494	665.175	406.2	1033.33	903.827	751.95
23	386.537	456.506	953.331	1525.98	787.202	96.6716	2463.64	1794.02	6825.33	1969.34	2481.87	710.028	576.915	1857.29	571.534	1099.11
24	512.335	1274.41	406.529	1062.2	470.298	1889.31	1588.37	3517.23	3819.94	4502.03	2053.69	1896.78	427.701	1338.8	381.988	1267.38
25	949.67	1175.45	447.698	2660.4	295.272	378.742	2186.34	3999.32	44199.7	3999.32	2186.34	378.742	295.272	2660.4	447.698	1175.45
26	512.335	1267.38	381.988	1338.8	427.701	1896.78	2053.69	4502.03	3819.94	3517.23	1588.37	1889.31	470.298	1062.2	406.529	1274.41
27	386.537	1099.11	571.534	1857.29	576.915	710.028	2481.87	1969.34	6825.33	1794.02	2463.64	96.6716	787.202	1525.98	953.331	456.506
28	924.035	751.95	903.827	1033.33	406.2	665.175	692.494	1909.82	3488.44	1071.94	681.869	840.678	1018.54	436.444	462.706	839.998
29	203.319	348.615	137.238	238.275	455.531	335.753	324.324	837.783	1463.95	834.383	1487.27	768.471	399.525	355.602	435.181	155.174
30	561.269	122.823	235.735	240.973	846.208	736.716	738.462	685.745	1720.83	190.73	613.731	467.236	550.389	387.565	350.843	70.3339
31	509.877	409.872	430.325	612.729	71.6064	588.567	663.36	650.401	1866.96	1156.35	1040.51	518.283	192.435	383.655	617.047	468.17
32	431.856	619.77	699.224	256.969	1365.05	496.696	552.342	459.699	1427.16	251.344	77.8478	677.687	1181.38	374.919	369.836	220.965
33																
34																

민정환반영 | 세로 FT | 상한하한변환 | 세로 FT 값만 상단 복사후 상한 하한 변환 | 데이터분석 내용설명

Fast Fourier Transform 실습

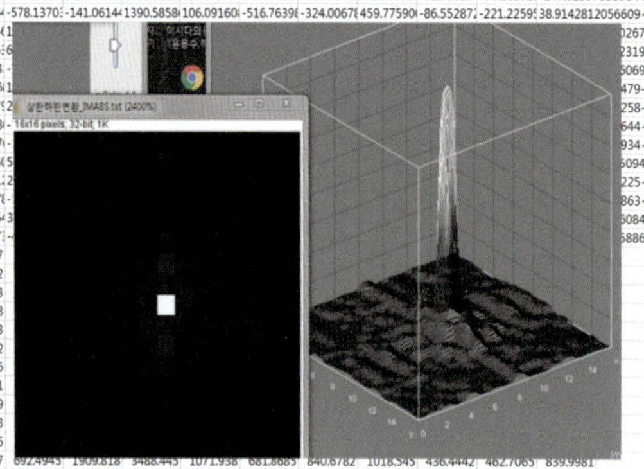

$$Accuracy = \frac{TP + TN}{TP + TN + FP + FN}$$

정확도(Accuracy)

$$Precision = \frac{TP}{TP + FP}$$

정밀도(Precision)

$$Recall = \frac{TP}{TP + FN}$$

재현율(Recall)

$$Specificity = \frac{TN}{TN + FP}$$

특이도(Specificity)

$$F1- score = \frac{2TP}{2TP + FP + FN}$$

F1–score_1에 가까울수록
해당 모델은 우수한 성능

SSIM – structural similarity index measure

$$SSIM(x, y) = \frac{(2\mu_x\mu_y + C_1)(\sigma_{xy} + C_2)}{(\mu_x^2 + \mu_y^2 + C_1)(\sigma_x^2 + \sigma_y^2 + C_2)}$$

SSIM은 휘도(luminance, l), 대조도(contrast, c), 구조적 유사도(structural, s)의 3가지 측면에서 두 영상의 품질을 평가하는 지표

DISTS – deep image structure and texture similarity

$$DISTS(x, y;\alpha,\beta) = 1 - \sum_{i=0}^{m}\sum_{j=1}^{n_i}\left(\alpha_{ij}l\left(\tilde{x}_j^{(i)}, \tilde{y}_j^{(i)}\right) + \beta_{ij}s\left(\tilde{x}_j^{(i)}, \tilde{y}_j^{(i)}\right)\right)$$

DISTS는 SSIM과 유사하지만, 사람의 시각으로 구별하기 어려운 텍스쳐의 배치 변화까지 고려하는 SSIM과 달리, 구조적 변화의 민감도를 유지하며, 심층 이미지 구조와 텍스쳐의 배치 변화(유사성)를 허용하여 사람의 시각과 유사하게 평가할 수 있는 지표

모니터 정도관리 실습

영상 조회용 모니터 종류

- 판독용 모니터 (Grayscale, Diagnostic)
  3 Mega Pixel (1536×2048) 이상 해상도로 2종류(Color/Grayscale)

- 임상용 모니터 (Clinical, Verify)
  2 Mega Pixel (1200×1600) 이하 해상도로 2종류(Color/Grayscale)

- 수술용 모니터 (Surgical, Operating)
  2 Mega , 1 Mega Pixel 해상도로 2종류(Color/Grayscale)

- 의료 장비용 모니터 (Modality, Verify)
  장비에 따라 해상도 구분되며, 2종류(Color/Grayscale)

모니터 정도관리 실습

의료영상 모니터 분류 (영상관리품질관리원 가이드라인)

① 1st Grade (Mammography 영상 판독)
CRT/ LCD 5 Mega Pixel (2048×2560) Pixel Size 0.165 mm 이내
DICOM 기능, 10 Bit (1024 Grayscale) 이상

② 2nd Grade (CR/DR 영상 판독)
CRT/ LCD 3 Mega Pixel (1536×2048) 이상
DICOM 기능, 10 Bit (1024 Grayscale) 이상

③ 3rd Grade (CT/MR 영상 판독)
CRT/ LCD 1 Mega Pixel (1024×1280) 이상
DICOM 기능, 8 Bit (256 Grayscale) 이상

모니터 정도관리 실습

판독용 모니터 점검 항목표

모니터 고유번호					
분기별 점검 항목		1분기	2분기	3분기	4분기
검사 일시					
밝기 및 대조도					
인공음영					
공간해상도					
기하학적 왜곡도					
백색 휘도	C				
	LU				
	RU				
	LL				
	RL				
흑색 휘도	C				
	LU				
	RU				
	LL				
	RL				
휘도변이량					

특수의료장비 관련 규정에 따른 정기점검 항목표

모니터 정도관리 실습

판독용 모니터 정기점검

- QC용 Pattern 이용한 목측 정기점검
  - TG18-QC Pattern
  - SMPTE Pattern

- 휘도 측정기를 이용한 정기점검

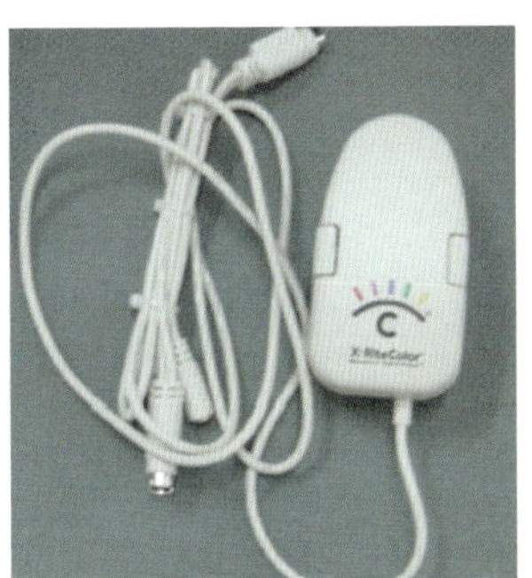

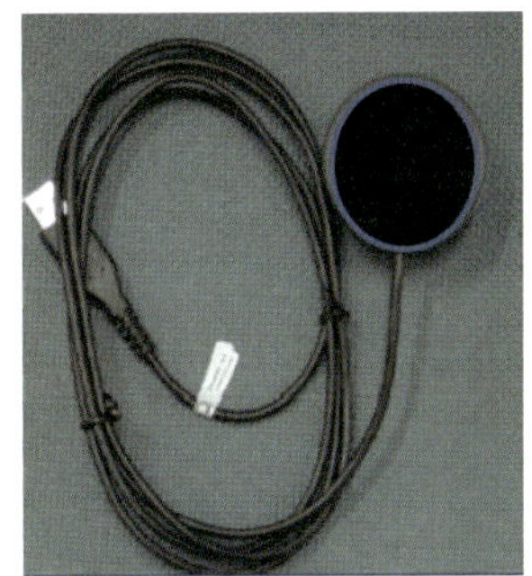

모니터 정도관리 실습

모니터 Test Pattern

SMPTE

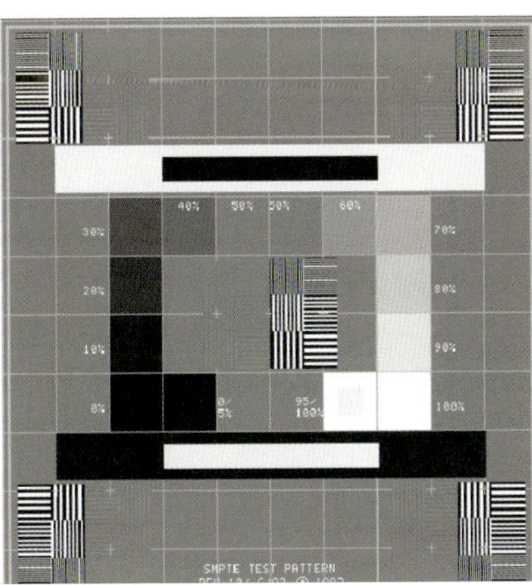

TG 18

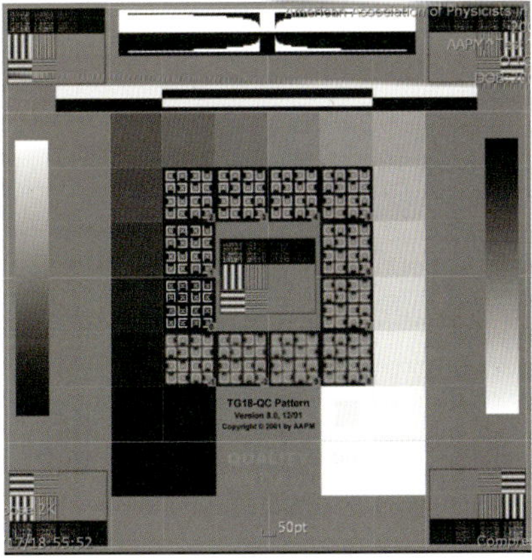

모니터 정도관리 실습

시각적 평가항목

<table>
<tr><td rowspan="6">기하학적 왜곡
(Geometrical Distortions)
시각적 평가
TG18-QC</td><td>기하학적인 왜곡없는 전체적인 직선성 표현</td><td>○</td><td>×</td></tr>
<tr><td>그리드 선쌍 격자구조 정열간격 동일성 및 정사각형 형태 관찰</td><td></td><td></td></tr>
<tr><td>계조도 BAR의 흑백간 자연스러운 연속성</td><td></td><td></td></tr>
<tr><td>16개의 휘도 패치의 명확한 식별</td><td></td><td></td></tr>
<tr><td>5% 및 95% 패치의 명확한 식별</td><td></td><td></td></tr>
<tr><td>QUALITY CONTROL 문구의 명확한 식별
일반판독용 : QUALITY CONTROL
Mammo 판독용 : QUALITY CONTROL</td><td></td><td></td></tr>
</table>

모니터 정도관리 실습

시각적 평가항목

① 전체적으로 기하학적 왜곡없이 전체적으로 직선성이 잘 표현 되고 있는가?

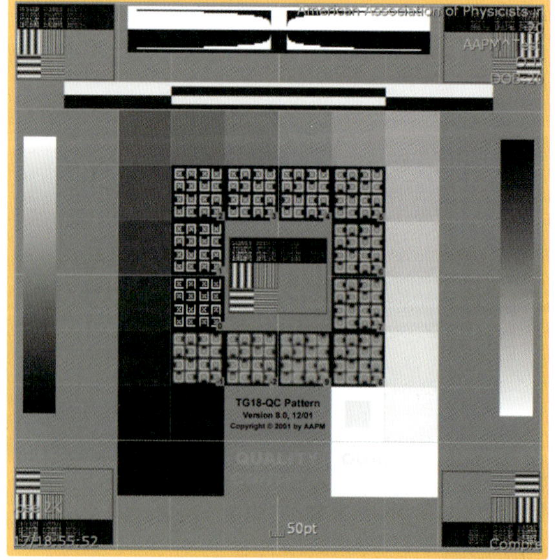

모니터 정도관리 실습

시각적 평가항목

② 중앙부와 모서리 4곳의 그리드선 쌍격자 구조의 정열 간격이 동일하고 정사각형 모양으로 잘 식별 가능한가?

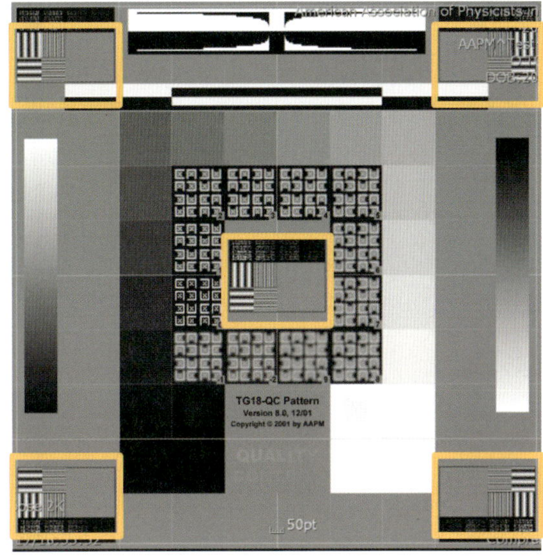

모니터 정도관리 실습

시각적 평가항목

③ 양옆 계조도 bar가 흑-백, 백-흑간 계조 변화가 자연스럽고 연속적으로 식별 가능한가?

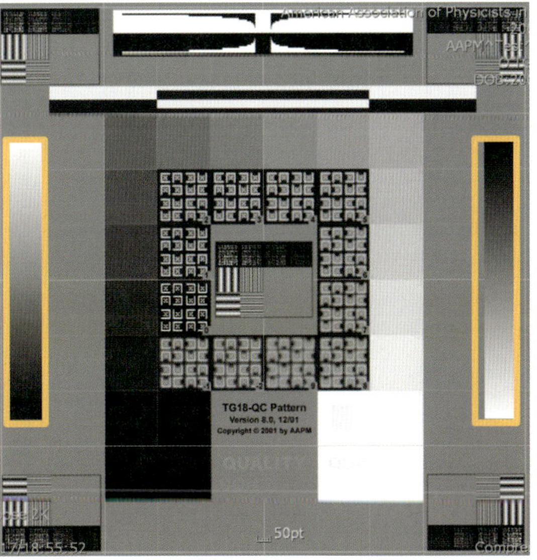

모니터 정도관리 실습

시각적 평가항목

④ 가운데 구역 정방형 16개 휘도 패치가 각각 명확하게 식별 가능한가?

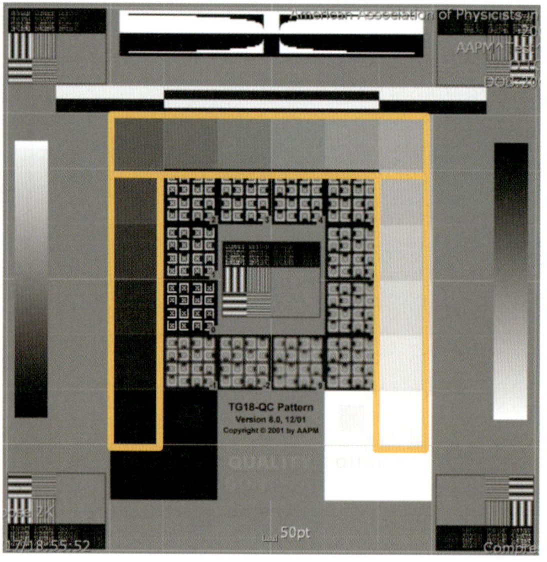

모니터 정도관리 실습

시각적 평가항목

⑤ 0% 휘도 바탕에서 5% 휘도 패치와 100% 휘도 바탕에서 95% 휘도 패치 관찰 시 각 패치마다 휘도 차이를 명확하게 식별 가능한가?

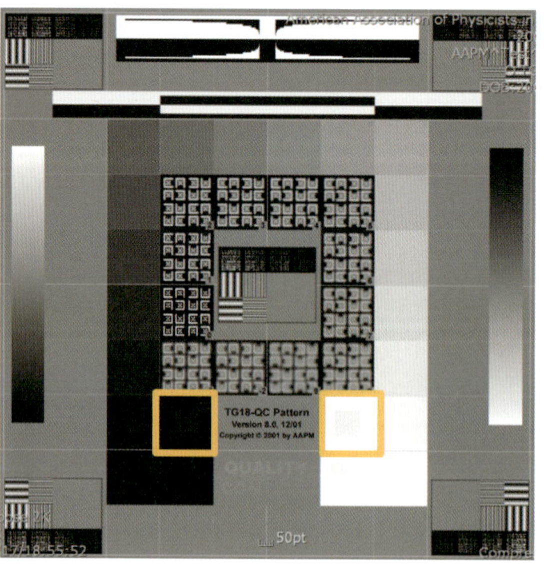

시각적 평가항목

⑥ Quality Control 문구가 있는 3영역의 문구를 명확하게 식별 가능한가?

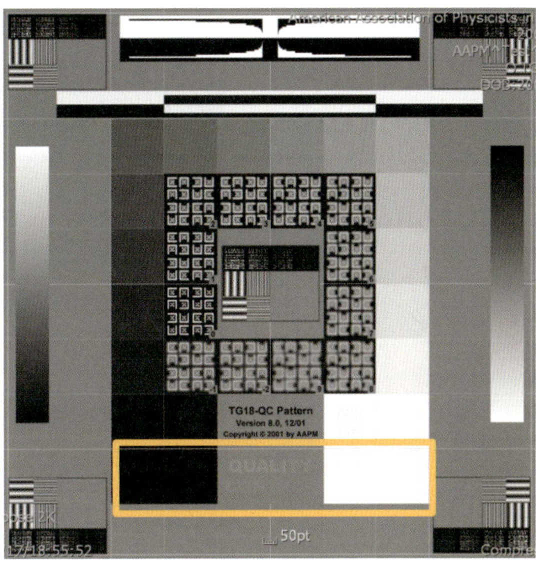

모니터 정도관리 실습

정량적 평가항목

흑색 휘도

백색 휘도

모니터 정도관리 실습

정량적 평가 – 흑색휘도

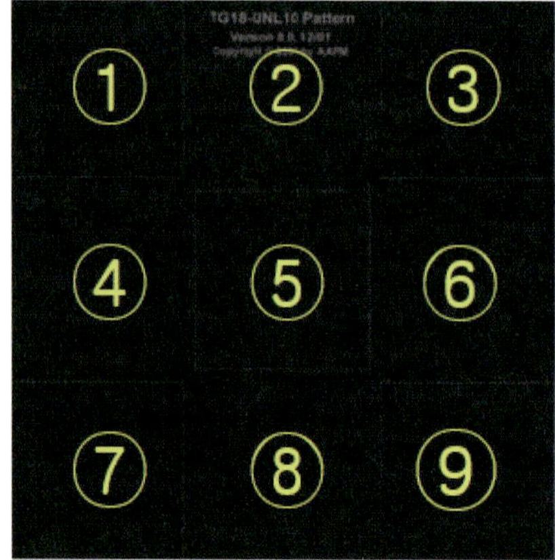

1 ~ 9 구역 측정값 최소 200 cd/㎡ 이상

모니터 정도관리 실습

정량적 평가 – 백색휘도

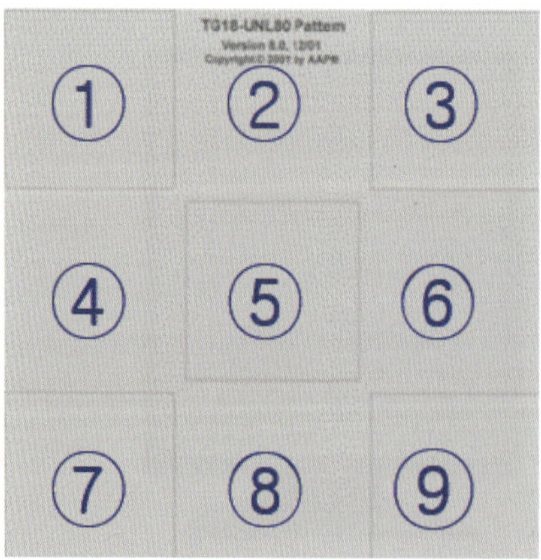

1 ~ 9 구역 측정값 최소 1.2 cd/㎡ 이하

정량적 평가 – 휘도변이량

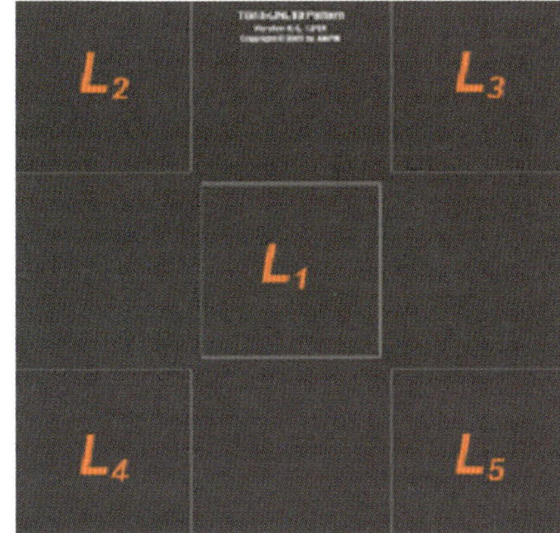

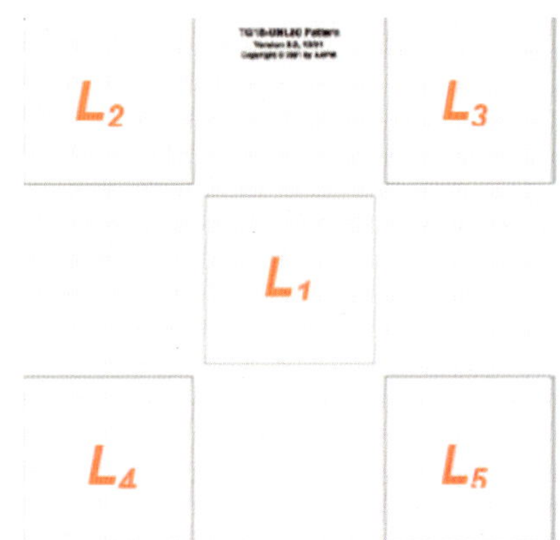

- 최대 휘도 편차 = 200 X (Lmax–Lmin)/(Lmax+Lmin)%
- 휘도 균일 정량 평가의 최대 휘도편차 허용범위
  - Mammography용 – 휘도 균일 편차 : 20%
  - CR, DR, CT, MR용 – 휘도 균일 편차 : 30%

Chapter 23

통계와 딥러닝과의 연관성

통계와 딥러닝과의 연관성

통계와 CNN (Convolution Neural Network)의 연관성

신뢰구간 계산식

신뢰도(%)	오차	Z or k값	용어
0.0	1	–	–
5	0.95	0.72	과반수
68	0.32	1	표준오차
77	0.23	1.177	반치폭
90	0.1	1.64	90% 오차
95	0.05	1.96	95% 오차
95.44	0.0456	2	–
99	0.01	2.58	99% 오차
99.72	0.0028	3	–
99.999999	0.000001	6	Six sigma

통계와 딥러닝과의 연관성

유의 수준에 따른 가설채택의 범위(Z값:분포계수)

유의수준	채택영역(유의하지 않다)	기각영역(유의하다)
α=0.05	$-1.96 \leqq Z \leqq 1.96$	$Z < -1.96$ or $Z > 1.96$
	$P \geqq 0.05$	$P < 0.05$
α=0.01	$-2.58 \leqq Z \leqq 2.58$	$Z < -2.58$ or $Z > 2.58$
	$P \geqq 0.01$	$P < 0.01$

통계와 딥러닝과의 연관성

검정통계량의 계산

분류	변수	분석법		통계량
추정과 검정 (연속형 자료분석)	1개	1. 단일모평균 검정		
	2개	2. 두 모평균검정	• 표본의 크기가 작을 때 – 분산 F–검정 – 등분산 t–검정 – 양측검정 P–검정 – 이분산 • 표본의 크기가 클 때	두 변수 간 차이를
		3. 쌍체 비교	Paired t–test	두 변수 간 평균의 차이를
		4 모비율 검정		
		5. 모분산 검정		
		6. 모분산비 검정		
	3개	7. 분산분석법	일원분산분석 ANOVA	세 집단 이상 평균값의 차이에 대한 유의성을 검정
추정과 검정 (명목형, 범주형 자료분석)	2개 이상	8. X^2검정	적합도검정	
			독립성검정	
			동질성검정	
변수의 관련성	2개 이상	9. 회귀분석	상관분석 회귀분석	조정결정계수(Adjust R^2)를 사용

통계와 딥러닝과의 연관성

t–검정

- 두 집단이 연속적 자료의 성격을 가질 때
- 연속적인 자료들 가운데서도
  - 두 집단의 분산이 서로 동일하다고 가정하는 경우
  - 두 집단의 분산이 서로 다르다고 가정하는 경우

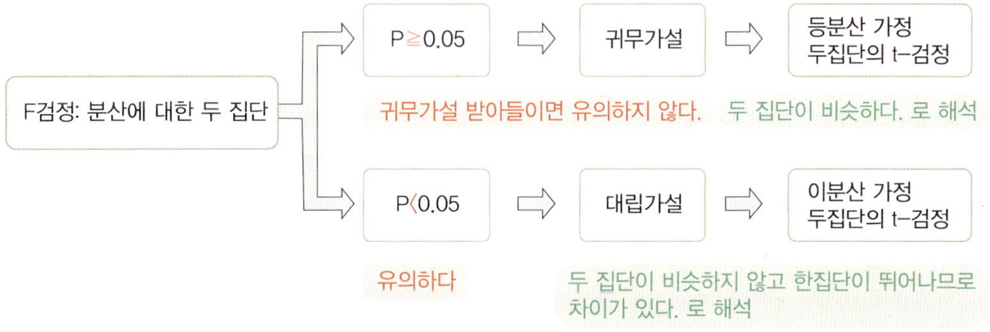

F검정: 분산에 대한 두 집단

P≧0.05 ⇨ 귀무가설 ⇨ 등분산 가정 두집단의 t–검정

귀무가설 받아들이면 유의하지 않다. 두 집단이 비슷하다. 로 해석

P<0.05 ⇨ 대립가설 ⇨ 이분산 가정 두집단의 t–검정

유의하다

두 집단이 비슷하지 않고 한집단이 뛰어나므로 차이가 있다. 로 해석

통계와 딥러닝과의 연관성

등분산 가정 두 집단의 t-검정

동일한 표본의 두 변수 간 차이를 검정한다.

F-검정에 의해 P(=0.283)〉0.05 이므로
등분산 가정 해서 두 집단의 t-검정을 적용

T 통계량(t-검정)(0.1257)이 t 기각치(2.2621)
보다 작으므로 귀무가설을 받아들인다.
유의하지 않다.

P 양측검정 값이 0.05보다 크므로 귀무가설을 받아들인다.
두 집단 차이는 없다. 로 해석

F-검정: 분산에 대한 두 집단

	변수 1	변수 2
평균	2.88	2.8
분산	0.747	1.392
관측수	5	6
자유도	4	5
F 비	0.536638	
P(F〈=f) 단측 검정	0.28312	
F 기각치: 단측 검정	0.159845	

t-검정: 등분산 가정 두 집단

	변수 1	변수 2
평균	2.88	2.8
분산	0.747	1.392
관측수	5	6
공동(Pooled) 분산	1.105333	
가설 평균차	0	
자유도	9	
t 통계량	0.125663	
P(T〈=t) 단측 검정	0.45138	
t 기각치 단측 검정	1.833113	
P(T〈=t) 양측 검정	0.902761	〉0.05
t 기각치 양측 검정	2.262157	

통계와 딥러닝과의 연관성

쌍체비교(Paired t-test) t-검정

동일한 표본의 두 변수 간 평균의 차이를 검정한다.

T 통계량(0.1208)이 t 기각치 P 양측검정(2.7764)값 보다
작으므로 귀무가설을 채택
P 양측검정 값이 0.909로서 0.05보다 훨씬 크므로
귀무가설을 채택
새롭게 바꾼 색상 때문에 진료 건수가 달라지지 않는다.
비슷하다. 로 해석
T통계량(3.141)이 기각치(2.262)보다 크므로 대립가설을 채택

P 양측검정 값이 0.0119로 유의수준 0.05보다 작으므로
대립가설을 채택

예 프로그램의 적용은 건강증진에 영향을 주었다.
유의하다. 로 해석

t-검정: 쌍체 비교

	변수 1	변수 2
평균	558	556
분산	15070	13430
관측수	5	5
피어슨 상관 계수	0.95351	
가설 평균차	0	
자유도	4	
통계량	0.120824	
P(T〈=t) 단측 검정	0.454828	
t 기각치 단측 검정	2.131847	
P(T〈=t) 양측 검정	0.909656	〉0.05
t 기각치 양측 검정	2.776445	

t-검정: 쌍체 비교

	변수 1	변수 2
평균	28.8	25.81
분산	7.624444	9.776556
관측수	10	10
피어슨 상관 계수	0.48312	
가설 평균차	0	
자유도	9	
t 통계량	3.141495	
P(T〈=t) 단측 검정	0.00595	
t 기각치 단측 검정	1.833113	
P(T〈=t) 양측 검정	0.011899	〈 0.05
t 기각치 양측 검정	2.262157	

통계와 딥러닝과의 연관성

분산분석-일원분산분석(One-way ANOVA)

세 집단 이상 평균값의 차이에 대한 유의성을 검정한다.

분산분석의 F 비가 2.906으로 F 기각치 3.885보다 작으므로 귀무가설을 채택

P값이 0.093로서 0.05보다 크므로 귀무가설 채택 실습능력의 차이는 없었다. 로 해석

분산 분석: 일원 배치법

인자의 수준	관측수	합	평균	분산
A	5	49	9.8	1.7
B	5	60	12	2.5
C	5	56	11.2	2.2

분산 분석

변동의 요인	제곱합	자유도	제곱 평균	F 비	P-값	F 기각치
처리	12.4	2	6.2	2.90625	0.093484	3.885294
잔차	25.6	12	2.133333	F0=2.906 〈 F(0.05) =3.885 이므로 채택한다.		
계	38	14		(유의한 영향이 없다.)		

통계와 딥러닝과의 연관성

x^2–검정

유의수준 α=0.05를 결정
검정통계량 계산
자유도=(3−1)×(2−1)=2, $x^2_{0.05}(2)=5.991$이므로
기각역은 $x^2 \geq 5.991$이 된다.

x^2이 12.5로 기각역 5.991보다 크므로 가설을 버리고 "유의하다" 음주와 간암발생은 관련성이 있다.

혹은 $P_0(=0.00527)$ 〈 $P_\alpha(=0.05)$
이므로 기각한다. 유의하다. 로 해석

관측치

구분		간암		합계
		환자	비환자	
음수	과음	30	70	100
	음주	50	150	200
	비음주	30	170	200
합계		110	390	500

기대치

구분		간암		합계
		환자	비환자	
음주	과음	22	78	100
	음주	44	156	200
	비음주	44	156	200
합계		110	390	500

관측치

구분		간암		합계
		환자	비환자	
음주	과음	2.9090	0.8205	3.7296
	음주	0.81818	0.2307	1.0489
	비음주	4.45454	1.2564	5.7109
합계				10.489

통계와 딥러닝과의 연관성

상관분석(Correlation analysis)

■ 개념

- 분석하는 자료의 변수들의 관계를 나타낸다.
- 회귀분석
  - 종속관계의 경우
- 상관분석
  - 비종속관계

■ 상관분석

- 두 변수의 관계가 어느 정도 밀접한 관련성이 있는지 알아보는 분석방법으로 어느 방향으로 관련성이 있는지도 확인할 수도 있다.
- 상관계수
  - 상관성을 나타내는 계수로 $-1 \sim +1$의 범위를 갖는다.
- 결정계수
  - 상관계수의 제곱

상관계수의 예시

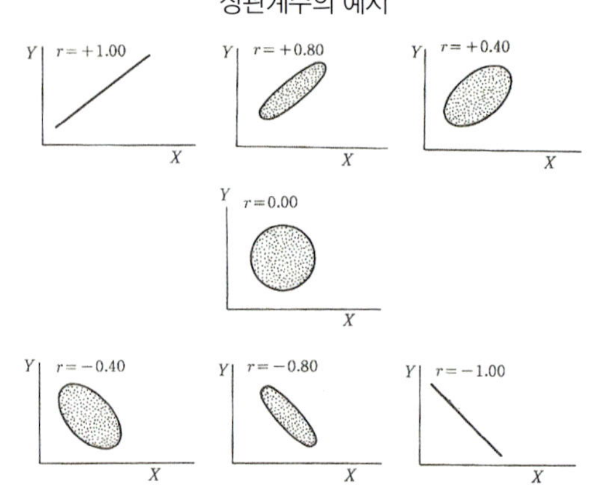

통계와 딥러닝과의 연관성

회귀분석(Regression analysis)

- 종속변수의 변화를 독립변수들의 선형식으로 예측하려는 분석방법
- 변수들 간의 상호관계를 분석하고 독립변수로부터 종속변수의 변화를 예측하려는 방법
- 단순회귀분석_독립변수가 1개일 경우, 다중회귀분석_독립변수가 여러 개일 경우
- 회귀 방정식

  산출된 회귀식이 흩어진 점들을 얼마나 잘 설명해 주는가를 설명하는 기준이 된다.

  분산을 총분산으로 나눈 값이다.

  값이 클수록 회귀의 유의성이 높아진다.

  독립변수의 수가 증가할수록 결정계수는 높아진다.

  타당성 있는 변수가 아닌 경우에는 자유도를 고려한 조정결정계수(Adjust R^2)를 사용한다.

  t–통계량_회귀계수를 표준오차로 나눈 값으로 P 값과 함께 회귀계수의 유의성을 의미한다.

  – $P \geq 0.05$ 인 경우 회귀모형에서 제외한 회귀식을 나타내게 된다. 유의하지 않다.

  – $P < 0.05$이면 유의 하므로 독립변수와 종속변수의 선형관계를 인정한다. 유의하다.

결과 예

- 다중상관계수가 0.899은 진료건수와 성별, 연령별 보조인력 수와의 관계가 89% 정도의 높은 상관성을 보인다.
- 결정계수값이 0.809로써 종속변수인 진료건수를 성, 연령, 보조인력 수가 80% 가량 설명할 수 있다.
- 분산분석표에서 유의한 F값이 0.05보다 작으므로 독립변수와 종속변수 간에는 유의한 관련성이 있다. $P < 0.05$

요약 출력

회귀분석 통계량	
다중 상관계수	0.899
결정계수	0.809
조정된 결정계수	0.756
표준 오차	8.244
관측수	15

분산 분석

	자유도	제곱합	제곱 평균	F 비	유의한 F
회귀	3	3167.6	1055.8	15.535	0.000287
잔차	11	747.6	67.9		
계	14	3915.3			

	계수	표준 오차	t 통계량	P-값	하위 95%	상위 95%	하위 95.0%	상위 95.0%
Y 절편	66.910	27.935	2.3951	0.0355	5.424	128.39	5.4245	128.39
성별	-5.205	5.5244	-0.942	0.3662	-17.36	6.9532	-17.36	6.9532
연령별	-0.288	0.348	-0.829	0.4243	-1.055	0.47	-1.055	0.47
보조인력수	10.509	2.4680	4.2583	0.0013	5.077	15.942	5.0777	15.942

통계와 딥러닝과의 연관성

통계 실습

공유

하위 수준 표시
하위 수준 숨기기
부분합
개요

데이터 분석
해 찾기
분석

t-검정: 등분산 가정 두집단

입력
변수 1 입력 범위(1):
변수 2 입력 범위(2):
가설 평균차(E):
☐ 이름표(L)
유의 수준(A): 0.05

출력 옵션
○ 출력 범위(O):
◉ 새로운 워크시트(P):
○ 새로운 통합 문서(W)

확인
취소
도움말(H)

공유

하위 수준 표시
하위 수준 숨기기
부분합
개요

데이터 분석
해 찾기
분석

t-검정: 쌍체비교

입력
변수 1 입력 범위(1):
변수 2 입력 범위(2):
가설 평균차(E):
☐ 이름표(L)
유의 수준(A): 0.05

출력 옵션
○ 출력 범위(O):
◉ 새로운 워크시트(P):
○ 새로운 통합 문서(W)

확인
취소
도움말(H)

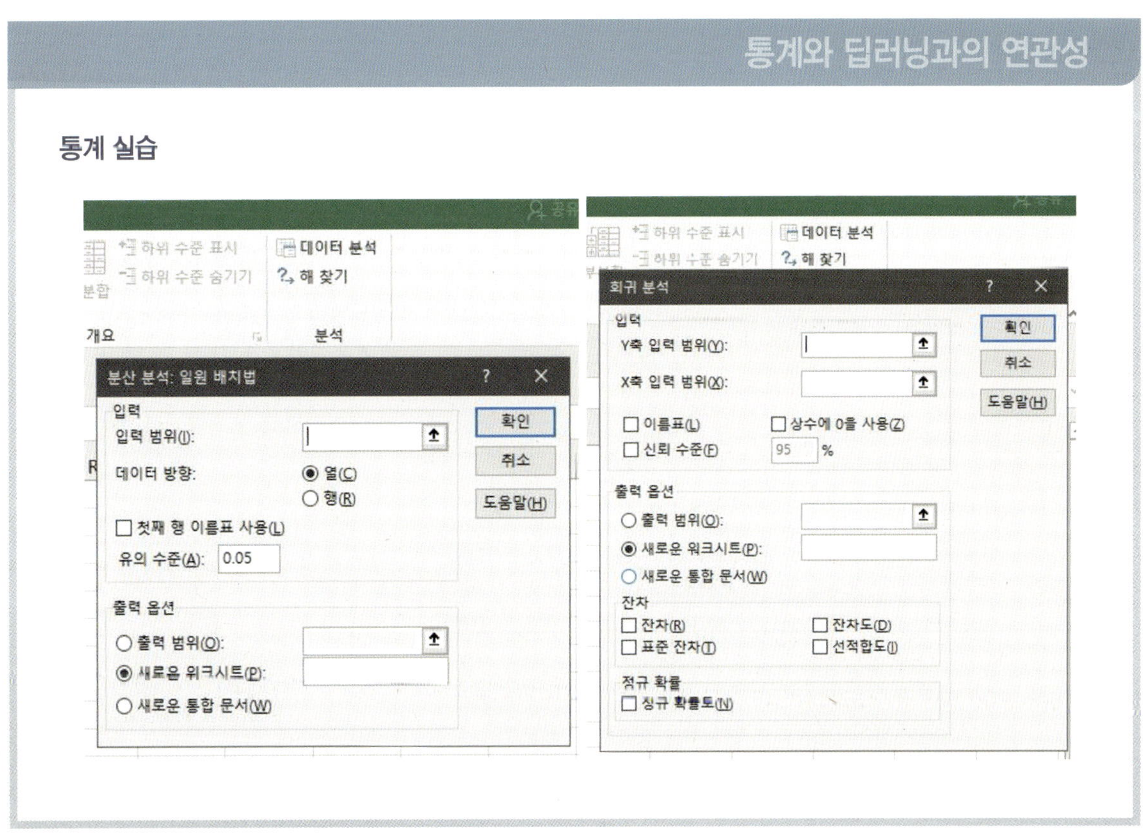

통계와 딥러닝과의 연관성

논문의 예시

Table 4. SNR according to sequence disease N=117

Lesion	Sequence(Mean±SD)				F	P
	T2 SNR	T1 SNR	FLAIR SNR	T1CE SNR		
Meningioma	110.09±23.77	97.79±21.01	92.61±20.31	263.83±89.82	187.81	0.000
Cyst	309.10±93.28	60.16±23.56	39.31±42.41	58.04±21.81	292.749	0.000

p<.001

ANOVA 분석결과 질환의 펄스 시퀀스별 SNR의 평균 비교는 통계적으로 유의하며(p<.001).

Table 5. 95% confidence according to SNR of sequence N=117

Lesion	N	Sequence	95% Confidence Interval	
			SNR Min.	SNR Max.
Meningioma	66	T2	104.29	115.78
		T1	92.55	102.92
		FLAIR	87.57	97.60
		T1CE	243.31	286.08
Cyst	51	T2	283.77	335.82
		T1	53.90	66.54
		FLAIR	27.97	50.75
		T1CE	52.36	63.99

SNR의 평균값으로 시퀀스들 간의 차이를 분석한다는 것은 분산에 따라 영향을 받을 수 있다.

따라서, 보다 정확한 비교를 위해 범위를 넓혀 95% 신뢰구간을 비교하였다.

통계와 딥러닝과의 연관성

논문의 예시

Table 6. Difference in a mean of Meningioma SNR N=66

Standard Sequence(I)	Target Sequence(J)	Mean difference(I-J)	Standard error	P	95% Confidence Interval	
					Min.	Max
T2	T1	12.3033*	3.9061	.012	1.872	22.734
	FLAIR	17.4803*	3.8491	.000	7.200	27.760
	T1CE	-153.7379*	11.4378	.000	-184.616	-122.860
T1	T2	-12.3033*	3.9061	.012	-22.734	-1.872
	FLAIR	5.1770	3.5980	.625	-4.429	14.783
	T1CE	-166.0412*	11.3558	.000	-196.720	-135.363
FLAIR	T2	-17.4803*	3.8491	.000	-27.760	-7.200
	T1	-5.1770	3.5980	.625	-14.783	4.429
	T1CE	-171.2182*	11.3363	.000	-201.849	-140.587
T1CE	T2	153.7379*	11.4378	.000	122.860	184.616
	T1	166.0412*	11.3558	.000	135.363	196.720
	FLAIR	171.2182*	11.3363	.000	140.587	201.849

p<.05, Dunnett T3

펄스 시퀀스별로 SNR 평균의 차이 있는 그룹을 알아보기 위해 펄스 시퀀스별 사후분석 결과값의 평균차이를 보면 Table 6과 같이 통계적으로 유의하며(p<.05).

통계와 딥러닝과의 연관성

회기분석에서 R^2, 기울기, y절편의 관계

$$R^2 = 1 - \frac{SE_{lin}}{SE_y}$$

$$SE_{lin} = \{(y_1 - (ax_1 + b)\}^2 + (y_2 - (ax_2 + b)\}^2 + \cdots + (y_n - (ax_n + b)\}^2$$

$$SE_{\bar{y}} = \{(y_1 - y_{average})^2 + (y_2 - y_{average})^2 + \cdots + (y_n - y_{average})^2$$

$$y = ax + b$$

$$\mu Gy = 170.3x - 52.833$$

(125 mA, 0.02 sec, 2.5 mAs, SSD=100 cm) 조건에서

$x_1 = 1$ (50 kVp) 일 때, $y_1 = 111.4\ \mu Gy$

$x_2 = 2$ (80 kVp) 일 때, $y_2 = 299.9\ \mu Gy$

$x_3 = 3$ (100 kVp) 일 때, $y_3 = 452\ \mu Gy$

따라서, $Average = 287.76$

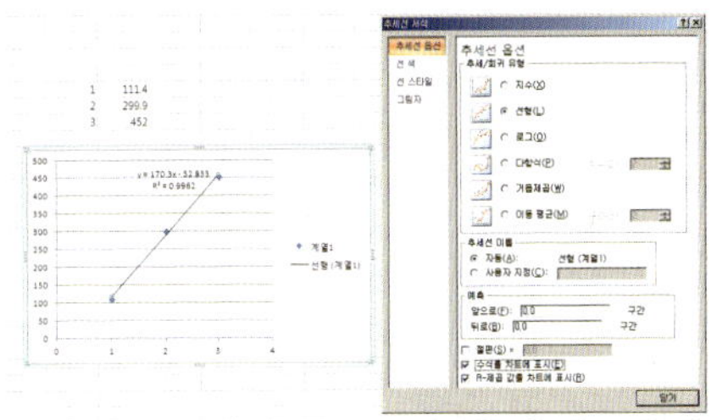

weight는 기울기, bias는 y절편으로 활용

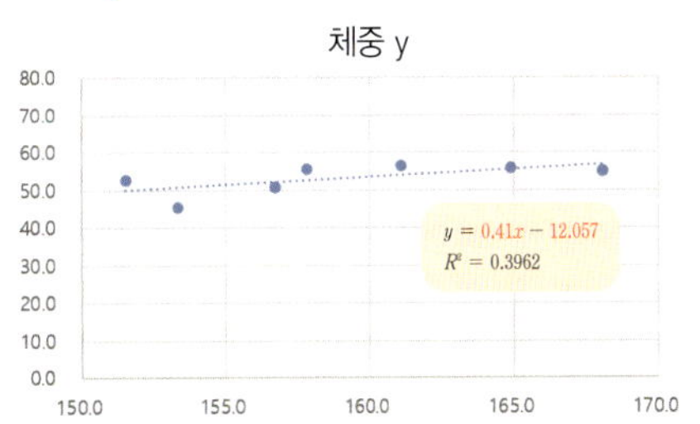

$$R^2 = 1 - \frac{\{111.4 - (170.3 - 52.833)\}^2 + \{299.9 - (170.3 \times 2 - 52.833)\}^2 + \{452 - (170.3 \times 3 - 52.833)\}^2}{(111.4 - 287.76)^2 + (299.9 - 287.76)^2 + (452 - 287.76)^2}$$

$$= 1 - 0.00379 = 0.9962$$

통계와 딥러닝과의 연관성

회기분석에서 R^2, 기울기, y절편의 관계

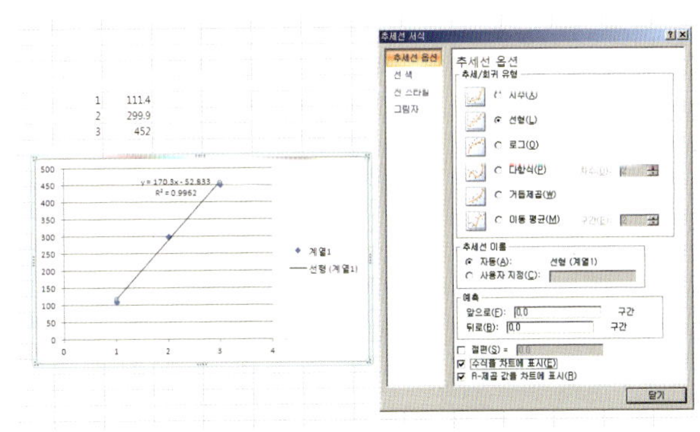

weight는 기울기, bias는 y절편으로 활용

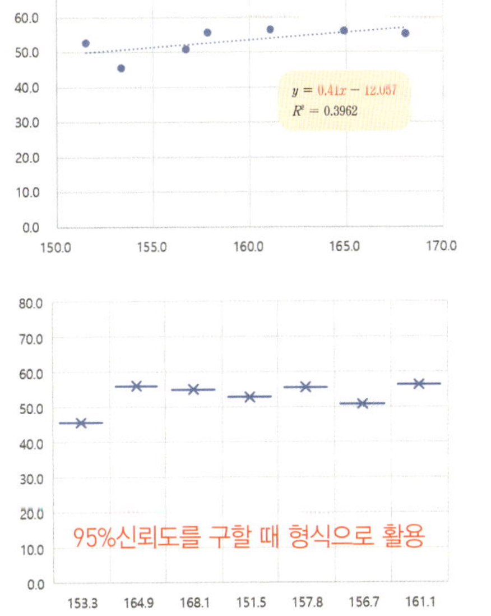

통계와 딥러닝과의 연관성

Neuron & Multi-Layer Perceptron(복잡한 다중신경망)

Direction message travels

Nucleus

Soma (cell body)

Axon terminals

Dendrites

Myelin Sheaths

Axon

Weights

w_1 w_2 w_N

x_1 x_2 x_N

Inputs

Summation Node

Bias

Activation Function

Output

Input과 output 사이에 hidden layer가 많은 것에 있어서 simple이냐 deep learning이냐의 개념

Simple Neural Network

(DNN)

Deep Learning Neural Network

Input Layer　Hidden Layer　Output Layer

Perceptron은_단순회귀분석에서
weight는 기울기, bias는 y절편으로 활용
시각과 뇌의 기능을 모델화 한 학습 기계_ 신경
회로망_인공신경망

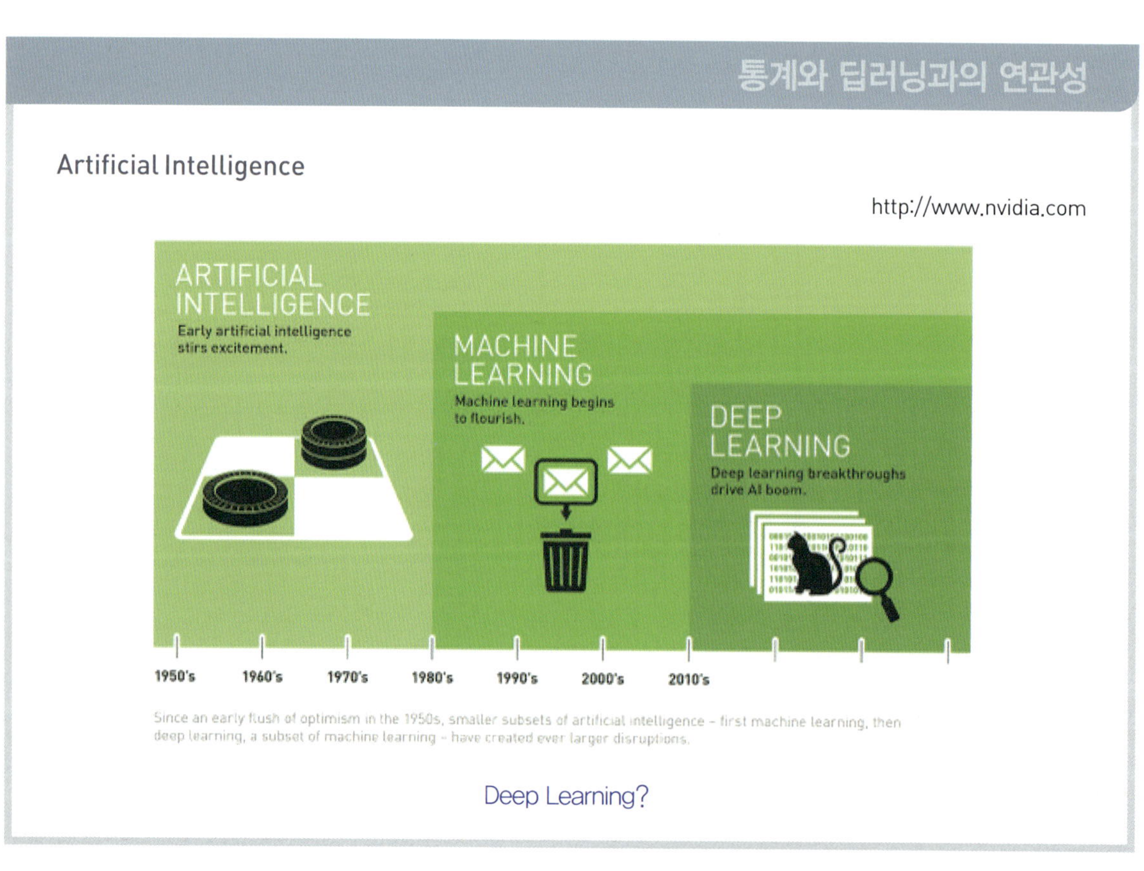

통계와 딥러닝과의 연관성

2라고 생각하는 Input 28 x 28 x 1에서 시작해서 5 by 5의 kernel로 convolution하는 과정에서 max-pooling부터 시작해서 사이즈가 작아지는 과정

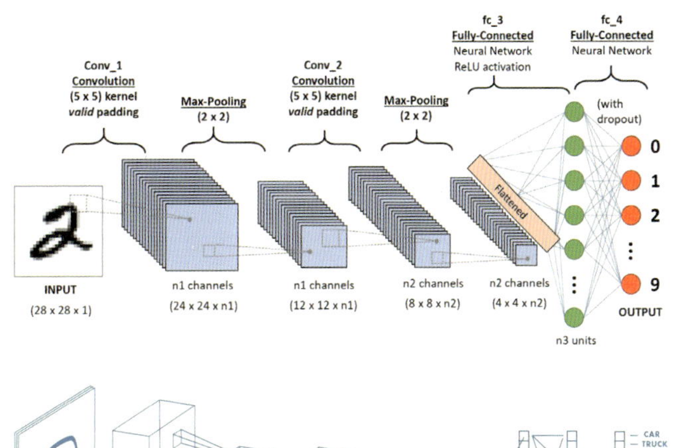

Training 하고 testing 하면서 weights-update를 하면서 weight를 적용한다.

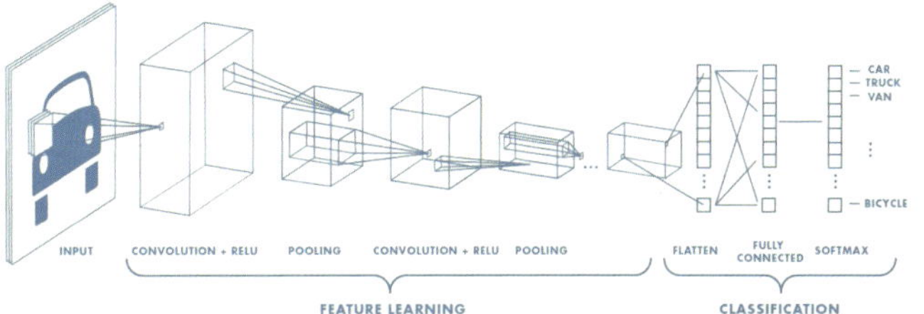

통계와 딥러닝과의 연관성

1. 지도형 기계학습인 Supervised learning은 라벨링이 중요하며, 예를 들어 4개의 classification 한다.
2. 비지도형 기계학습인 Unsupervised learning은 라벨링을 하지 않는 만면에 집단 clustering 한다.

1. Input 이후에 convolution layer는 2이라는 숫자를 인식하기위한 방법을 찾는 것으로 가로 세로, 반대로의 세로등으로 확인하는 작업
2. Feature map(kernel)의 non-biase는 확인하게 되고, matrix size 5 by 5에서 filtering하고 곱의 합으로 표현하는 과정
3. Convolution layer의 output relu layer의 계산에 의해서, non-biased와 bease에 결과물을 확인
4. 4 by 4의 relu layer의 output에서 2 by 2의 pooling layer의 output으로 도출
5. Pooling layer에서, output layer로 calculation process 됨

영상을 Convolution 하는 과정을 거치며, convolution layer, pooling layer가 있어서 중간에 sub sampling(최대나, 평균등을)하는 과정이라고 이해 ➜ Feature (learning) extraction과정

이후, Classification하는 과정에서 input layer ➜ output layer하는 과정에 hidden layer의 perceptron이 multi로 있다고 해석하며, 일차방정식(단순회기분석 포함)으로 풀이된다.
이때, Weight는 기울기, bias는 Y절편으로 다시 수정을 반복하는 perceptron의 내용을 이해 ➜ Classification과정

이전, Scalar의 개념으로 point의 개념에서 vector형식의 1차원적(한 줄)으로 해석을 하였다면, 향후, TPU방식은 voxel(2차원 평면)의 개념으로 발전하는 개념

통계와 딥러닝과의 연관성

함수이용

함수	의미	이용사례	Sigmoid and ReLU Functions
SUM	셀 범위 수치들의 합을 계산한다.	목적함수의 계산	
SUMPRODUCT	두 개의 지정된범위에 있는 수치들을 서로 곱하고 그 합을 계산한다.	입력의 선형 합	
SUMXMY2	두 개의 지정된 범위에 있는 수치들의 차를 제곱하고 그 합을 계산한다.	제곱오차의 산출	(Sum of $(X-Y)^2$) =SUMXMY2(B1:B2,D1:D2)
EXP	지수함수의 값을 계산한다.	시그모이드 함수	
MAX	지정된 범위의 최댓값을 구한다.	MAX 풀링, ReLU	
RAND	1 이상 1 이하의 난수를 발생한다.	초기값설정	
IF	대소를 판정한다.	이미지의 판정	

Sigmoid Function

1.0

Activation Function

Derivative

Sigmoid Function	Output Range	Derivative
$f(z) = \sigma(z) = \frac{1}{1+e^{-z}}$	$f(z) \in [0, 1]$	$f'(z) = f(z)(1 - f(z))$

ReLU Function_ Ramp

1.0

-1.0

ReLU

Türevi

Relu Function	Output Range	Derivative
$f(z) = max(z, 0) = \begin{cases} 0 \text{ for } z < 0 \\ z \text{ for } z \geq 0 \end{cases}$	$f(z) \in [0, +\infty]$	$f'(z) = \begin{cases} 0 \text{ for } z < 0 \\ 1 \text{ for } z \geq 0 \end{cases}$

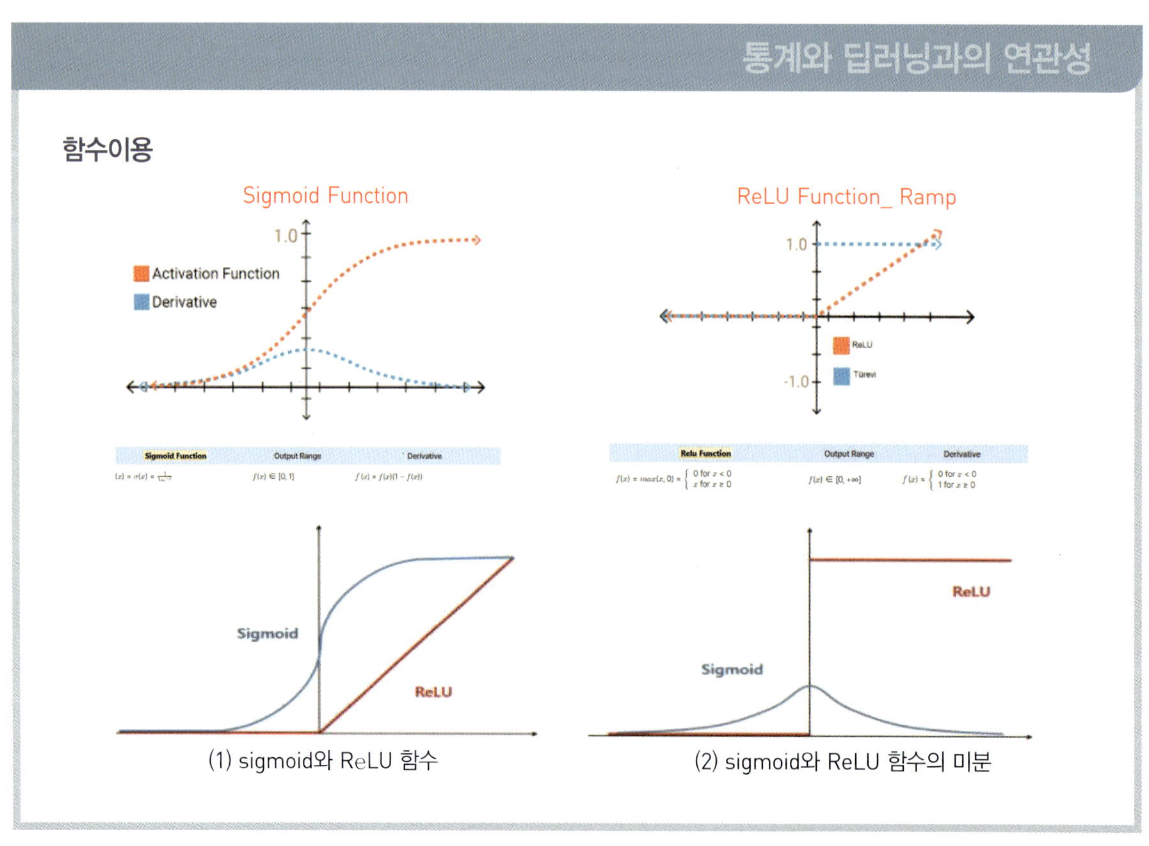

통계와 딥러닝과의 연관성

함수이용 실습

함수	내용	이용사례	=C4/(B4^2) =B5/$B$1 =$A10*J$1 =SLOPE(D7:D13,C7:C13) 기울기 =INTERCEPT(D7:D13,C7:C13) 절편
SUM	셀 범위 수치들의 합을 계산한다.	목적함수의 계산	
SUMPRODUCT	두 개의 지정된범위에 있는 수치들을 서로 곱하고 그 합을 계산한다.	입력의 선형합	=SUMPRODUCT(B1:B2,D1:D2)
SUMXMY2	두 개의 지정된 범위에 있는 수치들의 차를 제곱하고 그 합을 계산한다.	제곱오차의 산출	=SUMXMY2(B1:B2,D1:D2)
EXP	지수함수의 값을 계산한다.	시그모이드 함수	=1/(1+EXP(−A2))
MAX	지정된 범위의 최댓값을 구한다.	MAX 풀링, ReLU	=MAX(N12:O13)
RAND	1 이상 1 이하의 난수를 발생한다.	초기값설정	
IF	대소를 판정한다.	이미지의 판정	=IF(SUMPRODUCT(C3:C4,F3:F4)>=C5,1,0)

통계와 딥러닝과의 연관성

단순회귀분석 실습

단순회귀분석

p	1.00				
q	1.00				
번호	신장x	체중y	예측값 px +q	예측값	제곱오차
1	153.3	45.5	153.3p + q	154.3	11837.4
2	164.9	56.0	164.9p + q	165.9	12078.0
3	168.1	55.0	168.1p + q	169.1	13018.8
4	151.5	52.8	151.5p + q	152.5	9940.1
5	157.8	55.6	157.8p + q	158.8	10650.2
6	156.7	50.8	156.7p + q	157.7	11427.6
7	161.1	56.4	161.1p + q	162.1	11172.5
				계QT	80124.7

단순회귀분석

p	0.41		=SLOPE(D7:D13,C7:C13) 기울기
q	−12.06		=INTERCEPT(D7:D13,C7:C13) 절편
번호	신장x	체중y	
1	153.3	45.5	
2	164.9	56.0	
3	168.1	55.0	
4	151.5	52.8	
5	157.8	55.6	
6	156.7	50.8	
7	161.1	56.4	

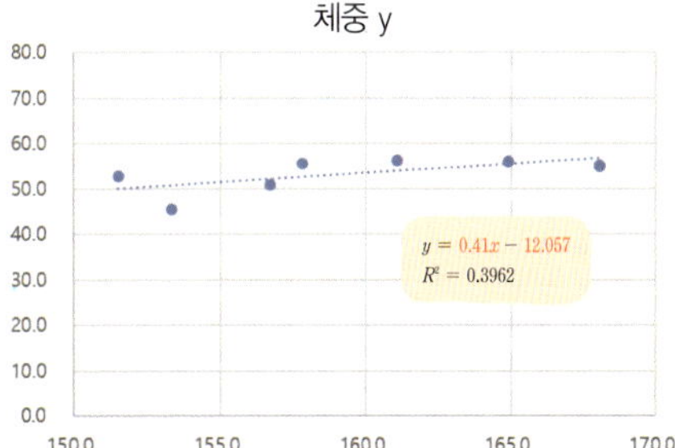

함수 이용 실습

X	Y	곱의 합	
1	3	10	=SUMPRODUCT(B3:B5,C3:C5)
2	2		
3	1		

X	Y	입력 x			출력 y	
w1	1	x1	1		1	=IF(SUMPRODUCT(C3:C5,F3:F5)<C6,0,1)
w2	2	x2	1			
w3	3	x3	1			
θ	5					

X	Y	계단함수
2	1	
0	1	
1	1	
−1	0	
10	1	=IF(B7<0,0,1)
−10	0	=IF(B8<0,0,1)

시그모이드 함수		계단함수
X	σ(x)	
0	0.50	=1/(1+EXP(−B3))

시그모이드 뉴런						
매개변수		입력			출력	
w1	1	x1	1		0.8808	=1/(1+EXP(−SUMPRODUCT(C3:C5,F3:F5)+C6))
w2	2	x2	1			
w3	3	x3	11			
θ	4					

신경망 예제 실습

○와×의 식별(학습)

가중치와 임계값					번호	1			
은닉층	1	0.26	0.00	0.92	입력층	1	1	1	
		0.00	2.51	0.03		1	0	1	
		0.00	6.52	0.00		1	0	1	
		4.75	0.00	0.26		1	1	1	
	2	0.05	4.97	0.04	정답t1,t2	1	0		=IF(Data!J9="O",1,0)
		0.57	0.00	0.37					
		0.68	0.03	0.40	은닉층	1	2	3	
		0.01	5.00	0.02	출력 y	0.01	1.00	0.07	=1/(1+EXP(−SUMPRODUCT(J3:L6,$D$3:$F$6)+$D$15))
	3	2.92	0.00	2.13					
		0.00	5.24	0.00					
		0.00	0.06	0.02					
		0.02	0.00	0.03					
	임계값	10.65	4.01	7.69					
출력층	1	0.00	11.57	0.05	출력층	1	2		=1/(1+EXP(−SUMPRODUCT($D$16:$F$16,J10:L10)+$D$18))
	2	14.75	0.00	10.51	출력 z	1.00	0.01		=1/(1+EXP(−SUMPRODUCT($D$17:$F$17,J10:L10)+$E$18))
	임계값	5.66	6.07						
						오차 Q			
			QT	0.00		0.00			=SUMXMY2(J7:K7,J17:K17)
					정답예측	1	0		=IF(J17>=K17,1,0) =IF(J17<K17,1,0)
			정답률	0%	정답	정			=IF(SUMPRODUCT(J7:K7,J22:K22)=1,"정","오")

합성곱 신경망 예제 실습

필기체 숫자 1, 2의 식별(학습)							번호		1									
					배율	0.01			0	0	0	0	0	0	1.07	2.13	0	
									0	0	0	0	0	0.33	2.49	0.07	0	
									0	0	0	0	0.52	2.42	0.74	0	0	
			CNN에서 실제로 사용			9x9			0	0	0	0.05	2.45	1.53	0	0	0	
			은닉층	5x5			입력층		0	0	0	1.59	2.21	0.01	0	0	0	
									0	0	0.32	2.48	0.17	0	0	0	0	
									0	0.03	2.34	0.83	0	0	0	0	0	
									0	0.17	2.44	0.74	0	0	0	0	0	
				은닉층	4x4				0	0	0	0	0	0	0	0	0	
							정답t1,t2		1	0								=IF(Data!L11=1,1,0) =IF(Data!L11=2,1,0)
컨볼루션층(합성곱층)	필터(커넬)	F1	0.00	0.00	0.00	0.00	컨볼루션층(합성곱층)	F1	0.20	0.99	0.99	0.98	0.20	0.18				=1/(1+EXP(-SUMPRODUCT($E$12:$H$15,L2:O5)+$E$24))
			0.00	0.00	0.00	1.82			0.91	1.00	0.99	0.46	0.18	0.18	여기에서는			
			0.00	0.00	0.00	0.52			1.00	0.99	0.79	0.18	0.18	0.18	6x6	3D로 3개층		
			0.00	0.00	0.26	2.42			1.00	0.94	0.18	0.18	0.18	0.18				
		F2	0.00	0.00	0.00	0.87			1.00	0.27	0.18	0.18	0.18	0.18				
			0.00	0.00	0.00	0.86			0.59	0.18	0.18	0.18	0.18	0.18				
			0.00	0.00	0.00	0.75		F2	0.02	0.03	0.15	0.46	0.13	0.02				
			0.00	0.00	0.00	0.00			0.02	0.18	0.43	0.27	0.02	0.02				
		F3	0.00	0.10	0.00	0.04			0.07	0.60	0.41	0.04	0.02	0.02				
			0.00	2.61	0.95	0.01			0.37	0.59	0.08	0.02	0.02	0.02				
			1.32	0.08	0.00	0.00			0.59	0.15	0.02	0.02	0.02	0.02				
			0.00	0.11	0.00	0.00			0.41	0.03	0.02	0.02	0.02	0.02				
		θ	1.52	3.80	2.64	임계값		F3	0.07	0.07	0.07	0.12	0.85	1.00				
출력층	O1	P1	0.00	0.00	0.00				0.07	0.07	0.13	0.84	1.00	0.83				
			0.00	0.00	0.00				0.07	0.07	0.58	1.00	0.99	0.07				
			0.00	0.00	0.00				0.07	0.33	0.99	1.00	0.10	0.07				
		P2	0.00	0.00	0.00				0.10	0.76	1.00	0.29	0.07	0.07				
			4.19	0.00	0.00				0.45	0.99	0.95	0.16	0.07	0.07				
			0.00	0.00	0.00		풀링층	P1	1.00	0.99	0.20							=MAX(N12:O13)
		P3	0.00	0.00	0.00				1.00	0.79	0.18		3x3	3D로 3개층				
			0.00	0.00	0.00				1.00	0.18	0.18		컨볼루션층에 비해4/1로 줄어든다					
			0.00	0.00	0.00			P2	0.18	0.46	0.13							
	O2	P1	0.00	0.01	0.27				0.60	0.41	0.02							
			0.01	0.02	0.87				0.59	0.02	0.02							
			0.00	2.22	0.49			P3	0.07	0.84	1.00							
		P2	0.00	0.00	0.19				0.33	1.00	0.99							
			0.00	0.10	0.00				0.99	1.00	0.07							
			0.00	0.91	0.51		출력층		z1	z2								=1/(1+EXP(-SUMPRODUCT($E$25:$G$33,L30:N38)+$E$43))
		P3	2.46	0.00	0.01				0.56	0.13								=1/(1+EXP(-SUMPRODUCT($E$34:$G$42,L30:N38)+$F$43))
			0.00	0.00	0.00		오차		Q	0.21								=SUMXMY2(L11:M11,L40:M40)
			2.44	0.00	0.69													
		θ	2.31	5.35	임계값													
			QT	37.25														
																		=IF(MAX(L40:M40)=L40,1,0)
			정오수	190		정오표	예측t1,t2		1	0								=IF(MAX(L40:M40)=M40,1,0)
			정답수	189			정오		○									=IF(SUMPRODUCT(L11:M11,L48:M48)=1,"○","×")
			정답률	99.5%														

합성곱 신경망 ReLU 예제 실습

필기체 숫자 1, 2의 식별 테스트							No		1									
	(ReLU 이용)				배율	0.01			0	0	1.22	1.21	0.12	0	0	0	0	
									0	0	1.03	2.43	2.51	0.55	0	0	0	
									0	0	0	0.04	0.74	2.43	0	0	0	
			CNN에서 실제로 사용			9x9	입력층		0	0	0	0	1.88	2.38	0	0	0	
			은닉층	5x5					0	0	0	0.87	2.54	0.96	0	0	0	
									0	0	0	1.82	2.34	0.04	0	0	0	
									0	0	0.36	2.52	0.33	0	0	0	0	
									0	0	0.77	2.21	0	0	0	0	0	
				은닉층	4x4				0	0	0.02	0.31	0	0	0	0	0	
컨볼루션층	필터	F1	0.00	0.00	0.00	0.38	컨볼루션층	F1	3.39	5.38	6.49	3.92	0.30	0.00				=MAX(0,SUMPRODUCT($E$12:$H$15,L2:O5)−$E$24)
			0.00	0.00	1.01	0.76			1.07	3.63	7.67	5.87	0.23	0.00				
			0.00	0.08	1.32	0.93			1.05	5.51	9.05	3.98	0.07	0.00				
			0.00	0.05	0.00	0.13			2.67	8.17	7.61	1.22	0.00	0.00				
		F2	0.09	0.00	0.00	0.00			4.81	8.30	3.50	0.06	0.00	0.00				
			0.00	0.00	0.00	0.00			6.09	6.68	0.53	0.00	0.00	0.00				
			0.43	0.22	0.02	0.54		F2	0.00	0.00	0.05	0.00	0.00	0.00				
			0.00	0.02	0.00	0.00			0.00	0.00	0.04	0.00	0.17	0.00				
		F3	0.00	0.00	0.00	0.00			0.00	0.00	0.00	0.00	0.00	0.00				
			0.00	0.00	0.00	0.00			0.00	0.00	0.00	0.00	0.00	0.00				
			0.00	0.00	0.00	0.76			0.00	0.00	0.00	0.00	0.00	0.00				
			0.00	0.00	0.00	1.07			0.00	0.00	0.00	0.00	0.00	0.00				
		θ	0.00	1.38	0.87	임계값		F3	0.00	1.71	3.53	0.00	0.00	0.00				
출력층	O1	P1	0.00	0.00	0.00				0.06	3.29	1.97	0.00	0.00	0.00				
			0.00	0.00	0.00				1.74	3.57	0.00	0.00	0.00	0.00				
			0.00	0.00	0.00				3.22	1.26	0.00	0.00	0.00	0.00				
		P2	0.00	0.00	0.00				3.42	0.00	0.00	0.00	0.00	0.00				
			0.00	0.00	0.00				1.14	0.00	0.00	0.00	0.00	0.00				
			0.00	0.00	0.00		풀링층	P1	5.38	7.67	0.30							=MAX(N12:O13)
		P3	1.01	0.00	0.00				8.17	9.05	0.07							
			0.00	0.00	0.00				8.30	3.50	0.00							
			0.02	0.00	0.00			P2	0.00	0.05	0.17							
	O2	P1	0.00	0.00	0.00				0.00	0.00	0.00							
			0.00	0.00	0.43				0.00	0.00	0.00							
			0.00	0.00	2.27			P3	3.29	3.53	0.00							
		P2	0.06	0.00	0.00				3.57	0.00	0.00							
			1.10	0.29	0.00				3.42	0.00	0.00							
			1.04	2.19	0.00				z1	z2								
		P3	0.00	0.00	0.00		출력층		0.71	0.10								=1/(1+EXP(−SUMPRODUCT($E$25:$G$33,L30:N38)+$E$43))
			0.00	0.00	0.23													=1/(1+EXP(−SUMPRODUCT($E$34:$G$42,L30:N38)+$F$43))
			0.00	0.00	0.95		판정		1									=IF(L40>M40,"1","2")
		θ	2.48	2.27		임계값												

Chapter 24

Digital Image Processing using MATLAB

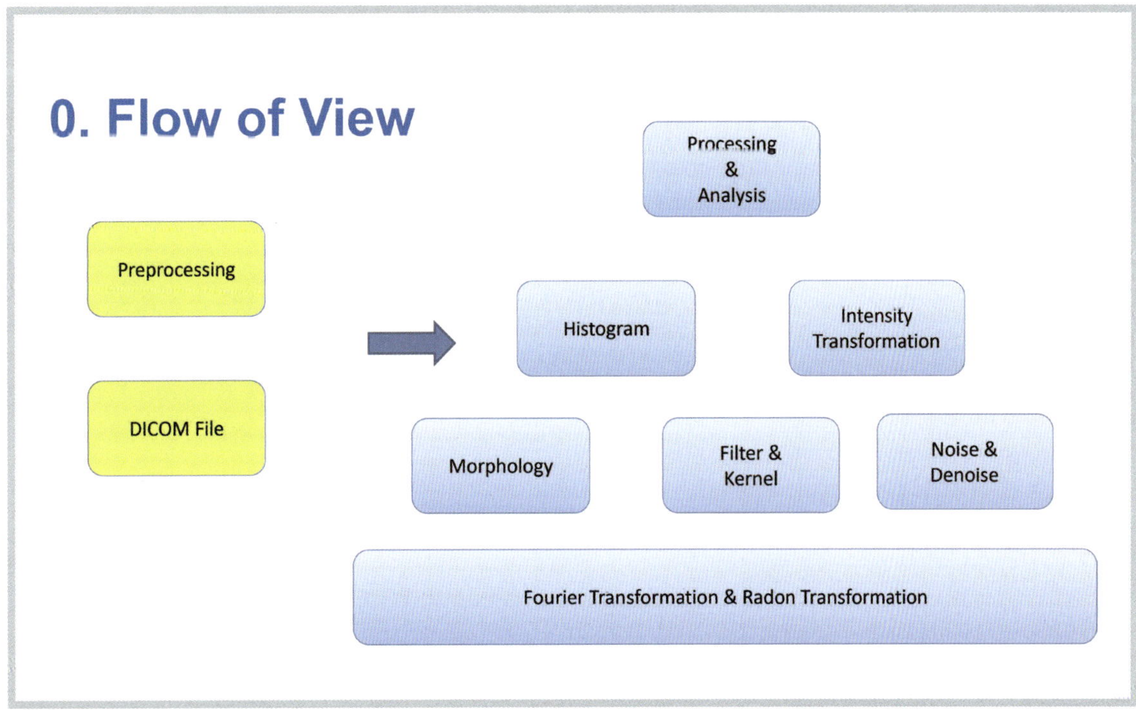

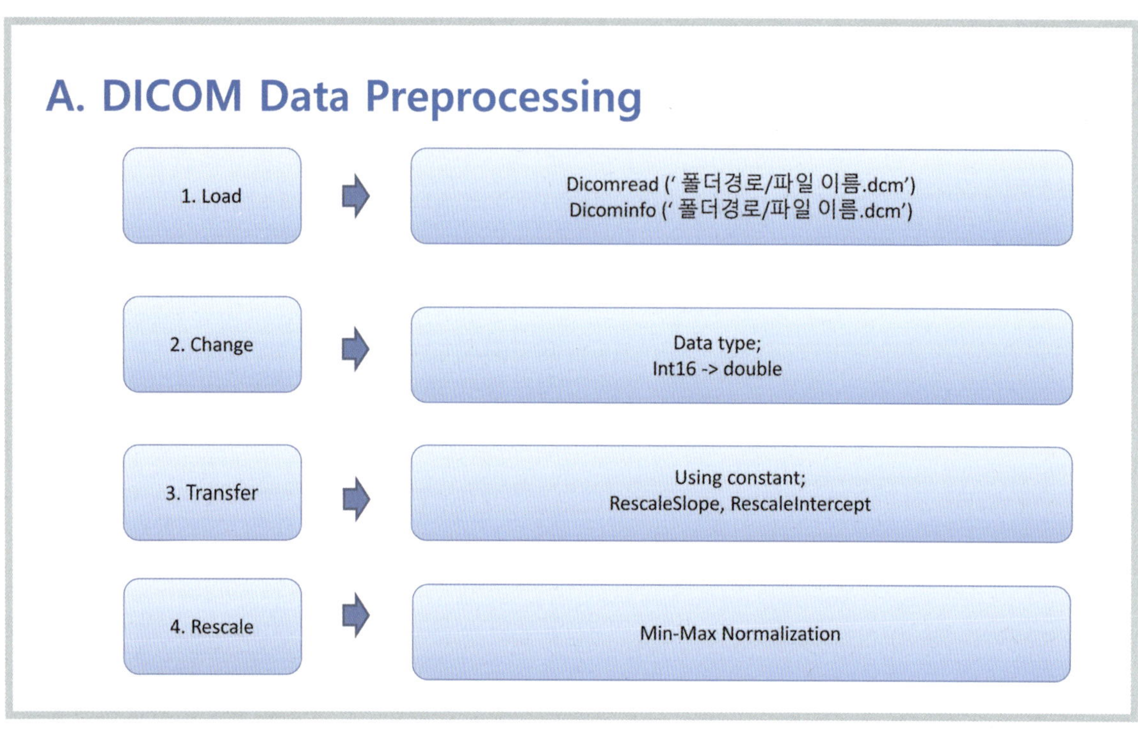
A. DICOM Data Preprocessing
1. Load
Dicomread (' 폴더경로/파일 이름.dcm')
Dicominfo (' 폴더경로/파일 이름.dcm')
2. Change
Data type;
Int16 -> double
3. Transfer
Using constant;
RescaleSlope, RescaleIntercept
4. Rescale
Min-Max Normalization

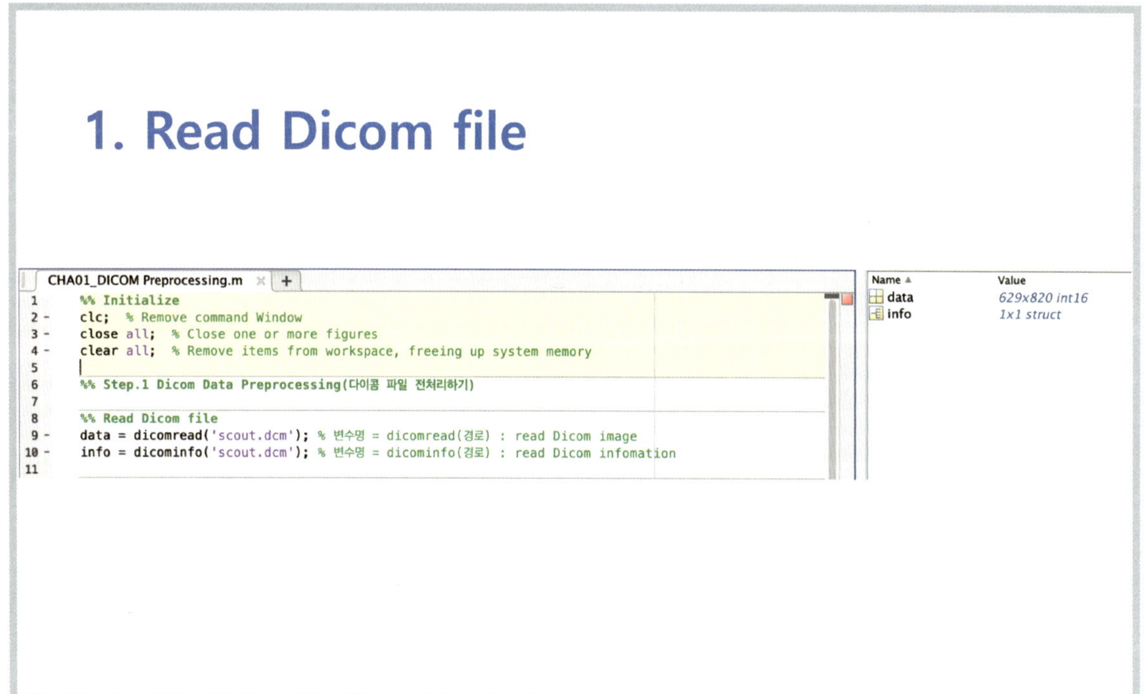
1. Read Dicom file
CHA01_DICOM Preprocessing.m
%% Initialize
clc; % Remove command Window
close all; % Close one or more figures
clear all; % Remove items from workspace, freeing up system memory
%% Step.1 Dicom Data Preprocessing(다이콤 파일 전처리하기)
%% Read Dicom file
data = dicomread('scout.dcm'); % 변수명 = dicomread(경로) : read Dicom image
info = dicominfo('scout.dcm'); % 변수명 = dicominfo(경로) : read Dicom infomation
Name
Value
data
629x820 int16
info
1x1 struct

1-1. Class & Image Types

Name	Description
double	About $\pm 10^{308}$Range 배정도 부동소수점 수 (8바이트)
single	About $\pm 10^{38}$ Range 단정도 부동소수점 수 (4바이트)
unit8	Range[0, 255] 부호 없는 8비트 정수 (1바이트)
unit16	[0, 65335] 부호 없는 16비트 정수 (2바이트)
unit32	[0, 4294967295] 부호 없는 32비트 정수 (4바이트)
int8	Range[-128, 127] 부호 있는 8비트 정수 (1바이트)
int16	Range[-32768, 32767] 부호 있는 16비트 정수 (2바이트)
int32	Range[-2147483648, 2147483647] 부호 있는 32비트 정수 (4바이트)
char	문자 (2바이트)
logical	0 or 1 (1바이트)

2. Change Data type (int16 > double)

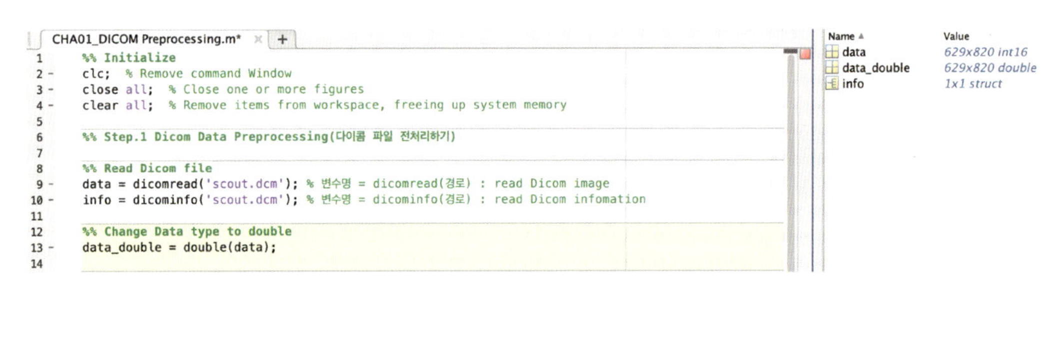

3. Transfer to HU scale

CHA01_DICOM Preprocessing.m*

```
%% Initialize
clc;  % Remove command Window
close all;  % Close one or more figures
clear all;  % Remove items from workspace, freeing up system memory

%% Step.1 Dicom Data Preprocessing(다이콤 파일 전처리하기)

%% Read Dicom file
data = dicomread('scout.dcm'); % 변수명 = dicomread(경로) : read Dicom image
info = dicominfo('scout.dcm'); % 변수명 = dicominfo(경로) : read Dicom infomation

%% Change Data type to double
data_double = double(data);

%% HU scale로 변경
data_HU = data_double * info.RescaleSlope + info.RescaleIntercept;

```

Name	Value
data	629x820 int16
data_double	629x820 double
data_HU	629x820 double
info	1x1 struct

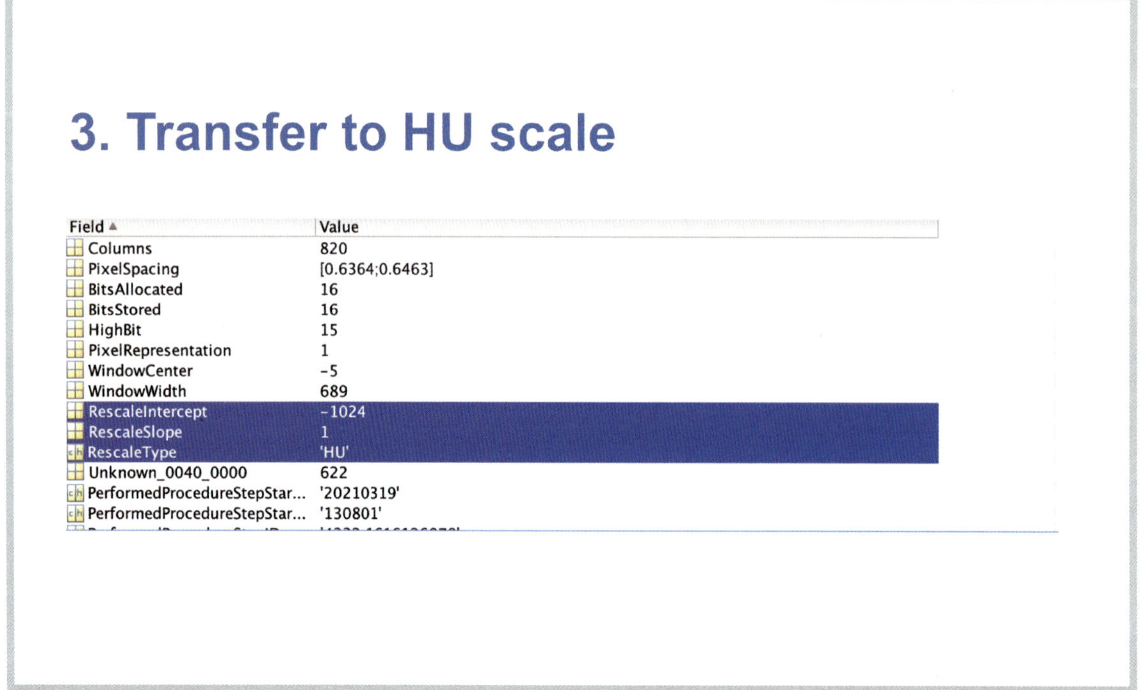

3. Transfer to HU scale

Field	Value
Columns	820
PixelSpacing	[0.6364;0.6463]
BitsAllocated	16
BitsStored	16
HighBit	15
PixelRepresentation	1
WindowCenter	-5
WindowWidth	689
RescaleIntercept	-1024
RescaleSlope	1
RescaleType	'HU'
Unknown_0040_0000	622
PerformedProcedureStepStar...	'20210319'
PerformedProcedureStepStar...	'130801'

2. Result of HU scale

629x820 double

	272	273	274	275	276	277	278	279	280	281	282	283	284	285	286	287	288	289
126	131	138	141	138	99	71	86	84	95	81	62	48	26	24	42	35	39	34
127	139	152	126	89	75	78	93	82	66	56	44	41	39	41	42	21	31	20
128	132	132	87	62	67	81	91	70	44	46	45	40	44	42	33	13	21	13
129	105	80	60	71	72	70	84	66	38	40	45	38	36	35	31	16	10	9
130	70	57	68	78	71	68	71	54	37	35	37	35	23	28	32	17	8	10
131	74	85	95	77	67	69	51	30	33	36	33	30	18	19	22	9	9	8
132	107	123	103	84	68	61	30	15	30	35	31	23	22	11	10	3	-1	-6
133	128	127	85	79	66	61	24	20	32	26	21	15	19	-1	-1	4	-7	-6
134	119	95	68	64	59	62	33	27	33	19	5	5	-2	-10	-3	16	9	19
135	90	57	50	55	53	51	36	26	29	17	-6	-6	-13	2	15	34	29	28
136	58	37	32	51	50	33	21	22	17	13	-7	0	12	31	31	28	10	0
137	33	28	25	45	36	18	5	5	5	16	21	30	45	38	17	-3	-24	-29
138	23	17	25	35	13	9	1	0	22	42	56	43	33	5	-8	-23	-30	-38
139	23	11	27	22	1	8	16	33	55	61	44	15	-7	-22	-17	-25	-20	-32
140	21	8	24	10	10	31	47	60	45	33	3	-16	-26	-22	-16	-21	-18	-24
141	10	4	20	18	34	60	50	31	-3	-8	-17	-22	-25	-19	-20	-18	-18	-21
142	-2	21	42	44	41	34	10	-9	-25	-27	-21	-19	-23	-19	-16	-17	-26	-25
143	18	63	69	42	10	-16	-18	-21	-12	-20	-18	-21	-21	-17	-7	-24	-33	-32
144	51	73	43	0	-29	-33	-19	-21	-10	-10	-6	-10	-15	-15	-17	-31	-29	-28
145	36	29	-7	-31	-39	-30	-16	-23	-25	-10	1	3	-5	-11	-27	-32	-29	-21
146	-5	-8	-22	-31	-24	-21	-13	-19	-28	-13	-8	-7	2	-6	-18	-31	-38	-27
147	-27	-15	-12	-23	-15	-12	-8	-20	-20	-12	-17	-28	-10	-10	-13	-30	-45	-42
148	-24	-14	-9	-23	-18	-17	-17	-25	-19	-19	-25	-41	-34	-29	-31	-33	-46	-45
149	-9	-14	-15	-22	-24	-27	-35	-30	-29	-34	-42	-50	-53	-48	-49	-35	-37	-27
150	2	-12	-18	-22	-32	-34	-39	-34	-40	-52	-59	-54	-54	-50	-42	-22	-13	-8
151	3	-9	-15	-32	-34	-41	-39	-39	-43	-57	-55	-43	-29	-27	-12	-11	-4	-13
152	-1	-4	-16	-36	-31	-47	-44	-44	-34	-36	-30	-18	2	-5	1	-12	-16	-22
153	-6	-2	-25	-32	-31	-42	-36	-32	-19	-12	-8	-3	1	-15	-15	-13	-25	-23

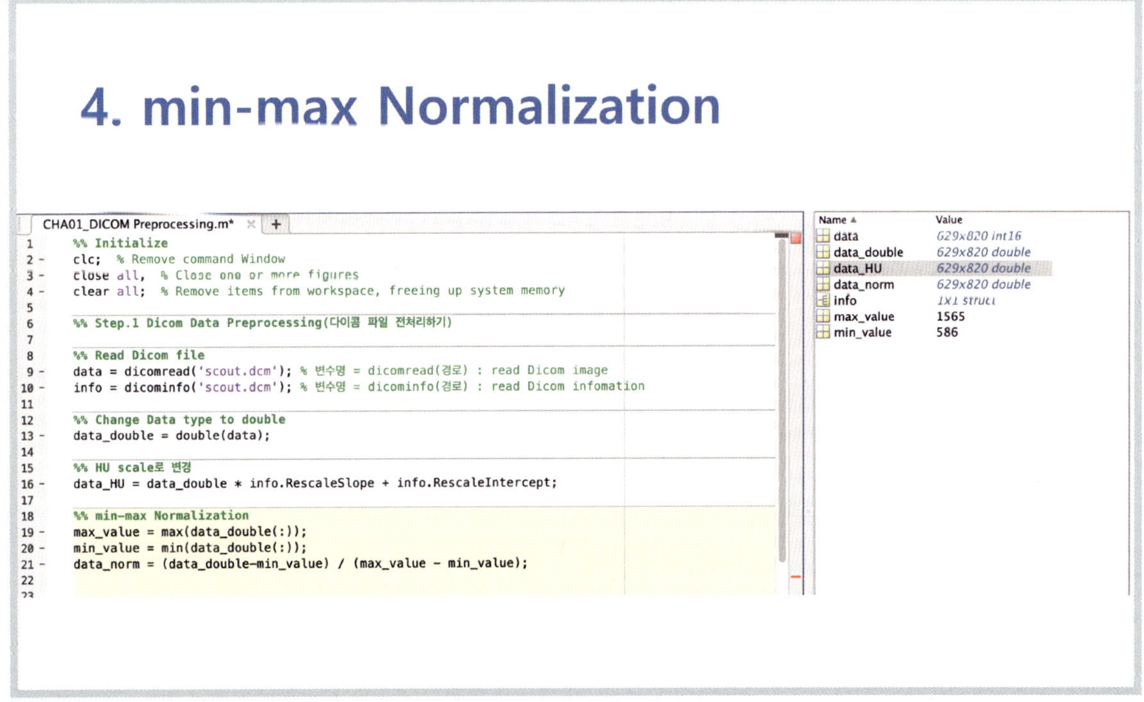

Variables - data_norm

data_norm

629x820 double

	1	2	3	4	5	6	7	8	9	10	11	12	13	14	15	16
1	0.0715	0.0746	0.0756	0.0746	0.0766	0.0746	0.0735	0.0756	0.0766	0.0766	0.0735	0.0715	0.0705	0.0776	0.0858	0.08
2	0.0725	0.0766	0.0766	0.0766	0.0766	0.0725	0.0756	0.0746	0.0797	0.0735	0.0735	0.0746	0.0705	0.0735	0.0817	0.09
3	0.0766	0.0776	0.0746	0.0756	0.0776	0.0746	0.0787	0.0756	0.0776	0.0735	0.0725	0.0756	0.0725	0.0725	0.0797	0.09
4	0.0797	0.0766	0.0735	0.0735	0.0756	0.0756	0.0787	0.0787	0.0746	0.0746	0.0725	0.0746	0.0746	0.0715	0.0766	0.08
5	0.0776	0.0756	0.0756	0.0756	0.0735	0.0766	0.0766	0.0766	0.0746	0.0735	0.0725	0.0725	0.0746	0.0695	0.0735	0.08
6	0.0746	0.0766	0.0776	0.0776	0.0735	0.0746	0.0746	0.0756	0.0787	0.0735	0.0735	0.0715	0.0735	0.0705	0.0715	0.07
7	0.0756	0.0776	0.0756	0.0756	0.0756	0.0735	0.0725	0.0766	0.0807	0.0787	0.0756	0.0735	0.0725	0.0715	0.0695	0.07
8	0.0766	0.0766	0.0746	0.0735	0.0776	0.0735	0.0746	0.0746	0.0776	0.0797	0.0766	0.0756	0.0725	0.0725	0.0684	0.07
9	0.0756	0.0746	0.0766	0.0756	0.0787	0.0746	0.0756	0.0715	0.0756	0.0756	0.0746	0.0766	0.0715	0.0715	0.0715	0.07
10	0.0735	0.0735	0.0766	0.0756	0.0787	0.0766	0.0746	0.0715	0.0776	0.0746	0.0756	0.0787	0.0735	0.0735	0.0725	0.07
11	0.0766	0.0756	0.0776	0.0766	0.0776	0.0756	0.0766	0.0766	0.0787	0.0756	0.0776	0.0766	0.0756	0.0756	0.0715	0.07
12	0.0787	0.0776	0.0787	0.0776	0.0766	0.0735	0.0787	0.0807	0.0766	0.0746	0.0787	0.0735	0.0746	0.0756	0.0695	0.07
13	0.0776	0.0787	0.0756	0.0756	0.0776	0.0746	0.0776	0.0787	0.0766	0.0756	0.0776	0.0746	0.0725	0.0756	0.0725	0.07
14	0.0746	0.0766	0.0725	0.0746	0.0766	0.0746	0.0766	0.0746	0.0787	0.0725	0.0746	0.0756	0.0725	0.0725	0.0756	0.07
15	0.0725	0.0735	0.0756	0.0766	0.0766	0.0756	0.0787	0.0735	0.0766	0.0725	0.0756	0.0766	0.0735	0.0715	0.0766	0.07
16	0.0746	0.0746	0.0797	0.0766	0.0776	0.0756	0.0787	0.0746	0.0735	0.0766	0.0776	0.0766	0.0746	0.0735	0.0766	0.07
17	0.0776	0.0735	0.0766	0.0756	0.0797	0.0766	0.0735	0.0746	0.0756	0.0766	0.0746	0.0746	0.0756	0.0746	0.0797	0.07
18	0.0756	0.0746	0.0756	0.0746	0.0797	0.0766	0.0715	0.0766	0.0776	0.0746	0.0725	0.0725	0.0756	0.0746	0.0807	0.07
19	0.0746	0.0766	0.0766	0.0756	0.0776	0.0756	0.0746	0.0766	0.0756	0.0735	0.0735	0.0756	0.0735	0.0735	0.0766	0.07
20	0.0766	0.0776	0.0756	0.0776	0.0776	0.0756	0.0787	0.0735	0.0746	0.0746	0.0766	0.0776	0.0725	0.0756	0.0766	0.08
21	0.0787	0.0756	0.0735	0.0756	0.0766	0.0756	0.0797	0.0746	0.0787	0.0746	0.0766	0.0746	0.0746	0.0807	0.0817	0.07
22	0.0766	0.0756	0.0756	0.0725	0.0756	0.0746	0.0776	0.0766	0.0776	0.0746	0.0746	0.0715	0.0776	0.0807	0.0838	0.07
23	0.0735	0.0766	0.0756	0.0746	0.0746	0.0756	0.0756	0.0776	0.0735	0.0766	0.0725	0.0735	0.0766	0.0766	0.0817	0.07
24	0.0746	0.0776	0.0766	0.0766	0.0735	0.0797	0.0766	0.0807	0.0746	0.0776	0.0715	0.0756	0.0756	0.0776	0.0807	0.07
25	0.0776	0.0787	0.0776	0.0756	0.0715	0.0787	0.0766	0.0776	0.0756	0.0746	0.0725	0.0725	0.0776	0.0797	0.0817	0.07
26	0.0776	0.0776	0.0766	0.0756	0.0735	0.0756	0.0776	0.0735	0.0746	0.0735	0.0746	0.0695	0.0776	0.0797	0.0838	0.07
27	0.0766	0.0756	0.0725	0.0766	0.0746	0.0756	0.0766	0.0746	0.0746	0.0746	0.0766	0.0715	0.0746	0.0797	0.0838	0.07
28	0.0776	0.0746	0.0746	0.0787	0.0746	0.0766	0.0766	0.0756	0.0766	0.0746	0.0766	0.0746	0.0746	0.0807	0.0817	0.07

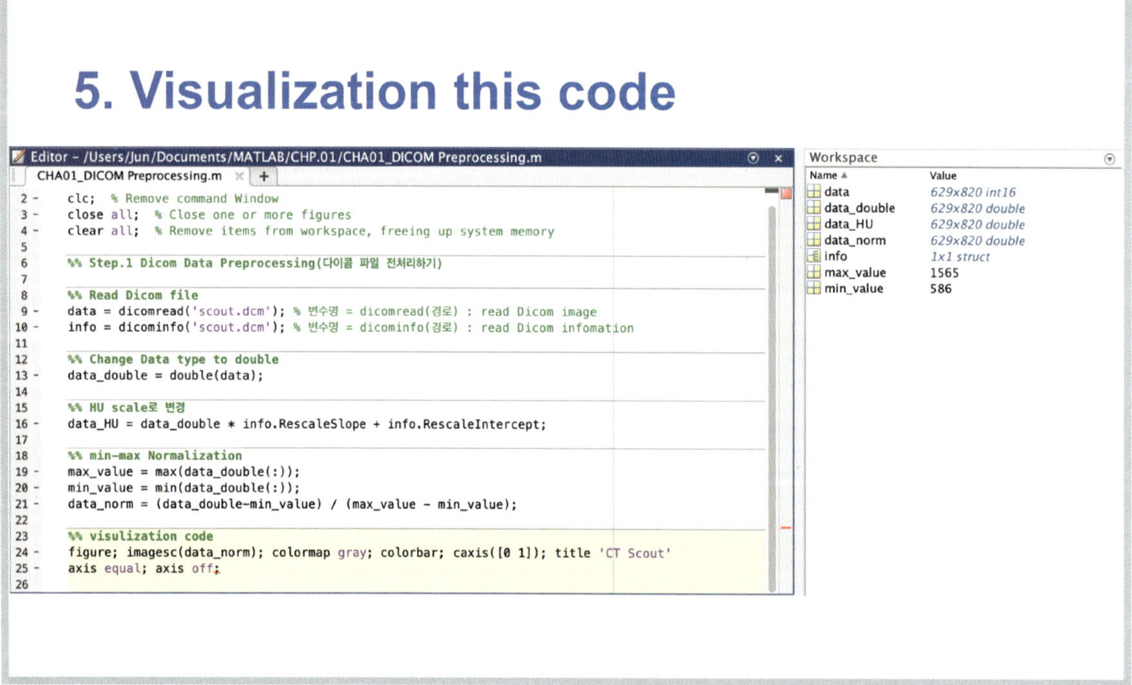

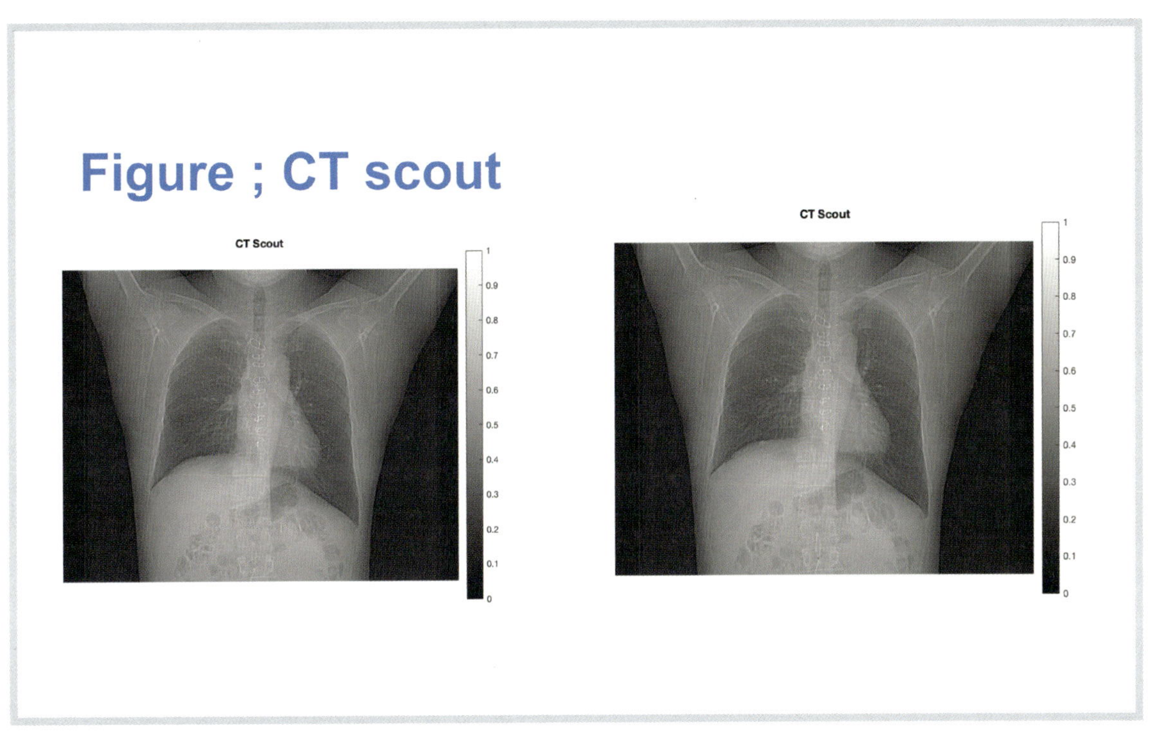
Figure ; CT scout
CT Scout
1
0.9
0.8
0.7
0.6
0.5
0.4
0.3
0.2
0.1
0
CT Scout
1
0.9
0.8
0.7
0.6
0.5
0.4
0.3
0.2
0.1
0

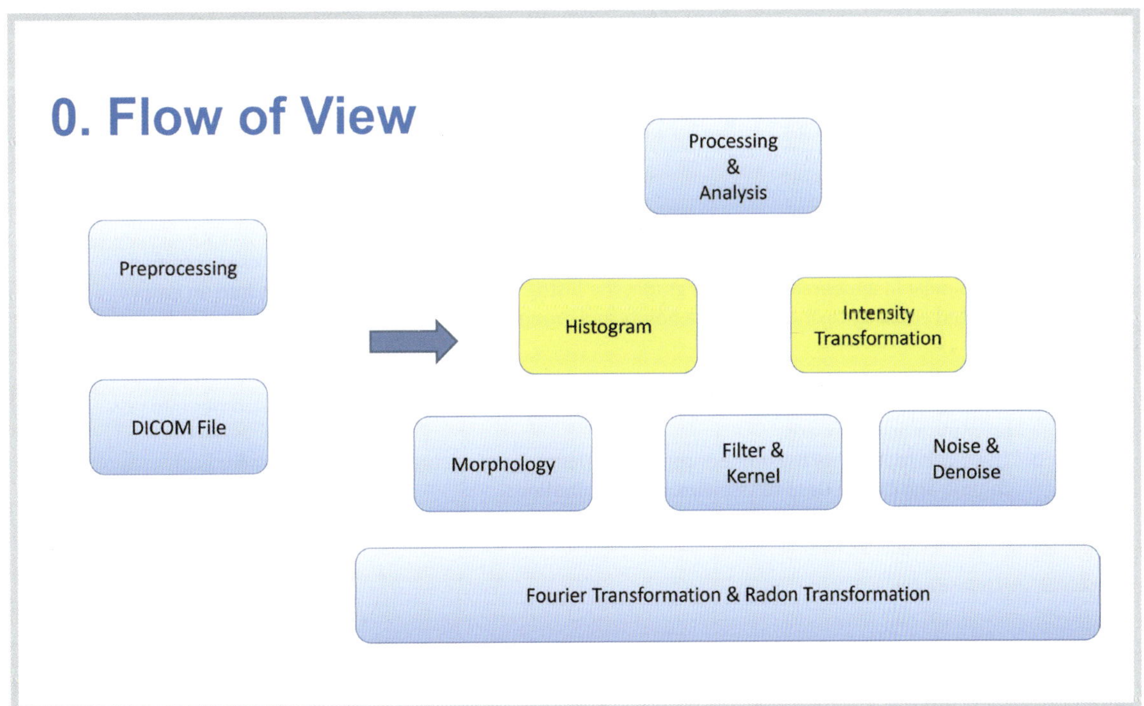
0. Flow of View
Processing
&
Analysis
Preprocessing
Histogram
Intensity
Transformation
DICOM File
Morphology
Filter &
Kernel
Noise &
Denoise
Fourier Transformation & Radon Transformation

0. Flow of view

DICOM File Preprocessing → Histogram Analysis → Intensity Transformation

6. Histogram Concept

What Is a Histogram?
A histogram is a graphical representation that organizes a group of data points into user-specified ranges. Similar in appearance to a bar graph, the histogram condenses a data series into an easily interpreted visual by taking many data points and grouping them into logical ranges or bins.

a. A histogram is a bar graph-like representation of data that buckets a range of outcomes into columns along the x-axis.
b. The y-axis represents the number count or percentage of occurrences in the data for each column and can be used to visualize data distributions.

6. Histogram Analysis

```
%% Analysis _ Histogram
%Read grayscale image to workplace
%If the image has data type single or double, then values must be in the range [0, 1].
%If I has values outside the range [0, 1],
%then you can use the rescale function to rescale values to the expected range.
figure;
subplot(1,2,1); imagesc(data_norm); colormap gray; axis off square; title 'Scout'
subplot(1,2,2); imhist(data_norm); title 'Histogram'
```

6. Histogram Analysis

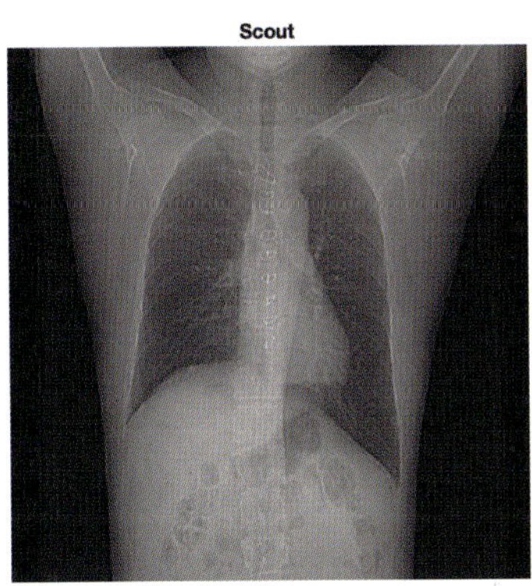

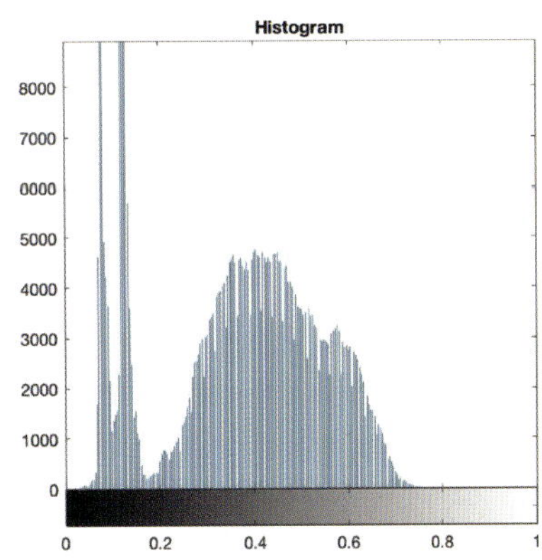

7-1. Intensity Transformation; ‘histeq’

```
%% Intensity Transformation; function_histeq
%'histeq' function is to enhance contrast using histogram equalization
data_his = histeq(data_norm);

figure;
subplot(2,2,1); imagesc(data_norm); colormap gray; axis off square; title 'Original Scout'
subplot(2,2,2); imhist(data_norm); title 'Original Histogram'
subplot(2,2,3); imagesc(data_his); colormap gray; axis off square; title 'Histeq Scout'
subplot(2,2,4); imhist(data_his); title 'Histeq Histogram'
```

7-1. Intensity Transformation; ‘histeq’

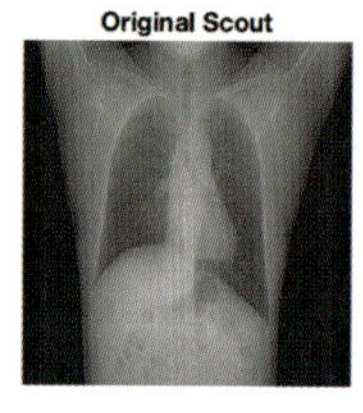

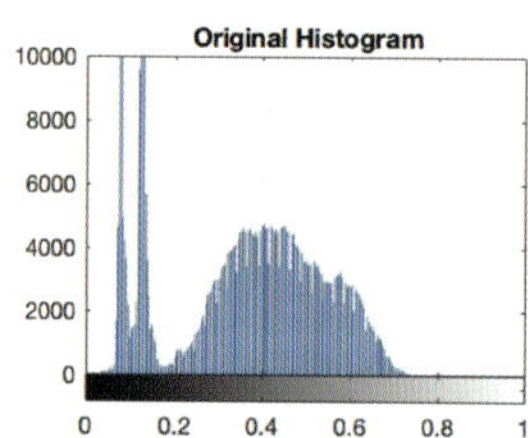

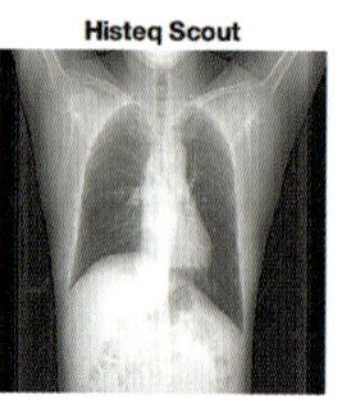

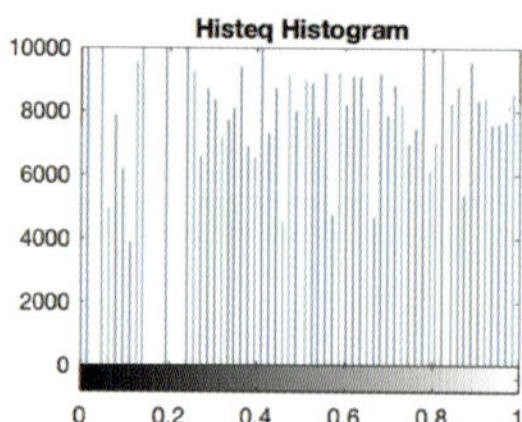

7-1. Intensity Transformation; 'histeq'

```
%% Intensity Transformation; function_histeq
%'histeq' function is to enhance contrast using histogram equalization
data_his = histeq(data_norm);

figure;
subplot(2,2,1); imagesc(data_norm); colormap gray; axis off square; title 'Original Scout'
subplot(2,2,2); imhist(data_norm); xlim ([0 1]); ylim ([0 10000]); title 'Original Histogram'
subplot(2,2,3); imagesc(data_his); colormap gray; axis off square; title 'Histeq Scout'
subplot(2,2,4); imhist(data_his); xlim ([0 1]); ylim ([0 10000]); title 'Histeq Histogram'

%Pracitice MRI example
ex1 = imread('/Users/Jun/Documents/Lecture Materials/ex1.tif');

ex1_his = histeq(ex1);

figure;
subplot(2,2,1); imagesc(ex1); colormap gray; axis off square; title 'Original Spine MRI'
subplot(2,2,2); imhist(ex1); xlim ([0 250]); ylim([0 2*10^4]); title 'Original Spine Histogram'
subplot(2,2,3); imagesc(ex1_his); colormap gray; axis off square; title 'Histeq Spine MRI'
subplot(2,2,4); imhist(ex1_his); xlim ([0 250]); ylim([0 2*10^4]); title 'Histeq Spine Histogram'
```

7-1. Intensity Transformation; 'histeq'

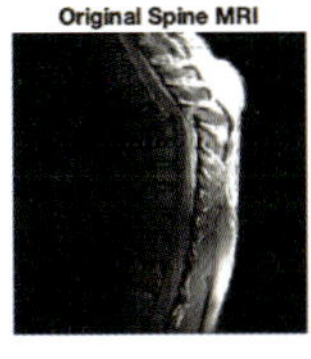

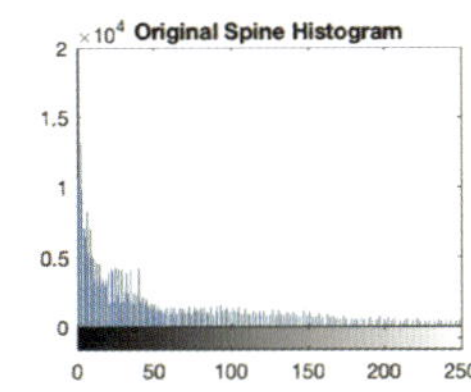

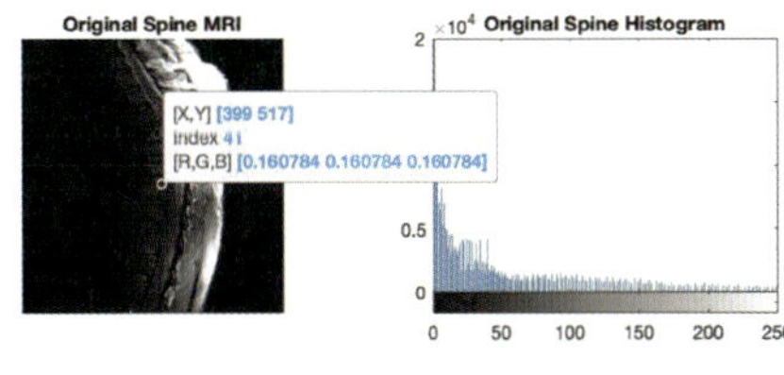

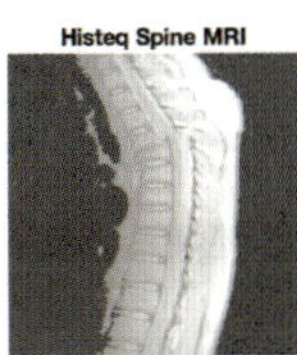

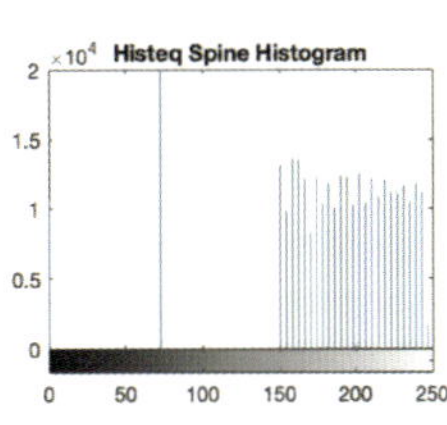

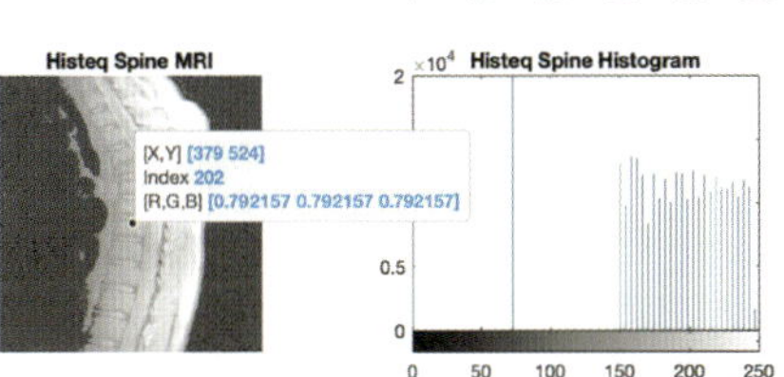

7-2. Intensity Transformation; Gamma correction

$$V_{out} = AV_{in}^{\ r}$$

V_{in} = non-negative real input value
V_{OUT} = output value
A = multiplied V_{in}
γ = power, raised V_{in}

If, $\gamma > 1$ is called encoding gamma, gamma compression
If, $\gamma < 1$ is called decoding gamma, gamma expansion

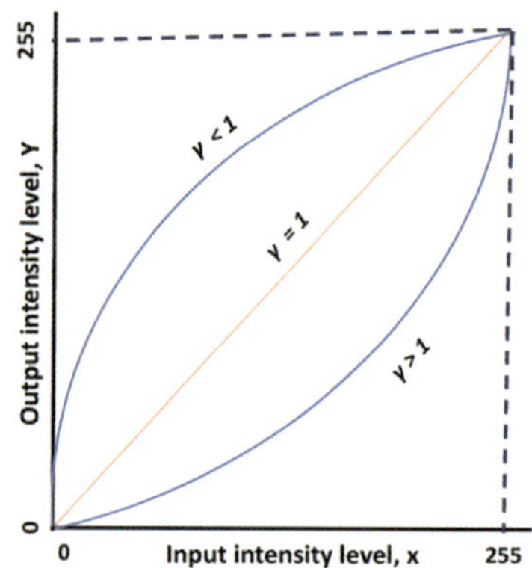

7-2. Intensity Transformation; Gamma correction

$$V_{out} = AV_{in}^{\ r}$$

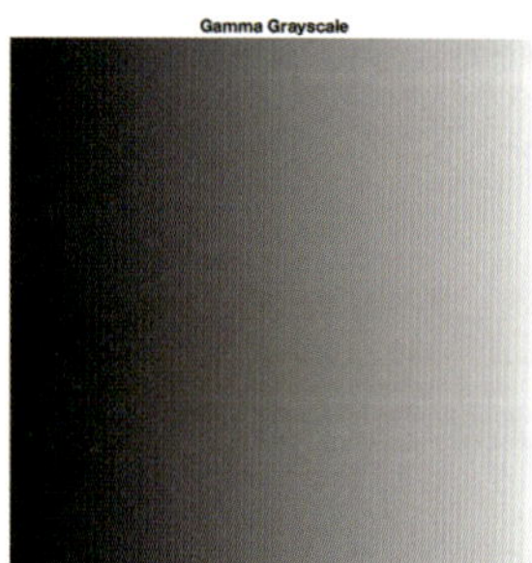

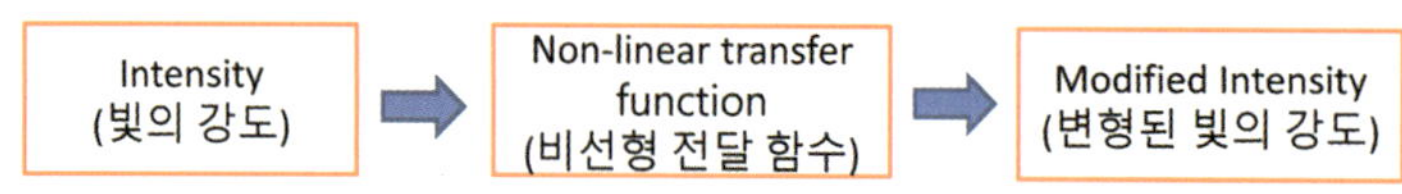

The reason; human's sight correspond to non-linear

Eye is sensitive to change of brightness intensity when it is dark
Eye is not to change of brightness intensity when it is bright

7-2. Intensity Transformation; Gamma correction

```
%% Intesity Transformatio_Gamma correction
gamma1 = (data_norm).^0.2;
gamma2 = (data_norm).^0.4;
gamma3 = (data_norm).^0.8;
gamma4 = (data_norm).^2;
gamma5 = (data_norm).^4;
gamma6 = (data_norm).^8;

figure;
subplot(3,3,1); imagesc(gamma1); colormap gray; axis off square; title 'Gamma 0.2'
subplot(3,3,2); imagesc(gamma2); colormap gray; axis off square; title 'Gamma 0.4'
subplot(3,3,3); imagesc(gamma3); colormap gray; axis off square; title 'Gamma 0.8'
subplot(3,3,5); imagesc(data_norm); colormap gray; axis off square; title 'Gamma 1'
subplot(3,3,7); imagesc(gamma4); colormap gray; axis off square; title 'Gamma 2'
subplot(3,3,8); imagesc(gamma5); colormap gray; axis off square; title 'Gamma 4'
subplot(3,3,9); imagesc(gamma6); colormap gray; axis off square; title 'Gamma 8'

figure;
subplot(3,3,1); imhist(gamma1); xlim ([0 1]); ylim ([0 8*10^4]); colormap gray; title 'Gamma 0.2'
subplot(3,3,2); imhist(gamma2); xlim ([0 1]); ylim ([0 8*10^4]); colormap gray; title 'Gamma 0.4'
subplot(3,3,3); imhist(gamma3); xlim ([0 1]); ylim ([0 8*10^4]); colormap gray; title 'Gamma 0.8'
subplot(3,3,5); imhist(data_norm); xlim ([0 1]); ylim ([0 8*10^4]); colormap gray; title 'Gamma 1'
subplot(3,3,7); imhist(gamma4); xlim ([0 1]); ylim ([0 8*10^4]); colormap gray; title 'Gamma 2'
subplot(3,3,8); imhist(gamma5); xlim ([0 1]); ylim ([0 8*10^4]); colormap gray; title 'Gamma 4'
subplot(3,3,9); imhist(gamma6); xlim ([0 1]); ylim ([0 8*10^4]); colormap gray; title 'Gamma 8'
```

7.2.1 Multiplication; times

```
%% Multiplication; times(요소별 곱셈)
%multiple two vector; create two vectors, A and B, and multiply
%them element by element
%Gray scale image is matirx concept and ...
%Multiply each element

A = [1, 0, 3];
B = [2, 7, 4];
C = A.*B;

D = [2,4,5;
     4,5,6;
     5,6,7];
E = [1,2,3;
     4,5,6;
     6,7,8];
F = D.*E;
```

```
C =

     2     0    12

K>> F

F =

     2     8    15
    16    25    36
    30    42    56
```

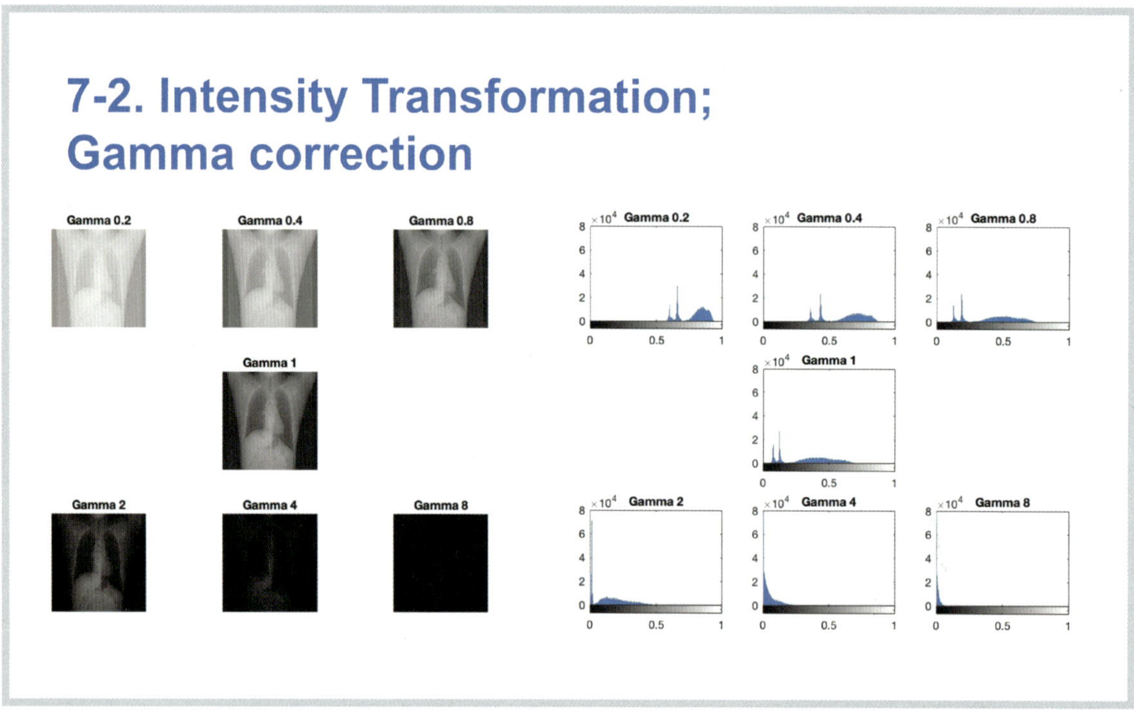

7-3. Intensity Transformation; 'Reversion'

```
%% Intensity Transformation_Inversion
data_inv = 1 - data_norm;
figure; imagesc(data_inv); colormap gray; axis off square; title 'Inversion Scout'

inv_gamma1 = (1-data_norm).^0.2;
inv_gamma2 = (1-data_norm).^0.4;
inv_gamma3 = (1-data_norm).^0.8;
inv_gamma4 = (1-data_norm).^2;
inv_gamma5 = (1-data_norm).^4;
inv_gamma6 = (1-data_norm).^8;

figure;
subplot(3,3,1); imagesc(inv_gamma1); colormap gray; axis off square; title 'Gamma 0.2'
subplot(3,3,2); imagesc(inv_gamma2); colormap gray; axis off square; title 'Gamma 0.4'
subplot(3,3,3); imagesc(inv_gamma3); colormap gray; axis off square; title 'Gamma 0.8'
subplot(3,3,5); imagesc(1-data_norm); colormap gray; axis off square; title 'Gamma 1'
subplot(3,3,7); imagesc(inv_gamma4); colormap gray; axis off square; title 'Gamma 2'
subplot(3,3,8); imagesc(inv_gamma5); colormap gray; axis off square; title 'Gamma 4'
subplot(3,3,9); imagesc(inv_gamma6); colormap gray; axis off square; title 'Gamma 8'

figure;
subplot(3,3,1); imhist(inv_gamma1); xlim ([0 1]); ylim ([0 8*10^4]); colormap gray; title 'Gamma 0.2'
subplot(3,3,2); imhist(inv_gamma2); xlim ([0 1]); ylim ([0 8*10^4]); colormap gray; title 'Gamma 0.4'
subplot(3,3,3); imhist(inv_gamma3); xlim ([0 1]); ylim ([0 8*10^4]); colormap gray; title 'Gamma 0.8'
subplot(3,3,5); imhist(1-data_norm); xlim ([0 1]); ylim ([0 8*10^4]); colormap gray; title 'Gamma 1'
subplot(3,3,7); imhist(inv_gamma4); xlim ([0 1]); ylim ([0 8*10^4]); colormap gray; title 'Gamma 2'
subplot(3,3,8); imhist(inv_gamma5); xlim ([0 1]); ylim ([0 8*10^4]); colormap gray; title 'Gamma 4'
subplot(3,3,9); imhist(inv_gamma6); xlim ([0 1]); ylim ([0 8*10^4]); colormap gray; title 'Gamma 8'
```

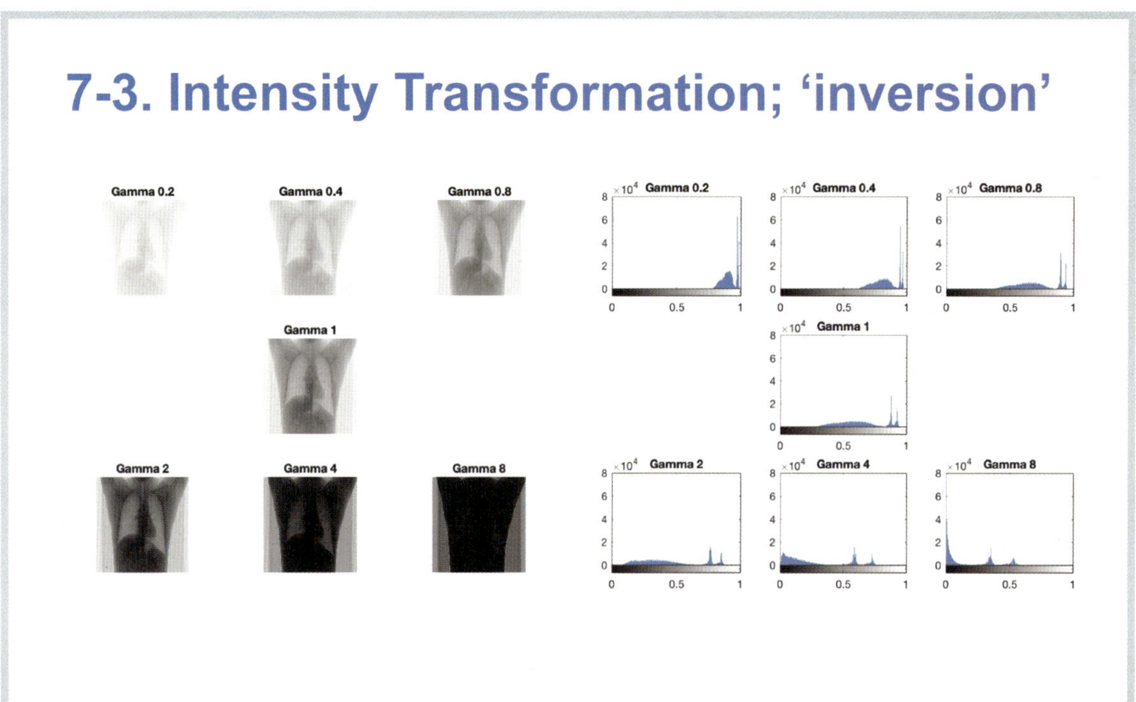

7-3-1. Compasion Original & Inversion

```
%%comparsion Original & Inversion

figure;
subplot(3,2,1); imagesc(gamma1); colormap gray; axis off square; title 'Gamma 0.2 Scout'
subplot(3,2,2); imhist(gamma1); xlim ([0 1]); ylim ([0 2*10^4]); colormap gray; title 'Gamma 0.2 Histogram'
subplot(3,2,3); imagesc(data_norm); colormap gray; axis off square; title 'Gamma 1 Scout'
subplot(3,2,4); imhist(data_norm); xlim ([0 1]); ylim ([0 2*10^4]); colormap gray; title 'Gamma 1 Histogram'
subplot(3,2,5); imagesc(gamma4); colormap gray; axis off square; title 'Gamma 2 Scout'
subplot(3,2,6); imhist(gamma4); xlim ([0 1]); ylim ([0 2*10^4]); colormap gray; title 'Gamma 2 Histogram'


figure;
subplot(3,2,1); imagesc(inv_gamma1); colormap gray; axis off square; title 'Inv Gamma 0.2 Scout'
subplot(3,2,2); imhist(inv_gamma1); xlim ([0 1]); ylim ([0 2*10^4]); colormap gray; title 'Inv Gamma 0.2 Histogram'
subplot(3,2,3); imagesc(1-data_norm); colormap gray; axis off square; title 'Inv Gamma 1 Scout'
subplot(3,2,4); imhist(1-data_norm); xlim ([0 1]); ylim ([0 2*10^4]); colormap gray; title 'Inv Gamma 1 Histogram'
subplot(3,2,5); imagesc(inv_gamma4); colormap gray; axis off square; title 'Inv Gamma 2 Scout'
subplot(3,2,6); imhist(inv_gamma4); xlim ([0 1]); ylim ([0 2*10^4]); colormap gray; title 'Inv Gamma 2 Histogram'
```

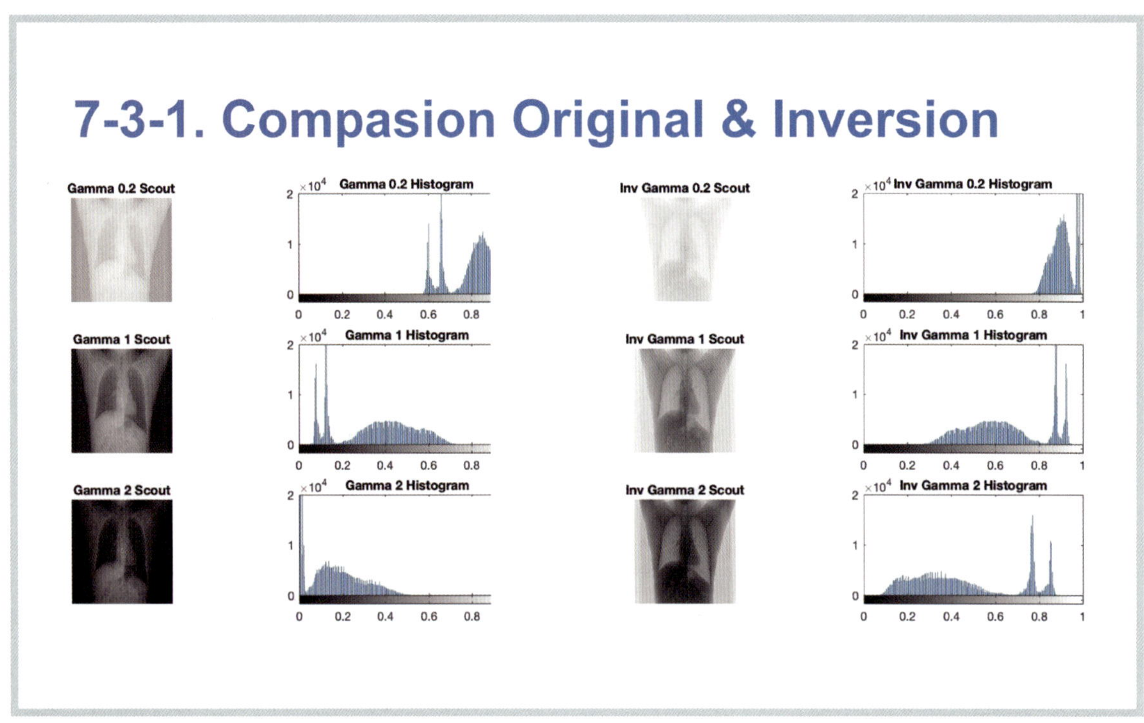
7-3-1. Compasion Original & Inversion
Gamma 0.2 Scout
Gamma 0.2 Histogram
Inv Gamma 0.2 Scout
Inv Gamma 0.2 Histogram
Gamma 1 Scout
Gamma 1 Histogram
Inv Gamma 1 Scout
Inv Gamma 1 Histogram
Gamma 2 Scout
Gamma 2 Histogram
Inv Gamma 2 Scout
Inv Gamma 2 Histogram

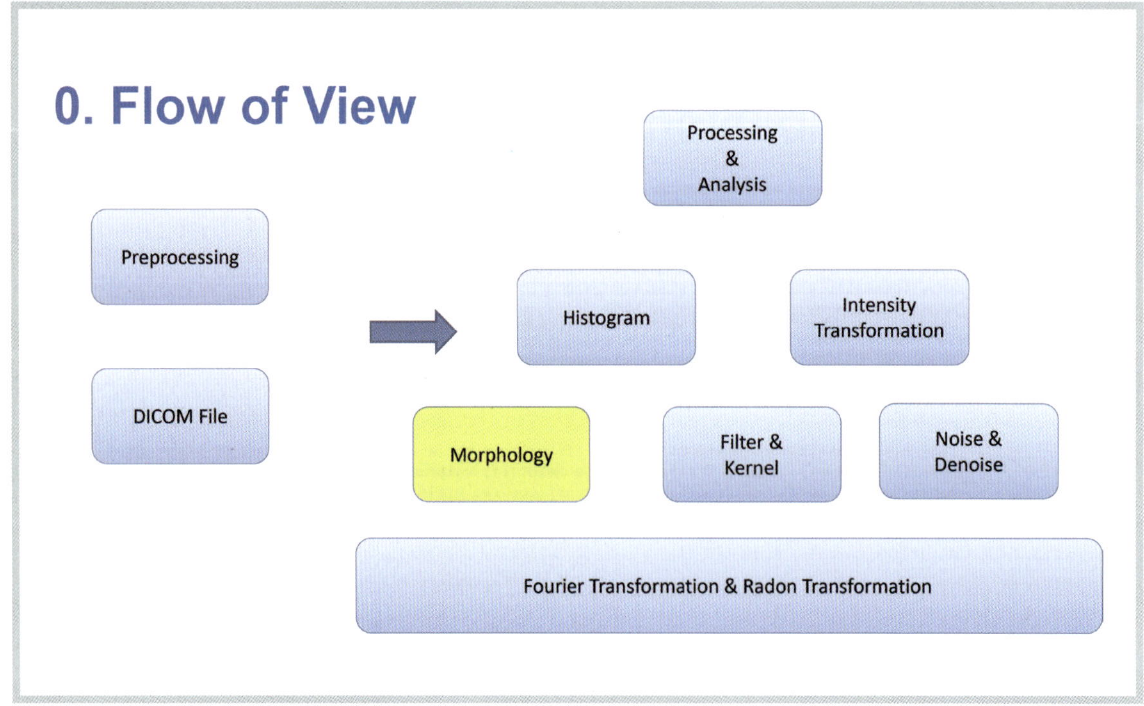
0. Flow of View
Processing & Analysis
Preprocessing
DICOM File
Histogram
Intensity Transformation
Morphology
Filter & Kernel
Noise & Denoise
Fourier Transformation & Radon Transformation

8. Segmentation with Morphology

Body Mask (Back Ground) + Lung Mask (Ground Truth) = Final image

- Functions

1. Confirm the index value through the histogram or the scout
2. Find the optimal index value for final mask using morphology
3. Calculate Body mask * Lung mask

8. Segmentation with Morphology; Make Body mask

```
%% Simple Segmentation using Morphology
%Make the body mask with 0 value, except for lung area.
figure; imagesc(data_norm); colormap gray; axis equal; axis off; title 'Step.0 Body mask'
body_mask1 = data_norm > 0.26;
figure; imagesc(body_mask1); colormap gray; axis off equal; title 'Step.1 Body mask'
body_mask2 = bwareaopen(body_mask1,50000); % Remove small objects from binary image
figure; imagesc(body_mask2); colormap gray; axis off equal; title 'Step.2 Body mask'
body_mask3 = imfill(body_mask2,'holes'); % Fill image regions and holes
figure; imagesc(body_mask3); colormap gray; axis off equal; title 'Step.3 Body mask'
body_mask4 = imdilate(body_mask3, strel('disk',5)); % Dilate image
figure; imagesc(body_mask4); colormap gray; axis off equal; title 'Step.4 Body mask'
body_mask5 = imerode(body_mask4, strel('disk',5)); % Erode iamge
figure; imagesc(body_mask5); colormap gray; axis off equal; title 'Step.5 Body mask'


figure;
subplot(2,3,1); imagesc(data_norm); colormap gray; axis off equal; title 'Step.0 Body mask(>0.26)'
subplot(2,3,2); imagesc(body_mask1); colormap gray; axis off equal; title 'Step.1 Body mask(binary)'
subplot(2,3,3); imagesc(body_mask2); colormap gray; axis off equal; title 'Step.2 Body mask(bwareaopen)'
subplot(2,3,4); imagesc(body_mask3); colormap gray; axis off equal; title 'Step.3 Body mask(fill)'
subplot(2,3,5); imagesc(body_mask4); colormap gray; axis off equal; title 'Step.4 Body mask(dilate)'
subplot(2,3,6); imagesc(body_mask5); colormap gray; axis off equal; title 'Step.5 Body mask(erode)'
```

8. Segmentation with Morphology; Make Body mask

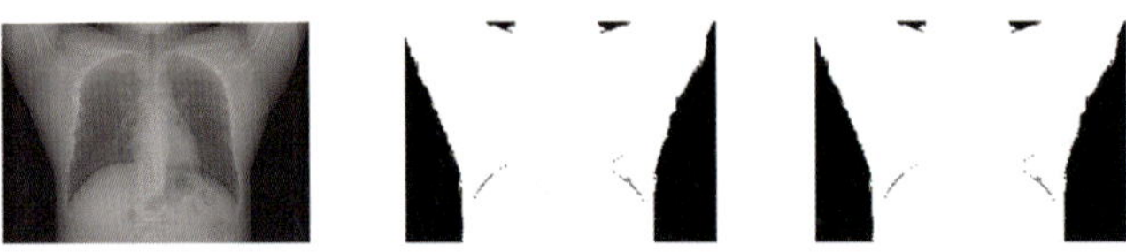

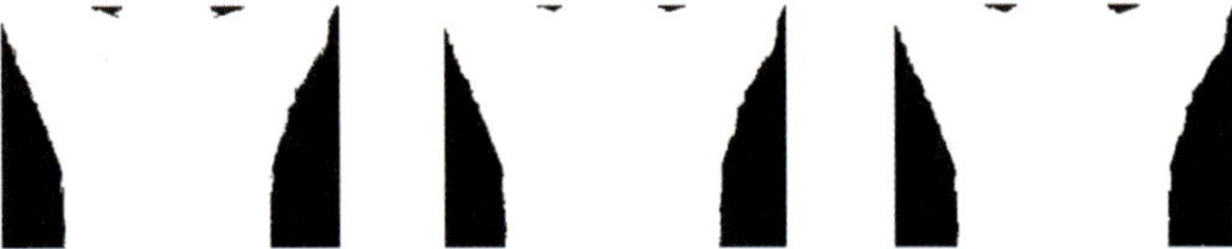

8. Segmentation with Morphology; Make Lung mask

```
%Make the lung mask using some functions; gamma trans, inversion.

data_inv = 1-data_norm; % inverse the original image
figure; imagesc(data_inv); colormap gray; axis off equal; title 'Step.0 Lung mask'
data_gam = (data_inv).^2 .* body_mask5 ; % gamma transformation with multiply the body mask
figure; imagesc(data_gam); colormap gray; axis off equal; title 'Step.1 Lung mask'
lung_mask1 = data_gam>0.35;
figure; imagesc(lung_mask1); colormap gray; axis off equal; title 'Step.2 Lung mask'
lung_mask2 = bwareaopen(lung_mask1, 15000);
figure; imagesc(lung_mask2); colormap gray; axis off equal; title 'Step.3 Lung mask'
lung_mask3 = imdilate(lung_mask2, strel('disk', 2));
figure; imagesc(lung_mask3); colormap gray; axis off equal; title 'Step.4 Lung mask'
lung_mask4 = imerode(lung_mask3, strel('disk', 2));
figure; imagesc(lung_mask4); colormap gray; axis off equal; title 'Step.5 Lung mask'
lung_mask5 = imfill(lung_mask4, 'holes');
figure; imagesc(lung_mask5); colormap gray; axis off equal; title 'Step.6 Lung mask'
lung_mask6 = imclose(lung_mask5, strel('disk', 3));
figure; imagesc(lung_mask6); colormap gray; axis off equal; title 'Step.7 Lung mask'
```

8. Segmentation with Morphology; Make Lung mask

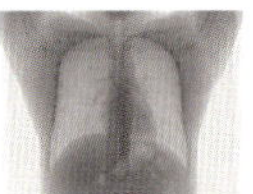

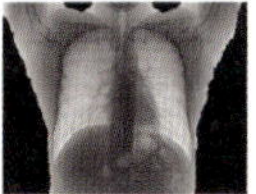

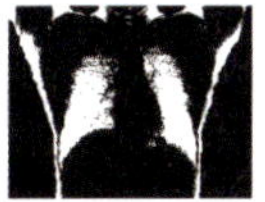

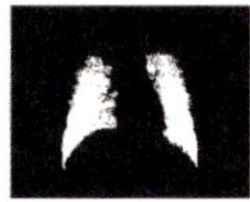

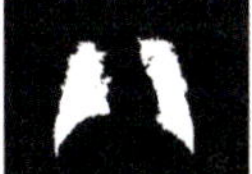

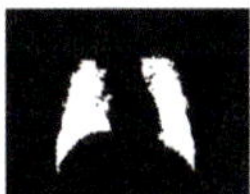

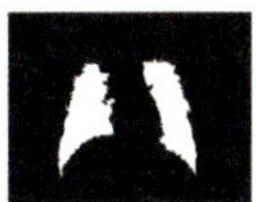

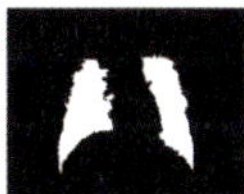

8. Segmentation with Morphology; Final mask

```
%Final stage; overlay
final_mask = imoverlay(data_norm, lung_final, 'blue');
figure; imagesc(final_mask); colormap gray; axis off equal;

figure;
subplot(2,2,1); imagesc(data_norm); colormap gray; axis off equal; title 'Original Scout'
subplot(2,2,2); imagesc(body_final); colormap gray; axis off equal; title 'Body mask'
subplot(2,2,3); imagesc(lung_final); colormap gray; axis off equal; title 'Lung mask'
subplot(2,2,4); imagesc(data_over); colormap gray; axis off equal; title 'Final mask'
```

8. Segmentation with Morphology; Final mask

Original Scout

Body mask

Lung mask

Final mask

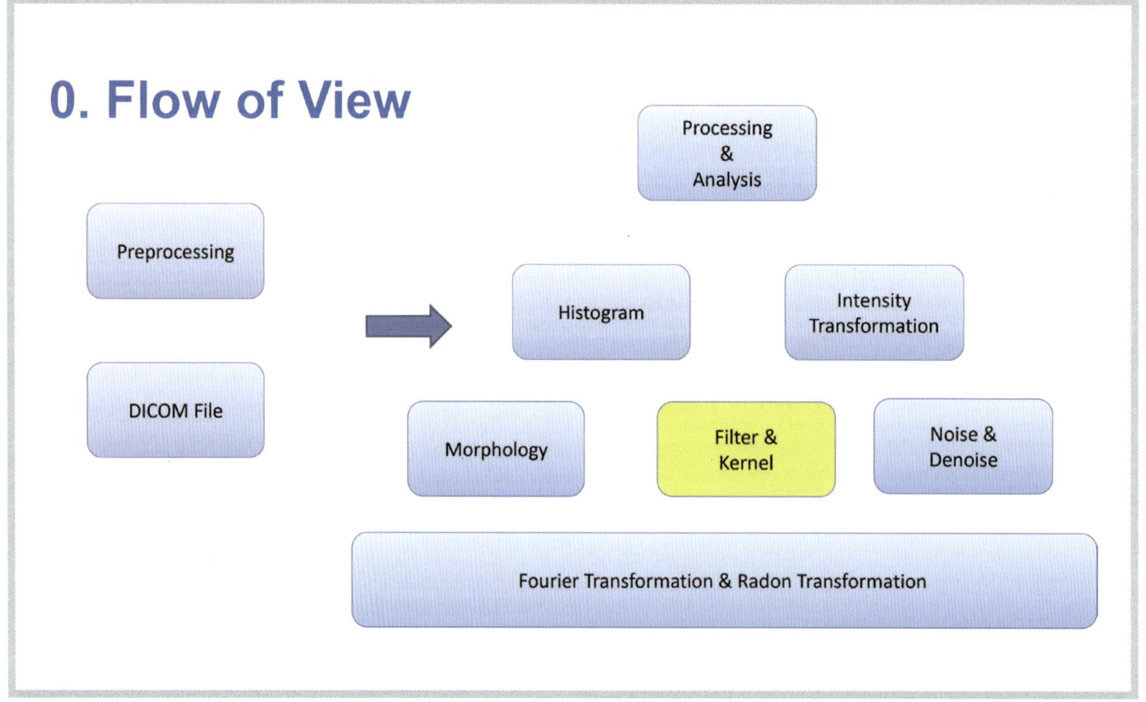

1. Preprocessing with CT head image

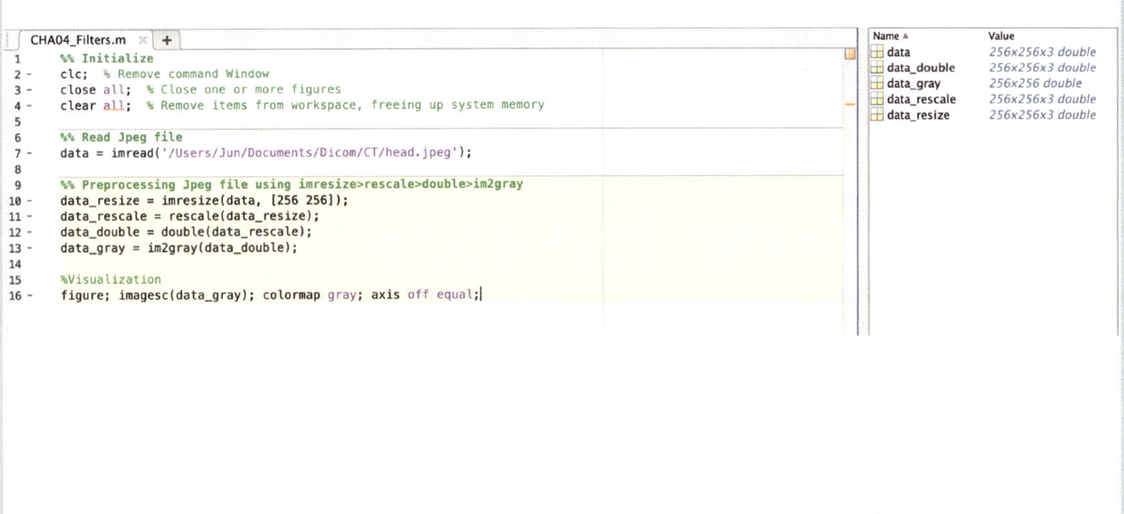

1. Preprocessing with CT head image

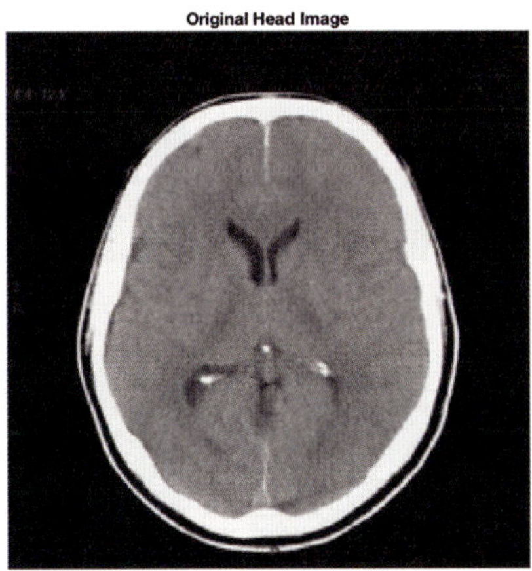

2.1 Filter with Convolution; motion filter

```
%% Processing using various filters; function 'fspecial'
data = data_gray;
F = fspecial('motion',10,45); %10 index is size of motion, 45 index is angle of motion
F2 = fspecial('motion',20,45);
F3 = fspecial('motion',30,45);

figure; imagesc(F); colormap gray;

data_mo = imfilter(data,F,'replicate'); % to equal the nearest array border value
data_mo2 = imfilter(data,F2,'replicate');
data_mo3 = imfilter(data,F3,'replicate');

figure;
subplot(2,3,1); imagesc(data_mo); colormap gray; axis off equal; title 'Motion filter'
subplot(2,3,2); imagesc(data_mo2); colormap gray; axis off equal; title 'Motion filter2'
subplot(2,3,3); imagesc(data_mo3); colormap gray; axis off equal; title 'Motion filter3'
subplot(2,3,4); imagesc(F); colormap gray; title 'Filter Shape of mo'
subplot(2,3,5); imagesc(F2); colormap gray; title 'Filter Shape of mo2'
subplot(2,3,6); imagesc(F3); colormap gray; title 'Filter Shape of mo3'
```

2.1 Filter with Convolution; motion filter modified size 10,20,30 // holded angle 45°

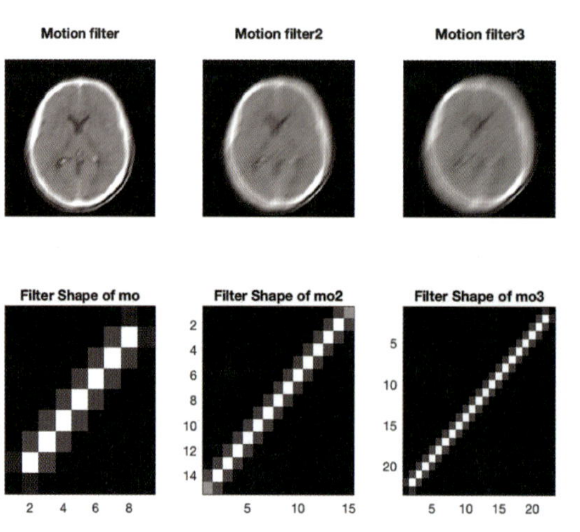

2.2 Filter with Convolution; Gaussian filter modified sigma 2,4,8 // holded size 10

```
%% Processing using various filters; function 'fspecial'
%Gaussian filter is a rotationally symmetric lowpass filter
F = fspecial('gaussian',10,2); %10 index is size, 45 index is standard deviation sigma
F2 = fspecial('gaussian',10,4);
F3 = fspecial('gaussian',10,8);

figure; imagesc(F); colormap gray;

data_mo = imfilter(data,F,'replicate'); % to equal the nearest array border value
data_mo2 = imfilter(data,F2,'replicate');
data_mo3 = imfilter(data,F3,'replicate');

figure;
subplot(2,3,1); imagesc(data_mo); colormap gray; axis off equal; title 'Gaussian filter'
subplot(2,3,2); imagesc(data_mo2); colormap gray; axis off equal; title 'Gaussian filter2'
subplot(2,3,3); imagesc(data_mo3); colormap gray; axis off equal; title 'Gaussian filter3'
subplot(2,3,4); imagesc(F); colormap gray; title 'Filter Shape of ga'
subplot(2,3,5); imagesc(F2); colormap gray; title 'Filter Shape of ga2'
subplot(2,3,6); imagesc(F3); colormap gray; title 'Filter Shape of ga3'
```

2.2 Filter with Convolution; Gaussian filter modified sigma 2,4,8 // holded size 10

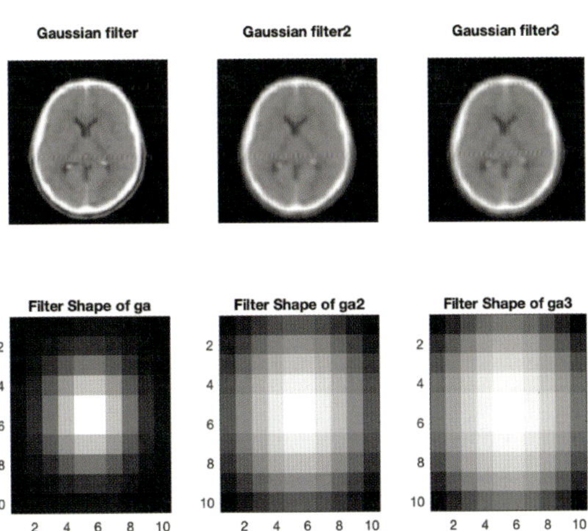

2.3 Filter with Convolution; laplacian, prewitt, sobel, transpose sobel

```
%% Processing using various filters; function 'fspecial'
%laplacian filter is a rotationally symmetric lowpass filter
%prewitt fitler emphasizes horizontal edges
%sobel filter emphasizes horizontal edges using the smoothing effect
F = fspecial('laplacian',0.5); %10 index is size, 45 index is standard deviation sigma
F2 = fspecial('prewitt'); %a 3by3 filter(default)
F3 = fspecial('sobel');  %a 3by3 filter(default)
F4 = (fspecial('sobel')).';%transpose sobel_emphasizes vertical edges

%figure; imagesc(F); colormap gray;

data_f = imfilter(data,F,'replicate'); % to equal the nearest array border value
data_f2 = imfilter(data,F2,'replicate');
data_f3 = imfilter(data,F3,'replicate');
data_f4 = imfilter(data,F4,'replicate');

figure;
subplot(2,4,1); imagesc(data_f); colormap gray; axis off equal; title 'laplacian filter'
subplot(2,4,2); imagesc(data_f2); colormap gray; axis off equal; title 'prewitt filter'
subplot(2,4,3); imagesc(data_f3); colormap gray; axis off equal; title 'sobel filter'
subplot(2,4,4); imagesc(data_f4); colormap gray; axis off equal; title 'Transpose sobel filter'
subplot(2,4,5); imagesc(F); colormap gray; title 'Filter Shape of lap'
subplot(2,4,6); imagesc(F2); colormap gray; title 'Filter Shape of pre'
subplot(2,4,7); imagesc(F3); colormap gray; title 'Filter Shape of sob'
subplot(2,4,8); imagesc(F4); colormap gray; title 'Filter Shape of Tran.s'
```

2.3 Filter with Convolution; laplacian, prewitt, sobel, transpose sobel

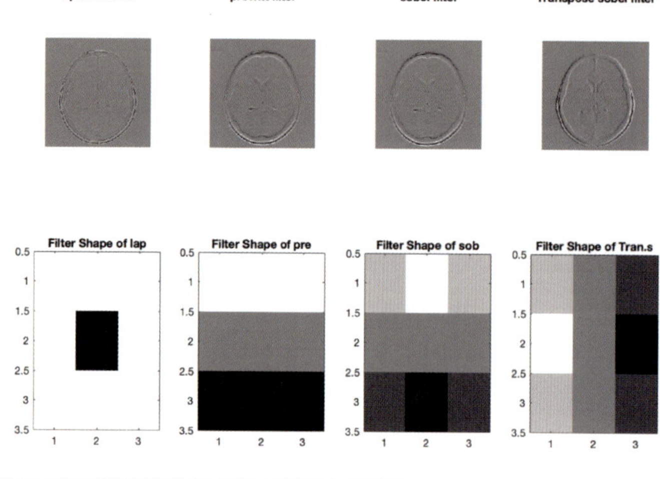

2.4 Filter with edge enhancement; Canny, Sobel, Prewitt, Log, Roberts

```
%% Edge enhancement
% this function is to find edge in intensity image
BW1 = edge(data, 'canny');
BW2 = edge(data, 'sobel');
BW3 = edge(data, 'prewitt');
BW4 = edge(data, 'log');
BW5 = edge(data, 'roberts');


figure;
subplot(3,2,1); imagesc(BW1); colormap gray; axis off equal; title 'Canny edge'
subplot(3,2,2); imagesc(BW2); colormap gray; axis off equal; title 'Sobel edge'
subplot(3,2,3); imagesc(BW3); colormap gray; axis off equal; title 'Prewitt edge'
subplot(3,2,4); imagesc(BW4); colormap gray; axis off equal; title 'Log edge'
subplot(3,2,[5,6]); imagesc(BW5); colormap gray; axis off equal; title 'Roberts edge'
```

2.4 Filter with edge enhancement; Canny, Sobel, Prewitt, Log, Roberts

Canny edge

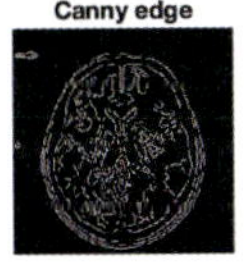

Sobel edge

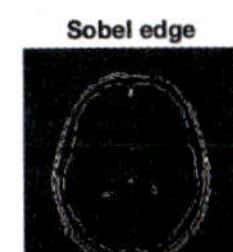

Prewitt edge

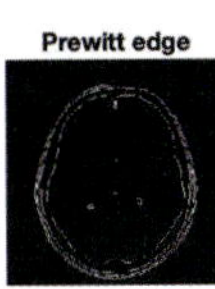

Log edge

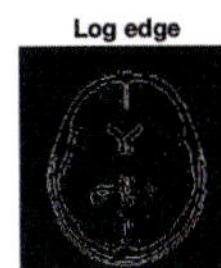

Roberts edge

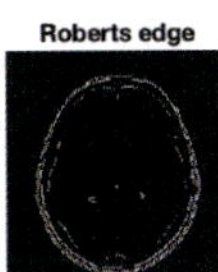

2.4 Various Kernels with Convolution; Sobel, Prewitt, Laplacian

```
%% Generate various Filters using Convolution; Sobel, Prewitt, Laplacian
%Sobel Kernel
S_Gx = [-1,-2,-1;
        0,0,0;
        1,2,1];
S_Gy = [-1,0,1;
        -2,0,2;
        -1,0,1];

%Prewitt Kernel
P_Gx = [5,5,5;
       -3,0,-3;
        -3,-3,-3]
P_Gy = [5,-3,-3;
        5,0,-3;
        5,-3,-3]

%Laplacian Kernel
L_Gx = [0,1,0;
      1,-4,1;
      0,1,0];
L_Gy = [1,1,1;
      1,-8,1;
      1,1,1];
```

2.4 Various Kernels with Convolution; Sobel, Prewitt, Laplacian

```
% conv2(input, kernel, shape), 'same' is same as input size
out_S_Gx = conv2(data, S_Gx, 'same');
out_S_Gy = conv2(data, S_Gy, 'same');

out_P_Gx = conv2(data, P_Gx, 'same');
out_P_Gy = conv2(data, P_Gy, 'same');

out_L_Gx = conv2(data, L_Gx, 'same');
out_L_Gy = conv2(data, L_Gy, 'same');

figure;
subplot(3,3,1); imagesc(data); colormap gray; axis off equal; title 'Original CT'
subplot(3,3,2); imagesc(out_S_Gx); colormap gray; axis off equal; title 'CT with Sobel(Horizontal)'
subplot(3,3,3); imagesc(out_S_Gy); colormap gray; axis off equal; title 'CT with Sobel(Vertical)'
subplot(3,3,4); imagesc(data); colormap gray; axis off equal; title 'Original CT'
subplot(3,3,5); imagesc(out_P_Gx); colormap gray; axis off equal; title 'CT with Prewitt'
subplot(3,3,6); imagesc(out_P_Gy); colormap gray; axis off equal; title 'CT with Prewitt'
subplot(3,3,7); imagesc(data); colormap gray; axis off equal; title 'Original CT'
subplot(3,3,8); imagesc(out_L_Gx); colormap gray; axis off equal; title 'CT with Laplacian'
subplot(3,3,9); imagesc(out_L_Gy); colormap gray; axis off equal; title 'CT with Laplacian'
```

2.4 Various Kernels with Convolution; Sobel, Prewitt, Laplacian

Original CT | CT with Sobel(Horizontal) | CT with Sobel(Vertical)

Original CT | CT with Prewitt | CT with Prewitt

Original CT | CT with Laplacian | CT with Laplacian

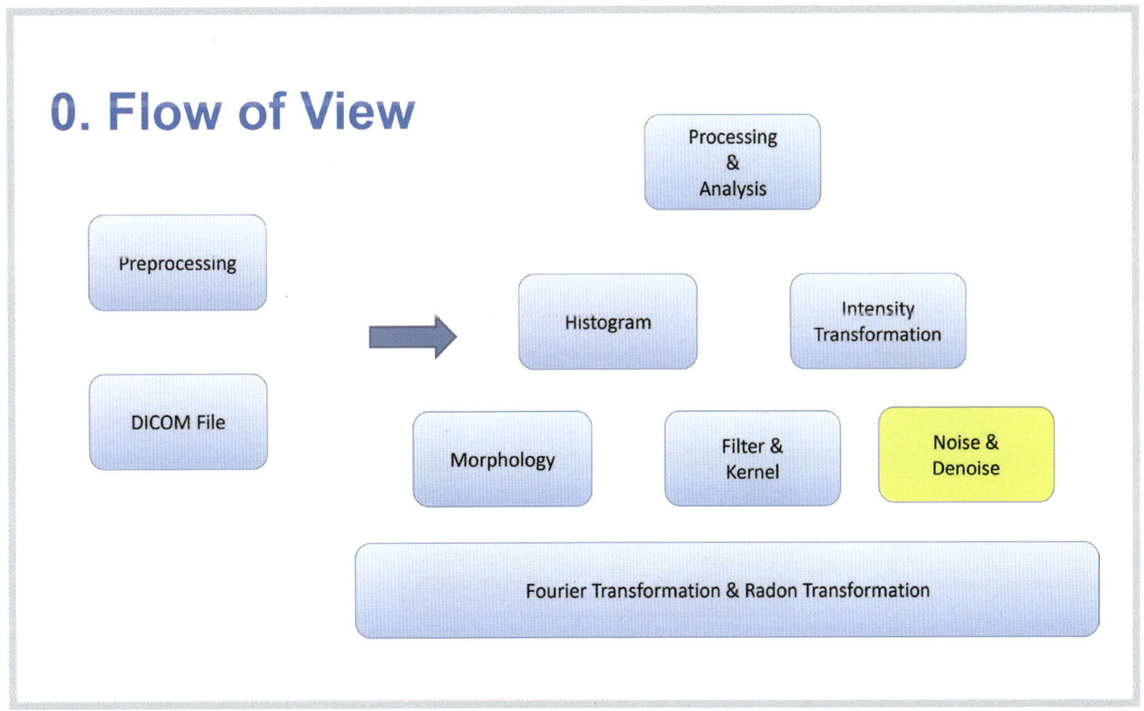

1. Preprocessing with CT head image

CHA04_Filters.m

```
%% Initialize
clc;  % Remove command Window
close all;  % Close one or more figures
clear all;  % Remove items from workspace, freeing up system memory

%% Read Jpeg file
data = imread('/Users/Jun/Documents/Dicom/CT/head.jpeg');

%% Preprocessing Jpeg file using imresize>rescale>double>im2gray
data_resize = imresize(data, [256 256]);
data_rescale = rescale(data_resize);
data_double = double(data_rescale);
data_gray = im2gray(data_double);

%Visualization
figure; imagesc(data_gray); colormap gray; axis off equal;
```

Name ▲	Value
data	256x256x3 double
data_double	256x256x3 double
data_gray	256x256 double
data_rescale	256x256x3 double
data_resize	256x256x3 double

1. Preprocessing with CT head image

Original Head Image

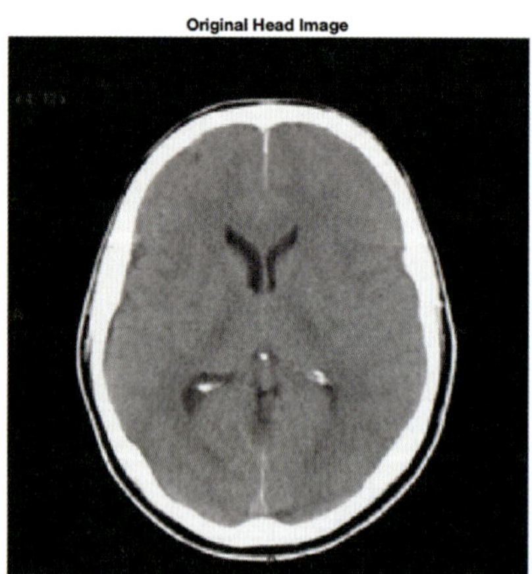

2.1 Processing using various noise; function 'imnoise'

```
%% Processing using various noise; function 'imnoise'
data = data_gray;
F = imnoise(data, 'gaussian'); % index is Mean of Gaussian noise
F2 = imnoise(data, 'salt & pepper'); % index is noise density
F3 = imnoise(data, 'speckle'); % index is Varianceof multiplicative noise

figure;
subplot(3,3,1); imagesc(data); colormap gray; axis off equal; title 'Original Head image'
subplot(3,3,[2 3]); imhist(data); ylim ([0 1000]); title 'Origin Head Histogram'
subplot(3,3,4); imagesc(F); colormap gray; axis off equal; title 'Gaussian Noise'
subplot(3,3,5); imagesc(F2); colormap gray; axis off equal; title 'Salt & Pepper'
subplot(3,3,6); imagesc(F3); colormap gray; axis off equal; title 'Speckle'
subplot(3,3,7); imhist(F); ylim ([0 1000]); title 'Gaussian N. Histogram'
subplot(3,3,8); imhist(F2); ylim ([0 1000]); title 'Salt & P. Histogram'
subplot(3,3,9); imhist(F3); ylim ([0 1000]); title 'Speckle'
```

2.1 Processing using various noise; function 'imnoise'

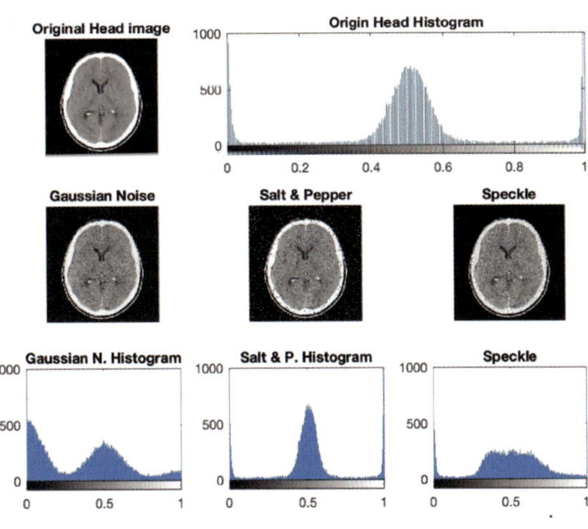

2.1 Processing using various noise; function ‘imnoise’, index = 0.2

```
%% Processing using various noise; function 'imnoise'
data = data_gray;
F = imnoise(data, 'gaussian',0.2); % 0.2 index is Mean of Gaussian noise
F2 = imnoise(data, 'salt & pepper',0.2); % 0.2 index is noise density
F3 = imnoise(data, 'speckle',0.2); % 0.2 index is Varianceof multiplicative noise

figure;
subplot(3,3,1); imagesc(data); colormap gray; axis off equal; title 'Original Head image'
subplot(3,3,[2 3]); imhist(data); ylim ([0 1000]); title 'Origin Head Histogram'
subplot(3,3,4); imagesc(F); colormap gray; axis off equal; title 'Gaussian Noise'
subplot(3,3,5); imagesc(F2); colormap gray; axis off equal; title 'Salt & Pepper'
subplot(3,3,6); imagesc(F3); colormap gray; axis off equal; title 'Speckle'
subplot(3,3,7); imhist(F); ylim ([0 1000]); title 'Gaussian N. Histogram'
subplot(3,3,8); imhist(F2); ylim ([0 1000]); title 'Salt & P. Histogram'
subplot(3,3,9); imhist(F3); ylim ([0 1000]); title 'Speckle'
```

2.1 Processing using various noise; function ‘imnoise’, index = 0.2

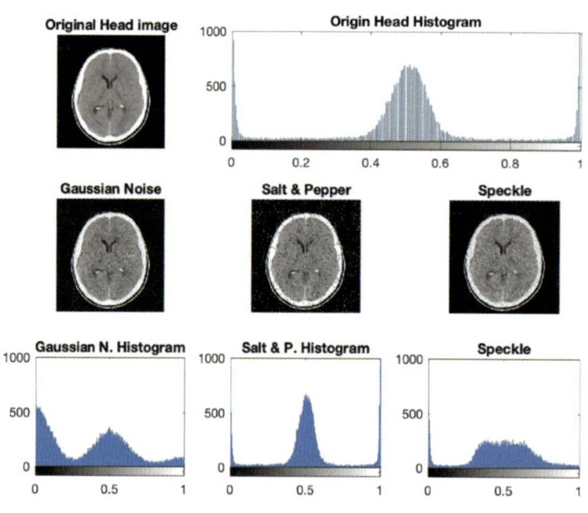

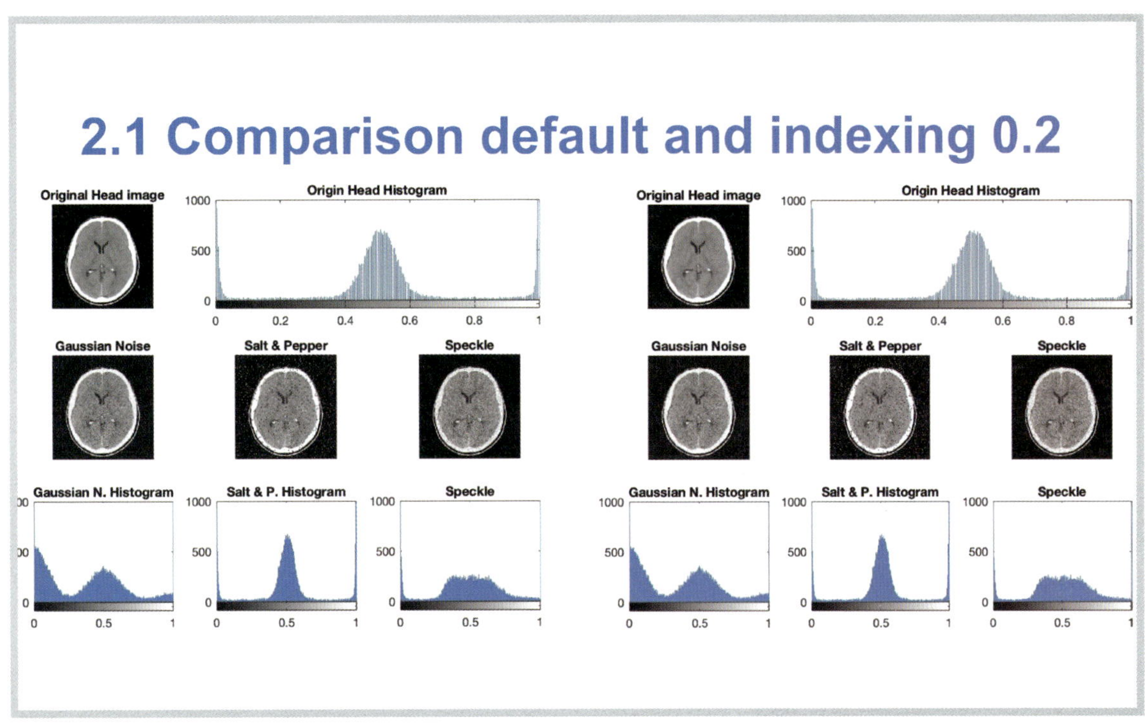
2.1 Comparison default and indexing 0.2
Original Head image
Origin Head Histogram
Gaussian Noise
Salt & Pepper
Speckle
Gaussian N. Histogram
Salt & P. Histogram
Speckle
Original Head image
Origin Head Histogram
Gaussian Noise
Salt & Pepper
Speckle
Gaussian N. Histogram
Salt & P. Histogram
Speckle

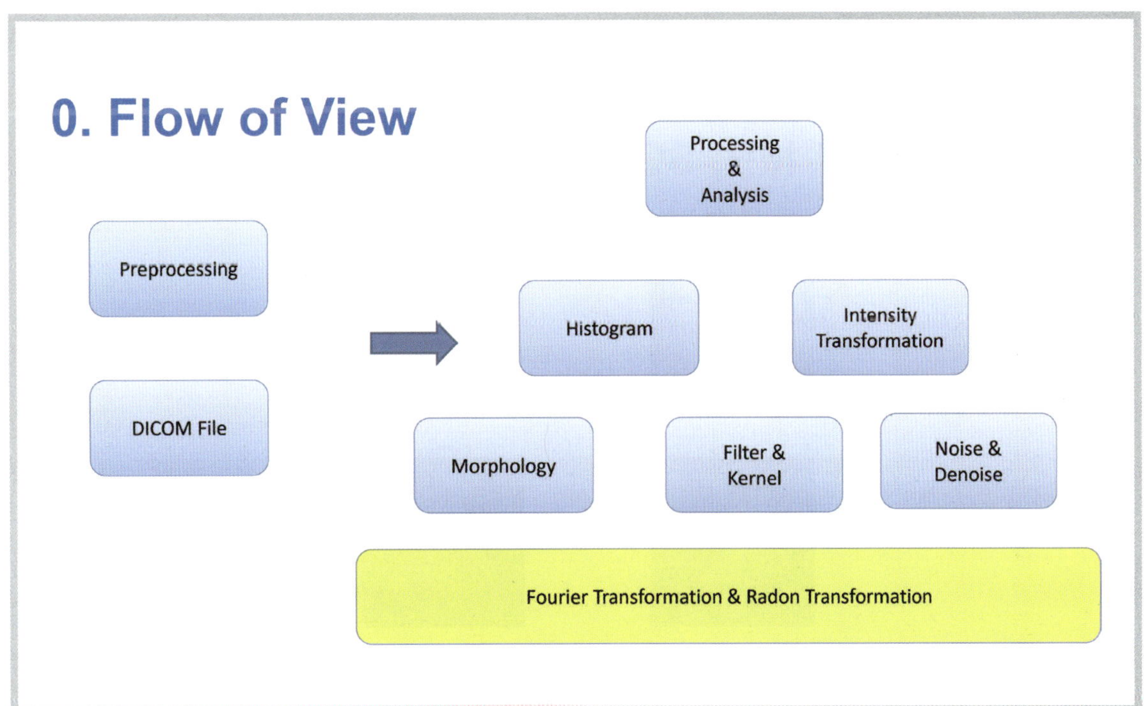
0. Flow of View
Processing & Analysis
Preprocessing
Histogram
Intensity Transformation
DICOM File
Morphology
Filter & Kernel
Noise & Denoise
Fourier Transformation & Radon Transformation

1. Preprocessing with various section; General, CT, MR, SONO

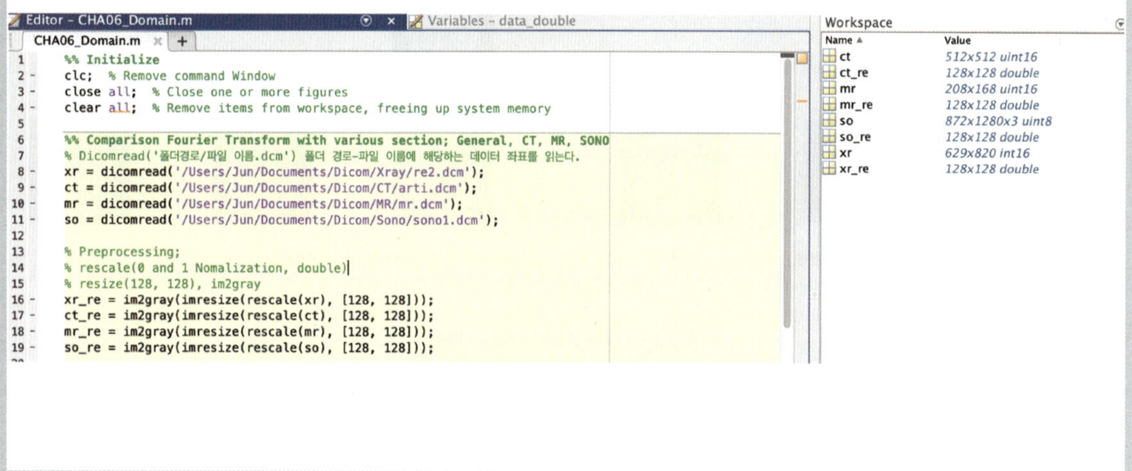

1. Preprocessing with various section; General, CT, MR, SONO

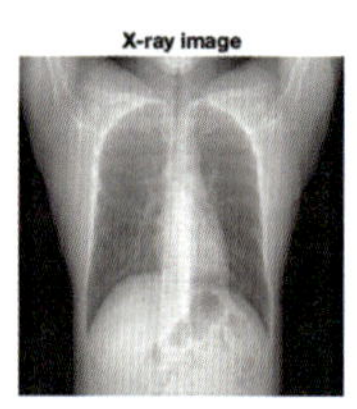

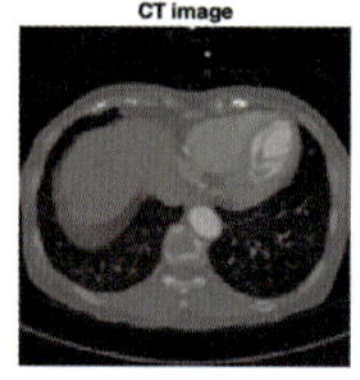

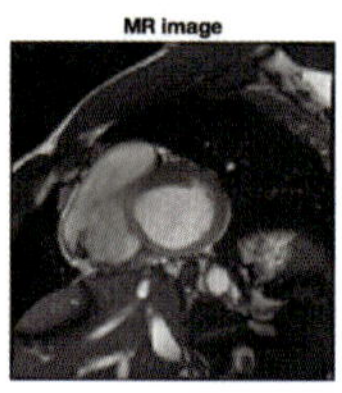

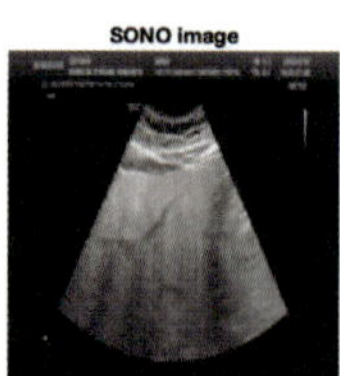

2. Fourier Transformaion with various section; General, CT, MR, SONO

```
%% Comparison Fourier Transform with various section; General, CT, MR, SONO
xr_FT = fftshift(fft2(xr_re));
ct_FT = fftshift(fft2(ct_re));
mr_FT = fftshift(fft2(mr_re));
so_FT = fftshift(fft2(so_re));


figure;
subplot(2,4,1); imagesc(xr_re); colormap gray; axis off square; title 'X-ray image'
subplot(2,4,2); imagesc(ct_re); colormap gray; axis off square; title 'CT image'
subplot(2,4,3); imagesc(mr_re); colormap gray; axis off square; title 'MR image'
subplot(2,4,4); imagesc(so_re); colormap gray; axis off square; title 'SONO image'
subplot(2,4,5); imagesc(log10(abs(xr_FT))); colormap gray; axis off square; title 'X_ray Fourier Domain'
subplot(2,4,6); imagesc(log10(abs(ct_FT))); colormap gray; axis off square; title 'CT Fourier Domain'
subplot(2,4,7); imagesc(log10(abs(mr_FT))); colormap gray; axis off square; title 'MR Fourier Domain'
subplot(2,4,8); imagesc(log10(abs(so_FT))); colormap gray; axis off square; title 'SONO Fourier Domain'
```

2. Fourier Transformaion with various section; General, CT, MR, SONO _ Fourier Domain

X-ray image

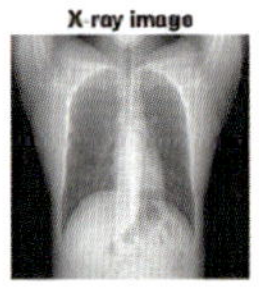

CT image

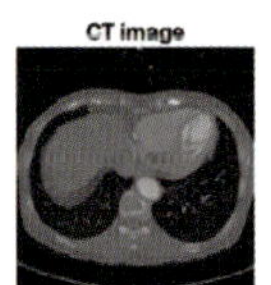

MR image

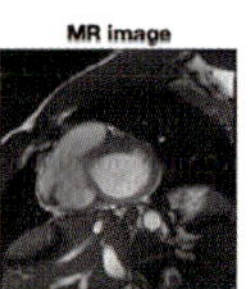

SONO image

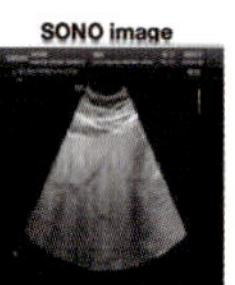

X_ray Fourier Domain

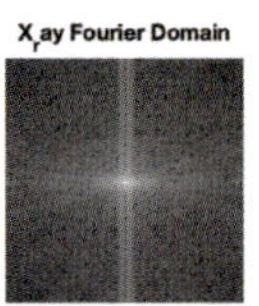

CT Fourier Domain

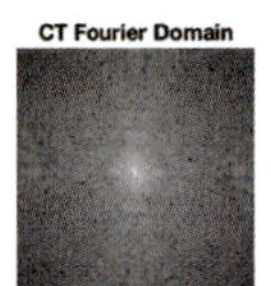

MR Fourier Domain

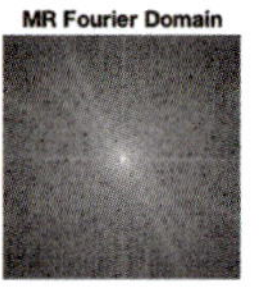

SONO Fourier Domain

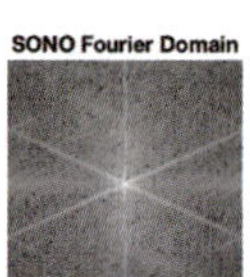

2. Radon Transformaion with various section; General, CT, MR, SONO

```
%% Comparioson Radon Transformation with various; General, CT, MR, SONO
%radon function; radon(I, theta) returns the Radon transformation for the
%anlges specified by theta
theta = 0:180;
xr_RA = radon(xr_re, theta);
ct_RA = radon(ct_re, theta);
mr_RA = radon(mr_re, theta);
so_RA = radon(so_re, theta);

figure;
subplot(2,4,1); imagesc(xr_re); colormap gray; axis off square; title 'X-ray image'
subplot(2,4,2); imagesc(ct_re); colormap gray; axis off square; title 'CT image'
subplot(2,4,3); imagesc(mr_re); colormap gray; axis off square; title 'MR image'
subplot(2,4,4); imagesc(so_re); colormap gray; axis off square; title 'SONO image'
subplot(2,4,5); imagesc(xr_RA); colormap gray; axis off square; title 'X-ray Radon Transformation'
subplot(2,4,6); imagesc(ct_RA); colormap gray; axis off square; title 'CT Radon Transformation'
subplot(2,4,7); imagesc(mr_RA); colormap gray; axis off square; title 'MR Radon Transformation'
subplot(2,4,8); imagesc(so_RA); colormap gray; axis off square; title 'SONO Radon Transformation'
```

2. Radon Transformaion with various section; General, CT, MR, SONO _Sinogram

X-ray image

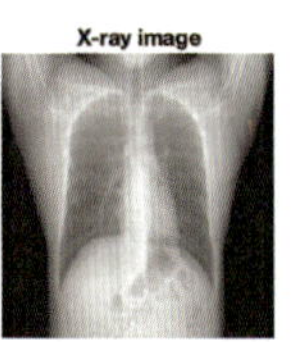

CT image

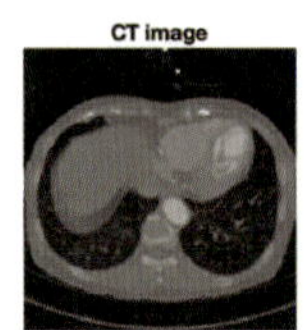

MR image

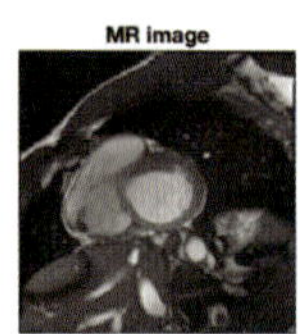

SONO image

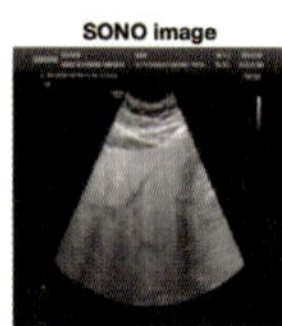

X-ray Radon Transformation

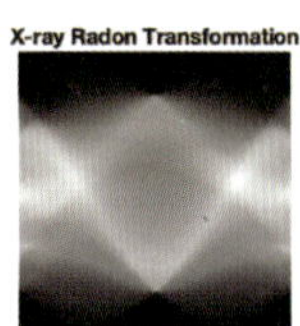

CT Radon Transformation

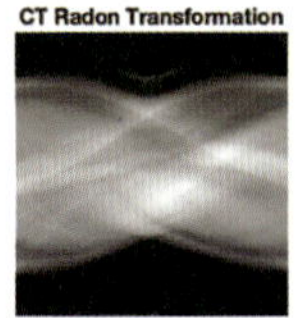

MR Radon Transformation

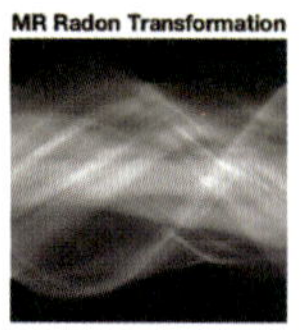

SONO Radon Transformation

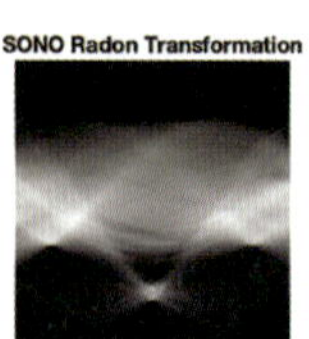

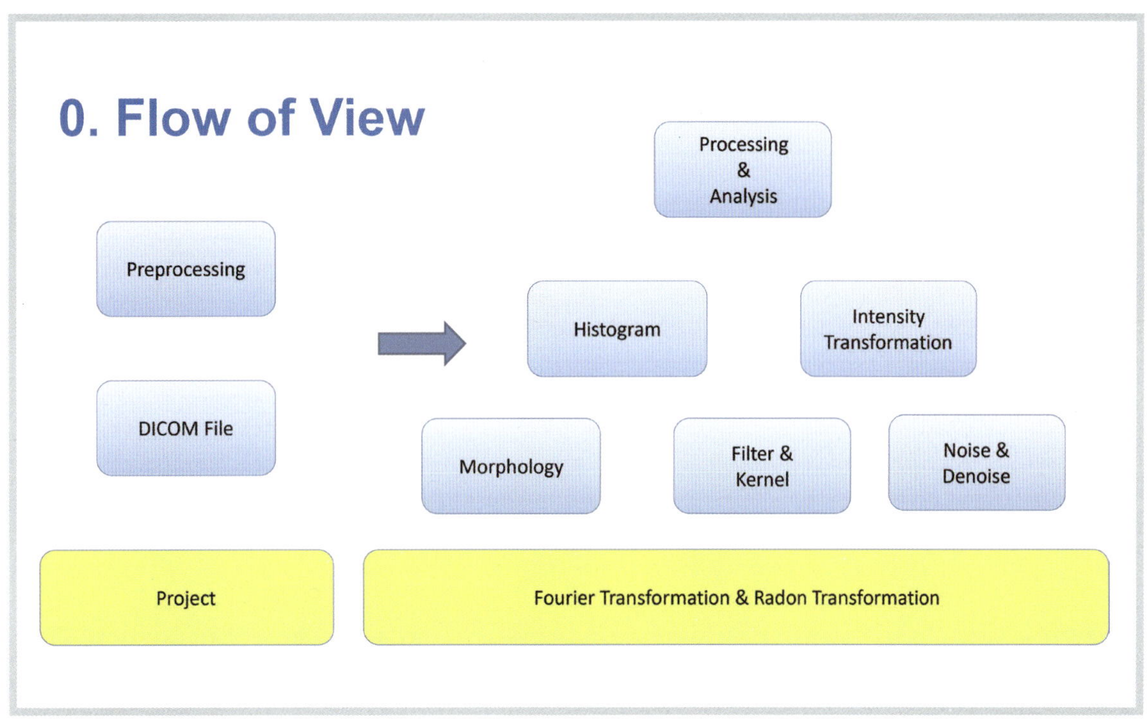
0. Flow of View
Processing & Analysis
Preprocessing
Histogram
Intensity Transformation
DICOM File
Morphology
Filter & Kernel
Noise & Denoise
Project
Fourier Transformation & Radon Transformation

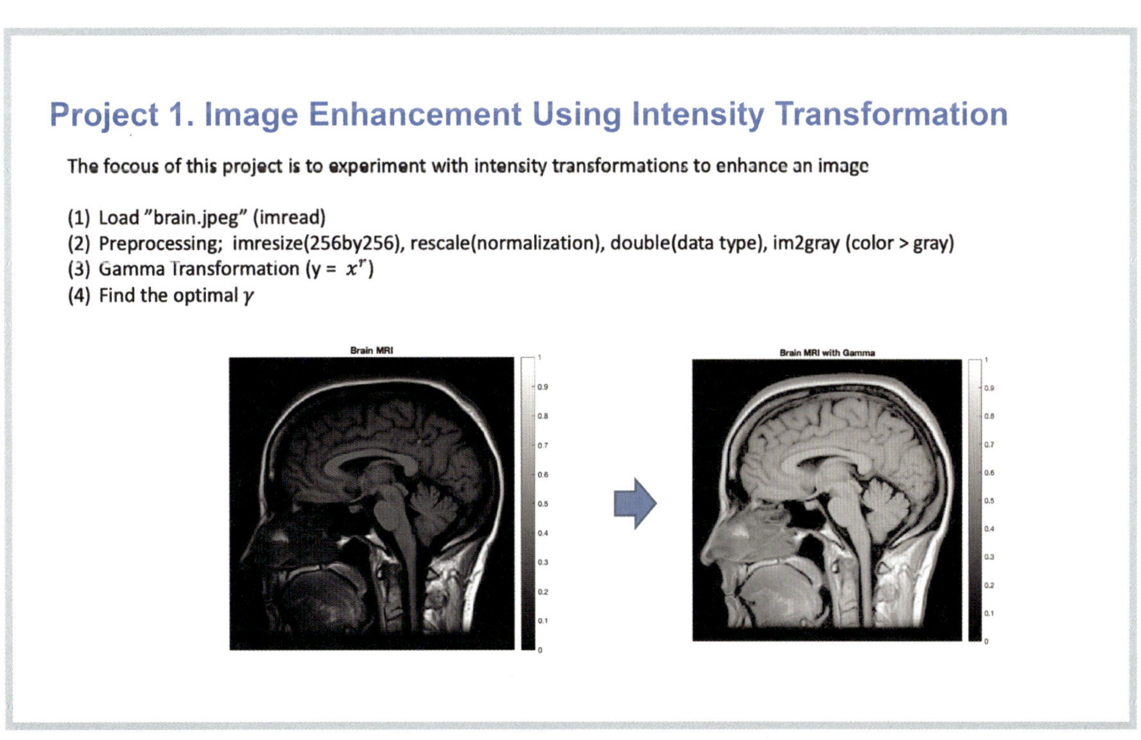
Project 1. Image Enhancement Using Intensity Transformation
The focous of this project is to experiment with intensity transformations to enhance an image
(1) Load "brain.jpeg" (imread)
(2) Preprocessing; imresize(256by256), rescale(normalization), double(data type), im2gray (color > gray)
(3) Gamma Transformation (y = x^{γ})
(4) Find the optimal γ
Brain MRI
Brain MRI with Gamma

Project 1. Image Enhancement Using Intensity Transformation

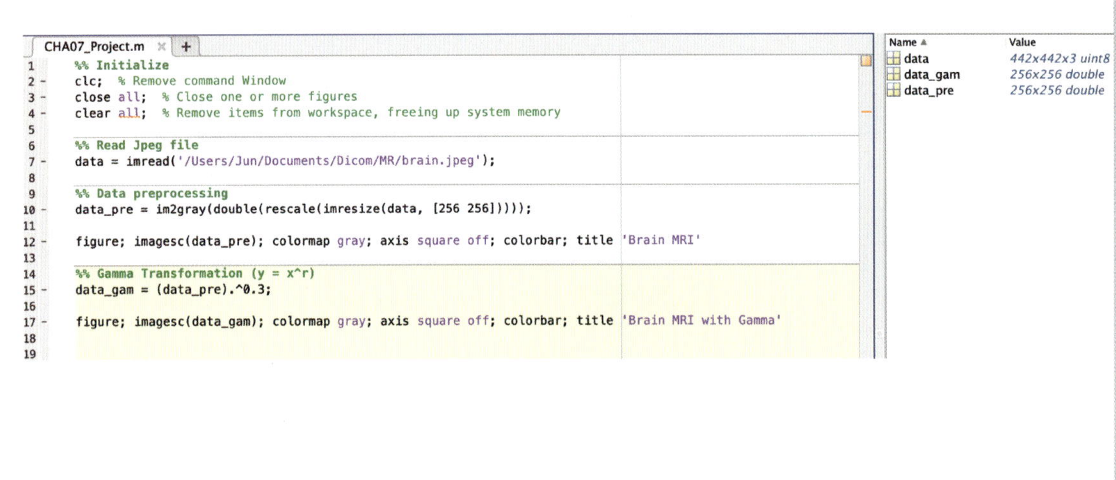

Project 2. Histogram Equalization

The focous of this project is to experiment with intensity transformations to enhance an image

(1)Load "brain.jpeg" (imread)
(2)Preprocessing; imresize(256by256), rescale(normalization), double(data type), im2gray (color > gray)
(3)Histogram Equalization(histeq)

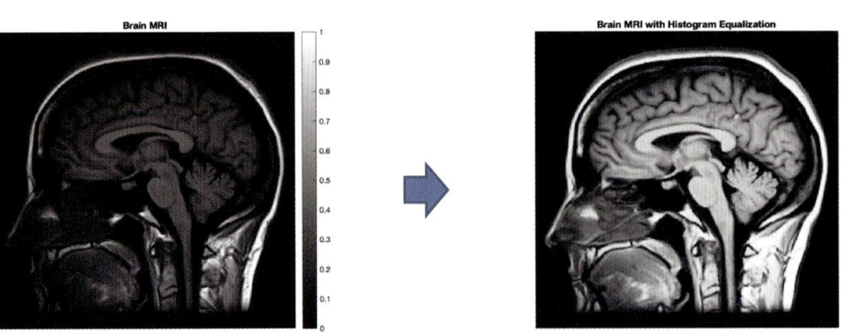

Project 2. Histogram Equalization

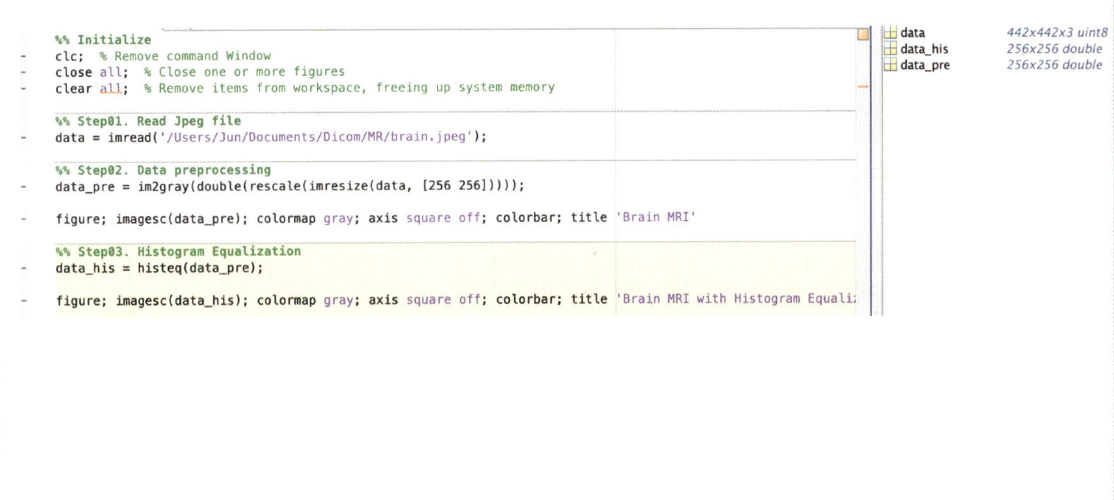

Project 3. Adaptive Histogram Equalization

The focous of this project is to experiment with intensity transformations to enhance an image

(1)Load "brain.jpeg" (imread)
(2)Preprocessing; imresize(256by256), rescale(normalization), double(data type), im2gray (color > gray)
(3)Adaptive Histogram Equalization using the function "adapthisteq" (CLAHE algorithm)

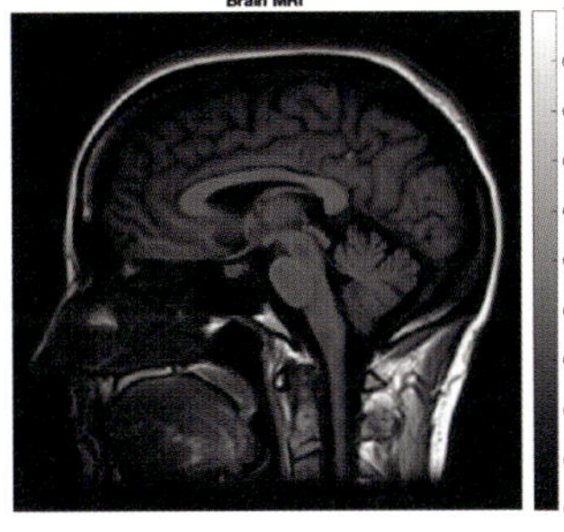

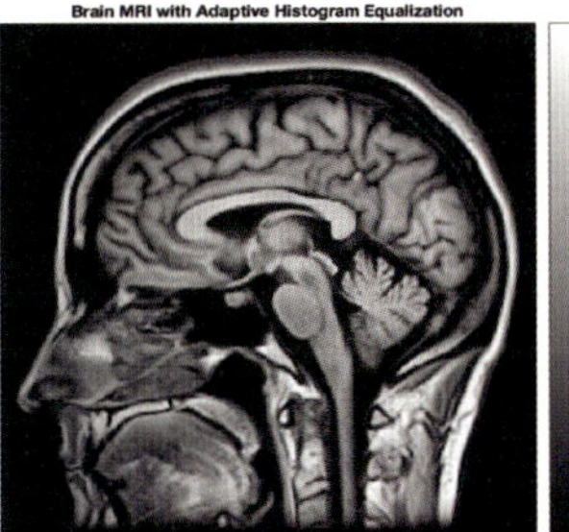

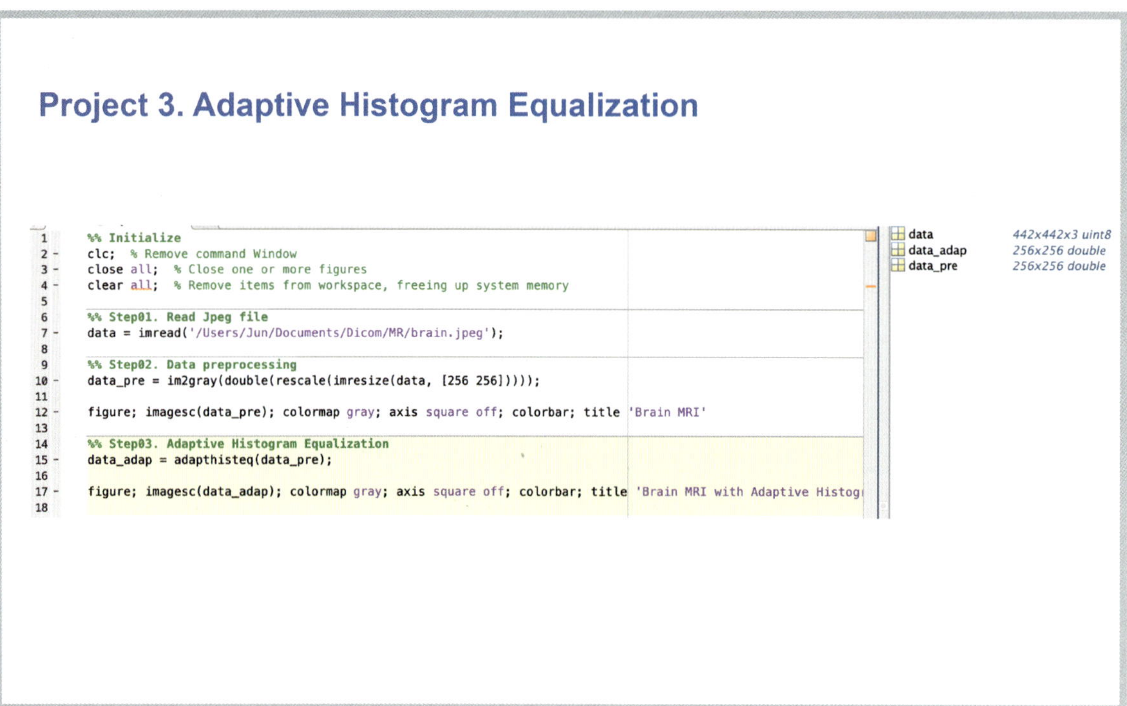

Project 3. Adaptive Histogram Equalization
%% Initialize
clc; % Remove command Window
close all; % Close one or more figures
clear all; % Remove items from workspace, freeing up system memory
%% Step01. Read Jpeg file
data = imread('/Users/Jun/Documents/Dicom/MR/brain.jpeg');
%% Step02. Data preprocessing
data_pre = im2gray(double(rescale(imresize(data, [256 256]))));
figure; imagesc(data_pre); colormap gray; axis square off; colorbar; title 'Brain MRI'
%% Step03. Adaptive Histogram Equalization
data_adap = adapthisteq(data_pre);
figure; imagesc(data_adap); colormap gray; axis square off; colorbar; title 'Brain MRI with Adaptive Histog
data 442x442x3 uint8
data_adap 256x256 double
data_pre 256x256 double

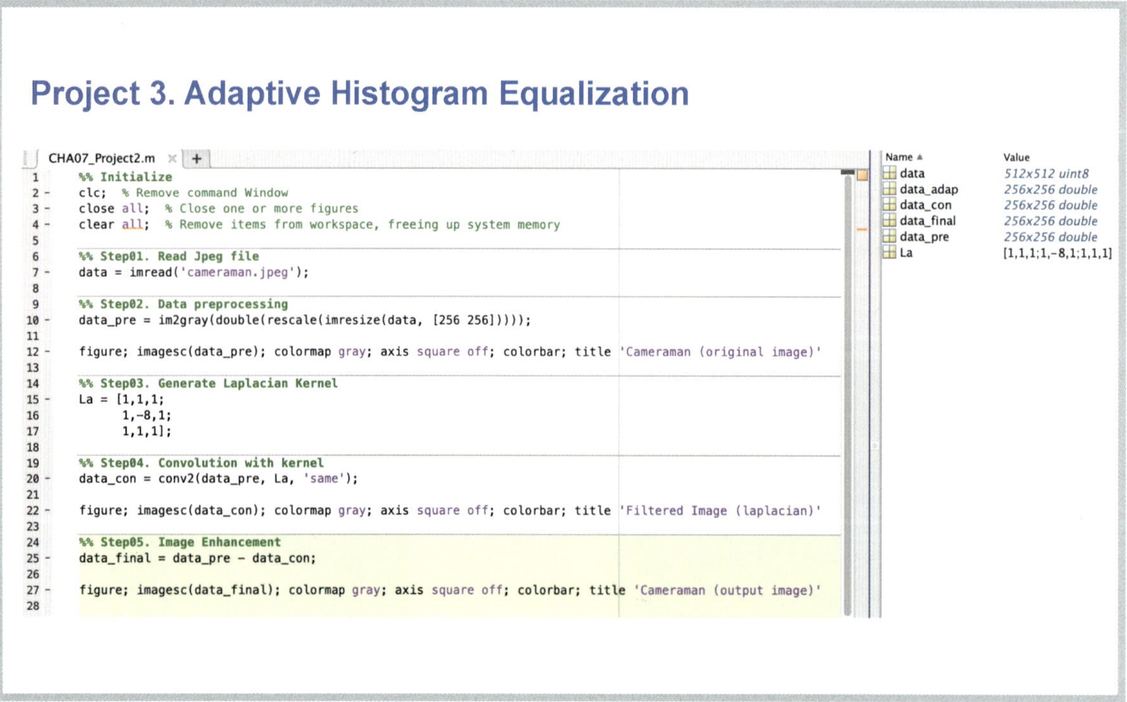

Project 3. Adaptive Histogram Equalization
CHA07_Project2.m
%% Initialize
clc; % Remove command Window
close all; % Close one or more figures
clear all; % Remove items from workspace, freeing up system memory
%% Step01. Read Jpeg file
data = imread('cameraman.jpeg');
%% Step02. Data preprocessing
data_pre = im2gray(double(rescale(imresize(data, [256 256]))));
figure; imagesc(data_pre); colormap gray; axis square off; colorbar; title 'Cameraman (original image)'
%% Step03. Generate Laplacian Kernel
La = [1,1,1;
1,-8,1;
1,1,1];
%% Step04. Convolution with kernel
data_con = conv2(data_pre, La, 'same');
figure; imagesc(data_con); colormap gray; axis square off; colorbar; title 'Filtered Image (laplacian)'
%% Step05. Image Enhancement
data_final = data_pre - data_con;
figure; imagesc(data_final); colormap gray; axis square off; colorbar; title 'Cameraman (output image)'
Name
Value
data 512x512 uint8
data_adap 256x256 double
data_con 256x256 double
data_final 256x256 double
data_pre 256x256 double
La [1,1,1;1,-8,1;1,1,1]

Project 4. Enhancement Using the Laplacian

1	1	1
1	-8	1
1	1	1

The focus of this project is to experiment with intensity transformations to enhance an image

(1) Load "cameraman.jpeg" (imread)
(2) Preprocessing; imresize(256by256), rescale(normalization), double(data type), im2gray (color > gray)
(3) Generate Laplacian Kernel
(4) Convolution
(5) Image Enhancement: $g(x,y) = f(x,y) - \nabla^2 f(x,y)$

- $g(x,y)$: $output\ image$; $f(x,y)$: $original\ image$; $\nabla^2 f(x,y)$: $filtered\ image$ (Laplacian)

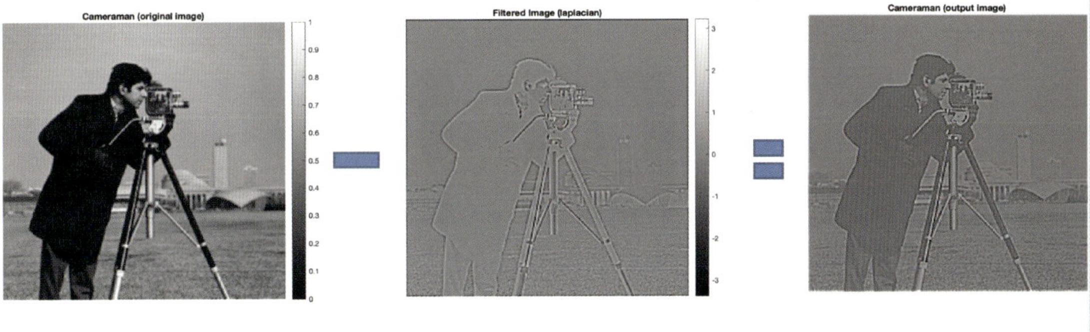

Project 5. Chest X-ray Lung Segmentation

Load "CXR.png"

(1) Image Re-sizing (512, 512)
for reducing computational processing time
(2) Median Filtering (window size = [17, 17], using the function "medfilt2")
for smoothing
(3) Edge Detection with Canny method (using the function "edge")
(4) Closing (using the function "imclose" and "disk" type structuring element with suitable radius)
for connecting nearest pixels in lung region
(5) Hole Filling (using the function "imfill" with "holes")
for creating initial lung mask
(6) Opening (using the function "imopen" and "disk" type structuring element with suitable radius)
for disconnecting unwanted pixels in lung region
(7) Removing small components (using the function "bwareaopen" with suitable "P")
(8) Overlay using the function "imoveraly(img, mask)"

Project 5. Chest X-ray Lung Segmentation

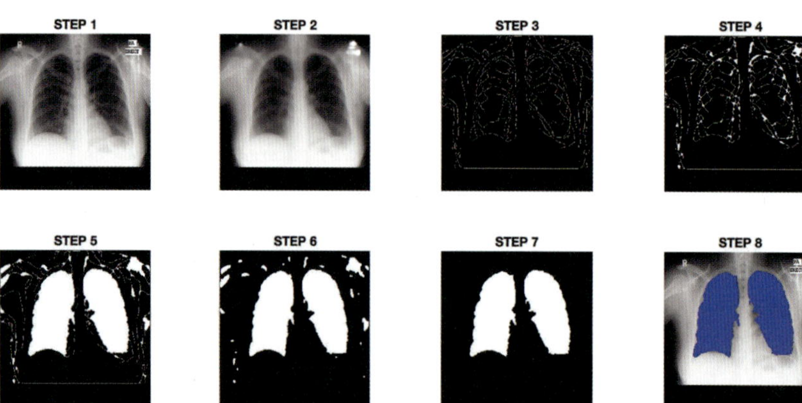

Project 5. Chest X-ray Lung Segmentation

```
%% Project 5.
%(1). Image Re-sizing
img = imresize(imread('/Users/Jun/Documents/MATLAB/Simple Project/CXR.png'), [512 512]);
figure; imagesc(img); colormap gray; axis square; title 'STEP 1'

%(2). Median Filtering ; medfilt2 [17 17]
img_filter = medfilt2(img, [17 17]);
figure; imagesc(img_filter); colormap gray; axis square; title 'STEP 2'

%(3). Edge_Canny method
img_canny = edge(img_filter, 'Canny');
figure; imagesc(img_canny); colormap gray; axis square; title 'STEP 3'

%(4). Closing
img_close = imclose(img_canny, strel('disk', 4));
figure; imagesc(img_close); colormap gray; axis square; title 'STEP 4'

%(5). Hole Filling
img_fill = imfill(img_close, 'holes');
figure; imagesc(img_fill); colormap gray; axis square; title 'STEP 5'

%(6). Opening
img_open = imopen(img_fill, strel('disk', 3));
figure; imagesc(img_open); colormap gray; axis square; title 'STEP 6'

%(7). bwareaopen
img_bwa = bwareaopen(img_open, 2500);
figure; imagesc(img_bwa); colormap gray; axis square; title 'STEP 7'

%(8). Overlay
img_over = imoverlay(img, img_bwa, 'blue');
figure; imagesc(img_over); colormap gray; axis square; title 'STEP 8'
```

부록

```
%% Step.1 Dicom Data Preprocessing(다이콤 파일 전처리하기)
%% Read Dicom file
data = dicomread('scout.dcm'); % 변수명 = dicomread(경로) : read Dicom image
info = dicominfo('scout.dcm'); % 변 수 명 = dicominfo( 경 로 ) : read Dicom
infomation
%% Change Data type to double
data_double = double(data);
%% HU scale로 변경
data_HU = data_double * info.RescaleSlope + info.RescaleIntercept;
%% min-max Normalization
max_value = max(data_double(:));
min_value = min(data_double(:));
data_norm = (data_double-min_value) / (max_value - min_value);
%% visulization code
figure; imagesc(data_norm); colormap gray; colorbar; caxis([0 1]); title 'CT
Scout'
axis equal; axis off;
```

부록

```
%% Intensity Transformation_Gamma correction
gamma1 = (data_norm).^0.2;
gamma2 = (data_norm).^0.4;
%% Intensity Transformation_Inversion
data_inv = 1 - data_norm;
%% Intensity Transformation; function_histeq
%'histeq' function is to onhance contrast using histogram equalization
data_his = histeq(data_norm);
%% Simple Segmentation using Morphology
%Make the body mask with 0 value, except for lung area.
body_mask1 = data_norm > 0.26;
body_mask2 = bwareaopen(body_mask1,50000); % Remove small objects from binary
image
body_mask3 = imfill(body_mask2,'holes'); % Fill image regions and holes
body_mask4 = imdilate(body_mask3, strel('disk',5)); % Dilate image
body_mask5 = imerode(body_mask4, strel('disk',15)); % Erode image
```

부록

```
%% Generate various Filters using Convolution; Sobel
%Sobel Kernel
S_Gx = [-1,-2,-1;
0,0,0;
1,2,1];
S_Gy = [-1,0,1;
-2,0,2;
-1,0,1];
% conv2(input, kernel, shape), 'same' is same as input size
out_S_Gx = conv2(data, S_Gx, 'same');
out_S_Gy = conv2(data, S_Gy, 'same');
%% Processing using various filters; function 'fspecial'
data = data_gray;
F = fspecial('motion',10,45); %10 index is size of motion, 45 index is angle of motion
F2 = fspecial('motion',20,45);
F3 = fspecial('motion',30,45);
figure; imagesc(F); colormap gray;
data_mo = imfilter(data,F,'replicate'); % to equal the nearest array border value
data_mo2 = imfilter(data,F2,'replicate');
data_mo3 = imfilter(data,F3,'replicate');
```

부록

```
%% Edge enhancement
% this function is to find edge in intensity image
BW1 = edge(data, 'canny');
BW2 = edge(data, 'sobel');
%% Processing using various noise; function 'imnoise'
data = data_gray;
F = imnoise(data, 'gaussian'); % index is Mean of Gaussian noise
F2 = imnoise(data, 'salt & pepper'); % index is noise density
F3 = imnoise(data, 'speckle'); % index is Variance of multiplicative noise
```

Chapter 25

초음파 의료영상에서 ATS 535H 팬텀을 이용한 해상력 특성 평가

Evaluation of the Resolution Characteristics by Using ATS 535H Phantom for Ultrasound Medical Imaging

Abstract

This study was purpose to assessment of the resolution characteristics by using ATS 535H Basic quality assurance (QA) phantom for ultrasound.

The ultrasound equipment was used Logiq P6 (Ultrasound, GE Healthcare System, Chicago, IL, USA). And the ultrasound transducer were used Convex 4C (4～5.5 MHz), Linear 11L (10～13 MHz), Sector 3SP (3～5.5 MHz) probe.

As for the noise power spectrum (NPS) comparison results by using ATS 535H Basic QA ultrasound phantom and Convex 4C, Linear 11L, Sector 3SP probe. The NPS value of the Convex 4C probe image was 0.0049, Linear 11L probe image was 0.0049, Sector 3SP probe image was 0.1422 when the frequency is 1.0 mm^{-1}. The modulation transfer function (MTF) comparison results by using ATS 535H Basic QA ultrasound phantom and Linear 11L probe the MTF value of the 3 cm focus image was 0.7511 and 4 cm focus image was 0.9001 when the frequency is 1.0 mm^{-1}.

This study was presented characteristics of spatial resolution a quantitative evaluation methods by using ultrasound medical images for QA of ultrasound medical QA phantom. The quality control (QC) for equipment maintenance can be efficiently used in the clinic due to the quantitative evaluation of the NPS and MTF as the standard methods. It is meaningful in that it is applied mutatis mutandis and presented the results of physical resolution characteristics of the ultrasound medical image.

keyword ATS 535H Phantom, Noise Power Spectrum, Modulation transfer function, Edge method, Resolution Characteristics, Quality Assurance

중심단어 ATS 535H 팬텀, 잡음전력스펙트럼, 변조전달함수, 해상력특성, 품질보증

I. 서론

초음파 의료 장비와 콘솔 사이에서의 데이터 변환 구현 기술은 더욱 더 영상속도의 향상 및 초음파 의료영상에 대한 정보 손실을 줄이는 중요한 특징이 된다[1,2]. 하지만, 정보 손실이 적다고는 하지만 의료 정보에 대한 제공을 정확하게 수행할 필요가 있다. 그러므로 초음파 의료영상은 병원에서 사용하는 최신 의료영상장비이며, 정확하게 수행평가를 하면서 환자에게 많은 의료 정보를 제공하게 된다. 그리고 초음파 의료영상은 진단 정보를 제공함에 있어 초음파 장비에 대한 품질보증(Quality Assurance, QA)을 요구하고 있다[1]. 가장 기본이 되는 물리적인 전기 안정상태, 조정 모니터의 성능상태, 팬텀 측정에 대한 권장사항, 트랜스듀서의 센서의 기능적 상태를 확인하는 방법 등이 있다[1, 2]. 또한, 일반적으로 정량적인 영상 품질관리는 시간이 많이 소요되는 실정이다. 이에 객관적이면서 정량적으로 평가할 수 있는 잡음전력스펙트럼(Noise Power Spectrum, NPS)측정방법 및 변조전달함수(Modulation Transfer Function, MTF)가 있다[3-8]. 특히, 초음파 영상에 대한 공간해상력을 측정하는 방법으로써 많이 사용되고 있으며, 초음파 의료 장비에 대한 유지 보수 및 사용이 유용하도록 요구도가 증가하고 있는 추세이다[1,2].

기존의 국내 · 외 연구를 보면 변조전달함수를 평가하는데 있어서는 기존의 전통적인 Edge 방법 및 다양한 방법을 이용하고 있는 실정이다[9-14]. 또 다른 방법으로는 Marcus Kaar등은 팬텀을 개발하여 원형의 방사형 형태의 공간해상력을 측정하는 방법을 이용하는 추세이기도 하다[2]. 이에, 연구에서는 정량적인 재현성을 확인하고 효율적인 정량평가를 확인하기 위한 품질관리에 대한 요구도를 확인하는 방법으로 확인하고자 하였다. 우선, 잡음전력스펙트럼측정에 있어서 사용하는 프로브의 주파수대 및 타입에 따라서 측정값들의 변화가 다양하다는 것이다[1,2]. 또한, 초음파 의료영상은 묘사된 모서리의 각도에 따라서 방향성에 크게 의존하게 된다[2]. 물론 재질에 따라서도 많은 차이가 있을 수 있다[1,2]. 그러므로, 프로브들에 대한 측정기준을 주파수가 다른 관점에서의 잡음전력스펙트럼과 그리고 초점(Focus)이 다른 관점에서의 변조전달함수로 확인하는 방법을 구현하였다. 그러므로 실험에서는 팬텀을 이용한 초음파 의료영상에서는 점확산함수(Point Spread Function; PSF)를 확인 후에 Fig.25.1에서의 영상프로파일이 가우시안함수의 형태로 잡음 분포를 확인할 수 있었으며, Fourier Transform (FT)해서 해상력특성을 확인하였다[Fig.25.1][15-17]. 논문에서는 ATS 535H Basic QA 초음파 팬텀을 이용하여 초음파 의료장비의 물리적인 초음파의료영상에 대해서 공간해상력특성을 평가하였다.

II. 대상 및 방법

1. 실험도구

실험 대상으로는 Logiq P6(Ultrasound, GE Healthcare System, Chicago, IL, USA)를 초음파 의료기기를 사용하였으며, ATS 535H Basic QA(A CIRS Company, USA) 팬텀을 적용하여, Convex 4C (4~5.5 MHz), Linear 11L (10~13 MHz), Sector 3SP (3~5.5 MHz) 프로브를 이용하여 초음파 의료영상을 얻었다. 실험장비를 확인 후에 프로브들에 의한 왜곡된 영상이 나오지 않도록 수직 직각에 대한 영상을 얻었으며, 10회 반복에 의한 영상을 얻은 후 가장 왜곡이 되지 않은 영상을 선택하였다. 그리고 영상 측정은 ImageJ(Ver. 1.53n, Wayne Rasband National Institutes of Health, USA)를 이용하여 초음파 의료영상에 대한 정량적 평가하는 데 사용하였다.

2. 영상획득 및 기법

ATS 535H Basic QA 팬텀을 가지고 잡음전력스펙트럼을 측정하기 위해서 다른 프로브 Convex 4C, Linear 11L, Sector 3SP 세 개를 이용하였다. 그리고 기본적인 파라미터 조건은 Table 25.1과 같이 하였으며, Frequency만 4, 12, 3 MHz로 다르게 하여 다른 영상을 얻었다. 또한, 변조전달함수의 측정을 위해서 한 개의 Linear 11L 프로브를 이용하여 초점을 다르게 설정하여 각기 다른 영상획득을 하였다.

초음파 의료영상에 대한 파라미터들은 Table 25.1과 같다. 그리고 다수의 초음파 에코 신호의 간섭 및 인공물 등에 의한 보정 한 후 최초의 영상을 얻으며, 프로브별로 10회 반복해서 영상을 얻었다. 특히, 주목해야 할 내용은 논문에서 확인하고자하는 정량평가를 위해서 우선 주파수가 다른 관점에서의 잡음전력스펙트럼 그리고 초점이 다른 관점에서의 변조전달함수를 측정하고자 하였다.

3. 실험위치설정 및 영상분석 방법

다른 모습의 프로브 세 종류를 이용하여, Table 25.1과 같이 파라미터를 설정하였으며, 잡음전력스펙트럼 및 변조전달함수 측정 평가를 하기 위해서 Digital Image and Communications of Medicine (DICOM)영상을 얻는 과정에서 프로브의 중앙부에 위치하도록 하였다. 그리고 수평 유지를 위해 수평계를 사용하여 수평을 맞추어 가면서 영상을 얻으려고 했다. 그리고 실험에서 얻은 316 × 614, 2D DICOM 영상을 얻었다. 또한, 잡음전력스펙트럼 평가를 하기 위해서 화이트 잡음 영상을 인있으며, 측정의 정확도를 높이기 위해서 팬텀 영상의 위치에 따라서 달라질 수 있는 부분을 확인하면서, 팬텀 영상 여러 슬라이스 중 데이터가 일부 왜곡된 영상들에 대해서 Fig.25.1에서와 같이 선택해서 ImageJ로 영상분석을 반복하였다. 또 다른 변조전달함수 측정을 위해서 가장 최적의 영상 위치를 확인하였으며, Fig.25.1과 같이 실험 위치 설정과 맞게 공간해상력 특성을 측정하였다. 엣지 모양의 모서리 부분에 대해서 확인하는 작업을 반복하면서 영상들을 분석하는 작업을 Fig.25.1에서 보듯이 반복해서 영상을 분석하였다[Fig.25.1].

III. 결과

1. 주파수가 다른 세 가지 프로브의 잡음전력스펙트럼 비교

ATS 535H Basic QA 팬텀을 이용한 Convex 4C (4~5.5 MHz), Linear 11L (10~13 MHz), Sector 3SP (3~5.5 MHz) 프로브를 이용한 잡음전력스펙트럼 결과값은 각각의 잡음 분포값은 나이키스트 주파수 1.0 mm^{-1}에서 Convex 4C는 0.0049, Linear 11L는 0.0049, Sector 3SP는 0.1422로 나타났으며, 특이할 만한 내용은 나이키스트 주파수 2.5 mm^{-1}에서 Convex 4C는 0.0480, Linear 11L는 0.1039, Sector 3SP는 0.4299로 나타났다[Table 25.1, Fig.25.2].

2. 초점이 다른 Linear 프로브의 변조전달함수 비교

ATS 535H Basic QA 팬텀을 이용한 Linear 11L (10~13 MHz) 프로브를 이용한 변조전달함수 결과값은 각각의 잡음 분포값은 나이키스트 주파수 1.0 mm^{-1}일 때 초점 3 cm에서는 0.7511로 나타났으며, 초점 4 cm에서는 0.9001로 나타났다. 변조전달함수 값이 0.5일 때 나이키스트 주파수는 초점 3 cm에서는 2.2 mm^{-1}이며, 초점 4 cm에서는 2.5 mm^{-1}이다[Table 25.1, Fig.25.3,4].

IV. 고찰

논문에서는 임상적이면서, 실용적으로 접근할 방법을 모색하기 위해서 초음파 의료장비를 이용해서 잡음전력스펙트럼과 변조전달함수 측정을 위해서 ATS 535H Basic QA 팬텀을 가지고 초음파 의료영상을 획득하였다. 연구의 결과값들은 초음파 의료영상에서 나타나는 여러 가지 정량적 평가들을 표현하고 있다. 정량적인 결과값들은 영상에 표현되는 진단에 도움을 주는 방법으로 보다, 간단하면서도 편리한 주기적인 초음파영상 품질을 통해서 의료영상에 대한 품질보증을 실시한다면 장비의 효율성 및, 진단 및 진료에 유용하게 사용하는 도움을 줄 수 있을 것으로 생각한다.

일반적으로 의료영상에 대한 평가방법이 여러 가지가 있지만, 그중에서도 공간 분해능(Spatial Resolution)에 대한 평가방법이 정량적 · 정성적 방법이 혼용하는 방법을 임상에서 사용하고 있다. 특히나 많이 쓰이는 통계적 유의성에 의한 평균의 표준편차에 의한 방법 등을 구현하고 있는 것이 사실이다[6,9]. 또 다른 방법으로는 영상의 일정 영역에 대한 ROI를 확인함으로써 신호도 대 잡음비나 대조도 대 잡음비로 표현하는 방법도 일반화 되었다[6,9]. 그러므로, 평가 방법들에 대해서 편리성을 확보하고, 주기적인 평가 방법을 시행하는 것이 필요하다고 생각한다. 이번 연구에서는 점확산함수(Point Spread Function; PSF)를 확인 후에 Fig.25.1에서의 영상프로파일이 가우시안함수의 형태로 잡음 분포를 확인할 수 있었으며, 이후 Fourier Transform (FT)해서 해상력특성을 확인하였다[Fig.25.1]. 초음파 의료영상은 Fig.25.1에서 보듯이 방향성에 크게 의존하기 때문에 영상의 가장자리의 각도 변화는 결과적으로 잡음전력스펙트럼 및 변조전달함수에 큰 영향을 줄 수 있다[1,2]. 그 이유는 점 확산함수(PSF)의 잡음의 분포가 가우시안 형태의 불규칙한 Fig.25.1을 보면 확인할 수 있다. 그리고 조직 등가 팬텀에 사용할 수 있는 팬텀의 재질들은 가장자리 모서리가 매우 정확하게 유지되지 않을 수 있다[2]. 또한 초음파 영상은 방향과 깊이 그리고 주파수에 따라서 크게 의존한다[1,2]. 그러므로 초음파 의료영상에 대해 재현성이 유지 가능하고 비교 가능한 잡음전력스펙트럼 및 변조전달함수를 얻는데 있어 매우 중요한 정량적 평가의 기준이 될 수 있다.

기존의 의료영상장비의 CR, CT, MRI, LINAC, Mammography등 잡음전력스펙트럼들의 형태를 보면 공간해상력이 높을수록 저주파수의 공간해상력보다는 낮게 측정되는 것이 일반적이지만, 초음파 의료영상에서의 측정된 값들은 Fig.25.2에서 보듯이 중간지점의 주파수 영역대에서 잡음이 많은 상태로 표현이 된다[10,11,16,17]. 이는 초음파의 물리적인 특성으로 되돌아오면서 나타나는 영상의 균질성(Image Intensity Uniformity)들이 라고 할 수 있다[1,2]. 따라서, Linear 프로브가 가장 노이즈가 적은 값으로 표현 되는 이유도 모서리 부분까지도 정확성을 유지하면서 영상을 얻는 방법의 표현이라고 생각 된다[1,2].

그리고, 다른 측정값들 중에 변조전달함수 값이 초점 깊이에 따라서 주파수에 따르는 값들의 변화 등을 보았을 때 파라미터 중 초점이 작을수록 공간해상력값이 좋은 결과를 도출해 내었다. 그 이유는 4 cm 깊이에서의 변조전달함수는 3 cm에서의 측정값들 보다 좀 더 좋은 이유이기도 하다[Fig.25.3, 4]. 또 다른 해석으로는 초점의 깊이에서의 상대적인 잡음전력스펙트럼값이 다른 프로브들 보다 Linear 프로브가 상대적으로 좋은 이유가 될 수 있다고 할 수 있다(잡음값이 적다는 것은 좋은 값을 표현한다). 따라서, Fig.25.1에서 보듯이 초점이 달라질수록 그리고 프로브를 선형적으로 적용하지 않았을 시에도 점 확산함수(PSF)에서 보듯이 잡음이 많이 포함되어 있음을 알 수 있다. 그러므로 잡음전력스펙트럼은 균질성(Image Intensity Uniformity)을 평가할 수 있으며, 변조전달함수로는 해상력을 평가할 수 있다고 저자들은 생각 한다[Fig.25.2][1,2,4,10].

마지막으로, Marcus Kaar등은 팬텀을 개발하여 원형의 방사형 형태의 공간해상력을 측정하는 방법의 결과 변조전달함수 곡선은 모든 방향에서 평균화된 원본 이미지의 방사형 변조전달함수 품질을 나타낸다[2]. 그리고, 더 높은 주파수 초음파 의료영상으로 계산된 변조전달함수는 더 낮은 주파수 영상보다 모든 공간주파수에서 더 높은 전송 백분율을 보여준다[2]. 앞으로의 정량적 측정은 잡음전력스펙트럼과, 변조전달함수에 대한 측정법에 대해서 일반적으로 많이 사용하는 다양한 의료 장비의 측정법 일반화를 비롯한 Edge법 및 점확산함수를 이용하여 측정 되어야 한다. 특히나 팬텀의 개발에 의한 측정법들이 일반화 된다면 정량적 평가 방법이 보다 쉽게 측정하는 법으로 널리 이용되기를 희망한다. 따라서, 연구에서는 향후 측정을 위한 인체에 맞는 초음파 팬텀 개발을 하여 정량적인 측정 방법을 일반화해야 한다고 생각한다.

V. 결론

연구는 초음파의료장치의 품질보증에 대해서 초음파 의료영상을 이용하여, 정량적 평가방법을 제시하였으며, 공간해상력에 대한 특성을 연구하였다. ATS 535H Basic QA 팬텀을 이용하여 기준이 되는 잡음전력스펙트럼과, 변조전달함수의 정량적 평가로 인해서 임상에서 장비 유지를 위한 품질관리를 효율적으로 사용할 수 있으며, 공간해상력 특성에 대한 정량적 품질보증 평가 방법을 준용하고, 초음파 의료 장치의 물리적 해상 특성 결과값을 제시하였다는 데 의의가 있다.

Reference

[1] Outi Sipila, Vilma Mannila, Eija Vartiainen. Quality assurance in diagnostic ultrasound. European Journal of Radiology. 2011;80;519-25

[2] Marcus Kaar, Friedrich Semturs, Michael Figl et al., Quality Assurance for Ultrasound Scanners using a durable tissue-mimicking Phantom and radial MTF. SPIE, 2014;V9040;3;90401C7

[3] Min JW, Jeong HW, Kim KW, et al., Comparison of Noise Power Spectrum in Measurements by Using International Electrotechnical Commission Standard Devices in Indirect Digital Radiography. Journal of Radiological Science and Technology. 2018;41(5):457-62.

[4] Min JW, Jeong HW, Kim SC. Evaluation of Noise Power Spectrum Characteristics by Using Magnetic Resonance Imaging 3.0T. Journal of Radiological Science and Technology. 2021;44(1):279-88.

[5] Min JW, Jeong HW, Han JH, et al. Evaluation of the Resolution Characteristics by Using American College of Radiology Phantom for Magnetic Resonance Imaging. Journal of Radiological Science and Technology. 2022;45(1):11-7.
DOI: http://dx.doi.org/10.17946/JRST.2022.45.1.11

[6] Lee JW, Ahn KJ, Lee SK, Na DG, Oh CH, Chang YM, et al. Usefulness of ACR MRI phantom for quality assurance of MRI instruments. Journal Korean Society Radiology. 2006;54(1):47-55.

[7] Miyati T, Fujita H, Kasuga T et al., Measurements of MTF and SNR(f) using a subtraction method im MRI. Physics in medicine and biology. 2002;47:2961–72.
[8] Steckner MC, Drost DJ and Prato FS, Computing the modulation transfer function of a magnetic resonance imager. Med. Phys, 1994;21:483–9.
[9] Min JW, Jeong HW, Kim KW, et al. Study on the Resolution Characteristics by Using Magnetic Resonance Imaging 3.0T. Journal of Radiological Science and Technology. 2020;43(4):251–57.
[10] Jeong HW, Min JW, Kim JM, et al., Performance Characteristic of a CsI(Tl) Flat Panel Detector Radiography System. Journal of Radiological Science and Technology. 2012;35(2):109–17.
[11] Kim KW, Jeong HW, Min JW, et al., Evaluation of the Performance Characteristic for Mammography by Using Edge device. Journal of Radiological Science and Technology. 2016;39(3):415–20.
[12] Fujita H, Tasai DY, Itoh T et al., A simple method for determining the modulation transfer function in digital radiography. IEEE Trans Med Imaging. 1992;11(1):34–9.
[13] Samei E, Flynn MJ, Reimann DA et al., A method for measuring the presampled MTF of digital radiographic systems using an edge test device. Medical Physics. 1998;25:102.
[14] Greer PB, van Doorn T. Evaluation of an algorithm for the assessment of the MTF using an edge method. Medical Physics. 2000;27:2048.
[15] IEC (International Electro–technical Commission) 62220–1. Medical electrical equipment Characteristics of digital X–ray imaging devices Part 1: determination of the detective quantum efficiency. Geneva. 2003.
[16] Kim KW, Jeong HW, Min JW, et al., Measurement of Image Quality According to the Time of Computed Radiography System. Journal of Radiological Science and Technology. 2015;38(4):365–74.
[17] Kim KW, Jeong HW, Min JW, et al., Evaluation of the Modulation Transfer Function for Computed Tomography by Using American Association Physics Medicine Phantom. Journal of Radiological Science and Technology. 2016;39(2):193–8.

Table Captions.

Table 25.1 Imaging of by using ATS 535H QA phantom and Parameters of Probes

Table 25.1

Parameters	Convex 4C (4~5.5 MHz)	Linear 11L (10~13 MHz)	Linear 11L (10~13 MHz)	Sector 3SP (3~5.5 MHz)
Frequency(MHz)	4	12	12	3
Power(%)	100	100	100	100
DR(dB)	72	72	72	72
Gain(dB)	56	56	56	56
Depth(cm)	6	6	6	6
Focus(cm)	4	3	4	4
Matrix	316 × 614	316 × 614	316 × 614	316 × 614
Target	Location of target for lateral resolution	Location of target for vertical measurement calibration	Location of target for lateral resolution	Location of target for lateral resolution

Figure Captions.

Fig.25.1 Set up image of Convex Linear Sector probe and three white noise image for NPS flowchart of the overall procedures and Linear probe evaluation MTF flowchart of the overall procedures and Comparison of evaluation of MTF for difference focus of Sonograph

Fig.25.2 Comparison of NPS graphs of the Convex, Linear, Sector probe images by using ATS 535H Basic QA Phantom

Fig.25.3 MTF graphs of the focus of Linear probe of 3 cm image by using ATS 535H Basic QA Phantom

Fig.25.4 MTF graphs of the focus of Linear probe of 4 cm image by using ATS 535H Basic QA Phantom

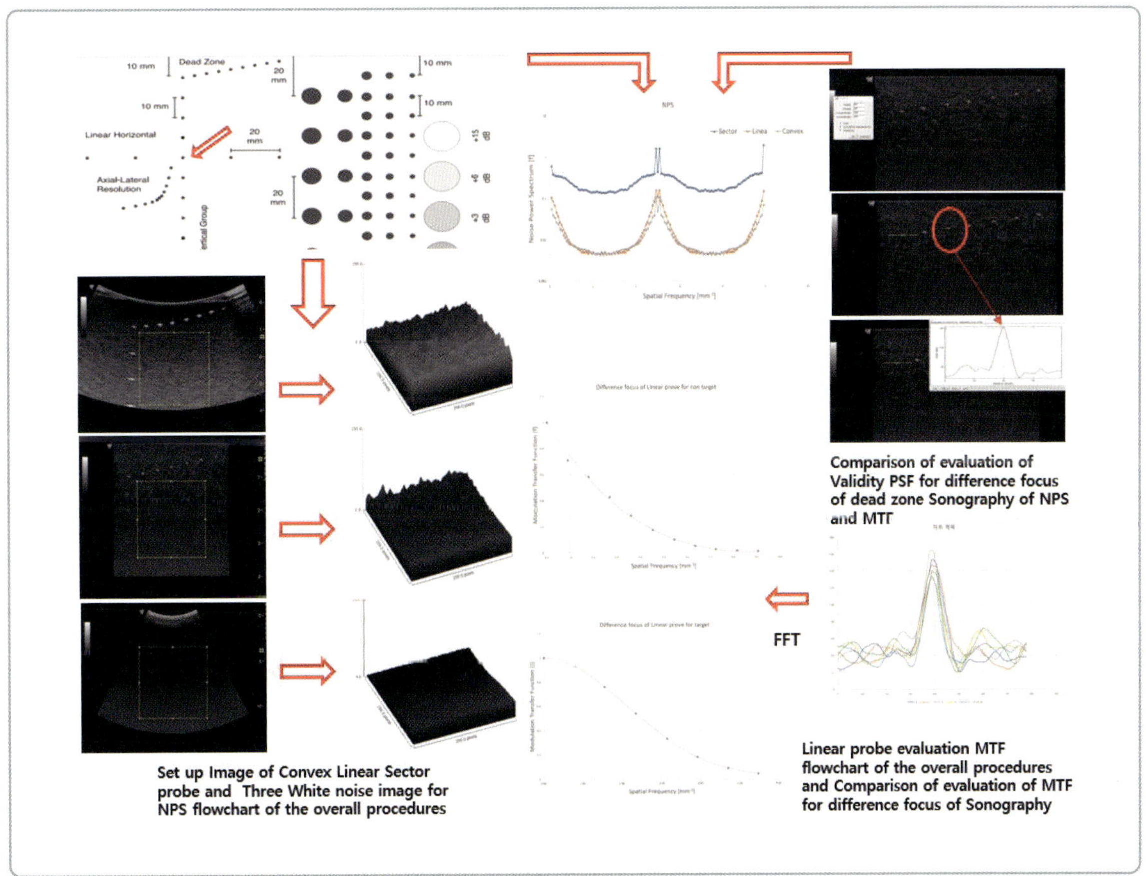

Fig.25.1

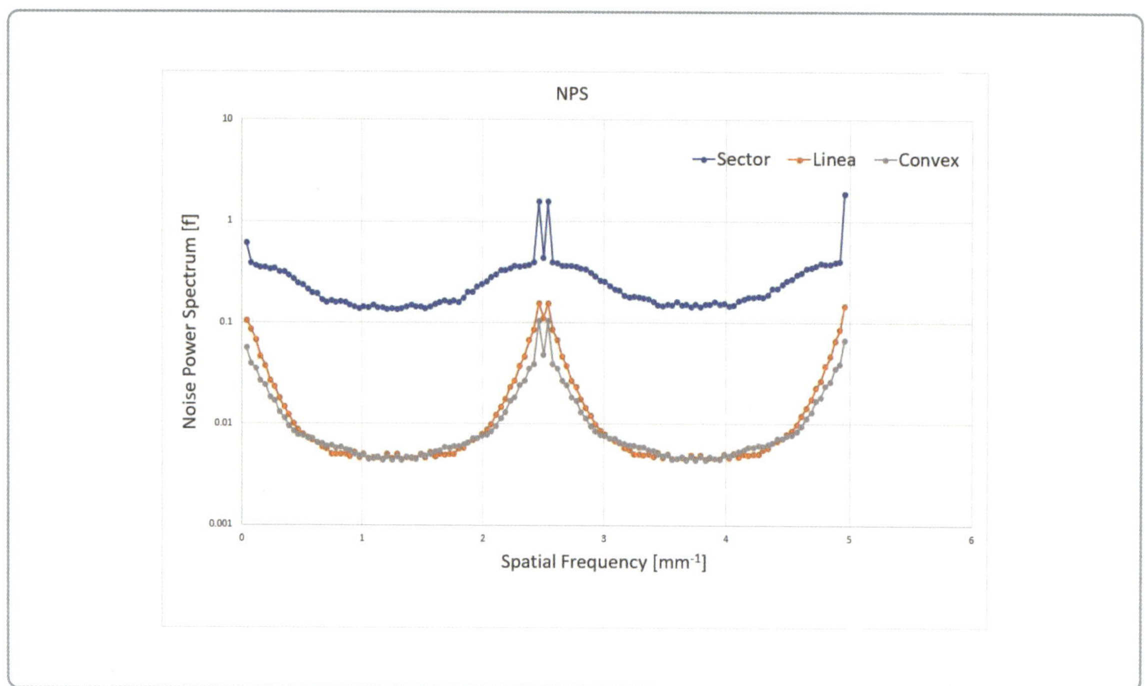

Fig.25.2

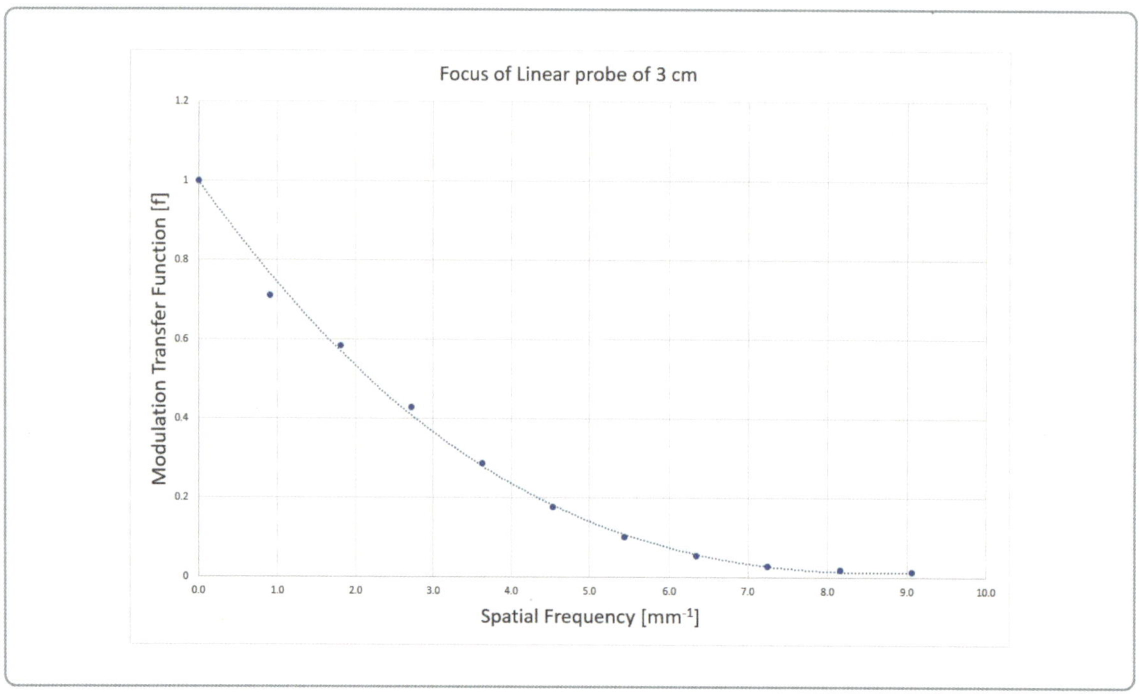

Fig.25.3

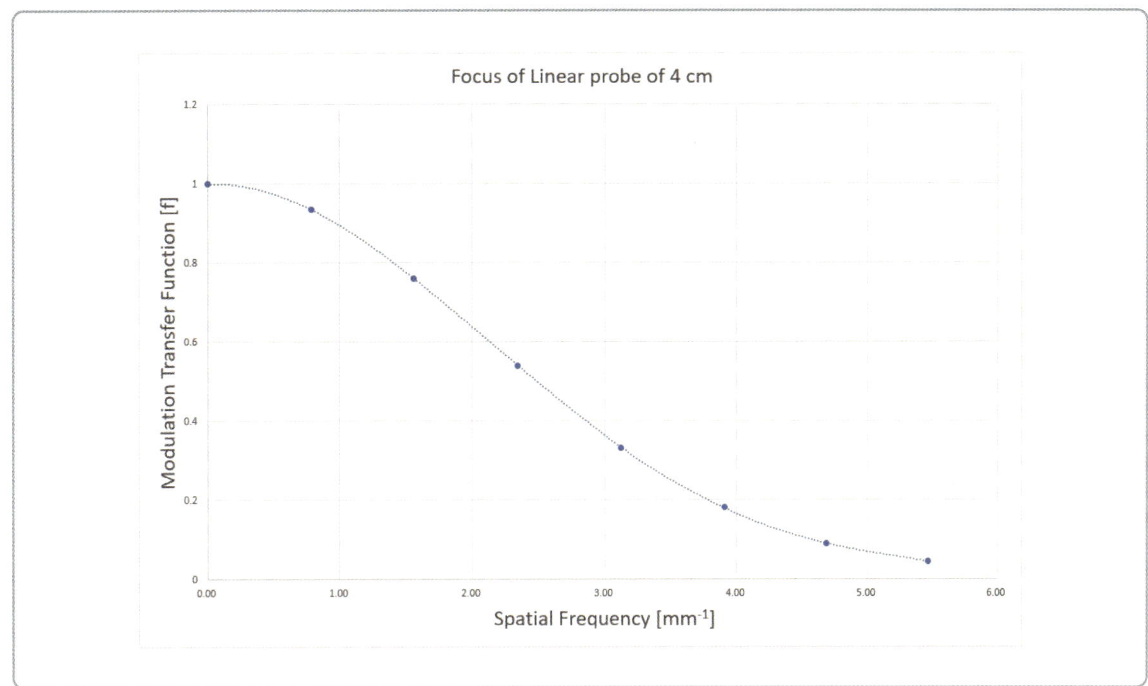
Focus of Linear probe of 4 cm
Modulation Transfer Function [f]
1.2
1
0.8
0.6
0.4
0.2
0
0.00
1.00
2.00
3.00
4.00
5.00
6.00
Spatial Frequency [mm-1]

Fig.25.4

Chapter 26

성인 남녀 메쉬형 참조 계산 팬텀을 이용한 전산화단층검사에서 테이블 유·무에 따른 수정체 선량 비교 연구

Study of Lens Dose in CT With and Without a Patient Table Using Adult Male and Female Mesh-Type Reference Computational Phantoms

Abstract

With the rising incidence of head-and-neck diseases, demand for radiologic imaging and therapy has grown, spurring development of unconventional CT systems, including table-less scanners that acquire images in the standing position. This study compares lens absorbed dose with and without a patient table during head CT. Adult male and female mesh-type reference computational phantoms (MRCPs) from the International Com mission on Radiological Protection (ICRP) 145 were simulated using the PHITS Monte Carlo transport code. A photon spectrum was generated with SpekPy at 120 kVp and 300 mAs with a 12° anode angle, a 595 mm source-to-rotation-center distance, and additional filtration of Aluminium (Al) 0.5 mm, Titanium (Ti) 0.6 mm, and Tin (Sn) 0.4 mm. The scan range extended from the vertex to the skull base, locate parallel to the infraorbitomeatal line (IOML). For conventional CT with a standard patient table and for a table-less configuration, absorbed dose to the left and right lenses was tallied per source particle (Gy/source). In both sexes, lens dose calculated with the conventional CT was lower than with the table-less CT, indicating that table attenuation outweighed table induced scatter at lens level under our conditions. Independent of table presence and sex, the right lens consistently exhibited a higher absorbed dose than the left, likely reflecting statistical uncertainty inherent to the Monte Carlo simulation and the fact that the phantom was designed with the left and right lenses aligned independently, whereby the lens positioned closer to the irradiation axis received a higher dose.

keyword PHITS Monte carlo simulation, Computed Tomography, MRCPs, Lens absorbed dose, Patient table

초록

최근 두경부 질환 발생률의 증가로 인해 방사선 영상 검사와 치료의 수요가 증가하고 있으며 이에 따라, 기존과 다른 형태의 장비가 개발되고 있다. 본 연구에서는 최신 장비 중 테이블이 없이 선 자세에서 검사할 수 있는 전산화단층검사장비와 기존에 사용되고 있는 전산화단층검사장비를 이용하여 테이블 유·무에 따른 흡수선량을 비교하고자 한다. 실험방법으로는 국제 방사선 방어 위원회(The International Commission on Radiological Protection, ICRP) 145에서 제공한 성인 남·여 메쉬형 참조 계산 팬텀(Mesh-type Reference Computational Phantoms, MRCPs)을 이용하여 몬테카를로 입자 수송 시뮬레이션 코드인 PHITS (Particle and Heavy Ion Transport code System)를 통해 120 kVp, 300 mAs, 초점 회전중심 간 거리 595 mm, 양극 각도 12°, 필터는 알루미늄(Al) 0.5 mm, 티타늄(Ti) 0.6 mm, 주석(Sn) 0.4 mm로 설정하여 SpekPy 프로그램을 이용해 광자 스펙트럼을 구한 후, 검사범위를 정수리(Vertex)부터 두개부 기저(Skull base)까지 눈확아래귀구멍선(Infraorbitometal line, IOML)에 평행한 조건으로 전산화단층검사에서 테이블 유·무에 따른 좌우 수정체의 소스 입자 당 흡수선량(Gy/source)을 각각 계산하였다. 결과적으로 남성과 여성 모두 전산화단층검사에서의 흡수선량이 테이블을 고려하지 않은 전산화단층검사에서의 흡수선량보다 낮게 계산되었으며, 이는 테이블에 의한 산란선보다 테이블에 의한 감약이 더 크게 작용한 것으로 사료된다. 또한, 테이블 유·무와 성별에 관계없이 왼쪽 수정체의 흡수선량보다 오른쪽 수정체의 흡수선량이 높게 나타났으며, 이는 몬테카를로 시뮬레이션의 통계적 오차와 팬텀의 좌우 수정체가 개별 정렬로 설계되었기에 조사축에 가까운 수정체가 선량을 더 받기 때문으로 보인다.

중심단어 PHITS 몬테카를로 시뮬레이션, 전산화단층검사장비, 메쉬형 참조 계산 팬텀 , 수정체 흡수선량, 환자 테이블

I. 서론

최근 전 세계적으로 두경부 질환의 발생률이 증가하는 추세에 있으며, 이에 따라 관련 방사선 영상 검사와 치료의 수요 또한 꾸준히 확대되고 있다[1].

방사선 의료영상 검사장비의 종류 중 하나인 전산화단층검사(Computed Tomography)는 X-선을 투과시켜 그 흡수 차이를 이용하여 인체 내 구조를 단면 영상(Cross Section Image)이나, 3차원 입체 영상(3-Dimensional Stereoscopic Image)으로 재구성하는 영상 검사이다. 전산화단층검사는 우수한 공간 분해능과 연부조직 대비를 바탕으로 인체의 해부학적 구조를 명확하게 재현한다. 이에 따라 병변의 형태, 경계, 분포를 정밀하게 평가할 수 있어 조기 진단과 감별 진단에 유의한 기여를 한다. 아울러 병변의 범위와 주변 구조와의 관계를 시각화함으로써 수술 또는 시술 계획 수립 및 추

적 관찰 전략의 최적화에 이바지한다[2, 3]. 다만 기존의 전산화단층검사는 누운 자세 또는 엎드린 자세로만 검사한다는 점에서 한계가 존재한다. 이는 서 있는 자세와는 달리, 누운 자세 또는 엎드린 자세에서 뇌척수액(CSF), 시신경초, 뇌하수체 줄기 등 뇌 구조가 중력의 영향을 받아 미세하게 이동하거나 형태가 변할 수 있다. 이에 따라, 체중 부하 조건에서 보이는 자연스러운 해부학적 위치와 생리학적 변화를 반영하지 못할 수 있다[4].

이러한 점을 반영하여 현재 C사에서는 체중 부하 조건을 고려한 최신 전산화단층검사장비를 개발하였다[5]. 이 장비의 경우 체중 부하를 고려하여 선 자세에서 검사할 수 있는 선택지가 있다. 따라서 눕거나 엎드리는 데 있어 불편을 호소하는 환자에게 유용하다[6]. 그뿐만 아니라 테이블을 사용하지 않기 때문에 산란선 발생 확률이 줄어들어, 기존 전산화단층검사의 구조적 제약을 완화하고 영상 화질 개선으로 이어질 수 있다[7, 8].

특히 수정체는 방사선에 민감한 조직이므로 불필요한 피폭 최소화가 요구된다[9, 10]. 테이블을 고려하지 않은 전산화단층검사의 경우 환자 테이블과의 상호작용에 따른 산란선이 상대적으로 감소할 수 있어, 수정체 피폭 위험이 낮아질 가능성이 있다.

따라서 본 연구에서는 이러한 가설을 정량적으로 검증하고자 한다. 이를 위해 몬테카를로 입자 수송 시뮬레이션 코드인 PHITS (Particle and Heavy Ion Transport Code System)를 이용하여 전산화단층검사에서의 환자 테이블 유 · 무에 따른 수정체 선량을 성인 남 · 여 메쉬형 참조 계산 팬텀(Mesh-Type Reference Computational Phantoms, MRCPs)을 통해 비교 · 평가하고자 한다.

II. 대상 및 방법

본 연구는 전산화단층검사장비 가동 시 광자와 환자 테이블 간의 상호작용을 통해 발생하는 산란선이 수정체 선량에 얼마나 영향을 끼치는지를 비교 · 평가하였다. 또한, 기존의 복셀 형식 팬텀(Voxel-Type References Computational Phantoms, VRCPs)보다 정확한 평가를 위해 메쉬 형식 팬텀(MRCPs)을 몬테카를로 입자 수송 시뮬레이션 코드인 PHITS (Ver. 3.341)를 활용하여 계산하였다[11].

1. 메쉬형 참조 계산 팬텀(MRCPs)

복셀 팬텀(VRCPs)은 기존의 양식화된 팬텀보다 내부 해부학적 구조가 더욱 사실적으로 표현되지만, 주로 복셀 해상도, 특히 수정체와 같은 작은 조직 구조와 위벽 점막 등의 매우 얇은 조직층에 대한 한계가 있다[12].

따라서 이러한 단점을 보완하고자, MRCPs는 유효선량 추정에 필요한 모든 선원 및 표적 영역뿐만 아니라 호흡기 및 소화 기관, 피부, 방광의 마이크로미터 두께 표적 영역까지 포함하는 보완적인 양식화 모델을 활용한다. 또한 MRCPs는 선량 계산을 위해 몬테카를로 입자 수송 코드에 복셀화 없이 구현될 수 있으며, 메시 기하 구조의 장점을 그대로 유지한다는 장점이 있다[12]. MRCPs의 남성과 여성 팬텀은 Fig.26.1과 같다[12].

2. Particle and Heavy Ion Transport Code System (PHITS)

PHITS는 범용 몬테카를로 입자 수송 시뮬레이션 코드로, 다양한 핵반응 모델과 핵 데이터 라이브러리를 활용하여 광범위한 에너지 범위에서 모든 입자의 수송을 처리할 수 있으며 계산 결과는 소스 입자 당으로 정규화된다[13]. 따라서 본 연구에서의 계산 결과는 단위질량 당 흡수된 평균 에너지인 흡수선량(Gy)이 아닌 1개의 소스 입자 당 평균 기여를 추정하기 위해 흡수선량을 소스 입자 수로 나눈 소스 입자 당 흡수선량(Gy/source)으로 규정하였다.

3. 실험방법

실험 장비와의 유사성을 위해 OPENSCAD 프로그램을 통해 전산화단층검사장비의 외관을 구현해 실험을 진행하였다. OPENSCAD에서 구현한 외형을 ParaView 프로그램으로 나타내면 Fig.26.2와 같다.

실험에서의 검사 조건은 다음과 같다. 두부 검사를 기준으로 하여, 관전압은 120 kVp, 관전류량은 300 mAs, 초점 회전중심 간 거리 595 mm, 검사 범위는 정수리(Vertex)부터 두개부 기저(Skull base)로 설정하였다. 또한, 각도는 눈확아래귀구멍선(Infraorbitometal line, IOML)에 평행하게 하고, 보어 크기는 700 mm, 회전 횟수는 1회, 조사 횟수 1회, 테이블 재질은 의료기기에서 주로 사용되는 탄소섬유로 가정하였다. 양극 각도는 12°, 필터는 알루미늄(Al) 0.5 mm, 티타늄(Ti) 0.6 mm, 주석(Sn) 0.4 mm로 고정하였다. 이러한 설정을 기준으로 하여, SpekPy 프로그램(Ver. 2.0.13)을 이용해 광자 스펙트럼을 구하였다[14].

평균 흡수선량 계산에 사용한 PHITS 광자-전자 수송 물리 모델로는 EGS5 모델을 사용하였다[15]. 몬테카를로 통계는 PHITS의 히스토리 분산 모드로 수행하였다. 각 히스토리 i에 대해 계산 기여 x_i를 집계하고, 표본평균 $\bar{x}=\frac{1}{N}\sum x_i$ 및 제곱평균 $\overline{x^2}=\frac{1}{N}\sum x_i^2$로부터 평균의 표준오차 $SE(\bar{x})=\sqrt{(\overline{x^2}-\bar{x}^2)/(N-1)}/\sqrt{N}$를 계산하였다. 상대오차는 $SE(\bar{x})/\bar{x}$로 정의하였다. 광자의 수는 계산된 수집체 선량을 PHITS 권장 기준인 상대오차 5% 미만으로 나타나도록 설정되었으며, 최종 수치는 평균$\pm 1\sigma(=\bar{x}\pm SE)$로 표기하였다[13]. 또한 불필요한 오버헤드를 방지하기 위해 배치는 100으로 설정하였다.

팬텀으로는 국제 방사선 방어 위원회(The International Commission on Radiological Protection, ICRP) 145에서 제공하는 MRCPs를 사용하여 오른쪽 수정체와 왼쪽 수정체를 각각 계산하였다[12]. 이는 ICdRP에서 제공하는 표준 모델을 사용하였으며, 남성은 176 cm, 73 kg, 여성은 163 cm, 60 kg이다[12].

III. 결과

본 연구 실험을 바탕으로 SpekPy 프로그램(Ver. 2.0.13)을 통해 산출한 광자 스펙트럼은 Fig.26.3, Table 26.1과 같으며, 이를 토대로 MRCPs를 이용한 전산화단층검사에서의 환자 테이블 유무에 따른 수정체 선량값은 Table 26.2와 26.3과 같다.

먼저 남성 팬텀에서의 테이블 유 · 무에 따른 전산화단층검사에서의 평균 흡수선량과 상대오차는 다음과 같다. 테이블을 고려한 전산화단층검사의 경우 왼쪽 수정체 흡수선량은 6.1050E−16 Gy/source로 계산되었으며, 상대오차는 4.48%이다. 오른쪽 수정체 흡수선량은 6.1480E−16 Gy/source로 계산되었으며, 상대오차는 4.53%이다. 또한 테이블을 고려하지 않은 전산화단층검사의 경우 왼쪽 수정체 흡수선량은 6.7624E−16 Gy/source로 계산되었으며, 상대오차는 4.29%이다. 오른쪽 수정체 흡수선량은 6.9111E−16 Gy/source로 계산되었으며, 상대오차는 4.29%이다.

여성 팬텀에서의 테이블 유 · 무에 따른 전산화단층검사에서의 평균 흡수선량과 상대오차는 다음과 같다. 테이블을 고려한 전산화단층검사의 경우 왼쪽 수정체 흡수선량은 5.4549E−16 Gy/source로 계산되었으며, 상대오차는 4.84%이다. 오른쪽 수정체 흡수선량은 5.6046E−16 Gy/source로 계산되었으며, 상대오차는 4.73%이다. 또한 테이블을 고려하지 않은 전산화단층검사의 경우 왼쪽 수정체 흡수선량은 5.9341E−16 Gy/source로 계산되었으며, 상대오차는 4.58%이다. 오른쪽 수정체 흡수선량은 6.2795E−16 Gy/source로 계산되었으며, 상대오차는 4.48%이다.

실험 결과, Fig.26.4와 같이 테이블 유 · 무에 따른 평균 흡수선량 차이는 다음과 같다. 남성의 경우 왼쪽 수정체 흡수선량 차이는 0.6574E−16 Gy/source이며, 오른쪽 수정체 흡수선량 차이는 0.7631E−16 Gy/source이다. 또한, 여성의 경우 왼쪽 수정체 흡수선량 차이는 0.4792E−16 Gy/source이며, 오른쪽 수정체 흡수선량 차이는 0.6749E−16 Gy/source이다.

즉, 테이블 비고려 조건에서 계산된 흡수선량은 고려 조건 대비 높았다. 남성의 경우 왼쪽과 오른쪽 수정체에서 각각 왼쪽은 10.77%, 오른쪽은 12.41% 증가했으며, 여성에서도 동일한 경향으로 왼쪽과 오른쪽 수정체에서 각각 왼쪽은 8.78%, 오른쪽은 12.04% 증가하였다.

IV. 고찰

본 연구의 서론에서 예상하기로는 테이블을 고려한 전산화단층검사에서 테이블과 광자의 상호작용으로 발생한 산란선으로 인해 선량이 더 높게 나올 것으로 예상하였지만, 실제로는 테이블을 고려하지 않은 전산화단층검사에서 선량이 더 높게 나왔다. 이러한 결과가 나온 이유로는 테이블에 의한 산란선보다 테이블에 의한 감약이 더 크게 작용한 것으로 생각된다[16]. 이와 같은 영향은 탄소섬유 재질의 치료용 환자 테이블의 경우 6 MV 광자를 조사하였을 때 일반적으로는 2~5%, 최대 15%의 감약률을 보이며, 그 크기는 에너지가 감소함에 따라 증가하는 것으로 보고된다[17]. 이러한 선행보고와 비교하여 본 연구의 실험 결과는 평균 11%의 감약률이 발생한다는 것과 동일한 양상을 보인다.

또한, 테이블 유 · 무와 성별에 관계없이 왼쪽 수정체의 흡수선량보다 오른쪽 수정체의 흡수선량이 높게 나타났다.

이러한 결과는 몬테카를로 시뮬레이션의 통계적 오차와, MRCPs가 실제 인체의 분할 전산화단층검사 데이터를 기반으로 수정체 모델을 좌우 대칭을 가정하지 않은 개별 정렬하여 설계되었다는 점에 기인한 것으로 보인다[12, 18].

몬테카를로 시뮬레이션의 경우 통계적 추론 방법을 기초로 하기에, 통계적 오차가 $1/\sqrt{N}$로 감소하게 된다. 하지만 N은 무한대가 아닌 유한한 N이기에 통계적 오차가 0이 될 수 없다. 이에 따라, 통계적 오차가 발생한 것으로 보인다[19].

또한 남성의 경우, Iso-center를 x축 0으로 기준 삼았을 때 왼쪽 수정체와 오른쪽 수정체는 0.77 cm의 차이가 존재하며 여성의 경우, Iso-center를 기준으로 1.068 cm의 차이가 발생한다. 결론적으로, 남성과 여성 모두 왼쪽 수정체가 Iso-center에서 좀 더 멀리 위치한다. 표적이 조사축에 더 근접하면 1차선 및 전방산란의 상대적 비중이 커질 수 있다. 두 팬텀에서 왼쪽 수정체의 흡수선량이 더 높았던 것은 이러한 근접성에 따른 영향일 가능성이 크며, 유사한 경향은 환자 위치 편차가 수정체 선량에 영향을 준다는 보고에서도 확인된다[20].

이러한 팬텀의 수정체 좌우 차이는 MRCPs가 실제 인간의 외형을 기반으로 하며, 좌우 수정체가 각각 개별로 정렬되었기에 위와 같은 차이가 발생한 것으로 사료된다. 또한 MRCPs는 표준화된 신체를 기반으로 하기에, 개인마다 다른 체형을 모두 고려하기 어렵다. 따라서 각자 다른 체형을 지닌 환자 모두에게 적용하기엔 제한적이라는 한계점이 존재한다.

한편, 시뮬레이션 측면에서의 한계점도 존재한다. PHITS는 광자 수송을 계산할 때 EGS5 물리 모델을 사용하기에 1 keV 미만의 광자의 수송 및 생성이 불가능하다[9]. 따라서 저에너지 영역에서의 산란선으로 인한 선량 계산이 불가능하다는 한계점을 가진다. 이와 같은 한계점을 보완하려면 더 넓은 에너지 영역을 계산할 수 있는 프로그램인 GEANT4, MCNP 등을 통해 계산의 정확도를 높일 수 있다고 사료된다[21].

추후 연구를 통해, 앞서 이야기한 시뮬레이션 측면의 한계점을 보완하고 수정체 선량뿐만 아니라 피부, 척수 등의 다양한 부위에서의 선량 평가를 하고자 한다.

본 연구에서는 성인 ICRP 145의 MRCPs를 활용하여, 전산화단층검사에서 테이블 유 · 무가 수정체 흡수선량에 미치는 영향을 체계적으로 비교 · 정량화하였다. 동일한 조건 내에서 테이블 유 · 무를 독립변수로 두고 동시 비교함으로써 테이블로부터 기인하는 산란과 감쇠 성분을 분리하여 해석할 수 있는 분석 틀을 제시하였다. 더불어 MRCPs의 적용으로 표준화된 인체 팬텀의 비교 체계를 상호 비교가 가능하도록 구성하였고, 최신 권고안에 부합하는 선량지표를 제시한다는 점이 의의가 있다.

V. 결론

본 연구는 전산화단층검사 시 테이블 유 · 무에 따른 수정체 선량 비교를 알아보기 위해 PHITS를 이용해 전산모사를 진행하였으며, 이를 바탕으로 남성과 여성 팬텀의 양쪽 수정체 선량을 산출하였다. 그 결과 테이블을 고려하지 않은 전산화단층검사에 비해 테이블을 고려한 전산화단층검사에서 더 적은 선량을 받는다는 것을 확인할 수 있었다. 이는 기존에 테이블과 상호작용으로 인해 발생한 산란선으로 인해 더 큰 선량을 받을 것이라는 예측과는 달리, 테이블에서의 산란에 비해 감약이 선량에 더 큰 영향을 미쳤다고 사료된다. 또한 테이블과 성별에 관계없이 왼쪽 수정체의 흡수선량에 비해 오른쪽 수정체의 흡수선량이 더 높게 나타났다. 이는 조사축에 가까운 장기가 선량을 더 받기 때문에 나타난 것으로 사료된다.

Reference

[1] Gormley M, Creaney G, Schache A, Ingarfield K, Conway DI. Reviewing the epidemiology of head and neck cancer: definitions, trends and risk factors. British Dental Journal. 2022;233(9):780-6. DOI:https://doi.org/10.1038/s41415-022-5166-x.

[2] National Cancer Information Center [Internet]. c2006. Computed tomography; 2023 Feb 7 [cited 2025 Aug 3]. Available from: https://www.cancer.go.kr/lay1/S1T738C739/contents.do.

[3] Oh JW, Shin SS, Jeong YY, Song SG, Lim HS, Seon HJ, et al. The Usefulness of In Vitro Proton Magnetic Resonance Spectroscopy for Differentiating Between Abdominal Body Fluids. Journal of the Korean Society of Radiology. 2006;55(4):361-71. DOI:https://doi.org/10.3348/jkrs.2006.55.4.361

[4] Yokoyama Y, Yamada Y, Kosugi K, Yamada M, Narita K, Nakahara T, et al. Effect of gravity on brain structure as indicated on upright computed tomography. Scientific Reports. 2021;11(1):392. DOI:https://doi.org/10.1038/s41598-020-79695-z.

[5] Canon medical systems[Internet]. Aquilion Rise.[cited 2025 Aug 3]. Available from: https://jp.medical.canon/products/computed-tomography/aquilion-rise.

[6] Kopelman PG. Obesity as a medical problem. Nature. 2000;404(6778):635-43. DOI:https://doi.org/10.1038/35007508.

[7] United States. National Bureau of Standards. NSRDS-NBS. [Internet]. No. 29. U.S. Department of Commerce, National Bureau of Standards; 1964 [cited 2025 Oct 7]. Retrived from: https://books.google.co.kr/books?id=2tzli0md_j8C

[8] Sun M, Nagy T, Virshup G, Partain L, Oelhafen M, Star-Lack J. Correction for patient table-induced scattered radiation in cone-beam computed tomography (CBCT). Medical Physics. 2011 Mar;38(4):2058-73. DOI:https://doi.org/10.1118/1.3557468

[9] Hamada N. Noncancer Effects of Ionizing Radiation Exposure on the Eye, the Circulatory System and beyond: Developments made since the 2011 ICRP Statement on Tissue Reactions. Radiation Research. 2023 Aug;200(2):188-216. DOI:10.1667/RADE-23-00030.1.

[10] Choi WJ, Kim DH. A Study on the Shielding of Orbit by 3D Printed Filament in Brain CT. Journal of the Korean Society of Radiology. 2021 Apr;15(2):101-8. DOI:https://doi.org/10.7742/jksr.2021.15.2.101

11] Lee JS, Kim YS, Lee SY. Calculation of Absorbed Dose to the ICRP Mesh-Type Reference Computational Phantom from Physics Models. Journal of Radiological Science and Technology. 2024 Dec;48(1):65-73. DOI:https://doi.org/10.17946/JRST.2025.48.1.65

[12] Kim CH, Yeom YS, Petoussi-Henss N, Zankl M, Bolch WE, Lee C, et al. ICRP Publication 145: Adult Mesh-Type Reference Computational Phantoms. Annals of the ICRP. 2020 Nov;49(3):13-201. DOI:https://doi.org/10.1177/0146645319893605.

[13] Phits [internet]. 2007. manualE-phits334; 2024 Apr 19 [cited 2025 Oct 7]. Available from: https://phits.jaea.go.jp/manual/manualE-phits334.pdf

[14] Vorbau R, Poludniowski G. Technical note: SpekPy Web-online x-ray spectrum calculations using an interface to the SpekPy toolkit. Journal of applied clinical medical physics. 2024 Feb;25(3). DOI:https://doi.org/10.1002/acm2.14301.

[15] Hirayama H, Namito Y. The EGS5 Code System. SLAC:Stanford Linear Accelerator Center;2005 Dec. SLAC Report No.:SLAC-R-730. KEK Report No: 2005-8

[16] Berg H. Radiation exposure to personnel during CT procedures [Thesis]. [Karlstad]: Karlstad University; 2018 Jun. [cited 2025 Oct 11]. Available from: https://api.semanticscholar.org/CorpusID:150289998

[17] Orch AJ, Gerig L, Li H, Mihaylov L, Morgan A. Dosimetric effects caused by couch tops and immobilization devices: Report of AAPM Task Group 176. Medical Physics. 2014;41(6):1-30. DOI:https://doi.org/10.1118/1.4876299

[18] Nguyen TT, Yeom YS, Kim HS, Wang ZJ, Han MC, Kim CH, et al. Incorporation of detailed eye model into polygon-mesh versions of ICRP-110 reference phantoms. Physics in Medicine & Biology. 2015 Nov;60(22): 8695-707. DOI:https://doi.org/10.1088/0031-9155/60/22/8695

[19] Chetty IJ, Curran B, Cygler JE, DeMarco JJ, Ezzell G, Faddegon BA, et al. Report of the AAPM Task Group No. 105: Issues associated with clinical implementation of Monte Carlo-based photon and electron external beam treatment planning. Medical Physics. 2007 Dec;34(12):4818-53. DOI:10.1118/1.2795842. PMID: 18196810.

[20] Sookpeng S, Martin CJ. Eye Lens Radiation Doses to Miscentering Patients and Health-Care Staff From Head Computed Tomography. 2019 Sep;38(3):193-9. DOI:https://doi.org/10.1016/j.jradnu.2019.05.002

[21] Chauvie S, Guatelli S, Ivanchenko V, Longo F, A. Mantero, B. Mascialino. Geant4 low energy electromagnetic physics. IEEE Symposium Conference Record Nuclear Science. 2004;3. DOI:10.1109/NSSMIC.2004.1462612

Table Captions.

Table 26.1 The average fluence per energy and peak fluence per energy of the calculated photon spectrum for an X–ray tube configured with a 12° anode angle and 0.5 mm Al, 0.6 mm Ti, 0.4 mm Sn filtration at 120 kVp and 300 mAs.

Table 26.2 The average fluence per energy and peak fluence per energy of the calculated photon spectrum for an X–ray tube configured with a 12° anode angle and 0.5 mm Al, 0.6 mm Ti, 0.4 mm Sn filtration at 120 kVp and 300 mAs.

Table 26.3 The average fluence per energy and peak fluence per energy of the calculated photon spectrum for an X–ray tube configured with a 12° anode angle and 0.5 mm Al, 0.6 mm Ti, 0.4 mm Sn filtration at 120 kVp and 300 mAs.

Table 26.1

Energy (keV)	Average Fluence (Photons/cm^2/keV^{-1})	Peak Fluence (Photons/cm^2/keV^{-1})
0.0 – 19.9	1.77E+03	4.01E+04
20.0 – 39.9	1.10E+07	7.01E+07
40.0 – 59.9	3.83E+07	1.39E+09
60.0 – 79.9	2.65E+08	7.94E+08
80.0 – 99.9	2.63E+08	2.90E+08
100.0 – 120.0	1.00E+08	2.05E+08

Table 26.2

	Male			
	With table		Without table	
Lens	Absorbed dose (Gy/source)	Relative error (%)	Absorbed dose (Gy/source)	Relative error (%)
Left	6.1050E–16	4.48	6.7624E–16	4.29
Right	6.1480E–16	4.53	6.9111E–16	4.29

Table 26.3

	Female			
	With table		Without table	
Lens	Absorbed dose (Gy/source)	Relative error (%)	Absorbed dose (Gy/source)	Relative error (%)
Left	5.4549E-16	4.84	5.9341E-16	4.58
Right	5.6046E-16	4.73	6.2795E-16	4.48

Figure Captions.

Fig.26.1 Visualization of adult mesh-type reference computational phantoms (MRCPs) (A) ICRP-145 provided adult MRCPs (B) In this study, adult male (left) and female (right) MRCPs were implemented and simulated using PHITS.

Fig.26.2 3D surface renderings of adult MRCPs in ParaView: (A) male, with table (B) male, without table (C) female, with table and (D) female, without table. The patient table is modeled as carbon fiber, and the external housing of the CT gantry is included.

Fig.26.3 The X-ray tube was configured with a 12° anode angle and 0.5 mm Al, 0.6 mm Ti, and 0.4 mm Sn filtration at 120 kVp and 300 mAs, and the photon spectrum was then calculated using SpekPy.

Fig.26.4 Lens absorbed dose for adult male and female MRCPs during head CT with and without a patient table (Gy/source). Error bars denote the relative error. From the table-present to table-absent condition, doses increased by 10.77% (left) and 12.41% (right) in the male model, and by 8.78% (left) and 12.04% (right) in the female model

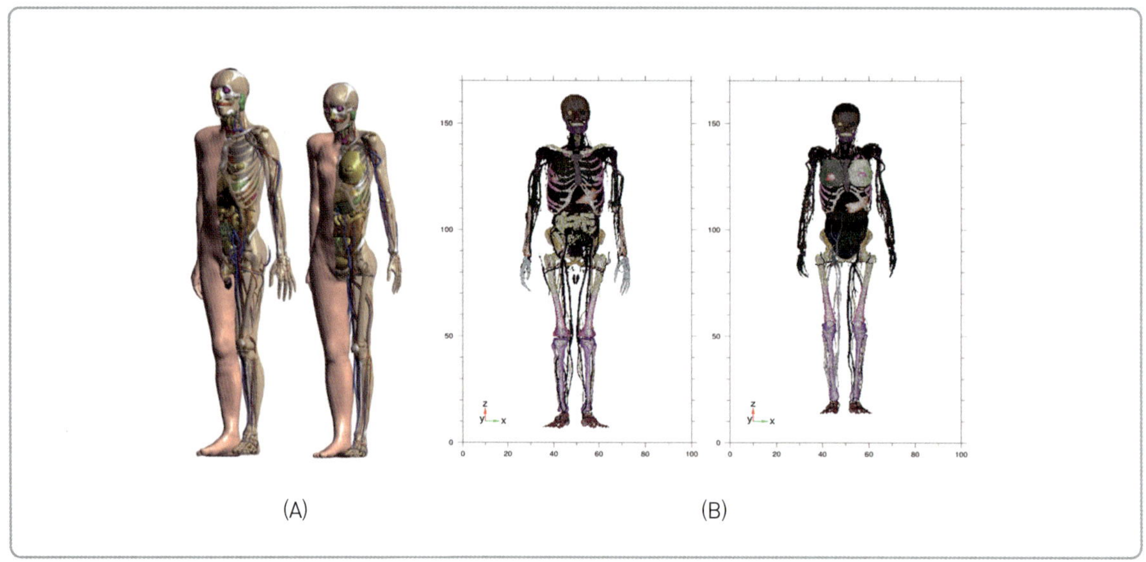

Fig.26.1

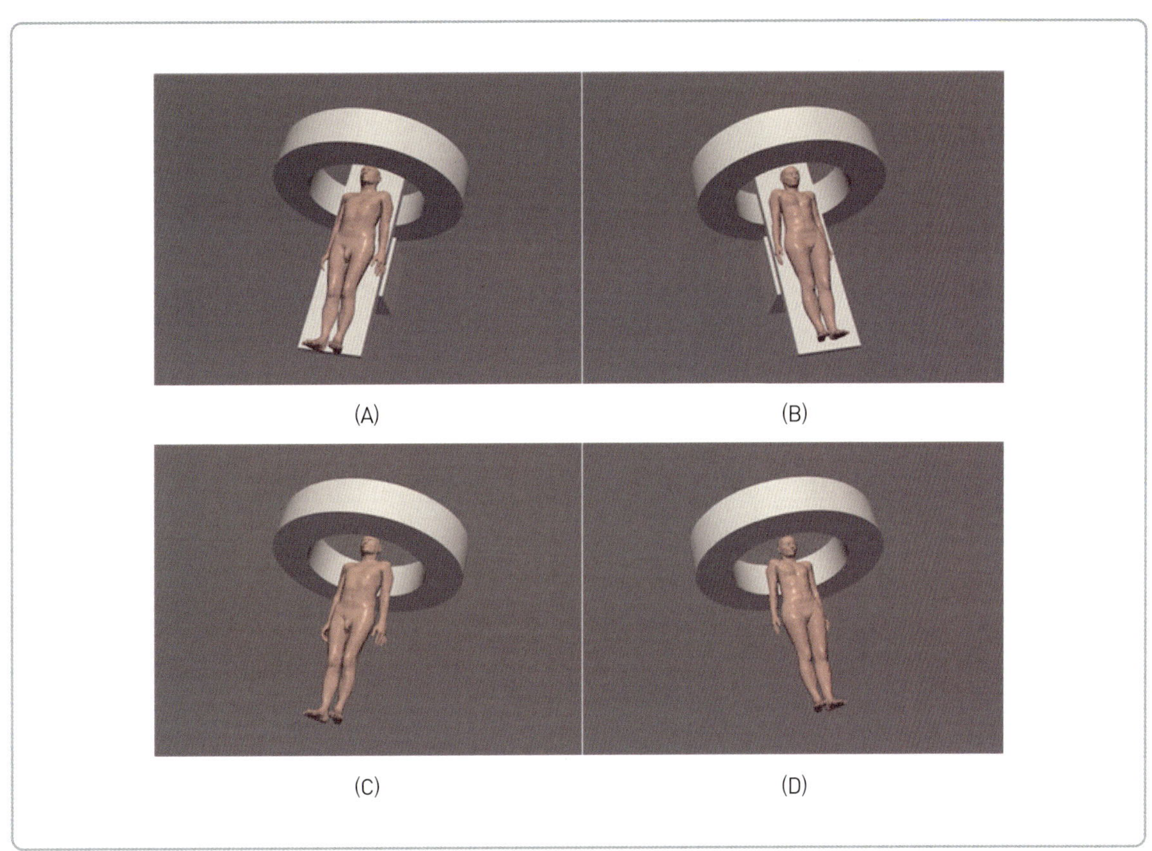

Fig.26.2

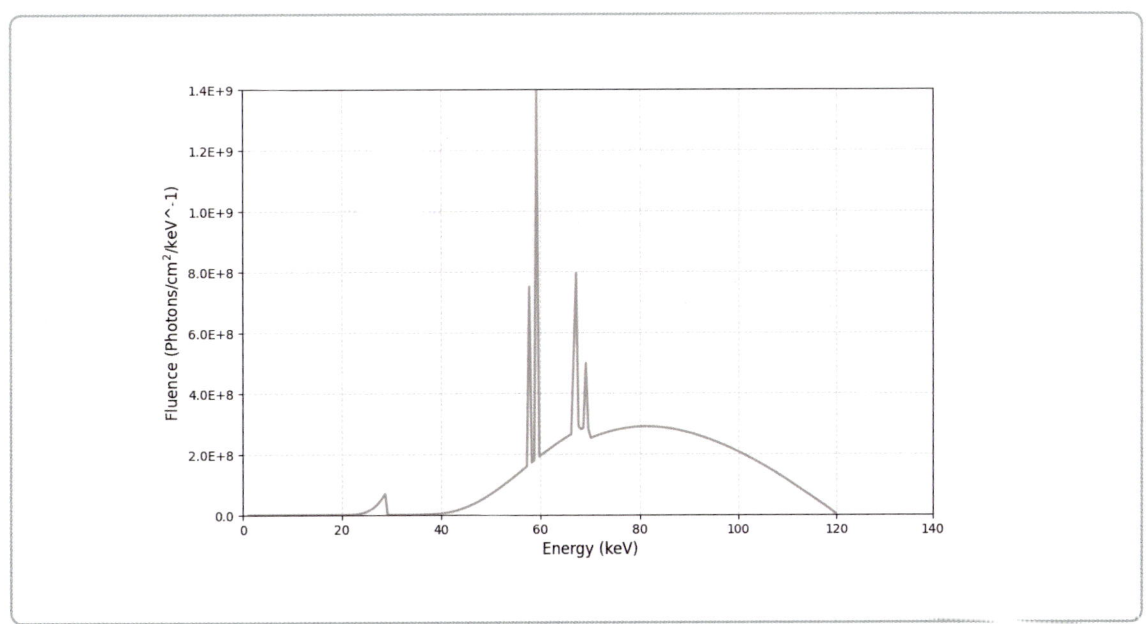

Fig.26.3

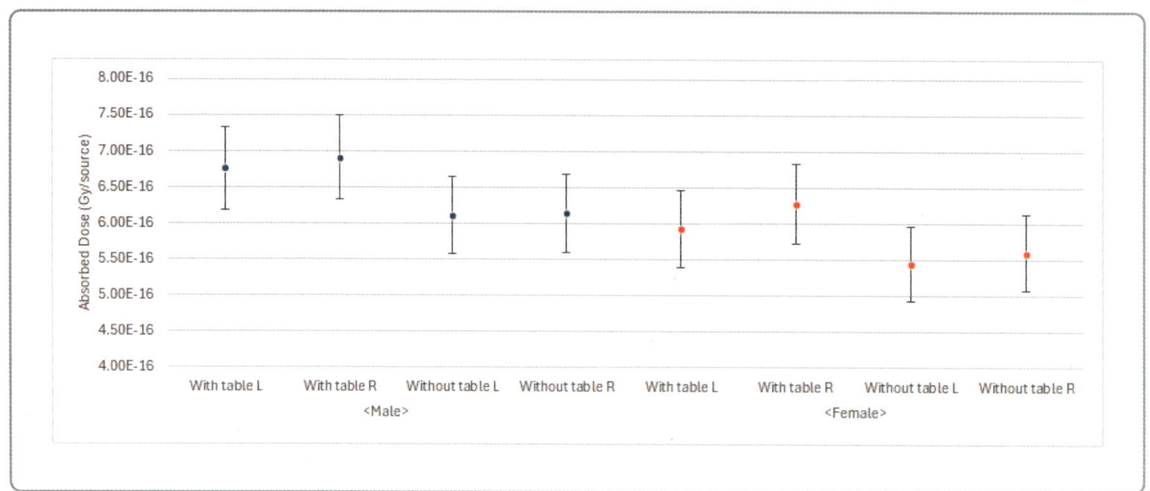
8.00E-16
7.50E-16
7.00E-16
6.50E-16
6.00E-16
5.50E-16
5.00E-16
4.50E-16
4.00E-16
Absorbed Dose (Gy/source)
With table L
With table R
Without table L
Without table R
With table L
With table R
Without table L
Without table R
<Male>
<Female>

Fig.26.4

Reference

참고문헌

[1] Schaetzing R. Computed radiography technology. Proceeding of Radiological Society of North America. 2003;10

[2] KFDA., "A guide for general radiology of the patient dose recommend", 2012.

[3] Dobbins JT, Ergun DL, Rutz L, et al. DQE (f) of four generations of computed radiography acquisition devices. Med. Phys. 1995;22(10):1581-1593.

[4] Jerrold T.B., Anthony S.J., Edwin M. L., et al., "The Essential Physics of Medical Imaging, 3nd ed.", Lippincott Williams & Wilkins, 2011.

[5] Antonuk LE, Boudry J, Huang W. Demonstration of megavoltage and diagnostic X-ray imaging with hydrogenated amorphous silicon arrays. Med. Phys. 1992;19(6):1455-1466.

[6] Granfors PR, Aufrichtig R. Performance of a 41×41 cm^2 amorphous silicon flat panel X-ray detector for radiographic imaging applications. Med. Phys. 2000;27(6):1324-1333.

[7] Finc C, Hallscheidt PJ, and Noeldge G. Clinical comparative study with a large-area amorphous silicon flat-panel detector: image quality and visibility of anatomic structures on chest radiography. Am. J. Roentgenol. 2001;178(2):481-486.

[8] Bacher K, Smeets P, Bonnarens K, et al. Dose reduction in patients undergoing chest imaging: digital amorphous silicon flat-panel detector radiography versus

conventional film screen radiography and phosphor-based computed radiography. Am. J. Roentgenol. 2003;181(4):923-929.

[9] ICRU (International Commission on Radiation Units and Measurements) Report No 41: Modulation Transfer Function of Screen-Film Systems. Bethesda. 1986.

[10] IEC (International Electrotechnical Commission) 62220-1. Medical electrical equipment Characteristics of digital X-ray imaging devices Part 1: determination of the detective quantum efficiency. Geneva. 2003.

[11] Fujita H, Tasai DY, Itoh T. A simple method for determining the modulation transfer function in digital radiography. IEEE Trans Med Imaging. 1992;11(1):34-39.

[12] Willis, C. E.,"Quality Improvement in Computed Radiography in Categorical Course in Physics: Technology Update and Quality Improvement of Diagnostic X-ray Imaging Equipment", Radiological Society of North America Publication (RSNA), pp. 153-160, 1996.

[13] Sawant A, Antonuk L E, El-Mohri Y. Slit Design for Efficient and Accurate MTF Measurement at Megavoltage X-ray Energies. Medical Physics. 2007;34:1535-1545.

[14] Dobbins III JT, Samei E, Ranger NT, Chen Y. Inter comparison of methods for image quality characterization. II. Noise power spectrum. Medical Physics. 2006;33:1466-1475.

[15] Ichikawa Katsuhiro, et al. New Method of Measuring Presampling MTF by Fourier Transform of Square wave Chart Image. Japanese Journal of Radiological Technology. 2002;58(9):1261-7.

[16] Hiroshi Kunitomo. Modulation Transfer Function-Presampled MTF Measurements by Fourier Analysis Using Square Wave Chart. Japanese Journal of Radiological Technology. 2009;65(11): 1561-7.

[17]ImageJ(Wayne Rasband National Institutes of Health, USA) http://imagej.nih.gov/ij/

[18] Jeong HW, Min JW, Kim JM, et al. Performance Characteristic of a CsI(Tl) Flat Panel Detector Radiography System. Journal of Radiological Science and Tech-

nology. 2012;35(2):109–117.

[19] Min JW, Jeong HW, Kim KW, et al. Evaluation of Image Quality for Various Electronic Portal Imaging Devices in Radiation Therapy. Journal of Radiological Science and Technology. 2015;38(4):451–461.

[20] Kim KW, Jeong HW, Min JW, et al. Measurement of Image Quality According to the Time of Computed Radiography System. Journal of Radiological Science and Technology. 2015;38(4):365–374.

[21] Min JW, Jeong HW, Kim JM. Artifacts in Digital Radiography. Journal of Radiological Science and Technology. 2015;38(4):375–381.

[22] Min JW, Jeong HW, Kim KW, et al. Comparison of noise power spectrum methodologies in measurements by using Various Electronic Portal Imaging Devices in Radiation Therapy. Journal of Radiological Science and Technology. 2016;39(1):97–104.

[23] Kim KW, Jeong HW, Min JW, et al. Evaluation of the Modulation Transfer Function for Computed Tomography by Using American Association Physics Medicine Phantom. Journal of Radiological Science and Technology. 2016;39(2):193–98.

[24] Lee EK, Kim KW, Min JW, et al. Statistical Approach of Measurement of Signal to Noise Ratio in According to Change Pulse Sequence on Brain MRI Meningioma and Cyst Images. Journal of Radiological Science and Technology. 2016;39(3):345–352.

[25] Kim KW, Jeong HW, Min JW, et al. Evaluation of the Performance Characteristic for Mammography by Using Edge device. Journal of Radiological Science and Technology. 2016;39(3):415–420.

[26] Lee JY, Lee EK, Min JW, et al. Evaluation and Comparison of Contrast to Noise Ratio and Signal to Noise Ratio According to Change of Reconstruction on Breast PET/CT. Journal of Radiological Science and Technology. 2017;40(1):79–85.

[27] Jeong HW, Min JW, Kim JM, et al. Investigation of Physical Imaging Properties in Various Digital Radiography System. Journal of Radiological Science and

Technology. 2017;40(3):363-370.

[28] Jeong HW, Min JW. A Case Study of Application of Exposure Index in Computed Radiography by Using Human Chest Phantom. Journal of Radiological Science and Technology. 2018;41(6):533-8.

[29] Min JW, Jeong HW, Han JH, et al., Study on the Physical Imaging Characteristics by Using Magnetic Resonance Imaging 1.5T. Journal of Radiological Science and Technology. 2019;42(5):329-34.

[30] Jeong HW, Min JW. A Study on Quality Control for Medical Image by Using Deviation Index of Digital Radiology. Journal of Radiological Science and Technology. 2020;43(2):115-21.

[31] Min JW, Jeong HW, Kim KW, et al. Study on the Resolution Characteristics by Using Magnetic Resonance Imaging 3.0T. Journal of Radiological Science and Technology. 2020;43(4):251-57.

[32] Min JW, Jeong HW, Kim SC. Evaluation of Noise Power Spectrum Characteristics by Using Magnetic Resonance Imaging 3.0T. Journal of Radiological Science and Technology. 2021;44(1):279-88.

[33] Min JW, Jeong HW. Evaluation of Resolution Characteristics by Using Chart Device Angle. Journal of Radiological Science and Technology. 2021;44(4):375-80.

[34] Lee YJ, Min JW. Comparison of Based on Histogram Equalization Techniques by Using Normalization in Thoracic Computed Tomography. Journal of Radiological Science and Technology. 2021;44(5):473-80.

[35] Min JW, Jeong HW, Kang HK. Evaluation of the Resolution Characteristics by Using ATS 535H Phantom for Ultrasound Medical Imaging. Journal of Radiological Science and Technology. 2023;46(1):15-21.

[36] Kang RW, Lee HG, An HJ, Seong JH, Min JW, Jeong HW, Lee SM. Study of Lens Dose in CT With and Without a Patient Table Using Adult Male and Female Mesh-Type Reference Computational Phantoms. Journal of Radiological Science and Technology. 2025;48(6):687-93.

디지털의료영상 평가기법

2022년 3월 2일 초판 발행
2026년 3월 3일 개정2판 발행

공동저자
대한방사선과학회 전문화 교육연구회
강성진 • 김성철 • 김승철 • 김정수
김태윤 • 류재광 • 민정환 • 백금문
윤용수 • 안 현 • 이기백 • 이수민
이영준 • 이주아 • 정회원 • 조평곤

펴낸이
윤진영

펴낸곳
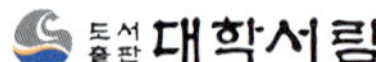

서울특별시 종로구 혜화로2길 8
전화 / (02) 745-1220, 763-1220
FAX / (02) 744-1210
등록번호 / 제1-88호

www.daihaks.com

ISBN 978-89-6940-362-9 93510

정가 55,000원

저자와의 협의에 의해 인지를 생략합니다.